第6版

呼吸疾病临床表现与评估

Clinical Manifestations and Assessment of Respiratory Disease

原著者　Terry Des Jardins

George G. Burton

绘　图　Timothy H. Phelps

主　审　王　辰

主　译　陈　宏

副主译　任　欢　李家宁　田执梁　刘雅欣

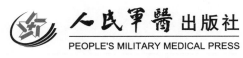

人民军医出版社
PEOPLE'S MILITARY MEDICAL PRESS

北　京

图书在版编目（CIP）数据

呼吸疾病临床表现与评估：第6版 /（美）特里·德斯·贾丁（Terry Des Jardins），（美）乔治·伯顿（George G. Burton），（美）蒂莫西·菲尔普斯（Timothy H. Phelps）原著；陈宏主译 . —北京：人民军医出版社，2019.8

ISBN 978-7-5091-9239-9

Ⅰ . ①呼…　Ⅱ . ①特… ②乔… ③蒂… ④陈…　Ⅲ . ①呼吸系统疾病 - 诊疗　Ⅳ . ① R56

中国版本图书馆 CIP 数据核字 (2017) 第 010199 号

书　　名：**呼吸疾病临床表现与评估**

策划编辑：黄建松　朱晓康
文字编辑：邱　燕　王晓瑗
责任审读：赵晶辉
出版发行：人民军医出版社（北京市 100036 信箱 188 分箱　100036）

标准书号： ISBN 978-7-5091-9239-9
经 销 者： 全国新华书店
印 刷 者： 三河市春园印刷有限公司
开　　本： 850 毫米 ×1168 毫米　　　1/16
印　　张： 36.5
字　　数： 1046.8 千字
版　　次： 2019 年 8 月北京第 1 版（原著第 6 版）
印　　次： 2019 年 8 月第 1 次印刷
定　　价： 198.00 元

销售热线：（010）62882626　55475305（兼传）
网　　址： http : //www.jskxcbs.top
电子邮箱： jskxcbs@163.com

ELSEVIER

Elsevier (Singapore) Pte Ltd.

3 Killiney Road

#08-01 Winsland House I

Singapore 239519

Tel: (65) 6349-0200

Fax: (65) 6733-1817

Clinical Manifestations and Assessment of Respiratory Disease, 6/E

Copyright ©2011 by Mosby, Inc., an affiliate of Elsevier Inc.

ISBN-13: 978-0-323-05727-1

This translation of Clinical Manifestations and Assessment of Respiratory Disease, 6/E, by Terry Des Jardins and George G. Burton, was undertaken by People's Military Medical Press and is published by arrangement with Elsevier (Singapore) Pte Ltd.

Clinical Manifestations and Assessment of Respiratory Disease, 6/E, by Terry Des Jardins and George G. Burto 由人民军医出版社进行翻译，并根据人民军医出版社与爱思唯尔（新加坡）私人有限公司的协议约定出版。

呼吸疾病临床表现与评估（第6版）（陈　宏　译）

ISBN: 978-7-5091-9239-9

2016版权归属于爱思唯尔（新加坡）私人有限公司

本书译著经爱思唯尔（新加坡）私人有限公司特殊授权由人民军医出版社。本译著仅在中国大陆出售使用，不包含香港、澳门和台湾。未经许可不能擅自出版。

著作权合同登记号：图字　军2014-106号

内 容 提 要

　　全书共分十二篇，分别介绍各种呼吸疾病的临床表现、疾病评估和治疗。第一篇综述呼吸系统疾病的评估，指导如何采集患者临床资料，进行必要的实验室检查，正确评估疾病拟定治疗方案等；第二篇到第十二篇详细介绍慢性阻塞性肺疾病、感染性肺疾病、肺血管疾病、胸和胸膜创伤、胸膜及胸壁疾病、环境性肺疾病、肿瘤性疾病、弥漫性肺泡疾病、神经系统疾病和睡眠呼吸暂停、新生儿及婴幼儿呼吸系统疾病、其他重要疾病涵盖了每种疾病的肺的解剖学改变、病因、心肺临床表现、治疗、病例分析、自我评估与测试等。本书内容新颖，知识全面，是呼吸科教学和指导临床应用的一本不可多得的好书。

译者名单

主　审　王　辰
主　译　陈　宏
副主译　任　欢　李家宁　田执梁　刘雅欣
译　者（以姓氏笔画为序）

于　瑶　王　晶　王志会　田执梁　吕成倩　朱开彬
任　欢　刘　婷　刘美玲　刘雅欣　孙志丹　李家宁
杨原荻　张久星　陈　宏　苗金田　雨　山　赵　帅
赵霞霞　施明翰　姚　杰　徐　刚　焉春华　崔　琳
韩开宇　温良鹤　雷红韦

原著者名单

Editor by

Terry Des Jardins, MEd, RRT
Former Direct, Professor Emeritus
Department of Respiratory Care
Parkland College
Champagne, Illinois
Faculty/Staff Member
University of Illinois College of Medicine
Urbana-Champagne, Illinois

George G. Burton, MD, FACP, FCCP, FAARC
Associate Dean for Medical Affairs
Kettering College of Medical Arts
Kettering, Ohio
Clinical Professor of Medicine and Anesthesiology
Wright State University School of Medicine
Dayton, Ohio
Medical Illustrations By
Timothy H. Phelps, MS, FAMI, CMI
Associate Professor
Johns Hopkins University School of Medicine
Baltimore, Maryland

Consultant for Newborn and Early Childhood Respiratory Disorders
Nestor A. Ramirez, MD, MPH, FAAP
Specialist in Neonatal-Perinatal Medicine
Diplomate of the American Board of Pediatrics
Advocate Illinois Masonic Medical Center NICU
Chicago, Illinois

Reviewers
Kelly K. Cummins, RRT, RPSGT, BS
Respiratory Care Program
Southeast Community College
Lincoln, Nebraska
Christine A. Hamilton, DHSc, RRT, AE-C
Respiratory Care Program Director
Nebraska Methodist College
The Josie Harper Campus
Omaha, Nebraska
Julie A. Hopwood, MS, RRT, RCP
Respiratory Therapy Program
Central Piedmont Community College
Charlotte, North Carolina
James R. Sills, MEd, CPFT, RRT
Professor Emeritus
Former Director, Respiratory Care Program
Rock Valley College
Rockford, Illinois
Richard B. Wettstein, MMEd, cTTS, RRT
Assistant Professor
University of Texas Health Science Center at San Antonio
San Antonio, Texas

译者前言

现代医学的发展日新月异，医学继续教育显得尤为重要。从已确定的住院医师规范化培训制度，到刚刚兴起的专科医师培养，我国的医学继续教育事业已跨入了崭新的阶段。

众所周知，医师的成长是需要漫长地经验积累的。然而，这一过程从来就不是一帆风顺的，充满着风险和不确定性。因此，借鉴、学习医学前辈与同仁的经验及教训是弥足珍贵的。见到 *Clinical Manifestations and Assessment of Respiratory Disease*（《呼吸系统临床表现与评估》）一书，我即被其深深吸引。该书把小儿与成人呼吸病学整合在一起，以具体病例及精美的插图详尽系统地介绍肺脏的解剖学、病理生理改变以及这些改变所致的临床表现和相关疾病，并针对这些解剖学和病理生理改变及系统的临床评估阐述了相关疾病的治疗方法，具有超强的实用性，历经多版修订后堪称呼吸内科领域经典著作，是不可多得的呼吸内科专科医师培训或继续教育用书。

医学博大精深，奥妙无穷。一本好的著作就像一位名师，通过经典教科书来跟师学徒，不仅能够帮助我们打下扎实理论基础，而且还能缩短直接经验获取的漫长路程，更好地服务广大病患者。为了能让更多的同行认知和学习到本书，我组织了全科力量及本院相关科室专家对本书进行了翻译，希望出版后能对我国呼吸医学有所促进。在翻译中，我们虽然对于专业术语进行了认真推敲，语言及修辞进行了细致斟酌，但限于水平不足，相信仍会有很多不足或疏漏之处，在此恳请各位同行专家及时给予批评指正，我们将通过各种渠道和形式予以更正。

最后，特别感谢中国工程院院士、中日医院院长王辰教授在本书出版中给予的支持！感谢全体译者付出的辛勤及各位家属给予的支持！

哈尔滨医科大学附属第二医院　陈　宏

原著前言

临床医师推动计划（TDP）是呼吸健康领域的重要组成部分。TDP满足了呼吸科医师的需求，也提高了医疗服务的质量。根据患者的需求，该计划有效地改进了呼吸科疾病的治疗方式。

TDP能够成功的基础包括：①呼吸科临床医师的评估技巧水平；②临床医师将客观的临床数据转化为符合指南的治疗计划的能力。本书目的是向学生提供必要的基础知识，让学生了解评估和治疗呼吸系统疾病患者的必要性。

本书第一篇题目为：呼吸系统疾病的评估，包括以下三个部分。

- 第一部分获取临床资料，第1章包含两节，第一节详细阐述了询问病史的知识和基本技能。第二节提供了查体的基本知识和技巧。在本章中，描述了呼吸疾病主要临床表现的病理生理基础。
- 第二部分实验室检查资料，主要是第2章。这部分提供了肺功能测定、血气分析、氧合作用、循环系统（包含血流动力学监测）、胸部X线片和重要的实验室检查的基本知识。
- 第三部分治疗方法第3章中包含两节。

第3章第一节为治疗方法和呼吸科医师的作用，本章向读者介绍了呼吸临床工作的基本知识和基本技能。其中包括：①系统地收集临床资料；②制订评估指标，例如，患者病情的原因及严重程度；③选择适当且经济的治疗策略；④清楚且精确地记录病历。在每节的最后都会有一个典型病例，验证如何提供适当的治疗策略和计划。另外，学生们同时也可以登录http://evolve.elsevier.com/DesJardins/respiratory来检测自我的①基础知识；②对其他病例的治疗方法的选择。本章是良好的评估及临床思维的基础。本书每个呼吸疾病章节最后的病例分析，会清晰地指引读者与第九篇相联系。

第二节为病历书写技巧，包括信息收集、组织、评估技巧和治疗计划。本书讲述了记录病历和提出治疗计划的基础。

第二篇到第十二篇（第4~35章）向读者展示了一般呼吸系统疾病的基础知识。每章的基本结构包括：肺的解剖学改变、病因学、心肺临床表现、治疗、病例分析、自我评估与测试。

一、肺的解剖学改变

每章呼吸疾病的开始部分都会提供一张精美的彩色插图，显示呼吸系统疾病所导致的解剖学改变。在每张插图上，我们会尽最大的努力来保证它的精确性。在插图中，我们尽量展示解剖学的要点和病理学的进程。在接下来的部分，我们将从以下几个方面来阐述呼吸系统疾病：

1. 导致解剖学改变发生的病理生理学机制。
2. 由病理生理学改变所导致的临床表现。
3. 针对病理生理学机制和解剖学改变的基本治疗方法。

当解剖学和病理生理学改变被控制后，临床表现自然得到缓解。

二、病原学和流行病学特征

探讨肺解剖学改变后，研究导致疾病发生的病因学。包含复杂多样的原因和致病因素。

三、与疾病相关的心肺临床表现

本部分是这章的中心部分。在这个部分中，将会向读者展示疾病的主要临床表现。学生们会获得患者主要症状、体征的总结。通过对主要临床表现知识的掌握，医师就可以更好地完成以下工作：

1.收集与患者呼吸疾病相关的临床资料。

2.书写客观的可测量的疾病评估。

3.基于正确的评估，给患者以合适的治疗。

如果不能正确地获得临床资料，做出评估，正确的诊治也无从谈起。正如前面提到的，每章最后，我们会提供一个病例分析，让读者回到第九篇，针对疾病的主要症状体征进行广泛而深刻的讨论，这也就是所谓的"临床场景"。在这些病例中，当某些特异性临床表现提示某个呼吸系统疾病时，我们就会在相应的章节中对这些临床症状和体征的病理生理机制进行讨论。

由于很多呼吸系统疾病是动态的、变化的，所以读者最好注意以下内容：

1.由于疾病的严重程度受到很多因素的影响（例如，疾病的发展程度、年龄、患者的身体条件），患者与患者的临床表现可能千差万别。有时候，甚至患者的临床表现随着时间发生改变。所以医师需要理解，患者可能出现所有的临床表现，但也可能仅仅是一部分。

另外，一些呼吸疾病导致的临床表现可能在某些患者身上没有出现（例如，杵状指、肺源性心脏病、血红蛋白升高）。然而，典型的患者在进展期会表现出大多数的临床表现。

2.由于很多实际的原因（如年龄、性别或者疾病的严重程度），在临床工作中，一些临床表现不能被测量。当然，这些表现仍然很重要，所以我们通过推断来进行测量。例如，新生儿肺透明膜病患儿由于解剖学改变，导致限制性通气功能障碍，但是这些患者并不能够进行肺功能测定。

3.每章的临床表现是基于唯一的一种呼吸系统疾病。但是在临床工作中，患者合并多种呼吸疾病（例如，肺炎合并肺气肿）。所以可能出现这些疾病的多种临床表现。

在这一部分中，我们并不能提供特异性临床表现的绝对的病理生理基础。因为很多呼吸疾病的病程是动态发展的，很多疾病的病因尚不明确。然而，在大多数病例中，导致相应症状体征的基本病理生理机制是清楚的，而且进行了详细的阐述。

四、疾病的治疗

为了控制解剖改变和病理生理学机制所导致的呼吸疾病，每章最后提供了这些疾病的基本的治疗策略。

虽然很多呼吸疾病的治疗策略是安全而且有效的，呼吸科医师仍然必须对以下问题了如指掌：

1.治疗手段是如何缓解呼吸疾病所导致的解剖改变的。

2.通过改变解剖学变化、病理生理学过程是如何被中止的。

3.通过中止病理生理过程，患者的临床表现是如何缓解的。

如果不能理解以上问题，临床医师仅是做出对疾病的治疗，但对病情没有预期和可靠的评估结果。

五、病例分析

在每章的最后，会有一个基于真实案例的病例分析。在病例中将展示：①患者入院的方式；②疾病所导致的多种临床表现；③临床表现被收集，进行组织和记录的方法；④通过患者的临床表现，对患者的疾病状态进行评估的方法；⑤通过评估，制订治疗方案的方法。

临床病例分析将会向读者们展示医师进行临床资料收集、评估、治疗的方法，病例分析中，医师会多次为患者进行评估和治疗，展示了评估技能的重要性，而且是在临床工作中对治疗进行调整的方法。

六、参考文献

在Student Resource Evolve网站上，可以找到每一章的参考文献。鼓励学生们去阅读这些文献，特别是那些讨论中应用到的目前前沿的文献。

七、自我评估与测试

每章都包含一定数量的自我测评题目。在自我测评的最后，学生们可以看到如下内容：

为了将书本中学到的知识应用于真实的临床场景，同学们可以浏览Student Resource Evolve网站（http://evolve.elsevier.com/DesJardins/respiratory），在网站上进行进一步的自我测评，或者阅览其他的病例分析。

八、术语和附录

每篇文章的最后可以看到术语和附录。附录包括如下内容：

1.呼吸生理学常用的符号和缩写。

2.心肺疾病治疗常用的药物，包括：

（1）雾化型支气管扩张药物。

（2）化痰药。

（3）雾化型抗炎药物。

（4）黄嘌呤支气管扩张药。

（5）祛痰药。

（6）抗生素。

（7）正性肌力药物。

（8）利尿药。

3.理想的肺泡气公式。

4.生理性无效腔计算。

5.测量单位。

6.泊肃叶定律。

7.$PCO_2/HCO_3^-/pH$列线图。

8.血流动力学监测。

9.杜布瓦体表面积图。

10.心肺外形。

九、方法

最后，在本书中，我们尽全力在难懂的病理生理学语言与简明扼要的语言中寻找平衡，以利于学生学习。

Terry Des Jardins

George G. Burton

致 谢

许多杰出人才为本书第6版内容的修订做出了关键性的贡献。首先，我们要特别感谢Wenda Speers为本书提供插图。特别值得注意的是她在附录Ⅻ里所设计的PCO_2/HCO_3^-/pH 列线图成为一种便携式的参考工具。也非常感谢Nestor Ramirez博士对于新生儿和早期儿童的呼吸系统疾病的回顾和总结，他是新生儿围生期医学专家，是伊利诺伊州医学中心的倡导者。还要提别感谢Chad Goveia（伊利诺伊州、布卢明顿、BroMenn卫生保健中心呼吸科主任）在新增章节中为"哮吼综合征"提供的放射线影像学资料。我们还要感谢Janice Douglas（伊利诺伊州、乌尔班纳、临床小儿肺和囊性纤维化诊所、儿科呼吸学专家）在囊性纤维化章节中提供的贡献和帮助。

我们非常感谢Robert Wilkins对于改进本书的教师手册所做出的卓越成绩。特别感谢James R. Sills, MEd, CPFT, RRT，他改进了为教师和学生设计的NBRC类型考试附加测验问题，为此他也花费了很多时间。

我们要感谢以下这些从事呼吸系统治疗工作的教育者：Kelly K. Cummins, RRT, RPSGT, BS; Christine A. Hamilton, DHSc, RRT, AE-C; Julie A. Hopwood, MS, RRT, RCP; Richard B. Wettstein, MMEd, cTTS, RRT。他们根据现有资料，为本书提出了非常广泛和全面的回顾及有用的建议。

最后，我们非常感谢爱思唯尔出版社主编Billie Sharp、高级编辑Betsy Stream McCormac和高级项目经理Celeste Clingan。最值得感谢的是他们在本书的发行期间做了很多努力和协调工作，同时也为学生和老师建立了网站套餐。

Terry Des Jardins, Med, RRT

George Burton , MD

to

Wenda and Jean

　　负责照顾危重患者的医务工作者人员短缺，这对于未来老龄化人群和美国医疗来说是最为紧迫的一件事。目前大家已经意识到，护士、呼吸系统疾病医务工作者及药剂师的短缺很严重，而到2007年将出现严重短缺[1]。呼吸疾病治疗人员对于患者的疾病转归至关重要，他们的作用甚至可以扩展至传统医学领域。因此，应该转出更多精力来研究明确如何使负责ICU工作的多学科人员更加符合患者需要以及尽可能改善患者的疗效[2]。

　　这些需求与倾向将使呼吸治疗相关专业在二十一世纪蓬勃发展：存在复杂健康问题的老年人，更加复杂化而昂贵的呼吸治疗技术，寻找最低成本的最有效治疗途径等，都是所要面临的挑战。

---

[1]Irwin RS, Marcus L, Lever A: The Critical Care Professional Societies address the critical care crisis in the United States, *Chest* 125:1512-1513, 2004.
[2]Kelly MA, Angus D, Chalfin DB, et al: The critical care crisis in the United States, *Chest* 125: 1514-1517, 2004.

目 录

绪 论

一、评估概述 ……………………… 1

二、评估过程——呼吸临床医师的角色 …… 2

三、评估过程的特定组分 ……………… 3

第一篇 呼吸系统疾病的评估

第1章 临床资料 …………………… 8

第一节 患者访视 …………………… 8

一、患者病史 ………………………… 9

二、患者访视 ………………………… 9

三、沟通技巧 ………………………… 10

四、结束访视 ………………………… 15

[自我测试与评估] ………………… 15

第二节 体格检查及生理学 ………… 17

一、生命体征 ………………………… 19

二、胸部和肺的系统检查 …………… 27

三、深入讨论体格检查中的常见临床

表现 ………………………………… 36

四、正常痰和异常痰的产生 ………… 48

[自我测试与评估] ………………… 51

第2章 从实验室检验和特殊检查获得的

临床数据 ………………………… 54

第一节 肺功能 ……………………… 54

一、正常肺容积和容量 ……………… 55

二、用力呼气流速和流量测定 ……… 57

三、肺弥散容量 ……………………… 63

[自我测试与评估] ………………… 64

第二节 血气分析 …………………… 66

一、酸碱失衡 ………………………… 67

二、氧疗对慢性呼吸衰竭伴有低氧血症

患者的危害 ……………………… 76

[自我测试与评估] ………………… 76

第三节 氧合评估 …………………… 79

一、氧运输综述 ……………………… 80

二、溶解在血浆中的氧 ……………… 80

三、与血红蛋白结合的氧 …………… 80

四、总氧含量 ………………………… 80

五、氧合指数 ………………………… 81

六、低氧血症和缺氧 ………………… 85

[自我测试与评估] ………………… 87

第四节 心血管系统评估 …………… 89

一、心电图 …………………………… 90

二、常见的心律失常 ………………… 90

三、无创血流动力学监测评估 ……… 93

四、有创血流动力学监测评估 ……… 94

五、呼吸系统疾病的血流动力学监测 …… 95

[自我测试与评估] ………………… 96

第五节 胸部放射线检查 …………… 98

一、X线照相术的基本原理 ………… 99

二、胸部摄影的标准体位与技巧 …… 100

三、胸部检查 ………………………… 102

[自我测试与评估] ………………… 112

第六节 其他重要的检验和检查 …… 114

一、痰液检查 ………………………… 115

二、皮肤试验 ………………………… 116

三、内镜检查 ………………………… 116

四、胸腔穿刺术 ……………………… 118

五、胸膜固定术 ……………………… 118

六、血液学、血液化学和电解质

检查所见 ………………………… 119

［自我测试与评估］…………124

第3章　临床医师拟定治疗方案—要点 …　125

第一节　临床医师拟定方案大纲和
　　　　呼吸科治疗医师的作用…………125
一、引言……………………126
二、一个成功的TDP程序所需的
　　"知识库"…………………127
三、一个完善的TDP程序需要
　　"评估技能"…………………128

四、灾难中的通气管理……………149
五、良好的临床医师拟定方案的概述……153
六、肺部常见的解剖学改变…………153
［自我测试与评估］…………165

第二节　记录技能：数据收集，组织，
　　　　评估技能及治疗计划的基础……167
一、病历类型…………………168
二、健康保险流通与责任法案…………170
［自我测试与评估］…………173

第二篇　阻塞性肺疾病

第4章　慢性阻塞性肺疾病（COPD），
　　　　慢性支气管炎和肺气肿…………　176
前言……………………177
一、慢性支气管炎相关肺的解剖学改变…178
二、肺气肿相关肺的解剖学改变………179
三、病原学和流行病学………………179
四、慢性阻塞性肺疾病的诊断…………180
五、慢性支气管炎与肺气肿的主要特征…181
六、与慢性支气管炎和肺气肿（COPD）
　　相关的心肺临床表现…………182
七、慢性阻塞性肺疾病的管理…………188
［病例分析］…………………191
一、入院病史和体格检查……………191
二、呼吸评估与治疗计划Ⅰ…………191
三、呼吸评估与治疗计划Ⅱ…………192
四、讨论………………………192
［病例分析］…………………193
一、入院病史和体格检查……………193
二、呼吸评估与治疗计划……………193
三、讨论………………………193
［病例分析］…………………194
一、入院病史和体格检查……………194
二、呼吸评估与治疗计划……………195
三、讨论………………………195
［自我测试与评估］…………196

第5章　哮喘……………………　198
前言……………………199

一、国家哮喘教育及预防计划…………199
二、全球哮喘倡议…………………199
三、肺的解剖学改变………………200
四、病因学和流行病学………………200
五、哮喘的诊断…………………203
六、哮喘的心肺临床表现……………204
七、与哮喘相关的临床表现…………204
八、哮喘的治疗…………………206
［病例分析］…………………210
一、病史及查体…………………210
二、呼吸科治疗方案………………211
三、呼吸评估与治疗计划……………211
四、讨论………………………211
［自我测试与评估］…………212

第6章　支气管扩张症……………　214
一、肺的解剖学改变………………214
二、病因学和流行病学………………216
三、与支气管扩张症相关的心肺临床
　　表现………………………216
四、支气管扩张症的一般治疗…………221
［病案分析］…………………222
一、入院病史…………………222
二、呼吸评估与治疗计划Ⅰ…………222
三、呼吸评估与治疗计划Ⅱ…………223
四、讨论………………………223
［自我测试与评估］…………224

第7章　囊性纤维化………………　226

一、肺的解剖学改变 ……………… 227
二、病因学和流行病学 …………… 227
三、筛查和诊断 …………………… 228
四、与囊性纤维化相关的心肺系统临床
　　表现 …………………………… 230
五、囊性纤维化的一般治疗 ……… 234
[病例分析] ………………………… 235
一、入院病史 ……………………… 235

二、体格检查 ……………………… 236
三、呼吸评估与治疗计划 I ……… 236
四、入院48h后 …………………… 236
五、呼吸评估与治疗计划 II ……… 237
六、入院64h后 …………………… 237
七、呼吸评估与治疗计划 III ……… 237
八、讨论 …………………………… 237
[自我测试与评估] ………………… 238

第三篇　感染性肺疾病

第8章　肺炎 ……………………… 242
一、肺的解剖学改变 ……………… 243
二、病原学和流行病学 …………… 243
三、与肺炎相关的心肺临床表现 … 250
四、肺炎的一般治疗 ……………… 252
[病例分析] ………………………… 254
一、入院病史和体格检查 ………… 254
二、呼吸评估与治疗计划 I ……… 254
三、呼吸评估与治疗计划 II ……… 254
四、讨论 …………………………… 255
[自我测试与评估] ………………… 255
第9章　肺脓肿 …………………… 257
一、肺的解剖学改变 ……………… 257
二、病因学和流行病学 …………… 258
三、与肺脓肿相关的心肺临床表现 … 259
四、肺脓肿的一般治疗 …………… 260
[病例分析] ………………………… 261
一、入院病史和体格检查 ………… 261
二、呼吸评估与治疗计划 ………… 261
三、讨论 …………………………… 262
[自我测试与评估] ………………… 262
第10章　肺结核 ………………… 264

一、肺的解剖学改变 ……………… 265
二、病因学和流行病学 …………… 267
三、诊断 …………………………… 267
四、与肺结核相关的心肺临床表现 … 269
五、肺结核的一般治疗 …………… 271
[病例分析] ………………………… 272
一、入院病史和体格检查 ………… 272
二、呼吸评估与治疗计划 ………… 272
三、讨论 …………………………… 272
[自我测试与评估] ………………… 273
第11章　肺真菌病 ……………… 274
一、肺的解剖学改变 ……………… 275
二、病因学和流行病学 …………… 275
三、肺部真菌病相关的心肺临床表现 … 277
四、真菌病的一般治疗 …………… 278
[病例分析] ………………………… 280
一、入院病史和体格检查 ………… 280
二、呼吸评估与治疗计划 ………… 281
三、入院5d后 …………………… 281
四、治疗10d后 …………………… 281
五、讨论 …………………………… 281
[自我测试与评估] ………………… 282

第四篇　肺血管疾病

第12章　肺水肿 ………………… 284
一、肺的解剖学改变 ……………… 285
二、病因学和流行病学 …………… 286

三、与肺水肿相关的心肺临床表现 … 287
四、肺水肿的一般治疗 …………… 290
[病例分析] ………………………… 291

一、病史和体格检查 …………………… 291
二、呼吸评估与治疗计划Ⅰ …………… 291
三、呼吸评估与治疗计划Ⅱ …………… 291
四、讨论 ………………………………… 292
［自我测试与评估］ …………………… 292

第13章　肺栓塞 ………………… 294
一、肺的解剖学改变 …………………… 295
二、病因学和流行病学 ………………… 295
三、诊断与筛查 ………………………… 296
四、与肺栓塞相关的心肺临床表现 …… 298

五、肺栓塞的一般治疗 ………………… 301
［病例分析］ …………………………… 303
一、入院病史 …………………………… 303
二、体格检查 …………………………… 303
三、呼吸评估与治疗计划Ⅰ …………… 303
四、入院第3天 ………………………… 303
五、呼吸评估与治疗计划Ⅱ …………… 304
六、呼吸评估与治疗计划Ⅲ …………… 304
七、讨论 ………………………………… 305
［自我测试与评估］ …………………… 305

第五篇　胸廓和胸膜创伤

第14章　连枷胸 ………………… 308
一、肺的解剖学改变 …………………… 308
二、病因学和流行病学 ………………… 308
三、与连枷胸相关的心肺临床表现 …… 309
四、连枷胸一般治疗 …………………… 311
［病例分析］ …………………………… 311
一、入院病史与体格检查 ……………… 311
二、呼吸评估与治疗计划 ……………… 312
三、讨论 ………………………………… 312
［自我测试与评估］ …………………… 313
第15章　气胸 …………………… 314

一、肺的解剖学改变 …………………… 314
二、病因学与流行病学 ………………… 315
三、与气胸相关的心肺临床表现 ……… 317
四、气胸的一般治疗 …………………… 320
［病例分析］ …………………………… 321
一、入院病史与体格检查 ……………… 321
二、呼吸评估与治疗计划Ⅰ …………… 321
三、呼吸评估与治疗计划Ⅱ …………… 321
四、讨论 ………………………………… 322
［自我测试与评估］ …………………… 322

第六篇　胸膜和胸壁疾病

第16章　胸腔积液和脓胸 ……… 326
一、肺的解剖学改变 …………………… 326
二、病因学和流行病学 ………………… 327
三、与胸腔积液和脓胸相关的心肺临床
　　表现 ………………………………… 329
四、胸腔积液的一般治疗 ……………… 330
［病例分析］ …………………………… 331
一、病史 ………………………………… 331
二、体格检查 …………………………… 331
三、呼吸评估与治疗计划Ⅰ …………… 331
四、呼吸评估与治疗计划Ⅱ …………… 332
五、入院5h后 ………………………… 332

六、呼吸评估与治疗计划Ⅲ …………… 332
七、讨论 ………………………………… 333
［自我测试与评估］ …………………… 333
第17章　脊柱后凸侧弯 ………… 335
一、肺的解剖学改变 …………………… 335
二、病因学和流行病学 ………………… 336
三、诊断 ………………………………… 337
四、与脊柱后凸侧弯相关的心肺临床
　　表现 ………………………………… 337
五、脊柱侧弯的一般治疗 ……………… 339
六、呼吸治疗方案 ……………………… 341
［病例分析］ …………………………… 341

一、入院病史 …………………………341
二、体格检查 …………………………341
三、呼吸评估与治疗计划Ⅰ …………342
四、入院10h后 ………………………342
五、呼吸评估与治疗计划Ⅱ …………343

六、入院24h后 ………………………343
七、呼吸评估与治疗计划Ⅲ …………343
八、讨论 ………………………………344
[自我测试与评估] ……………………344

第七篇　环境性肺疾病

第18章　间质性肺病 ……………… 348
前言 ……………………………………349
一、肺的解剖学改变 …………………349
二、病因学和流行病学 ………………349
三、与慢性间质性肺疾病相关的心肺
　　临床表现 …………………………358
四、间质性肺疾病的一般治疗 ………360
[病例分析] ……………………………362

一、入院病史 …………………………362
二、体格检查 …………………………362
三、呼吸评估与治疗计划Ⅰ …………363
四、呼吸评估与治疗计划Ⅱ …………363
五、呼吸评估与治疗计划Ⅲ …………364
六、讨论 ………………………………364
[自我测试与评估] ……………………365

第八篇　肿瘤性疾病

第19章　肺癌 ……………………… 368
一、肺的解剖学改变 …………………369
二、病因学和流行病学 ………………369
三、筛查和诊断 ………………………371
四、与肺癌相关的心肺临床表现 ……373
五、肺癌的一般治疗 …………………378
[病例分析] ……………………………380
一、入院病史 …………………………380

二、体格检查 …………………………381
三、呼吸评估与治疗计划Ⅰ …………381
四、入院3d后 …………………………381
五、呼吸评估与治疗计划Ⅱ …………381
六、入院16d后 ………………………382
七、呼吸评估与治疗计划Ⅲ …………382
八、讨论 ………………………………382
[自我测试与评估] ……………………383

第九篇　弥散性肺泡疾病

第20章　急性呼吸窘迫综合征 ………… 386
一、肺解剖学改变 ……………………386
二、病因学和流行病学 ………………387
三、与呼吸窘迫综合征相关的心肺
　　临床表现 …………………………388
四、急性呼吸窘迫综合征的一般治疗 ……390

[病例分析] ……………………………390
一、入院病史和体格检查 ……………390
二、呼吸评估与治疗计划Ⅰ …………391
三、呼吸评估与治疗计划Ⅱ …………391
四、讨论 ………………………………391
[自我测试与评估] ……………………392

第十篇　神经系统疾病和睡眠呼吸暂停

第21章　Guillain-Barré 综合征 ………… **394**
一、肺的解剖学改变 ………………… 394
二、病因学和流行病学 …………… 396
三、临床表现 ……………………… 396
四、与 Guillain-Barré 综合征相关的
　心肺临床表现 ………………… 396
五、Guillain-Barré 综合征的一般治疗 … 397
[病例分析] ………………………… 398
一、入院病史和体格检查 …………… 398
二、呼吸评估与治疗计划Ⅰ ………… 399
三、入院3d后 ……………………… 399
四、呼吸评估与治疗计划Ⅱ ………… 399
五、入院5d后 ……………………… 400
六、呼吸评估与治疗计划Ⅲ ………… 400
七、讨论 …………………………… 400
[自我测试与评估] ………………… 401

第22章　重症肌无力 ……………… **402**
一、与重症肌无力相关的肺的解剖学改变 … 403
二、病因学和流行病学 …………… 403
三、筛查和诊断 …………………… 404
四、与重症肌无力相关的心肺临床表现 … 405
五、重症肌无力的一般治疗 ………… 406
[病例分析] ………………………… 407

一、入院史 ………………………… 407
二、呼吸评估与治疗计划Ⅰ ………… 407
三、45min后 ……………………… 408
四、呼吸评估与治疗计划Ⅱ ………… 408
五、入院3d后 ……………………… 408
六、呼吸评估与治疗计划Ⅲ ………… 408
七、讨论 …………………………… 408
[自我测试与评估] ………………… 409

第23章　睡眠呼吸暂停综合征 ……… **410**
一、正常睡眠分期 ………………… 411
二、睡眠呼吸暂停综合征类型 ……… 412
三、诊断 …………………………… 415
四、与睡眠呼吸暂停综合征相关的心肺
　临床表现 ……………………… 417
五、睡眠呼吸暂停综合征的一般治疗 … 418
[病例分析] ………………………… 421
一、入院病史 ……………………… 421
二、体格检查 ……………………… 422
三、呼吸评估与治疗计划Ⅰ ………… 422
四、随后的72h …………………… 422
五、呼吸评估与治疗计划Ⅱ ………… 422
六、讨论 …………………………… 423
[自我测试与评估] ………………… 424

第十一篇　新生儿及婴幼儿呼吸系统疾病

第24章　婴幼儿呼吸系统疾病 ………… **428**
一、婴幼儿呼吸系统疾病的临床表现 …… 429
二、新生儿评估 …………………… 431
[自我测试与评估] ………………… 434

第25章　胎粪吸入综合征 …………… **435**
一、肺的解剖学改变 ……………… 435
二、病因学和流行病学 …………… 437
三、与胎粪吸入综合征相关的心肺
　临床表现 ……………………… 437
四、胎粪吸入综合征的一般治疗 …… 438
[病例分析] ………………………… 439

一、入院病史与体格检查 …………… 439
二、呼吸评估与治疗计划Ⅰ ………… 440
三、呼吸评估与治疗计划Ⅱ ………… 440
四、讨论 …………………………… 440
[自我测试与评估] ………………… 441

第26章　新生儿暂时性呼吸急促 ……… **442**
一、肺的解剖学改变 ……………… 442
二、病因学和流行病学 …………… 443
三、与新生儿暂时性呼吸急促（TTN）
　相关的心肺临床表现 ………… 444
四、新生儿暂时性呼吸急促的一般治疗 … 445

［病例分析］……………………446
　一、病史与体格检查……………446
　二、呼吸评估与治疗计划…………446
　三、讨论…………………………446
　［自我测试与评估］………………447

第27章　肺透明膜病 …………… **448**
　一、肺的解剖学改变………………449
　二、病因学和流行病学……………450
　三、诊断…………………………450
　四、与肺透明膜病相关的心肺临床表现…451
　五、肺透明膜病的一般治疗………452
　［病例分析］………………………453
　一、病史与体格检查………………453
　二、呼吸评估与治疗计划…………453
　三、讨论…………………………453
　［自我测试与评估］………………454

第28章　肺漏气综合征 …………… **455**
　一、肺的解剖学改变………………455
　二、病因学和流行病学……………458
　三、与肺漏气综合征相关的心肺
　　　临床表现……………………458
　四、肺漏气综合征的一般治疗……459
　［病例分析］………………………460
　一、病史与体格检查………………460
　二、呼吸评估与治疗计划…………460
　三、讨论…………………………460
　［自我测试与评估］………………461

第29章　呼吸道合胞病毒感染（毛细
　　　　支气管炎和肺炎） …………… **462**
　一、肺的解剖学改变………………462
　二、病因学和流行病学……………463
　三、与呼吸道合胞病毒感染相关的
　　　心肺临床表现…………………464
　四、呼吸道合胞病毒感染（毛细支
　　　气管炎、肺炎）的一般治疗……465
　［病例分析］………………………466
　一、病史与体格检查………………466
　二、呼吸评估与治疗计划…………466
　三、讨论…………………………467

　［自我测试与评估］………………467

第30章　支气管肺发育不良 …………… **469**
　一、肺的解剖学改变………………469
　二、与支气管肺发育不良相关的心肺
　　　临床表现……………………472
　三、病因学和流行病学……………474
　四、支气管肺发育不良的一般治疗…474
　［病例分析］………………………475
　一、病史和体格检查………………475
　二、呼吸评估与治疗计划…………476
　三、讨论…………………………476
　［自我测试与评估］………………477

第31章　先天性膈疝 …………… **478**
　一、肺的解剖学改变………………478
　二、病因学和流行病学……………479
　三、与先天性膈疝相关的心肺临床表现…479
　四、先天性膈疝的一般治疗………480
　［病例分析］………………………481
　一、病史与体格检查………………481
　二、呼吸评估与治疗计划…………482
　三、讨论…………………………482
　［自我测试与评估］………………483

第32章　哮吼综合征：喉气管支气管炎及
　　　　急性会厌炎 …………… **484**
　一、上呼吸道的解剖学改变………485
　二、病因学和流行病学……………486
　三、与喉气管支气管炎和急性会厌炎
　　　相关的心肺临床表现…………486
　四、喉气管支气管炎和会厌炎的一般
　　　治疗…………………………488
　［病例分析1］……………………489
　一、病史与体格检查………………489
　二、呼吸评估与治疗计划…………490
　三、讨论…………………………490
　［病例分析2］……………………490
　一、病史与体格检查………………490
　二、呼吸评估与治疗计划…………490
　三、讨论…………………………491
　［自我测试与评估］………………491

第十二篇　其他重要疾病

第33章　临界淹溺 ········· 494
一、肺的解剖学改变········· 494
二、病因学和流行病学········· 495
三、与湿性临界淹溺相关的心肺
　　临床表现········· 496
四、一般治疗········· 497
[病例分析]········· 498
一、病史与体格检查········· 498
二、呼吸评估与治疗计划Ⅰ········· 498
三、呼吸评估与治疗计划Ⅱ········· 498
四、呼吸评估与治疗计划Ⅲ········· 499
五、讨论········· 499
[自我测试与评估]········· 499

第34章　烟雾吸入和热损伤 ········· 501
一、肺的解剖学改变········· 502
二、病因学和流行病学········· 504
三、烟雾吸入和热损伤的心肺临床
　　表现概述········· 505

四、烟雾吸入和热损伤的一般治疗········· 508
[病例分析]········· 509
一、入院病史和体格检查········· 509
二、呼吸评估与治疗计划Ⅰ········· 509
三、呼吸评估与治疗计划Ⅱ········· 510
四、讨论········· 510
[自我测试与评估]········· 511

第35章　术后肺不张 ········· 512
一、肺的解剖学变化········· 512
二、病因学和流行病学········· 513
三、与术后肺不张相关的心肺
　　临床表现········· 514
四、术后肺不张的一般治疗········· 515
[病例分析]········· 516
一、病史和体格体检········· 516
二、呼吸评估与治疗计划········· 516
三、讨论········· 516
[自我测试与评估]········· 517

附录A　在呼吸生理学中常用的符号和缩写 ········· 518
附录B　用于治疗支气管痉挛及气道炎症的药物 ········· 520
附录C　抗生素 ········· 523
附录D　抗真菌药 ········· 525
附录E　黏痰溶解药和祛痰药 ········· 526
附录F　正性肌力药物和血管升压药物 ········· 527
附录G　利尿药 ········· 528
附录H　理想肺泡气体方程式 ········· 529
附录I　生理无效腔 ········· 530
附录J　计量单位 ········· 531
附录K　泊肃叶定律 ········· 535
附录L　$PCO_2/HCO_3^-/pH$ 线图 ········· 536
附录M　计算血流动力学 ········· 538
附录N　杜波依斯（DuBois）体表面积图 ········· 540
附录O　心肺概况 ········· 541
词汇表········· 544

绪　论

一、评估概述

评估是：①一个采集患者临床健康状态信息的过程；②一项数据的估测和对患者的具体问题、担忧及需求的鉴别过程；③一个治疗计划的制订过程，治疗计划由卫生从业人员所管理。收集到的临床信息可以包括患者的主观和客观数据（症状和体征）、诊断性的检验及检查结果、患者对治疗的反应，以及患者的一般诊疗过程。

评估过程的第一阶段是思考——从以往收集到的实际临床数据开始。换句话说，工作人员必须首先考虑到为什么患者要来加入到这项卫生治疗过程中，以及我们可能需要收集到怎样的临床数据。收集这一系列问题的答案还不能很好地满足评估过程，例如，在评估一个被认为是哮喘发作患者的过程中，卫生从业人员考虑到以下内容：在中度或重度哮喘发作过程中，我们可能发现哪些症状和体征？常见的情绪反应包括哪些？什么是与哮喘发作相关的结构改变。这些改变是观察到症状和体征的根源所在？在评估哮喘发作患病之前，工作人员可能要考虑更全面的情况（表1）。

为了更精确地收集数据，卫生从业人员必须具备敏锐的观察和聆听能力。并且，从业人员在面对复杂多样的临床数据时必须具备良好临床思维技能，包括转换、推理、判断和验证的能力。当评估过程被转化至常见的问题和类别时，临床数据的收集就更为有用。当工作人员收集每种问题类别信息时，患者可能又会出现新的一系列相关数据。这个采集临床信息的框架可以提高工作人员确立优先治疗的能力。此外，无论任何时候和任何理由，医疗卫生人员都要与患者相互配合，关注患者的问题、需求和可能出现的担忧。为更高效、更准确地采集信息，医疗卫生人员必须决定选择需要哪种评估类型、如何去收集数据、评估的框架和重点及在制订治疗计划之前需要补充哪些数据。

（一）评估的目的

评估的目的包括问2或3个特定的问题，可能包括与患者深入交流。评估的焦点包括全面性的内容（彻底的评估）、某个特定或有限的内容。评估的目的可以包括以下任意一项内容：

1. 获取患者生理和心理状态的一个基线数据库。
2. 补充、验证或者反驳以往的数据。
3. 鉴别实际的和潜在的问题。
4. 获取数据，这能帮助工作人员确立一个评估和治疗计划。
5. 专注于特定的问题。
6. 确定紧急需求和优先制度。
7. 确定问题的原因（病因）。
8. 确定任何相关或者促成的因素。
9. 确定患者的体力，以此作为行为改变基础。
10. 确定并发症的风险。
11. 认识并发症。

（二）评估的类型

评估的四个主要类型包括：初始评估、重点评估、紧急评估和进行中评估。

初始评估是第一次接触患者。住院期间的患者，初始评估通常是由负责护士进行，比后续评估更全面。初始评估从患者寻求治疗开始，并且是患者治疗需求的一个整体概述。初始评估的总目标是排除及确定特定问题。初始评估通常发生在患者对特定问题寻求医疗服务或者一般健康状况检查时。初始评估的目标包括预防、维护、修复或者复原。一般来说，详细的初始评估与预期长度成正比。

重点评估包括特定问题领域的详细检查或针对患者的主诉。重点评估关注于详尽的临床数据、认为可能的原因、可能的因素及患者个人特征，这些都可以有助于解决或阻止问题的发生。重点评估也可被用于患者描述或呈现出的新问题。通常患者主诉的内容包括疼痛、气短、头晕及乏力。工作人员必须时刻准备去评估这些问题的严重性、评估可能的原因，以及确定适当的行动计划。

紧急评估可以辨别或排除任何危及生命的问题，或是需要立即干预的问题。当患者疾病危及生命或时间非常紧迫时，紧急评估仅包括处理紧急问题的主要关键数据。待患者生命体征平稳后其他附加信息再被收集。紧急评估通常遵循心肺复苏"ABC"原则（即患者的通气、换气和循环安全）。

进行中评估包括收集每个患者住院期间的数据。根据患者的病情，进行中评估以每小时、每天、每周或每个月的频率进行。实际上，对于危重患者来说，评估通常以连续的电子监控设备进行。进行中评估也可以发生在正在接受麻醉患者，一直持续到麻醉苏醒。

呼吸科临床医师通常确定患者的评估频率、深度和广度。为了能有效地制订这个决定，工作人员必须预测患者病情变化及风险、病情变化的速度及可能证明这一变化的临床数据。例如，当哮喘发作的患者需要吸入支气管舒张药时，评估决定是基于预期的药物起效时间、预期的药物治疗效果及可能出现的潜在不良反应。

（三）数据类型

临床数据常由患者提供，这些不能被直接发现的临床数据被称作"主观资料"。当患者的主观资料描述出一个特定的疾病或功能障碍的特点，它们被称作"症状"，如，气短（呼吸困难）、疼痛、头晕、恶心、耳鸣症状。因为它们都不能直接被发现，患者必须将他们所经历到的这些症状传达给治疗医师。患者是主观资料信息的唯一来源。

可以被医师直接观察到的患者特征被称作"客观资料"。当患者的客观数据描述出特定的疾病或功能障碍的特点，它们被称作"体征"。如，腿肿胀（水肿）是充血性心力衰竭的表现。客观资料通过医师的视觉、听觉、味觉、触觉及嗅觉被获得。客观信息可以被测量（或量化），可以被重复——概念为"评定者间的可信度"。如，呼吸科医师可能测患者的脉率、呼吸频率、血压、吸气能力及动脉血气。因为客观资料是真实存在的，它们具有很高的可信度。

（四）数据来源

临床信息来源包括患者、患者的亲人、治疗团队的其他成员、患者的既往史及多种多样的临床检验检查结果。医师必须确认每个数据来源对于患者评估的适当性、可靠性及有效性。适当性意味着来源对于特定目的、患者或事件的适合度。可靠性意味着医师相信这个数据，并且它可以被准确地和真实地报告。有效性意味着临床数据可以被验证或确认。

二、评估过程——呼吸临床医师的角色

当肺部被疾病或创伤所影响时，它在某种程度上可以发生结构的改变，这基于疾病发展过程的严重程度。一般来说，由创伤或疾病进展所导致的结构改变可以被分为阻塞性肺疾病、限制性肺疾病或者两者结合。常见解剖结构的改变与阻塞性和限制性肺疾病如图1所示。常见的呼吸系统疾病和分类如表2所示。

当肺部的正常解剖结构发生改变，整个心肺系统的某些病理生理机制被激活。这些病理生理机制反过来可以产生疾病的各种临床表现。这些临床表现可以客观地反映在临床设备中（即心率增快、呼吸频率增快、功能残气量增加）。由于肺解剖结构的改变导致一系列连锁事件的发生，针对临床表现发生原因的最适当治疗选择——就是肺解剖结构的改变。如，临床医师处方制订一个支气管扩张药用于缓解支气管痉挛与哮喘的发作。

表1　明确患者哮喘发作前的征兆

问题和（或）考虑要点	可能的反应
最初的表现	呼吸短促、用辅助肌、胸肋间隔回缩
	吹笛样呼吸、发绀、桶状胸
患者对于哮喘发作的情绪反应是什么？	焦虑、紧张、害怕
与哮喘相关的肺的解剖学改变是什么？	支气管痉挛、过多（厚）黏痰、空气潴留、黏液堵塞
引起哮喘的病因是什么？	外因：花粉、草、屋尘、动物皮屑；内因：感染、冷空气、运动、情感压力
可能出现的关键体征	呼吸率增加、心率增加、血压升高
可能出现的胸部评估指标	呼吸音：减弱、喘息音、干啰音；叩诊：过清音
可能出现的肺功能学改变	降低：$PEFR$、PEV_T、PEV_T/FVC；升高：RV、FRC
可能出现的急性动脉血气表现	pH升高、$PaCO_2$降低、HCO_3降低、PaO_2降低、SaO_2、SpO_2降低
可能出现的胸部放射线检查表现	肺区半透明、肺泡过度充气、横膈膜降低
常规呼吸治疗原则	支气管扩张治疗、支气管卫生、氧气疗法
可能的并发症有哪些？	氧气和支气管扩张反应低下、急性充气衰竭、严重乏氧、必要时进行机械充气

知识库

一个完善的知识库需要以下4个因素，这4个因素是优秀的呼吸治疗评估和治疗选择的必要条件：

1.常见呼吸系统疾病所导致的肺的解剖学改变。

2.由于解剖学的改变，整个呼吸和心脏系统的主要病理生理机制也会发生改变。

3.常见的临床表现。

4.治疗方法用于矫正这些疾病导致的解剖学和病理生理改变。

三、评估过程的特定组分

具备良好评估和治疗选择能力的呼吸治疗临床医师必须胜任执行实际评估过程的任务，包括如下：

1.快速和系统地收集患者提供的重要临床信息。

2.制订一个准确的临床数据的评估方案——也就是，确定异常数据原因和严重程度。

3.选择最佳的治疗方式。

4.建立评估过程的快速、清晰和准确的文档。

如果缺乏这些基础认同和理解，呼吸治疗医师只通过被分配的任务从事工作，而没有提供短期或者长期的预期中的结果。在这样的环境中，医师只是在从事一项没有挑战性的任务导向，而不是有目标导向的工作。

早在20世纪90年代，从其他医疗卫生科学工作业绩的分析得出：目标源性（患者源性）的呼吸治疗已经成为实践的标准。例如，物理治疗师很长时间以来由一般的内科医师赋予实施工作的指令；换句话说，呼吸治疗医师通常收到详细和具体的指令。比如，物理治疗师被要求"提高向后的运动范围"或"加强股四头肌肌群"，而不是"给后背热敷"或"用10lb重的脚踝重力训练股四头肌，4/d，每次10min"。加之，物理治疗师被允许根据患者的目前需要和能力随时调控或终止治疗，而不是以医师评估要求（1/2h，或1/2d，或1/2w）为基础。完成目标是物理治疗的成功方式，而不是完成工作。

在目前"快进快出"节约成本环境下，呼吸治疗也面临这样的改变。在固定报销模式下，住院时间的缩短要求医院的负责人员和医疗工作者必须审视医疗卫生资源的分配。数据表明1/3住院患者接受呼吸治疗服务，因此这些服务已经充分受到关注。一项利用现有同行评议临床实践指南研究显示：治疗方式被过度使用及分配不当。目前，"临床医师推动计划"（TDP）的出现被作为呼吸治疗实践的一种新标准。笔者发现：患者

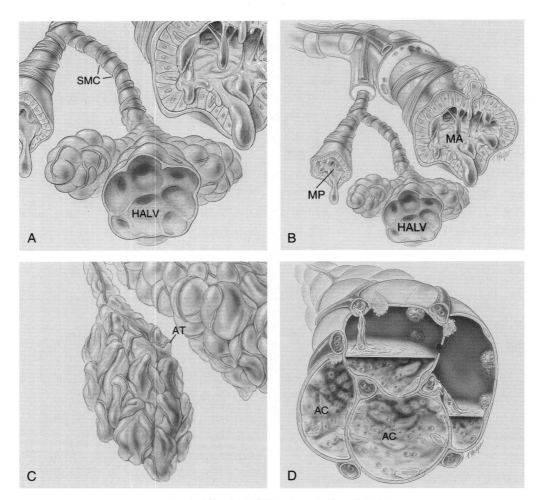

图1　阻塞性肺疾病常见的肺部解剖学改变

　　A.支气管平滑肌收缩伴有气体陷闭（常见于哮喘）；B.气管支气管炎症伴有黏液积聚，部分气道阻塞并有气体陷闭（常见于支气管炎）。当黏液积聚导致总的气道阻塞出现肺泡不张限制性肺疾病常见的肺部解剖学改变；C.肺泡塌陷或肺不张；D.肺泡实变（常见于肺炎）。AC，肺泡实变；AT，肺不张；HALV，肺泡过度充气；MA，黏液积聚；MP，黏液栓；SMC，平滑肌

（更准确地说是肺部病理生理学疾病患者）应该起到重要作用，一些中心把这些方案称作"患者拟定方案"，但TDP这个称谓更准确。由美国呼吸学会（AARC）发布的这些临床实践指南（CPG）被常规用于治疗呼吸系统疾病的TDP的标准。

　　美国胸科医师学会定义呼吸治疗方案如下：

　　患者的治疗方案由可信的呼吸治疗医师制订。这些方案被内科医师设计制订，并且被批准由医务人员和所在的医院管理机构应用。他们相互分享治疗评价和评估技能。方案本质上是灵活可变的，允许在治疗强度上适当调整。方案被内科医师批准应用后，允许权威的呼吸治疗医师以交替或点对点的模式评估患者、启动治疗、调整或重新启动呼吸治疗程序。他们必须明确各种治疗策略和干预措施，同时要避免任何医疗错误。

　　很多研究已经提出一个的问题：如果适当地遵循呼吸治疗方案，呼吸治疗的结果将得到改善。这种改善是指在临床和经济方面，例如缩短冠状动脉旁路移植（CABG）术后患者呼吸机使用时间。在这个研究范围内，不适当的呼吸治疗指令要么被撤出、要么被修改（看哪个更适合），重要呼吸治疗服务的患者应该可以得到良好的照护

表2　呼吸疾病的一般分类

呼吸疾病	阻塞性	限制性	联合
慢性阻塞性肺疾病（慢性支气管炎和肺气肿）	×		
哮喘	×		
支气管扩张症			×
囊性纤维变性			×
肺炎		×	
肺脓肿		×	
肺结核		×	
真菌性肺病		×	
肺水肿		×	
连枷胸		×	
气胸		×	
胸腔积液		×	
脊柱后侧凸		×	
慢性间质性肺病			×
肺癌		×	
急性呼吸窘迫综合征		×	
胎粪吸入综合征			×
新生儿短暂呼吸急促			×
特发性呼吸窘迫综合征		×	
肺气漏综合征			×
呼吸道合胞病毒			×
肺不张			×
横膈膜疝气		×	
临界溺水	×		
术后肺膨胀不全		×	

（第9章探讨的是一个完善的TDP大纲实行的详尽内容）。这表明当今的呼吸治疗师按照TDP程序实施的阶段可能已经过去。呼吸治疗师发现他们按照一个古老的、非日常所用的TDP模式工作，应该批判性地审视自己的就业选择和职业目标！在当今的医疗卫生环境下，已不能接受没有自主地应用TDP模式的临床实践。

然而，至少经验表明一些呼吸治疗师还没有完全适应这个新的角色及TDP模式赋予他们的责任。这些工作者很难从物理师制订的"小黑袋"里分离这些内容，"小黑袋"里包括传统使用的诊断和治疗模式。然而，成为一名"安全、有用的治疗师"不再是选择性的。呼吸治疗职业已经发生改变。国家呼吸委员会（NBRC）高级医师考试中临床模拟考试部分反映出一个实际问题，这项考试不再是模拟部分，而是床旁呼吸治疗操作。

和物理治疗师同事相似，当今的呼吸治疗医师也被常规要求积极参与到适当的呼吸治疗服务中。现代呼吸治疗医师必须具备基础知识、能力及能够收集和评估临床数据，同时具备有效治疗患者的个人能力。对于一个特定的呼吸治疗服务来说，遵循TDP范例、特定的临床指标（临床表现）必须首先被确定。换句话说，一个特定的治疗计划的开始、调控或终止基于以下内容：

1.存在和收集到的特定临床指标。

2.根据临床数据制订评估计划，由评估结果决定治疗方案或更改治疗方案

加之，为患者制订治疗方案完成以后，所有治疗结果必须被了解和记录。很显然，这项协议的成功与失败基于准确的和及时的患者评估。

鉴于这些考虑，值得强调的是：当今呼吸治疗师必须具备床旁肺功能评估能力。这个过程的

基础就是能够具备以下能力：系统地收集临床数据，制订评估计划，以及实施准确、安全、有效的治疗方案。典型的病例，一旦治疗方案已经实施，患者疾病进程就在评估监测中。换句话说，根据患者预期目标，临床数据根据患者的疾病进程再次被收集、评估及调整。

为了完全有能力评估呼吸系统疾病，呼吸治疗师必须首先具备本书第一篇中提供的完善的学术基础，第一篇分为以下三部分：

1.患者床旁的临床数据。

2.实验室检查和特殊检查的临床数据。

3.临床医师拟定方案大纲——要领。

这三部分内容为读者提供了评估和治疗呼吸系统疾病患者的必要知识。呼吸治疗师为了高效地、安全地工作，必须掌握TDP方案里的这部分内容。

第一篇

呼吸系统疾病的评估

第1章

临床资料

第一节　患者访视

学习目标

阅读本节后，你需要掌握以下内容：

1.患者病史的主要项目。

2.在患者访视过程中说明首要任务的执行情况。

3.内部因素，即医师具备的要素，描述医师在访视过程中的内在决定因素。

4.外部因素，讨论访视的客观环境等外部因素。

5.区分开放式问题和封闭式问题（直接问题）。

6.说明以下九种类型的口头回应：

（1）促进。

（2）沉默。

（3）反馈。

（4）移情。

（5）澄清。

（6）面质。

（7）释义。

（8）解释。

（9）总结。

7.说明以下内容是"不应出现的语言"的原因：

（1）保证和一再保证。

（2）给予建议。

（3）使用权威。

（4）使用忌讳的语言。

（5）疏远。

（6）专业术语。

（7）使用带有主观色彩或诱导性的问题。

（8）说得太多。

（9）打断或预测。

（10）使用"为什么"提问。

8.列出访视过程中使用的正面及负面的非语言沟通技巧，包括有：

（1）仪表。

（2）姿势。

（3）手势。

（4）面部表情。

（5）目光交流。

（6）语音。

（7）触碰。

9.说明如何结束访视。

10.在本章结尾进一步定义关键术语和完整的自我学术评估问题。

关键词

阐明

封闭式问题或直接问题

面质

移情

解释

外部因素

促进

内部因素

释义

不应出现的语言
非语言技巧
开放式问题
反馈
沉默
总结

章节纲要
一、患者病史
二、患者访视

（一）内部因素
（二）外部因素
三、沟通技巧
（一）开放式问题
（二）封闭式问题或直接问题
（三）反应——协助叙述
（四）不应出现的语言
（五）非语言技巧
四、结束访视
自我测试与评估

一、患者病史

完整的患者评估包括患者的访视。询问病史的目的是收集患者的主观及客观资料，通过这些资料可以更加全面地了解患者过去和现在的健康状况。大多数医疗机构采用让患者填写清单或表格的形式收集病史。给予患者充分的时间回想与身体健康相关的重要日期、地点及家族史，之后，在患者访视中证实患者所写的资料，并且搜集更多关于患者的健康状况和生活方式等资料。尽管采集病史的表格形式各有不同，但是大部分包含以下内容：

1.传记式信息（年龄、性别、职业）。

2.患者主诉或求医的原因，包括起病、病程进展、症状和体征特点。

3.目前的健康状况或现病史。

4.既往史，包括：童年时期所患疾病、意外或受伤、严重疾病或慢性疾病、入院史、手术史、生育史、疫苗接种史、最近一次的体检日期、过敏史，目前正在使用的药物，吸烟史及其他嗜好。

5.患者的家族史。

6.机体系统回顾，包括：皮肤、头部、眼、耳、鼻、口腔、咽喉，呼吸系统、心血管系统、消化系统、泌尿系统、生殖系统、内分泌系统。

7.功能评估（日常生活能力），包括：活动和锻炼、工作状态、睡眠和休息、营养状况、人际关系，以及应对能力和压力管理策略。

二、患者访视

访视是呼吸科医师与患者之间的会面，可以收集患者个人主观感受的相关资料。通过一次成功的访视，医师能够收集信息并完成以下任务：

1.收集有关患者对于他（她）自身健康状态认知的完整和准确的资料，包括任何症状的描述及症状发生时间的描述。

2.建立密切关系和信任，使患者能够接受并且能够轻松地分享所有相关的信息。

3.针对需要明确的问题，医师要在复述患者健康状态的基础上，表现出对于患者病情的理解，从而提高患者的参与度。

4.建立融洽的关系，以确保持续的合作关系，这有利于将来的评估、评价和治疗方案的实施。

访视的技巧是一种融合"花费时间—经历体验—发展显现"的艺术模式，成功的访视最重要的元素是沟通和理解。在沟通中理解各种信号的含义是最困难的部分。一旦医师和患者之间的理解（即信息的传达）不能建立，那么就不存在沟通。两个人仅进行"听"和"说"的交流并不能认为是沟通。沟通是一种行为，包括有意识的和无意识的，语言和非语言的。所有的行为举止都能传达含义。在接下来的段落中将继续描述影响沟通过程中信息传送和接收的重要因素。

（一）内部因素

内部因素是指医师在访视中具备的要素，即真诚关怀、移情、理解和倾听的能力。真诚地关爱他人是与患者建立密切融洽关系的重要因素。要求人们具有乐观向上的人生态度，积极地看待别人的长处，接受别人的弱点。这样的情感能够产生温暖和关怀的气氛，可以让患者无条件地接受。

移情是从患者的角度看问题，客观地理解患者的内心感受，并把这种理解传达出来的一种沟通艺术。移情要求医师必须不带任何批判性地认可和接受患者的感受。它有时被描述为与患者一起感受，而不是像患者那样去感受。为了能够做到移情，医师必须倾听患者的表述，这种倾听不应该是被动的，而应该是积极主动的、有需求的，要求医师在倾听过程中全神贯注。如果医师只专注于自己需要的信息，那么他（她）就必不可免地会错过一些重要的东西。积极的倾听是理解患者的基础。几乎患者所说的每一句话、所做的每一件事都不是无关紧要的。

访视的过程中，医师应该观察患者的肢体语言，注意观察患者的面部表情、眼部运动（如避免目光接触、茫然直视、转移目光），观察患者有无疼痛面容、坐立不安、叹息。医师应该注意患者的说话方式，例如，这是患者正常的说话口气吗？患者的声音有没有颤抖？是不是球场的声音打断了患者说话？患者是不是说几个词就要深呼吸一次？

（二）外部因素

外部因素，例如诊疗环境的影响。好的诊疗环境能够提高访视的效率。无论是什么样的访视环境（床旁、医师办公室、诊室或患者家中），医师都应该努力做到以下几点：①确保隐私；②防止中断；③保证舒适的环境（例如适宜的室温、照明充足、无杂音）。

三、沟通技巧

访视过程中医师首先需要核实患者的姓名，之后进行自我介绍，向患者说明要做什么。下面提供一个自我介绍的例子："早上好，约翰先生。我是史密斯，是呼吸科的医师，关于您的呼吸状况想问您一些问题，以便于我们为您制订住院期间的治疗方案。"

为了让访视更为容易，医师可以运用的沟通技术与技巧包括：开放式问题、封闭式问题或直接问题及反馈。

（一）开放式问题

开放式问题是让患者提供叙述性的信息，医师从患者的陈述中识别需要进一步探讨的信息，但仅适用普通话题。通常在以下几种情况使用开放式问题：①访视开始时；②引入一部分新的问题时；③当患者引入了新的话题，需要进一步收集相关信息时。下面举几个开放式问题的例子：

"你哪里不舒服，要来医院？"

"告诉我，你今天为什么来医院？"

"长期以来，你的呼吸状况怎么样？"

"你说自己呼吸急促，能再多告诉我一些你的情况吗？"

开放式问题是不带偏倚性的，能够让患者以任何方式自由地回答问题。这种类型的问题能够在更大的程度上鼓励患者主动地提供信息。当患者回答问题时，医师应该静下来倾听。患者回答简短的短语或句子，然后暂停，等待医师给予某些方向的指引。医师接下来的问题会成为访视的关键，如果医师此时提出新的其他方面的问题，可能会导致初始问题的信息收集不全。医师应首先回应这样的话："再详细地说一说"，以及"还有其他的吗？"这样患者通常会补充重要的信息。

（二）封闭式问题或直接问题

封闭式问题或直接问题用于特定信息的询问。这种类型的问题要求用一两个很短的词回答，或强迫选择，如"是"或"否"。封闭式问题通常在患者叙述之后使用，用于填补患者忽略的细节。同时也用于获取具体事实，如"你以前有没有这样胸痛的现象？"封闭式问题可以提高访视的速度。仅仅使用开放式问题是不明智的，需要花费非常大量的时间，无形中给患者带来压力。开放式问题与封闭式问题的对比见表1-1。

表1-1　开放式问题与封闭式问题的对比

开放式问题	封闭式问题
用于叙述事实	用于特定信息
需要复杂回答	需要一两个词的简短回答
引出感受、想法、询问方向	引出"明确事实"
建立并增进友好关系	限制密切关系的建立，保持中立互动

（三）反应——协助叙述

当患者回答开放式问题时，医师的角色是鼓励患者自由表达，但不要让患者离题。医师在患者陈述过程中给予反应是为了理清病情。共有九种类型的口头反应技巧，前五种反应技巧由患者主导，后四种由医师主导。

前五种反应技巧要求医师对患者所陈述的事实和感受做出反应，是以患者的标准和角度作为基准，而不是以医师的标准为参考进行沟通。后四种反应技巧不需要医师做出明确的反应，且衡量的角度也由患者转变成医师，这种类型的反应包括医师的想法或感受，仅在必要的时候应用，如果使用过多会导致访视的重点偏向医师而脱离患者。下面详细描述九种反应类型。

1.促进　促进是指鼓励患者多说一些，从而完善病情的叙述。医师所用的促进作用反馈包括："呃嗯""继续""接着说""嗯"这几种反馈表示医师对患者所说的话感兴趣，而且想接着听下去。一些非语言的线索同样能够鼓励患者继续说下去，例如保持目光的接触，以及在座位上向前移。

2.沉默　开放问题后使用沉默关注技巧非常有效，沟通中的沉默让患者有时间在不受医师打扰的情况下思考并组织他（她）想要说的。

3.反馈　反馈是对患者的话做出回应。医师重复某部分患者所说的内容，以便明确患者的表述意义或促进医患之间的沟通。反馈能够帮助患者专注于表述特定范围的内容，并且按照他自己的方式继续说下去。下面是一个很好的例子：

患者："我是因为呼吸问题来医院的，我的呼吸堵住了。"

医师："呼吸堵住了？"

患者："是的，每次喘气的时候，就有东西堵住呼吸，阻止呼出空气。"

反馈也能用于让患者表达交流中所隐藏的情绪问题，医师应关注患者的情绪，并鼓励患者说出来。

患者："我有三个小家伙在家里。我很担心他们没有得到好的照顾。"

医师："你很担心你的孩子。"

医师像镜子反射一样直接反馈患者所说的话和他的情绪，这种技巧有助于患者详细说明自身的问题。

4.移情　移情是指能够体会他人的感觉、情绪或想法，站在他人的角度和立场思考问题的能力，简单来说就是"将心比心"。身体症状、客观条件或疾病经常伴随情绪，患者会受这些情绪干扰。移情能让医师理解患者的情绪并且加以包容。

患者："这下好了！我以前天天都得工作，我现在喘不过气连楼梯都不能爬了。"

医师："这可真为难，以前你每天都会锻炼，现在有一些锻炼你是不能再继续做了。"

医师的反应并没有打断接下来的沟通，但如果医师此时说"哦，一会儿，你可以自己走回去了"，这种虚情假意的安慰，就会影响医患沟通的效果。医师原本的回应既没有否认患者的感受，也没有说患者的感受是不正确的。医师掌握移情的反应技巧，就能在访视中认同患者的感受，让患者在表述自己病情的时候，没有为难的感觉，这样就可以建立融洽的医患关系。

5.澄清　是指患者的表达中存在歧义或表述不清时通常使用澄清技巧。

"你说的'坏空气'是什么意思？"

对患者所说的话加以总结或简化也是使用说明技巧。当简化患者所表述的内容时，医师需要询问患者，自己的表述是否正确。当医师需要征求患者的同意时，需要使用说明技巧，让患者对医师的表述做出肯定或否定的意见。

6.面质　是指医师指出患者的某种特定的动作、情绪或状态，并让患者明确注意到。

"你说你咳嗽的时候不觉得痛，但是你咳嗽时候的表情看起来很痛苦。"

另外，医师能使用面质技术将问题的重心转移到患者的情绪上。

"你今天看起来很沮丧。"

"你听起来很生气。"

7.释义   是将事件与数据结合起来，建立某种关联，让患者自己意识到事件发生的原因。为进一步的推论或结论提供基础。

"好像每次你的哮喘发作比较严重，你就会感觉生活很有压力。"

医师在这里虽然对患者的疾病做出不正确的推论，但是即便如此，在患者纠正医师错误的推断之后，医患的沟通也能顺利进行，而且通常此时患者的回应能够让医患沟通更为有效。

8.解释   是为患者提供真实的、客观的信息。

"使用支气管扩张药通常都会引起心率轻度加快。"

9.总结   访视者对患者叙述的理解的最终概述。凝聚事实，并提出了一个轮廓的方式，即医师感知的患者呼吸状况的轮廓。它是一种类型的验证，患者可以同意或不同意医师的总结。医师和患者都应该参加在摘要提取中。在采访即将结束的汇总信息。

总结是医师在访视最终阶段对患者的陈述加以概括，主要由医师向患者说明病情，并且对患者的呼吸状况给予医学上的表述。对于医师的总结，患者可以表示同意或不同意，以此来验证医师所获得的信息是否正确，因此医师和患者都应该参与其中。总结标志着访视即将结束。

（四）不应出现的语言

为了提升访视效果，除了口头常用技巧，医务人员必须避免使用无效的口头讯息。这些信息限制患者的反应。它们成为获得数据和建立融洽的障碍。

运用语言沟通技巧能够增强访视的效果，但是在沟通过程中医师必须避免使用"不应出现的语言"，这些语言会让患者的回答受到限制，成为获取信息的障碍，妨碍融洽医患关系的建立。

1.保证和一再保证   向患者提供保证或一再保证会让医师自身感到一种虚假的安全感，更多地是缓解了医师的焦虑感，而不是患者的焦虑感。

患者："医师在我的胸部X线片上发现了团块，我非常担心，希望我不是癌症！我的肺怎么样？"

医师："现在不要担心，我保证你没事，你有一个好医师。"

医师的回答让患者不再关注原有的问题，而且很直接地打断了进一步的沟通。其实，医师可以运用移情技巧，这样回答患者："你真的很担心X线片上看到的团块，是吗？但是我们必须等实验室化验的结果才能知道具体情况。"

这样的回应充分表现出医师对患者情绪和担心的理解，更重要的是，确保了医患沟通的顺利进行。

2.给予建议   什么情况下给予患者建议，什么情况需要避免给予患者建议，是医师为患者提供医学建议的关键问题。患者会就某一特定问题向医师寻求专业的建议和意见：

"我平时应该注意什么，才能避免哮喘发作？"

这样的问题对于医师来说是非常简单的，但却是患者需要知道的。医师应当依据自己的知识和经验直接回答，避免凭感觉或直觉仅给患者用药的建议。例如，现在要接待的是一个刚看过其他医师的患者：

"约翰逊医师告诉我，我可能需要做手术切除肺里的团块，我想知道，你会怎么治疗？"

一旦医师回答了这个，那么手术的决定权就由患者转移给了医师。医师并不是患者，患者必须自己处理这个问题。事实上，患者可能并不是真的想知道医师怎么决定，在这样的情况下，患者真正担心的是他自己会怎么样。比较好的回答方式是引起患者的思考。

医师："要做手术吗？"

患者："是的，我以前从来没有被麻醉过？如果醒不过来他们会怎么做？"

现在医师就知道患者真正关注的问题，因此就能有针对性地帮助患者解决问题。对于患者来说，这样的情况下所接受的建议才是有意义的、适当的。例如，一个正在接受阶段性康复治疗的患有严重肺气肿的男性患者，呼吸治疗师建议他进行适量的步行锻炼，面对这样的建议，患者会有两种对待方式——遵循或不遵循。患者很有可能选择忽视，因为他觉得这种锻炼并不适合他（例如，他觉得他每天的工作就能让他得到足够的锻炼）。

另一方面，如果患者按照治疗师的意见去做，可能会有三种结果出现：患者的病情好转、恶化或保持不变。如果步行锻炼能够增强患者的体能，那么治疗就有效，患者的病情也会好转。但是如果在步行锻炼初始阶段没有取得预期的效果，患者会在心理上觉得锻炼其实没有太大作用，接下来的康复治疗中就不会积极地坚持做步行锻炼。如果患者进行步行锻炼后，病情毫无改善，甚至加重了病情，那么患者会认为治疗师的建议根本没用。由于治疗建议不是患者自己做的，因此在治疗失败时他就可以不承担任何的责任，而将责任都推给治疗师："你看，我按照你的建议做了，可是一点帮助都没有，反而我的病情更严重了！你为什么要告诉我做那些没用的锻炼呢？"

单纯给患者提供治疗建议是很快的，但是单纯地给予建议是不够的，医师应该花时间参与到患者的治疗过程中，保证治疗建议得到很好执行，让患者在遵照医师建议进行治疗的过程学会自我治疗、改变不良习惯。

3.使用权威 医师应该避免使用能够让患者产生依赖或自卑心理的语言，如：

"你的医师和治疗师知道怎么做才是对你最好的。"

虽然医师和患者在专业技能和治疗经验上是不平等的，但是在人的价值上彼此是平等的，应该互相尊重。

4.使用婉转的语言 当谈到可能让人觉得恐惧的话题时，人们通常会用婉转的语言（比如：说"离开我们了"，而不说"死了"）来表达，以此来隐藏自己真实的感受或是逃避现实。尽管使用委婉语可能会让所要表达的内容不那么震惊，但是并不会偏离主题或让恐惧感消失。其实，如果对患者所承受的恐惧感、压迫感避而不谈反而会加重患者恐惧。对于那些潜在的、可能会引起患者的心理问题，最好的方式就是采用直接的、明确的语言来说明。

5.回避 回避是指说话人在描述让人觉得恐惧的话题时把自己撇清，用不带个人色彩的语言进行叙述。例如，与肺部占位的患者沟通，他可能会说："我的一个朋友得了肺癌，她很害怕做手术"或"这个左肺上有个肿瘤"，在这里患者用的是"这个"而不是用"我的"描述肿瘤，说明患者想要否认自己是得肿瘤的那个人。有时候，医

务工作者也会采用回避式的语言与患者交流。根据一般的规律而言，回避式的交流技巧是行不通的，因为这会让患者觉得医师也在害怕。坦然面对、详细说明才有助于缓解焦虑。

6.使用专业术语 医务工作者所说的心肌梗死，对患者来说就是心脏病。使用专业术语会让患者觉得自己被排斥在外，治疗只能医师说了算。医务工作者应该经常调整自己用词，使用能够让患者理解，又不会让人感觉居高临下词语。即使患者使用医疗术语，医师也不能想当然地认为他们能够完全理解其中的含义。例如，常常有患者认为高血压这个词是指他们非常紧张，所以只有当他们感到紧张的时候才需要吃药，而放松的时候就不用吃药了。

7.使用带有主观色彩或诱导性的问题 问患者这样的问题："你已经不再吸烟了，你还吸吗？"问题本身意味着一个答案比另一个更好。患者要么被迫按照医师的期望答复，要么承认自己没做到医师的要求，但是这样会让患者觉得内疚。当面对这样的问题时，患者需要冒着得不到医师认可的风险，也有可能会因此造成两者关系的疏远，从患者的角度来说，这并不是他们想要的。

8.说得太多 有些医师觉得直接与患者进行口头交流对患者很有帮助。如果在医患沟通中医师占据了大量的时间，医师会觉得他们已经满足了患者的需求，真实情况正好相反，其实患者需要更多地时间来说自己的病情。一般来说，医师应该更多地倾听患者的表述，而不是自己夸夸其谈。

9.打断和预测 当患者说话时，医师应该避免打断他，即使医师认为自己知道患者接下来要说的内容。打断对方的说话不利于访视的进行，会让患者有医师已经不耐烦或是厌恶的感觉。另外一个需要注意的问题是，当患者还在回答上一个问题时，医师已经开始思考下一个要问的问题，并且预测患者的答案。医师在访视中过度地沉浸在自己的角色里，没有真正地倾听患者的话。根据一般的规律而言，医师应该在患者的陈述和下一问题开始之间维持1s左右的沉默时间。

10.使用"为什么"提问 医师应该谨慎使用"为什么"的提问方式。"为什么"的提问方式通常暗含有责备的意思，会使患者的回答有所保留：

"你为什么要等那么长时间才看医师？"

"你为什么不随身携带治哮喘的药？"

针对"为什么"的问题患者的回答只能是"因为……"，这会让患者觉得很不舒服。为了避免这样的状况发生，医师可以说："我注意到你呼吸困难的时候没有立刻看医师，我希望能了解一下这段时间发生了什么事。"

（五）非语言技巧

沟通中的非语言技巧包括仪表、姿势、手势、面部表情、眼神交流、语音及触碰。非语言信息在建立融洽关系、传递情感上非常重要。恰当地使用非语言技巧可能辅助语言表达的效果，但用得不好也可能产生反效果。因此，我们要有这样的意识，在交流中无论是医师的非语言表达还是患者非语言表达都能够传递重要的信息。表1-2概括了访视中可能出现的非语言表达现象。

1.外表　医师的个人形象、仪表、服饰等会给患者传递某种讯息。专业着装的要求是在不同的医院和医疗机构中各有不同，依据机构的特点，需要医师的穿着打扮体现出从舒适、休闲到正式、庄重等不同的风格。但是，无论医师选择什么样的服饰，维持什么样的外在形象，其目的都应该是能够展现有能力、够专业的职业形象。

表1-2　访视中的非语言表达

积极效果	消极效果
专业的着装	非专业的着装
挨近患者坐	坐在书桌后面
与患者保持亲密的距离	与患者间隔很远
面向患者	背对患者
轻松、开放的姿势	紧张、封闭的姿势
精神饱满	无精打采
积极的动作	消极的动作
点头	看表
积极的面部表情	消极的面部表情
适当微笑	皱眉
表示感兴趣	打哈欠
适当的目光交流	不适当的目光交流
温和、适中的音调	刺耳、尖锐的音调
语速适当	语速太快或太慢
适当地碰触	过于频繁地碰触，或不适当地碰触

2.姿势　开放的姿势是指交流者最大限度地延展身体的肌肉（如手臂和腿不交叉放置）。开放的姿势能够给人以放松、舒适、愿意交谈的感觉，相比之下，双手交叉或双腿交叉的封闭姿势会让人有防备和焦虑的感觉。医师应在交流过程中注意患者的姿势变化。例如，患者突然由放松的姿势变为紧张的姿势，意味着所谈论的话题让他感觉不适。另外，医师应该坐在与患者保持相对舒适距离的位置，离得太远或离得太近都会传递出负面的非语言信息。

3.手势　手势能够有效地传递非语言信息。例如，用一个手指指着别人意味着愤怒或指责。频频点头或张开手掌上翻的手势能够表示接受、同意或引起自己的注意。不停地搓手显示出担心和焦虑心情。患者在描述压榨性的胸痛时，通常会摆出将拳头放在胸前的姿势，而当患者描述尖锐的局部疼痛时，常会用一个手指指向准确的位置。

4.面部表情　一个人的面部表情可以传递各种各样的情绪和状态。例如，面部表情可以反映出警戒的状态，放松、焦虑、愤怒、怀疑或是痛苦的情绪。医师应该在访视中努力传达自己对患者的关注、真诚及感兴趣的态度。一旦医师表现出厌烦、心不在焉、反感、批评或怀疑的表情，与患者之间的关系就会恶化。

5.目光交流　避免目光交流暗示着不安、恐吓、害羞、孤僻、迷茫、无聊、精神萎靡或沮丧。医师应该尽量与患者维持良好的目光交流，但不能紧盯着患者看。通常情况下，一个简单的注视或偶尔的目光接触能够取得很好的效果，但是医师应该注意，某些患者的文化观念是不能与人目光接触，对于这样的患者，医师需要注意避免与患者目光接触。例如某些亚洲国家居民、美洲原住民、中南半岛国家居民、阿拉伯人、阿巴拉契亚人等，他们认为直接的目光接触是没有礼貌的或是具有侵略性的，在交流过程中他们很可能会转移目光。

6.语音　语音、语调、语气、声音的强弱与频率、说话间的停顿等都属于非语言信息，这些信息通常能够传达出比言语本身更有意义的信息。例如，患者的声音可能听起来有嘲讽、焦虑、同情或敌对的情绪。带有焦虑情绪的患者经常说话声音很大，而且语速很快。如果一个患者说话的声音很小可能反映他很害羞或很害怕，听力有障碍的人说话的声音比较大。说话过程中有长时间停顿的时候，预示着接下来的话具有重大的意义。例如，当患者面对一个简单且直接的问题时，停顿很长时间才回答，答案真实性有待商榷。如果患者说话速度缓慢，有长时间且频繁的停顿，且声音低沉单调，通常暗示着患者非常沮丧。

7.触碰　触碰所传达的意义常会遭到误解，会受到年龄、性别、文化背景、过去的生活经验及目前的状态所影响。一般来说，除非医师了解患者，并且能确认触碰的动作能够被患者正确地理解，否则不应该在访视中触碰患者。通常在适当时候，触碰患者的手或手臂等部位能够有效表达出相互感同身受的情感。

总而言之，在医师与患者沟通中，有许多类型的非语言技巧能够传达信息，因此，医师必须留意患者多种多样的非语言类信息，并且运用非语言的沟通技巧传递信息，从而建立并增进医患之间的融洽关系。

四、结束访视

访视应该妥善地结束。如果很突然地结束对话，让访视过程以尴尬的场面结束，会给患者留下负面的印象。访视最后时刻处理不好，可能会导致整个访视过程已经建立起来的融洽医患关系破裂。为了让访视结束的过程比较容易，医师可以选择以下问题之一作为最后一个问题结束访问。

"你还有什么想和我谈的吗？"

"你还有什么问题想问我吗？"

"还有什么问题我们需要再讨论一下吗？"

这样的问题可以给患者提供自我表达的机会。医师可以总结或重复访视过程中所了解到的内容，通过这些陈述对医患之间沟通的效果加以评估。最后，医师应该感谢患者对于访视过程的配合。

[自我测试与评估]

在Evolve可以找到问题的答案。要访问其他学者评估问题和病例分析，为现实案例寻找文本资料可以访问（http://evolve.elsevier.com/DesJardins/respiratory）。

1.访视过程中，医师说："你很担心你的孩子。"这是所谓的：

a.反馈

b.开放式问题

c.面质

d.促进

2.下列哪一个是封闭式问题？

a.你今天看起来很不开心。你生气了吗？

b.你以前也这样痛过吗？

c.现在，你难道不认为你的医师知道得最详细吗？

d.你为什么等那么长时间才来看医师？

3.以下哪个或哪些被认为是访视中的负面非语言信息？

（1）点头

（2）坐在桌子后面

（3）适度的语调

（4）挨近患者坐着

a.（2）是

b.（3）和（4）是

c.（1）、（2）和（3）是

d.（2）、（3）和（4）是

4.下列哪些信息有可能在患者的病史表格中出现？

（1）患者的家族史

（2）日常活动能力

（3）患者的主诉

（4）身体各系统的回顾

a.（2）和（3）是

b.（1）和（4）是

c. （2）、（3）和（4）是

d. （1）、（2）、（3）和（4）是

5. 下列哪个属于"促进"沟通技巧？

a. "你觉得很担心你的孩子。"

b. "现在还很难做到这一点。"

c. "嗯，继续"

d. "请告诉我，坏空气是指什么"

第二节　体格检查及生理学

学习目标

阅读本节后，你需要掌握以下内容：

1.描述患者生命体征的主要构成，包括：

（1）体温。

（2）脉搏。

（3）呼吸。

（4）血压。

（5）血氧饱和度。

2.描述胸部和肺的系统检查，包括：

（1）肺和胸廓形态。

（2）视诊。

（3）触诊。

（4）叩诊。

（5）听诊。

3.进一步讨论在检查过程中观察到的常见临床现象，包括正常通气模式和影响通气模式的病理生理机制。

4.描述辅助吸气的肌肉的功能：

（1）斜角肌。

（2）胸锁乳突肌。

（3）胸大肌。

（4）斜方肌。

5.描述辅助呼气的肌肉的功能：

（1）腹直肌。

（2）腹外斜肌。

（3）腹内斜肌。

（4）腹横肌。

6.讨论缩唇呼吸的作用。

7.描述胸骨下凹陷和肋间凹陷的的病理生理学基础。

8.解释鼻翼扇动。

9.讨论由于胸膜性胸痛或非胸膜性胸痛以及胸部扩张度下降，导致肺呼吸活动度减低，包括胸膜性胸痛和非胸膜性胸痛。

10.异常的胸部形状和形态。

11.肢体末端的异常改变，包括：

（1）皮肤颜色改变（如发绀、苍白、明显的静脉怒张等）。

（2）杵状指。

（3）周围水肿。

（4）颈静脉怒张。

12.正常和异常痰的产生，包括：

（1）气管支气管树正常的组织学和黏液的产生。

（2）异常痰的生产。

（3）咳嗽。

13.理解关键词并完成本章自我评估与测试。

关键词

异常呼吸模式

绝对的分流

辅助呼气肌

辅助吸气肌

附加（异常）呼吸音

无热的

气道阻力

解剖分流

腋前线

主动脉和颈动脉窦压力感受器反射

心尖搏动

窒息

听诊

比奥式呼吸

血压（BP）

体温（T）

肱动脉脉搏

心动过缓

呼吸缓慢

支气管

支气管呼吸音

支气管肺泡

毛细管分流

心脏舒张期

心排血量（CO）

心脏收缩期

颈动脉搏动

中枢化学感受器

中枢性发绀

胸部扩张度

陈-施呼吸/潮式呼吸

稽留热

核心温度

湿啰音和干啰音

捻发音

肺萎陷反射

膈膜/膈肌

膈肌移动

舒张期

舒张压

呼吸音减弱

叩诊浊音

腹外斜肌

发热

股动脉搏动

咯血

赫林布鲁尔反射（肺牵张反射）

水平裂

高热

过清音

高血压

超高热

过度通气

低血压

通气不足

视诊

吸气呼气比（I：E比）

间歇热

腹内斜肌

刺激性反射

肺毛细血管旁感受器（J受体）反射

库斯莫尔呼吸

肺和胸部形状

肺顺应性

腋中线

锁骨线

肩胛中线

胸骨正中线

轻度低氧血症

中度低氧血症

正常呼吸音

正常通气模式

斜裂

触诊

胸大肌

足背动脉搏动

叩诊

外周化学感受器

胸膜摩擦音

腘动脉搏动

腋后线

胫后动脉搏动

肺反射

肺动脉分流

脉搏（P）

指脉血氧饱和度（SpO_2）

脉压

交替脉

奇脉

发热

桡动脉搏动

腹直肌

难治性

回归热

相对分流

弛张热

呼吸

斜角肌

重度低氧血症

分流效应

窦性心律失常

胸锁乳突肌

喘鸣音

每搏输出量

皮下气肿

收缩

收缩压

心动过速

呼吸急促

语音震颤

时序脉冲

心最小静脉

潮气量（V_T）

腹横肌

斜方肌

真性分流

超声多普勒

血管收缩

血管舒张

通气率

后正中线

肺泡呼吸音

语音共振

哮鸣音

耳语音

章节纲要

一、生命体征

　（一）体温

（二）脉搏

（三）呼吸

（四）血压

（五）血氧饱和度

二、胸部和肺的系统检查

（一）肺和胸部形态

（二）视诊

（三）触诊

（四）叩诊

（五）听诊

三、深入讨论体格检查中的常见临床表现

（一）正常通气模式

（二）异常通气模式

（三）常见影响通气模式的病理生理机制

（四）胸痛的胸廓固定疗法或所致的胸部扩张度下降

（五）异常胸部外形

（六）肢体异常

四、正常痰和异常痰的产生

（一）气管支气管树的正常组织学与黏液分泌

（二）异常痰的产生

（三）咳嗽

自我测试与评估

一、生命体征

4个重要的生命体征，即体温（T）、脉搏（P）、呼吸率（R）和血压（BP），是评估患者生理和心理健康的重要临床指征。在许多的患者照护机构中，由脉搏血氧测定法（SpO_2）测得的血氧饱和度被定义为第五生命体征。表1-3显示了不同年龄组生命体征的正常值范围。

最初测量患者的生命体征时，测量值需要与这些正常参考值比较。当记录数次的生命体征数值后，这些备案的数据将作为后续测量的基准线。一系列的生命体征测量值较单一、孤立的测量值更具评估价值。通过评估一系列的测量值，医师可以确定患者重要生命体征的动态趋势。识别患者生命体征测量值偏离其正常基准线的趋势比一个孤立的测量更有意义。

尽管获得生命体征的相关技能简单易学，但是判读和临床应用仍需要相关知识、解决问题的能力、辩证思维和经验。生命体征测量是常规床旁护理的一部分，它们提供了重要的信息，是评估过程中的一个重要组成部分。生命体征的检测频率决定于每个患者的个性化需求。

（一）体温

常规测量体温来评估炎症或感染征象。人体的皮肤温度很大程度上随着环境条件和身体活动而变化，但是体内温度（即核心温度）是相对恒定的，为37℃（98.6 °F），日变异0.5℃（1 ~ 2°F）。

表1-3　各年龄组生命体征的正常范围

年龄	体温（F°）	脉搏（/min）	呼吸（/min）	血压（mmHg）	
				收缩压	舒张压
新生儿	96 ~ 99.5	100 ~ 180	30 ~ 60	60 ~ 90	20 ~ 60
婴儿（1个月 ~ 1岁）	99.4 ~ 99.7	80 ~ 160	30 ~ 60	75 ~ 100	50 ~ 70
幼儿（1 ~ 3岁）	99.4 ~ 99.7	80 ~ 130	25 ~ 40	80 ~ 110	55 ~ 80
学龄前儿童（3 ~ 6岁）	98.6 ~ 99	80 ~ 120	20 ~ 35	80 ~ 110	50 ~ 80
儿童（6 ~ 12岁）	98.6	65 ~ 100	20 ~ 30	100 ~ 110	60 ~ 70
青少年（12 ~ 18岁）	97 ~ 99	60 ~ 90	12 ~ 20	110 ~ 120	60 ~ 65
成年人	97 ~ 99	60 ~ 100	12 ~ 20	110 ~ 140	60 ~ 90
老年人（>70岁）	95 ~ 99	60 ~ 100	12 ~ 20	120 ~ 140	70 ~ 90

正常情况下，人体之所以能够保持恒定的温度，是通过多种生理机制代偿的，如分布在皮肤、腹部和脊髓的自主神经系统和特定感受器。

感受器感受到温度变化，通过神经系统将信息传递给下丘脑，下丘脑处理该信息，做出相应的响应。如：体温上升导致皮肤表面的血管扩张，这一过程被称为血管舒张。血管舒张可以使更多温热的血液流经皮肤表面，从而增加了散热。与此相反，体温下降将导致血管收缩，这样可以保持温热的血液更接近身体的中心，从而维持核心温度。

全身细胞的代谢功能在体温正常时是最佳的。当体温显著升高或降低而偏离正常范围时，机体代谢率及其心肺系统的需求将随之改变。如：发热时机体代谢率增加，将导致细胞水平氧的消耗和二氧化碳的生成量增加。预计体温每上升1℃，患者的耗氧量将增加10%。随着代谢率的增加，心肺系统也必须额外做功以满足细胞增加的需求。体温降低时，机体代谢率和对心肺的需求也降低。

如图1-1所示，正常体温被定义在一个相对有限的范围内。体温在正常范围内称为正常体温，体温高于正常范围称为发热或过热。当患者体温上升超过正常范围，即为发热或存在发热。当温度特别高，如41℃（105.8°F），被称为超高热。

4种常见的热型是间歇热、弛张热、回归热、稽留热。间歇热是患者的体温以规律的时间间隔交替出现发热期和体温正常或低于正常期。换句话说，患者的体温经历了波峰和波谷，山谷代表正常或低于正常水平的温度。弛张热的患者体温在24h内有明显的波峰和波谷（波动超过2℃/3.6°F），并且体温一直高于正常范围——即

体温在峰值之间不恢复到正常。回归热是指在短时几天的发热期间穿插着1d或2d的正常温度。稽留热是患者的体温持续高于正常，很少或根本没有波动。

低体温是指核心体温低于正常。导致低体温的可能原因：①散热过多；②产热不足以抵消散热；③下丘脑体温调节受损。表1-4列出了低体温的临床表现。

低体温可能是意外发生的，也可能是被人工诱发的。意外发生的低体温常见于以下一些患者：①过度暴露于寒冷的环境中；②较长时间浸泡在寒冷的液体环境中；③没有足够的衣服、避风住所或热量。对于老年患者，代谢率减低可能会加重低体温。而且老年患者常服用镇静药，镇静药将进一步减低代谢率。表1-5列出了低温患者的常用的干预方法。

人工低温是为了减少组织细胞对氧气的需求而人为地降低患者的体温。人工低温可以只是身

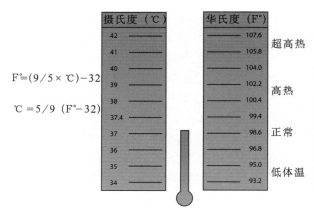

图1-1　摄氏和华氏尺度表示的正常体温范围。左侧显示图了华氏和摄氏尺度的转换公式

体的一部分也可以是整个身体。低温诱导是用于某些大手术前，如心脏或脑部手术。

1. 影响体温的因素 表1-6列出了几种影响体温的因素，了解这些因素可以帮助医师更好地评估患者体温变化的意义。

2. 体温测量 测量体温为判断疾病进展或比较临床治疗效果建立一个重要基准线。为了确保温度读数的可靠性，医师必须做到以下3点：①选择正确的测量设备；②选择最合适的部位；③运用正确的技术或步骤。4个最常用的测量部位分别是口腔、直肠、耳（鼓膜）和腋下。只要方法正确，任一部位都是可以的。

其他测量部位还包括食管及肺动脉，这两处及直肠和耳鼓膜测得的体温被认为是核心体温。皮肤温度，通常指前额或腹部，可用于一般目的的体温检测。作为医师必须记住：皮肤温度用温度敏感条或一次性纸质温度计就可以测得，简单易行，但只适用于一般的温度测量；如果患者的体温需要精确记录时，那么必须应用玻璃或鼓膜温度计。

表1-4 低体温的临床表现

- 体温低于正常
- 脉搏与呼吸频率的降低
- 严重寒战（最初）
- 患者表述寒冷或有恶寒
- 皮肤颜色苍白或蓝色，呈冰冷的蜡状
- 低血压
- 排尿减少
- 肌肉不协调
- 定向障碍
- 昏昏欲睡或反应迟钝
- 昏迷

表1-5 低体温的常用干预方法

脱掉湿衣服

换上干衣服

移入温暖环境（如缓慢增加室温）

给患者盖上温暖的毛毯或铺电热毯

应用变暖垫（缓慢增加温度）

使患者身体蜷缩

用帽子或毛巾包住患者的头部

供应温暖的口服液体或静脉输液

常用的体温测量方法是测口腔温度，医师需要注意，某些外部因素可导致错误的口腔温度。如，饮用热或冷的液体可以导致口腔温度测量的细微变化，现有报道中影响温度变化最显著的一例是在患者饮用冰水后。喝冰水可以降低实际温度0.2 ~ 1.6°F。如果患者摄入了冰水，医师应该等待15min后再测口腔温度。加热氧气雾化治疗的患者，其口腔温度升高；而凉雾气溶胶治疗的患者，其口腔温度会降低。表1-7列出了不同部位测量体温的优缺点及所使用的仪器。

（二）脉搏

脉搏是由心血管系统随着每次心室收缩（心室收缩期）产生的。也就是说脉搏是心室肌的泵送作用在动脉血管中产生的有节律的血压搏动。收缩间期，心室肌休息（心脏舒张）时脉动消失。脉搏是在靠近皮肤表面及抚触时获得，有固定的底层结构（如肌肉或骨骼等）的动脉可用于测量。9个常用的脉搏测定点：颞动脉、颈动脉、心尖区、肱动脉、桡动脉、股动脉、腘动脉、足背动脉和胫后动脉（图1-2）。

临床中脉搏通常是通过触诊测得。用示、中、环指轻压脉搏测定部位（如颈动脉或桡动脉）以检测其是否有较强的脉搏搏动。脉搏定位后，稍加压力触诊脉搏频率、节律和质量。然后，医师数脉动15s、30s或60s，再乘以适当数值确定每分钟脉搏。如果患者的脉搏频率和节律都正常，可用更短的时间间隔。

如患者心率不规律，缓慢或快速，医师应数脉搏1min。为了防止脉搏过高于心率，医师应将第一个脉搏计为零，并且在选定的时间间隔。如在15s即使搏动多计数了1个脉动，那么将使1min多数脉搏4个。脉搏包括搏动频率、搏动节律和脉搏强弱。

1. 搏动频率 脉搏频率（或心脏节率）随着年龄的增长而变化。例如，新生儿正常范围是100 ~ 180/min，幼儿是80 ~ 130/min，儿童是65 ~ 100/min，成年人是60 ~ 100/min（表1-3）。

脉搏＜60/min称为心动过缓。心动过缓可见于低体温患者和身体健康的运动员。休息、睡眠状态或有脑外伤、呕吐，或高龄时脉搏也可低于正常值。成人的脉率＞100/min被称为心动过速。

表1-6 影响体温的因素

年龄	体温随年龄而不同。如：新生儿因为体温调节机制的不成熟，其体温是不稳定的。然而老年人体温低于36.4℃（97.6°F）者并不少见的。体温随着年龄的增长而减低
环境	一般情况下，环境温度的改变不影响核心体温。但暴露在过热或过冷的环境可以改变体温。如果一个人的核心体温降至25℃（77°F）会发生死亡
时间段	人的体温在一天中会有波动。通常情况下，凌晨3点体温最低，下午5:00—7:00最高。95%的人体温最高时间是在下午6:00。清晨和傍晚之间，体温常波动不超过1℃（1.8°F）
运动	运动会使体温升高，因为运动增加了身体的糖类和脂肪分解代谢，从而使产热增加。在剧烈运动后，体温可以增加高达40℃（104°F）
紧张	身体或情绪紧张可使体温升高。因为紧张可以刺激交感神经系统，导致肾上腺素和去甲肾上腺素水平增加，这样就会使机体代谢率增加，从而导致产热增加。在患者没有潜在疾病时紧张和焦虑也导致体温升高
激素	女性体温的波动通常比男性更大。在排卵期间，雌性激素中孕激素的分泌，使温度增加0.3~0.6℃（0.5~1°F）。绝经后，女性的平均体温与男性相同

表1-7 体温测量：部位、正常值、优缺点和仪器

部位和温度	优点和缺点	仪器
口腔（最常用） 平均37℃/ 98.6°F	优点：方便、易行，患者舒适 缺点：受饮用热或冷液体的影响。张口呼吸，不能配合指示保持口腔闭合，或者有可能咬坏和打破温度计者禁忌。吸烟、饮酒及饮食可轻微改变口腔温度。比直肠温度约低1°F	玻璃水银体温计、电子体温计
直肠 较口腔温度高 0.7℃/0.4°F	优点：可信度高、最准确 缺点：腹泻、直肠手术术后患者或患直肠疾病患者禁忌。 一般评论：现如今不经常使用，改用鼓膜温度计	玻璃水银体温计
耳（鼓膜） 反映核心温度，也可校准口腔或直肠温度	优点：方便、易行、快速、安全、无创。不需要与黏膜接触、基本无感染。耳随耳鼓膜温度计的问世成为一个可以轻松、安全测量体温的部位。其反映机体的核心体温——鼓膜的血液供应血管系统与下丘脑相同。吸烟、饮酒、饮食不影响鼓膜的测量温度。幼儿、意识不清或昏迷的患者其体温也可以快速地测量 缺点：没有明显缺点	耳膜温度计
腋窝 较口腔温度低 0.6℃/1°F	优点：安全、无创。推荐用于婴儿和儿童，患者的温度在其他部位不能被测量时的常规选择 缺点：最不准确和最不可靠的部位，许多因素可以对测量造成不利影响。例如，如果患者刚洗浴，所测温度可能反映浴水的温度。同样的，患者的皮肤干燥，摩擦也会影响温度	玻璃水银体温计

心动过速可发生在低氧血症、贫血、发热、焦虑、情绪紧张、恐惧、出血、低血压、脱水、休克和运动时。心动过速也是患者服用某些药物时的一种常见不良反应，如拟交感神经药（如肾上腺素或多巴酚丁胺）等。

2.搏动节律　通常情况下，心室收缩受心房窦房结的控制，如此产生正常的节率和规整的节律。某些情况和化学紊乱时，如心脏供血、供氧不足或电解质紊乱，可引起心脏搏动不规则。心率在吸气时增加、呼气时降低这一现象在儿童和年轻人中并不少见的，这就是所谓的窦性心律失常。

3.脉搏强弱　脉搏的质量反映了左心室的收缩强度和流向外周组织的血液容积。一次正常的

左心室收缩伴随着充足的血流量，产生一个强大的脉搏搏动；弱的左心室收缩将使血容量不足，从而导致弱的、纤细的脉动波。心率增加并且血容量增加时，将会产生洪脉。

有几种情况可以改变患者脉搏的强度。例如，心力衰竭可引起脉搏节律正常但其强弱交替改变，这种脉搏被称为交替脉。有时可以检测到在吸气时强度明显减弱而呼气时恢复正常的一种脉搏，称为奇脉，常见于严重的哮喘发作患者。这种现象在测量血压时也可以见到。

另外，交感神经系统兴奋时，心室收缩力增加，心脏血液排出量增加，从而产生一个强大的脉搏。相对应的，副交感神经系统的兴奋会使心室收缩力降低，心脏血液排出量下降，从而导致一个较弱的脉搏。临床上将脉搏的强弱分为0 ~ 4+级（见表1-8）。

外周血管搏动难以通过触诊检测到，这时可以应用超声波多普勒装置，将多普勒的传感器放置在动脉上进行检测。该传感器将脉冲的声音放大并传输到多普勒设备中的听筒或扬声器。心率也可以通过听诊器放置在心尖部听诊获得。

（三）呼吸

膈肌是主要的呼吸肌。吸气是一个主动过程，这个动作是膈肌收缩并导致胸腔内压力降低，进而使气道中的压力低于大气压，从而使空气流入。吸气末，膈肌舒张和肺自然的弹性回缩使肺内压力升高，进而使空气排出肺。在正常情况下，呼气是一个被动的过程。

呼吸频率也随着年龄的增长而变化。例如，新生儿的正常呼吸频率为30 ~ 60/min，幼儿是25 ~ 40/min，学龄前儿童20 ~ 25/min，成年人12 ~ 20/min（表1-3）。

理想的呼吸频率应该在患者不知道的情况下测得。一个计数呼吸频率的好方法是测完脉搏后，继续留手指在患者的动脉搏动处而立即检测呼吸。计数呼吸频率同时，医师应观察患者的呼吸类型。例如，呼吸频率增加称为呼吸急促，常见于发热、代谢性酸中毒、低氧血症、疼痛或焦虑患者。呼吸频率低于正常范围称为呼吸缓慢，可见于低体温、颅脑伤和药物过量的患者。表1-9给出了常见的正常和异常的呼吸类型。

（四）血压

动脉血压是由一定量的循环血流施压力于动脉壁上产生的。心室收缩并射血进入主动脉和肺动脉时血压最高。在心室收缩时（收缩期）测得的血压为收缩压；心室舒张时（舒张期）血压由大动脉和小动脉弹性回缩产生，该压力称为舒张压。

主动脉和大动脉的血压随着年龄的增长而变化。如，新生儿的正常收缩压范围60 ~ 180mmHg，幼儿80 ~ 110mmHg，儿童100 ~ 110 mmHg，成人110 ~ 140mmHg（表1-3）。收缩压和舒张压之差称为脉压。如收缩压为120 mmHg，舒张压是80 mmHg，脉压40 mmHg。

心室收缩产生血流，而血管系统又对血流产生阻力，两者相互作用产生血压。因此，血压（BP）等于流量（$\dot{V}$）加上阻力（R）：BP=$\dot{V}$+R。

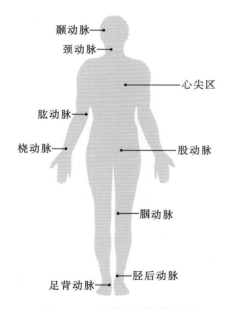

图1-2 9个常用的脉搏测定部位

表1-8 脉搏质量的分级

· 0：无脉或脉搏无法检测到

1+：弱而纤细，加压时容易消失，很难摸到

2+：脉搏难以触诊，加压大时可能消失

3+：正常脉搏

4+：洪大，很容易摸到，难以消失

表1-9   常见的正常和异常的呼吸类型

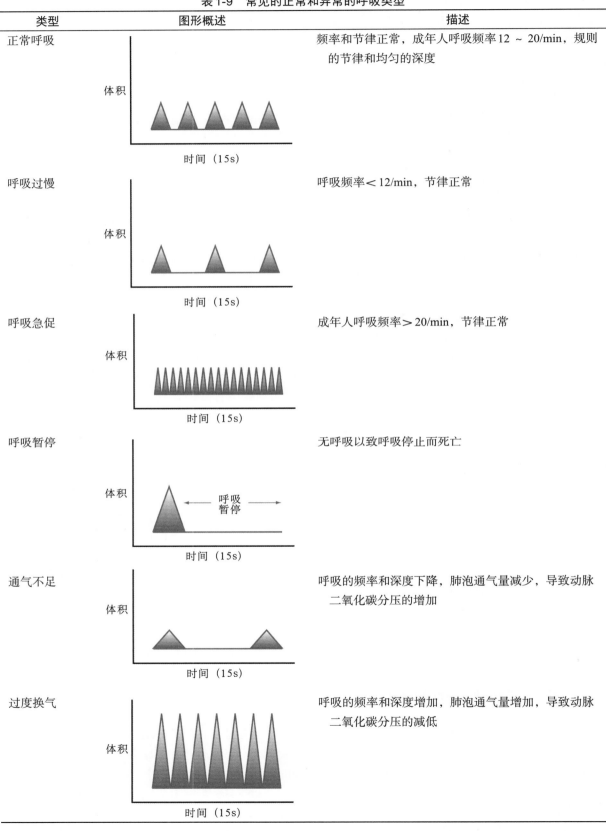

类型	图形概述	描述
正常呼吸	体积 / 时间（15s）	频率和节律正常，成年人呼吸频率12～20/min，规则的节律和均匀的深度
呼吸过慢	体积 / 时间（15s）	呼吸频率＜12/min，节律正常
呼吸急促	体积 / 时间（15s）	成年人呼吸频率＞20/min，节律正常
呼吸暂停	体积 / 呼吸暂停 / 时间（15s）	无呼吸以致呼吸停止而死亡
通气不足	体积 / 时间（15s）	呼吸的频率和深度下降，肺泡通气量减少，导致动脉二氧化碳分压的增加
过度换气	体积 / 时间（15s）	呼吸的频率和深度增加，肺泡通气量增加，导致动脉二氧化碳分压的减低

（续　表）

类型	图形概述	描述
潮式呼吸	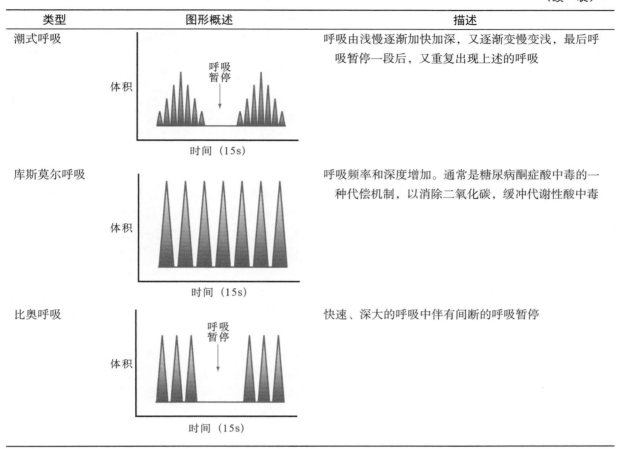	呼吸由浅慢逐渐加快加深，又逐渐变慢变浅，最后呼吸暂停一段后，又重复出现上述的呼吸
库斯莫尔呼吸		呼吸频率和深度增加。通常是糖尿病酮症酸中毒的一种代偿机制，以消除二氧化碳，缓冲代谢性酸中毒
比奥呼吸		快速、深大的呼吸中伴有间断的呼吸暂停

1.血流量（Blood Flow）　血流量等于心排血量。心排血量等于心脏每次跳动从心室射出的血液总量（每搏输出量）乘以心率。因此，若每搏输出量（stroke volume，SV）为75ml，心率（HR）为70/min，那么心排血量（cardiac output，CO）就是5250ml/min，即5.25L/min（CO=SV×HR）。成年人静息状态时的心排血量平均5L/min。

许多情况可以改变每搏输出量，进而改变血流量。如心脏泵功能减弱（如心力衰竭）或血容量不足（如严重出血）时，每搏输出量减少。心动过缓也可减少心排血量和血流量。相反，心率加快或血容量增加时，心排血量和血流量会增加。此外，血容量不足（或每搏输出量减少）时，心率作为一种代偿性机制会相应增加以维持正常的心排血量和血流量。

2.阻力　心室射出血液的成分与动脉壁之间产生的摩擦力，对血流形成一个自然的阻力。此摩擦力与血管腔的尺寸（大小）是负相关的。因此，若血管腔变窄（或收缩），阻力就增大；反之，血管腔变宽（或舒张），阻力就降低。血管张力由自主神经系统控制、调节。

表1-10列出了影响血压的因素。

3.血压异常

（1）高血压：一个人的血压长期高于正常范围称为高血压。虽然正常情况下，血压会随着年龄增长而略有升高，但高血压仍是一种危险的疾病，其增加了发病率和病死率的风险。根据全国联合委员会关于检测、评估和治疗高血压的条例，成年人高血压的诊断标准为：非同日测量2次或以上血压值，平均舒张压≥90mmHg或平均收缩压持续＞140mmHg。

不明原因的血压升高称为原发性高血压；已知病因的血压升高称为继发性高血压。高血压的相关因素包括：动脉疾病、肥胖、高钠血症、怀孕、阻塞性睡眠呼吸暂停综合征、高血压家族史等。高血压的发病率男性高于女性，黑色人种是白色人种的2倍。轻度或中度高血压患者可无症状、可有枕下头痛（尤其是在起床时）、耳鸣、头晕目眩、易疲劳、心悸等。持续性高血压可以使动脉壁增厚、弹性减低，血流阻力增加。这一过程反过来又使左心室扩张、心肌肥厚。高血压可以导致充血性心力衰竭。

（2）低血压：血压＜90/60mmHg称为低血压。低血压是不正常的，将导致重要器官的血液灌注和氧合不足。低血压与外周血管扩张、血管阻力降低、血容量减少及左侧心力衰竭相关。镇痛药如盐酸哌替啶（度冷丁）和硫酸吗啡，严重烧伤、长期腹泻、呕吐等也可引起低血压。体征和症状包括：面色苍白、皮肤花斑、湿冷、视物模糊、神志不清、头晕、晕厥、胸痛、心率增加、尿量减少。低血压会危及生命。

直立性低血压也称为体位性低血压，是指患者改变体位到直立位或站立时血压发生迅速下降。直立性低血压的发生是由于外周血管（尤其是身体中心器官和双腿的血管）在体位改变时无法收缩或做出适应性的改变。直立性低血压与血容量减少、贫血、脱水、长期卧床、抗高血压药物等相关。只有在患者仰卧、坐位、立位时分别测量脉搏和血压，才可诊断为直立性低血压。

4.奇脉　吸气时收缩压比呼气时降低，＞10mmHg时称为奇脉。血压计可以检测到这种动脉血压的显著消长。严重的情况下，通过手腕或颈部脉搏触诊也可以摸到，通常见于严重哮喘发作时。奇脉主要是由于吸气和呼气引起胸腔内压力波动而产生的。这种现象产生的原因在以下章节说明。

（1）吸气时血压下降：哮喘患者吸气时通常需要依靠辅助吸气肌，辅助吸气肌有助于胸腔内产生较大的负性压力从而增强肺内气体流量。但是，胸腔内负性压力的增加，也导致了肺部的血管扩张、血液瘀滞，使回到左心室的血量减小，进而心排血量减少、动脉血压下降。

（2）呼气时血压升高：呼气时，患者常使用辅助呼气肌来克服增加的气道阻力（Raw）。这些肌肉做功使胸腔内产生较大的正性压力。虽然胸腔内正性压力的增加有助于抵消气道阻力，但同时也使肺内血管变窄或受挤压。肺血管压力的增大使左心室充盈增加，进而使心排血量增加、动脉血压升高。

表1-10　影响血压的因素

年龄	血压在整个儿童时期逐渐增加，并与身高、体重和年龄相关；成人血压随着年龄的增长逐步增加
运动	剧烈运动增加心排血量，因此升高血压
自主神经系统	交感神经系统兴奋导致心率加快、心肌收缩力增加、血管平滑肌的张力改变以增加重要器官和骨骼肌肉的血流和血容量。这些作用共同导致血压升高
应激	应激刺激交感神经系统，从而升高血压
循环血容量	无论是血液或体液丢失所导致循环血量降低都会使血压下降。体液丢失的常见原因包括异常失液及补液不足，如：腹泻、大汗、利尿药使用过量。口服液体摄入量不足也可导致体液容积不足。液体过量，如充血性心力衰竭，可引起血压增高
药物	影响以上一个或多个条件的任何药物都可以引起血压的变化。如利尿药使血容量减少；心脏的药物可以增加或减少心率和收缩力；镇痛药可抑制交感神经系统兴奋；以及特定的降血压药也可发挥其功效
正常波动	正常情况下，血压每时每刻随各种刺激而变化。如环境温度的升高会引起皮肤表面附近的血管扩张，导致血压下降。此外，呼吸也会改变血压，血压在呼气时升高，吸气时下降。吸气和呼气引起的血压波动在严重的哮喘发作时较显著
种族	35岁以上的男性黑色人种血压较高
肥胖	超重和肥胖的人血压会较高
日间变化	通常代谢率在清晨最低，同时血压也最低

表1-11 SpO$_2$和PaO$_2$的关系

表1-11 SpO$_2$和PaO$_2$的关系

氧合状态	成人		新生儿	
	SpO$_2$血氧饱和度	PaO$_2$血氧分压（mmHg）	SpO$_2$血氧饱和度	PaO$_2$血氧分压（mmHg）
正常	95% ~ 99%	75 ~ 100	91% ~ 96%	60 ~ 80
轻度低氧血症	90% ~ 95%	60 ~ 75	88% ~ 90%	55 ~ 60
中度低氧血症	85% ~ 90%	50 ~ 60	85% ~ 89%	50 ~ 58
重度低氧血症	＜85%	＜50	＜85%	＜50

注：血氧饱和度降低也可见于以下情况：低pH、高PaCO$_2$和高温

（五）血氧饱和度

血氧饱和度常作为第五生命体征，用来建立一个SpO$_2$值的即时基线。它是一个极好的监测和评估患者呼吸道护理和干预效果的指标。成人血氧饱和度（SpO$_2$）的正常范围是95% ~ 99%。当SpO$_2$为91% ~ 94%时表示轻度低氧血症，警示医师需要增加检测但通常并不需要补充氧气；SpO$_2$读数为86% ~ 90%时表明中度低氧血症，此时患者需要补充氧气；当SpO$_2$ 85%或更低时表明重度低氧血症，警示医师要进行及时的医疗干预，包括吸氧、通气支持或两者同时进行。表1-11提示成年人及新生儿SpO$_2$与血氧分压（PaO$_2$）的关系。表1-12概述了氧合不足的症状和体征。

二、胸部和肺的系统检查

胸部和肺部的体格检查需要成体系并有序地进行。最常用的顺序如下：

1. 视诊。
2. 触诊。
3. 叩诊。
4. 听诊。

医师在充分视诊、触诊、叩诊、听诊前，必须了解肺和胸部的构造及各种标志。各种解剖标志和胸部上的假想垂直线可以用来帮助我们定位并记录异常。

（一）肺和胸部形态

1. 胸廓标志 正面观（前面），第1肋连接胸

骨柄，并在锁骨的下方。确定第2肋后，其余肋骨就可以很容易定位和编号了。第6肋及其软骨连接在胸骨体与剑突交接处（图1-3）。

背面观（后面），脊柱棘突是非常有用的解剖标志。当头部向前、向下伸展，通常在脖子的基底部可以看到两个突出的棘突。上面的是第7颈椎的棘突（C-7），下面的是胸椎的棘突（T-1）。如果只可以看到一个棘突，通常是C-7（图1-3）。

表1-12 氧合不足的症状和体征

中枢神经系统	
忧虑	早期
烦躁不安、激惹	早期
意识模糊、嗜睡	早期或晚期
暴躁、好斗	晚期
昏迷	晚期
呼吸系统	
呼吸急促	早期
活动时呼吸困难	早期
静息时呼吸困难	晚期
依赖辅助呼吸肌	晚期
肋间凹陷	晚期
讲话时词或句之间喘息	晚期
心血管系统	
心动过速	早期
轻度高血压	早期
心律失常	早期或晚期
低血压	晚期
发绀	晚期
皮肤凉或湿冷	晚期
其他	
发汗	早期或晚期
尿量减少	早期或晚期
全身乏力、疲劳	早期或晚期

2.虚拟标线 我们用各种假想的垂直线来定位胸部检查发现的异常（图1-4）。胸骨中线是位于胸骨中间的垂直线，等分前胸部为左右半胸。锁骨中线位于锁骨中间平行于胸骨的垂直线，左、右两侧各一条。

胸部的侧面有3条人工垂直线。腋前线是起始于腋窝前皱襞沿胸部前外侧的垂直线，腋中线将胸部侧面分成两等分，腋后线沿胸廓后外侧壁直行并平行于腋中线。

在胸部的背面，椎线（也称为脊柱中线）是通过椎骨棘突下行的垂直线。肩胛线是通过肩胛骨中间平行于椎线的垂直线，左、右各一条。

3.肺边界和裂间隙 前胸部，肺尖延伸到锁骨内1/3上方的2～4cm。通常肺向下延伸至第6肋水平。背面，肺上界达T-1水平，下界约到T-10水平（图1-5）。

右肺被水平裂和斜裂分成上、中、下叶。水平裂在前方胸骨边界沿第4肋骨下行至腋中线第5肋。水平裂将右前上部肺脏分隔成上叶和中叶。斜裂沿锁骨中线第6或第7肋斜行至腋中线第5肋，然后继续向胸部后上斜行约达T-3水平。斜裂在前面分隔了中叶下边界与下叶，在背侧分隔了上叶与下叶。

左肺由斜裂分为上叶和下叶。斜裂在前面从锁骨中线第6或第7肋斜行至腋中线第5肋，继续沿胸部向后和向上延伸至T-3水平。

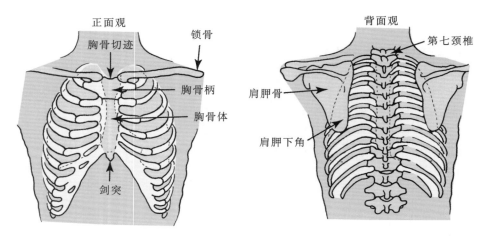

图1-3 胸部的解剖标志

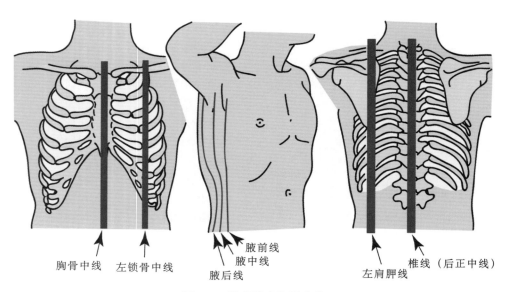

图1-4 胸部的人工垂直线

（二）视诊

视诊从问病史开始贯穿于整个问诊中，一直到采集生命体征和体格检查。视诊是观察采集直接或间接与患者呼吸状况相关的临床表现（症状和体征）。虽然许多目视观察基于医师的专业判断（主观信息），但由接受过训练的呼吸医师收集的信息仍被认为是重要的客观临床资料。

视诊中常见的临床表现　表1-13列出了在对呼吸状况有问题的患者视诊过程中常见的临床表现。如在系统的视觉检查中，呼吸科医师可能注意到患者的通气模式：患者是否使用辅助呼吸肌吸气？患者是否为缩唇呼吸？肋间隙、胸骨下在吸气时是否凹陷？患者是否出现因胸痛而胸部扩张度下降或使用胸廓固定？胸廓的形状和结构是否正常？患者的皮肤、嘴唇、手指或足趾甲是否有发绀？患者是否有杵状指、下肢水肿、颈静脉怒张？患者是否咳嗽？患者咳嗽的强弱？患者痰液的特点？视诊中观察到的常见临床表现的进一步讨论将在本章的下文解说。

（三）触诊

触诊是医师用手掌、尺侧、手掌或指尖接触患者的胸部，用以检查胸部扩张度、气管位置、皮肤温度、肌张力、压痛部位、肿块、凹陷、语音共振（触觉语颤）及双肺是否对称。如图1-6所示，前胸、后背部都应该遵循从一侧到另一侧，由上到下的顺序进行触诊。

检查气管位置时，检查者把示指置于胸骨切迹位置，慢慢地从一侧到另一侧移动。气管正常是在胸骨切迹正上方中线处。许多肺部疾病可引起气管偏离正常位置，如张力性气胸、胸腔积液或肿块等可将气管推向健侧，肺不张和肺间质纤维化等可将气管拉向患侧。

1.胸廓扩张度　检查胸部扩张度的对称性时，检查者将手轻轻放置在患者胸部的后外侧，左右拇指尖置于T-8到T-10水平的正中线上。指示患者缓慢地深呼气，然后再深深吸气。检查者在患者吸气时，评测拇指偏离中线的距离。通常情况下，两侧拇指尖对称地偏离中线3～5cm（图1-7）。

当触诊前胸时，手轻轻地放在患者前胸部的外侧，左右拇指沿着剑突水平肋缘在正中线相遇。再次指示患者慢慢呼气，再深吸气。吸气时观察每个拇指从中线移动的距离。

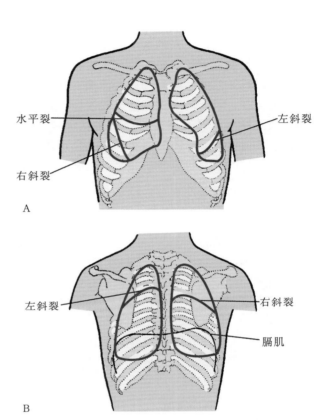

图1-5　投射于前胸（A）和后脊（B）的肺间裂形状、位置

表1-13　视诊观察中常见的临床表现

·异常通气模式

·辅助吸气肌的使用

·辅助呼气肌的使用

·缩唇呼吸

·肋间隙或胸骨下凹陷

·鼻翼扇动

·胸痛的夹板疗法或所致的胸部扩张度下降

·胸部形状和结构异常

·肢体末端异常：

　·皮肤颜色改变

　·杵状指

　·足部水肿

　·颈静脉怒张

·咳嗽（注意性质）

许多肺部疾病可以改变胸廓扩张度。如阻塞性和限制性肺疾病可能造成双侧胸廓扩张度下降；肺实变（如肺炎）、肺不张、气胸、大量胸腔积液、胸外伤（如肋骨骨折）等可造成胸廓扩张度不对称。

2.触觉震颤/语音震颤　胸部触诊感受到的振动称为触觉震颤。它通常是由气体流经部分阻塞大气道的黏稠分泌物产生的。在发声时由胸部触诊或听诊感知到的振动称为语音震颤。声带震动产生的声音，可以传输到气管支气管树，并通过肺实质达胸壁，检查者即可在胸壁感触到震颤。当重复"ninety-nine"或"blue moon"这些谐振短语时产生的振动较强烈。通常，肩胛间区、胸骨附近的震颤是最突出的，大的支气管在这些位置最接近胸壁。

振动传播过程的任何一步受阻时，触觉震颤与语音震颤都将减弱。这种情况包括慢性阻塞性肺疾病、胸膜肿瘤或增厚、胸腔积液、气胸、胸壁肌肉发达或肥厚等。反之，触觉震颤与语音震颤增强常见于：肺实变、肺不张、肺水肿、肺肿瘤、肺间质纤维化及胸壁薄等。

捻发音（也称为皮下气肿）是在皮肤表面触及的粗糙、爆裂的感觉，是由于空气从胸腔逸出进入皮下组织产生的。常见于气管切开、机械通气、开放性胸外伤或开胸手术后等。

（四）叩诊

胸壁叩诊是为了确定其下方的肺大小和边界，以及气体、液体或固体物质的密度。叩诊时，检查者将非惯用手的中指的前端固定于要检查区域的肋间隙，手的其他部分不可碰触患者的胸部。然后用惯用手的中指，迅速叩击定位于胸壁上的远端手指关节，并迅速回撤叩击手指（图1-8）。检查者应以有序的方式，从上到下进行叩诊，并且对比两侧胸部，前胸和后背都要进行（图1-9）。

正常肺叩诊时声音通过充满气体的肺进行传导，通常是响亮、低调且持续时间较长的声音。叩击产生的声音可自由扩散至大部分的肺部表面区域，产生类似叩击西瓜时的声音（图1-10）。

胸壁肌肉发达和肥胖的人，叩诊产生的清音

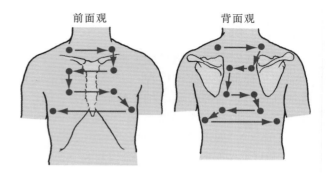

图1-6　语颤或触觉震颤的触诊路径

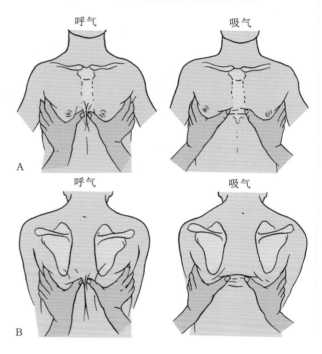

图1-7　胸廓扩张度检查

A 前面，B 后面。注意吸气时大拇指随着胸部体积的增加而移动

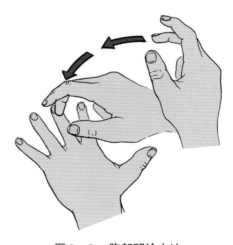

图1-8　胸部叩诊方法

也可略有些低沉。叩诊前胸时，检查者应注意不要混淆了正常的心浊音界与肺部病理性浊音；此外，肝浊音区的上边界通常在右侧锁骨中线第5肋间，左侧胸部胃区叩诊时呈鼓音。叩诊胸背部，应避免肩胛骨的阻碍。

1.异常的叩诊音　当以下情况时胸部可出现叩诊浊音，如胸膜增厚、胸腔积液、肺不张或实变。当存在这些情况时，叩击声不能自由扩散至整个肺部。叩诊浊音是一种平或软的、高音调且持续时间短的声音，类似叩击一个被填满的桶所产生的声音（图1-11）。

当叩击于含气量增多的胸部时，可听到过清音。这是一种非常响亮、低调、持续时间较长的声音，类似叩击空桶所产生的声音（图1-12）。过清音多见于慢性阻塞性肺疾病或气胸的患者。

2.膈肌移动度　膈膜相对的位置和移动范围也可以通过叩诊得到。这种检查临床上称为膈肌移动度测定。要测定患者的膈肌移动度，检查者首先需要在后胸部从肺尖向下叩诊出肺的下边界，其为叩诊音从清音变为实音的位置。在此过程需

要患者最大程度地吸气，再最大程度地呼气。在正常情况下，双侧膈肌移动度应该相同，成年人为4～8cm。

当存在严重的肺泡过度充气（如严重肺气肿、哮喘）时，膈膜处于低平的位置，移动度减小。单肺肺叶塌陷可使患侧膈肌抬高，移动度减少。当神经肌肉疾病影响到膈肌时，膈膜可升高或不可移动。

（五）听诊

胸部听诊可获得心脏、血管及气流进出气管支气管树和肺泡的相关信息。听诊器可用来检查声音的频率、强度、持续时间和质量。听诊时，患者最好是垂直位置，并听从指示用嘴缓慢地深呼吸。前胸和背部都要听诊，并以一种有序的方式从肺尖到肺底，左右侧对比进行（图1-13）。检查背部时，检查者应要求患者双肩向前旋转，使能够听诊的肺部表面积更大。

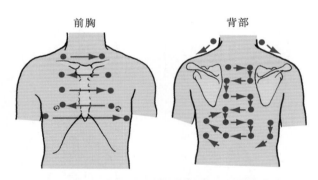

图1-9　系统叩诊的路径，包括所有重要区域

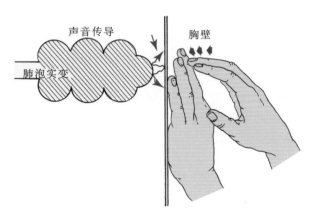

图1-11　短、沉闷或平坦的叩击音，典型地出现于肺泡实变区域

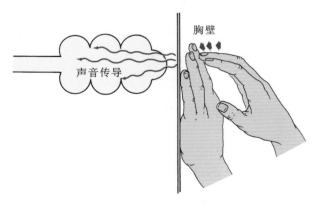

图1-10　正常肺的胸部叩诊

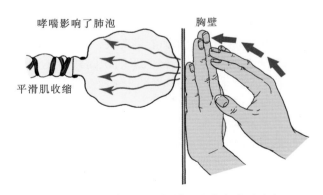

图1-12　肺泡过度充气时叩击声变成过清音

1.正常呼吸音 正常胸部听诊有三种不同的呼吸音，分别为：支气管呼吸音、支气管肺泡呼吸音和肺泡呼吸音。

（1）支气管呼吸音是一种粗糙、中空或管状的声音。它音响强、音调高，在吸气和呼气相持续时间的长度基本相等，两个时相之间略有停顿。通常直接在气管听诊时闻及，是由气体的湍流通过上气道所产生，临床上也被称为气管呼吸音、气管支气管呼吸音或管状呼吸音。

（2）支气管肺泡呼吸音直接在主支气管听诊时可闻及。比支气管呼吸音更柔和、音调更低，在吸气和呼气相之间没有停顿。气体在大气道和肺泡之间移动产生声音的过滤，所以支气管肺泡呼吸音的强度和音调减低。

听诊前胸时，支气管肺泡呼吸音可在第1和第2肋骨之间的主支气管处闻及。可在背部第1至第6肋之间的两肩胛骨间靠近脊柱处听到，右侧较明显（图1-14A）。

（3）肺泡性呼吸音为气体通过细支气管和肺泡产生沙沙或嗖嗖的声音。在正常情况下，大部分肺野听诊均为肺泡呼吸音（图1-14B）。肺泡呼吸音柔和而低调，主要在吸气相闻及。当气体分子进入肺泡后可分布于很大的表面积上，因而产生很少的气体湍流。由于气体湍流的减少，呼吸音变得柔和、低调，类似于风吹过树梢的声音。肺泡性呼吸音也可在前三分之一的呼气相，气体刚从肺泡和细支气管流出进入大气道时闻及（图1-15）。

2.附加（异常）呼吸音 额外或异常呼吸音是附加的或不同于一般在胸部的特定区域所闻及的声音。如在胸部一个本应该是肺泡性呼吸音的区域听到了支气管呼吸音。不同类型的异常呼吸音出现表示存在相应特定的肺部异常。

（1）支气管呼吸音：如果气体分子不能扩散至整个肺实质领域（如肺泡实变或肺不张），那么气体分子就不能分散于较大表面积而减少气体湍流。因此这个区域产生的声音更大，这是由于声音主要来自于气体通过气管支气管树而不是肺实质。这种声音称为支气管呼吸音。

通常认为肺泡实变患者的呼吸音应大幅度减低，因为实变会成为一个音障。尽管肺不张或肺实变区会产生音障并降低支气管呼吸音，但其降低幅度并没有正常情况下气体分子扩散至整个正

常肺实质时减弱的幅度那么大。而且，液体和固体物质比气体传送声音更容易，因此使呼吸音更偏向于支气管呼吸音的性质。所以当疾病导致肺不张或实变时，受累及的区域听诊时所听到的声音将是较粗糙、支气管型的呼吸音而不是正常的肺泡型声音（图1-16）。

（2）呼吸音减弱：呼吸音减弱或遥远常见于可导致肺泡通气不足的所有呼吸系统疾病。如慢性阻塞性肺疾病的患者有呼吸音减弱。这些患者

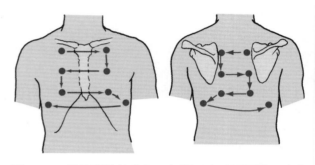

图1-13 系统听诊的路径，包括所有重要区域。注意这一路径与图1-6非常相似

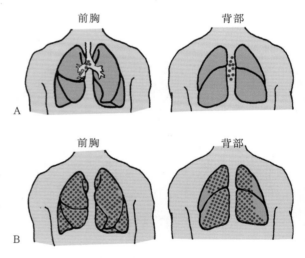

图1-14 支气管肺泡呼吸音（A）和肺泡呼吸音（B）的听诊位置

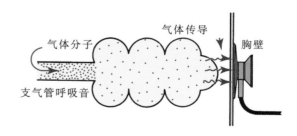

图1-15 正常肺单元的肺泡呼吸音听诊

因为空气陷闭和功能残气量增加而通气减少。另外功能残气量增加时，每次呼吸进入扩大的肺泡的气体会分散于一个大于正常的、被伸展了的表面积上，从而产生更少的气体湍流，声音也更柔和（图 1-17）。存在空气滞留的患者，心音也可能会减弱。

呼吸音减弱也见于因肺受压缩引起通气不足的呼吸疾病，包括连枷胸、胸腔积液、气胸等。呼吸音减弱也是神经肌肉疾病导致通气不足时的特征，包括格林 - 巴利综合征、重症肌无力等。

（3）湿啰音和干啰音：在旧文献中形容湿啰音和干啰音的形容词（潮湿的、湿的，干燥的，噼啪声的，咝咝声的，粗的，细的，捻发音的）在很大程度上取决于检查者的听觉敏锐度和经验。描述的意义很小，因为有或无湿啰音或干啰音才是重要的。当呼吸系统疾病中有液体积聚时，湿啰音或干啰音几乎总是存在的（如"气泡"或"喷喷进食"的声音伴随呼吸音）。

湿啰音通常是细小或中等的爆裂声、湿性的声音，典型地出现在吸气时相。主要在小和中等气道形成，在强力、剧烈的咳嗽后，其性质可能会改变。

与之相对应的干啰音，通常是粗糙的、"气泡"样的声音，一般在呼气时听到。主要由较大的气道形成，在强力、剧烈的咳嗽后，其性质经常改变或消失。

（4）哮鸣音：是由气道阻塞所产生的特征性声音。可见于所有支气管痉挛性疾病，是支气管哮喘的主要特征之一。其声音高调、似吹口哨，一般持续整个呼气相。哮鸣音形成的机制类似于管乐器的簧片振动。簧片部分封闭了乐器的出口，当空气被迫通过时，发生振动并产生声音（图 1-18）。最柔和、高调的哮鸣音发生在阻塞最严重的气道。

（5）胸膜摩擦音：呼吸系统疾病伴胸膜炎时，胸膜因炎症在呼吸时抵抗呼吸运动，并产生特有的和特征性的声音，称为胸膜摩擦音。这种声音类似于鞋子碾压发出的嘎吱声，通常可在患者陈述疼痛的区域听到。

（6）喘鸣音：喘鸣音是由气管或喉部梗阻引起一种异常的高调音乐声。一般在吸气时听到。喘鸣暗示存在新生物或炎症，包括声门水肿、哮

喘、白喉、喉痉挛、乳头状瘤（良性上皮性喉肿瘤）。喘鸣音通常响亮到不用听诊器也可闻及，如婴幼儿的假膜性喉炎。

（7）耳语音：耳语音是用来描述通过听诊器听到的、传输异常清晰的、类似患者嘀咕的声音。当我们轻声说"一、二、三"时，声带产生的声音不仅向嘴和鼻子传导，同时也向整个肺部传导。当低语声向下传导至气管支气管树时，其性质保持相对稳定不变，但是分散在很大的肺泡表面积上时，声音会大幅减低。因此，当检查者用听诊器在正常的肺听诊时，受检者低声说"一、二、三"的声音是减弱的、遥远的、闷闷的，几乎不可闻的（图 1-19）。

当有肺不张或肺实变的患者低语"一、二、三"时，产生的声音在大的肺泡表面积的弥散将

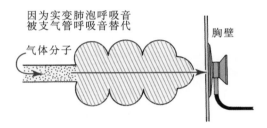

图 1-16　肺实变区听诊得到支气管呼吸音

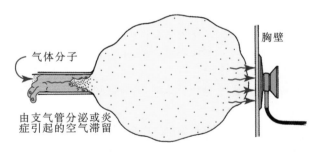

图 1-17　阻塞性肺疾病随着空气滞留、肺泡过度充气的发展，呼吸音逐渐减弱

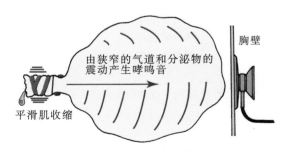

图 1-18　因为平滑肌收缩、管壁水肿和黏液积聚，哮鸣音和干啰音往往在哮喘发作时出现

被阻止。尽管肺的实变区域可以成为声障而轻微减弱声音，但其声音降低的程度远远没有消散在整个正常肺时减弱程度大。因此，耳语声在受累肺区更响亮，更容易辨认（图1-20）。

表1-14概述了视诊、触诊、叩诊、听诊中发现的异常的共同评估。

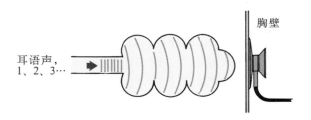

图1-19   在正常的肺听诊时，耳语声通常是微弱的、几乎不可闻的

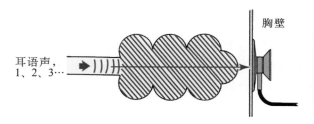

图1-20   耳语声。实变肺听诊到比正常肺呼吸音更响亮和更容易识别的耳语音

表1-14   常见异常的评估

表现	描述说明	可能的病因及意义
视诊		
缩唇呼吸	噘起嘴唇缓慢呼气	COPD、哮喘。表示呼吸困难增加，通过放缓呼气以改善呼吸困难程度
三脚架姿势，不能平躺	身体前倾，手臂和手肘支撑于可倾斜的床边	COPD、哮喘急性发作、肺水肿。表示中度至重度呼吸窘迫
使用辅助呼吸肌，肋间隙回缩	利用颈部和肩部肌肉来帮助呼吸。吸气过程中肋骨之间的肌肉受牵拉	COPD、哮喘发作、分泌物潴留。表示严重的呼吸窘迫、低氧血症
夹板疗法	自主潮气量下降用以减轻胸部扩张时的疼痛	胸或腹部切口、胸部外伤、胸膜炎
前后径增加	胸廓前后径等于横向直径。肋骨与脊椎形成的角度接近于水平（90°）	COPD、哮喘、囊性纤维化，肺过度充气，高龄
呼吸急促	呼吸频率＞20/min，老年人＞25/min	发热、焦虑、低氧血症、限制性肺病。呼吸频率高于正常反映了呼吸做功增加
库斯莫尔呼吸	规律、快速、深大的呼吸	代谢性酸中毒，频率增加有助于体内CO_2的排出
发绀	肤色偏蓝、耳垂、下眼皮或甲床中最明显	进入肺部的氧气减少，心脏排血量减低。特异性及可靠度较差的指标
杵状指	手指远端变宽、变圆似灯泡	慢性低氧血症、囊性纤维化、肺癌、支气管扩张
周围性水肿	凹陷性水肿	充血性心力衰竭、肺心病
颈部静脉扩张	颈静脉怒张	肺心病、连枷胸、气胸
咳嗽	有痰或无痰	支气管气道和肺泡疾病
痰	表1-17	COPD、哮喘、囊性纤维化
腹部矛盾呼吸	吸气时腹部向内运动（而非正常向外）	低效和无效的呼吸模式。严重呼吸窘迫的非特异性指标
触诊		
气管移位	气管偏离正常的中线位置，向左或向右移位	纵隔结构移位的非特异性指标。如果是张力性气胸引起需紧急医疗

（续 表）

表现	描述说明	可能的病因及意义
触觉震颤改变	振动增强或减弱	肺炎、肺不张、肺水肿时增强；胸腔积液、肺过度充气时减弱；气胸时消失
胸廓运动改变	吸气时，双侧胸部运动不等或双侧相等但运动减弱	肺不张、气胸、胸腔积液、夹板胸引起胸部两侧的运动不等；而桶状胸、限制性疾病、神经肌肉疾病造成胸廓运动双侧均等减少
叩诊		
过清音	正常叩诊清音的区域出现了响度大、音调较低的声音	肺过度充气（COPD）、肺塌陷（气胸）、空气陷闭（哮喘）
浊音	通常产生清音的区域产生中调的声音	密度增高（肺炎、大的肺不张），胸腔有液体（胸腔积液）
听诊		
细湿啰音	吸气末听到短促、暴发、高音调的声音，是气体压力使塌陷的肺泡或终末细支气管突然、快速张开的结果。类似于用手指在耳后捻头发的声音	间质纤维化（石棉肺）、间质水肿（早期肺水肿）、肺泡充盈（肺炎）、肺容积减少（肺不张）、充血性心力衰竭的早期阶段
粗湿啰音	短、低调的声音，是空气通过由黏液间歇性闭塞的呼吸道、不稳定的支气管壁或黏膜皱褶所造成的，吸气相明显，有时呼气相亦可闻及。类似于通过吸管在水下吹气的的声音，液体越多，水泡的特点也增加	充血性心力衰竭、肺水肿、严重充血性的肺炎、COPD
干啰音	连续隆隆、打鼾或嘎嘎的声音，是气体通过分泌物阻塞的大呼吸道时产生，呼气相时最突出，咳嗽或吸痰后位置往往发生变化	COPD、囊性纤维化、肺炎、支气管扩张
哮鸣音	连续高调的吱吱声，由支气管壁快速振动产生。最开始出现于呼气相，但呼吸道阻塞加重时吸气相也可闻及，不用听诊器也可能听到	支气管痉挛（哮喘），气道阻塞（异物、肿瘤），COPD
喘鸣音	音调恒定的、连续的音乐声，是喉或气管部分阻塞的结果	假膜性喉炎、会厌炎、拔管后声带水肿、异物
呼吸音消失	全肺或部分肺无声音	胸腔积液、主支气管阻塞、肺不张、肺切除术、肺叶切除术
胸膜摩擦音	吱吱作响或刺耳的声音，由粗糙、发炎的胸膜表面相互摩擦产生；吸气相、呼气相或双相时均可闻及，咳嗽后并没有变化。通常不舒服，尤其是在深吸气时	胸膜炎、肺炎、肺梗死
支气管语音、耳语音	轻声低语，音节比正常听诊时更明显	肺炎
羊鸣音	发"e"的声音听诊时为类似的"a"，由于语音的传输改变	肺炎、胸腔积液

Lewis S, Heitkemper MM, Dirksen SR. Medical-surgical nursing: Assessment and management of clinical problems, ed 7, vol. 1, St. Louis, 2007, Mosby.

三、深入讨论体格检查中的常见临床表现

（一）正常通气模式

正常呼吸模式包括潮气量（V）、呼吸频率和吸呼气比（I：E）。正常成人的潮气量约为500ml（7～9ml/kg），呼吸频率约15/min（12～18/min），吸呼气比约为1：2。有呼吸系统疾病的患者经常存在异常通气模式（表1-9为常见的异常呼吸模式）。

（二）异常通气模式

尽管引起通气模式异常的确切原因不能完全获知，但经常与：①特定疾病引起的肺解剖学改变；②由于解剖学变化导致病理生理机制的改变有关。因此临床上测定和评估各种异常通气模式（频率和体积关系）时，必须首先理解以下能够改变通气模式的病理生理机制：

1. 肺顺应性。
2. 气道阻力。
3. 外周化学感受器。
4. 呼吸反射。
（1）肺牵张反射。
（2）肺萎陷反射。
（3）刺激反射。
（4）J受体反射。
（5）主动脉和颈动脉窦压力感受器反射。
5. 疼痛、焦虑和发热。

（三）常见影响通气模式的病理生理机制

1. 肺顺应性及对通气模式的影响　肺部接受吸入气体容积的弹力叫作肺顺应性（C_L），肺顺应性指单位跨肺压引起的肺容积的变化。数学上记为升每厘米水压（L/cmH_2O）。换句话说，肺顺应性代表了升高每厘米水压肺将容纳多少升空气。

如当正常人在吸气时产生的胸膜内负压改变$-2cmH_2O$，肺部接受大概0.2L的新气体。因此肺部的C_L是$0.1L/cmH_2O$。

$$C_L = \frac{\Delta V(L)}{\Delta P(cmH_2O)}$$
$$= \frac{0.2\ L\ gas}{2\ cmH_2O}$$
$$= 0.1\ L/cmH_2O$$

正常肺顺应性可以被体积-压力曲线阐述（图1-21）。当肺顺应性增加时，肺部单位压力下可吸入更多气体。当肺顺应性减少时，肺部单位压力下吸入较少气体（图1-22）。

尽管精确机制还不清楚，事实上当肺顺应性改变时发生特定的通气模式已被很好地记录。例如当C_L减少，患者呼吸频率通常增加而同时潮气流量减少（图1-23）。这种呼吸模式一般可在限制性肺疾病中见到，例如肺炎、肺结核和成人呼吸窘迫综合征。也常见于急性哮喘发作早期肺泡过度膨胀时，C_L在较大肺容积时随着肺泡体积增加而逐渐减少（图1-21）。

2. 气道阻力及对通气模式的影响　Raw的定义是气道内单位流量所产生的压力差，通常用（气道口腔压与肺泡压差）/流量来计算。因此，这个比率为一定体积的气流经过气道，由此产生压力梯度和阻力的能力。计算方式如下：

$$R_{aw} = \frac{\Delta P(cmH_2O)}{\dot{V}(L/sec)}$$

如一患者在吸气过程中产生12 cmH_2O的气道压力差，产生的气道阻力率是6 L/s，Raw就是2 cmH_2O/L/s。

$$R_{aw} = \frac{\Delta P}{\dot{V}}$$
$$= \frac{12\ cmH_2O}{6\ L/sec}$$
$$= 2\ cmH_2O/L/sec$$

在正常情况下气管支气管系统的Raw值一般是1.0～2.0cmH_2O/L/s。然而，在有大量的气道阻塞的肺疾病中，Raw可能非常高。增加的Raw对患者通气模式有显著影响。

当气道阻力显著增加时，患者的通气率通常下降，然而此时潮气量增加（图1-23）。这种呼吸模式通常见于大量气道阻塞性肺疾病的晚期（例如慢性支气管炎、支气管扩张、哮喘、囊性纤维化）。

这种通气模式常存在于限制性或阻塞性肺疾

病患者，被认为是基于最低做功要求而不是有效气体交换。物理学上讲，做功被定义为力乘以距离（功＝力×距离）。在呼吸生理学中肺压力改变乘以肺体积改变被用于定量呼吸做功（呼吸做功＝压力×体积）。

由于继发的心脏或肺部疾病，患者采用此种通气模式在临床中不常见。例如因为与疾病相关的气道阻力增加，慢性支气管炎患者采用减慢通气率和增加潮气量的方法，但由于继发性肺炎，患者表现为通气率增加和潮气流量减少（限制性肺疾病叠加于慢性阻塞性肺疾病）。

由于患者采用的通气模式是基于能量的消耗而不是通气的有效性，检查者不能假设患者为应对特定的呼吸疾病而需要的通气模式是最有效的生理性气体交换方式。

3.周围化学感受器及对通气模式的影响　周围化学感受器（也叫颈动脉体或主动脉体）是氧敏感细胞，对动脉血氧下降做出应答。周围化学感受器分布在颈动脉内支与外支分叉处（图1-24）和主动脉弓处（图1-25）。尽管 PaO_2 低于正常值的任何时候，周围化学感受器都会收到刺激，通常当 $PaO_2 < 60mmHg$（SaO_2 90%）时最活跃。然

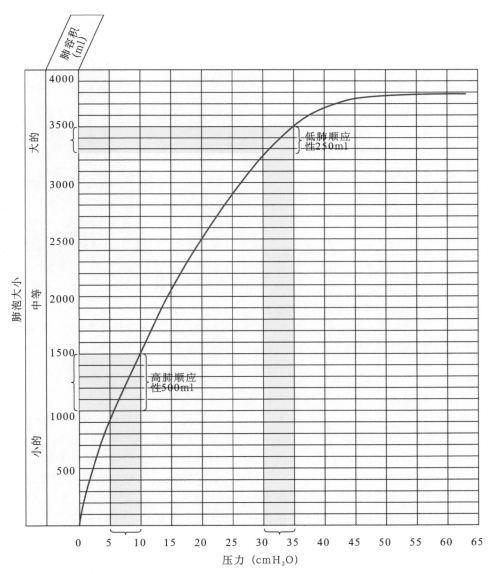

图1-21　正常体积-压力曲线。曲线显示肺顺应性随着肺部因适应更多气体容积扩张而渐进性降低。例如，5～10cmH₂O（小和中度肺泡）体积变化＞30～35cmH₂O（大肺泡）

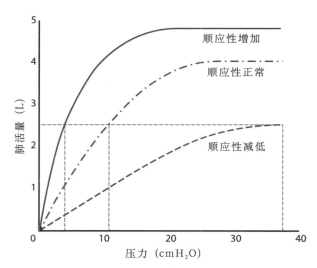

图1-22　在体积-压力曲线中肺顺应性增加和减低的影响

随着肺顺应性减低，获得相等的2.5L体积需要更大的压力变化（虚线）

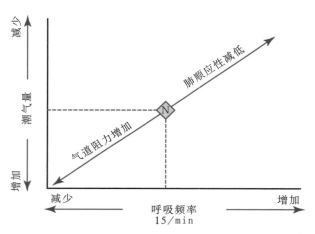

图1-23　气道阻力增加和肺顺应性减少对通气频率和潮气量的影响

N.正常潮气流量和通气频率

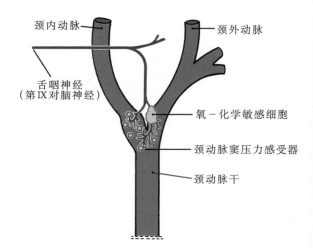

图1-24　氧-化学敏感细胞和颈动脉窦压力感受器均位于颈动脉上

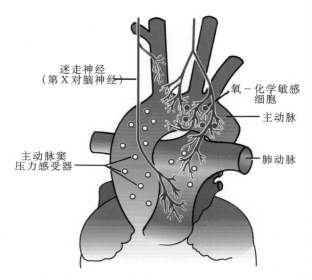

图1-25　氧气-化学感受器细胞和主动脉窦压力感受器均位于主动脉弓和肺动脉上

而，当$PaO_2 < 30mmHg$时化学感受器受抑制。

当外周化学感受器被激活，传入（感觉）信号通过从颈动脉体经由舌咽神经（脑神经Ⅸ）和从主动脉弓经由迷走神经发送到髓质呼吸中枢。然后，传出（运动）信号发送到呼吸肌，导致呼吸频率增加。

对于长期处于低PaO_2和高$PaCO_2$状态的患者（例如肺气肿的晚期），可能通气的控制由外周化学感受器完全负责，因为脑脊液（CSF）中长期高浓度CO_2抑制中枢化学感受器中H^+的敏感性。

低氧血症的原因。在呼吸疾病中，动脉氧水平下降（低氧血症）是通气-灌注比率下降，肺

内分流和静脉混流引起（见第2章中低氧血症广泛讨论）。

4.换气-灌注比率下降　理论上，每个肺泡需要接收相同的通气和肺毛细血管血流量比率。事实并非如此。肺泡通气正常是4L/min，而肺毛细血管血流量大约是5L/min，这导致总的通气和血流比值为4∶5，或者0.8。这种联系被称为通气-灌注比率（$\dot{V}/\dot{Q}$）（图1-26）。

在一些疾病情况下，如肺栓塞，肺血流量减少与通气相关。当这一情况发展时，则$\dot{V}/\dot{Q}$增加。一大部分的肺泡通气不具生理有效性而被阐述为"浪费的"或者无效腔通气（图1-27）。

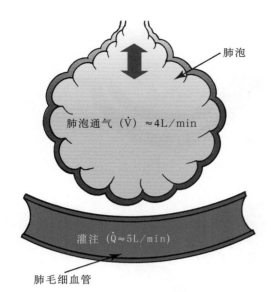

图 1-26　正常的肺通气 - 灌注比率是 0.8

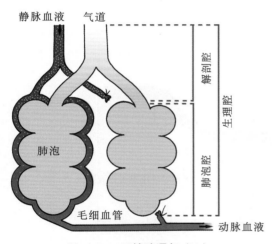

图 1-27　无效腔通气（V_T）

只有吸入的气体进入肺泡才有生理学效应，这部分吸入的气体被称为肺泡通气。吸入气体中没有到达肺泡的容积不发生生理学效应，这部分气体称为无效腔通气。无效腔有 3 种类型：解剖学的、肺泡的和生理性的。

解剖无效腔。解剖无效腔是指在气道中气体的容积，包括：鼻、口腔、咽、喉和其至呼吸性细支气管的气道，但不包括呼吸性细支气管。解剖无效腔的容积等于正常体重的 1 ml/lb（2.2 ml/kg）。

肺泡无效腔。当肺泡存在通气但无血流灌注时，肺泡中气体的体积称为肺泡无效腔。换句话说，在肺泡中的气体没有气体交换的生理学效应。肺泡无效腔的大小不可预知。

生理性无效腔。生理性无效腔是解剖无效腔和肺泡无效腔的总和。因为这两种形式的无效腔都没有气体交换的生理学效应，将这两种形式合并称为生理性无效腔（见生理学无效腔计算，附录 I）

在大多数肺疾病中（如哮喘、肺气肿、肺水肿或肺炎）肺通气减少与血流量相关（图 1-28A）。当这个情况进展时，$\dot{V}/\dot{Q}$ 比率将减低。大部分肺血流量依据分子气体交换机制来讲不符合生理学效应，被称为分流血液（见下一部分肺分流机制）。一般来讲，当 $\dot{V}/\dot{Q}$ 比率减少时，PaO_2 会降低而 $PaCO_2$ 增加。

（1）肺内分流：肺内分流定义为心排血量中右心流向左心未经氧合作用（肺泡氧分压）的一部分。临床上，肺内分流可被分成绝对分流和相对分流。

（2）绝对分流（也叫真性分流）：分为 2 个主要分支，解剖学分流和毛细血管分流。

解剖学分流存在于血流从右心到左心没有到达肺泡进行气体交换时（图 1-28B）。在健康人中，正常解剖分流为心排血量的 3%。这个正常分流是由于未氧合血液完全绕过肺泡，通过支气管静脉回流进入肺血管系统和由心最小静脉进入左心房引起。解剖分流的常见原因包括以下几点：

①先天性心脏病。

②肺内瘘管。

③肺血管肿瘤。

毛细血管分流通常是由于：①肺泡萎陷或肺不张；②肺泡液体积聚；③肺泡实变或肺炎（图 1-28C）

解剖学分流和毛细血管分流的总和称为绝对分流或真性分流。伴有绝对分流的患者一般用氧气治疗效果较差。这是因为肺泡内氧气不能进入分流血液中。所以绝对分流对氧气治疗是顽固性的。总之，由于绝对分流引起的动脉氧气水平下降不能通过氧气浓度增加的方法进行治疗，主要原因有两个：①与绝对分流相关的肺泡病理机制，肺泡不能调节通气的任何形式；②血液绕过正常通路，除了很小的部分融入血浆以外，功能性肺泡一旦达到完全饱和就不能携带更多的氧（$PO_2 \times 0.003 = $ 溶解的氧）。

（3）相对分流：当肺毛细血管灌醉对肺泡通气过量时，相对分流或者类分流效应就出现了（图 1-28D）。相对分流产生的原因通常有：①肺换气不足；②$\dot{V}/\dot{Q}$ 下降（如肺气肿、慢性支气管炎、哮喘发作和气道分泌物过多）；③肺泡毛细血管壁增厚（如肺水肿、急性呼吸窘迫综合征、肺尘埃沉着病、慢性间质性肺病）。

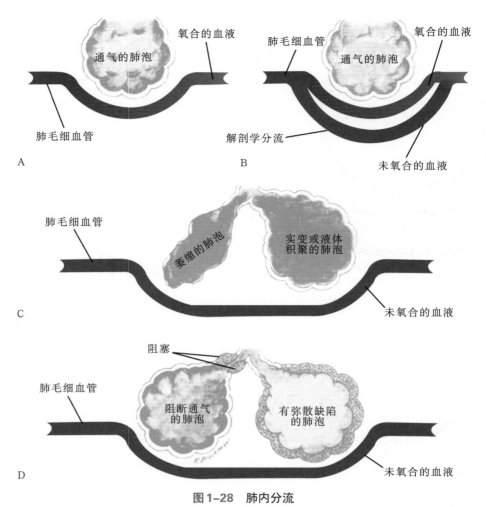

图1-28　肺内分流

A.一个正常的肺毛细血管单元；B.解剖学分流；C.毛细血管分流类型；D.相对分流或类分流效应

　　虽然在肺泡-毛细血管单元有缺陷发生时肺泡仍可以通气，但是血液经过肺泡没有足够的时间平衡肺泡氧张力。如果弥散缺陷严重到完全阻断气体在肺泡-毛细血管膜的交换，此时分流叫作绝对或真性分流（如先前讨论）。相对分流也可发生于应用能够导致心排血量增加或使用肺血管扩张的药物后。不同的是氧气难以治疗绝对分流，相对分流（类分流作用）容易被氧气治疗纠正。

　　表1-15阐述了与常见疾病有关的肺内分流的类型。

　　（4）静脉血混流是肺内分流的结果，是指分流的非再氧合血和肺泡远端（如肺循环系统的下游，图1-29）的再氧合血的混合。当静脉血混流发生时，分流的非再氧合血获得氧分子而再氧合血失去氧分子。这一结果是混合的血液比非再氧合血液含有更高的PO_2和CaO_2值，而比再氧合血含有更低的PO_2和CaO_2。换句话说，混合血液中PO_2和CaO_2的值在某处会处于再氧合和非再氧合血初始值之间。临床上，混合血液是评估患者动脉血气的样本（例如从桡动脉）。

　　因为外周化学感受器对由$\dot{V}/\dot{Q}$比率减少、肺内分流和静脉血混流等导致的低氧血症做出反应，使其在呼吸系统疾病中频繁受刺激。减少的动脉氧分压刺激外周化学感受器发送信号给髓质以增加通气（图1-30）。

　　（5）其他因素刺激外周化学感受器。尽管外周化学感受器主要受下降的动脉氧水平刺激，同时也由减少的pH（增加的H^+浓度）激活。如，乳酸（在无氧代谢）和酮酸（糖尿病酸中毒）在血液中堆积完全通过外周化学感受器增加通气率。外周化学感受器也可因灌注不足、升高的温度、尼古丁和PaO_2的直接作用而激活。然而，与中枢

表1-15 常见呼吸系统疾病相关的肺分流种类

呼吸疾病	毛细血管分流	相对（类分流）效应
慢性支气管炎		×
肺气肿		×
哮喘		×
哮吼（会厌炎）		×
支气管扩张*	×	×
囊性纤维化*	×	×
肺尘埃沉着病*	×	×
肺炎	×	
肺脓肿	×	
肺水肿	×	
临界淹溺	×	
成人呼吸窘迫综合征	×	
慢性间质性肺病	×	
连枷胸	×	
气胸	×	
胸膜疾病	×	
脊柱后侧凸	×	
肺结核	×	
真菌性疾病	×	
特发性（婴儿）肺透明膜病	×	
吸入浓烟	×	

注：* 相对或类分流效应是最常见的

化学感受器相比外周化学感受器对$PaCO_2$的刺激产生的反应较小。

5.中枢化学感受器及对通气模式的影响 尽管机制尚未清楚，现在认为髓质中有背侧呼吸系统组（DRG）和腹侧呼吸系统组（VRG）两种特殊呼吸中心用于协调呼吸（图1-31）。DRG和VGR都因脑脊液（CSF）中H^+浓度的增加受刺激。CSF中的H^+浓度受到中枢化学感受器监控，调控部分位于有脑髓质双侧及前部。中枢化学感受器部分区域实际上直接与CSF相关。中枢化学感受器通过以下方式传送信号给呼吸神经元。

（1）血液中CO_2水平增加（例如肺通气不足期间），CO_2分子容易通过血-脑屏障扩散进入CSF。血-脑屏障是一种半透膜，将循环的血液从CFS中分离出来。血-脑屏障对离子如H^+和

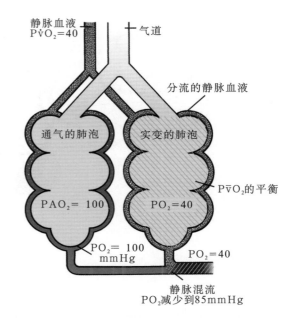

图1-29 当在肺泡远端再氧合血混合非再氧合血时发生静脉混流

专业地讲，由于正常的P（A-a）O_2，PO_2在肺毛细血管系统将无法达到完全的平衡。PO_2在肺毛细血管系统中比在肺泡中相对少几毫米汞柱

HCO_3^-相对不能透过，但对CO_2透过性好。

（2）CO_2通过血-脑屏障进入到CSF后形成碳酸：$CO_2 + H_2O \Leftrightarrow H_2CO_3^- \Leftrightarrow H^+ + HCO_3^-$

（3）由于CSF无有效的缓冲系统，H^+由于先前的反应迅速增加，同时使CSF的pH降低。

（4）中枢化学感受器通过发送信号给脑髓质的呼吸元件对释放的H^+做出应答，反过来增加呼吸量。

（5）由于通气率的增加使$PaCO_2$降低且CSF中PCO_2随之降低。因此，血液中的CO_2水平通过间接影响CSF的pH协调通气（图1-32）。

6.肺反射及其对通气模式影响 某些反射会在某些呼吸系统疾病中被激活而影响患者的通气率。

（1）肺萎缩反射。当肺压缩或萎谢时（如肺不张），呼吸频率增加。这个反射的确切应答机制尚不清楚。一些研究者认为，呼吸频率增快仅仅是因为肺牵张反射（Hering-Breuer反射）受体刺激减少而不是肺萎缩受体刺激减少。肺牵张反射受体位于支气管和细支气管壁上。当这些受体被拉伸时（例如深吸气时），触发反射从而降低呼吸频率。另外研究者认为，萎陷反射不是因肺牵张反射受体刺激所引起的，这是因为萎陷反射在支

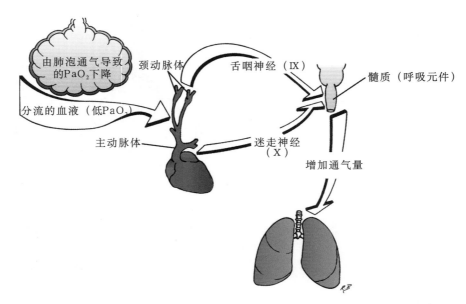

图1-30　低PO$_2$刺激脑髓质的呼吸系统部分以增加肺泡通气量的方式代偿

如图所示，肺泡换气不足（减少的V̇/Q̇比率）导致分流和静脉血混流。这个过程导致PaO$_2$下降。低PaO$_2$刺激颈动脉和主动脉体发送信号到脑髓质。接着脑髓质发送信号增加通气量

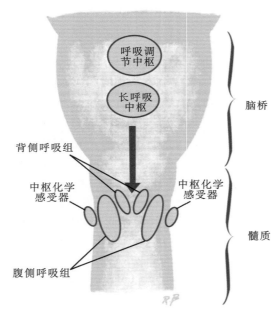

图1-31　下脑干（脑桥和延髓）呼吸元件示意图

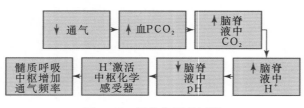

图1-32　肺换气不足过程

中枢化学感受器受H$^+$刺激，因CO$_2$进入脑脊液导致H$^+$浓度增加

气管和细支气管<8℃时仍可发生，而支气管和细支气管在这个温度下肺牵张反射不会发生。

（2）刺激反射。当肺被压缩，萎陷或暴露于有毒气体时，刺激受体激活。刺激受体是位于气管、支气管和细支气管上皮细胞下的机械性感受器。当受体激活时，反射导致通气频率增快。刺激受体活化也可能引起咳嗽和支气管收缩。

（3）肺毛细血管旁感受器或J受体，位于肺毛细血管和肺泡之间的间质组织。这一反射的确切机制尚不明确。当J受体受到刺激，反射触发快速而表浅的呼吸。J受体激活可能见于如下情况：

①肺毛细血管充血；

②毛细血管高压；

③肺泡壁水肿；

④体液因素（如：5-羟色胺）；

⑤肺萎陷；

⑥微循环栓塞。

（4）来自于主动脉和颈动脉窦压力感受器的反射。主动脉和颈动脉窦压力感受器位于主动脉和颈动脉外周化学感受器附近，其功能是激活反射，导致：①响应系统血压增高而减慢心率和通气率；②应对系统性血压下降而增快心率和通气频率。

7.疼痛、焦虑和发热　呼吸频率增加可能是由

于胸痛或恐惧和焦虑导致患者无法呼吸所致。胸痛和恐惧发生于许多心肺疾病，如胸膜炎、肋骨骨折、肺动脉高压和心绞痛。呼吸频率增快也可能由于发热引起。发热与感染性肺疾病相关，如肺炎、肺脓肿、肺结核和真菌疾病。

8.吸气辅助肌的用途 在慢性阻塞性肺疾病的晚期，因残气量和功能残气量的增加致使膈肌显著降低，此时吸气辅助呼吸肌激活。吸气时辅助肌帮助甚至很大程度上取代膈肌产生胸膜腔负压。主要吸气辅助肌如下：

①斜角肌；

②胸锁乳突肌；

③胸大肌；

④斜方肌。

（1）斜角肌：前、中、后斜角肌是独立的肌肉，但却作为一个功能单元。起自于第2到第6颈椎的横突，插入于第1、第2肋骨（图1-33）。这些肌肉正常情况下抬举第1、第2肋骨和屈曲颈部。作为吸气辅助肌时，主要角色是上抬第1、第2肋骨。

（2）胸锁乳突肌：胸锁乳突肌位于颈部的两侧（图1-34），支持和旋转头部。它们起自于胸骨和锁骨，插入至头颅的乳突和枕骨。

通常胸锁乳突肌牵拉胸锁起点，旋转头到对侧和向上转动。当胸锁乳突肌作为吸气辅助肌时，头颈部固定于其他肌肉，胸锁乳突肌牵拉其头颅插入部，上抬胸骨。这一动作增加了胸廓的前后径。

（3）胸大肌：胸大肌是强有力的扇形肌肉，起自于锁骨和胸骨，插入肱骨上部。胸肌的主要功能是牵拉手臂上部达到一个拥抱的动作（图1-35）。

当作为吸气辅助肌工作时，胸肌牵拉肱骨嵌入部，并上抬胸廓，进而导致胸廓前后径增加。慢性阻塞性肺疾病患者常固定他们的手臂在一个静止位置，使用胸大肌来增加胸廓前后径（图1-36）。这个体位称之为肺气肿体位。

（4）斜方肌：斜方肌为一个较大、扁平的三角肌，位于颈后和上背部的表面。起自于枕骨、黄韧带第七颈椎棘突和所有胸椎的棘突。插入到肩胛骨脊、肩峰和外侧1/3锁骨（图1-37）。斜方肌旋转肩胛骨，上抬肩膀，外展和屈曲手臂。其典型作用在于耸肩膀（图1-38）。当应用辅助

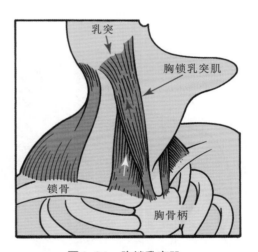

图1-34 胸锁乳突肌

白箭头示胸骨上抬运动

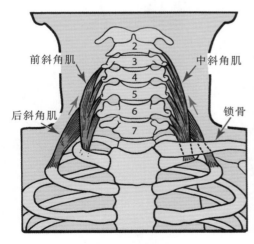

图1-33 斜角肌

红箭头示肋骨向上运动

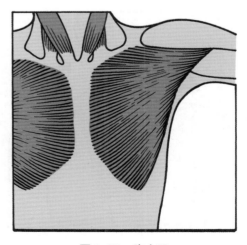

图1-35 胸大肌

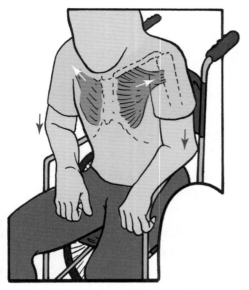

图1-36   患者使用胸大肌吸气的方式

白箭头指示上抬胸部。向下箭头指示患者如何固定手臂在静止状态

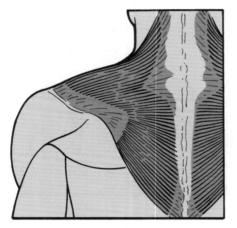

图1-37   斜方肌

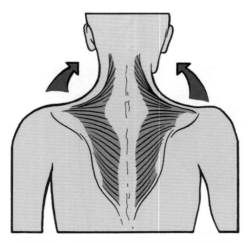

图1-38   斜方肌的典型作用在于耸肩膀

肌吸气时，斜方肌辅助上抬胸廓。

9.呼气辅助肌的用途   由于与慢性阻塞性肺疾病相关的气道狭窄和塌陷，当气道阻力明显上升时呼气辅助肌经常参与呼吸。当这些肌肉收缩时，胸膜腔压力增加，从而抵消了气道阻力。主要的呼气辅助肌如下：

①腹直肌；

②腹外斜肌；

③腹内斜肌；

④腹横肌。

（1）腹直肌：一对腹直肌延伸于整个腹部。两侧肌肉被腹白线分隔，形成一个4英寸宽的肌块。它起自于髂嵴和耻骨联合，插入到剑突和第5、6、7肋。当活动时，协助压缩腹内容物，进而把膈肌推向胸腔（图1-39）。

（2）腹外斜肌：宽大而薄的腹外斜肌在腹部的前外侧，是腹部前外侧最长、最表浅的肌肉，起自于下面八肋的指状突起和腹部腱膜。插入髂嵴和腹白线。该肌肉协助压缩腹内容物，同时也可以在呼气时上抬膈肌（图1-39）。

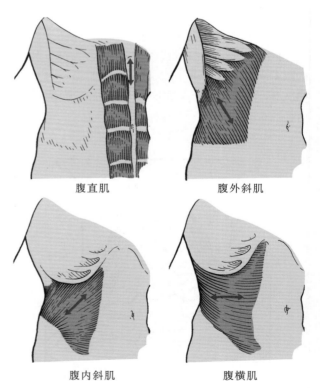

腹直肌　　　　　腹外斜肌

腹内斜肌　　　　腹横肌

图1-39   呼气辅助肌

箭头示肌肉收缩可以扩大肺容量

（3）腹内斜肌：腹内斜肌在腹壁的侧面腹外斜肌正下方，比腹外斜肌更小、更薄，起自于腹股沟韧带、髂嵴和腰椎腱膜的较低部分。插入最后 4 根肋骨和腹白线。辅助压缩腹内容物，上抬膈肌（图 1-39）。

（4）腹横肌：腹横肌见于腹内斜肌下面。起源于腹股沟韧带、髂嵴、胸腰筋膜和下 6 肋，插入腹白线。当活动时，可以压缩腹内容物（图 1-39）。

当 4 对呼气辅助肌收缩时，腹部压力增加，使膈肌向胸腔上抬。随着呼气时膈肌向胸腔运动，胸腔内压力增加，并且增加了呼气气流（图 1-40）。

10.缩唇呼吸　缩唇呼吸发生于晚期阻塞性肺疾病患者。这是一个相对简单的技巧，许多患者没有经过正规的指导学会该方法。缩唇呼吸时患者通过嘴唇呼气，嘴唇固定于一个与吹口哨、接吻或吹笛相似的状态。通过噘嘴延缓气流，从而产生正压，为气道提供稳定性并增加抵抗周围胸膜腔内压力的能力。这一行为抵消了呼气时早期气道塌陷和空气滞留。此外，缩唇呼吸已经被证实可以减缓患者的通气频率，从而产生更有效的气体混合的通气模式（图 1-41）。

11.胸骨下及肋间凹陷　胸骨下及肋间凹陷可见于严重的限制性肺疾病中，如肺炎或成人呼吸窘迫综合征。为了克服肺顺应性，患者吸气时必须产生一个大于正常情况的胸膜腔内负压。这个更大的胸膜腔负压导致吸气时肋间及胸骨下的组织回缩（图 1-42）。因为新生儿的胸腔非常有弹性（由于骨骼结构中有大量软骨），胸骨下及肋间凹陷可见于婴儿特发性肺透明膜病（IRDS）。

12.鼻翼扇动　鼻翼扇动常见于呼吸窘迫的婴儿吸气时。可能是一个面部反射，以增加气体进入气管支气管树。扩张的鼻孔起源于上颌骨嵌入到鼻翼，是对这种临床表现的一种肌肉应答。当

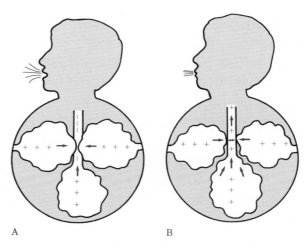

A　　　　　　　　　　B

图 1-41　A.慢性阻塞性肺疾病患者（如肺气肿）在正常呼气时肺泡压缩萎陷的细支气管。B，缩唇呼吸的效果。呼吸时通过噘嘴产生正压的效果可以使萎陷的细支气管保持开放

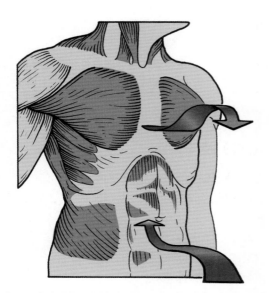

图 1-40　当呼气辅助肌收缩，胸腔内压力增高，胸廓向外运动，气流增加

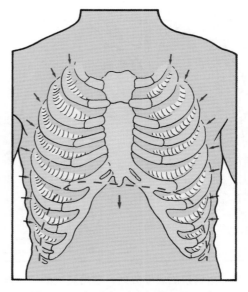

图 1-42　深吸气时肋间软组织凹陷

激活的鼻孔横向地拉动鼻翼部,同时使骨性鼻孔增宽,从而在吸气时提供了更多空气进入肺(见第24章)。

(四)胸痛的胸廓固定疗法或所致的胸部扩张度下降

胸痛是心肺病患者最常见的主诉。通常可以分胸膜炎性胸痛和非胸膜炎性胸痛。

1.胸膜炎性胸痛　胸膜炎性胸痛常表现为一个突然的、急剧的刺痛。疼痛一般在深吸气和咳嗽时加剧,屏住呼吸或者固定胸廓疗法时减轻。疼痛的起源可能是胸壁、肌肉、肋骨、胸膜壁层、横膈、纵隔或肋间神经。因为肺表面的脏层胸膜没有感觉神经,疼痛起源于胸壁是因肺和邻近的胸壁内表面,即壁层胸膜的炎症扩展所致,这种情况被称为胸膜炎(图1-43)。当胸膜炎患者吸气时,肺部扩张刺激发炎的胸膜壁层导致胸痛。

由于胸膜炎疼痛的特性,患者常常喜欢患侧卧位,以便未累及的肺获得更大膨胀并且帮助固定胸廓。胸膜炎性胸痛是以下呼吸系统疾病的特有特征:

(1)肺炎。
(2)胸腔积液。
(3)气胸。
(4)肺梗死。
(5)肺癌。

(6)肺尘埃沉着病。
(7)真菌疾病。
(8)结核。

2.非胸膜炎性胸痛　非胸膜炎性胸痛通常为位于中央的持续性疼痛,疼痛也可呈放射状。非胸膜炎性胸痛与下面疾病相关:

(1)心肌缺血。
(2)心包炎。
(3)肺动脉高压。
(4)食管炎。
(5)胸廓、胸部肌肉、骨骼或软骨的局部创伤或炎症。

(五)异常胸部外形

视诊时,呼吸护理医师系统地观察患者正常及异常胸部表现。脊柱直吗?是否有病损或手术瘢痕?肩胛骨对称吗?常见的胸部畸形见表1-16。

表1-16　常见的胸廓畸形

畸形	描述
驼背	因脊柱弯曲导致的驼背
脊柱侧凸	横向脊柱弯曲导致胸部凸向后方和前肋变平
脊柱后凸侧弯	驼背和侧弯的结合(图11-1)
鸡胸	剑突和下段胸骨前向投影(又称胸骨突出畸形)
漏斗状胸	下段胸骨漏斗状的凹陷(又称漏斗胸)
桶状胸	正常成人胸廓前后径与横径约1:2,桶状胸时约为1:1(图1-44)

(六)肢体异常

患者肢体视诊应包括以下内容:
①肤色的改变(如:发绀、苍白、显著静脉扩张);
②有无杵状指;
③有无外周性水肿;
④有无颈静脉怒张。

1.皮肤颜色改变　应常规检查患者皮肤的颜色。如,患者肤色是否正常——粉红色、棕

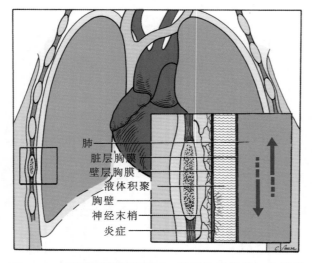

图1-43　当壁层胸膜受累时,壁层胸膜的神经末梢发送疼痛信号到达大脑

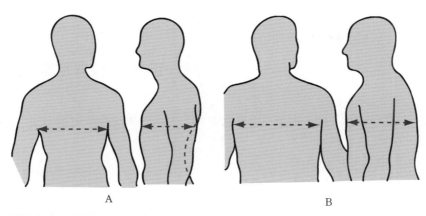

图1-44 A.正常胸廓前后径约为横径的2/3（比为1：1.5）。因为阻塞性肺疾病中空气滞留和肺过度膨胀，所以肺自然回缩能力减弱，胸壁向外扩张占优势。这种情况导致胸廓前后径增加，称之为桶状胸畸形。前后径与横径之比1：1。前后径随着年龄增长而增加。因此老年人尽管没有肺部疾病也会有轻微的桶状胸。正常的婴儿比值1：1

色、褐色或黑色？皮肤是寒冷或湿冷的吗？灰色或者苍白的？这些表现可能是由于贫血或是急性失血导致。患者的眼睛、颜面、躯体和手臂有黄疸样表现吗（由血液或组织中的胆红素增加引起）？是否有皮肤红肿或红疹（通常是毛细血管充血、炎症或感染引起）？患者是否出现发绀？

2.发绀 发绀常见于严重呼吸系统疾病。发绀用来描述黏膜、指尖、足趾的血液中至少含有5g/dl的还原血红蛋白而呈现蓝灰色或淡紫色的改变。当正常14~15g/dl的血红蛋白完全饱和时，PaO_2为97～100mmHg，大约有20%容积的氧溶于血液。在血红蛋白减少1/3（5g/dl）的发绀患者，其PaO_2为30mmHg，有13%容积的氧溶于血液中（图1-45）。

检测和解释发绀是困难的，观察者有着广泛的个体差异。识别发绀依赖于观察者的敏感性，检查室的光线条件和患者的色素沉着。甲床发绀也受温度影响，因为血管遇冷收缩进而减慢循环，此时即使大血管中动脉血没有缺氧，但表面毛细血管有低氧（淡蓝色）。

中枢性发绀是一个缺氧的指征，因此有着确切的诊断价值。通常观察唇和口腔黏膜。红细胞增多症的患者，发绀可能在$PaO_2 > 30mmHg$时就出现，因为在这些患者中还原血红蛋白>5g/dl，即使他们的总氧含量在正常范围内。在呼吸系统疾病中，发绀的原因有：①$\dot{V}/\dot{Q}$比率下降；②肺内分流；③静脉血混流；④低氧血症。

3.杵状指（趾） 杵状指（趾）有时可见于慢

性呼吸系统疾病患者。特点是手指和足趾末端呈球状肿胀。指甲的轮廓横向、纵向变圆，导致指（趾）甲表面和末节指骨的夹角增大（图1-46）。

杵状指（趾）的具体原因不详。在一些没有任何已知心肺疾病史家庭中这是一个正常遗传学发现。笔者认为以下因素可能成为病因：①循环血管扩张药（如缓激肽、前列腺素）由正常组织释放，但由于肺内分流使其在肺部没有衰减；②

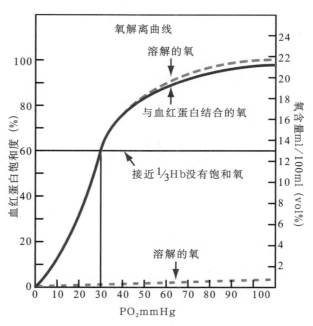

图1-45 当血液中含有至少5g还原血红蛋白时，发绀可能发生。在正常个体，每100ml血液中含有15g血红蛋白，30mmHg的PaO_2可以产生5g还原血红蛋白。然而，血红蛋白仍然接近60%氧饱和度

慢性感染；③不明毒素；④静脉反压力增加导致毛细血管瘀滞；⑤动脉低氧血症；⑥局部组织缺氧。成功治疗原发疾病可能减轻杵状指（趾），使手指恢复正常。

4.外周性水肿　双侧的、下垂的、凹陷性水肿常见于充血性心力衰竭、肺心病和肝硬化的患者。为了评估有无凹陷性水肿及其严重程度，保健医师用手指按压于小腿胫部或足踝（足掌以上 2 ～ 4in）5s，然后松手。正常情况下这个过程不留下压痕，但是凹陷可见于站立1d的人或孕妇。如果凹陷存在，按以下标准评分：1+（轻度，轻微的凹陷）到4+（重度，深凹陷）（图1-47）。

5.颈静脉怒张　当患者有肺源性心脏病、严重连枷胸、气胸或胸腔积液时，其胸腔的大血管内血液回流至右心可能受压。当这种情况发生时，静脉回流减少，中心静脉压（CVP）增高。这种情况表现为颈静脉怒张（又称颈静脉扩张；图1-48）。静脉回流减少也可能导致患者心排血量和系统血压下降。在严重病例，整个前上胸壁的静脉都可能扩张。

四、正常痰和异常痰的产生

（一）气管支气管树的正常组织学与黏液分泌

气管、支气管树的壁主要由三层组成：上皮层，固有层和软骨层（图1-49）。

上皮层通过基底膜与固有层分隔，主要由假复层纤毛柱状上皮夹杂着无数分泌腺和浆液细胞组成。纤毛细胞从气管起始处延展到呼吸性细支气管，有时也包含呼吸性细支气管。随着气管支气管树逐渐变小，纤毛细胞柱状结构的高度逐渐下降。终末细支气管上皮细胞呈立方形而不是柱状。这些细胞甚至在呼吸性细支气管变得更为扁平（图1-49）。

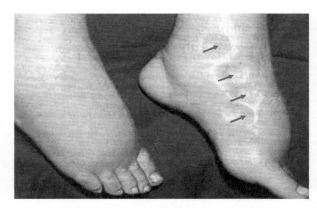

图1-47　凹陷性水肿（来自于Bloom A，Ireland J. Color atlas of diabetes，ed 2，London，1992，Mosby-Wolfe.）

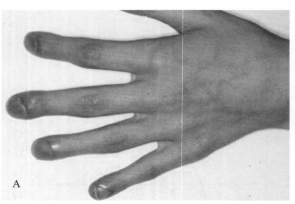

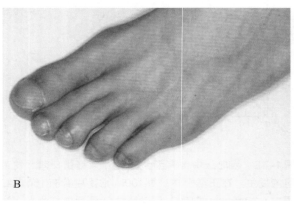

图1-46　杵状指（趾）

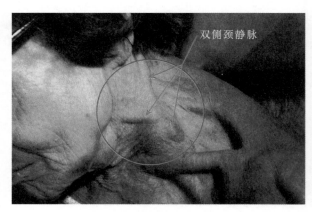

图1-48　颈静脉怒张（箭头）

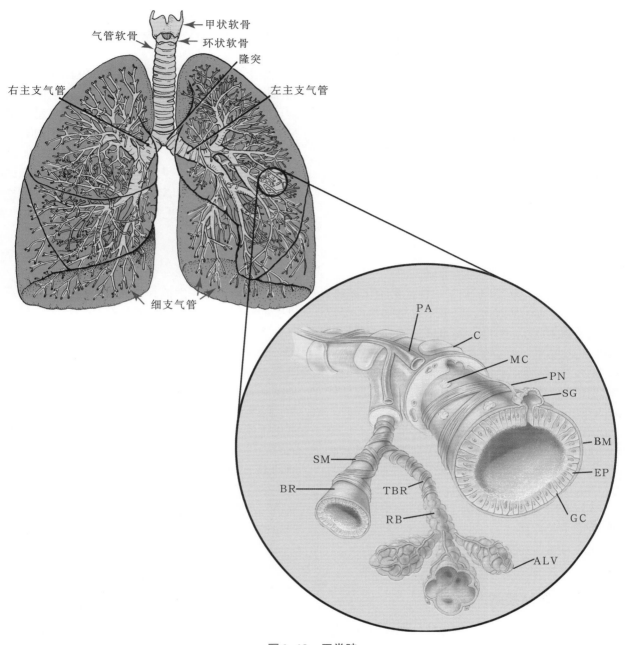

图 1-49　正常肺

ALV. 肺泡；BM. 基底膜；BR. 细支气管；C. 软骨；EP. 上皮；GC. 杯状细胞；MC. 肥大细胞；PA. 肺动脉；PN. 副交感神经；RB. 呼吸细支气管；SG. 黏膜下腺体；SM. 平滑肌；TBR. 终末细支气管

黏膜层，又叫黏液毯，覆盖于气管支气管树的上皮层（图 1-50）。黏膜层的黏度从上皮层到管腔内表面逐步增加，同时有两个不同的层次：①溶胶层，毗邻上皮层；②凝胶层，即黏性更大的层次，毗邻管腔表面。黏液毯中有 95% 的水，其余 5% 包括糖蛋白、糖类、脂质、DNA、细胞碎片和外来颗粒。

黏液毯由杯状细胞、黏膜下或支气管的腺体产生。杯状细胞间断分布于终末细支气管远端的假复层纤毛柱状上皮之间。

大多数的黏液毯是由黏膜下腺体分泌产生的，深入固有层，包括多种不同细胞类型：浆液细胞、黏液细胞、集合管细胞、肥大细胞、肌上皮细胞和透明细胞（也可能是淋巴细胞）。黏膜下腺

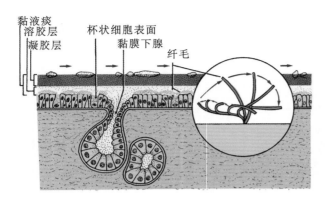

黏液痰
溶胶层
凝胶层
杯状细胞表面
黏膜下腺
纤毛

图1-50   气管支气管树的上皮层

体中等支气管显著增多，而在细支气管消失。这些腺体由副交感神经（胆碱能）支配，每天分泌100ml清澈、稀薄的支气管分泌物。

黏液毯是气管支气管的一个重要净化途径。吸入的微粒粘在黏液上，纤毛末端持续撞击凝胶层最里面的部分，并推动黏膜层连同外来微粒移向喉部。此时，通过咳嗽使分泌物越过喉部进入口咽。这种黏膜纤毛的机制通常称为黏膜纤毛传输或黏膜纤毛扶梯。纤毛移动黏液毯的速度估计为2cm/min。

气管支气管树黏膜下层为固有层。固有层是一个松散的纤维组织，包含微小血管、淋巴管和迷走神经分支。固有层也可发现平滑肌环肌层，从气管向下延伸达到且包括终末细支气管。

围绕于气管支气管树的软骨结构的尺寸随着空气进入肺部逐步减小。气管软骨层在直径<1mm的细支气管完全消失（图1-49）。

（二）异常痰的产生

大量的痰液产生常见于导致急性或慢性气管支气管树炎症的呼吸系统疾病（图4-1）。根据呼吸疾病的严重程度和性质，可以产生不同性质的痰。如在气管支气管炎症的早期，痰液是清澈、稀薄和无味的。随着病情加重，痰液变成黄绿色和不透明的。黄绿色外观是由于白细胞裂解释放过髓氧化物酶引起的。也可能是存留或停滞的分泌物或急性感染产生的分泌物。

稠厚黏液痰常见于慢性支气管炎、支气管扩张、肺囊性纤维化和哮喘的患者。肺水肿患者咳稀薄的粉红色泡沫痰。从实质来讲，这种液体不是真正的痰液。是由于血浆和红细胞移动，穿过

肺泡毛细血管进入肺泡造成的。咯血是从气管支气管咯出血或血样痰。真正的咯血时痰常为鲜红色带有气泡。

临床上，咯血易和呕血混淆。呕血来源于上消化道，外观呈暗红色、咖啡样。反复咳痰带血常见于慢性支气管炎、支气管扩张、囊性肺纤维化、肺栓塞、肺癌、坏死性感染、结核和真菌感染。少量咯血可见于支气管镜检查后，尤其行是活组织检查后。大量咯血为24h内咯血量达400～600ml。咯血引起失血致死较罕见。表1-17概述和分析了临床常见类型的痰液。

（三）咳嗽

咳嗽是一种突然的、听得见的将空气从肺部排出的动作。常见于呼吸系统疾病，尤其是导致气管支气管炎症的疾病。一般来说，咳嗽之前有：①一个深吸气；②声门部分关闭；③呼气辅助肌肉强力收缩以驱逐肺里的空气。在本质上，咳嗽是清除肺、气管和支气管刺激物的一种保护性机制。咳嗽也阻止了吸入的异物进入肺部。如咳嗽常见于慢性鼻窦炎和鼻后滴漏相关的症状。咳嗽的有效性很大程度上取决于前面吸气的深度和气道动态压缩的程度。

尽管咳嗽可能是自发的，但通常是刺激因素兴奋了刺激受体（也称为上皮下机械性感受器）产生的一个反射反应。刺激受体位于咽、喉、气

表1-17   痰色分析

颜色	说明
褐色（黑色）	陈旧性血
鲜红色（咯血）	新鲜血液（肿瘤性出血，结核）
清澈透明	正常
很多的	大量
直接咯血	血量大
绿色	停滞的痰或革兰阴性菌
绿色恶臭	假单胞菌或厌氧菌感染
黏液[白色（灰白）]	哮喘、慢性支气管炎
粉红泡沫	肺水肿
黏滞	黏性分泌物
黏稠	黏的、浓稠的
黄色或不透明的	存在白细胞，细菌感染

管和大支气管。当其受到刺激时，刺激受体通过舌咽神经（第IX对脑神经）和迷走神经（第X对脑神经）发送信号至位于髓质的咳嗽反射中枢。然后髓质引起声门关闭和呼气辅助肌肉的收缩。表1-18列出了兴奋刺激受体的常见因素。

临床上，咳嗽分为有痰液产生的排痰性咳嗽和无痰液产生的干性咳嗽。

表1-18 兴奋刺激受体的常见因素

炎症
感染原
过多的分泌物
有害气体（如：香烟烟雾、化学吸入）
过热或过冷的空气
肿块或多或少地压缩肺
机械刺激（如：气管内吸引、气道受压）

1.干性咳嗽 干性咳嗽的常见原因包括：①气道刺激；②气道炎症；③黏液积聚；④肿瘤；⑤胸膜刺激。

2.排痰性咳嗽 当咳嗽有痰时，呼吸从业者需要评估以下情况：

（1）咳嗽是强或弱？换言之，患者是否有能力较好地排出气管分泌物？一个良好的、有力的咳嗽表明只需要深呼吸和咳嗽治疗，而一个不充分的咳嗽可能表明需要胸壁物理疗法或体位引流。

（2）应评估排痰性咳嗽的频率、音高和响度。一个金属样咳嗽可能预示肿瘤，而犬吠或嘶哑的咳嗽表明假膜性喉炎。

（3）最后，应连续监测和评估咳出痰液的量（茶匙、汤匙、杯子等）、黏稠度（稀薄、稠厚、黏性）、气味和颜色（表1-17）。

[自我测试与评估]

在Evolve可以找到问题的答案。要访问其他学者评估问题和病例分析，为现实案例寻找文本资料可以访问http://evolve.elsevier.com/DesJardins/respiratory。

1.下列哪种病理情况导致语颤增加？
（1）肺不张
（2）胸腔积液
（3）气胸
（4）肺炎
a.（3）
b.（4）
c.（2）和（3）
d.（1）和（4）

2.下面哪一种病理情况听到叩诊浊音？
（1）慢性阻塞性肺疾病
（2）气胸
（3）胸膜肥厚
（4）肺不张
a.（1）
b.（2）
c.（2）和（3）
d.（3）和（4）

3.下面哪种病理情况可听到支气管呼吸音？
（1）肺实变
（2）慢性阻塞性肺疾病
（3）肺不张
（4）气管支气管树液体积聚
a.（3）
b.（4）
c.（1）和（3）
d.（2）和（4）

4.哮鸣音见于
（1）支气管痉挛
（2）一般在吸气时可闻及
（3）支气管哮喘
（4）通常是尖锐的声音
a.（1）
b.（1）和（3）
c.（2）和（4）
d.（1）、（3）和（4）

5.耳语音在以下哪种病理情况用听诊器听诊异常清楚?

（1）慢性阻塞性肺疾病

（2）肺实变

（3）肺不张

（4）气胸

a.（1）

b.（2）和（3）

c.（1）和（4）

d.（1）、（2）和（3）

6.一个人的通气模式包括以下哪几项?

（1）呼气和吸气压力

（2）呼吸频率

（3）潮气量

（4）吸气和呼气比

a.（1）和（3）

b.（2）和（3）

c.（2）、（3）和（4）

d.（1）、（2）和（3）

7.以下哪种异常呼吸模式常与糖尿病酸中毒相关?

a.端坐呼吸

b.Kussmaul 呼吸

c.比奥呼吸

d.通气不足

8.肺和胸壁的平均顺应性是多少?

a.0.05 L/cmH$_2$O

b.0.1 L/cmH$_2$O

c.0.2 L/cmH$_2$O

d.0.3 L/cmH$_2$O

9.当肺顺应性下降时下列哪一项会出现?

（1）呼吸频率下降

（2）潮气量下降

（3）呼吸频率增加

（4）潮气量增加

a.（1）

b.（2）

c.（3）和（4）

d.（2）和（3）

10.气管支气管正常气道阻力范围?

a.0.5 to 1.0 cmH$_2$O/L/s

b.1.0 to 2.0 cmH$_2$O/L/s

c.2.0 to 3.0 cmH$_2$O/L/s

d.3.0 to 4.0 cmH$_2$O/L/s

11.正常通气血流比（$\dot{V}/\dot{Q}$）是多少?

a.0.2

b.0.4

c.0.6

d.0.8

12.当发生静脉血混流时下列哪种情况会发生?

（1）非再氧化血的PO$_2$增加

（2）再氧化血的CaO$_2$减少

（3）再氧化血的PO$_2$增加

（4）非再氧化血的CaO$_2$减少

a.（1）

b.（4）

c.（2）和（3）

d.（1）和（2）

13.一些呼吸系统疾病的病理生理学障碍导致相对分流或类分流效应，而一些疾病则导致毛细管分流，其他的疾病两者兼有。下列哪个呼吸道疾病引起类分流效应?

（1）肺炎

（2）哮喘

（3）肺水肿

（4）成人呼吸窘迫综合征

a.（2）

b.（3）

c.（1）和（3）

d.（2）、（3）和（4）

14.正常解剖分流的百分比是?

a.2 ～ 5

b.6 ～ 8

c.9 ～ 10

d.11 ～ 15

15.当系统性血压升高时，主动脉和颈动脉窦压力感受器产生反射，引起下列哪一项?

（1）心率加快

（2）降低通气比

（3）加快通气比

（4）心率减慢

a.（1）

b.（2）

c.（3）

d.（2）和（4）

16.正常成人胸廓前后径与横径的比值是多少?

a.1 ： 0.5

b.1 ： 1

c.1 ： 2

d.1 ： 3

e.1 ： 4

17.下列哪个肌肉起源于锁骨?

（1）斜角肌

（2）胸锁乳突肌

（3）胸大肌

（4）斜方肌

a.（1）

b.（2）

c.（4）

d.（2）和（3）

18.下列哪个肌肉插入剑突和第5、6和7肋?

a.腹直肌

b.腹外斜肌

c.腹内斜肌

d.腹横肌

19.下列哪个与杵状指（趾）相关?

（1）慢性感染

（2）局部缺氧

（3）应用循环血管扩张药

（4）动脉缺氧

a.（2）

b.（2）和（4）

c.（2）、（3）和（4）

d.（1）、（2）、（3）和（4）

20.下列哪个与胸膜炎性胸痛相关?

（1）肺癌

（2）肺炎

（3）心肌缺血

（4）结核

a.（1）

b.（2）

c.（1）和（3）

d.（1）、（2）和（4）

第2章

从实验室检验和特殊检查获得的临床数据

第一节 肺功能

学习目标

阅读本节后你需要掌握以下内容：

1.描述如下的肺容积和肺容量：

（1）潮气量（V_T）。

（2）补吸气量（IRV）。

（3）补呼气量（ERV）。

（4）残气量（RV）。

（5）肺活量（VC）。

（6）深呼气量（IC）。

（7）功能残气量（FRC）。

（8）肺总量（TLC）。

（9）残气量/肺总量（RV/TLC）。

2.列出20～30岁的健康测试者侧卧位的正常肺容积和肺容量。

3.鉴别限制性肺疾病中肺容积和肺容量的特点。

4.描述限制性肺疾病中肺的解剖学改变。

5.鉴别阻塞性肺疾病中肺容积和肺容量的特点。

6.描述阻塞性肺疾病中肺的解剖学改变。

7.列出间接测量法测得的包括残气量的肺容量和残气量。

8.描述呼气流速、流量的测量结果和他们的正常值：

（1）用力肺活量（FVC）。

（2）时限内用力肺活量（FEV_T）。

（3）第1秒用力呼气量与用力肺活量的比值（FEV_1/FVC）。

（4）在呼出25%～75%肺活量时的用力呼气流速（$FEF_{25\%\sim75\%}$）。

（5）在呼出50%肺活量时的用力呼气流速（$FEF_{50\%}$）。

（6）用力肺活量在200～1200ml时的平均用力呼气流速（$FEF_{200\sim1200}$）。

（7）最大呼气流速（PEFR）。

（8）最大自主通气量（MVV）。

（9）流速-容量环。

9.描述如何应用FVC，FEV_1和FEV_1/FVC区分限制性肺疾病和阻塞性肺疾病。

10.识别限制性肺疾病中用力呼气流率的特点。

11.识别阻塞性肺疾病中用力呼气流率的特点。

12.描述肺弥散容量（D_{LCO}）。

13.识别限制性肺疾病中肺弥散容量的特点。

14.识别阻塞性肺疾病中肺弥散容量的特点。

15.理解关键词并完成本章自我评估与测试。

关键词

气体陷闭

人体体积描记法

氦稀释闭合回路循环

补呼气量（ERV）

流速-容量环

用力肺活量在200～1200ml时的用力呼气流量（$FEF_{200\sim1200}$）

在呼出25%～75%时的用力呼气流量（$FEF_{25\%\sim75\%}$）

在呼出50%时的用力呼气流量（$FEF_{50\%}$）

第1秒用力呼气量（FEV_1）

第1秒用力呼气量与用力肺活量的比值（FEV_1/FVC）

第1秒用力呼气量百分比（$FEV_{1\%}$）

时限内用力肺活量（FEV_T）

用力肺活量（FVC）

功能残气量（FRC）

深呼吸量（IC）

补吸气量（IRV）

肺容量

肺容积

最大自主通气量（MVV）

阻塞性肺疾病

开放氮冲洗试验

最大呼气流速（PEFR）

一氧化碳弥散容量（Dlco）

残气量（RV）

残气量/肺总量（RV/TLC）

限制性肺疾病

潮气量（V_T）

总呼气时间（TET）

肺总量（TLC）

肺活量（VC）

章节纲要

一、正常肺容积和容量

（一）限制性肺疾病的肺容积和肺容量

（二）阻塞性肺疾病的肺容积和肺容量

（三）残气量和包括残气量的肺容量的间接测量

二、用力呼气流速和流量测定

（一）用力肺活量

（二）时限内用力肺活量

（三）1秒内用力肺活量/肺活量用力肺活量的比值（FEV_1/FVC）

（四）在呼出25%～75%时的用力呼气流量

（五）用力呼气流速200～1200

（六）最大呼气流速（PEFR）

（七）最大自主通气量（MVV）

（八）流速-容量环

三、肺弥散容量

自我测试与评估

肺功能的研究在评估肺疾病中起重要作用。肺功能的研究结果用于：①评价肺源性呼吸困难；②区分限制性和阻塞性肺疾病；③评估某些病理生理性损伤的严重性；④为特殊的疾病寻找线索；⑤评价治疗效果；⑥评估患者的术前状态。肺功能的研究通常分为：①肺容积和肺容量；②用力呼气流速和流量的测量；③肺弥散量的测量。

一、正常肺容积和容量

表2-1 所示，在肺部的气体被划分成四个肺容积和肺容量。肺容量代表不同的肺容积的组合。肺部可容纳的空气量随年龄、体重、身高、性别的不同而有所不同，甚至因种族的不同也存在不同。对正常值的预测公式也把这些变量考虑在内。肺容积和容量因肺部疾病而改变。这些疾病被分为限制性肺疾病或阻塞性肺疾病。

（一）限制性肺疾病的肺容积和肺容量

表2-2展示了限制性肺疾病中肺容积与肺容量的特点。限制性肺疾病的肺容积和肺容量与肺部远端支气管到终末细支气管（即肺实质或肺泡）的病理状况相关。表 2-3 提供了一些常见的肺限制性解剖学改变以及引发这种改变的呼吸系统疾病。限制性肺疾病导致肺部硬度增加，从而出现肺顺应性减低。当肺顺应性降低时呼吸频率增加并潮气量（V_T）减少（图 1-23）。

表2-1　20～30岁组肺容积和容量的正常侧卧测试

	男性（ml）	女性（ml）
肺容积测定		
潮气量（V_T）：安静呼吸时肺的正常进出气体量	500	400～500
补吸气量（IRV）：在正常的潮气量之后尽力吸气所吸入的气体量	3100	1900
补呼气量（ERV）：在正常的潮气量呼尽之后尽力呼气所呼出的气体量	1200	800
残气量（RV）：用力呼气之后残留在肺内的气体量	1200	1000
肺容量测定		
肺活量（VC）：肺活量＝补吸气量＋潮气量＋补呼气量。在最大吸气后所能尽力呼出的气体量	4800	3200
深吸气量（IC）：深吸气量＝潮气量＋补吸气量。正常呼气后能吸入的气体量	3600	2400
功能残气量（FRC）：功能残气量＝补呼气量＋残气量。正常潮气量呼出后肺内残余气体量	2400	1800
肺总量（TLC）：肺总量＝深吸气量＋潮气量＋残气量。肺能容纳的最大气体量	6000	4200
残气量/肺总量（RV/TLC × 100）：残气量在肺总量中所占的比率	$\dfrac{1200}{6000}=20\%$	$\dfrac{1000}{4200}=25\%$

表2-2　限制性肺疾病：肺容积和容量的特点

V_T	IRV	ERV	RV	
正常或↓	↓	↓	↓	
VC	IC	FRC	TLC	RV/TLC
↓	↓	↓	↓	正常

表 2-3　与限制性肺疾病相关的肺解剖学改变：（肺泡或肺实质的病理学）

病理学（肺泡解剖改变）	与具体病理相关的呼吸系统疾病举例
肺不张	气胸、胸腔积液、连枷胸，或黏液堵塞
实变	肺炎、急性呼吸窘迫综合征、肺脓肿、肺结核
肺泡毛细血管膜厚度增加	肺水肿、肺尘埃沉着病、结核、真菌性疾病

表2-4　阻塞性肺疾病：（肺容积和容量）

V_T	IRV	ERV	RV	
正常或↑	正常或↓	正常或↓	↑	
VC	IC	FRC	TLC	RV/TLC
↓	正常或↓	↑	正常或↑	正常或↑

表2-5　与阻塞性肺疾病相关的肺解剖学改变：（气管支气管树的病理学）

病理学（气道解剖学改变）	与具体病理相关的呼吸系统疾病举例
过多的黏液产生和蓄积	慢性支气管炎、哮喘、呼吸道合胞病毒
支气管痉挛	哮喘
远端气道弱化	肺气肿

（二）阻塞性肺疾病的肺容积和肺容量

表2-4展示了阻塞性肺疾病中肺容积与肺容量的特点。肺容积和肺容量与气管支气管树的病理改变相关。表2-5提供了一些常见的肺阻塞性解剖学改变以及引发这种改变的呼吸系统疾病。

在阻塞性肺疾病中，吸气时吸入肺泡的气体（气道正常）在呼气时排出受限（气道狭窄），导致肺泡过度扩张充气，称为空气滞留。图 2-1 提供了阻塞性和限制性肺疾病的直观比较。

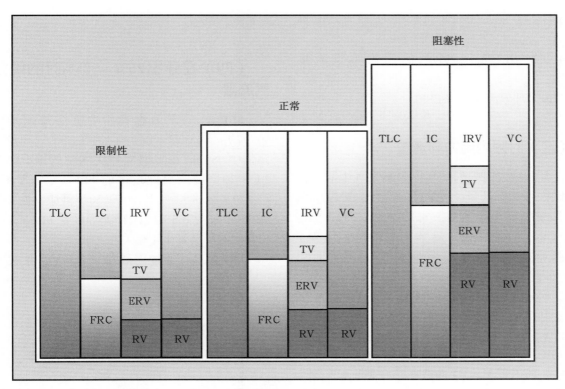

图2-1 阻塞性肺疾病和限制性肺疾病的肺容量和容积的直观比较（选自 Wilkins RL，Stoller JK，Kacmarek RM：Egan's fundamentals of respiratory care，ed 9，St Louis，2009，Elsevier.）

（三）残气量和包括残气量的肺容量的间接测量

因为残气量无法呼出，在临床中残气量和包括残气量的肺容量（功能残气量和肺总量）通过如下的方法间接测量获得：

1. 闭环氦稀释试验。
2. 开环氮冲洗试验。
3. 人体体积描记法。

二、用力呼气流速和流量测定

肺功能测量除了可以测量肺容积和容量外，还可测量气体进出肺的流速和流量。这种测量可以为气道的通畅性和气道受损的严重性提供数据。

（一）用力肺活量

用力肺活量（FVC）：是在最大程度吸气之后尽量用力快速呼气所能呼出的气体总量。健康的个体呼出用力肺活量的总呼气时间（TET）为 4～6s。在阻塞性肺疾病（如慢性支气管炎或肺气肿）中，由于疾病导致的气道阻力增加和空气滞留使总呼气时间增加。在这类患者中 TET 超过 10 s。正常个体用力肺活量基本等于肺活量（VC）。临床上如果肺活量和用力肺活量误差在 200ml 内考虑肺功能正常。由于气道阻力的增加和最大限度的气体滞留使得阻塞性肺病的患者的用力肺活量低于肺活量（图 2-2）。

FVC降低也是限制性肺疾病患者的常见临床表现（如肺炎、急性呼吸窘迫综合征、肺不张）。这种降低主要是由于限制性肺疾病导致患者肺扩张能力减低而造成的，因此需要减少肺活量来维持用力呼气量。因为与限制性肺疾病相关的肺硬度增加（顺应性减低），完成一次FVC所需要的 TET 表现为正常或稍低于正常值。

可以从单一的肺活量测量延伸出多种肺功能相关检查。最常见的一些测试如下：

1. 定时用力肺活量（FEV_T）。
2. 第1秒用力肺活量/用力肺活量（FEV_1/FVC）。

3. 在 200 ~ 1200ml 时 的 用 力 呼 气 流 量（$FEF_{200 \sim 1200}$）。

4. 在 呼 出 25% ~ 75% 时 的 用 力 呼 气 流 量（$FEF_{25\% \sim 75\%}$）。

5. 最大呼气流速（PEFR）。

（二）时限内用力肺活量

在某一特定时限内能呼出的最大气体量称之为时限内用力肺活量（FEVT）。这种测量需从用力肺活量的测量中获得。常用的时间段为 0.5s、1.0s、2.0s、3.0s 和 6.0s。最常用的时间段是第 1 秒（第 1 秒用力肺活量）。正常成年人在这些时间段期间呼出气体量的百分比率下：$FEV_{0.5}$，60%；FEV_1，83%；FEV_2，94%；和 FEV_3，97%。由于在阻塞性肺疾病中用力呼出一定量气体所需时间增加，FEV_T 降低（图 2-3）。虽然某些限制性肺疾病中 EFV_T 在正常范围内（如肺炎、急性呼吸窘迫综合征、肺不张），但它通常降低，这是由于与限制性疾病相关的肺活量减少（类似于限制性疾病中用力肺活量减少）而引起。FEV_T 随着年龄的增长进行性下降。

（三）1 秒内用力肺活量/肺活量用力肺活量的比值（FEV_1/FVC）

FEV_1/FVC 是将在第 1 秒钟内用力呼出的气体量与用力肺活量呼出的总气体量进行比较。因为 FEV_1 与 FVC 的比率是以百分比表示的，通常被当作第 1 秒内用力呼气量的百分率。简单地说，FEV_1/FVC 提供了患者在用力呼气时第 1 秒内呼出气体量所占总容量的百分比。如之前在 FEV_T 一节中讨论过的，正常成年人的一秒呼气量占用力肺活量的 83% 或更多。因此，FEV_1/FVC 比率在正常情况下也应 ≥ 83%。$FEV_1\%$ 随着年龄的增长逐渐减少。

临床上，FVC、FEV_1、$FEV_1\%$ 常用于①评估患者肺功能障碍的严重程度；② 判定患者是否有阻塞性或限制性肺疾病。阻塞性和限制性肺疾病的最基本的肺功能区别是：

1. 阻 塞 性 肺 疾 病 中 FEV_1 和 $FEV_1\%$ 均 有 所下降。

2. 限制性肺疾病中 FEV_1 下降，$FEV_1\%$ 表现为正常或升高。

（四）在呼出 25% ~ 75% 时的用力呼气流量

$FEF_{25\% \sim 75\%}$ 是由患者用力肺活量测量中间 50% 的平均流速（图 2-4）。这一呼气测量用于评估中小气道在阻塞性肺疾病中的情况。年龄 20 ~ 30 岁健康男性正常的 $FEF_{25\% \sim 75\%}$ 为 4.5 L/s（270 L/min）。年龄 20 ~ 30 岁健康女性正常的 $FEF_{25\% \sim 75\%}$ 为 3.5 L/s（210 L/min）。$FEF_{25\% \sim 75\%}$ 是与呼出的肺活量呈正相关的。

$FEF_{25\% \sim 75\%}$ 随着年龄增长和阻塞性疾病进

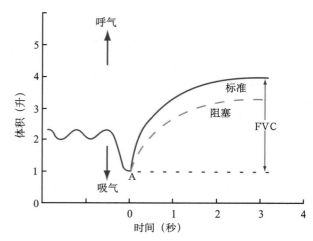

图 2-2　用力肺活量："A"指示最大吸气和用力肺活量的起始点

注意阻塞性肺疾病中用力肺活量的降低

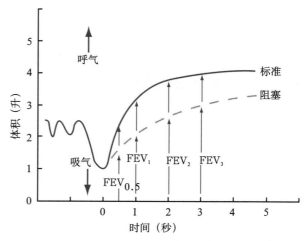

图 2-3　时限内用力肺活量：在阻塞性肺疾病中用力呼出一定量的气体需要更长时间

行性降低。在中度或重度的限制性肺疾病中 $FEF_{25\%\sim75\%}$ 也可能降低。这一下降被认为主要与限制性肺疾病中的小气道表面积减少引起。临床上 $FEF_{25\%\sim75\%}$ 经常被用来进一步确认或排除 $FEV_1\%$ 处于临界值的患者是否有阻塞性肺疾病的存在。

（五）用力呼气流速200 ~ 1200

$FEF_{200\sim1200}$ 指在200 ~ 1200 ml的肺活量的平均流速率（图2-5）。肺活量中呼出的第一个

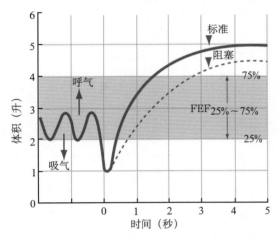

图2-4　在25% ~ 75%（$FEF_{25\%\sim75\%}$）的用力呼气流量
　　此测试代表在25%和75%用力肺活量测量速率的平均值。分别测量在用力肺活量的25%和75%呼出时的流速。平均流速是两者的和除以2。请注意（在此图中）呼气曲线于纵轴1.0L开始上升

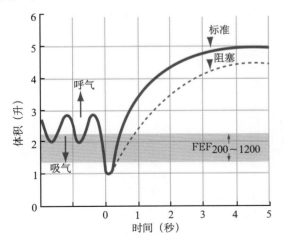

图2-5　用力呼气流速在200 ~ 1200 ml的用力肺活量（FEF200 ~ 1200）
　　此测试测量用力肺活量200 ~ 1200 ml的平均速率。分别测量呼出200ml和1200ml时的流率。平均流速是两者的和除以2。请注意（在此图中）呼气相开始在1.0 L纵轴

200 ml通常比平均流率慢。由于正常惯性参与呼吸过程和肺功设备早期的反应时间较慢。由于 $FEF_{200\sim1200}$ 测量高肺容量时的呼气流量（即肺活量的初始部分），可以良好地评估上段大气道。$FEF_{200\sim1200}$ 是与力度相依赖的。

　　一般20 ~ 30岁健康男性正常的 $FEF_{200\sim1200}$ 是 8 L/s（480 L/min）。20 ~ 30岁健康女性正常的 $FEF_{200\sim1200}$ 是 5.5 L/s（330 L/min）。阻塞性肺疾病患者的 $FEF_{200\sim1200}$ 值下降。$FEF_{200\sim1200}$ 值能良好的测试患者对支气管扩张药治疗的反应。由于在限制性肺疾病中 $FEF_{200\sim1200}$ 值测量的是肺活量的第一部分即呼气早期的流速率，所以数值常为正常值（例如当患者的通气量在个人最高值）。$FEF_{200\sim1200}$ 值随着年龄的增长逐渐减少。

（六）最大呼气流速（PEFR）

　　最大呼气流速（也称为呼气流速峰值）是用力肺活量测定过程中产生的最大流速（图2-6）。PEFR能良好评估大气道功能。具有良好的依从性。正常20 ~ 30岁健康男性的PEFR 为 10 L/s（600 L/min）。正常20 ~ 30岁健康女性的PEER 为 7.5 L/s（450 L/min）。在阻塞性肺疾病中 PEER 下降。在限制性肺疾病中 PEFR 通常是正常值，这是由于测量是用力肺活量的早期呼气流速（例如当患者的肺活量达最高值）。PEFR 随着年龄的增长逐渐降低。

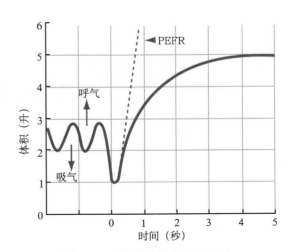

图2-6　呼气流速峰值（PEFR）
V/T比值最大的切线代表PEFR

PEER 可以在患者的床边用手持峰值流量仪（如，赖特峰值流量仪）轻松地测量。手持峰值流量仪可以实时监测气道阻塞程度，并且其体积小巧、价格低廉、准确性和重复性好，便于患者使用。此外，可配备一次性使用的口件，允许不同患者共用一台仪器。患者床旁应常规配备呼气峰流速仪用于评估支气管痉挛程度、支气管扩张药效果和日常监测。患者在使用支气管扩张药之前和之后的呼气峰流速测定结果可以良好的评估治疗效果。

（七）最大自主通气量（MVV）

最大自主通气量是指在 1min 之内肺的最大自主呼吸气体量（图 2-7）。健康 20 ～ 30 岁成年男性的 MVV 平均值为 170 L/min。 健康 20 ～ 30 岁成年女性的 MVV 平均值为 110 L/min。在阻塞性肺疾病中 MVV 进行性下降。在限制性肺疾病中，MVV 正常或下降。

（八）流速－容量环

流速－容量环是用力肺活量（FVC）和用力吸气量（FIV）的图示。肺活量和用力吸气量作为两条曲线一起绘制在流速－容量环中。图 2-8 中显示，流速－容量环的上半部分（零轴线以上）表示在用力肺活量过程中不同呼气量时生成的最

大呼气流量。这部分的曲线显示的是 TCL 和 RV 之间产生的流量。

流速－容量环的下半部分（零流量轴以下）描记了在用力吸气时不同肺容积产生的最大吸气流量（称为用力吸气量 FIV）。这部分的曲线显示了残气量和肺总量之间产生的流量。根据设备的复杂程度，可获得一些重要的肺功能研究测量，

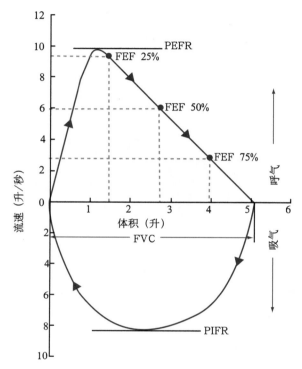

图 2-8　流速-容量环

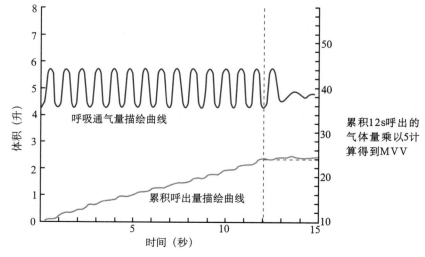

图 2-7　最大自主通气量的容量描记
注意：患者实际上 MVV 的测定仅为 12 s 而不是 60s。

包括下列内容：

　　1.FVC。

　　2.FEV_T。

　　3.FEF25%～75%。

　　4.FEF200～1200。

　　5.PEFR。

　　6.最大吸气流量（PIFR）。

　　7.呼出50%时的用力呼气流量（$FEF_{50\%}$）。

　　8.在任何肺容量下用力呼气或吸气的瞬时流量。

　　正常受试者在肺活量的测量中呼气流速在达到最大呼气流速后立即线性降低。阻塞性肺疾病患者的流速在达到最大呼气流速后呈非线性降低。这个非线性流速导致在用力肺活量呼出50%时的呼气流量曲线呈杯口状。这部分的流量曲线是

$FEF_{50\%}$或Vmax50（图2-9）。表2-6总结了用力呼气流速和容积的测量以及20～30岁健康男性和女性的正常值。

　　表2-7概述了限制性肺疾病中呼气流量率测量的特点。一般情况下在限制性肺疾病中流量和

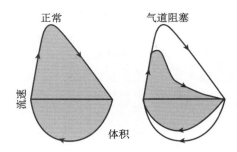

图2-9　由阻塞性肺疾病导致的流速-容量环形态改变的例子。右边的曲线代表胸腔内气道阻塞

表2-6　20～30岁正常健康人群的用力呼气流速测定

用力呼气流速	男性	女性
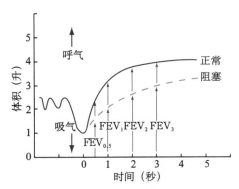 用力肺活量（FVC）。"A"指示最大吸气和FVC的起始点。注意在阻塞性疾病中由于气道的动态压缩导致FVC的减低	通常等于肺活量（VC）。（FVC和VC彼此相差应当在200ml以内）	通常等于肺活量（VC）。（FVC和VC彼此相差应当在200ml以内）
	$FEV_{0.5}$: 60%	$FEV_{0.5}$: 60%
	$FEV_{1.0}$: 83%	$FEV_{1.0}$: 83%
	$FEV_{2.0}$: 94%	$FEV_{2.0}$: 94%
	$FEV_{3.0}$: 97%	$FEV_{3.0}$: 97%

时限内用力肺活量（FEV_T）：$FEV_{0.5}$, $FEV_{1.0}$, $FEV_{2.0}$, $FEV_{3.0}$。在阻塞性肺疾病中用力呼出一定量的气体需要更长时间

（续　表）

用力呼气流速	男性	女性
第1秒用力呼气量/用力肺活量（FEV1/FVC）；通常称为1s内用力肺活量百分比（$FEV_{1\%}$）.	预计FEV_1/FVC应当＞70%	预计FEV_1/FVC应当＞70%
	4.5 L/s（270 L/min）	3.5 L/s（210 L/min）

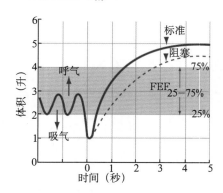

在呼出25%～75%时的用力呼气流量（$FEF_{25\%～75\%}$）. 此测试代表在25%和75%用力肺活量测量速率的平均值。分别测量在用力肺活量的25%和75%呼出时的流速。平均流速是两者的和除以2

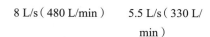

	男性	女性
	8 L/s（480 L/min）	5.5 L/s（330 L/min）

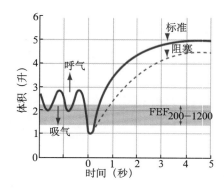

用力呼气流速在200～1200 ml间的用力肺活量（$FEF_{200～1200}$）。此测试测量用力肺活量200～1200 ml的平均速率。分别测量呼出200ml和1200ml时的流率。平均流速是两者之和除以2

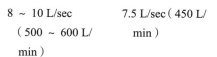

	男性	女性
	8～10 L/sec（500～600 L/min）	7.5 L/sec（450 L/min）

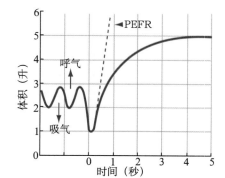

最大呼气流速（PEER）。在FVC测量过程中产生最大流速（容量-时间曲线中最陡直部分）

（续　表）

用力呼气流速	男性	女性
	170 L/min	110 L/min

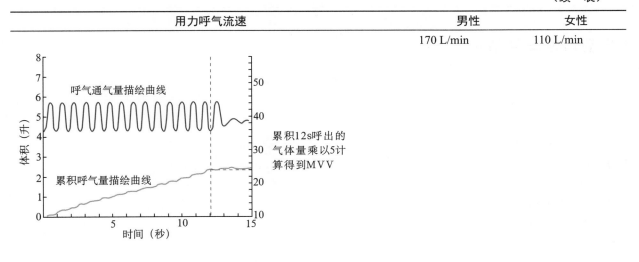

最大自主通气量：1min 内肺的最大自主呼吸气体量

容量同时减少。临床上，这种现象被称为流速和流量的对称衰减。因此在限制性肺疾病中流速 - 容量环与正常情况仅稍有差异（图 2-10）。

　　表 2-8 概述了阻塞性肺疾病中呼气流速测量的特点。阻塞性肺疾病导致气道阻力（Raw）增加，呼气相气道关闭。随着气道阻力升高，患者的通气率下降，潮气量增加。这样的通气模式更有益于减少呼吸运动所做的功（图 1-23）。

三、肺弥散容量

　　肺一氧化碳弥散容量指通过肺泡 - 毛细血管膜的一氧化碳量。当患者有正常的血红蛋白浓度和肺毛细血管容量，并且通气良好时，肺泡 - 毛细血管膜是唯一限制一氧化碳扩散的因素。在正常静息情况下男性的 DLCO 的平均水平是 25ml/min/mm Hg（STPD），在女性中稍低，可能与女性肺正常容量较小相关。表 2-9 为改善患者的 DLCO 提供了指南。

表 2-7　限制性肺疾病：用力呼气流速和流量的研究

FVC	FEV_T	FEV_1/FVC	$FEF_{25\% \sim 75\%}$
↓	N 或 ↓	N 或 ↑	N 或 ↓
$FEF_{50\%}$	$FEF_{200 \sim 1200}$	PEFR	MVV
N 或 ↓	N 或 ↓	N 或 ↓	N 或 ↓

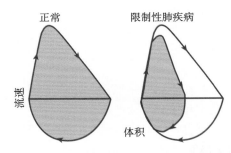

图 2-10　由限制性肺疾病导致的流速 - 容量环形态改变的例子

注意流速和流量的对称衰减

表 2-8　阻塞性肺疾病：用力呼气流速和流量的研究

FVC	FEV_T	FEV_1/FVC	$FEF_{25\% \sim 75\%}$
↓	↓	↓	↓
$FEF_{50\%}$	$FEF_{200 \sim 1200}$	PEFR	MVV
↓	↓	↓	↓

表 2-9　一氧化碳的肺弥散容量

阻塞性肺疾病*	限制性肺疾病†
N 或 ↓	N 或 ↓

　　N 代表正常；*一氧化碳的肺弥散容量减低是肺气肿的标志性临床表现（由于肺泡毛细血管的破换和与肺气肿相关的气体交换面积减少）。在其他类型的阻塞性肺疾病中一氧化碳的肺扩散容量通常为正常。†一氧化碳的肺弥散容量在中度到重度的肺泡性肺不张和肺实变中降低，或在限制性肺疾病中肺泡毛细血管膜增厚时上升

[自我测试与评估]

在 Evolve 可以找到问题的答案。要访问其他学者评估问题和病例分析，为现实案例寻找文本资料可以访问 http://evolve.elsevier.com/DesJardins/respiratory.

1.20 ～ 30 岁健康女性的最大呼气流速（PEFR）是?

　　a.250 L/min

　　b.350 L/min

　　c.450 L/min

　　d.550 L/min

2.限制性肺疾病的判定标准：

（1）FEV_1 降低

（2）FVC 降低

（3）FEV_1/FVC 正常或降低

（4）FEV_1 增加

　　a.（1）

　　b.（4）

　　c.（1）和（3）

　　d.（2）和（4）

3.限制性肺疾病中包含以下哪些呼气特点?

（1）FVC 正常

（2）$FEF_{25\%～75\%}$ 降低

（3）PEFR 增加

（4）FEV_T 降低

　　a.（1）和（3）

　　b.（2）和（4）

　　c.（3）和（4）

　　d.（2）和（3）

4.阻塞性肺疾病中下列哪些会出现?

（1）FRC 增加

（2）RV 增加

（3）VC 增加

（4）IRV 增加

　　a.（1）和（3）

　　b.（2）和（3）

　　c.（2）和（4）

　　d.（2）、（3）和（4）

5.在正常静息状态下，DLCO 的平均值是?

　　a.10 ml/min/mmHg

　　b.15 ml/min/mmHg

　　c.20 ml/min/mmHg

　　d.25 ml/min/mmHg

6.20 ～ 30 岁年龄组的正常静息侧卧位肺活量是?

　　a.2700 ml

　　b.3200 ml

　　c.4000 ml

　　d.4800 ml

7.FEV_1 占总呼出气体量的正常百分比应为?

　　a.60%

　　b.83%

　　c.94%

　　d.97%

8.下面哪些可以从流速 - 容量环测定中获得?

（1）FVC

（2）PEFR

（3）FEV_T

（4）$FEF_{25\%～75\%}$

　　a.（4）

　　b.（1）和（2）

　　c.（1）、（3）和（4）

　　d.（1）、（2）、（3）和（4）

9.阻塞性肺疾病的判定标准为?

（1）FEV_1 降低

（2）FVC 增加

（3）FEV_1 增加

（4）FEV_1/FVC 降低

　　a.（3）

　　b.（4）

　　c.（1）和（3）

　　d.（1）和（4）

10.以下哪项与限制性肺疾病的肺部解剖学改变相关?

（1）支气管痉挛　　　　　　　　　　　a.（1）

（2）肺不张　　　　　　　　　　　　　b.（3）

（3）远端气道功能减弱　　　　　　　　c.（2）和（4）

（4）实变　　　　　　　　　　　　　　d.（1）和（3）

第二节　血气分析

学习目标

阅读本节后你需要掌握以下内容：

1.区分下列呼吸性酸碱失衡：

（1）急性肺泡过度通气（急性呼吸性碱中毒）。

（2）急性肺泡过度通气伴部分肾代偿（部分代偿性呼吸性碱中毒）。

（3）慢性肺泡过度通气伴完全肾代偿（代偿性呼吸性碱中毒）。

（4）急性呼吸衰竭（急性呼吸性酸中毒）。

（5）急性呼吸衰竭伴部分肾代偿（部分代偿性呼吸性酸中毒）。

（6）慢性呼吸衰竭伴完全肾代偿（代偿性呼吸酸中毒）。

（7）慢性呼吸衰竭合并急性肺泡过度通气。

（8）慢性呼吸衰竭合并急性呼吸衰竭。

2.区分以下代谢性酸碱失衡：

（1）代谢性酸中毒。

（2）代谢性酸中毒与部分性呼吸代偿。

（3）代谢性酸中毒与完全性呼吸代偿。

（4）代谢性碱中毒。

（5）代谢性碱中毒与部分性呼吸代偿。

（6）代谢性碱中毒与完全性呼吸代偿。

3.别下列混合型酸碱失衡：

（1）混合型代谢和呼吸酸中毒。

（2）混合型代谢和呼吸碱中毒。

4.描述 pH、$PaCO_2$ 和 HCO_3^- 的关系，并包括以下内容：

（1）$PaCO_2$ 的急性增加如何影响 pH 和 HCO_3^- 值。

（2）$PaCO_2$ 的急性下降如何影响 pH 和 HCO_3^- 值。

（3）用于临床中急性 $PaCO_2$ 的变化对于 pH 和 HCO_3^- 值的计算方法。

（4）$PaCO_2/HCO_3^-/pH$ 关系的一般规律。

5.描述以下六个在临床中最常见的酸碱失衡：

（1）急性肺泡过度通气（急性呼吸性碱中毒）。

（2）急性呼吸衰竭（急性呼吸性酸中毒）。

（3）慢性呼吸衰竭（代偿性呼吸性酸中毒）。

（4）慢性呼吸衰竭合并急性肺泡过度通气。

（5）慢性呼吸衰竭合并急性呼吸衰竭。

（6）乳酸中毒（代谢性酸中毒）。

6.描述代谢性酸碱紊乱包括代谢性酸中毒、阴离子间隙和代谢性碱中毒。

7.列举酸碱代谢失衡的原因。

8.描述关于氧疗对慢性呼吸衰竭伴有低氧血症患者的危害。

9.理解关键词并完成本章自我评估与测试。

关键词

急性肺泡过度通气

急性肺泡过度通气与肾功能的部分补偿

慢性呼吸衰竭合并急性肺泡过度通气

急性呼吸性酸中毒

急性呼吸性碱中毒

急性呼吸衰竭

急性呼吸衰竭伴肾部分代偿

慢性呼吸衰竭合并急性呼吸衰竭

无氧代谢

阴离子间隙

慢性肺泡过度通气伴完全肾代偿

慢性呼吸衰竭

慢性呼吸衰竭伴完全肾代偿

混合型代谢和呼吸性酸中毒

混合型代谢和呼吸性碱中毒

代偿呼吸性酸中毒

代偿呼吸性碱中毒

高氯代谢性酸中毒

低氧血症

乳酸性酸中毒

低电中性

代谢性酸中毒

代谢性酸中毒伴完全性呼吸代偿

代谢性酸中毒伴部分性呼吸代偿

代谢性碱中毒

代谢性碱中毒伴完全性呼吸代偿

代谢性碱中毒伴部分性呼吸代偿

部分代偿性呼吸性酸中毒

部分代偿性呼吸性碱中毒

$PaCO_2/HCO_3^-/pH$ 曲线图

$PaCO_2/HCO_3^-/pH$ 关系

章节纲要

一、酸碱失衡

（一）$PaCO_2/HCO_3^-/pH$ 的关系

（二）$PaCO_2/HCO_3^-/pH$ 曲线图的解读

（三）急性 $PaCO_2$ 增高对于 pH 和 HCO_3^- 的影响

（四）急性 $PaCO_2$ 下降对于 pH 和 HCO_3^- 的影响

（五）急性 $PaCO_2$ 的改变时 pH 和 HCO_3^- 结果的快速临床计算法

（六）临床中最常见的六种酸碱失衡

（七）慢性呼吸衰竭基础上合并急性通气改变

（八）阴离子间隙

（九）代谢性碱中毒

二、氧疗对慢性呼吸衰竭伴有低氧血症患者的危害

自我测试与评估

一、酸碱失衡

随着呼吸疾病病理过程的进展，患者的动脉血气值会有不同程度的改变，表2-10列出了标准的动脉血气值，表2-11概述了呼吸和代谢性酸碱失衡。在呼吸疾病患者的系统治疗中，酸碱失衡的基本理论知识及临床观察是评估和治疗呼吸疾病的绝对必要及首要条件。根据本节的基本重点，本章节提出下列要点：

1.$PaCO_2/HCO_3^-/pH$ 的关系—解释动脉血气的重要基础。

表2-10　正常的血气值

血气值*	动脉	静脉
pH	7.35 ~ 7.45	7.30 ~ 7.40
$PaCO_2$	35 ~ 45 mmHg	42 ~ 48 mmHg
HCO_3^-	22 ~ 28 mEq/L	24 ~ 30 mEq/L
PaO_2	80 ~ 100 mm Hg	35 ~ 45 mm Hg

*从技术上来讲，只有氧分压（PaO_2）和二氧化碳分压（$PaCO_2$）的读数代表着真实的血气值。pH代表着血液中的酸碱平衡，HCO_3^-的数值是从pH和$PaCO_2$的数值计算间接测量得来的

表2-11　酸碱失衡的分类

呼吸系统的酸碱失衡

· 急性肺泡过度通气（急性呼吸性碱中毒）

· 急性肺泡过度通气伴部分肾代偿（部分代偿性呼吸性碱中毒）

· 慢性肺泡过度通气伴完全肾代偿（代偿性呼吸性碱中毒）

· 急性呼吸衰竭（急性呼吸性酸中毒）

· 急性呼吸衰竭伴部分肾代偿（部分代偿性呼吸性酸中毒）

· 慢性呼吸衰竭伴完全肾代偿（代偿性呼吸酸中毒）

· 慢性呼吸衰竭合并急性肺泡过度通气

· 慢性呼吸衰竭合并急性呼吸衰竭

代谢性酸碱失衡

· 代谢性酸中毒

· 代谢性酸中毒与部分性呼吸代偿

· 代谢性酸中毒与完全性呼吸代偿

· 代谢性碱中毒

· 代谢性碱中毒与部分性呼吸代偿

· 代谢性碱中毒与完全性呼吸代偿

混合型酸碱失衡

· 混合型代谢和呼吸酸中毒

· 混合型代谢和呼吸碱中毒

2. 临床中最常见的六种酸碱失衡。

3. 代谢性酸碱失衡。

4. 氧疗对慢性呼吸衰竭及低氧血症患者的危害。

（一）PaCO₂/HCO₃⁻/pH的关系

对于充分理解在表1-29列出的酸碱失衡的临床意义，丰富的PaCO₂/HCO₃⁻/pH关系的知识基础是必不可少的。PaCO₂/HCO₃⁻/pH的关系（图2-11）[①]。

（二）PaCO₂/HCO₃⁻/pH曲线图的解读

这条从左到右跨过PaCO₂/HCO₃⁻/pH曲线表

的粗红条代表了标准的PaCO₂血液缓冲线。这条红条用于识别对于在适应二氧化碳分压急性增加或减少时，pH及HCO₃⁻的改变。紫色栏是用于识别在适应代谢性酸中毒及代谢性碱中毒时，pH和HCO₃⁻的改变。在红色和紫色条周围的彩色区域用于识别：①部分和完全肾代偿；②部分和完全的呼吸代偿；③合并代谢和呼吸的酸碱失衡（见图2-11）。

如当pH，PaCO₂和HCO₃⁻全部相交在浅紫色区域时，即显示在PaCO₂/HCO₃⁻/pH曲线图的左上角，此时代表为了适应长期的高PaCO₂，部分肾代偿已经发生。当HCO₃⁻增加到一定值能够将pH移入浅蓝色正常栏时，证实存在完全的

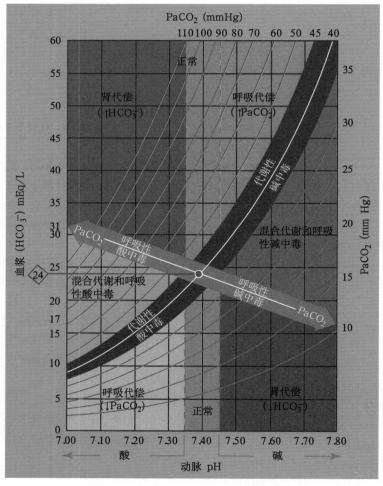

图2-11 PaCO₂/HCO₃⁻/pH关系曲线图
有关说明请参阅文本。（经过作者许可，Terry DesJardins）

---

① PaCO₂/HCO₃⁻/pH曲线图是临床识别酸碱失衡的优秀工具。PaCO₂/HCO₃⁻/pH曲线图卡片可制成口袋大小的便携卡片，用于临床动脉血液气体范围的查阅。

肾代偿。当pH，$PaCO_2$和HCO_3^-全部相交在绿色区域时，即显示在$PaCO_2/HCO_3^-/pH$曲线图的右下角，代表为了适应长期的低$PaCO_2$，部分肾代偿已经发生。当HCO_3^-下降到一定值能够将pH移动到淡蓝色线，则证实完成了肾代偿。

当pH，$PaCO_2$和HCO_3^-全部相交在橘色区域时，即显示在$PaCO_2/HCO_3^-/pH$曲线图左侧紧挨着红色栏的下面，代表混合型呼吸及代谢性酸中毒已经发生。当$PaCO_2/HCO_3^-/pH$全部相互交在蓝色区域时，即显示在$PaCO_2/HCO_3^-/pH$曲线图右侧紧挨着红色栏的上面，代表混合型呼吸及代谢性碱中毒已经发生。

最后，当pH，$PaCO_2$和HCO_3^-相交在黄色区域，即显示$PaCO_2/HCO_3^-/pH$曲线图的左下角，代表为了适应代谢性酸中毒，呼吸代偿已经发生。当pH，$PaCO_2$和HCO_3^-相交在粉色区域，即显示$PaCO_2/HCO_3^-/pH$曲线图的右上角，代表为了适应代谢性碱中毒，呼吸代偿已经发生。

尽管，完全解释如何识别在$PaCO_2/HCO_3^-/pH$曲线表上的每种酸碱失衡（在表2-11中列出的），已经超出这本教科书的范围，但是下列最常遇到的两种$PaCO_2/HCO_3^-/pH$关系的基本理解是很重要的：①急性$PaCO_2$增加及其对pH和HCO_3^-值的影响；②急性$PaCO_2$下降及其对pH和HCO_3^-的影响[①]。

（三）急性$PaCO_2$增高对于pH和HCO_3^-的影响

如前文所述，这条在$PaCO_2/HCO_3^-/pH$曲线图上的红色标准$PaCO_2$血液缓冲线是用于标示在$PaCO_2$急性增加时导致的pH和HCO_3^-值的变化。如，当患者的$PaCO_2$突然增加到60mmHg，pH会立即降至7.28，HCO_3^-水平将增加到26mEq/L。此外，$PaCO_2/HCO_3^-/pH$曲线图上的这些ABG值意味着急性呼吸衰竭（急性呼吸性酸中毒）。这是因为①所有的ABG值（即$PaCO_2$和pH）相交在红色正常$PaCO_2$血液缓冲栏内；②在预计$PaCO_2$急性增加到60 mmHg时，pH和HCO_3^-值能够精确读出（图2-12）。

（四）急性$PaCO_2$下降对于pH和HCO_3^-的影响

另一方面，在$PaCO_2/HCO_3^-/pH$曲线图上的红色正常$PaCO_2$血液缓冲值也可以用来识别在$PaCO_2$急性降低时对应的HCO_3^-和pH。如患者的$PaCO_2$突然降至25mmHg，pH将立即升高到7.55，HCO_3^-水平将降低至21 mEq/L。此外，$PaCO_2/HCO_3^-/pH$曲线图上的这些ABG值意味着急性肺泡过度通气（急性呼吸碱中毒）。这是因为：①所有的ABG值（即，$PaCO_2$和pH）相交在红色正常$PaCO_2$血液缓冲栏内；②在预计$PaCO_2$急性增加到25 mmHg时，pH和HCO_3^-能够精确读出（图2-13）。

（五）急性$PaCO_2$的改变时pH和HCO_3^-结果的快速临床计算法

除了使用$PaCO_2/HCO_3^-/pH$曲线图（图2-11），也可以使用以下简单的计算方式来估算出在应对$PaCO_2$突然增加或减少时pH和HCO_3^-值的改变。

$PaCO_2$的急性增加（例如，急性通气不足）。以正常的ABG值为参考基准（即，pH 7.40、$PaCO_2$ 40 mmHg和HCO_3^- 24 mEq/L），$PaCO_2$每增加10mmHg，pH将减少0.06单位（从7.4起），HCO_3^-值增加约1 mEq/L（从24起）。或通过另一个例子，$PaCO_2$每增加20mmHg，pH将减少0.12单位（从7.4起），HCO_3^-将会上升约2 mEq/L（从24起）。因此，如果患者的$PaCO_2$突然增加到60mmHg，那么pH将预计是7.28，HCO_3^-26 mEq/L。

应当注意的是如果患者的PaO_2严重偏低，乳酸也可能存在并导致混合型代谢和呼吸性酸中毒。在这种情况下，患者的pH和HCO_3^-都将低于预期的$PaCO_2$水平。

$PaCO_2$的急性下降（例如，急性过度通气）。以正常的ABG值作为参考基准（即，pH 7.40、

---

① 完整的$PaCO_2/HCO_3^-/pH$关系在酸碱平衡中作用的综述详见 Des Jardins T: Cardiopulmonary anatomy and physiology: essentials of respiratory care, ed 5, 2008, Delmar/Cengage Learning.

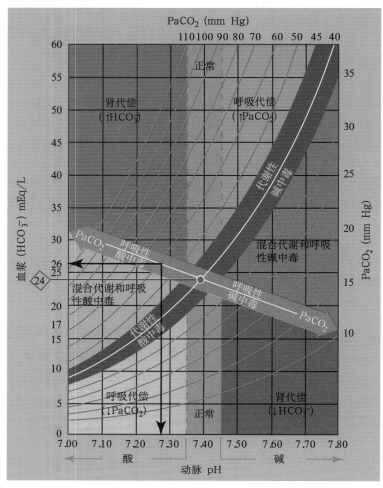

图2-12　当$PaCO_2$、pH和HCO_3值相交在红色的呼吸性酸中毒栏到左侧垂直标有"正常"的淡蓝色栏时，则确认发生急性呼吸衰竭

例如，当$PaCO_2$是60mmHg，同时pH是7.28，HCO_3是26 mEq/L，即可证实是急性呼吸衰竭

$PaCO_2$ 40 mmHg和HCO_3^- 24 mEq/L），$PaCO_2$ 每下降 5 mmHg，pH将增加约 0.06 单位（从 7.4 起），HCO_3^-会减少1 mEq/L。或者通过另一个例子，$PaCO_2$ 每下降10 mmHg，pH会增加0.12 单位（从 7.4 起），HCO_3^-将减少2 mEq/L。因此，如果患者的$PaCO_2$ 突然减少到30 mmHg，那么pH将会在 7.52 左右，HCO_3^-将约为 22 mEq/L。

同样，应当注意的是如果患者的PaO_2非常低时，也可能存在乳酸。在这种情况下，患者的pH和HCO_3^-值都将低于预期的$PaCO_2$水平。

通过计算，表2-12提供了应对急性$PaCO_2$水平增高或减低产生的预期pH和HCO_3^-值变化的一般准则。

表2-12　$PaCO_2$/HCO /pH 关系的一般准则

pH（近似值）	$PaCO_2$（近似值）	HCO_3^- mEq/L（近似值）
7.55	25	21
7.50	30	22
7.45	35	23
7.40	40	24
7.35	50	25
7.30	60	26
7.25	70	27

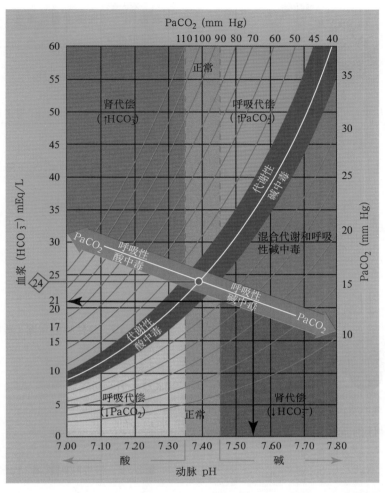

图2-13　当$PaCO_2$、pH和HCO_3^-值相交在红色"呼吸性碱中毒"栏内时，发生急性肺泡过度通气

如当$PaCO_2$是25mmHg，同时pH为7.55，HCO_3^-是21 mEq/L时候，即证实了急性肺泡过度通气

（六）临床中最常见的六种酸碱失衡

这本教材中提出的最常见的与呼吸系统疾病相关的酸碱失衡是：①急性肺泡过度通气（急性呼吸性碱中毒）；②急性呼吸衰竭（急性呼吸性酸中毒）；③慢性呼吸衰竭（代偿性呼吸性酸中毒）；④慢性呼吸衰竭合并急性肺泡过度通气；⑤慢性呼吸衰竭合并急性呼吸衰竭；⑥乳酸性酸中毒（代谢性酸中毒）。

急性肺泡过度通气的最常见原因是低氧血症。在急性肺泡过度通气期间，出现的PaO_2下降通常是由降低的通气-灌注比率（$\dot{V}/\dot{Q}$比）、毛细管分流（或相对分流或分流样效果）及与肺相关疾病的静脉混合发展而来的。随着疾病病理改变的加剧，PaO_2继续下降。最终，PaO_2降低到

足够低（$PaO_2$60 mmHg）去刺激外围化学感受器，从而反过来导致通气率增加（图2-14）。通气的增强反过来导致 $PaCO_2$降低和pH增加（图2-15）。表2-13列出了一些可以有助于增加通气率和减低$PaCO_2$的呼吸系统附加的病理生理机制。

在急性呼吸衰竭的情况下肺部无法提供身体代谢所需的CO_2平衡。换句话说，患者不能通过气体进出肺部以产生满足机体肌肉正常运转所需的CO_2。这种情况导致$PaCO_2$增加和PaO_2减少，随后，动脉血液中$PaCO_2$增加和PaO_2下降。

急性呼吸衰竭与典型的通气模式无关。如患者可能表现为呼吸暂停、严重的呼吸急促或呼吸困难。底线是急性呼吸衰竭可以响应任何不能提

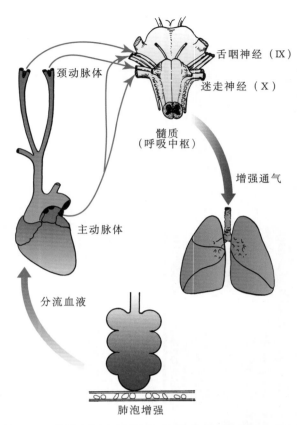

图2-14 静脉血混合刺激外周化学感受器应对肺泡实变的关系

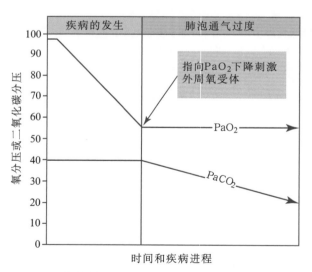

图2-15 在急性肺泡过度通气期间PaO_2和$PaCO_2$的动态改变

供足够的肺泡通气的通气模式。当增加的$PaCO_2$伴随酸血症（pH降低）时，急性呼吸衰竭或呼吸性酸中毒将存在。这是临床上的紧急情况，需要

表2-13　急性肺泡过度通气（急性呼吸性碱中毒）

ABG值改变	举例
pH：升高	7.55
$PaCO_2$：降低	29 mm Hg
HCO_3^-：降低	22 mEq/L
PaO_2：降低	61 mmHg（考虑到肺部的病理改变）

表2-14　导致$PaCO_2$下降的病理生理机制

· 肺顺应性减少
· 中枢化学感受器兴奋
· 萎缩反射激活
· 刺激反射激活
· J感受器兴奋
· 疼痛和焦虑

表2-15　急性呼吸衰竭（急性呼吸性酸中毒）

ABG值改变	举例
pH：降低	7.21
$PaCO_2$：升高	79 mmHg
HCO_3^-：升高（轻度）	28 mEq/L
PaO_2：降低	57 mmHg

表2-16　慢性呼吸衰竭（代偿性呼吸性酸中毒）

ABG值改变	举例
pH：正常	7.38
$PaCO_2$：升高	66 mm Hg
HCO_3^-：升高（明显的）	35 mEq/L
PaO_2：降低	63 mm Hg

机械通气。

慢性呼吸衰竭被定义为$PaCO_2$高于正常水平且pH正常的状态。尽管慢性呼吸衰竭是在严重慢性阻塞性肺疾病患者中最常见到的，但同时也出现在许多不同的慢性限制性肺疾病中（如严重结核病，脊柱后凸侧弯）。表2-17列出了在疾病晚期常见的与慢性呼吸衰竭相关的呼吸疾病。

产生慢性呼吸衰竭相关的动脉血气的基本病理生理机制是：随着呼吸疾病的逐渐恶化，呼吸功逐渐增加到氧气的消耗大于吸入的临界点。尽管确切的机制不清楚，但患者慢慢地发展成用最小耗氧呼吸模式来维持能量。本质上，患者所选

表2-17 疾病晚期与慢性呼吸衰竭相关的呼吸性疾病

慢性阻塞性肺疾病（最常见）
· 慢性支气管炎
· 肺气肿
· 支气管扩张
· 囊性纤维化

限制性呼吸疾病
· 肺结核
· 真菌病
· 脊柱后凸侧弯
· 慢性间质性肺疾病
· 支气管发育不良

择的呼吸模式是工作效率而不是通气效率[1]。因此，患者的肺泡通气慢慢地减少，这反而使得使PaO_2降低、$PaCO_2$进一步增加（图2-16）。因为$PaCO_2$增加，pH下降。

当个体长时间通气不足时，肾会通过保留血液中的HCO_3^-来纠正降低的pH。当计算出的HCO_3^-和pH高于预期既定水平的PCO_2时，代表肾对慢性通气不足的代偿出现。例如，以$PaCO_2/$

HCO_3^-/pH的绝对关系为例，当$PaCO_2$水平70 mmHg时，参考正常血液缓冲基线的话，HCO_3^-水平27 mEq/L，pH应该为7.22（图2-12）。

如果HCO_3^-和pH水平大于这些值（即pH和HCO_3^-读数和$PaCO_2$等位线相交[2]在列线图左上角中的正常血液缓冲线上），肾保留HCO_3^-的作用已经开始生效（部分肾代偿）。当HCO_3^-增加到足以使pH回到正常时，完全肾代偿已经发生（慢性呼吸衰竭）。

因此，应该理解以下内容：肺部在维持$PaCO_2$，HCO_3^-和pH的水平上时时刻刻发挥着重要作用。肾在长期过度通气或低通气时，对维持HCO_3^-和pH的水平发挥着重要作用。

（七）慢性呼吸衰竭基础上合并急性通气改变

因为急性通气变化（即过度通气或低通气）是慢性呼吸衰竭患者（代偿性呼吸性酸中毒）最常出现的，所以呼吸疾病的护理人员必须熟悉并警惕：①慢性呼吸衰竭合并急性肺泡过度通气

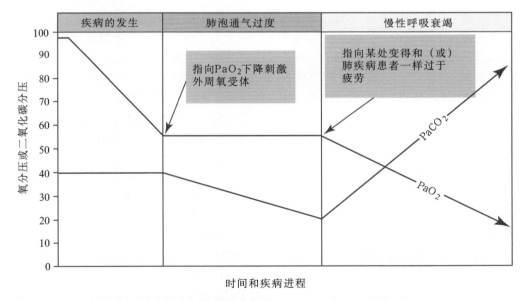

图2-16 在急性或慢性呼吸衰竭期间，PaO_2和$PaCO_2$的变化动态

---

① 在通气模式中气道阻力和其作用的讨论。

② 在$PaCO_2/HCO_3^-/pH$曲线图上的等位线说明了血液中pH的变化是由于①代谢变化（即，HCO_3^-的变化）或②合并代谢和呼吸（CO_2）改变。

（表2-18）；②慢性呼吸衰竭合并急性呼吸衰竭的出现（表2-19）。

表2-18　慢性呼吸衰竭合并急性肺泡过度通气（急性过度通气合并代偿性呼吸酸中毒）

ABG值改变	举例
pH：升高	7.53
$PaCO_2$：升高	51 mmHg
HCO_3^-：升高	37 mEq/L
$PaCO_2$：降低	46 mmHg

像其他任何人一样（健康或不健康），慢性呼吸衰竭的患者也会得急性分流导致的疾病（如肺炎）。部分患者具有肺泡通气机械储备明显增加他们的肺泡通气量，以试图维持PaO_2的基线水平。然而，对于患者$PaCO_2$基线水平，增加的肺泡通气通常是过度的。

当过度的肺泡通气发生时，患者的$PaCO_2$迅速减少。这一作用导致患者的$PaCO_2$从正常的高基线水平下降。随着$PaCO_2$降低，动脉pH的增加。随着这种情况的加剧，患者的ABG基线值可以快速从慢性呼吸衰竭改变为慢性呼吸衰竭合并急性肺泡过度通气（表2-20）。

如果临床医师不知道慢性呼吸衰竭合并急性肺泡过度通气患者过去的病史，他或她可能最初会把ABG值解读为部分代偿性代谢性碱中毒和严重低氧血症（表2-11）。然而，临床上明显的低氧血症推翻了这种解释。低氧一般不会出现在单纯性代谢性碱中毒患者中。因此，每当ABG值似乎表现出是部分代偿性代谢性碱中毒，但同时伴随着明显的低氧血症时，呼吸保健医师应警惕急性肺泡过度通气叠加在慢性呼吸衰竭上的可能性。

表2-19　慢性呼吸衰竭合并急性呼吸衰竭（急性低通气合并代偿性呼吸酸中毒）

ABG值改变	举例
pH降低	7.21
$PaCO_2$升高	110 mmHg
HCO_3^-升高	43 mEq/L
PaO_2降低	34 mmHg

慢性呼吸衰竭的患者通常没有肺泡机械储备去应付呼吸疾病的低氧血症。当这样的患者试图通过增加肺泡通气量来维持其PaO_2基线时，相对于获得的氧气却消耗了更多。当发生这种情况时，患者开始减少呼吸。这一行动导致$PaCO_2$增加并最终超越患者正常$PaCO_2$基线的高水平。这一行动也导致患者动脉pH水平下降，或变成酸性。总之，患者ABG的基线值由慢性呼吸衰竭向慢性呼吸衰竭合并急性呼吸衰竭转变（表2-20）。

表2-20　列举慢性呼吸衰竭的急性改变

慢性呼吸衰竭上的急性呼吸衰竭	慢性呼吸衰竭（基线值）	慢性呼吸衰竭上的急性肺泡过度通气
7.21 ◄------	pH：7.39	------► 7.53
110 ◄------	$PaCO_2$：76	------► 51
43 ◄------	HCO_3^-：41	------► 37
34 ◄------	PaO_2：61	------► 46

因为急性低氧血症通常与本书中提到的所有呼吸系统疾病有关，急性代谢性酸中毒（由乳酸引起）往往能进一步影响患者的血气分析现状（表2-21）。这是因为氧不足以满足组织代谢，因此改变生化反应，使不需要氧气的备用生化反应被激活。这称为无氧代谢（无氧利用）。乳酸是这一进程的最终产物。当酸性离子进入血液时，pH降低。因此，每当急性低氧血症出现时，则应怀疑乳酸可能存在。如，由于PaO_2突然下降造成急性肺泡过度通气，患者的pH可能会低于预期特定减少的$PaCO_2$水平。

表2-21　乳酸性中毒（代谢性酸中毒）

ABG值改变	举例
pH：降低	7.21
$PaCO_2$：正常或降低	35 mmHg
HCO：降低	19 mEq/L
PaO_2：降低	34 mmHg

在表2-11所示，代谢性酸碱失衡分为以下两类：代谢性酸中毒和代谢性碱中毒。代谢性酸碱失衡的概述将在下面一节中提出。

1.代谢性酸碱失衡

2.代谢性酸中毒 其他酸的存在与$PaCO_2$水平的增加或是肾脏代偿的关系可以通过使用（图2-11）的$PaCO_2$/HCO_3^-/pH曲线图来识别。当依据$PaCO_2$/HCO_3^-/pH绝对关系计算出的HCO_3^-读数及pH水平均低于特定$PaCO_2$的预期水平时，那么证实存在其他的酸。如，根据正常血液缓冲线，当HCO_3^-读数为15 mEq/L，pH为7.20均低于当患者$PaCO_2$为40mmHg时所预期的值，这种情况被称为代谢性酸中毒（表2-22）。

表2-22 代谢性酸中毒

ABG值改变	举例
pH：降低	7.26
$PaCO_2$：正常	37 mmHg
HCO_3^-：降低	18 mEq/L
PaO_2：正常（或乳酸性酸中毒出现时下降）	94 mm Hg（或乳酸性酸中毒时 52 mmHg）

（八）阴离子间隙

阴离子间隙用于评估引起患者代谢性酸中毒的是①积累的固定酸（乳酸、酮酸或水杨酸中毒）；②HCO_3^-过度流失引起的。

电中性法则规定，体液中带正电荷的等离子体（阳离子）总数和带负电荷的等离子体（阴离子）总数必须是相等的。若要计算阴离子间隙，最常用测量的阳离子是钠（Na^+）离子，最常被测量的阴离子是氯（Cl^-）离子和碳酸氢根（HCO_3^-）离子。这些阳离子和阴离子的正常血浆浓度如下所示：

$$Na^+: 140 \text{ mEq/L}$$
$$Cl^-: 105 \text{ mEq/L}$$
$$HCO_3^-: 24 \text{ mEq/L}$$

阴离子间隙即指计算出Na^+与HCO_3^-、Cl^-总和的差：

$$阴离子间隙 = Na^+ - (Cl^- + HCO_3^-)$$
$$= 140 - (105 + 24)$$
$$= 140 - 129$$
$$= 11 mEq/L$$

阴离子间隙的正常范围是9 ~ 14 mEq/L。当阴离子间隙>14 mEq/L时，发生代谢性酸中毒。阴离子间隙的增大通常是由血液中的固定酸类（如乳酸、酮酸或水杨酸中毒）积累引起的。固定酸类产生的H^+与血浆内的HCO_3^-发生化学反应而被缓冲。这会导致①HCO_3^-水平下降；②阴离子间隙的增大。

临床上，当患者同时出现代谢性酸中毒和阴离子间隙增大，必须确定固定酸类的来源并为患者对症治疗。如，由乳酸引起的代谢性酸中毒需要用氧疗来扭转乳酸积累。酮症酸中毒需要胰岛素来扭转酮酸的积累。

有意思的是需要注意由HCO_3^-的过度流失而引起的代谢性酸中毒（如，肾疾病或严重腹泻）不会引起阴离子间隙的增加。这是因为随着HCO_3^-水平下降，Cl^-离子水平通常会上升以维持电中性。简而言之，每一个流失的HCO_3^-离子，都会有一个Cl^-替代它的位置（即电中性则）法。这种规律的运作维持了正常的阴离子间隙。通常由HCO_3^-减少所引起的代谢性酸中毒被称为高氯型酸中毒。

因此，当伴有阴离子间隙增加的代谢性酸中毒发生时，酸中毒最可能的原因就是固定酸类（如乳酸、酮酸或水杨酸中毒）。当代谢性酸中毒发生且阴离子间隙正常时，那么酸中毒最可能的原因则是HCO_3^-的过度消耗（例如，肾衰竭或严重腹泻所引起的）。

（九）代谢性碱中毒

其他碱的存在与$PaCO_2$水平的降低或是肾脏代偿的关系可以通过使用图2-11所示的$PaCO_2$/HCO_3^-/pH曲线图来识别。当依据$PaCO_2$/HCO_3^-/pH绝对关系计算出的HCO_3^-读数及pH水平均高于特定$PaCO_2$的预期水平时，那么证实存在代谢性碱中毒。如，根据正常血液缓冲线，当HCO_3^-读数为35 mEq/L，pH为7.54均低于当患者$PaCO_2$为40mmHg时所预期的值（图2-11），这种情况被称为代谢性碱中毒（表2-23）。

表2-23 代谢性碱中毒

ABG值改变	举例
pH：升高	7.56
$PaCO_2$：正常	44 mmHg
HCO_3^-：升高	27 mEq/L
PaO_2：正常	94 mmHg

临床上，代谢性碱中毒比代谢性酸中毒更常见。表2-24提供代谢异常的常见原因。

表2-24　引起酸碱失衡的常见原因

代谢性酸中毒
· 乳酸性酸中毒（最常见）
· 酮症酸中毒（最常见于糖尿病中）
· 水杨酸中毒（阿司匹林过量）
· 肾衰竭
· 慢性腹泻

代谢性碱中毒
· 低钾血症
· 低氯血症
· 洗胃
· 呕吐
· 皮质类固醇类过量
· 碳酸氢钠过量
· 利尿治疗
· 血容量不足

二、氧疗对慢性呼吸衰竭伴有低氧血症患者的危害

在一些慢性呼吸衰竭和低氧血症的患者中，中等浓度至高浓度的氧可抑制其通气，进而导致患者动脉二氧化碳（$PaCO_2$）的增加以及pH的下降。这意味着对于慢性高碳酸血症患者过多的氧气会在已有的慢性疾病上导致急性呼吸衰竭。换句话说，当吸入高浓度氧时，长期高CO_2水平的患者可在已有高CO_2浓度基础上发生急性氧诱发的高碳酸血症。在严重的情况下，CO_2的突然增加和酸血症可抑制患者的中枢神经系统，引起嗜睡，并最终导致昏迷。在临床上，氧致通气不足最常见于患有高碳酸血症患者在放松时和未受刺激。氧致通气不足的患者常常表现为困倦、嗜睡、难以唤醒，并且具有慢而浅的呼吸。

尽管此现象的确切机制不明，但一个著名的理论提出，给予高浓度氧可抑制患者的所谓"对呼吸的低氧驱动"。根据此理论，当二氧化碳处于长期高浓度时，位于髓质中的中枢化学感受器（CO_2感受器）的灵敏度变迟钝或者不敏感。因此，以即时方式对呼吸的初级刺激落在位于颈总动脉和升主动脉的分叉附近的外周化学感受器（O_2感受器）上。据推测，过量的氧会抑制氧外周化学感受器，继而抑制患者的通气驱动。当发生此现象时，$PaCO_2$增加并且pH下降。

其他有研究者提出，过量的氧会以某种方式导致患者的$\dot{V}/\dot{Q}$关系恶化，从而导致$PaCO_2$的急性升高和pH的下降。然而，大多数研究人员则认为，氧导致高碳酸血症现象最有可能是由于两种机制的组合所导致：氧致外周化学感受器抑制和氧致$\dot{V}/\dot{Q}$的再分布。无论氧导致高碳酸血症的确切原因如何，当向慢性高碳酸血症患者提供氧疗时，呼吸治疗师必须始终谨慎地操作。在临床上，慢性高碳酸血症患者（如阻塞性肺疾病）是使用精确控制的低浓度氧进行氧疗的典型。在这类患者中，无论患者的呼吸模式如何，均应使用可以提供固定FIO_2的氧疗装置。

[自我测试与评估]

在Evolve可以找到问题的答案。要访问其他学者评估问题和病例分析，为现实案例寻找文本资料可以访问http://evolve.elsevier.com/DesJardins/respiratory

1.在急性肺泡过度通气过程中，将会发生以下哪种情况？
（1）HCO_3^-下降
（2）$PaCO_2$增加
（3）HCO_3^-增加
（4）$PaCO_2$下降
a.（2）
b.（3）

c.（1）和（4）

d.（2）、（3）和（4）

2.当发生乳酸性中毒时，将会发生下列哪种情况？

（1）pH可能将会低于预期的$PaCO_2$值

（2）HCO_3^-可能将会高于预期的$PaCO_2$值

（3）pH可能将会高于预期的$PaCO_2$值

（4）HCO_3^-可能将会低于预期的$PaCO_2$值

a.（2）

b.（3）

c.（2）和（3）

d.（1）和（4）

3.关于下列ABG值的临床解释是什么（除了低氧血症）？

（1）pH：7.17

（2）$PaCO_2$：77 mmHg

（3）HCO_3^-：28 mEq/L

（4）PaO_2：54 mmHg

a.慢性呼吸衰竭合并急性肺泡过度通气

b.急性呼吸衰竭

c.急性肺泡过度通气

d.慢性呼吸衰竭合并急性呼吸衰竭

4.一名75岁男性，伴有肺气肿和慢性支气管炎病史，因急性呼吸窘迫就诊，呼吸频率为34/min且呼吸费力，心率为115/min，血压为170/120mmHg，那么关于下列的ABG值的临床解释（除了低氧血症）是什么？

（1）pH：7.51

（2）$PaCO_2$：68 mmHg

（3）HCO_3^-：52 mEq/L

（4）PaO_2：49 mmHg

a.慢性呼吸衰竭合并急性肺泡过度通气

b.急性呼吸衰竭

c.急性肺泡过度通气

d.慢性呼吸衰竭合并急性呼吸衰竭

5.下列哪组数据符合代谢性酸中毒？

a.pH 7.23；$PaCO_2$ 63；HCO_3^- 26；PaO_2 52

b.pH 7.16；$PaCO_2$ 38；HCO_3^- 14；PaO_2 86

c.pH 7.56；$PaCO_2$ 27；HCO_3^- 23；PaO_2 101

d.pH 7.64；$PaCO_2$ 49；HCO_3^- 47；PaO_2 91

6.下列哪种情况可以引起代谢性酸中毒？

（1）低钾血症

（2）肾衰竭

（3）碳酸氢钠服用过度

（4）低氯血症

a.（1）

b.（2）

c.（1）和（4）

d.（2）和（3）

7.通过使用$PaCO_2$/HCO_3^-/pH 关系的常规经验法则，如果一位患者的pH为 7.40，$PaCO_2$为40 mmHg，HCO_3^-为24 mEq/L，如果其$PaCO_2$突然增加到90mmHg时，那么pH下降接近下面哪个水平？

a.7.15

b.7.10

c.7.05

d.7.00

8.下列哪组数据符合代谢性碱中毒？

a.pH 7.23；$PaCO_2$ 63；HCO_3^- 26；PaO_2 52

b.pH 7.16；$PaCO_2$ 38；HCO_3^- 14；PaO_2 86

c.pH 7.56；$PaCO_2$ 27；HCO_3^- 23；PaO_2 101

d.pH 7.64；$PaCO_2$ 44；HCO_3^- 47；PaO_2 91

9.乳酸性酸中毒可以从下列哪种情况发展而来？

（1）组织氧合不足

（2）肾衰竭

（3）胰岛素水平不足

（4）无氧代谢

（5）葡萄糖水平不足

a.（1）

b.（2）

c.（1）和（4）

d.（3）和（5）

10.代谢性碱中毒可以从下列哪种发展而来？

（1）高氯血症

（2）低钾血症

（3）低氯血症

（4）高钾血症

a.（4）

b.（1）和（3）

c.（1）和（4）

d.（2）和（3）

11.在发生肺泡通气不足时，血液中：

（1）HCO_3^-增加

（2）pH降低

（3）$PaCO_2$增加

（4）HCO_3^-降低

a.（2）

b.（4）

c.（2）和（3）

d.（1）、（2）和（3）

12.在急性肺泡过度通气中，血液中：

（1）$PaCO_2$增加

（2）HCO_3^-增加

（3）HCO_3^-降低

（4）pH增加

a.（2）

b.（4）

c.（1）和（3）

d.（3）和（4）

13.在慢性通气不足中，当以下哪种情况肾补偿最可能发生：

（1）HCO_3^-高于既定$PaCO_2$的预期值

（2）pH低于既定$PaCO_2$的预期值

（3）HCO_3^-低于既定$PaCO_2$的预期值

（4）pH高于既定$PaCO_2$的预期值

a.（1）

b.（2）

c.（1）和（4）

d.（3）和（4）

14.下列哪种情况表明发生急性肺泡过度通气？

a.pH 7.56；$PaCO_2$ 51；HCO_3^- 43

b.pH 7.45；$PaCO_2$ 37；HCO_3^- 37

c.pH 7.53；$PaCO_2$ 46；HCO_3^- 29

d.pH 7.54；$PaCO_2$ 21；HCO_3^- 22

15.下列哪种情况表明发生代偿性代谢性碱中毒？

a.pH 7.55；$PaCO_2$ 21；HCO_3^- 17

b.pH 7.52；$PaCO_2$ 45；HCO_3^- 29

c.pH 7.45；$PaCO_2$ 26；HCO_3^- 19

d.pH 7.45；$PaCO_2$ 61；HCO_3^- 41

第三节　氧合评估

学习目标

阅读本节后你需要掌握以下内容：

1. 写出以下常见的氧运输的计算公式：

（1）溶解在血浆中的氧。

（2）结合血红蛋白的氧。

（3）总氧含量。

（4）动脉血的氧含量（CaO_2）。

（5）静脉血的氧含量（$C\overline{v}O_2$）。

（6）肺毛细血管血液的氧含量（CcO_2）。

2. 计算下列基于氧分压的指数：

（1）肺泡 − 动脉氧分压差（$P[A-a]O_2$）。

（2）理想的肺泡气体方程（PAO_2）。

3. 计算下列血氧饱和度和基于其内容的指标：

（1）总氧输送（DO_2）。

（2）动静脉血氧含量差（$C[a-\overline{v}]O_2$）。

（3）耗氧量（$\dot{V}O_2$）。

（4）氧提取率（O_2ER）。

（5）混合静脉氧饱和度（$S\overline{v}O_2$）。

（6）肺分流（$\dot{Q}_S/\dot{Q}_T$）。

4. 描述肺分流术的临床意义。

5. 列出增加和减少上述氧气运输计算中的因素。

6. 讨论具体呼吸道疾病如何改变氧气运输。

7. 区分低氧血症和缺氧。

8. 区分轻度，中度和重度低氧血症分类的差异。

9. 描述以下的缺氧类型：

（1）低氧性缺氧。

（2）贫血性缺氧。

（3）循环性缺氧。

（4）组织中毒性缺氧。

10. 列出每种缺氧类型的常见原因。

11. 描述以下与慢性缺氧相关的病理生理条件：

（1）肺源性心脏病。

（2）红细胞增多症。

（3）缺氧性肺血管收缩。

12. 定义关键词并完成本章末的自我评估与测试。

关键词

肺泡-动脉氧分压差（$P[A-a]O_2$）

贫血性缺氧

动静脉血氧含量差（$C[a-\overline{v}]O_2$）

循环性缺氧

肺源性心脏病

组织中毒性缺氧

低氧血症

缺氧

低氧性缺氧

缺氧性肺血管收缩

理想的肺泡气体方程（PAO_2）

乳酸

轻度低氧血症

混合静脉氧合饱和度（$S\overline{v}O_2$）

中度低氧血症

耗氧量（$\dot{V}O_2$）

动脉血的氧含量（CaO_2）

肺毛细血管血液的氧含量（CcO_2）

静脉血的氧含量的（$C\overline{v}O_2$）

氧提取率（O_2ER）

真性红细胞增多症

肺内分流（$\dot{Q}_S/\dot{Q}_T$）

严重的低氧血症

总氧输送（DO_2）

章节纲要

一、氧运输综述

二、溶解在血浆中的氧

三、与血红蛋白结合的氧

四、总氧含量

病例分析
五、氧合指数
（一）基于氧分压的指数
（二）血氧饱和度和基于其内容的指数

六、低氧血症和缺氧
与慢性缺氧相关的病理生理情况
自我测试与评估

一、氧运输综述

在肺部和组织细胞之间的氧的运输是血液和心脏的一个功能。氧在血液中以两种方式被运输：①血浆中溶解的氧；②结合在血红蛋白（Hb）上的氧。大多数输送到组织细胞的氧是与血红蛋白结合的。

二、溶解在血浆中的氧

少量从肺泡扩散到肺毛细血管血液的氧气仍然以溶解的形式保持。术语溶解的意思是气体分子（在这种情况下指氧气）保持其确切的分子结构，并且以其正常的气体形式在血浆中自由移动。临床上，测量溶解的氧以评估患者的血氧分压（PO_2）。

在正常体温下，每1mmHg的PO_2为0.003 ml的氧气溶解在每100 ml血液中。因此，当正常个体的动脉氧分压（PaO_2）为100mmHg，0.3 ml的氧气（0.003×100mmHg=0.3 ml）以溶解的形式存在于每100ml血浆中。临床上写为0.3体积百分率（vol%），或0.3 体积%氧。相对于总氧运输，只有少量的氧是以溶解氧的形式被运输到组织细胞的。

三、与血红蛋白结合的氧

在健康的个体中，超过98％的氧是以化学方法结合到血红蛋白（Hb）的形式扩散到肺毛细血管血液的。男性正常的血红蛋白值是14 ~ 16 g/100ml的血液。临床上，在100ml血液中血红蛋

白的测量重量被称为血红蛋白的克数（g% Hb）。女性的正常血红蛋白值为12 ~ 15g% 。婴幼儿的正常血红蛋白值是14 ~ 20g% 。

每克Hb（1g% HB）能携带约1.34 ml的氧气。因此，如果血红蛋白水平是12g%并且血红蛋白与氧是完全饱和的（即携带物理上可能的所有氧气），15.72 体积%的氧是与血红蛋白结合：

$$O_2 \text{ bound to Hb} = 1.34 \text{ ml } O_2 \times 12 \text{ g\% Hb}$$
$$= 15.72 \text{ vol\% } O_2 (15.72 \text{ ml of oxygen}/100 \text{ ml of blood})$$

然而由于正常的生理分流（如，Thebesian静脉引流和支气管静脉引流），实际上正常的血红蛋白饱和度仅约97 % 。因此，计算得出的动脉血氧总量必须调整为97 % ，如下所示：

$$15.72 \text{ (vol\% } O_2) \times 0.97 = 15.24 \text{ vol\% } O_2$$

四、总氧含量

计算每100 ml血液中总的氧气量，必须将溶解的氧和与血红蛋白结合的氧加在一起。下面的病例总结确定一个人的总氧含量所需的算法。

病例分析

一位44岁患有多年哮喘病史的女性到达急诊室，她存在严重呼吸窘迫。她的生命体征如下：呼吸频率36/min，心率达130/min，血压160/95 mmHg。血红蛋白浓度为10g%，PaO_2为55mmHg（血氧饱和度85%）。在这些数据的基础上确定患者的总氧含量，如下所示：

1. 溶解氧

$$\frac{55\ PaO_2 \times 0.003\,(溶解氧因子)}{0.165\,(vol\%\ O_2)}$$

2. 与血红蛋白结合氧

$$\frac{10\ g\%\ Hb \times 1.34\,(与血红蛋白结合氧因子)}{13.4\ vol\%\ O_2\,(在100\%SaO_2的情况下)}$$

$$\frac{13.4\ vol\%\ O_2 \times 0.85\ SaO_2}{11.39\ vol\%\ O_2\,(在85\%SaO_2的情况下)}$$

3. 总氧含量

$$\frac{11.39\ vol\%\ O_2\,(与血红蛋白结合的)+0.165\ vol\%\ O_2\,(溶解氧)}{11.555\ vol\%\ O_2\,(氧气总量/100ml血液)}$$

总氧含量可以由患者的动脉血（CaO_2）、静脉血（$C\overline{V}O_2$）和肺毛细血管血也被称为毛细血管血中的氧含量（CcO_2）计算出。这些计算如下：

CaO_2：动脉血含氧量
（$Hb \times 1.34 \times SaO_2$）+（$PaO_2 \times 0.003$）

$C\overline{V}O_2$：混合静脉血液的氧含量
（$Hb \times 1.34 \times S\overline{V}O_2$）+（$P\overline{V}O_2 \times 0.003$）

CcO_2：肺毛细血管血液中的氧含量
（$Hb \times 1.34$[①]）+（PaO_2[②] $\times 0.003$）

在本章的后面会提到 CaO_2，$C\overline{V}O_2$，CcO_2 不同的数学运算，它们被用于一些不同的氧运输研究，并提供了良好的有关患者通气和心脏状态的临床信息。

五、氧合指数

许多氧运输的测量方法可用来评估危重患者的氧合状态。这些研究结果可以提供重要的信息来调整治疗措施。氧的运输研究可分为①基于氧分压的指数；②氧饱和度和基于其内容的指数[③]。

（一）基于氧分压的指数

1. 动脉血氧分压（PaO_2）　经时间证明，动脉血氧分压是反映患者氧合状况的良好指标。一般来说，在吸入低氧浓度下适当的 PaO_2 几乎总是表明良好的组织氧合。然而，动脉血氧分压在很多临床情况下可具误导性。例如，当患者①具有低血红蛋白浓度；②心排血量降低；③具有外周分流；④暴露在一氧化碳或氰化物的情况下氧分压可提供一个"错误的正常"氧合值。

2. 肺泡-动脉氧分压差（P［A-a］O_2）　肺泡－动脉氧分压差（P［A-a］O_2）是肺泡和动脉血的氧分压差。P［A-a］O_2 也被称为肺泡－动脉氧分压梯度。临床上，获得P［A-a］O_2所需的信息为①从理想的肺泡气体方程（PAO_2）计算得出的患者的肺泡氧分压（PAO_2）；②从患者动脉血气分析中得到的 PaO_2 和 $PaCO_2$。

理想的肺泡气体方程写成如下形式：

$$PAO_2 = FIO_2(P_B - PH_2O) - PaCO_2\,(1.25)$$

其中，P_B 是气压，PAO_2 为肺泡内的氧分压，PH_2O 是在肺泡的水蒸气分压（47mmHg），FIO_2 是吸入氧分浓度，PCO_2 是动脉二氧化碳分压，系数1.25是校正换气比值或呼吸商（RQ）的变化导致氧分压改变的一个系数。RQ是二氧化碳的产生量（$\dot{V}CO_2$）除以氧耗量（$\dot{V}O_2$）的比例。正常情况下，250 ml/min 的氧气被组织细胞消耗，并有200 ml的二氧化碳排泄到肺部。因此，RQ一般是0.8左右。

因此，如果患者在大气压力为750 mmHg时接收的 FIO_2 为0.30，并且如果患者的 $PaCO_2$ 是70 mmHg，PaO_2 为60 mmHg，P（A-a）O_2 可以被计算如下所示：

$$\begin{aligned}
PAO_2 &= FIO_2(P_B - PH_2O) - PaCO_2\,(1.25)\\
&= 0.30(750 - 47) - 70(1.25)\\
&= (703)0.30 - 87.5\\
&= (210.9) - 87.5\\
&= 123.4\ mm\ Hg
\end{aligned}$$

使用从动脉血气分析中获得的 PaO_2, P（A-a）

---

① 假设血红蛋白与肺毛细血管血液中的氧饱和度为100 %。

② 理想肺泡气体方程，附录H。

③ 见附录X心肺简表用于监测危重患者的氧气运输状态的一个代表性的例子。

O_2现在可以很容易的计算如下：

$$
\begin{array}{r}
123.4\ \text{mm Hg}\ (P_{AO_2}) \\
-\ 60.0\ \text{mm Hg}\ (P_{aO_2}) \\
\hline
=\ 63.4\ \text{mm Hg}\ [P_{(A-a)O_2}]
\end{array}
$$

正常的$P(A-a)O_2$在海平面范围内为7～15 mmHg，并且应该不超过30 mmHg。$P(A-a)O_2$可因以下因素增加①氧弥散疾病（如慢性间质性肺疾病）；②通气血流比例减少的疾病（如慢性阻塞性肺疾病、肺不张、实变）；③从右到左心内分流（例如一个显著的室间隔）；④年龄。

虽然$P(A-a)O_2$可能对吸入低的FIO_2的患者是有用的，但在吸入高的FIO_2患者中失去了其灵敏度。$P(A-a)O_2$在高氧气浓度时增加。正因为如此，在$P(A-a)O_2$值对吸入高浓度氧的危重患者意义很低。

（二）血氧饱和度和基于其内容的指数

血氧饱和度和基于其内容的指标可以作为一个人的心脏和肺通气状况的良好指标。这些氧合研究基于患者动脉血中氧含量（CaO_2）、混合静脉血中氧含量（$C\overline{V}O_2$）和肺毛细血管血中氧含量（CcO_2）的总和。正如在本章前面讲解的，CaO_2、$C\overline{V}O_2$和CcO_2使用下列公式计算：

$$CaO_2 = (Hb \times 1.34 \times SaO_2) + (PaO_2 \times 0.003)$$
$$C\overline{v}O_2 = (Hb \times 1.34 \times S\overline{v}O_2) + (P\overline{v}O_2 \times 0.003)$$
$$CcO_2 = (Hb \times 1.34) + (P_{AO_2} \times 0.003)$$

临床上，最常见的氧饱和度和基于其内容的指数包括①总氧输送（DO_2）；②动静脉血氧含量差；③耗氧量；④氧提取率（O_2ER）；⑤混合静脉血氧饱和度；⑥肺内分流（$\dot{Q}_s/\dot{Q}_T$）。

1.总氧输送　总氧输送（DO_2）是传递到外周组织细胞的氧含量。DO_2的计算公式如下：

$$DO_2 = \dot{Q}_T \times (CaO_2 \times 10)$$

其中$\dot{Q}_T$为总心排血量（L/min），CaO_2是动脉血氧含量（每100ml血液中氧的毫升数），系数10用来转换CaO_2至每升血液中氧的毫升数。

因此，如果患者的心排血量为4L/min，CaO_2为15体积%，则每分钟的DO_2为600ml：

$$
\begin{aligned}
DO_2 &= \dot{Q}_T \times (CaO_2 \times 10) \\
&= 4\ \text{L/min} \times (15\ \text{vol\%} \times 10) \\
&= 600\ \text{ml}\ O_2/\text{min}
\end{aligned}
$$

通常情况下，DO_2大约为1000ml氧气每分钟（mlO_2/min）。临床上，当血氧饱和度、血红蛋白浓度或心排血量下降时，患者的DO_2降低。血氧饱和度、血红蛋白浓度或心排血量的增加引起DO_2增加。

2.动静脉血氧含量差　动静脉血氧含量差（$C[a-\overline{v}]O_2$）是CaO_2和$C\overline{V}O_2$之差（$CaO_2-C\overline{V}O_2$）。因此，如果患者的CaO_2为15体积%，$C\overline{V}O_2$为8体积%，则$C(a-\overline{v})O_2$是7体积%：

$$
\begin{aligned}
C(a-\overline{v})O_2 &= CaO_2 - C\overline{v}O_2 \\
&= 15\ \text{vol\%} - 8\ \text{vol\%} \\
&= 7\ \text{vol\%}
\end{aligned}
$$

一般情况下，$C(a-\overline{v})O_2$约5体积%。因为氧气在混合静脉血（$C\overline{V}O_2$）中发生变化往往早于动脉血，因而在评估患者心肺状态时$C(a-\overline{v})O_2$是有用的。临床上，患者的$C(a-\overline{v})O_2$增加可由心排血量下降、运动、抽搐和高热等因素引起。$C(a-\overline{v})O_2$下降可由心排血量增加、骨骼肌松弛（如由药物引起）、外周性分流（如败血症）、某些有毒物质（如氰化物）和低体温引起。

3.耗氧量　耗氧量（$\dot{V}O_2$）也被称为氧摄取量，是外周组织细胞1min所消耗的氧含量。$\dot{V}O_2$的计算方法如下：

$$\dot{V}O_2 = \dot{Q}_T [C(a-\overline{v})O_2 \times 10]$$

其中$\dot{Q}_T$是总的心排血量（L/min），$C(a-\overline{v})O_2$是动静脉氧含量差，系数10用来转换$C(a-\overline{v})O_2$至每升血液中氧的毫升数（O_2/L）。

因此，如果患者的心排血量为4L/min，$C(a-\overline{v})O_2$为6体积%，则由组织细胞在1min内消耗氧的总量将会是240ml：

$$
\begin{aligned}
\dot{V}O_2 &= \dot{Q}_T [C(a-\overline{v})O_2 \times 10] \\
&= 4\ \text{L/min} \times 6\ \text{vol\%} \times 10 \\
&= 240\ \text{ml}\ O_2/\text{min}
\end{aligned}
$$

通常情况下，$\dot{V}O_2$约为250ml氧气每分钟（mlO_2/min）。临床上，癫痫发作、运动、高温、体型大都可引起$\dot{V}O_2$增加。骨骼肌松弛（如由药物引起）、外周性分流（如败血症）、某些有毒物质（如氰化物）和低温可引起 $\dot{V}O_2$ 减少，是一个体重的函数（即 ml/kg 或 ml/lb）。

4.氧提取率　氧提取率（O_2ER）也被称为氧系数比或氧利用率，是组织细胞输送的氧气总量除以所消耗的氧量。O_2ER 可由 C（$a-\bar{v}$）O_2 除以 CaO_2 得出。因此，如果患者 CaO_2 为 15 体积%，$C\bar{V}O_2$ 为 10 体积%，则 O_2ER 为 33%：

$$O_2ER = \frac{CaO_2 - C\bar{v}O_2}{CaO_2}$$
$$= \frac{15\ vol\% - 10\ vol\%}{15\ vol\%}$$
$$= \frac{5\ vol\%}{15\ vol\%}$$
$$= 0.33$$

通常情况下 O_2ER 为 25% 左右。临床上以下原因可引起患者的 O_2ER 增加：①心排血量下降；②耗氧量的短期增加（如运动、癫痫发作、高热）；③贫血；④动脉氧合下降。以下原因引起 O_2ER 减小①心排血量增加；②骨骼肌松弛（如由药物引起）；③外周分流（如败血症）；④某些毒物（如氰化物）；⑤低体温；⑥血红蛋白增加；⑦动脉氧合的增加。

5.混合静脉血氧饱和度　当患者有正常的动脉血氧饱和度（SaO_2）和血红蛋白浓度时，混合静脉氧饱和度（$S\bar{V}O_2$）通常可作为患者 C（$a-\bar{v}$）O_2、$\dot{V}O_2$ 和 O_2ER 变化的早期指标。$S\bar{V}O_2$ 可以发现患者 C（$a-\bar{v}$）O_2、$\dot{V}O_2$ 和 O_2ER 的改变早于动脉血气，因为在 C（$a-\bar{v}$）O_2、$\dot{V}O_2$ 和 O_2ER 变化的早期 PaO_2 和 SaO_2 水平是正常的。

$S\bar{V}O_2$ 正常情况约为 75%。临床上 $S\bar{V}O_2$ 减少可由①心排血量降低；②运动；③癫痫发作；④高热引起。$S\bar{V}O_2$ 增加可由①心排血量增加；②骨骼肌的松弛（如由药物引起的）；③外周分流（如败血症）；④某些毒物（如氰化物）；⑤体温降低引起。

在过去的几年中，在监测危重患者的氧合状态时，人们从基于氧分压的指标转向血氧饱和度和基于其内容的指数。表 2-25 总结了各种改变患者 DO_2、$\dot{V}O_2$、C（$a-\bar{v}$）O_2、O_2ER 和 $S\bar{V}O_2$ 的临床因素。

6.肺内分流　因为肺内分流和静脉血混合是

呼吸系统疾病的常见并发症，因此在制订患者的治疗计划时，需要知道分流的程度。肺内分流的量可以通过使用经典的分流方程计算：

$$\frac{\dot{Q}_S}{\dot{Q}_T} = \frac{CcO_2 - CaO_2}{CcO_2 - C\bar{v}O_2}$$

其中 $\dot{Q}$ 是分流的心排血量，$\dot{Q}_T$ 是总的心排血量，CcO_2 是肺毛细血管血液中的氧含量，CaO_2 是动脉血液中的氧含量，$C\bar{V}O_2$ 混合静脉血中的氧含量。

为了获得必要的数据来计算患者的肺内分流，必须收集以下信息：

（1）气压。

（2）PaO_2。

（3）$PaCO_2$。

（4）$P\bar{V}O_2$。

（5）Hb 浓度。

（6）PAO_2（肺泡内的氧气分压）[1]。

（7）FIO_2（吸入氧浓度分数）。

下面是一个临床肺内分流计算的例子。

7.汽车事故受伤者的分流计算　一位 22 岁的男子在大气压是 755 mmHg 时使用体积循环机械呼吸机。患者的 FIO_2 为 0.60。得到以下临床数据：

· Hb：15 g/dl

· PaO_2：65 mmHg（$SaO_2 \times 90\%$）

· $PaCO_2$：56 mmHg

· $P\bar{V}O_2$：35 mmHg（$S\bar{V}O_2 \times 65\%$）

应用以上信息现在可以计算患者的 PaO_2、CcO_2、CaO_2 和 $C\bar{V}O_2$。（临床医师应该记住，PH_2O 代表肺泡的水蒸气压力，并且始终是 47 mmHg）。

（1）$PAO_2 = (PB - PH_2O)FIO_2 - PaCO_2 (1.25)$
　　　　$= (755 - 47)\,0.60 - 56\,(1.25)$
　　　　$= (708)\,0.60 - 70$
　　　　$= 424.8 - 70$
　　　　$= 354.8$

（2）$CcO_2 = (Hb \times 1.34)(PAO_2 \times 0.003)$
　　　　$= (15 \times 1.34)(354.8 \times 0.003)$
　　　　$= 20.1 + 1.064$
　　　　$= 21.164\ (vol\%\ O_2)$

---

① 请参阅肺泡理想气体方程，附录 H

表 2-25　临床因素会影响氧的运输计算

氧运输研究	方程	值增加的因素	值降低的因素
总氧输送（DO_2）	$DO_2 = \dot{Q}_T \times (CaO_2 \times 10)$	血氧增加 血红蛋白增加 心排血量增加	血氧下降 血红蛋白下降 心排血量下降
动静脉血氧含量差（$C(a-\bar{v})O_2$）	$C(a-\bar{v})O_2$	心排血量下降 氧耗增加 运动 癫痫发作 寒战 高体温	心排血量增加 骨骼肌松弛（由药物引起） 外周分流（脓血症） 创伤 某些毒药（氰化物） 低体温
耗氧量（$\dot{V}O_2$）	$\dot{V}O_2 = \dot{Q}_T[C(a-\bar{v})O_2 \times 10]$	运动 癫痫发作 寒战 高温	由药物引起骨骼肌松弛 外周分流（脓血症） 创伤 某些毒药（氰化物） 低体温
氧提取率（O_2ER）	$O_2ER = \dfrac{CaO_2 - C\bar{V}O_2}{CaO_2}$	心排血量下降 增加氧气的消耗量 运动 癫痫发作 寒战 高热 贫血 动脉氧合减少	心排血量增加 骨骼肌松弛（由药物引起） 外周分流（脓血症） 创伤 某些毒药（氰化物） 低温 血红蛋白增加 动脉氧合增加
混合静脉氧饱和度（$S\bar{V}O_2$）	不可用	心排血量下降 增加氧耗量 运动 癫痫发作 寒战 高热	心排血量增加 骨骼肌松弛（由药物引起） 外周分流（脓血症） 创伤 某些毒药（氰化物） 低温
肺内分流（$\dot{Q}_S/\dot{Q}_T$）	$\dfrac{\dot{Q}_S}{\dot{Q}_T} = \dfrac{CcO_2 - CaO_2}{CcO_2 - C\bar{V}O_2}$	表 1-27	不可用

（3）$CaO_2 = (Hb \times 1.34 \times SaO_2)(PaO_2 \times 0.003)$
$= (15 \times 1.34 \times 0.90)(65 \times 0.003)$
$= 18.09 + 0.195$
$= 18.285 \ (vol\% \ O_2)$
（4）$C\bar{v}O_2 = (Hb \times 1.34 \times S\bar{v}O_2)(P\bar{v}O_2 \times 0.003)$
$= (15 \times 1.34 \times 0.65)(35 \times 0.003)$
$= 13.065 + 0.105$
$= 13.17 \ (vol\% \ O_2)$

有了以上信息，患者的肺内分流可以计算了：

$$\frac{\dot{Q}_S}{\dot{Q}_T} = \frac{CcO_2 - CaO_2}{CcO_2 - C\bar{v}O_2}$$
$$= \frac{21.164 - 18.285}{21.164 - 13.17}$$
$$= \frac{2.879}{7.994}$$
$$= 0.36$$

因此，患者肺血流量的 36% 灌注肺泡是没有通气的。

由于价格低廉的个人计算机的普及，分流方程现在被写成了简单的程序。曾经是一个相当深奥的、容易出错的过程，现在可以容易和准确地提供给呼吸治疗从业者。

表2-26显示了肺分流的临床意义。表2-27总结了具体呼吸道疾病如何改变血氧饱和度和基于其内容的指标[①]。

六、低氧血症和缺氧

低氧血症是指动脉血氧分压异常降低（PaO_2），

表2-26　肺内分流临床意义

肺内分流程度（%）	临床意义
< 10%	正常肺状态
10% ~ 20%	提示肺有异常，但从心肺支持的角度看并不显著
20% ~ 30%	可能危及生命，可能需要心肺支持
> 30%	严重危及生命的情况，几乎总是需要心肺支持

表2-27　氧合指数改变常见于以下呼吸系统疾病

肺疾病	氧合指数					
	$S\bar{V}O_2$	DO_2*	$\dot{V}O_2$	$C(a\text{-}\bar{v})O_2$	O_2ER	$\dot{Q}_S/\dot{Q}_T$
气道阻塞性疾病	↑	↓	~†	~	↑	↓
慢性支气管炎						
肺气肿						
支气管扩张						
哮喘						
囊性纤维化						
哮吼综合征						
感染性肺疾病	↑	↓	~	~	↑	↓
肺炎						
肺脓肿						
真菌性疾病						
肺结核			~			
肺水肿	↑	↓	~	↑ψ	↑	↓
肺栓塞	↑	↓	~	↑ψ	↑	↓
肺萎陷	↑	↓		↑ψ	↑	↓
连枷胸						
气胸						
胸膜疾病（例如，血胸）						
脊柱后凸侧弯	↑	↓	~	~	↑	↓
肺尘埃沉着病	↑	↓	~	~	↑	↓
肺癌	↑	↓	~	~	↑	↓
成人呼吸窘迫综合征	↑	↓	~	~	↑	↓
特发性呼吸窘迫综合征（婴儿）	↑	↓	~	~	↑	↓
慢性间质性肺疾病	↑	↓	~	~	↓	↓
睡眠呼吸暂停	↑	↓	~	↑ψ	↑	↓
浓烟吸入						
没有表面烧伤	↑	↓	~	~	↑	↓
表面烧伤	↑	↓	↑	↑	↑	↓
溺水（湿）	↑	↓	↑	↑	↑	↓

* DO_2可能在心排血量增加，血红蛋白水平（红细胞增多症）增加，或两者皆有的患者中表现正常。例如，DO_2经常在慢性阻塞性肺疾病和红细胞增多症患者中表现正常。当患者的DO_2正常时，他们的O_2ER也通常是正常的

† ~代表不变

ψ $C(a\text{-}\bar{v})O_2$增加与心排血量降低相关

① 注意：在表2-27中，这本教科书几乎所有的呼吸系统疾病都导致的$\dot{Q}_S/\dot{Q}_T$增加和DO_2减少。

并经常伴有缺氧，这指的是组织氧合不充分（见以下讨论）。虽然存在低氧血症有力地显示组织缺氧，但并不一定意味着绝对存在组织缺氧。例如，心排血量的增加可能会抵消动脉血液中的氧水平降低。低氧血症通常分为轻度低氧血症、中度低氧血症或重度低氧血症（表2-28）。在临床上，轻度低氧血症的存在一般会刺激氧外周化学感受器，增加患者的呼吸频率和心率（图1-25）。

缺氧是指有氧细胞代谢中氧含量低或供氧不足。缺氧以心动过速、高血压、外周血管收缩、头晕和神志不清为特征。表2-29概述了缺氧的四种主要类型。当存在缺氧时，组织中厌氧机制被激活，产生危险的代谢产物（如乳酸）作为废弃物。乳酸是一种非挥发性酸，它会使pH降低。

表2-28　低氧血症分类 *

分类	PaO_2（mm Hg）（经验法则）
正常	80 ～ 100
轻度低氧血症	60 ～ 80
中度低氧血症	40 ～ 60
重度低氧血症	< 40

*本表中所提供的低氧血症分类的临床数值被普遍接受。这些分类在文献中会有微小的变化。此外，一些临床因素可能会要求上述值发生一定程度的变化（例如在血红蛋白水平非常低或一氧化碳中毒的患者中，PaO_2 为55mmHg可称为"重度"）。然而，作为一般的经验法则，本表列出的低氧血症分类和PaO_2 范围是有用的指导原则

与慢性缺氧相关的病理生理情况

1.肺源性心脏病　肺心病一词用来表示肺动脉高压、右心室肥厚、右心室工作负荷增加并最终导致右心室衰竭。慢性肺疾病产生肺源性心脏病的3个主要机制是①与红细胞增多症相关的血液黏度增加；②缺氧性血管收缩引起的肺血管阻力增加；③肺毛细血管床的闭塞，特别是在肺气肿。在下面的段落中更深入地讨论机制①和② 。

表2-29　缺氧的类型

缺氧	描述	常见原因
低氧性缺氧（也称血氧不足性缺氧）	由动脉血氧分压低（PaO_2）引起组织细胞供氧不足	低PAO_2可由以下原因引起： ·通气不足 ·高海拔 弥散障碍 ·间质纤维化 ·间质性肺疾病 ·肺水肿 ·肺尘埃沉着病 通气 - 灌注不匹配 肺内分流
贫血性缺氧	PaO_2是正常的，但血红蛋白的携氧能力不足	血红蛋白浓度下降 ·贫血 ·出血 异常血红蛋白 ·碳氧血红蛋白 ·高铁血红蛋白
循环性缺氧（亦称为停滞或低灌注缺氧）	运送到组织细胞的血流量不足，因此氧气不足以满足组织的需要	缓慢或停滞的（池）末梢血流量 动静脉分流
组织毒性缺氧	组织细胞代谢氧能力受损	氰化物中毒

2.红细胞增多症　当肺部疾病产生慢性缺氧，促红细胞生成素通过刺激骨髓增加红细胞（RBC）的产生。红细胞的产成被称为红细胞生成。红细胞水平增加称为红细胞增多症。红细胞增多症是缺氧引起的一种自适应机制，用于提高血液的携氧能力。

不幸的是，红细胞增多症增加携氧能力的优势在血细胞比容达到 50% ~ 60% 时血液黏度的增加而至少被部分抵消。由于血液的黏度增加，需要更大的驱动力来维持一个既定的流量。右心室的工作负荷必须增加，用以产生克服增加的黏度所需的压力。这可能会导致右心室肥厚或肺源性心脏病。

3.低氧性肺血管收缩　慢性呼吸系统疾病引起的 PAO_2 减少常引起肺血管系统的缺氧性血管收缩（缺氧性肺血管收缩）。 PaO_2 下降导致肺小动脉壁平滑肌收缩。这种现象的确切机制尚不清楚。

然而，PAO_2（而不是 PaO_2）是已知的控制此反应的主要因素。

缺氧血管收缩的早期影响是将血液从肺部缺氧区移走，从而抵消了分流作用。然而，当缺氧区域的数目变得显著，如在肺气肿或慢性支气管炎的晚期阶段，发生广泛的肺血管收缩，引起肺血管阻力明显地增加 。肺血管阻力增加导致肺动脉高压、右心室的工作负荷增加、右心室肥厚和肺源性心脏病。

与慢性呼吸系统疾病相关的肺源性心脏病可能是由红细胞增多症及肺动脉血管收缩的综合影响发展而来。慢性缺氧导致这两种情况发生。在临床上，肺源性心脏病导致静脉血液在大静脉中积累。此情况引起：①颈部静脉扩张（图 1-46）；②四肢出现周围性水肿和凹陷性水肿（图 1-45）；③肝脏增大和触痛。

[自我测试与评估]

在 Evolve 可以找到问题的答案。要访问其他学者评估问题和病例分析，为现实案例寻找文本资料可以访问 http://evolve.elsevier.com/DesJardins/respiratory

1.46 岁患有严重哮喘的妇女，到达急诊室时的临床数据如下：

（1）HB：11g%

（2）PaO_2：46 mmHg

（3）SaO_2：70%

基于这些临床数据，患者的 CaO_2 是多少？

a. 6.75　vol%　O_2

b. 10.50 vol%　O_2

c. 12.30 vol%　O_2

d. 15.25 vol%　O_2

2.如果患者的心排血量为 6L/min，CaO_2 为 12 vol%，则 DO_2 是多少？

a. 210 ml O_2/min

b. 345 ml O_2/min

c. 540 ml O_2/min

d. 720 ml O_2/min

3.如果患者的 CaO_2 为 11 体积%，$C\overline{V}O_2$ 为 7 vol%，$C(a-\overline{v})O_2$ 是多少？

a. 4 vol%

b. 7　vol%

c. 11 vol%

d. 15 vol%

4.在临床上，以下哪些情况引起患者的 $C(a-\overline{v})O_2$ 增加?

（1）低温

（2）心排血量下降

（3）癫痫发作

（4）氰化物中毒

a.（2）

b.（4）

c.（2）和（3）

d.（1）和（4）

5.如果患者心排血量为 6L/min，$C(a-\overline{v})O_2$ 为 24 体积%的，则 $\dot{V}O_2$ 是多少？

a. 160 ml O_2/min

b. 180 ml O_2/min

c. 200 ml O_2/min

d. 240 ml O_2/min

6.临床上，以下哪些原因可引起$\dot{V}O_2$降低?

（1）运动

（2）高热

（3）身体尺寸

（4）外围分流

a.（2）

b.（4）

c.（1）和（3）

d.（2）、（3）和（4）

7.如果患者的CaO_2为12 vol%，$C\overline{V}O_2$为7 vol%，则O_2ER是多少?

a. 0.27

b. 0.33

c. 0.42

d. 0.53

8.临床上，以下哪些原因可引起$S\overline{V}O_2$降低?

（1）心排血量增加

（2）外围分流

（3）低温

（4）癫痫发作

a.（1）

b.（4）

c.（2）和（3）

d.（1）、（2）和（3）

9.在重度肺气肿的患者，以下哪些氧合指数常见?

（1）$S\overline{V}O_2$下降

（2）$\dot{V}O_2$增加

（3）$C(a-\overline{v})O_2$减少

（4）O_2ER增加

a.（1）

b.（3）

c.（1）和（4）

d.（2）和（3）

10.在肺水肿患者，以下哪些氧合指数常见?

（1）O_2ER增加

（2）$S\overline{V}O_2$下降

（3）$\dot{V}O_2$增加

（4）$\dot{V}O_2$下降

a.（2）

b.（4）

c.（1）和（2）

d.（1）、（2）和（3）

案例分析：枪击受害者（11～15题）

37岁的女患者在大气压是745 mmHg时使用体积循环机械呼吸机，患者的FIO_2为0.50。得到以下临床数据：

HB：11克%

PaO_2：60 mmHg（SaO_2 90%）

$P\overline{V}O_2$：35 mmHg（$S\overline{V}O_2$ 65%）

$PaCO_2$：38 mmHg

心排血量：6L/min

11.根据此信息，计算患者的总氧输送为：

a. 510 ml O_2/min

b. 740 ml O_2/min

c. 806 ml O_2/min

d. 930 ml O_2/min

12.根据此信息，计算患者的动脉－静脉血氧含量差为：

a. 2.45 vol% O_2

b. 3.76 vol% O_2

c. 4.20 vol% O_2

d. 5.40 vol% O_2

13.基于此信息，计算出患者的肺内分流：

a. 22%

b. 26%

c. 33%

d. 37%

14.根据此信息，计算患者的耗氧量：

a. 170 ml O_2/min

b. 200 ml O_2/min

c. 230 ml O_2/min

d. 280 ml O_2/min

15.基于此信息，计算患者的氧提取率：

a. 16%

b. 24%

c. 26%

d. 28%

第四节　心血管系统评估

学习目标

阅读本节后你需要掌握以下内容：

1.描述一个正常的心动周期的心电图，包括以下内容：

（1）P波。

（2）QRS波。

（3）T波。

（4）正常心率。

2.描述以下心律失常的特点：

（1）窦性心动过缓。

（2）窦性心动过速。

（3）窦性心律不齐。

（4）心房扑动。

（5）房颤。

（6）室性期前收缩。

（7）室性心动过速。

（8）心室扑动。

（9）心室颤动。

（10）心脏停搏。

3.描述无创血流动力学监测评估，包括以下内容：

（1）血流动力学的定义。

（2）评估患者的心率，心排血量，血压和灌注状态。

4.描述呼吸系统疾病急性期的血流动力学变化基本的病理生理机制：

（1）心率增加（脉搏），心排血量增加，血压增高。

（2）低灌注状态。

5.描述有创血流动力学监测评估，包括以下内容：

（1）肺动脉导管测量。

（2）动脉导管测量。

（3）中央静脉压导管测量。

6.描述呼吸系统疾病相关的低氧血症、酸血症、肺栓塞引起血流动力学状态改变的机制。

7.理解关键词并完成本章自我评估与测试。

关键词

动脉导管

心脏停搏

心房纤颤

心房扑动

中心静脉压（CVP）导管

心电图模式

有创血流动力学监测评估

无创血流动力学监测评估

正常心率

P波

室性期前收缩（PVC）

肺动脉导管

QRS波

窦性心律不齐

窦性心动过缓

窦性心动过速

T波

心室纤颤

心室扑动

室性心动过速

章节纲要

一、心电图

二、常见的心律失常

（一）窦性心动过缓

（二）窦性心动过速

（三）窦性心律不齐

（四）心房扑动

（五）心房纤颤

（六）室性期前收缩

（七）室性心动过速

（八）心室扑动

（九）心室纤颤

（十）心脏停搏

三、无创血流动力学监测评估

（一）心率增快（脉搏），心排血量增加，血压升高

（二）低灌注状态

四、有创血流动力学监测评估

（一）肺动脉导管

（二）动脉导管

（三）中央静脉压力导管

五、呼吸系统疾病的血流动力学监测

自我测试与评估

心血管系统的功能是运输氧至组织细胞，运输二氧化碳至肺部，完成对患者的评估需要正确理解：①正常心电图（ECG）形态；②常见的心脏心律失常；③无创血流动力学监测评估；④有创血流动力学监测评估；⑤心排血量的决定因素[①]。

一、心电图

呼吸系统医护人员经常接触心电监护的危重患者，因此对正常和普通异常心电图的基本了解尤为重要，心电图监护在视觉和记录纸上体现了心脏的电活动。图2-17说明了心电图正常心动周期的模式。P波代表心房去极化，QRS波代表心室去极化，T波代表心室复极。

正常成年人的心率是60～100/min（bpm），正常婴儿的心率为130～150/min。有许多方法可用于计算心率。如，当节律正常时，心率可以通过计算心电图上两个QRS波之间的大格的数目，然后用300除以这个数，如果一个心电图条在每对QRS波之间一直显示四个大格，心率是75（300÷4=75）。当节律不规则时，心率可以通过6s心电图上的QRS波数再乘以10得出。以下心律失常非常常见，呼吸系统医护人员应当予以正确识别。

二、常见的心律失常[②]

（一）窦性心动过缓

窦性心动过缓的心率＜60/min。心动过缓是指"心搏缓慢"。窦性心动过缓P-QRS-T模式正常，节律规则（图2-18）。运动员因为心排血量增加和其他未知机制，常出现窦性心动过缓。窦性心动过缓的常见病理性原因包括：窦房结（SA）功能下降或破坏，严重或慢性缺氧，颅内压增高，阻塞性睡眠呼吸暂停，某些药物（如β-受体阻滞药）。窦性心动过缓可导致心排血量和血压下降，严重情况下，致窦性心动过缓可导致血管灌注状态降低和组织缺氧，患者表现脉弱

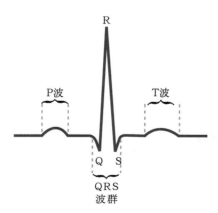

图2-17　心电图正常心动周期的模式

---

① 　见附录XV心肺描述简表，用于监测危重病人的血流动力学状态。

② 　全面复习常见的心律失常参照 Des Jardins T: Cardiopulmonary anatomy and physiology: essentials of respiratory care, ed 5, 2008, Cengage/Delmar Learning.

或无脉，毛细血管充盈不佳，皮肤湿冷，反应迟缓。

（二）窦性心动过速

窦性心动过速的心率＞100/min，心动过速指"心搏增快"。窦性心动过速有正常的P-QRS-T模式，节律规则（图2-19）。窦性心动过速是对应激和运动的正常生理反应，常见原因包括低氧血症、严重贫血、高热、大量出血、疼痛、恐惧、焦虑、甲状腺功能亢进、应用交感神经或副交感神经药物。

（三）窦性心律不齐

窦性心律不齐是心搏间心率变异＞10％，

P-QRS-T模式正常（图2-20），但QRS波之间的间隔（即R-R间隔）发生变化。窦性心律不齐在儿童和年轻人中是较常见的正常心电改变。患者的脉率经常会在吸气时升高，在呼气时降低，一般不需要治疗，除非血压发生显著改变。

（四）心房扑动

心房扑动中正常P波不存在，由两个或多个规则锯齿波取代，QRS波正常，心室率规则或不规则取决于心房率与心室率的传导关系。（图2-21）显示心房扑动4：1传导（即四个心房搏动传导一个心室搏动），心室率规则。心房率通常是恒定的，250～350 bpm，而心室率一般在正常范围内。心房扑动的原因包括低氧血症、窦房结功能受损、充血性心力衰竭。

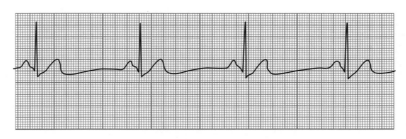

图2-18 窦性心动过缓，心率约37/min

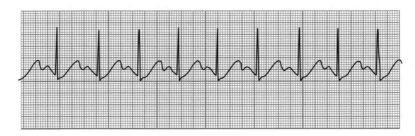

图2-19 窦性心动过速，心率约100/min

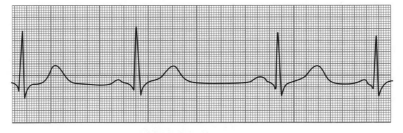

图2-20 窦性心律不齐，注意R-R间隔的改变

（五）心房纤颤

心房纤颤时心房收缩是混乱且无效的，不存在正常的P波（图2-22），心房率350 ～ 700 bpm，QRS波正常，心室率100 ～ 200 bpm。心房纤颤的原因包括低氧血症和窦房结功能受损。由于心房充盈不足（所谓的"心房缺血"），心房纤颤可能会降低20%的心排血量。

（六）室性期前收缩

室性期前收缩（PVC）前没有相关P波，QRS波宽大，畸形，与正常的QRS波不同（图2-23）。PVC使正常心律改变，当PVC较多时，心律可能尤其不规则。室性期前收缩可发生在任何心率，成对出现，每一个正常的心搏后出现为二联律，每

两个正常心搏后出现为三联律。室性期前收缩的常见原因包括心肌疾病、低氧血症、酸血症、低钾血症、充血性心力衰竭。室性期前收缩也可能是茶碱、α或β受体激动药中毒的征象。

（七）室性心动过速

室性心动过速一般不能辨认出P波，QRS波宽大畸形（图2-24），T波不能与QRS波分开。心室率150 ～ 250 bpm，节律规则或稍不规则。室性心动过速时出现血压下降。

（八）心室扑动

心室扑动，QRS波显现宽正弦波，规律、光滑、圆润的心室波（图2-25），节律规则或略不

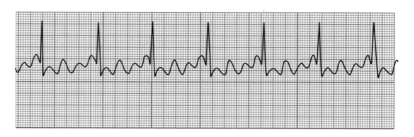

图2-21 心房扑动，心房率＞300/min，心室率60/min且规律

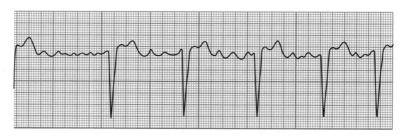

图2-22 心房纤颤。注：心室率是不规则的

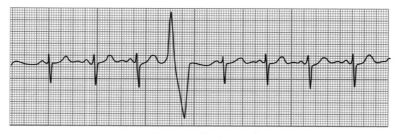

图2-23 室性期前收缩

规则，心率250～350 bpm。通常没有明显的与心室扑动相关的外围动脉搏动。

（九）心室纤颤

心室纤颤的特点是混乱的电活动和心肌活动，心室纤颤的节律不能产生血流灌注（图2-26）。心室纤颤时，没有心排血量或血压，如不治疗，患者会在几分钟内死去。

（十）心脏停搏

心脏停搏是心肌完全没有电和机械活动，输出停止，血压下降为零。心电监护显示为一条直线，表示心脏的电传导系统的严重损害（图2-26）。混乱的电和机械活动可能会在心搏停止

心电图上偶尔产生在波形，这被称为濒死的节律。

三、无创血流动力学监测评估

血流动力学是影响血液循环的力学研究。一般患者的血流动力学状态可以通过床边无创性监测获得，如评估心率（通过心电监护仪、听诊或脉搏）、血压和灌注状态。在呼吸系统疾病的急性阶段，患者常表现以下的血流动力学变化：

（一）心率增快（脉搏），心排血量增加，血压升高

心率增快血压增高经常发生在肺疾病的急性阶段，主要由于外周化学感受器，主要是颈动脉

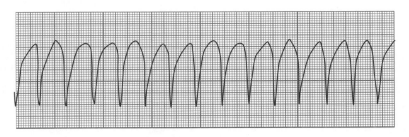

图2-24　室性心动过速

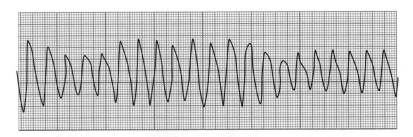

图2-25　心室扑动

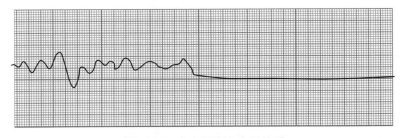

图2-26　心室纤颤和心脏停搏

体，感受缺氧后，刺激心脏产生应激反应。当颈动脉体受到刺激，反射信号被发送到呼吸肌，反过来又激活肺反射，触发心动过速，增加心排血量和升高血压。心排血量的增加是一种代偿机制，可部分地抵消呼吸障碍所产生的肺分流导致的低氧血症。

最容易理解这个过程的方式是假设随着时间的推移身体对氧气的使用保持相对恒定，假设在稳定代谢期间心排血量增加，氧运输增强，每100ml的血液被摄取的氧量减少，这将导致返回的静脉血的氧饱和度增加，反过来抵消了血液分流产生的低氧血症。换言之，如果全身静脉血液含氧量为13%（体积），相对于10%（体积），通气肺泡静脉血灌注将有更小的分流。

其他导致心率增快，血压升高的原因包括严重贫血、高热、焦虑、大出血、某些心律失常、甲状腺功能亢进。当心率增加至超过150～175/min，心排血量和血压开始下降（Starling关系）。

（二）低灌注状态

灌注状态可以通过检查患者的指甲、黏膜颜色、毛细血管充盈、皮肤和反应来评估。正常情况下，患者的指甲和口腔黏膜为粉红色，如果这些区域出现发绀或斑点，就可能存在低灌注和组织缺氧。甲床压缩排出血液，当压力释放，通常应迅速补充血液变为粉红色，如果甲床保持白色，则为灌注不足。正常情况下，患者的皮肤应干燥、温暖，当皮肤潮、冷或湿冷，则局部灌注不足。当患者对人、地点、时间产生混乱，可能是存在低灌注状态和脑缺氧。

四、有创血流动力学监测评估

有创血流动力学监测用于危重患者的评估和治疗。侵入性血流动力学监测包括①肺动脉导管测心内的压力和流量；②动脉导管测动脉压；③中央静脉导管测中央静脉压力。这些值的监测能快速、精确的评估患者的心血管功能，也用于及时调整患者的治疗计划。

（一）肺动脉导管

肺动脉导管（漂浮导管）是一个在患者床边操作的有气球顶端和流动指向的导管，呼吸系统专业医护人员采用气球充气方式，由血流引导经右心房和右心室进入肺动脉，监测压力波形（图2-27）。肺动脉导管直接用于测量右心房压力（通过近端端口）、肺动脉压（通过远端端口）、左心房压力（间接地通过肺毛细血管楔压）和心排血量（通过热稀释法技术）。

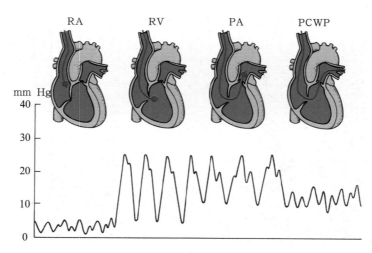

图2-27　插入肺动脉导管

肺动脉导管的插入位置是贵要静脉，上臂动脉，股动脉，锁骨下动脉或内部插入位置。随着导管的发展，通过监控压力读数和波形，可确定它通过的右心房（RA），右心室（RV），肺动脉（PA），最终进入肺毛细血管楔压（PCWP）的位置。PCWP读数后立即收缩气球使血液流过导管的尖端。当气球收缩过程中，导管连续监测肺动脉压力

（二）动脉导管

动脉导管（线）是最常用的侵入性血流动力学监测模式。出于舒适度和方便插入的原因，通常是插入患者的桡动脉。留置动脉导管能够①连续精确测量收缩压、舒张压、平均血压；②提供有关的血压波动准确信息；③指导低血压或高血压上调或下调疗法变动。动脉导管也用于需要经常或反复采集动脉血液气体样品（例如机械通气患者）的患者，患者不会受到反复动脉穿刺的痛苦。

（三）中央静脉压力导管

中心静脉压（CVP）导管作为右心室功能出色的检测仪，容易测量 CVP 与右心室充盈压。CVP 增加在如下患者常见①左侧心力衰竭（如，肺水肿）；②正在接受过度的正压机械通气；③肺源性心脏病；④严重的连枷胸、气胸或胸腔积液。

表 2-30 总结了可以直接测量的血流动力学参数。表 2-31 列出了可以从测量结果直接计算出的血流动力学参数。

五、呼吸系统疾病的血流动力学监测

呼吸系统疾病可以对肺血管床、左心、右心或三者共同的结构和功能产生重大的影响，上述有创血流动力学监测所产生的数据通常用于这些

患者的评估和治疗。如，呼吸系统疾病相关的严重或慢性低氧血症、酸血症或肺血管阻力（PVR）显著增加的肺血管阻塞。 PVR 增加可能会导致各种继发血流动力学改变，如增加 CVP，RAP，PA，RVSWI 和降低 CO，SV，SVI，CI，LVSWI（请参阅表 2-30 和表 2-31 的缩写定义）。表 2-32 列出了在肺部疾病中能够改变患者的血流动力学状态的常见的血流动力学改变。

表 2-30　直接测量血流动力学值

血液流变学值	缩写	正常范围
中心静脉压	CVP	0 ~ 8 mmHg
右心房压力	RAP	0 ~ 8 mmHg
平均肺动脉压	$\overline{PA}$	10 ~ 20 mmHg
肺毛细血管楔压（也称	PCWP	4 ~ 12 mmHg
为肺动脉楔压；肺动	PAW	
脉闭塞）	PAO	
心排血量	CO	4 ~ 6 L/min

表 2-31　直接血流动力学测量值计算血流动力学指标

血流动力学指标	缩写	正常范围
每搏输出量	SV	40 ~ 80 ml
每搏输出量指数	SVI	$40 \pm ml/beat/m^2$
心脏指数	CI	（3.0 ± 0.5）L/min/m²
右心室每搏功指数	RVSWI	7 ~ 12 g/m²
左心室每搏功指数	LVSWI	40 ~ 60 g/m²
肺血管阻力	PVR	50 ~ 150 dynes × sec × cm⁻⁵
全身血管阻力	SVR	800 ~ 1500 dynes × sec × cm⁻⁵

表 2-32　最常见的呼吸系统疾病血流动力学改变

疾病	血流动力学指数											
	CVP	RAP	PA	PCWP	CO	SV	SVI	CI	RVSWI	LVSWI	PVR	SVR
慢性阻塞性肺病 　慢性支气管炎 　肺气肿 　囊性纤维化 　支气管扩张	↑	↑	↑↑	-*	-	-	-	-	↑	-	↑	-
肺水肿（心源性）	-	↑	↑	↑↑	↓	↓	↓	↓	↑	↓	↑	↓
肺栓塞	↑	↑	↑↑	↓	↓	↓	↓	↓	↑	↓	↑	↓
严重成人呼吸窘迫综合征 （ARDS）	-↑	-↑	-↑	-	-	-	-	-	-↑	-	↑	-

（续　表）

疾病	血流动力学指数											
	CVP	RAP	PA	PCWP	CO	SV	SVI	CI	RVSWI	LVSWI	PVR	SVR
肺不张	↑	↑	↑	↓	↓	↓	↓	↓	↑	↓	↑	↓
连枷胸												
气胸												
胸膜疾病（如，血胸）												
脊柱侧后凸	↑	↑	↑	-	-	-	-	-	↑	-	↑	-
肺尘埃沉着病	↑	↑	↑↑	-	-	-	-	-	↑	-	↑	-
慢性间质性肺疾病	↑	↑	↑↑	-	-	-	-	-	↑	-	↑	-
肺癌（肿块）	↑	↑	↓	↓	↓	↓	↓	↓	↑	-	↑	-
低血容量	↓↓	↓	↓	↓	↓	↓	↓	↓	↓	↓	-	↑
血容量（烧伤）	↑↑	↑	↑	↑	↑	↑	↑	↑	↑	↑	-	
右侧心力衰竭（肺心病）	↑↑	↑↑	↓	↓	-	-	-	-	-	-	-	

* —：无改变

［自我测试与评估］

Evolve可以找到问题的答案。要获得其他学生评估问题和案例研究，应用于教学、现实场景等，请访问：http://evolve.elsevier.com/DesJardins/respiratory.

1.下列哪种心律失常不伴有心排血量和血压的改变？

　a.心室扑动

　b.心房纤颤

　c.室性期前收缩

　d.心室颤动

2.以下哪种一般血流动力学状态能够在患者床旁进行无创监测？

（1）灌注状态

（2）心率

（3）脉搏

（4）血压

　a.（4）

　b.（2）、（3）

　c.（2）、（3）、（4）

　d.（1）、（2）、（3）、（4）

3.当心率超过多少时，心排血量和血压开始降低？

　a.125 ～ 150 bpm

　b.150 ～ 175 bpm

　c.175 ～ 200 bpm

　d.200 ～ 250 bpm

4.通常在以下何种患者中可见CVP升高？

（1）严重气胸

（2）正在接受正压机械通气

（3）肺源性心脏病

（4）左侧心力衰竭

　a.（3）

　b.（4）

　c.（2）、（3）、（4）

　d.（1）、（2）、（3）、（4）

5.平均肺动脉压是多少？

　a.0 ～ 5 mmHg

　b.5 ～ 10 mmHg

　c.10 ～ 20 mmHg

　d.20 ～ 30 mmHg

6.PCWP正常范围是多少？

　a.0 ～ 4 mmHg

b.4 ～ 12 mmHg

c.12 ～ 20 mmHg

d.20 ～ 25 mmHg

7.COPD患者血流动力学指数通常为以下哪种改变?

（1）CVP升高

（2）RAP降低

（3）P$\overline{A}$升高

（4）PCWP降低

（5）CO升高

a.（3）

b.（1）、（3）

c.（2）、（4）

d.（3）、（4）、（5）

8.肺水肿患者血流动力学指数通常为以下哪种改变?

（1）CVP降低

（2）RAP升高

（3）P$\overline{A}$降低

（4）PCWP升高

（5）CO降低

a.（1）、（3）

b.（2）、（3）、（5）

c.（2）、（4）、（5）

d.（1）、（2）、（4）、（5）

9.心房扑动心房率是多少?

a.100 ～ 150 bpm

b.150 ～ 250 bpm

c.250 ～ 350 bpm

d.350 ～ 350 bpm

10.窦性心律不齐心率变异大于多少?

a.5%

b.10%

c.15%

d.20%

第五节　胸部放射线检查

学习目标

阅读本节后你需要掌握以下内容：

1.描述放射线成像的基本原理

2.区分以下标准体位与技巧的胸片：

（1）后前位的X线片。

（2）后前位X线片。

（3）侧位平片。

（4）侧卧位X线片。

3.定义以下在胸部放射线检查常用的放射学名词：

（1）囊肿。

（2）气泡。

（3）支气管造影照片。

（4）大疱。

（5）空洞。

（6）实变。

（7）均匀密度。

（8）蜂窝状。

（9）浸润。

（10）间质密度。

（11）损害。

（12）不透明。

（13）胸膜密度。

（14）肺部肿块。

（15）肺部结节。

（16）放射密度。

（17）射线透过性。

（18）半透明的。

4.描述评估X线照片质量的3个步骤

5.描述检查顺序，包括下面的内容：

（1）纵隔膜。

（2）气管。

（3）心脏。

（4）肺门区。

（5）肺实质。

（6）胸膜。

（7）横膈膜。

（8）胃泡。

（9）胸廓。

（10）胸腔外软组织。

6.描述以下放射程序的诊断价值：

（1）计算机断层扫描（CT）。

（2）正电子放射断层造影术（PET）。

（3）正电子发射断层扫描和计算机断层扫描（PET/CT扫描）。

（4）磁共振成像（MRI）。

（5）肺动脉血管成像。

（6）通气灌注扫描。

（7）X线透视检查。

（8）支气管造影（术）。

7.定义关键词并完成本章自我评估与测试。

关键词

囊肿

前后位X线片

气泡

支气管造影片

支气管造影（术）

大疱

心胸比率

无效腔

计算机断层扫描

实变

X线透视检查

高分辨率CT扫描

均匀密度

蜂窝状

浸润

间质密度

侧卧位X线片

侧位平片

损害

肺窗CT扫描

核共振

纵隔窗CT扫描

不透明的

胸膜密度

胸膜肿块

胸膜结节

正电子发射断层扫描（PET）

正电子发射断层扫描和计算机断层扫描（PET/CT扫描）

后前位的（PA）投影

肺动脉造影

肺部肿块

肺部结节

射线密度

射线可透性

半透明的

通气灌注扫描

章节纲要

一、X线照相术的基本原理

二、胸部摄影的标准体位与技巧

（一）后前位（PA）的X线片

（二）前后位（AP）的X线片

（三）侧位平片

（四）侧卧位X线片

三、胸部检查

（一）X线片技术质量

（二）检查顺序

（三）计算机断层扫描

（四）正电子发射断层扫描

（五）正电子发射断层扫描和电脑断层扫描

（六）磁共振成像（MRI）

（七）肺血管造影

（八）通气-灌注扫描

（九）X线透视检查

（十）支气管造影

自我测试与评估

X线照相术是指通过让X线透过人体形成X线胶卷或者放射显影图，从而将人体内脏结构制成摄影图案。在有呼吸系统疾病的患者中，X线照相术在肺部疾病的诊断、病变范围和位置的评估以及疾病进展的评估等方面发挥重要的作用。

一、X线照相术的基本原理

X线是能量充足的电子快速移动时与任何形式的物质碰撞时产生的。临床上，X线是由被称为X线管的电子设备产生的。

X线管是一种真空密封的玻璃管，包含一个阴极和一个旋转阳极。在线管中心一个0.5平方英寸的钨板被固定在旋转阳极的末端。这个钨块被称为靶点。钨的熔点很高，能承受极度的高温，因此成为有效的金属靶点。并且钨具有高原子数，

使它能非常高效的产生X线。

当阴极被加热时，电子被激发，X线管中的高电压（70～150 kV）将电子运送至阳极，以极大的能量击打钨板。突然减速的电子流将能量转变至X线。尽管大部分能量转化为热量，仍有少量的（＜1%）转换为X线并且可以通过被称为准直管的一组铅百叶窗离开X线管。经过准直管，X线经过患者发射至X线胶片。

X线穿透物质的能力取决于物质的密度。对于胸部射线照片，X线可以通过骨头、空气、软组织以及脂肪。致密的物体（如骨）比非致密的物体（如充满空气的肺部）吸收更多的X线（防止穿透）。

X线穿透患者之后，打在X线胶片上。通过低密度对象的X线以全部能量打在胶片上，在胶片上产生黑影。那些被高密度对象（如骨）吸收的X线要么根本不能到达胶片，要么以较小的强

度打在胶片上。根据不同的密度，这些检查对象
在胶片上显示的颜色从浅灰色到白色。

二、胸部摄影的标准体位与技巧

临床上，标准的胸部X线片包括两个视图：
患者在站立位有后前位（PA）投影和侧位投
影（左侧或右侧的侧位平片）。当患者病情严重
或不能移动时，直立位的X线片可能不可实施。
在这种情况下，可在患者的床边行仰卧的前后
位（AP）X线片。在这种情况下很少能得到侧位
平片。

（一）后前位（PA）的X线片

标准的PA胸部X线片是患者直立的站立
或者坐位获得的。患者前胸部贴在摄影用暗盒
架上，肩膀向前旋转将肩胛骨打开使其远离肺
领域。X线管和胶片之间的距离是6in。X射
线光束从X光管发出，穿过患者，到达X线
胶片。

为了最大程度的显示肺段和相关结构，X线
检查通常在患者深吸气时进行。在深吸气时，横
膈膜降低到第9～11肋骨（图2-28）。在特定临
床条件下，胸片可在吸气末和呼气末拍摄。如，
在阻塞性肺疾病患者，呼气相X线片可以评估膈
肌偏移及偏移对称或不对称（图2-29）。

（二）前后位（AP）的X线片

仰卧位的AP的X线片会用在那些虚弱、不能
动的或太小不能忍受PA拍片过程的患者。AP的
X线照相通常是使用一个便携式的机器在患者床
旁进行的。胶片放在患者背部，X线机器放在患
者前面，离胶片48in。

与PA的X线片相比，AP有许多劣势。如，
心脏和上纵隔被显著放大。这是因为X线自前向
后穿过胸部，心脏位于胸腔的前方，导致心脏的
图像被放大（图2-30）。

AP的X线片分辨率低，图片失真。因为患者
常常不能维持最大吸气量，下肺叶常常显示不清，
错误的提示肺淤血或胸腔积液。而且因为AP的X

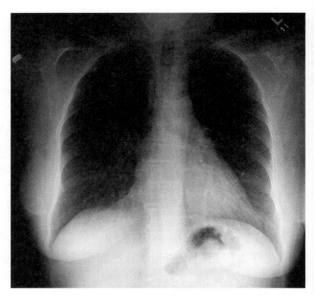

图2-28　患者深吸气时标准后前位胸片

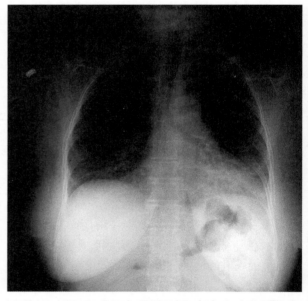

图2-29　与图2-28同一个患者呼气时标准后前位胸片

线片常在ICU使用，如呼吸机管路和内在导线等
阴影常出现在图片中（图2-31）。

（三）侧位平片

侧位X线片作为对PA的X线片的补充。从患
者胸部一侧拍摄，患者手臂举起，前臂至于头上。

为了观察右肺和心脏时患者右侧对着暗盒。

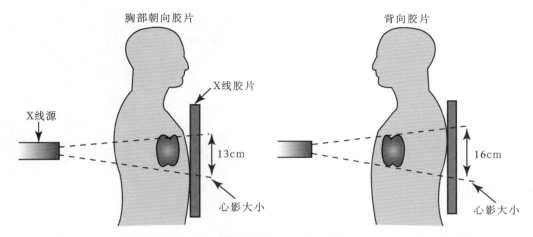

图2-30 与后前位（PA）胸部X线片相比，心脏在前后位（AP）胸片上明显变大

在PA位胸部X线片上心脏与胸廓宽度比通常＜1∶2。心脏影在AP片较大原因是因位于胸腔前部，X线束从前到后通过胸部。这导致心影达X线胶片之前呈"扇出"散出

为了观察左肺时患者左侧对着暗盒。因此，右侧X线片被用来观察位于右肺已知的病灶。如果没有特殊的要求，通常选取左侧X线片来降低对心脏的放大。侧位X线片提供了心脏后方和膈顶结构的视图。它还可以结合PA的X线片给呼吸道治疗师一个结构或任何异常病变的三维视图（图2-32）。

（四）侧卧位X线片

侧卧位X线片拍摄时患者向左或向右侧躺着，而不是直立的站着或者坐着。侧卧位X线片的命

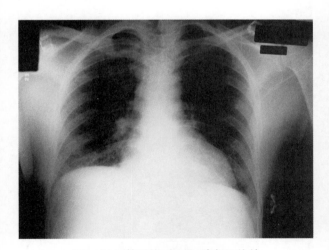

图2-31 前后位（AP）胸部X线片

横膈膜升高，肺下叶显得朦胧，心胸比率＞2∶1，外部的导线在患者的左侧明显。患者病重不能搬运到放射科时经常使用便携式机器进行X线检查。这些胶片的质量在最好的情况下仍与站立时标准的X线胶片质量差很多。胶片通常是AP位投射的，X线在前面，胶片在患者的后面。经常存在曝光过度、曝光不足、位置异常、边缘截断和运动伪影。在此设备上，重要事件如局部气胸、胸腔积液和肺局部浸润可能会无法识别。因此，必须认真关注病理生理学和症状学的临床关联

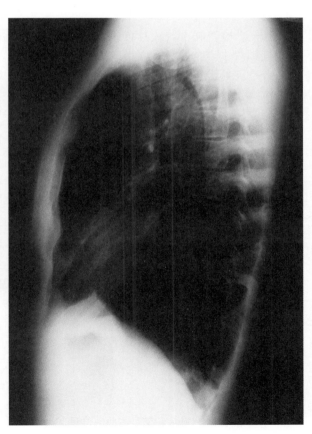

图2-32 侧位X线平片

患者有过度膨胀的肺和胸壁（桶状胸畸形），与肺气肿相符

名取决于患者侧躺的方向，因此，右侧卧位X线片意味着患者右侧朝下。

　　侧卧位X线片对诊断可疑的或者已知在PA的X线片上不容易看见的胸膜腔积液（胸腔积液）很有用。胸腔积液在直立位的时候薄薄的铺在横膈膜上，而患者位于侧卧位时聚集在重力区，使得液体更容易被看见（图2-33）。

三、胸部检查

　　在呼吸治疗师可以有效地识别胸部X线片的异常之前，必须能够识别正常的解剖结构。图2-34代表一个正常包括重要解剖学识别标志的PA胸片。图2-35标记了在侧位胸部X线片上看见的解剖结构。

　　表2-33列出了一些用于描述异常肺部情况的重要的放射学术语。

（一）X线片技术质量

　　第一，检查胸部X线片评价其技术质量。通过检查锁骨中点与脊柱的关系来评估拍摄X线片时患者是否处于正确的位置。对于PA的X线片，脊柱应该正好在锁骨内侧末端正中间，左、右肋隔角与脊柱之间的距离应该相同。甚至相对于胶

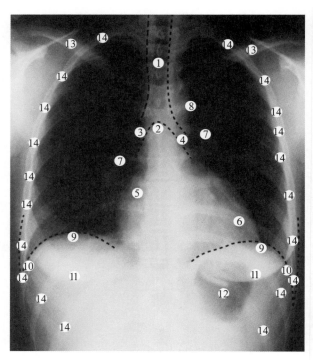

图2-34　正常的后前位（PA）胸片

1. 气管（注意脊柱在气管中间）；2. 隆突；3. 右主支气管；4. 左主支气管；5. 右心房；6. 左心室；7. 肺门血管；8. 主动脉结；9. 横膈膜；10. 肋隔角；11. 乳房影；12. 胃泡；13. 锁骨；14. 肋骨

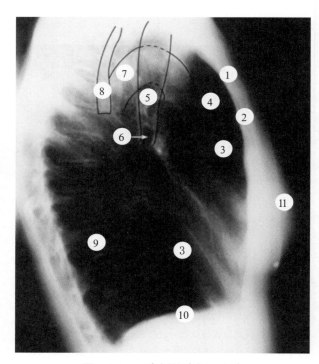

图2-35　正常侧位胸部X线片

1. 胸骨柄；2. 胸骨；3. 心脏影；4. 肺内胸骨后气腔；5. 气管；6. 支气管，终末；7. 主动脉弓（升段与降段）；8. 肩胛骨；9. 脊柱；10. 横膈膜；11. 乳房影

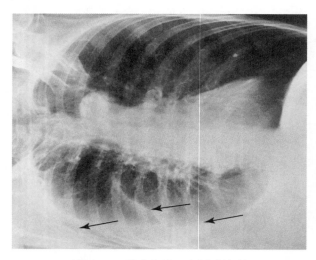

图2-33　肺底积液。右侧卧位观

膈下液体移到侧胸壁上，产生带状软组织密度。内侧曲线影（箭头）表示叶间的积液

表2-33　常用的放射学术语

术语	定义
气囊肿	被正常肺组织包围的薄壁的射线可透过的区域
气泡	一种浅表的空气囊肿突出胸膜，也叫大疱
支气管造影	在正常可见范围之外的含气支气管轮廓。支气管造影片是支气管周围渗出或者实变与含气的支气管树在X线片形成对比而成。也就是支气管的位置显示成暗管状，周围是渗出或者实变的白色区域
大疱	大的薄壁的射线可透过区，由正常肺组织包围
无效腔	由致密组织（白色）包围射线可透过的（黑色）区域。空腔是肺脓肿的一个特点。空腔内可能看到液平面
实变	变成固体的行为，常用来描述由于肺泡病理性的充血导致的肺固体化，发生于急性肺炎
均匀密度	是指均匀致密病变（白色区域）；常用来描述实体肿瘤、含有液体的空腔或胸膜腔的液体
蜂窝状	粗网状（网状的）密度，常见于尘肺
渗出	任何不好定义的不透X线的特性（白色区域），通常用于描述炎症性病变
间质密度	由间质增厚所致的密度
损害	任何组织的病理或创伤的改变，或丧失功能的部分
不透明	不透明的状态（白色）；一个不透明的区域或点；不透光线，或者扩大，不透X射线；与半透明或射线可透过相反
胸膜密度	由液体、肿瘤、炎症或者瘢痕造成的放射密度
肺部肿块	直径为6cm或者以上的肺部病变，通常用于描述肺部肿瘤
肺部结节	一种直径<6cm的肺部病变，由致密组织组成，也称为孤立性肺结节。因为其呈圆形像硬币，也被叫作"钱币形"损害
射线密度	在X线片上的白色致密区域；与射线透射性相反
射线透过性	可被射线穿透的状态；被X线部分或完全渗透的性质；通常用于描述暗的区域，如肺气肿和气胸
半透明的	允许光线通过；通常用于描述X线片中暗的区域

片的一个小角度旋转可能创建一个虚假的影像，错误地提示气管偏斜、心脏位移或心脏扩大。

第二，应该评估X线片的曝光质量。脊柱的棘突在第5、第6胸椎（T-5 到 T-6）水平是否可见决定正常曝光与否。目前X线设备可以使脊柱下至心脏影像层面可见。可以通过比较心脏和肺的相对密度进一步评估暴露程度。如，因为心脏比充满空气的肺密度高，心脏看上去比肺更白。越高的X线片曝光使心脏和肺部透过线越强（更黑）。X线片过度曝光，一直被认为是"严重渗透"或"烧坏"了。相反，心脏和肺在曝光不足的X线片上可能显得更加致密和发白。可能错误地显示肺部有浸润，可能不易或不能看见胸椎。

第三，应该评估照相时吸气的水平。深吸气时膈穹顶应该在第9～11肋骨水平。呼气时照相，肺部看上去更加致密，膈膜提高，心脏看上去更宽、更大（图2-29）。

（二）检查顺序

尽管胸部X线检查中精确的检查顺序并不重要，但是检查应该是系统的。有些从业者喜欢"由内而外"的方法来检查胸部X线片，从纵隔开始向外到胸腔外的软组织。有些从业者喜欢相反的。下面介绍"由内而外"的方法。

1.纵隔　应检查纵隔腔的宽度、轮廓，以及是否从中线位移。呼吸治疗医师应该检查纵隔解剖，包括气管、隆突、心缘、主动脉弓和上腔静脉（图2-34）。

2.气管　在PA的投影中，气管应该像一个半透明的柱形覆盖在脊柱上面。支气管的直径逐渐变细，在距离隆突很近的位置消失（图2-34）。许多临床情况可以导致气管从正常的位置移位。如，液体或气体在胸膜腔积聚可以使气管远离受累的区域。肺萎缩或纤维化通常导致气管移向受累的区域。上肺的肿瘤也可以导致气管移位。

胸部的解剖结构（如气管）从正常位置移位是因为它们被沿着特定的方向推挤或者牵拉。换句话说，他们可能被那个方向的病灶挤压或者牵拉从而移位。表2-34列出了导致气管受到挤压或者牵拉从而在胸部X线片上移位的例子。

3.心脏　在PA的投影上心脏和胸廓的宽度比（心胸比率）通常不超过1：2。在脊柱右侧应该可以看见一小部分的心脏。心脏的右侧边界应该看到两个隆起。上边的隆起是上腔静脉，下边的隆起是右心房。心脏的左侧边界可以看到三个隆起。上边的隆起是主动脉，中间隆起是肺主动脉，下边的隆起是左心室（图2-34）。表2-34列出了一些胸部X线片上挤压或牵拉心脏偏移正常位置的因素。

4.肺门区　评估左右肺门区域的大小及位置的变化。通常左侧肺门比右侧高2cm（图2-34）。肺门密度的增加可能预示由于肺血管阻力增加导致的肺门血管充血。肺门的垂直位移表明受累一侧的一个或者多个肺叶体积减小。在感染性肺疾病如组织胞浆菌病或结核病，肺门周围的淋巴结通常会肿大、钙化，或两者兼而有之。恶性肺部病变，包括肺门的恶性淋巴结病，也可能显现。表2-29列出了一些X线片上可见的挤压或牵拉肺门从正常位置移位的因素。

5.肺实质（组织）　应该从上到下系统地检查肺实质，将一侧肺与另一侧相比。通常，全肺野可以看到组织纹理（图2-34）。组织纹理的缺乏可能提示气胸、新近的肺切除术或慢性阻塞性肺疾病（如肺气肿），也可能是X线片曝光过度造成。过多的组织纹理可能提示纤维化、间质或肺

泡水肿、肺压缩或曝光不足。应当检查肺野周围的异常，如肺与胸膜腔、纵隔和横膈接触面模糊。表2-34列举了X线片上由于挤压或者牵拉肺组织从正常的位置移位的因素。

6.胸膜　检查肺周边有无胸膜增厚、胸膜腔存在液体（胸腔积液）或空气（气胸），或者肿块（图2-34）。检查肋膈角。肋膈角变钝提示存在液体。可能需要侧卧位的X线片确定液体的存在（图2-33）。

7.横膈膜　左、右两侧膈膜均应该向上凸起，呈圆顶状的轮廓。左、右两侧的肋膈角应该清晰可见。因为肝在右侧膈膜下，通常情况下右侧膈膜比左边高出2cm（图2-34）。慢性阻塞性肺疾病（如肺气肿）和导致气体或液体积聚在胸膜腔的疾病可以使膈膜正常的曲度变平或者压低。膈膜的异常升高可能是因为胃内过多的气体、患侧肺中叶或者下叶的萎缩、肺底的感染、膈神经损伤或者脊柱侧弯造成的。表2-34列举了由于挤压或者牵拉横膈膜在X线片上从正常的位置移位的因素。

8.胃泡　检查膈下的区域。在左侧膈膜下经常可以看到胃泡（图2-34）。腹部手术后或者腹腔脓肿的患者可能有任何一侧的膈下游离气体。

9.胸廓　检查肋骨、椎骨、锁骨、胸骨和肩胛骨。双侧肺野中肋间隙应该是对称的、平等的（图2-34）。肋间隙变窄提示肌张力丧失，常见于胸部一侧瘫痪的患者。慢性阻塞性肺病患者因为肺泡过度膨胀，其肋间隙通常变宽。最后，应检查肋骨有无畸形或骨折。如果怀疑肋骨骨折，但标准胸部X线片中没有显示，一个特殊的肋骨系列（聚焦于肋骨的射线照片）可能是必要的。

表2-34　在胸部X线上观察到的正常解剖结构被牵拉或者推移位的例子

结构	移位	病变
纵隔以及肺门区、气管、隆突、心脏、主要血管	向左移位	被上叶肺结核，肺不张或者肺纤维化拉向左侧
		被右肺上叶肺气肿性大疱、液体、气体或者肿瘤推向左侧
左侧横膈	向上移位	被左侧下叶肺不张或者纤维化拉向上
		被扩张的胃泡推向上
水平裂	向下移位	被右侧中叶或者下叶不张拉向下
		被右侧上叶肿瘤推向下
左肺	向右移位	被右侧肺萎缩、肺不张或者纤维化拉向右侧
		被左侧张力性气胸或者血胸推向右侧

10.胸腔外软组织 应该仔细检查胸廓外的软组织。如果患者是女性，乳房外边界的阴影应该鉴别（图2-34）。如果患者进行过乳房切除术，乳房切除的那一侧就会相对过度透亮。丰满的乳房可以导致下肺野大片的朦胧影，造成肺炎或肺充血的假象。虽然两边对称时乳头阴影很容易辨认，当患者稍微旋转，一侧乳头就可能变得不太明显。另一个乳头就会变成异常不透明区，可能被误认为是肺结节。气管造口术或气胸后，软组织内经常形成皮下气泡（称为皮下气肿），特别是当患者使用正压呼吸通气时。

（三）计算机断层扫描

胶片X线摄影的基本原理适用于计算机断层（CT）扫描，也就是解剖结构或器官吸收X线不同原子。CT扫描提供了体内结构多个层次的横断面（横向）照片（称为X线断层照片）。这个过程无痛、无创，且不需要特别的准备。患者只是躺在检查台上，随之通过入口被移入CT扫描仪。CT扫描仪的主要组件包括①X线管，在患者周围连续的360°旋转，对身体形成横截面成像；② X线管对面的一批X线检测器，记录穿过身体的X线；③计算机，基于扫描组织的密度不同，将不同的X线吸收水平转化为横断面图像。这个横断面切片称为轴向视图，或者计算机轴向体层摄影片（图2-36）。

胸部CT扫描可以产生多至250张图片，间距1mm。这些"切割"通常被称为高分辨CT

（HRCT）扫描（也叫螺旋状、体积或螺旋扫描）。在本质上，每个CT扫描提供一个通过身体特定位置的切片，类似一块水果切成两半，观察水果内的结构的横截面图像。致密的结构（如骨）出现白色的断层，而密度较低的结构（如肺）呈现灰色或黑色。因此在肺部实性肿瘤表现为被黑色的肺包围的白色物体。

可以调整CT扫描的分辨率来优先观察①肺组织——通常被称为肺窗CT扫描；②骨和纵隔结构——通常称为纵隔窗CT扫描。在纵隔窗CT扫描，肺组织过度曝光主要呈现为黑色；骨骼和纵隔器官大多呈现白色。图2-37提供正常的肺窗CT扫描概览。图2-38显示正常肺窗CT扫描的一个"切片"的特写。图2-39提供普通CT扫描纵隔窗特写。

最后，对在标准的X线片上不明确的病变，CT扫描对确定病变精确的位置、大小和形状做有利的补充。CT扫描尤其有助于确定纵隔肿块、肺小结节、支气管的小病灶、胸空洞、少量气胸、胸腔积液和小肿瘤（0.3～0.5cm）。CT扫描可以通过向血管内注入对比剂显示血管结构。

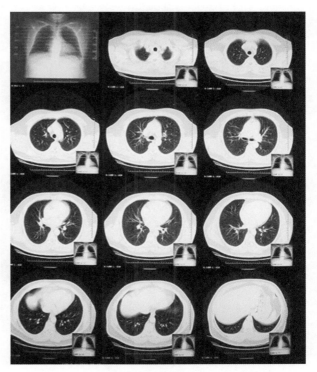

图2-37 正常肺窗计算机断层（CT）扫描概观
肺尖出现在该图的右上角的两个视图；膈膜在肺部的基底部，显示在右下角图

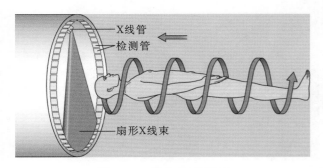

图2-36 螺旋CT的原理
患者进入扫描仪，X线管连续旋转，检测器获取信息。数据迅速采集使得胸部检查在一个屏气动作完成。（来自Albert RK，Spiro SG，Jett JR: Clinical respiratory medicine, ed 3, St Louis, 2008, Mosby.）

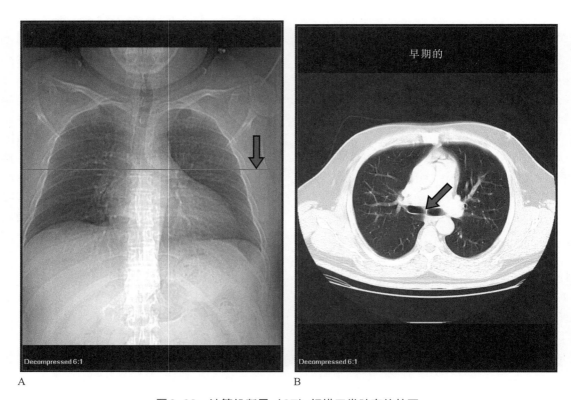

图2-38　计算机断层（CT）扫描正常肺窗的特写

A. CT扫描的胸部。B 胸部实际的横截面切片或者轴向图。注意隆突和两个主支气管（箭头）

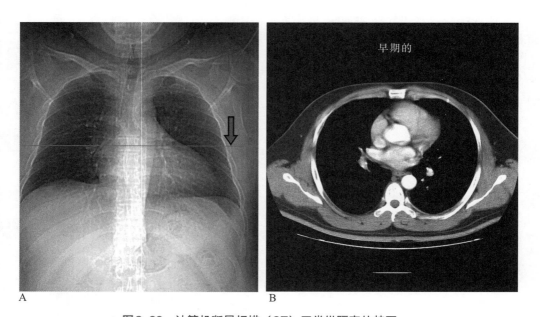

图2-39　计算机断层扫描（CT）正常纵隔窗的特写

A. CT扫描的胸部；B. 胸部实际的横截面切片或者轴向图。请注意，肺部过度曝光而变成黑色。骨骼和纵隔器官显示主要是白色

（四）正电子发射断层扫描

正电子发射断层扫描（PET）可显示解剖结构和扫描组织及器官的代谢活动。与胸部X线和CT扫描比较，PET对早期发现癌症病变是极好的诊断工具。PET扫描的独特点在于它能够分析一些可能是癌症的组织细胞的代谢速率。换句话说，PET扫描可以发现组织中的没有形成解剖结构的癌细胞。

在扫描之前，患者需要静脉注射溶有标记放射性化学核素的葡萄糖液（通常是氟-18氟脱氧葡萄糖，或F18-FDG化合物）。癌细胞代谢葡萄糖速率快。PET扫描测量细胞消耗葡萄糖的方式。如果存在癌细胞，其迅速消耗标记的葡萄糖。随着葡萄糖分子的分解，能发出正电子的终末产物就生成了。正电子与电子碰撞，释放出伽马射线。伽马射线转换为PET扫描图像上的黑点。这些黑点通常被称为"热点"。PET扫描上的"热点"被认为可能是快速增长的肿瘤。

临床上，PET扫描是排除胸部X线片或者CT扫描可疑病变的一个良好的工具（如可能的癌变区）。如，图2-40显示胸片发现了两个可疑情况：右肺上叶一个小结节，左肺下叶心脏后的高密度阴影。图2-41显示两个CT扫描，同样发现了两个可疑点及它们的确切位置。图2-42，图2-43和图2-44都显示PET扫描证实在左肺下叶有一个热点（可能是癌症）。然而，PET扫描图2-45证实在右肺上叶结节是良性的（即没有发现热点）。

尽管PET扫描是相对无痛的（也就是相当于静脉注射），但是检查过程漫长。完成扫描可能需要90min。注射之后，患者在扫描之前需要在躺椅上安静的休息30～60 min。这段时间内身体吸收化合物。对那些不能长时间保持安静的患者来说这个步骤很困难。相比与CT或磁共振成像（MRI），PET扫描很昂贵。

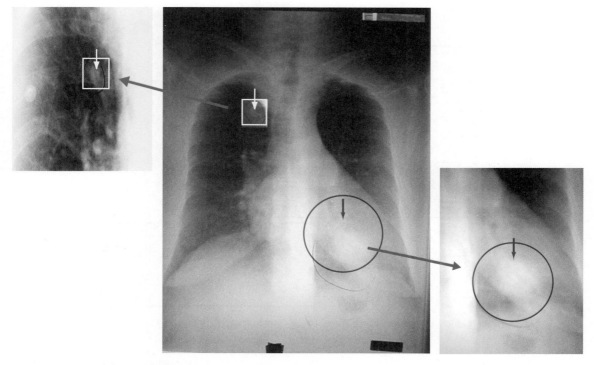

图2-40　胸部X线检查发现的两处可疑点：在右肺上叶（A）和左下叶心脏后（B）（白色箭头）

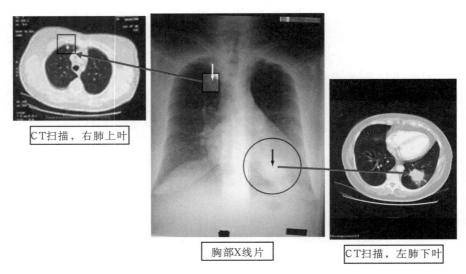

CT扫描，右肺上叶

胸部X线片

CT扫描，左肺下叶

图2-41 与图2-39为同一张的胸部X线片

注意CT扫描也可以鉴别可疑的结节及其精确位置

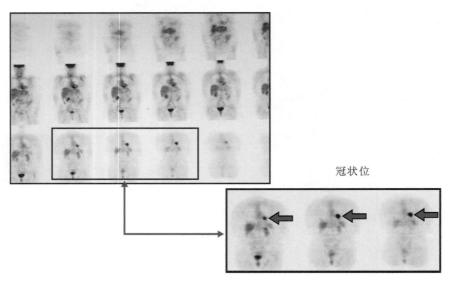

冠状位

图2-42 正电子发射断层（PET）扫描：冠状位

最后三张图显示了左下肺的一个热点

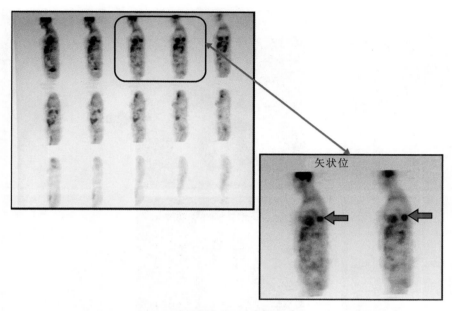

图2-43 正电子发射断层（PET）扫描：矢状位
被圈起来的图像显示了左肺下叶的一个热点

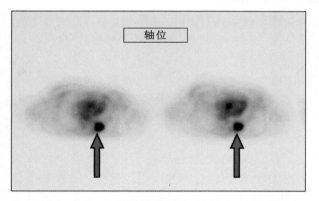

图2-44 正电子发射断层（PET）扫描：轴位图
进一步证实了左肺下叶有一个热点

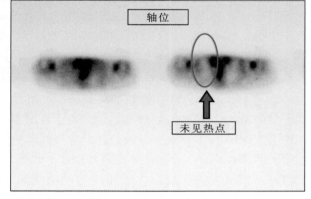

图2-45 正电子发射断层（PET）扫描：轴位图
这个图像证实了胸片和CT扫描发现的右肺上叶的小结节是良性的

（五）正电子发射断层扫描和电脑断层扫描

如前面章节中的描述，PET和CT都是在制订治疗策略之前放射科医师用来查明体内癌症或感染位置的标准成像工具。然而，每种扫描都有自己的优点和局限性。如，PET扫描可发现身体内生长的癌细胞的代谢活性，CT扫描可提供详细内部解剖结构，显示精确的位置、大小、肿瘤或肿块的形状。另一方面，由于PET扫描和CT扫描在不同的时间和地点进行，患者身体位置的变化往往使解读两种图像很困难。

现已有将PET扫描和CT扫描联合在同一时间执行的技术。所产生的图像被称为正电子发射断层扫描和计算机断层扫描（PET/CT）扫描（也被称为PET/CT融合）。PET/CT扫描提供的图像远优于任何一种单独技术所提供图像。结合时，CT扫描提供了肿瘤详细解剖细节，如精确的尺寸、形状和位置，PET扫描提供的肿瘤或肿块的代谢活性。PET/CT扫描为胸部恶性病变检查提供了优质图像和较高的敏感性和特异性。图2-46展示了PET/CT扫描、CT扫描以及PET扫

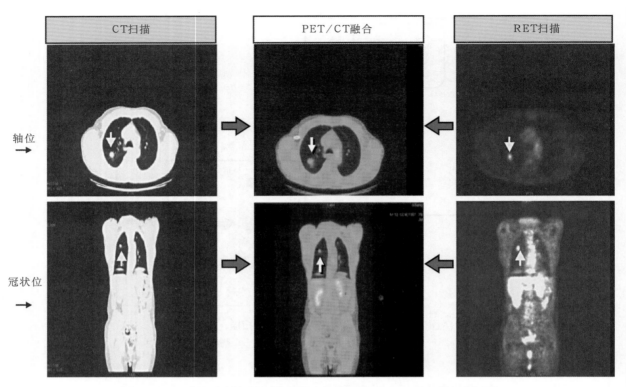

CT扫描	PET/CT融合	RET扫描

轴位 →

冠状位 →

图2-46 正电子发射断层扫描和电脑断层扫描（PET/CT扫描）（中间）

CT扫描，PET/CT融合，以及PET扫描都显示右肺上叶同一个恶性结节（白色箭头）。注意PET/CT融合通常是彩色的（如红色、蓝色和黄色）

描。所有的图像显示在右肺上叶相同的恶性结节。

联合PET/CT扫描好处包括早期诊断、准确的分期和定位、精确的处理和监控。有了高质量和精度的PET/CT图像，患者会有一个更好的机会获得理想的结果，不需要不必要的操作。此外，PET/CT扫描提供癌症复发或转移的早期检测，揭示可能被手术瘢痕和放射治疗掩盖的肿瘤。这是因为联合PET/CT扫描为放射科医师提供发生在患者身体的更完整的情况，同时包括解剖和代谢方面。

（六）磁共振成像（MRI）

MRI使用磁共振作为能量来源取得身体断面（横断面、矢状面或冠状面）的图像。它不使用电离辐射。患者被放置在圆筒状的成像仪中，身体有问题的部分暴露于磁场和无线电波传动装置中。MRI制作高对比度的图像，可以发现微小的病变（图2-47）。

MRI在发现复杂的先天性心脏病、骨髓疾病、腺病及胸壁损害方面优于CT扫描。MRI在纵隔腔和肺门疾病研究方面是对CT扫描的一个很好补充。然而，对于大多数的胸部异常，CT扫描在运动（患者运动造成分辨率降低）、空间分辨率和费用方面通常优于MRI。

因为MRI需要一个强磁场，铁磁性材料制成的物体都会被强烈的吸引。因此，有铁磁性材料动脉瘤夹或铁磁性材料的人造心脏瓣膜的患者都不可进行MRI检查，因为成像的磁场力会使这些设备加热或移位从而伤害患者。成像的磁场力也会干扰心脏起搏器的正常功能和大多数呼吸机。

（七）肺血管造影

肺动脉造影在识别肺栓塞或动静脉畸形方面很有用。经导管注射不透光的造影剂，使其经过右侧心脏到达肺动脉。注射的造影剂到达肺循环，被快速连续的肺血管造影片跟踪。肺血管充满了不透光的造影剂，因此显示白色。图2-48显示了异常的血管造影，左肺肺栓塞造成远端主要的血管缺失。

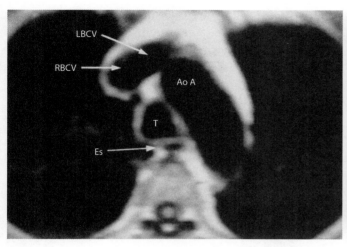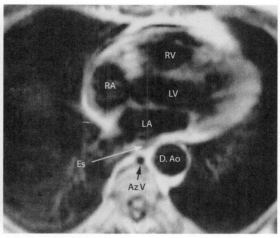

图2-47　磁共振成像（MRI）扫描的纵隔解剖结构

A. Ao A 主动脉弓；Es 食管；LBCV 左头臂静脉；RBCV 右头臂静脉；T 气管。B. Az V 奇静脉；D.Ao 降主动脉；Es 食管；LA 左心房；LV 左心室；RA 右心房；RV 右心室。（来自 Armstrong P，Wilson AG，Dee P: Imaging of diseases of the chest，St Louis，1990，Mosby.）

（八）通气－灌注扫描

肺通气－灌注扫描对测定肺动脉栓塞的存在很有用。灌注扫描是通过注射叫作大团聚体的小颗粒白蛋白，蛋白上被标记如碘－131或者锝－99m的放射性物质。注射后，入血的放射性微粒被带到右侧心脏，经血流分布到肺动脉。放射性微粒穿过畅通无阻的动脉被困在肺毛细血管，因为它们的直径是20～50μm，而一般肺毛细血管的直径是8～10μm。

然后用γ相机拍摄肺部，产生的图像显示放射性微粒遍布在肺循环。黑暗的领域显示良好的血流量，白色或浅色区域代表血流量减少或完全消失。大团聚体的最终分解，通过肺循环最终由肝排出体外。注射这些放射性微粒对患者血流动力学无明显影响，因为肺毛细血管远多于那些放射性微粒引起的"栓塞"。除了肺栓塞，灌注扫描缺失（白色或浅色区域）可以是肺脓肿、肺萎缩、肺血管系统的损失（例如肺气肿）、肺不张或肺泡实变造成的。

灌注扫描辅以通气扫描。通气扫描时，患者用闭路肺活量计吸入放射性气体，如氙－133。γ相机拍摄这些气体分布于全肺的图像。正常的通气扫描显示气体分布均匀，黑色的区域表示存在放射性气体，因此通气良好。白色或浅色区域代表通气减少或通气完全消失。（图2-49）显示了一位严重肺栓塞患者的异常灌注扫描和正常通气

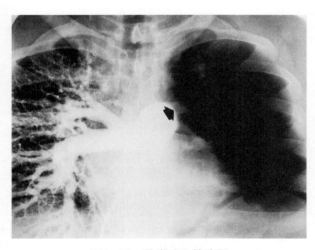

图2-48　异常肺血管造影

注入血液的不透射线物质被肺栓塞阻断，不能流入左肺（箭头）。梗阻的远端无血管结构

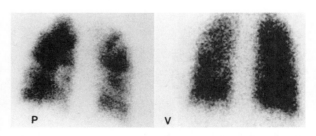

图2-49　近期进行整形手术患者脂肪栓塞，伴有呼吸困难和低氧血症

灌注（P）和通气（V）放射性核素扫描显示多发性周围亚段灌注缺损提示脂肪栓塞。（来自 Hansell DM，Armstrong P，Lynch DA，McAdams HP: Imaging of diseases of the chest，ed 4，Philadelphia，2005，Elsevier.）

扫描。异常的通气扫描也可以由于气道梗阻（例如黏液栓或支气管痉挛）、肺泡弹性损失（如肺气肿）、肺泡实变或肺水肿造成。

（九）X线透视检查

X线透视是胸部X线动态摄影采用的技术。接受X线透视的患者比标准X射线照相承受更大剂量的X射线。因此，它只用于选定的情况下，如用于膈肌运动异常的评价（如单侧麻痹）或纤维支气管镜活检时对病变的定位。

（十）支气管造影

支气管造影需要将不透射线的造影剂注入气管支气管树腔内。然后拍摄胸部X线，提供称为支气管造影的影片。对比剂提供了气管隆突，左、右主支气管和肺段支气管清晰的轮廓。支气管造影偶尔用来诊断肺癌和确定支气管扩张的存在或程度（图2-50）。胸部CT在很大程度上取代了这一技术。

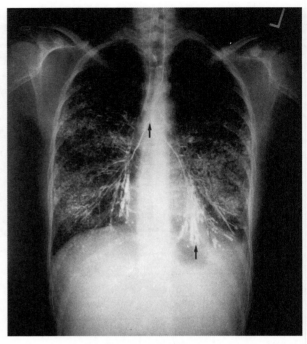

图2-50 一位有支气管扩张病史的患者使用造影剂拍摄的支气管造影片

箭头所指为隆突和通向左下肺基底段扩张的细支气管。（来自Rau JL Jr, Pearce DJ: Understanding chest radiographs, Denver, 1984, Multi-Media Publishing.）

［自我测试与评估］

在Evolve可以找到问题的答案。要访问其他学者评估问题和病例分析，为现实案例寻找文本资料可以访问http://evolve.elsevier.com/DesJardins/respiratory

1.临床上，标准的胸部X线片包括下列哪个或哪些?

（1）AP位X线片

（2）侧卧位X线片

（3）侧位平片

（4）PA位X线片

a.（1）

b.（4）

c.（3）和（4）

d.（1）和（2）

2.同PA位X线片相比，AP位X线片

（1）放大了心脏

（2）通常更加扭曲

（3）经常显得更加模糊

（4）经常有外来的阴影

a.（2）

b.（3）和（4）

c.（1）、（3）和（4）

d.（1）、（2）、（3）、（4）

3.为了在侧位平片上观察右侧的肺和心脏，应当

a.患者左侧的胸壁靠在暗盒上

b.患者胸部的前部靠在暗盒上

c.患者右侧胸部靠在暗盒上

d.患者胸部的后部靠在暗盒上

4.右侧卧位X线片意味着

a.右侧胸部朝下

b. 胸壁的后部朝上

c. 左侧胸壁朝下

d. 胸壁的前部朝上

5. 下面哪项的胸部X线检查常见到纵隔向左移位？

（1）左上叶肺不张

（2）右肺上叶积气

（3）左肺上叶纤维化

（4）右上叶肿瘤

a.（1）

b.（3）和（4）

c.（2）、（3）、（4）

d.（1）、（2）、（3）、（4）

6. 正常曝光的照片可以通过确定哪一水平的椎骨的棘突是否可见来验证？

a. C-1到 C-3

b. C-3到 C-5

c. T-2到 T-4

d. T-5到 T-6

7. 下面哪项肺的X线片被描述为严重渗透？

（1）看上去更黑

（2）更透明

（3）看上去更白

（4）看上去更不透明

a.（3）

b.（4）

c.（2）和（4）

d.（1）和（2）

8. 如果在深吸气照X线片，横膈膜的圆顶应在哪个水平？

a. 第1 ~ 4肋骨

b. 第4 ~ 6肋骨

c. 第6 ~ 9肋骨

d. 第9 ~ 11肋骨

9. 下列哪个涉及胸部X线运动图像？

a. 支气管造影

b. X光透视

c. MRI

d. CT

10. MRI识别下面哪些方面比CT扫描优越？

（1）胸部损伤

（2）骨髓疾病

（3）先天性心脏病

（4）腺病

a.（3）和（4）

b.（2）和（3）

c.（2）、（3）、（4）

d.（1）、（2）、（3）、（4）

第六节　其他重要的检验和检查

学习目标

阅读本节后，你需要掌握以下内容：

1.描述痰液检查的诊断价值，包括与呼吸系统疾病有关的常见生物体：

（1）革兰染色-阴性微生物（克雷伯菌属，铜绿假单胞菌，流感嗜血杆菌，嗜肺军团菌）

（2）革兰染色-阳性微生物（链球菌属，葡萄球菌属）

（3）病毒性生物体（肺炎支原体，呼吸道合胞病毒）

2.详述下列检验及操作的诊断价值

（1）皮肤试验。

（2）内镜检查（支气管镜检查和纵隔镜检查）。

（3）肺组织活检。

（4）胸腔穿刺术。

（5）胸膜固定术。

3.描述下列血液学检验的组成部分：

（1）完全血细胞计数（CBC）。

（2）红细胞（RBC）计数（红细胞指数和贫血类型）。

（3）白细胞（WBC）计数，包括粒细胞和无粒白细胞。

4.描述血小板的作用，包括下列：

（1）血小板缺乏的原因。

（2）血小板缺乏的临床意义。

5.识别下列通常在呼吸治疗中监测的血液生物化学检验：

（1）葡萄糖。

（2）乳酸脱氢酶（LDH）。

（3）血清谷氨酸草酰乙酸转氨酶（SGOT）。

（4）天冬氨酸氨基转移酶（AST）。

（5）丙氨酸氨基转移酶（ALT）。

（6）胆红素。

（7）血尿素氮（BUN）。

（8）血清肌酐。

6.识别下列通常在呼吸治疗中监测的电解质：

（1）钠（Na^+）

（2）钾（K^+）

（3）氯（Cl^-）

（4）钙（Ca^{2+}）

7.理解关键词并完成本节自我评估与测试。

关键词

抗酸染色涂片和培养

丙氨酸氨基转移酶

无反应性

天冬氨酸氨基转移酶

嗜碱性粒细胞

胆红素

血液化学

血尿素氮（BUN）

支气管镜检查

钙（Ca^{2+}）

氯（Cl^-）

完全血细胞计数

细胞学

细菌培养和敏感性测定

电解质

内镜检查

嗜酸性粒细胞

渗出液

葡萄糖

革兰阴性微生物

革兰阳性微生物

革兰染色法

粒性白细胞

流感嗜血杆菌

血细胞比容（Hct）

血液学
血红蛋白（Hb）
小细胞低色素性贫血
克雷伯菌属
乳酸脱氢酶（LDH）
嗜肺军团菌
白细胞增多
肺组织活检
淋巴细胞
大细胞性贫血
巨噬细胞
平均红细胞血红蛋白量（MCH）
平均红细胞容积（MCV）
平均红细胞血红蛋白浓度
纵隔镜检查
单核细胞
肺炎支原体
中性粒细胞
无粒白细胞
正常色素性、正常大小红细胞贫血
开胸肺活检
血小板
胸膜固定术
钾（K+）
铜绿假单胞菌
红细胞（RBC）计数
红细胞指数
呼吸道合胞病毒
血清肌酐
血清谷草转氨酶（SGOT）

皮肤试验
钠（Na+）
痰液检查
葡萄球菌属
链球菌属
治疗性支气管镜检查
治疗性胸腔穿刺术
胸腔穿刺术
血小板减少
经支气管肺活检
漏出液
电视辅助胸腔镜检查（VATS）
病毒性微生物
白细胞（WBC）计数（白细胞减少）

章节纲要
一、痰液检查
二、皮肤试验
三、内镜检查
（一）支气管镜检查
（二）纵隔镜检查
（三）肺组织活检
（四）视频辅助胸腔镜检查
四、胸腔穿刺术
五、胸膜固定术
六、血液学、血液化学和电解质检查所见
（一）血液学
（二）血液化学
（三）电解质
自我测试与评估

正如本书前面已经讨论的一样，对于罹患肺疾病患者的正确评估取决于多种重要的诊断研究和临床技巧。为了对患者进行适当治疗，除了进行患者床旁（如患者问诊和体格检查）以及常规实验室检验和特殊检查（如肺功能试验、动脉血气、血流动力学监测及胸部放射线检查）外，许多其他检查也很重要。包括痰液检查、皮肤试验、内镜检查、肺活组织检查、胸腔穿刺术和血液学，

血液生化及电解质检验等。

一、痰液检查

痰标本可以从咳痰、吸痰、支气管镜检查（稍后讨论）中获得。除了分析痰量、性状及颜色（曾在第1章讨论过）外，痰标本可用来进行①细

菌培养和敏感性测定；②革兰染色；③抗酸染色涂片及培养；④细胞学检查。

单次痰液标本被收集在无菌容器中进行细菌培养和敏感测定。该项检验可用于诊断细菌感染、筛选抗生素和评价抗生素治疗的有效性等。48～72h可获得检测结果。行痰革兰染色把细菌分成革兰染色阴性生物体及革兰染色阳性生物体。在获得细菌培养及敏感性检测结果以前，用革兰染色试验结果来指导治疗。表2-35列举出与肺疾病相关的常见的病原体。除病毒外几乎所有都可呈现于革兰染色。

抗酸染色和培养用于确定是否存在抗酸杆菌（如结核分枝杆菌）。以连续三次清晨痰标本做检验。单次痰标本需要被收集到含有固定液的特殊容器中进行细胞学检查。如显微镜镜检出现异常细胞表明可能存在恶性病情。

通常情况下，痰液的量、颜色及组分对于评估及诊断许多呼吸疾病包括结核、肺炎、肺肿瘤和肺尘埃沉着病等是非常重要的。举个例子，黄痰代表急性感染；绿痰与陈旧而滞留的分泌物有关；绿臭分泌物与厌氧菌或假单胞菌属感染有关；稠黏白痰或黏液样痰提示支气管哮喘；棕色痰代表有陈旧血；红色痰表明有新鲜血。

二、皮肤试验

皮肤试验常用于检测变态反应或是否曾接触过结核杆菌或真菌。需要在皮内注射某种抗原进行检测。阳性试验结果表明患者曾接触过该抗原，

却不表明正在发病。阴性试验结果也见于处于细胞免疫抑制（无反应性）的患者，如人免疫缺陷病毒（HIV）感染。

三、内镜检查

（一）支气管镜检查

作为一种较为成熟的诊断和治疗方法，支气管镜检查被医学专家应用于重症监护病房，特殊检查室及门诊等。该方法对患者的损伤小且不中断患者通气。可弯曲的纤维支气管镜可深入上气道（鼻、口腔和咽部）、喉部、声带、声门下区、气管、支气管、叶支气管及下至第三或第四级分支的段支气管捕捉直接影像。在荧光对比下，其可检测或治疗更加外围的区域（图2-51）。支气管镜检查可以是诊断性或治疗性的。

当疑似感染性疾病且用其他方法无法诊断或需要对位于支气管内或近支气管处的异常肺组织进行活检时，通常行诊断性支气管镜检查。该项检查及其他检查和评估的结果可提示许多临床状况，包括①异常放射线表现（如怀疑支气管肺癌、支气管肿瘤或团块病损范围）；②持续性肺不张；③支气管分泌物过多；④急性烟雾吸入损伤；⑤插管损伤；⑥支气管扩张；⑦异物；⑧咯血；⑨肺脓肿；⑩较大胸部创伤；⑪喘鸣或局限性哮鸣；⑫不明原因的咳嗽。

操作过程的录像或彩图可用来记录异常情况。当发现异常情况时，可添加额外的诊断性操作包括毛刷、活检、针刺活检和冲洗。举个例子，支气管肺泡灌洗（BAL）是一种常用的诊断性支气管镜技术，其操作包括通过支气管镜注射小量（30ml）无菌生理盐水，然后将液体抽出做细胞检查。BAL通常用于诊断卡氏肺囊虫肺炎。

治疗性支气管镜检查包括①抽吸过多的分泌物或黏液栓，尤其是在形成肺不张时；②去除阻塞气道的异物或肿瘤；③选择性灌洗（用生理盐水或黏液溶解药）；④治疗威胁生命的咯血。虽然治疗性支气管镜的优点已确立无疑，但在患者床旁常规的呼吸治疗形式［如胸部物理治疗、间歇叩击通气（IPV）、体位引流、深吸气和咳嗽技术及正压呼吸（PEP）治疗］被认为是在治疗由

表2-35　与呼吸病相关常见微生物

革兰-阴性微生物
克雷伯菌属
铜绿假单胞菌
流感嗜血杆菌
嗜肺军团菌
革兰-阳性微生物
链球菌属（所有细菌性肺炎的80%）
葡萄球菌属
病毒
肺炎支原体
呼吸道合胞病毒

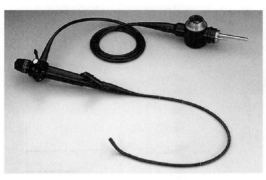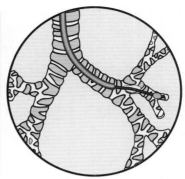

图2-51　纤维支气管镜

A，经支气管镜的尖头胶囊导管和可弯曲的光学纤维支气管镜。经支气管镜的组织活检可以通过该装置获得。B，导管置入小气道，用1.5～2ml空气膨胀的球囊来封闭气道。注入和抽吸30 ml等量的无菌生理盐水行支气管肺泡灌洗，每次灌注后缓慢抽出。样本被送到检验室分析。（A取自Lewis SM，Heitkemper MM，Dirksen SR: Medical-surgical nursing: assessment and management of clinical problems，ed 6，St Louis，2004，Mosby. B 取自Meduri GU，Beals DH，Maijub AG，Baselski V: Protected bronchoalveolar lavage. A new bronchoscopic technique to retrieve uncontaminated distal airway secretions，Am Rev Respir Dis 143:855，1991.）

于分泌物聚集引起肺不张的第一道防线。在临床上，治疗性支气管镜通常用于处理支气管扩张症、肺脓肿、烟雾吸入和热损伤及肺癌（见支气管肺卫生治疗规程）。

（二）纵隔镜检查

纵隔镜检查是通过在胸骨上切迹小切口插入腔镜直至进入纵隔。该项检查用于纵隔区域的淋巴结的视诊和活检。该项操作用于诊断癌肿，肉芽肿性感染及肉瘤样病。纵隔镜检查患者需在全麻的状态下在手术室中进行。

（三）肺组织活检

肺组织活检标本可通过支气管针穿刺或开胸术获取。经支气管肺活检需经支气管镜导入镊子或穿刺针来获取标本（图2-52）。开胸肺活检是以手术切除肺组织样本，需要在所收集组织样本的肺区上行切口。在某些情况下，需要较大切口才能到达可疑问题区域。完成操作后需要插入胸管引流并抽吸7～14d。通常情况下，当不能使用支气管镜活检或针吸活检，这些操作不成功或当确诊需要较大块的组织时，则行开胸肺组织检查。

开胸肺活检需要全身麻醉且更具侵害性，因此更可能引起并发症。总的来说，风险包括气胸、出血、支气管痉挛、心脏心律失常以及感染。针

刺肺活检在以下患者中禁用，包括肺大疱、肺囊肿、任何类型的血液凝固障碍、严重缺氧、肺性高血压或肺源性心脏病。

肺活检常用于诊断在胸片或电脑断层扫描（CT）检查中所发现的而不易被其他检查所确诊的异常表现，如支气管镜检查。肺活检对于检查周围性肺异常特别有益处，如复发性浸润以及胸

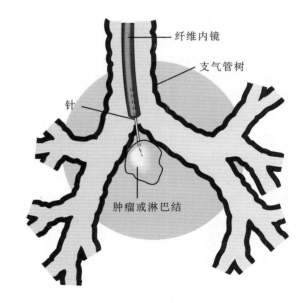

图2-52　经支气管针吸组织活检术

该图展示经支气管组织检查针穿透支气管壁并进入隆突下淋巴结或肿瘤团块。（重绘自于 DuBois RM，Clarke SW: Fiberoptic bronchoscopy in diagnosis and management，Orlando，1987，Grune and Stratton.）

膜或胸膜下病损。其他可行肺活检的情况包括肺部转移癌和伴发肺脓肿的肺炎。

肺活检组织被送到病理学实验室以检查恶性细胞。其余标本可以送到微生物学实验室判断感染。肺活检结果通常在 2 ～ 4d 获得。然而，在某些情况下，可能需要数周时间来（通过细菌培养）确定某些感染，如结核。

（四）视频辅助胸腔镜检查

视频辅助胸腔镜检查（VATS）是一项新技术，检查时需要在胸壁上行小切口，置入胸腔镜。胸腔镜配备有能检查胸膜腔的纤维镜。其结果可被显示在视频监视器上（与支气管镜检查相同）。当确认胸膜损害时即可在视频引导下进行活检。该项检查可对结核、间皮瘤和转移癌进行辅助诊断。

四、胸腔穿刺术

胸腔穿刺术（Thoracentesis，也称作 thoracocentesis）是指以针穿透胸壁将积存在胸壁和肺之间（即胸膜腔）液体（即胸腔积液）吸出的操作过程（图 2-53）。胸部 X 线片、CT 扫描或超声扫描可用于确定胸腔积液的准确位置。定位后即行胸腔穿刺术进行诊断或治疗。

诊断性胸腔穿刺术可用于鉴别胸腔积液的原因。胸腔积液分析可辅助诊断可疑或已知的恶性肿瘤，并对其分期。在胸腔穿刺术中可以行胸膜活组织检查来采集来自胸壁内侧的组织标本。治疗性胸腔穿刺术可以用来缓解由于大量胸腔积液导致的气短或疼痛，去除肺与胸壁之间截留的气体，或通过胸膜腔内直接给药来治疗胸腔积液或肿瘤。胸膜腔内的液体可以分为漏出液或渗出液。

当液体从肺毛细血管进入胸膜腔时，产生漏出液。所产生的液体稀薄且淡，并且常有较低的白细胞（WBC）计数，低水平的乳酸脱氢酶（LDH）及蛋白。胸膜表面不参与产生漏出液。漏出液可以由左侧心力衰竭、肝硬化、肾病综合征和腹膜透析等引起。

渗出液可由许多病情引起，包括肺感染（如肺炎、结核和真菌病）、肿瘤、胸外伤、胰腺炎、自身免疫病或肺栓塞。当感染存在时，胸腔积液常有高白细胞计数、高水平乳酸脱氢酶和蛋白、大量的细胞碎片并存在细菌或其他感染生物体。当肿瘤存在时，胸腔积液通常有高白细胞计数（经常为淋巴细胞），高乳酸脱氢酶水平和高蛋白质水平。也可发现异常细胞。当肺栓塞时存在大量红细胞，但白细胞和蛋白质水平均较低。

通常行胸腔穿刺术时，患者取直立位，稍前倾，常伏在床头桌上。应用局部麻醉药，医师在位于胸腔积液的肋骨间刺入大孔径胸腔穿刺针（16 ～ 19 gauge）或套针。针或套针被连接到一个带有三通活塞的小管上，小管依次连接到大注射器或真空收集瓶上。依照胸腔穿刺术的目的，一次可抽取最多 1500ml 胸腔积液。胸腔积液收集完成，即拔出针或套针并将绷带贴于穿刺处。通常指示患者需侧卧位 1h 以使其穿刺处愈合。

一般情况下胸腔穿刺术比较安全。但通常在胸腔穿刺术后短期内需通过胸部 X 线片确定有否并发症。潜在的并发症包括气胸、肺水肿（通常发生当大量胸腔积液被吸出时）、感染、出血及器官损伤。

五、胸膜固定术

胸膜固定术用来防止气胸或胸腔积液复发。

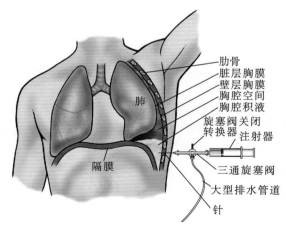

图 2-53　胸腔穿刺术
导管被放置于胸膜腔内以排出积液。胸腔积液显示为在左肺底部的暗色阴影。（取自 Monahan FD, Neighbors M, Sands JK, Marek JF, and Green CJ: Phipps' Medical-surgical nursing health and illness perspectives, ed. 8, St. Louis, 2007, Mosby-Elsevier）.

通过经胸管向胸膜腔注射某些药物（称为硬化药或硬化剂）完成。现有硬化剂中似乎没有最安全或最有效的。常见硬化剂包括滑石粉浆、博来霉素、氮芥、多西环素、聚维酮碘或奎纳克林。硬化剂灌入可在壁层和脏层胸膜层之间引起刺激和炎症（胸膜炎）。这种作用会使胸膜粘在一起，进而防止随后气体或液体积聚。

1.化学性胸膜固定术被认为是恶性胸腔积液患者的标准治疗。由于化学性胸膜固定术很痛，患者术前需用镇静药和镇痛药。局部麻醉药也可灌入胸膜腔或加入硬化剂中。虽然胸膜固定术的并发症不常见，但风险包括以下内容：

（1）感染。

（2）出血。

（3）急性呼吸窘迫综合征。

（4）肺萎陷（气胸）和呼吸衰竭。

2.对每一种硬化剂来说，并发症可能有特异性：

（1）滑石和多西环素能引起发热和疼痛。

（2）奎纳克林能引起低血压、发热和幻觉。

（3）博来霉素能引起发热、疼痛和恶心。

3.由于下列并发症胸膜固定术可能失败：

（1）肺萎陷，肺被包裹在瘢痕或肿瘤组织中。

（2）在胸膜腔内形成孤立囊袋（小腔形成）。

（3）肺柔性（弹性）丧失。

（4）产生大量胸腔积液。

（5）胸膜肿瘤广泛播散（转移）。

（6）不恰当体位，堵塞或导管纽结。

六、血液学、血液化学和电解质检查所见

血液学、血液生化学或电解质异常值可协助呼吸治疗从业者和医师进行心肺疾病的评估。这些实验室检查可对某种特定心肺疾病的临床表现提供更深入的理解。

（一）血液学

最常见的实验室血液学检验是全血细胞计数（CBC）。CBC提供了有关患者诊断、预后、对治疗的反应和恢复等重要信息。CBC包括红细胞计数（RBC）、血红蛋白（Hb）、血细胞比容（Hct）、总白细胞计数以及至少一次血小板计数的评价。

1.血红细胞计数　红细胞（红血球）构成血细胞的主要成分。健康男性每立方毫米（mm^3）血液中有500万红细胞。健康女性每立方毫米（mm^3）血液中有400万红细胞。在临床上，红细胞总数和红细胞指数可用于评估患者整体携氧能力。红细胞指数可用于鉴别特定红细胞缺乏症。表2-36概述了红细胞指数和贫血类型。

2.白血细胞计数　白血细胞（白血球）主要的功能是：①对抗感染；②吞噬异物以保卫机体；③在免疫应答中产生（或至少是运输和播散）抗体。白细胞远少于红细胞，每立方毫米血液平均5000～10000个细胞。有两种类型的白细胞：颗粒白细胞和无粒白细胞。因为白细胞的一般功能是抗击炎症和感染，对于损伤或感染的临床诊断通常有不同的计数，该计数是由100个白细胞中含有的各种细胞类型的数目来决定的。表2-37显示正常的分属计数。表2-38概述了白细胞类型和导致其增加的常见原因（白细胞增多症）。

3.粒性白细胞　颗粒性白细胞（又叫粒细胞）因其胞质内存在颗粒而命名。按其颗粒染色性质，粒细胞可进一步分为以下3种类型：中性白细胞、嗜酸性粒细胞和嗜碱性粒细胞。因为这些细胞具有独特的多叶核，通常被称为多形核白细胞。

4.中性白细胞　中性粒细胞占白细胞总数的60%～70%。胞质颗粒呈中性，酸或碱性染料不染色。中性粒细胞是到达炎症部位的第一种白细胞，通常出现在损伤后90min内。通过吞噬作用中性粒细胞主要防御细菌生物体感染。中性白细胞是一种吞噬细胞。吞噬细胞通常吞食并破坏细菌和颗粒性物质。中性粒细胞释放溶菌酶破坏某些细菌。中性粒细胞计数增加与①细菌感染；②身体和情绪压力；③肿瘤；④炎症或创伤性疾病；⑤某些白血病；⑥心肌梗死；⑦烧伤相关。

早期中性白细胞是非分叶的，被称为"带状"型。若其分属升高10%以上，表明存在感染。成熟的中性白细胞有分叶的细胞核。即使没有感染［如应激（运动）或使用皮质类固醇药物］中心粒细胞数也可能升高。

5.嗜酸性粒细胞　嗜酸性粒细胞的胞质颗粒

表2-36   红细胞指数

指标	概述
血细胞比容（Hct）	Hct是在100ml血液中的红血细胞（RBCs）的容积并以总体积的百分比表示。健康男性Hct为45%；健康女性Hct为42%。在健康的新生儿中Hct范围从45%～60%。Hct也被称作红细胞压积（PCV）
血红蛋白（Hb）	大多数弥散进入肺毛细血管血中的氧气快速进入RBCs中并化学性结合到Hb上。每个RBC含有大概2亿8千万个Hb分子。Hb值被报告为每100ml血液的克数（也可说成克百分血红蛋白[g%Hb]）。对于男性正常Hb值为14%～16g%。对于女性正常Hb值为12%～15g%。Hb构成33%RBC的重量
平均细胞容积（MCV）	MCV是RBCs的实际大小并且用于贫血分类。该指标是表示单个红细胞容积并且以立方微米来度量。对于男性和女性两者正常MCV是87～103μm³
红细胞平均血红蛋白含量（MCHC）	MCHC是用来衡量在一个平常（平均）红细胞中Hb的浓度或比例。MCHC以g%Hb除以Hct而得来。例如，若某患15g%Hb且Hct45%，MCHC是33%。对于男性和女性正常MCHC范围从32%～36%。因为两种最精确的血液学测量（Hb和Hct—非RBC）用于检验，MCHC在评估贫血程度上最有用
平均细胞血红蛋白	MCH用于衡量在单个RBC中Hb的重量。该值是由总Hb（g%Hb）除以RBC计数。MCH可辅助诊断严重性贫血，但其不如MCHC，因为RBC并不总是准确。MCH的正常值是27～32pg/个RBC
贫血分类	
正色素性（正常Hb）正常红细胞性（正常细胞大小）贫血	正色素性贫血通常由大量失血引起。Hb量及RBC数量降低，但个体大小及含量保持正常。临床上，实验室报告显示为以下： Hct：＜正常 Hb：＜正常 MCV：正常 MCHC：正常 MCH：正常
低色素性（Hb降低）小细胞性（小细胞大小）贫血	在低色素性贫血中，RBC大小和Hb量降低。该类型贫血通常见于慢性失血、铁缺乏、慢性感染和恶性疾病的患者。临床上，实验室报告显示如下： Hct：＜正常 Hb：＜正常 MCV：＜正常 MCHC：＜正常 MCH：＜正常
大细胞性（大细胞大小）贫血	大细胞性贫血通常由叶酸和维生素B₁₂缺乏引起。大细胞性贫血的患者产生较少的RBCs,但出现的红细胞比正常的红细胞大。临床上，实验室报告如下： Hct：＜正常 Hb：＜正常 MCV：＞正常（由于较大的RBC大小） MCHC：＞正常（由于较大RBC大小）

表2-37   正常白细胞计数分属

粒性白细胞	
中性白细胞60%～70%	
嗜酸细胞2%～4%	
嗜碱细胞0.5～1%	
无粒白细胞	
淋巴细胞20%～25%	
单核细胞3%～8%	

表2-38   白细胞升高常见原因

细胞类型	升高原因
中性粒细胞	细菌感染，炎症
嗜酸性粒细胞	过敏反应，寄生虫感染
嗜碱性粒细胞	骨髓增殖性疾病
单核细胞	慢性感染，恶性肿瘤
淋巴细胞	病毒感染

经酸性染料曙红染成红色。这种白细胞占白细胞总数的2%～4%。虽然嗜酸细胞的确切功能尚不可知，其被认为在分解蛋白物质中起作用。然而，据知嗜酸细胞可被过敏（如变态反应性哮喘发作）和寄生虫感染激活。嗜酸性粒细胞被认为与变态反应相关因子或化学介质的去毒作用有关。嗜酸性粒细胞计数增高可能与肺癌、慢性皮肤感染（如银屑病，疥疮）、红细胞增多症及肿瘤相关。

6.嗜碱性粒细胞 嗜碱性粒细胞占总白细胞计数仅0.5%～1%。胞质颗粒经碱性染料染成蓝色。嗜碱性粒细胞确切的功能未知。嗜碱性粒细胞数增加主要与某种骨髓异常增生疾病有关。据报道嗜碱性粒细胞参与过敏和应激反应。其具有吞噬性并含有肝素、组胺和血清素。

7.无粒白细胞 有两组无粒白细胞，单核细胞和淋巴细胞。单核白细胞这个词也用来描述这些胞质不含有颗粒但有球形细胞核的细胞。

8.单核细胞 单核细胞是第二批到达炎症部位的细胞，通常在损伤后5h或更长时间出现。然而48h后，单核细胞通常是在炎症部位的主要细胞类型。单核细胞是体积最大的白细胞并占白细胞总计数3%～8%。单核细胞是吞噬性白细胞，寿命短暂，其半衰期1d。它们在血液中循环，一些进入组织从而发育成熟为长期存活的巨噬细胞（也称为组织细胞）。巨噬细胞是能吞食比白细胞更大更多异物的巨大游走细胞。当异物不能被巨噬细胞消化时，巨噬细胞可能增殖并形成囊围绕包裹异物（如真菌孢子）。虽然单核细胞和巨噬细胞对炎症反应并不像中性粒细胞那样快，但其仍被认为是第一线炎症防御之一。因此单核细胞数量增多提示感染和炎症。单核细胞在慢性炎症中起重要作用并也参与免疫应答和恶性肿瘤。

9.淋巴细胞 淋巴细胞增多典型见于病毒感染（如传染性单核细胞增多症）。淋巴细胞也与产生抗体相关，抗体是灭活抗原的特殊蛋白质。为了更好地理解淋巴细胞的重要性和其破坏及枯竭的临床意义［如在获得性免疫缺陷综合征的临床意义（艾滋病）中］，以下将简要回顾淋巴细胞在免疫系统中的作用和功能。

淋巴细胞可被分成两类：B细胞和T细胞。这些细胞可以用电子显微镜根据某些有区别表面标志物被加以鉴别，该标志物被称作玫瑰花环；T细胞表面光滑；B细胞有突起。B细胞构成总淋巴细胞的10%～30%；T细胞组成总淋巴细胞的70%～90%。

B细胞，在骨髓中形成，进一步分化为浆细胞或记忆细胞。浆细胞在对外来的抗原应答中分泌抗体。记忆细胞在首次暴露于抗原之后长久保持识别特异抗原的能力，并因此有助于保持病原体再次入侵的长期免疫。

T细胞在胸腺中形成，其进一步分化成四种功能类别：①细胞毒性T细胞（也称杀伤性淋巴细胞或自然杀伤细胞），攻击并杀死外来的或感染的细胞；②辅助T细胞，识别外来抗原及帮助活化细胞毒性T细胞和浆细胞（B细胞）；③T诱导细胞，刺激不同T细胞亚群产生；④抑制性T细胞，其工作是抑制其他细胞应答并对系统提供反馈信息。

T细胞根据其表面抗原（例如T细胞表达T_4抗原或T_8抗原）被分类。T_4亚群占循环T细胞的60%～70%，主要由辅助性和诱导性细胞组成。T_8亚群主要由细胞毒性细胞和抑制细胞组成。

10.淋巴细胞对感染应答的顺序 首先，巨噬细胞攻击并吞食外来抗原。这种活动进而刺激T细胞产生并最终产生分泌抗体的B细胞（浆细胞）。T_4细胞在整体调控免疫应答中发挥重要作用①分泌被称作淋巴因子的物质，有效刺激T细胞生长和分化；②识别外来抗原；③引起T细胞克隆增殖；④介导细胞毒性和抑制功能；⑤使B细胞能够分泌特定抗体。

因为T细胞（尤其是T_4淋巴细胞）在这个复杂的免疫反应性有如此重要的作用，不难想象T淋巴细胞耗竭所产生的毁灭性影响。如，几乎所有艾滋病感染并发症均与HIV对T细胞的影响相关。T细胞数量降低增加了患者对各种机会性感染及肿瘤的易感性。健康的个体的T_4/T_8比率为2.0。罹患AIDS的HIV感染患者的T_4/T_8比率通常是0.5或更少。

11.血小板计数 血小板（也被称作凝血细胞）是血液中最小的有形成分。它们为圆形或椭圆形，扁平且呈现盘状。血小板在骨髓且可能在肺中产生。血小板活性对于凝血是必要的。正常血小板计数为150 000～350 000/mm^3。

血小板缺乏导致出血时间延长和凝结力受损。低血小板计数（血小板减少症）与①大量输血；②肺炎；③肿瘤化疗；④感染；⑤变态反应性疾病；⑥某些药物的毒性作用（如肝素、异烟肿、青霉素、泼尼松、链霉素）有关。高的血小板计数（血小板增多症）是与①癌症；②创伤；③窒息；④类风湿关节炎；⑤缺铁；⑥急性感染；⑦心脏疾病；⑧结核病相关。

血小板计数少于 20 000/mm^3 与自发性出血，出血时间延长及血块凝缩不足有关。内稳态所必需的确切血小板计数尚未确立。一般来说，血小板计数＞50 000/mm^3 不伴自发性出血。因此，当血小板计数＞50 000/mm^3 时，各种诊断或治疗操作，如纤维支气管镜检查或动脉导管插入等通常是安全的。

（二）血液化学

血液化学，正常值及常见的改变这些值的健康问题等基本知识是进行患者评估的重要基石。表2-39列举了在呼吸管理中经常监测的血液化学检验指标。

表2-39 呼吸监护中常监测的血化学检验

化学	正常值	一般异常所见
葡萄糖	70 ~ 110mg/dl	高血糖症（血糖水平过剩）
		糖尿病
		急性感染
		心肌梗死
		噻嗪类和襻利尿药
		低血糖症（血糖水平低）
		胰腺肿瘤或肝疾病
		垂体或肾上腺皮质功能亢进
乳酸脱氢酶（LDH）	80 ~ 120Wacker单位	升高与以下相关：
		心肌梗死
		慢性肝炎
		肺炎
		肺梗死
血清谷氨酸草酰乙酸转氨酶（SGOT）	8 ~ 33U/ml	升高与以下相关：
		心肌梗死
		充血性心力衰竭
		肺梗死
天冬氨酸氨基转移酶	7 ~ 40 U/L（0.12-067 μKat/L）	升高与以下相关：
		急性转氨酶性肝炎
		肝疾病
		心肌梗死
		肺感染
丙氨酸氨基转移酶（ALT）[以前称血清谷氨酸丙酮酸转氨酶（SGPT）]	5 ~ 36 U/L（0.08 ~ 0.6 μKat/L）	升高与以下相关：
		肝损伤
		炎症
		休克
胆红素	成人：0.1 ~ 1.2mg/dl	升高与以下相关：
	新生儿：1 ~ 12mg/dl	大量溶血
		肝炎
血尿素氮（BUN）	8 ~ 18mg/dl	升高与急性或慢性肾衰竭有关
血清肌酐	0.6 ~ 1.2mg/dl	升高与肾衰竭有关

（三）电解质

身体内细胞功能正常需要正常的电解质浓度。因此，电解质的监测在体液被内源性或外源性影响（如静脉注射疗法、肾疾病、腹泻）的患者中是极其重要的。表2-40例举了在呼吸管理中需监测的电解质。

表2-40　在呼吸监护中通常监测的电解质

电解质	正常值	一般异常所见	临床表现
钠（Na^+）	$136 \sim 142mEq/L$	高钠血症（Na^+过量） 脱水	黏膜干燥 皮肤发红 口渴引饮 舌干
		低钠血症（Na^+低） 出汗 烧伤 胃肠分泌物丢失 使用某些利尿药 过量水摄入	腹部绞痛 肌肉抽搐 低灌注 虚脱 意识模糊 癫痫发作
钾（K^+）	$3.8 \sim 5.0\ mEq/L$	高钾血症（钾过量） 肾衰竭 肌肉组织损伤	易激惹 呕吐 腹泻 乏力 心室纤颤
		低钾血症（K^+低） 利尿治疗 内分泌紊乱 腹泻 摄入减少或钾丢失 慢性应激	代谢性碱中毒 肌无力 全身乏力 心律失常 低血压
氯 （Cl^-）	$95 \sim 103mEq/L$	高氯血症（Cl^-过量） 肾小管酸中毒 低氯血症（低Cl^-） 碱中毒	深快呼吸 虚弱 定向障碍 代谢性碱中毒 肌张力高 手足搐搦 通气抑制 （呼吸代偿）
钙（Ca^{2+}）	$4.5 \sim 5.4\ mEq/L$	高钙血症（Ca^{2+}过量） 恶性肿瘤 骨折 利尿药 过量使用抗酸药或饮用牛奶 Vitamin-D中毒 甲状旁腺功能亢进	嗜睡，无力 反射减弱 便秘，厌食，肾结石 智力减退
		低钙血症（低Ca^{2+}） 呼吸性碱中毒 妊娠 维生素D缺乏 利尿治疗 甲状旁腺功能减退	感觉异常，抽筋，喘鸣，肌肉抽搐，精神障碍，沃斯特克征，特鲁索征

[自我测试与评估]

在Evolve可以找到问题的答案。要访问其他学者评估问题和病例分析，为现实案例寻找文本资料可以访问http://evolve.elsevier.com/DesJardins/respiratory.

1.健康女性Hct的值是多少?

a.31%

b.38%

c.42%

d.45%

2.下列哪种主要通过吞噬作用防御细菌生物体?

a.嗜酸性粒细胞

b.中性粒细胞

c.单核细胞

d.嗜碱性粒细胞

3.男性Hb的正常值是多少?

a.10 ～ 12 g%

b.12 ～ 14 g%

c.14 ～ 16 g%

d.16 ～ 18 g%

4.正常中性粒细胞计数分属是多少?

a.20% ～ 25%

b.40% ～ 50%

c.60% ～ 70%

d.75% ～ 85%

5.健康男性RBC计数是多少?

a.5 000 000/mm^3

b.6 000 000/mm^3

c.7 000 000/mm^3

d.8 000 000/mm^3

6.正常的白细胞计数是多少?

a.1000 ～ 5000/mm^3

b.5000 ～ 10 000/mm^3

c.10 000 ～ 15 000/mm^3

d.15 000 ～ 20 000/mm^3

7.下列被过敏（如变态反应性哮喘发作）所激活的是?

a.嗜酸性粒细胞

b.中性粒细胞

c.单核细胞

d.嗜碱性粒细胞

8.当血小板计数不低于下列哪个时，许多临床操作，如支气管镜或动脉导管插入是安全的?

a.100 000/mm^3

b.75 000/mm^3

c.50 000/mm^3

d.20 000/mm^3

9.下列哪个与高血糖症相关?

（1）糖尿病

（2）心肌梗死

（3）噻嗪类和襻利尿药

（4）急性感染

a.（2）和（4）

b.（2）、（3）和（4）

c.（1）、（2）和（3）

d.（1）、（2）、（3）和（4）

10.下列哪种临床表现与低钠血症相关?

（1）癫痫发作

（2）意识错乱

（3）肌肉抽搐

（4）腹部绞痛

a.（2）和（4）

b.（2）、（3）和（4）

c.（1）、（2）和（3）

d.（1）、（2）、（3）和（4）

第3章

临床医师拟定治疗方案—要点

第一节　临床医师拟定方案大纲和呼吸科治疗医师的作用

学习目标

阅读本节后，你需要掌握以下内容：

1. 描述临床医师协议（TDP）大纲和呼吸科治疗医师的任务。

2. 讨论一个完善的 TDP 大纲所需的背景知识？

3. 解释一个完善的 TDP 大纲所需的评估技能，同时包括以下内容：

（1）由呼吸科治疗医师制订的临床表现、评估和治疗方案。

（2）呼吸系统治疗模式的频率因严重性评估所决定。

4. 描述一个完善的 TDP 大纲必须具备以下基本呼吸治疗方案：

（1）氧疗方案。

（2）支气管肺卫生保健方案。

（3）肺扩张治疗方案。

（4）雾化药物治疗协议。

（5）机械通气方案。

（6）停止机械通气方案。

5. 描述突发灾祸的通气管理方式。

6. 以下是常见肺的解剖学的改变：

（1）肺不张。

（2）实变。

（3）肺泡毛细血管壁增厚。

（4）支气管痉挛。

（5）支气管内分泌物增多。

（6）终末气道和肺泡衰弱。

7. 分析由常见肺的解剖学改变所引起的一系列临床问题，包括以下内容：

（1）肺的解剖学改变。

（2）激活的病理生理机制。

（3）临床表现。

（4）用于解决问题的治疗方案。

8. 鉴别本书中与呼吸系统疾病相关的最常见的肺解剖学改变。

9. 理解关键词并完成本章自我评估与测试。

关键词

雾化药物治疗方案

肺的解剖学改变

肺不张

支气管肺卫生保健治疗方案

支气管痉挛

临床实践指南（CPGs）

临床背景

实变

终末气道和肺泡衰弱

支气管内分泌物增多

肺泡毛细血管膜增厚

肺扩张治疗方案

　　机械通气方案
　　停止机械通气方案
　　氧疗方案
　　病理生理机制
　　临床医师拟定方案（TDPs）

章节纲要
　　一、引言
　　二、一个成功的TDP程序所需的"知识库"
　　三、一个完善的TDP程序需要"评估技能"
　　（一）严重程度的评估
　　（二）严重程度评估案例
　　（三）一个完善的临床医师拟定方案所需的基础呼吸方案

　　（四）机械通气方案
　　四、灾难中的通气管理
　　五、良好的临床医师拟定方案的概述
　　六、肺部常见的解剖学改变
　　（一）由肺部常见解剖学改变启动的临床方案
　　（二）肺不张
　　（三）肺泡实变
　　（四）肺泡毛细血管膜增厚
　　（五）支气管痉挛
　　（六）支气管分泌物增多
　　（七）远端气道和肺泡衰弱
　　（八）常见的与呼吸系统疾病相关的肺解剖学改变的概述
　　自我测试与评估

一、引言

　　临床医师拟定方案（TDPs）是呼吸科治疗卫生服务中不可分割的一部分。根据美国呼吸治疗协会（AARC），呼吸系统TDPs的目标是：

　　1.实现呼吸科患者的个体化诊断和治疗。

　　2.辅助内科医师来评估患者的呼吸治疗需求和完善呼吸治疗服务的合理分配。

　　3.确立呼吸治疗的适应证和提供高质量、低成本的合理治疗模式，降低患者的住院费用和缩短住院时间。

　　4.允许呼吸治疗医师以特征和症状为基础来进行分配管理。

　　为了进一步支持美国呼吸治疗协会对于TDPs的宗旨，美国胸腔医学院（ACCP）制订了呼吸治疗方案，如下：

　　患者的治疗方案由可信的呼吸治疗医师制订。这些方案由内科医师设计推广，并且已批准由医务人员和所在的医院管理机构应用。他们相互分享治疗评价和评估技能。方案本质上是灵活可变的，允许在呼吸服务强度上进行上下调整。自方案被内科医师批准应用后，允许权威的呼吸治疗医师以交替或者点对点的模式评估患者、启动治

疗、调整或是重新启动呼吸治疗程序。他们必须具备各种明确的治疗策略，同时要避免任何医疗差错。

　　在评估和治疗患者两方面，呼吸TDPs为呼吸治疗医师评估和治疗患者提供了较大灵活性，但是需要由内科医师和（或）医务人员预先批准、明确大概范围。同时，呼吸TDPs赋予医师特殊的权利：①收集与患者呼吸状态相关的临床信息；②评估已收集的临床数据；③以即时即刻、点到点、交替或逐日的开始、增加、减少或者停止某些呼吸治疗方法。呼吸TDPs的本质优势是①医师一直在治疗患者的"信息环"中；②对于特殊的和急需帮助的患者来说，医师能快速更改治疗方案。大量临床研究已证实，呼吸TDPs显著地提高呼吸治疗效果并明显降低了治疗成本。

　　不幸的是，TDPs在美国的推广缓慢。2008年，AARC方案实行委员会开展了一项关于方案实施障碍的调查。超过450位呼吸科管理者回复了调查问卷。尽管大量证据表明方案能显著地改善疗效和降低费用，但调查显示，方案仅能提供＜50%的呼吸治疗。75%的调查至少有一项方案在施行。大部分医院没有适当的综合方案。据了解，医务主任、部门主管、护士和管理员并未被视为障碍，医务人员被认为是方案实施的最大障

碍。导致医务人员成为阻碍的首要原因就是"临床治疗师缺乏实施方案的能力（如评估能力）"。AARC方案实行委员会指出："这个认知必须改变……"[①]

一个完善的TDP规划的主要组分来之不易。由于一个强大的TDP方案允许呼吸治疗医师（他们被认为是"TDP的保证"）能胜任①系统地收集合适的临床数据；②制定一个统一和准确的评估标准；③在方案限定的范围内选择一个统一和优化的治疗方法（图 3-1）。然而，事实是相反的：当呼吸治疗医师没有准备好TDP时，临床资料收集根本就没做或者是没有完成。因此，他们做出不恰当或不准确的评估，将会导致所选用的治疗方案不恰当或不准确（图3-2）。这种不恰当的和无效的呼吸治疗方案会导致护理分配不当和不必要的护理管理，最重要的是未提供所需要的

患者护理。最终导致了患者疗效差和不必要的花费。一个完善的TDP程序的发展和实施需要基础知识、培训和实践，但是值得的。我们将在下面的段落中讨论一个完善的TDP程序的主要成分。

二、一个成功的TDP程序所需的"知识库"

如图3-3所示：一个完善的TDP程序所需的必要知识库包括①常见呼吸系统疾病所导致的肺解剖学改变；②由于解剖学改变激活呼吸和心血管系统主要的病理生理机制；③激活病理生理机制所导致的常见临床表现；④用于纠正这些问题的治疗方法。换句话说，虽然患者的典型临床表现不常见，但是肺的解剖学和病理生理学的改变

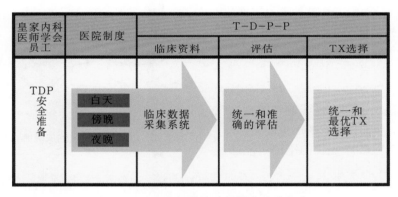

图3-1　一个良好的治疗师拟定治疗方案

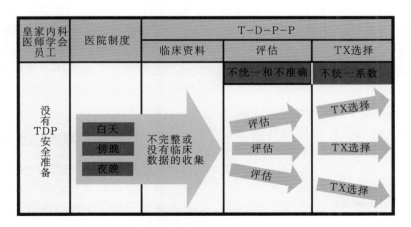

图3-2　评估方案没有到位

① AARC协议执行委员会已经制定了一个全面调查的幻灯片介绍，其目的是帮助理解障碍和发展成功的战略实施方案(www.aarc.org; search for AARC Protocol Implementation Committee).

会出现。

因此，呼吸科医师必须知道并了解某种肺的解剖学改变将会导致特定的、可预测的临床表现。本书呼吸系统疾病章节中包含了TDP程序所需的4个必须的知识内容。在临床实践中，这些知识基础可增进基础评估过程中形成至一个完善TDP程序。

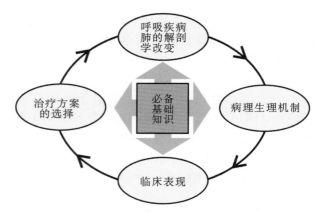

图3-3　一个良好的临床医师拟定治疗方案的基础。具备对于呼吸系统疾病评估所必备的理论基础

三、一个完善的TDP程序需要"评估技能"

具备上面所描述的知识库后，呼吸治疗医师还必须具有实际评估能力。这就意味着临床医师能①快速、系统的收集患者所提供的临床信息；②对临床资料进行正确评估（即鉴别问题的原因和严重性）；③选择最好的治疗方案；④快速、准确、清晰地记录此过程。在临床应用层面上，对评估过程的实践和把握是一个完善TDP方案的中心和基础（图3-4）。换句话说，呼吸治疗医师一旦确定了适当的临床表现（临床症状），数据的评估就必须完成，并明确治疗方案。绝大多数的评估最初描述的是能引起临床症状的肺解剖学改变（如支气管痉挛）和临床指标的严重程度。

例如我们评估哮喘临床症状的出现可能通过由于支气管痉挛—肺的解剖学改变。如果临床医师正确评估哮喘发生的原因是因为支气管痉挛，我们就能根据雾化药物方案来给患者选择正确的支气管雾化治疗（方案3-4，135页）。如果评估引起哮喘发生的原因是因为气道分泌物过多，我们将遵循支气管卫生治疗方案给予特定的治疗，如咳嗽、深呼吸或者胸部物理治疗（振动排痰机）（详见方案3-2，133页）。

表3-1举例说明常见的临床表现（即临床指标）、评估和呼吸护理医师常规选择的治疗方法。

（一）严重程度的评估

监管呼吸治疗的频率和选择正确的呼吸治疗方法同样重要。通常治疗频率必须随状态改变，每小时、每分，甚至每秒（在危及生命的情况下）上调或下调。这些频率的改变能反映出疾病的严

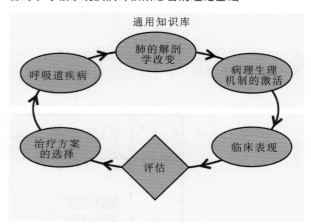

图3-4　知识、评估和临床医师拟定治疗方案的交接点

重程度。在一个完善的TDP方案中，有经验的呼吸治疗师在整个工作日都常规系统地记录很多严重性评估。然而，对于新上任的临床医师来说，一个预先设计好的用于评估疾病严重程度的方案可作为其提高评估准确性的重要依据。表3-2是一个完善的、半定量的评估模式。这种严重程度评估的临床应用将在以下案例中被提出。

（二）严重程度评估案例

一位67岁的老人因为呼吸窘迫来到急诊室。已知这个患者是TDP团队里的一员；他在入组前几年已经诊断为慢性支气管炎（3分）。患者近期无手术史、自主体位、神志清楚、查体合作（0分）。他主诉呼吸困难和使用了呼吸兴奋药（3分）。听诊双肺布满干啰音（3分）。伴有轻度的咳嗽、咳痰，痰呈黏稠灰色（3分）。胸部X线检查

表 3-1　临床表现、评估和呼吸护理医师通常制定的治疗方法

临床数据（指标）	评估标准	治疗方法的选择
生命体征		
呼吸频率↑，血压↑，脉搏↑	呼吸窘迫	病因治疗
异常的气道指标		
哮鸣	支气管痉挛	支气管扩张药治疗
吸气相的喘鸣音	喉头水肿	冷雾化
干啰音	大气道分泌物	支气管卫生保健治疗
湿啰音	终末气道分泌物	病因治疗—如充血性心力衰竭（CHF） 膨肺治疗
咳嗽的效力指标		
剧烈咳嗽	能有效排痰	无
无力的咳嗽	排痰能力弱	支气管卫生保健治疗
异常分泌物指标		
量：>30 ml/24 h	支气管分泌物增多	支气管卫生保健治疗
白色半透明状	正常痰	无
黄色或不透明的痰	急性呼吸道感染	病因治疗
绿色痰	陈旧的，滞留的分泌物和感染	支气管卫生保健治疗
棕色痰	陈旧性血块	支气管卫生保健治疗
血痰	新鲜血	告知内科医师
泡沫状分泌物	肺水肿	病因治疗—如充血性心力衰竭（CHF） 膨肺治疗
异常的肺实质指标		
支气管呼吸音	肺不张	膨肺治疗，氧疗
叩诊浊音	渗出或积液	病因治疗
胸部X线不透明	纤维化	无特殊治疗
限制性肺功障碍	实变	无特殊、有效的呼吸治疗方法
X线示膈肌降低	气道受阻和肺过度通气	病因治疗
异常胸膜腔指标		
叩诊鼓音	气胸	排气*和膨肺治疗
叩诊浊音	胸腔积液	抽液*和膨肺治疗
胸廓畸形和异常活动		
胸壁反常运动	连枷胸	机械通气*
桶状胸	空气滞留（过度充气）	病因治疗—比如哮喘
脊柱侧后弯曲	脊柱后侧凸	支气管卫生保健治疗
动脉血气—通气		

（续　表）

临床数据（指标）	评估标准	治疗方法的选择
$pH\uparrow$，$PaCO_2\downarrow$，$HCO_3^-\downarrow$	急性肺泡过度通气	病因治疗
$pH\ N$，$PaCO_2\downarrow$，$HCO_3^-\downarrow\downarrow$	慢性肺泡过度通气	一般无
$pH\downarrow$，$PaCO_2\uparrow$，$HCO_3^-\uparrow$	急性呼吸衰竭	机械通气*
$pH\ N$，$PaCO_2\uparrow$，$HCO_3^-\uparrow\uparrow$	慢性呼吸衰竭	低流量吸氧，支气管卫生保健治疗
在慢性呼吸衰竭（CVF）时突发的通气改变		
$pH\uparrow$，$PaCO_2\uparrow$，$HCO_3^-\uparrow\uparrow$，$PaO_2\downarrow$	慢性呼吸衰竭时急性肺泡通气过度	病因治疗
$pH\downarrow$，$PaCO_2\uparrow\uparrow$，$HCO_3^-\uparrow$ $PaO_2\downarrow$	慢性呼吸衰竭时急性通气功能衰竭	机械通气*
代谢		
$pH\uparrow$，$PaCO_2\ N$, or $\uparrow$，$HCO_3^-\uparrow$，$PaO_2\ N$	代谢性碱中毒	补充钾*—低钾血症 补充氯化物*—低氯血症
$pH\downarrow$，$PaCO_2\ N$ or $\downarrow$，$HCO_3^-\downarrow$，$PaO_2\downarrow$	代谢性酸中毒	吸氧—乳酸性酸中毒
$pH\downarrow$，$PaCO_2\ N$ or $\downarrow$，$HCO_3^-\downarrow$，$PaO_2\ N$	代谢性酸中毒	补充胰岛素*—酮症酸中毒
$pH\downarrow$，$PaCO_2\ N$ or $\downarrow$，$HCO_3^-\downarrow$，$PaO_2\ N$	代谢性酸中毒	肾治疗*
机械通气的指标		
$pH\uparrow$，$PaCO_2\downarrow$，$HCO_3^-\downarrow$，$PaO_2\downarrow$	即将发生的呼吸衰竭	机械通气
$pH\downarrow$，$PaCO_2\uparrow$，$HCO_3^-\uparrow$，$PaO_2\downarrow$	通气衰竭	
$pH\downarrow$，$PaCO_2\uparrow$，$HCO_3^-\uparrow$，$PaO_2\downarrow$	呼吸暂停	
氧合状态		
$PaO_2<80\ mm\ Hg$	轻度缺氧	氧疗和病因治疗
$PaO_2<60\ mm\ Hg$	中度缺氧	
$PaO_2<40\ mm\ Hg$	重度缺氧	
氧运输状态		
$PaO_2\downarrow$，贫血，心排血量$\downarrow$	不充足的氧气运输	氧疗和病因治疗

* 这些程序应该由临床医师操作

表3-2 呼吸治疗协议严重性评估

项目	0分	1分	2分	3分	4分
呼吸病史	不吸烟或无吸烟史	吸烟史<1包/d	吸烟史>1包/d	肺部疾病	严重或恶化
手术史	无手术史	普外科手术	下腹部	上腹部	胸和肺疾病
意识水平	警觉、导向、合作	定向障碍,遵循命令	反应迟钝,不合作	反应迟钝	昏睡
活动水平	能走动	协助下能走动	不能走动	截瘫	瘫痪
呼吸模式	正常呼吸频率 8～20/min	呼吸频率 20～25/min	患者主诉呼吸困难	呼吸困难,需要辅助肌,呼气延长	严重的呼吸困难,需要辅助肌,呼吸频率>25min,和(或)吞咽
呼吸音	清晰	双侧湿啰音	双侧湿啰音和干啰音	双侧哮鸣音、湿啰音和干啰音	双侧呼吸缺失和(或)减少,伴有(或)严重的哮鸣音、湿啰音或干啰音
咳嗽	剧烈的、自主的、非人为产生的	支气管分泌物过多和剧烈咳嗽	支气管分泌物过多但是咳嗽轻微	脓性支气管分泌物但咳嗽轻微	脓性支气管分泌物但无咳嗽
胸部X线	清晰	一个肺叶:渗出、不张、实变或胸腔积液	同侧肺的2个肺叶:渗出、不张、实变或胸腔积液	双肺同一个肺叶:渗出、不张、实变或胸腔积液	双肺两个或两个以上肺叶:渗出、不张、实变或胸腔积液
动脉血气分析和(或)由脉搏氧饱和度仪测出的血氧饱和度(SpO_2)	正常	pH和$PaCO_2$正常,但PaO_2 60~80且(或)SpO_2 91%～96%	pH和$PaCO_2$正常,但PaO_2 40~60且(或)SpO_2 85%～90%	急性呼吸碱中毒,PaO_2<40且(或)SpO_2 80%～84%	急性呼吸衰竭,PaO_2<80且(或)SpO_2<80%

严重性指数		
总分	严重性评估	治疗频率
1～5	不显著	需要
6～15	轻度	2～3/d
16～25	中度	4/d或必要时
>26	重度	2～4/d,和必要时提醒主治医师

提示左下肺肺炎(实变)(3分)。呼吸室内空气条件下动脉血气分析的指标为pH 7.52,$PaCO_2$ 54,HCO_3^- 41,PaO_2 52—在慢性呼吸衰竭基础上发生急性肺泡过度通气(3分)。

严重程度的评估(表3-2),选择的治疗方法和使用频率如下:

总分:17
治疗方法:胸部物理治疗/振动排痰机。
使用频率:4/d,或按需使用。

(三)一个完善的临床医师拟定方案所需的基础呼吸方案

当今,虽然在整个医疗行业中有很多"评估和治疗"式的呼吸治疗方案,但下面的呼吸治疗案例提供了一个完善的TDP方案所需的"必要的基础":

1.氧疗方案(方案3-1)
2.支气管肺卫生治疗方案(方案3-2)

3.肺扩张治疗方案（方案3-3）   5.机械通气方案（方案3-5和方案3-6）

4.雾化药物治疗方案（方案3-4）   6.停止机械通气方案（方案3-7）

方案3-1

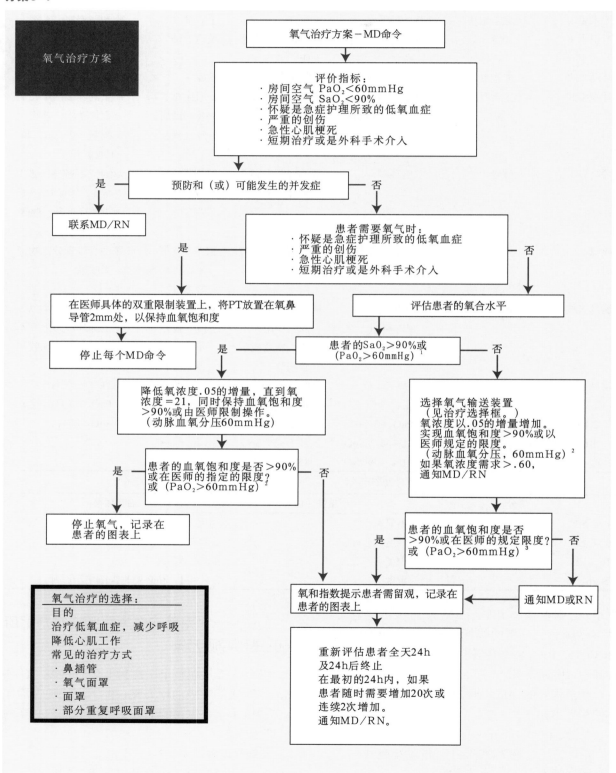

方案3-2

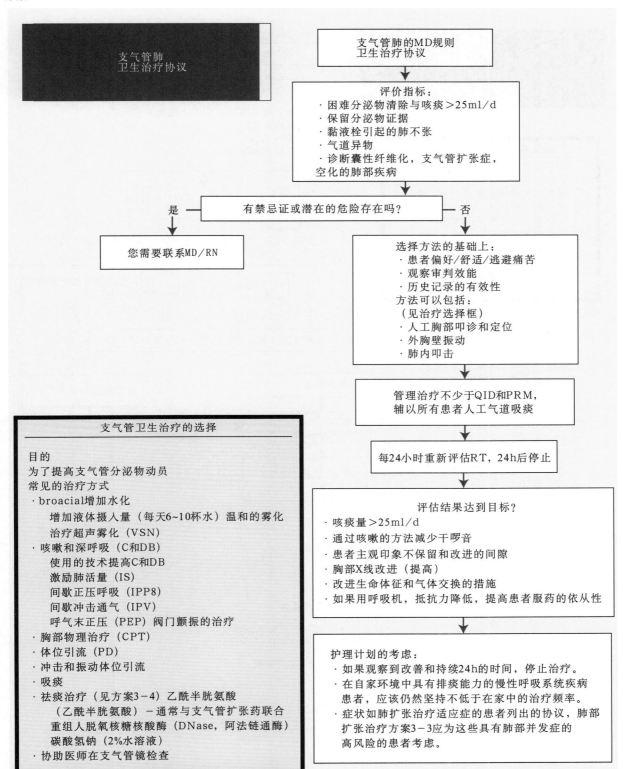

支气管肺
卫生治疗协议

支气管肺的MD规则
卫生治疗协议

评价指标：
· 困难分泌物清除与咳痰＞25ml/d
· 保留分泌物证据
· 黏液栓引起的肺不张
· 气道异物
· 诊断囊性纤维化，支气管扩张症，
空化的肺部疾病

是　　有禁忌证或潜在的危险存在吗？　　否

您需要联系MD/RN

选择方法的基础上：
· 患者偏好/舒适/逃避痛苦
· 观察审判效能
· 历史记录的有效性
方法可以包括：
（见治疗选择框）
· 人工胸部叩诊和定位
· 外胸壁振动
· 肺内叩击

管理治疗不少于QID和PRM，
辅以所有患者人工气道吸痰

每24小时重新评估RT，24h后停止

评估结果达到目标？
· 咳痰量＞25ml/d
· 通过咳嗽的方法减少干啰音
· 患者主观印象不保留和改进的间隙
· 胸部X线改进（提高）
· 改进生命体征和气体交换的措施
· 如果用呼吸机，抵抗力降低，提高患者服药的依从性

支气管卫生治疗的选择

目的
为了提高支气管分泌物动员
常见的治疗方式
· broacial增加水化
增加液体摄入量（每天6~10杯水）温和的雾化
治疗超声雾化（VSN）
· 咳嗽和深呼吸（C和DB）
使用的技术提高C和DB
激励肺活量（IS）
间歇正压呼吸（IPP8）
间歇冲击通气（IPV）
呼气末正压（PEP）阀门颤振的治疗
· 胸部物理治疗（CPT）
· 体位引流（PD）
· 冲击和振动体位引流
· 吸痰
· 祛痰治疗（见方案3-4）乙酰半胱氨酸
（乙酰半胱氨酸）－通常与支气管扩张药联合
重组人脱氧核糖核酸酶（DNase，阿法链通酶）
碳酸氢钠（2%水溶液）
· 协助医师在支气管镜检查

护理计划的考虑：
· 如果观察到改善和持续24h的时间，停止治疗。
· 在自家环境中具有排痰能力的慢性呼吸系统疾病
患者，应该仍然坚持不低于在家中的治疗频率。
· 症状如肺扩张治疗适应症的患者列出的协议，肺部
扩张治疗方案3-3应为这些具有肺部并发症的
高风险的患者考虑。

方案3-3

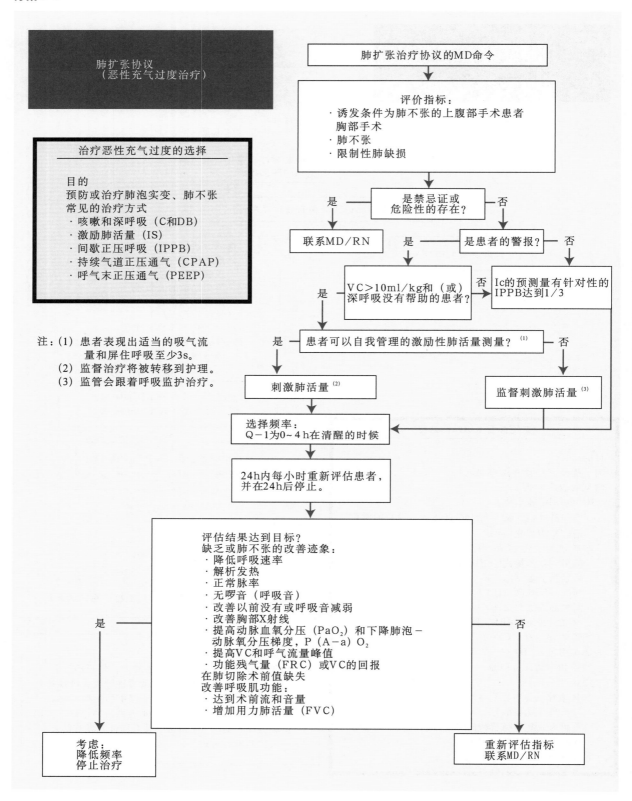

肺扩张协议
（恶性充气过度治疗）

治疗恶性充气过度的选择

目的
预防或治疗肺泡实变、肺不张
常见的治疗方式
· 咳嗽和深呼吸（C和DB）
· 激励肺活量（IS）
· 间歇正压呼吸（IPPB）
· 持续气道正压通气（CPAP）
· 呼气末正压通气（PEEP）

注：(1) 患者表现出适当的吸气流
量和屏住呼吸至少3s。
(2) 监督治疗将被转移到护理。
(3) 监管会跟着呼吸监护治疗。

肺扩张治疗协议的MD命令

评价指标：
· 诱发条件为肺不张的上腹部手术患者
胸部手术
· 肺不张
· 限制性肺缺损

是禁忌证或
危险性的存在？

是 → 联系MD/RN

否 → 是患者的警报？

VC>10ml/kg和（或）
深呼吸没有帮助的患者？

否 → Ic的预测量有针对性的
IPPB达到1/3

患者可以自我管理的激励性肺活量测量？(1)

刺激肺活量(2)

监督刺激肺活量(3)

选择频率：
Q-1为0~4 h在清醒的时候

24h内每小时重新评估患者，
并在24h后停止。

评估结果达到目标？
缺乏或肺不张的改善迹象：
· 降低呼吸速率
· 解析发热
· 正常脉率
· 无啰音（呼吸音）
· 改善以前没有或呼吸音减弱
· 改善胸部X射线
· 提高动脉血氧分压（PaO₂）和下降肺泡-
动脉氧分压梯度，P（A-a）O₂
· 提高VC和呼气流量峰值
· 功能残气量（FRC）或VC的回报
在肺切除术前值缺失
改善呼吸肌功能：
· 达到术前流和音量
· 增加用力肺活量（FVC）

是 → 考虑：
降低频率
停止治疗

否 → 重新评估指标
联系MD/RN

方案3-4

雾化吸入药
物治疗方案

雾化吸入药物治疗的选择
雾化吸入支气管扩张药
目的
拟交感神经药和抗副交感神经药的用来抵消
支气管平滑肌收缩。常见的治疗方式：
拟交感神经药
短中期的作用
·奥西那林（羟喘，羟喘）
·特布他林（特普他林，硫酸特布他林吸入
剂）
·吡布特罗（MAXAIR）
·沙丁胺醇（喘乐宁，沙丁胺醇）
·左旋沙丁胺醇（xopenex）长效
·沙美特罗（Serevent）
·福莫特罗（干粉）
抗副交感神经药（抗胆碱药）
·硫酸阿托品（硫酸阿托品）
·异丙托溴铵（爱全乐）
·tiotroprium（思力华）
·异丙托溴铵和沙丁胺醇（可必特）
黏液溶解药
目的
黏液溶解药是用来提高动员和支气管分泌物
变薄
常见的治疗方式：
·乙酰半胱氨酸（乙酰半胱氨酸）
·阿法链道酶（阿法链道酶，rhDNase，
DNase）
·碳酸氢钠（2%水溶液）
抗生素
目的
雾化吸入糖皮质激素是用来抑制支气管的
炎症和水肿
他们也被用于提高β₂受体部位反映交感神
经药物的能力。常见的例子是：
·丙酸倍氯米松（倍氯美松双丙酸，二丙酸
倍氯米松制剂）
·曲安奈德（曲安奈德制剂的商品名）
·氟尼缩松（氟尼缩松气雾吸入剂，
aerobid-m）
·丙酸氟替卡松（氟）
·布地奈德（普米克都宝，普米克令舒）
·（Advair沙美特罗丙酸氟替卡松干粉吸入
器）

气雾剂药物治疗方案的MD命令

评价指标：
初级综合指标
雾化吸入支气管扩张药治疗原发性的一般标志是
可逆反应性呼吸道疾病。这个条件是通过以下
症状检测：
·C/O呼吸困难
·喘息
·恶性充气过度
·气流减少（峰值流量，FEV₁，FVC₁，呼气延长）

有禁忌证或潜在
的危险存在吗？
是　　　否

应对当前的需要
并联系MD／RN

选择气雾剂支气管痉挛：
·拟交感神经药剂
·结合抗炎如COPD病史（如果每天使用）
·抗胆碱药物
选择设备：计量吸器（MDI）与辅助装置
是首选的分解方式，除非MDI的药物是不可
用的，或患者无法使用的设备与适当的辅导
和指导：在这种情况下，可用等效剂量小容
量喷雾器

治疗不低于Q4和PRN
*注：MDI剂量可逐渐增加至共16喷
（1min之内激活）如果患者持续无剂量限制
副作用的症状

24h内重新评估患者，24h后停止

评估结果达到目标？
·降低哮喘的发作和空气的体积增加
·改善气流（呼气峰流速，PEFR）
·改善生命体征及气体交换的措施
·减少呼吸肌使用，改善患者的现象

护理计划的考虑：如果观察到改善和持续超过
24h的时间内停止治疗

注意，这个协议是简单的非机械通气患者支气管扩张药，还有其他选择，如连续的扩张性管理，剂量急性期时最大量和多个可以在本协议中包含的交付设备，或取决于一个单独的决议。

方案3-5

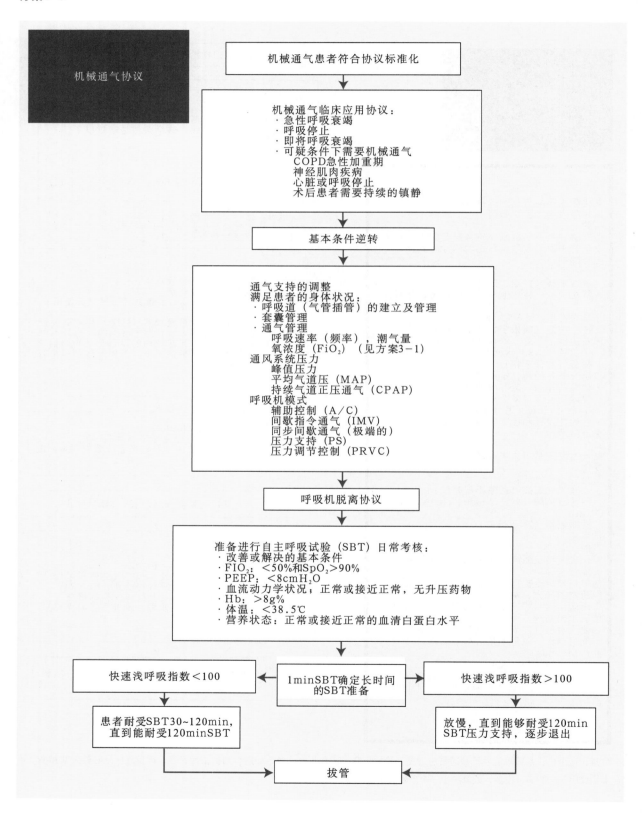

机械通气协议

机械通气患者符合协议标准化

机械通气临床应用协议：
· 急性呼吸衰竭
· 呼吸停止
· 即将呼吸衰竭
· 可疑条件下需要机械通气
    COPD急性加重期
    神经肌肉疾病
    心脏或呼吸停止
    术后患者需要持续的镇静

基本条件逆转

通气支持的调整
满足患者的身体状况：
· 呼吸道（气管插管）的建立及管理
· 套囊管理
· 通气管理
    呼吸速率（频率），潮气量
    氧浓度（FiO_2）（见方案3-1）
通风系统压力
    峰值压力
    平均气道压（MAP）
    持续气道正压通气（CPAP）
呼吸机模式
    辅助控制（A/C）
    间歇指令通气（IMV）
    同步间歇通气（极端的）
    压力支持（PS）
    压力调节控制（PRVC）

呼吸机脱离协议

准备进行自主呼吸试验（SBT）日常考核：
· 改善或解决的基本条件
· FIO_2：<50%和SpO_2>90%
· PEEP：<8cmH_2O
· 血流动力学状况：正常或接近正常，无升压药物
· Hb：>8g%
· 体温：<38.5℃
· 营养状态：正常或接近正常的血清白蛋白水平

快速浅呼吸指数<100	1minSBT确定长时间的SBT准备	快速浅呼吸指数>100
患者耐受SBT30~120min，直到能耐受120minSBT		放慢，直到能够耐受120min SBT压力支持，逐步退出

拔管

方案3-6

呼吸机的管理协议

目的：
呼吸保健医师将利用下面的协议来确定最合适的设置，
维护和管理机械通气患者氧合和通气

患者类型：
所有成年患者需要的机械通气

所需设备：
· 脉搏血氧仪
· 呼吸机
· 听诊器
· 氧分析仪
· Wright肺活量计
· NIP血压计
· 心电图监测
· 加热气溶胶与适当的附件
· EtCO$_2$（如果可用）

重要的实验室数据：
最近的动脉血气结果，胸部X线片

概述

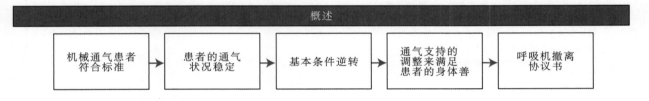

| 机械通气患者符合标准 | 患者的通气状况稳定 | 基本条件逆转 | 通气支持的调整来满足患者的身体善 | 呼吸机撤离协议书 |

Ⅰ.机械通气包括的迹象：

A.基本标志：

(1) 急性呼吸衰竭(ARF)

a.急性低氧性呼吸衰竭呼吸窘迫和顽固性低氧血症伴有呼吸急促，还是要参入高FiO$_2$，通过高流量系统或以下的任何存在：

①急性心血管不稳定

②精神状态改变

③无力保护下呼吸道

b.急性肥大的肺通气衰竭和呼吸窘迫和顽固性低氧血症伴有呼吸急促，还是要管理高FiO$_2$，通过高流量系统或以下的任何存在：

①pH＜7.3

②急性心血管不稳定

③精神状态改变

④不能保护下呼吸道

(2) 呼吸停止

(3) 即将发生的急性呼吸衰竭：研究未能确定即将发生的事故。这是主治医师的判断

B.临床条件，可能需要机械通气

(1) 如果患者有呼吸困难，心动过速，慢性阻塞性肺疾病急性加重，急性呼吸性酸中毒加上至少下列之一：

a.急性心血管不稳定

b.精神状态改变

c.无力保护下呼吸道

d.丰富／黏性分泌物

e.渐进性呼吸性酸中毒，尽管无创正压通气(CPAP面罩)

(2) 有下列任何神经肌肉病：

    a.急性呼吸性酸中毒

    b.VC逐步减少至<10~15ml/kg

    c.NIP逐步减少至<20~30cmH$_2$O

(3) 心脏或呼吸停止

(4) 术后患者需要持续的镇静

(5) 由主治医师确定其他复杂的医疗条件导致即将发生的急性呼吸衰竭

(6) 无创正压通气(NIPPV)应该尝试在插管前的下列情况下应用：

    a.呼吸困难或呼吸窘迫

    b.没有上面指出的其他指标的AECOPD

    c.免疫功能低下患者的急性低氧血症

    d.心源性肺水肿

Ⅱ.下面的准则将用于选择最合适的机械通气模式：

A.容量控制通气模式（虽然没有通气模式被证明比另一种更好，容量控制是公认的传统的通气模式－一个良好的开端）

(1) 优点

    a.临床医师可以直接控制(V_T)、(V_E)

    b.对于新气管插管患者适当的启动位置

(2) 局限性

    a.肺顺应性减少会导致气道压力高

    b.可能无法适当地空气，患者的依从性差

(3) 模式

    a.协助控制(A／C)

    ①对呼吸机最有效的负荷模式

    ②可用于不能自主呼吸的患者

    ③只要有过度充气，应该使用正常化的pH是必要的（如肾衰竭的下降HCO$_3^-$或代谢性酮症酸中毒）

    ④要考虑A／C

(a)碱中毒－如果患者自主呼吸频率高

(b) Auto PEEP－如果患者加速呼吸频率

(c)如果患者呼吸频率增加，肺活量降低，应提高PIP。静态和肺动态顺应性应计算和记录至少8h，不用在意通气模式（公式跟随部分所示。）

    b.同步间歇通气(SIMV)

    ①正常SIMV可以比A/C更加降低呼吸肌的呼吸性碱中毒的负荷

    ②防止呼吸肌萎缩

    ③ SIMV的注意事项

(a)如果频率低，会出现疲劳或呼吸急促

(b)如果速率太低，会出现高碳酸血症

(c)老式呼吸机的高呼吸量WOB的使用

    ④如果患者有高于正常频率的自主呼吸，我们就应该联合压力支持(PS)和SIMV应用。这有助于克服由通气管和气管引起的空气流动阻力，避免增加WOB

    ⑤和T型管及压力支持通气相比，临床当中SIMV／PS的应用还没被证明作为有效的脱机模式，与T型管和PSV相比，这是最长的脱离时间和最短的有效成功频率

方案3－6－2

B．压力控制通气(PCV)

(1) 优点

a．可自主呼吸的患者，PCV的可变流量特性更加舒适，实际上是WOB－患者呼吸需求变量减少

b．患者感到饥饿的时候，由于PCV变流量模式的患者依赖的性质，空气通风通气模式潮气量低，患者可能出现呼吸困难

c．气道峰压能够控制仍然通风的患者

(2) 局限性

a．V_T不预设，因此不能保证

b．患者的V_T快速变化取决于肺顺应性

c．PCV的报警是确保有足够的的通风条件

①V_T设置50～100ml以上和低于VT目标值

②低频率分钟呼气量在1L以内

(3) 考虑到患者PCV如：

a．容量控制模式达到压力的限制时，V_T和VE缺乏抵抗力，吸气终止

b．患者自主呼吸，如感到空气减少，PCV可以满足患者的需求，因为它有变流量特性

c．患者的氧合状况需要反比通气(IRV)。医嘱必须获得I：E比值<1：2（如，1：1.5，1：1，2：1，等）

(4) 遵守

a．异常高或低的肺顺应性损害肺有效的交换气体的能力。低顺应性使肺部扩张困难和高顺应性导致肺部不完全呼气并无法完全消除CO_2

肺顺应性的变化可能会极大地影响压力控制模式的实现

b．肺动态顺应性应计算和记录至少1/6h，使用下面的公式：

$C_{dyne}=V_T (1nml) \div (PIP－PEEP)$

c．静态肺顺应性应计算和记录至少每6h使用以下公式：

$C_{st}=V_T \div (P_{alat}－PEEP)$

C．二级通风设备

(1) 优点

a．和那些PCV一样

b．在ARDS患者中，已经发现比CHV更好的气体交换的结果（或容量控制或压力控制）

c．患者需要反比通气(IRV)：

①二级水平可以减弱镇静和（或）瘫痪，允许患者自主呼吸

② IRV必须由主治医师下达

(2) 局限性

a．V_T和V_E是不预设。他们是没有保证的

b．报警必须设置50～100ml以上和以下的目标，以保证足够的通风

c．所有呼吸机二级水平正压通气不可用

(3) 只要适当的通风，患者需要的PCV可放在双层，可与患者的I：E级为1：2或更大。患者需要<1：2；I：E（如1：1.5；1：1；2：1，等，必须得到主治医师命令

D．APRV

(1) 益处

a．在ARDS患者中，气道压力的释放通气(APRV)已发现的结果比CMV更好的气体交换（或容量控制或压力控制）

b．二级水平可以减弱镇静和（或）瘫痪，允许患者自主呼吸

(2) 局限性

a．V_T和V_E是不预设，他们是没有保证的

b．报警必须设置50～100ml以上和以下的目标，以保证足够的通风

c．APRV不可用在所有的通风设备

d．APRV只能与主治医师的命令一起启动

E.压力支持通气(CPAP／PS)
  (1) 益处
   a．峰值流量和VT全部依赖患者
   b．防止呼吸肌萎缩
  (2) 局限性
   a．V_T和V_E是没有保证的，因此必须建立和密切监测报警
   b.呼吸肌可能变得疲劳
  (3) 使用的患者
   a.有稳定的肺顺应性
   b.自发呼吸
   c.血流动力学稳定
  (4) 事情观察
   a．镇静水平
   b.V_E的突然变化
   c.疲劳
   d.呼吸急促
   e.高碳酸血症
   f.WOB增加

Ⅲ．下面的指南将用于选择最合适的通气设置
  A.潮气量(VT)：6~8 ml／kg为理想重量
  (1) 对于体积小的原因：
  a.最大限度地减少呼吸机所致肺损伤 [容积伤和（或）气压]
  b.ARDS患者提高临床疗效
  (2) 如果V_T可能增加：
  a.患者的需求AND得不到满足
  b.高原压力<30cm H_2O
  (3) IBW是用以下公式计算：
  a.女性－第一全5英尺身高每增加一英寸的100磅+5磅，除以2.2转换成公斤（kg）
  如5′″5女性，体重在250磅的理想重量[100+（5×5）]/2.2 100+25＝125磅，2.2＝57 kg，应放在V_T约340 CC以6 ml／kg体重指数
  b.男性－第一全5英尺身高每增加一英寸的106磅+6磅，除以2.2转换成公斤（kg）
  如6′″1男性，体重在310磅的理想重量[106+（6×13）]/2.2 106+78＝125磅，2.2＝85 kg，应放在V_T约500 CC以6 ml／kg体重指数

B.压力控制水平（若患者机械通气时的压力与体积模式）
  (1) 吸气的压力应设定和调整保持V_T在50~100 ml的选定目标6 ml／kg的体重指教
  (2) 在压力控制通气设置I：E比率
   a.大多患者中，I：E率应该为1：2和1：4之间
   b.如果患者有充分的呼气时间，设置I：E观察患者的波形
   c.当传统的I：E比率未能改善患者的通气和氧合状态，反比通气(IRV)可以使用，要等待医师的批准
   d.当一个患者在PC机上正在透气IRY，瘫痪患者使用镇静可能是必要的
   e.如果一个患者的缺氧状态需要通风在<1：2 I：E比率（如1：1.5；1：1；2：1，等），必须由主治医师设置呼吸机的命令

C.呼吸频率(RR)
  (1) 一次V_T或PC等级选择，频率设置一个VE应达到足够的pH
  (2) 作为一个起点，RR 12~20／min考虑生理
   a．每次采用小V_T协议时，（6 ml／kg IBW），较高的RRS将需要达到足够的V_E
   b．机械通气开始后30 min，获得ABG。下面的公式可用丁确定适当的RR：

方案3-6-4

$$新速度 = \frac{目录通风率 \times 目前PaCO_2}{所需的PaCO_2}$$ 所需的并不一定是正常的$PaCO_2$

例如：5′8″男性的IBW≈75kg和V_T设置在450 cc和速率14

血气分析显示pH=7.29，$PaCO_2$=56. RCP要减少$PaCO_2$至45

$$新速率 = \frac{15 \times 56 = 17}{45}$$

c.如果RCP决定VT、RR，应作为ABG变化的一种结果，使用下面的公式，相反：

$$新\dot{V}_E = \frac{目前\dot{V}_E \times 目前PaCO_2}{所需的PaCO_2}$$

$$新RR = \frac{所需的\dot{V}_E}{新V_T}$$

例如：5′2″女性的IBW≈55kg和V_T 330和RR的16，血气分析显示pH=7.25

$PaCO_2$=62，高压=14 cmH$_2$O；因此，RCP决定增加V_T and RR，患者的高压20在V_T. 400 cc，$PaCO_2$需求量在45mmHg以内。

$$新\dot{V}_E = \frac{5.28 \times 62}{45} = 7.27$$

$$新RR = \frac{7.27}{.400} = 18$$

D．呼气正压通气(PEEP)

(1) 在接受机械通气的ARDS患者，PEEP的应用可以改善氧合和增加肺容积

(2) PEEP是维持肺容积和肺泡补给通气时，潮气量低尤其重要

(3) 设定最佳PEEP：正常情况下，肺泡和一端与大气压力呼气压力平衡（即零压）和平均胸腔压力是5cmH$_2$O。在这些条件下，肺泡扩张压力为5cmH$_2$O（肺泡胸膜）。这种膨胀压力足以维持正常结束呼气末肺泡体积克服肺泡壁的弹性回缩

a.患者没有呼气流量的限制（无COPD或哮喘）

①如果ICP和心血管状态是稳定的，在PEEP5cm的H$_2$O，使基于血气分析结果的变化，FiO$_2$的要求，PEEP的公差和心血管反应

②如果ICP和（或）心血管状态不稳定，主治医师认为在PEEP3cm的H$_2$O风险大于增加ICP的低氧血症或心血管崩溃的风险增加

b.患者随着呼气流量的限制(COPD、哮喘)须内源性PEEP

①改变PEEP克服呼气流量限制之前，调整RR洪峰流量最大呼气时间

②如果患者没有自主呼吸（如注射镇静药），计算PEEP和设定PEEP的85%值

③如果患者有自主呼吸和PRN镇静命令，与RN内源性PEEP测量镇静协调管理

④如果患者是自发性，内源性PEEP呼吸测量是不可能的，最佳PEEP的研究可以执行

(4) 利用PEEP来满足氧合的目标

动脉氧合的根本是设定最佳PEEP和FiO$_2$水平动力；然而，最大氧合是不难治低氧血症患者的目标

①55~80的PaO$_2$并有88~95%饱和度是可以接受的治疗目标

②下面的指南应当用于确定适当的结合PEEP和FiO$_2$水平：

PEEP和FiO$_2$指抽																
PEEP (cm H$_2$O)	5	5	8	8	10	10	10	12	14	14	14	16	18	18	20	22	24
结合FiO$_2$	0.3	0.4	0.4	0.5	0.5	0.6	0.7	0.7	0.8	0.9	0.9	1.0	1.0	1.0	1.0	1.0	1.0

IF MEASURED VALUE IS BELOW GOAL (PaO$_2$ 55-80 AND/OR SATURATION 88-95%) MOVE UP ONE STEP.
IF PEEP > 10 AND > 0.60, CALL ATTENDING PHYSICIAN BEFORE PROCEEDING THROUGH TABLE.

使用表格前一页的例子：

患者昨天插管出现急性呼吸衰竭与低氧血症。患者在以下设置：V_T 500，A／C速率12，PEEP+5，FIO_2 0.04。ABG已经在正常范围内的设置。然而今天上午，血氧饱和度下降和CXR表明患者在ARDS。利用图的上一页，通气变化如下：

增加PEEP到8并FIO_2在0.40。如果饱和度提高，保持这些设置。如果饱和度继续下降或没有改善，继续进行下一步的图表

增加FIO_2在0.50并PEEP到8。如果饱和度提高，保持这些设置。如果饱和度继续下降或没有改善，继续进行下一步的图表

增加PEEP到10并FIO_2在0.50。如果饱和度提高，保持这些设置。如果饱和度继续下降或没有改善，继续进行下一步的图表

增加FIO_2在0.60并PEEP到10。在这一点上，呼叫医师

E．压力支持(PS)

(1) 压力支持可结合SIMV。在这种情况下，PS增加患者的自发的潮气量，降低呼吸速率，减少呼吸功

a.PS可以设置保持自发V_T满足患者的通气要求的同时保持RR 25

b．PS可以设置由ETT克服气流造成的阻力，从而降低WOB。在这种情况下，PS应使用以下公式计算：

① $$\frac{(PIP-PEEP)-(高压-PEEP)}{洪峰流量÷60}$$

如：PIP 45cm H_2O高压 24cmH_2O，洪峰流量70L／min

$$\frac{(45-6)-(24-6)}{70÷60}=\frac{39-18}{1.17}=17.95cmH_2O$$

因此，PS应为这些条件设定在18

② 如果管道补偿(TC)是可用的，它可以用来代替PS补偿电阻引起的管道气流。TC使调整呼吸以确保适当的支持水平

c.如果患者的RR＞25或WOB明显增加，患者应回到A／C直到基本条件解决了

d.相比于T形管试验和压力支持通气，SIMV／PS在临床上使用则不作为一种有效的脱机模式，相比于T形管试验和PSV，这是最长的撤机并成功率最低的联合

(2) 压力支持可作为一种自发的通气模式，结合CPAP的患者不需要通风率，确保有足够的通风

a.PS水平和CPAP水平之间的差异是驱动压力并应设置在一个水平，满足患者的通气需求与RR＜25

b．PS可以降低患者的病情和肺顺应性的改善（见上述公式）

c．低vt和（或）VE报警，确保足够的通风是PSV必不可少的模式

F.吸气流量峰值

(1) 吸气峰流量(PF)应设置在尽可能最低的流量保持I：E率和患者的舒适度

a.正常的I：E为1：2或1：4机械通气患者

b．较大的I：E比率应用于需要因空气滞留和内源性PEEP呼气附加时间

(2) 流量可以用来改变I：E。这应该是每个呼吸机的检查监测

(3) 减速流模式使用时可确保最佳的气体分布，降低吸气压力，提高患者的舒适度，并降低WOB

G.二级

　　一种增量压力通风，允许在任何时候不受限制的自发呼吸的通风循环，从而促进患者／人机同步性

　　a.较高的PEEP的初始设置(peep$_h$)和较低的PEEP (peep$_l$)应根据设置PEEP高压通气压力

　　b.peep$_l$调整以获得充足的氧气(指设置PEEP C-4)

　　c.根据患者的肺顺应性，peep$_h$通常设立在12~16以上peep$_{l2}$。应该被设置为确保V$_T$ 6 ml/kg体重指数

　　d.PS可以添加二级辅助自主呼吸

　　由于PS的水平高于peep$_l$，RCP必须计算所需的PS水平

　　如，患者在24／5二级(peep$_l$ 5)为19cmH$_2$O的驱动压力(peep$_h$和peep$_l$之间的差异)。你认为你需要一个PS8来克服阻力所造成的管道气流（见上页公式）。为了患者得到在peeph自发呼吸的支持，PS必须设置使PS呼吸峰值压力8cm，H$_2$O高于peeph

　　PEEP$_H$－PEEP$_L$+PS需要克服的阻力=需要的PS

　　24cmH$_2$O－5cmH$_2$O+8cmH$_2$O=27 cmH$_2$O

　　e.如果一个患者在缺氧状态，需要通风在<1：2 I：E比率（例如，1：1 5；1：1；2：1，等），必须由主治医师设置呼吸机

IV.呼吸机的管理

　A．新呼吸机协议命令

　　当一个新的呼吸机协议命令写在患者已经在机械通气24h

　　或更长时间和V$_T$>8ml/kgIBW命令，如下：

　　(1) 计算IBW

　　(2) 计算所需的V$_T$

　　(3) 滴定的VT1ml/kg，Q2小时至8ml/kg，IBW已经达到

　　(4) 增加呼吸率确保V$_E$是一样的

　　(5) 达到8ml/kg的IBW后，经过30min的最后的变化获得ABG

　B．监测患者对治疗的反应

　　(1) RCP将得到ABG患者在被放置在初始呼吸机协议设置30min的变化

　　(2) RCP将获得ABG在呼吸机设置的任何显着变化，30min后(V$_T$) 100ml或增加（减少）呼吸速率≥4 bpm的增加或减少

　　(3) SpO$_2$监测将用于滴定PEEP和FIO$_2$。

C．维修

　　(1) 热湿交换器(HMEs)可用于机械通气，只要患者核心温度>32℃，V$_E$<10L／min，经过长达5d，引发患者的分泌物不是血腥或厚黏滞的。5天之后，该电路应改为加湿系统

　　(2) 串联式抽吸导管可以每7天更换1次。标签上的指示的改变要每天显示在抽吸导管上，更改日期应记录在每个孔板前

　　(3) 电路应每28天更换一次。因为电路不改变时，湿化加入系统，计数开始时使用呼吸机(不要加湿系统启动时加入) 其后，并持续每28天一次

　　(4) 顺应性（静态和动态）应计算和记录至少1/6h。有合规较大的变化应报告给主治医师

　　(5) 套囊压力应检查和记录至少1/12h。如果测压计不可用，微小泄漏技术是可行的，但应记录

　　(6) 如果患者没有自主呼吸，Auto PEEP应测量并记录1/6h。通风机计算自动更新

　　(7) 当压力支持下克服由滴定管造成阻力，是PS的计算文档应该做的

方案3-7

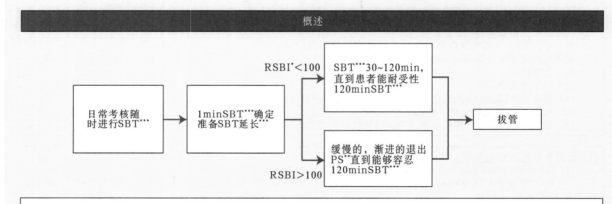

机械通气撤机协议	目的： 呼吸护理医师（RCP）将采用以下协议帮助机械通气及时撤机
	患者类型： 所有的青少年，成人，老年患者需要机械通气

所需设备：
· 脉搏血氧仪
· 呼吸机
· 听诊器
· 氧分析仪
· Wright肺活量计
· NIP测压计
· 心电图监测
· 热气雾剂适当的附件
· $EtCO_2$（如果可用）

必要的实验室数据：
最近的动脉血气分析结果（如果可能的话）和胸部X射线（如果可能的话）

概述

日常考核随时进行SBT*** → 1minSBT***确定准备SBT延长***

RSBI*<100 → SBT***30~120min，直到患者能耐受性120minSBT***

RSBI>100 → 缓慢的，渐进的退出PS**直到能够容忍120minSBT***

→ 拔管

协议：
一旦在急性呼吸（通气）治疗机械通气患者中出现临床症状的改善失败，必须强行使者撤掉呼吸机
遵循下面的指南使患者可以及时撤离呼吸机：

Ⅰ.完成患者的评估将在每个通气患者每天早上05：00~11：00进行
下面的参数将被评估和记录。

A.改善或解决的基本条件，最小有效（剂）量通气消耗

B.FIO_2：必须≤50%并SpO_2>90%考虑撤机

C.PEEP：Must be≤8cmH_2O

D.血液状态：患者应该无升压药或低剂量多巴胺或多巴酚丁胺是正常 [5μ/（kg·min）]

E.心理状态：患者应该很容易唤醒最小需要镇静药

F.Hgb>8mg/dl

G.体核温度≤38.5℃

H.营养状况：患者应该有正常或接近正常的血清白蛋白水平

* RSBI：呼吸浅快指数
** PS：压力技持
*** SBT：自主呼吸试验

方案3-7-1

Ⅱ.准备试验：患者符合上述标准将给出一个准备测试包括
用Wright肺活量计1min的自主呼吸试验(SBT)

A.1minSBT期间，应测量VE和RR。在呼吸机评估表格记录结果

B．V_T应计算$V_T = \dot{V}_E \div RR$

·平均自发VT至少要4~6ml／kgIBW

·平均自发VT应上通风评估表格

C．快速浅呼吸指数(RSBI)应计算并记录使用RSBI=RR÷V_T

·RSBI是预计已被研究得最允分的撤机成功
它是患者自己的努力，并已被证明是一个比V_E或NIP更好的撤机指标

·RSBI必须进行患者呼吸机脱机前计算。通气测量(甚至低水平CPAP)计算不准确，RSBI在SBT脱机

·RSBI<100,认为是适合继续在撤机的协议

D．如果从患者的NIP排气孔测量，1min的SBT是完全的
NIP阻断气道≤20s测量。NIP≤−20被认为是足够时，结合其他方法脱机数据

E．主观评价：

·评估患者和文档标志升高呼吸作用，如胸腹颠倒现象或过度使用呼吸辅助肌

·评估患者的痛苦的文档，如出汗，搅拌，增加HR的迹象，或心律失常

F.如果患者的RSBI是<100／min／L，NIP≥20cmH₂O，生命体征保持稳定(HR，BP，SpO₂)，
患者的主观评估是可以接受的，继续延长SBT（第三）。如果患者不能耐受试验准备，患者对呼吸机进行延长撤机
（第四）

Ⅲ.长时间的SBT

A．患者应进行自发性呼吸试验(SBT) 120min来确定准备拔管

B．提供SBT方法

（1）通过T形管加热，加湿O₂

a.最近的研究表明，拔管后WOB等于或大于由气管导管强加的压力

b.可能是最佳选择，当患者已插管的一段时间，并有气道炎症和（或）水肿的可能性。辅助呼吸，通过ETT拔管后的WOB可能近似

（2）CPAP of≤S

（3）CPAP/PS mode

a.如果CPAP／PS模式使用时，PS水平必须计算并记录，确保患者不会由通气／通气管／ETT得到更多的支持去克服困难

b.当患者有狭窄的ETT（高气流阻力）或分泌物气套管的管腔增加气道阻力。低水平的PS是一个很好的选择

·需要注意的是，研究未能找出一个比SBT策略预测拔管成功更好而重要的方法

然而，研究已经证明，进行SBT是必要的。37%患者拔管后满意传统应用方式，筛选标准需要再次插管。这是
患者拔管后通过SBT间看到多达三倍的

C.SBT的长度应为：

手术患者或患者无肺部疾病30min的SBT。结果必须记录

撤机参数，包括RSBI的测量应在试验结束前放置回机。复杂的医疗患者的例子包括，但不限于以下：

a.COPD

b.ARDS

c.多系统器官衰竭(MSOF)

d.70岁以上的患者(这些患者气管插管有最高偶然事件，拔管前应完成满120minSBT)

D.使用以下确定SBT的反应：

（1）拔管的标准：

a.RR<30

b.SpO₂≥92%　on≤50%　FIO₂.如果患者是慢性阻塞性肺病患者，将接受血氧饱和度88%。一种血氧饱和度<92%
(88% OA的COPD患者)5min结果终止SBT

c.无呼吸窘迫的迹象通过以下任何两个证明：
①pulse＞120%SBT前启动率
  a)如，如果在SBT是70，SBT脉冲不应超过84
  b)如，如果在SBT是112，SBT脉冲不应超过134
②心脏节律明显变化（室性期前收缩、房颤等）
③呼吸辅助肌标记的使用
④胸腹矛盾
⑤出汗
⑥明显呼吸困难
d.复杂的医疗患者接受120 min SBT，RCP应该在SBT之后，得到一个ABG分析，并记录
①如果血气分析结果均在正常范围，符合以上要求，患者可以拔管
②如果血气分析结果正常范围之外，但都是正常的患者，根据记录的基线动脉血气和符合以上要求，患者可以拔管
(2) 确定适当的呼叫医师拔管标准
  a.RR 30~35
  b．ABG结果正常范围外但没有可与患者符合以上的标准的基准线
(3) 如果患者不符合上述标准，撤掉呼吸机，让患者休息24 h。第二天再开始评估/SBT流程

Ⅳ.延长撤机

A.失败的患者应恢复到第一个SBT，充分支持呼吸机和在24 h 内重新评估
B.第二次SBT失败的患者应使用下列准则撤机：
(1) 在PS水平的CPAP/PS上，使患者的V_T a1 6~8ml/kg和RR＜30bpm
(2) 在上午设置和重复SBT，并休息24 h
(3) 如果SBT又一次失败，回到CPAP/PS的地方，滴定PS水平2 cmH_2O Q12h下降至呼吸率＜30/min
(4) 重复SBT日常1/24 h
C.SBTS应记录每日报告给主治医师

Ⅴ.拔管

A．拔管的标准。如果满足标准，主治医师必须预先批准的拔管(所有3个标准必须符合拔管)：
(1) 患者容许SBT 120 min
(2) 最后的参数是在正常SBT界限内
  a.RSBI＜100
  b.RR＜30
  c.NIP≤-20
  d．VC（是患者能够按照指令）10~15 ml/kg IBW
(3) 在结束SBT时，ABG是在正常范围内（或正常基于基线的患者）
B.打电话给医师决定拔管前标准
  患者耐受SBT或能容忍的边缘(RR 30-35)但发生下列情况之一：
  a.最后SBT参数不符合上述标准或
  b.最后SBT ABG的结果是正常范围之外
C.在呼吸机标准的位置等上24 h再尝试另一个SBT：
  患者不能耐受SBT
  a.RR＞35
  b.SpO_2＜92%（88%~90%COPD患者慢性低氧血症）
  c.表现出明显的呼吸困难
  d.心律失常在SBT之后开始启动
D.RCP可以拔管后的ABG他（她）感觉这是需要确定患者拔管后的状态

> **Ⅵ. 拔管后**
>
> A.患者在低流量吸氧近似在SBT交给FIO_2
>   滴定SpO_2>的92%氧(88%~92% COPD患者呼吸低氧驱动)
> B.通过记录以下评估患者拔管即刻反应：
>   (1) 生命体征(心率和心律，RR，SpO_2呼吸模式，BP)
>   (2) 呼吸音包括存在／不存在喘鸣
> C.如果喘鸣是存在的，应给予患者标准试管凝集试验的vaponephrine MED NEB放上冷雾喷雾
> D.如果vaponephrine治疗后持续喘鸣，立即通知主治医师
>   第二次vaponephrine治疗不应给予治疗（可考虑2h）
> E.记录拔管和拔管后计估通气评估表

> **Ⅶ. 患者将接收并放在初始设置如下：**
>
> A.
> (1)V_T 6~8
> (2)RR 10~20需要保持$ETCO_2$35~45
> (3)PEEP 3~5 cmH_2O
> (4)FIO_2 for SpO_2>92%
> (5)可能在AC，PC或SIMV机械通气模式
>   如果患者在SIMV，设置PS强加匹配的耐受呼吸机管和ETT
> B.没有呼吸机改变应该是直到最初的ABG已经做了绘制和分析
> C.一旦患者开始苏醒，有自发呼吸费力，SBT可以启动
>   下列方法可用于：
>   (1) 加热气雾剂
>   (2) CPAP
>   (3) CPAP／PS (PS水平必须计算确定，克服了气管插管和呼吸机管路阻力)
>   (4) CPAP／TC如果患者是由PB 840通风
> D.当患者有耐受SBT 30 min，撤机参数需测量和记录
> E. 患者可以拔管后30 min SBT完成撤机参数确定均在正常范围内
>   如果（她）他认为有必要判断，RCP可命令拔管前响应的SBT
> F.拔管后30~60min将得出ABG

方案3−7−4

呼吸科临床医师大多数的日常工作包含了与这些方案相关的评估及治疗。大多数患呼吸系统疾病的患者治疗时需要一个或更多的方案。这些呼吸治疗方案是一个完善的TDP方案所必不可少的基础。如，一位患严重哮喘的患者很可能表现出各种临床症状，需要评估患者是否需要氧疗（如治疗低氧血症）、雾化吸入支气管扩张药（如治疗支气管痉挛）、支气管卫生治疗（如清除因哮喘引起的呼吸道黏稠分泌物），以及机械通气（如治疗急性呼吸衰竭）。

如（方案3-1到方案3-7）所示的算法，一步一步地按逻辑性分支过程指导临床医师①收集临床数据（临床症状）；②根据临床数据进行评估；③启动、上调、下调或终止治疗程序。事实上，一个完善的TDP方案执行的最主要原因是除非有具体的、可衡量的临床指标来确定评估和治疗方案，一个特定的治疗方式是不能开始、停止

或修改的。

方案中给出的所有可选择的治疗方法基于AARC的临床实践指南（CPGs），这个指南包涵由特定治疗管理机构提出的最新的科学依据。以科学界要求的循证医学为依据，临床实践指南为特定的治疗模式提出了适应证、禁忌证、并发症、评估方法、评估结果以及适当的监测技术。换句话说，临床实践指南是呼吸治疗临床医师实施、调整或终止特定治疗方法的金标准。在表3-3中，AARC临床实践指南中对成年人急诊中氧疗的摘要是一个代表性的例子，更重要的是，这个指南是氧疗方案的科学依据（方案3-1）[1]。

每个方案都提出了几种不同的治疗方法。实际上，这些治疗方法可以被视为"治疗选择清单"。当患者出现了和这些方案相关的任何一项临床表现时，呼吸治疗医师能够选择并给予患者最有效的、并且花费最少的治疗方法。正如已经讨

---

① 参见 www.aarc.org/　搜索最新的临床实践指南和临床实践指南的完整列表

表3-3 成年人的急症监护设施—氧疗

AARC临床实践指南（节选）*

适应证

·低氧血症定义为血液中PaO_2低于正常范围。

　　·呼吸室内空气的前提下$PaO_2 < 60$ mm Hg 或 $SaO_2 < 90\%$

·出现可疑低氧血症时的紧急医护

·严重创伤

·急性心肌梗死

·短期治疗或手术治疗（如麻醉后复苏、髋关节手术）

禁忌证

·当指征出现时对氧气治疗没有特殊的禁忌证

预防措施和（或）可能的并发症

·某些伴有高$PaCO_2$的患者$PaO_2 > 60$ mm Hg时可降低患者通气

·$FIO_2 > 0.5$可以导致吸入性肺不张、氧中毒、和（或）纤毛或白细胞降低

·对于百草枯中毒或受博来霉素治疗的患者来说，辅助供氧要谨慎使用

·在激光支气管镜检查中，应该使用最低限的FIO_2以避免气管内烧灼

·增加氧气浓度会增加着火的风险

·雾化器或加湿器可提高细菌感染的风险

需求评估

·通过侵入性或非侵入性方法测量不足的氧张力和（或）饱和度、和（或）临床指征存在来确定需求

结果评估

·确立结果的方式是：通过临床和生理评估确定患者对治疗的反应

监测

·患者

　·临床评估包括心脏、肺和神经肌肉的状态

　·生理参数（PaO_2，SaO_2，SpO_2）联合初始治疗的方式进行评估或：

　在12h内起始$FIO_2 < 40$

　在8h内$FIO_2 \geqslant 0.40$（包括麻醉后复苏）

　在72h内急性心肌梗死

　在2h内COPD患者主要诊断的

·设备

　·至少每天检查一次所有氧气输出系统

·在系统中需要更频繁的检查：

　易受氧浓度的影响（如面罩、高流量混合系统）

　应用于人工气道的患者

　提供热气体的混合物

　应用于临床不稳定的患者或需要$FIO_2 > 0.50$的患者

·应该避免患者离床活动或运送过程中氧气治疗的中断

*表3-3选自 Respir Care 47（6）:717-720，2002。请参阅本文的完整指南

论过的一样，治疗方法和治疗频率的确立是基于①明确的临床指标；②临床信息所呈现的严重性；③患者对治疗能够耐受的能力；④患者对于治疗的敏感性。

例如胸部手术后为了预防或纠正肺不张可能表明需实施肺扩张治疗方案（方案3-3）。如果患者无意识或者不能服从指导，相比刺激性肺量测定法来说，持续气道正压通气（CPAP）面罩治

疗可能是更合适的治疗方法（根据肺扩张治疗方案），尽管两者都是治疗和预防肺不张的方法。在这个案例中，虽然持续气道正压通气面罩治疗费用比较贵，但比花费较少的刺激性肺量测定治疗法更恰当。

记住：方案中的治疗部分基于一种最好的治疗方式，这种治疗将以及时且低成本的方式纠正或补偿由呼吸系统疾病引起的肺解剖结构改变和病理生理机制。最终，即使患者被转到重症监护室，强制给予气管插管、机械通气治疗时，呼吸治疗医师也必须遵循在这个章节列表中提出的前四个治疗方案中一个或者更多个方案。如，根据肺扩张治疗方案要求，患者很可能需要持续气道正压通气或呼气末正压通气（PEEP）治疗来纠正由支气管气道黏液栓所引起的肺不张。或者，根据雾化药物治疗方案的要求，患者很可能需要支气管扩张药来治疗支气管痉挛。

下面章节中提出了一个最成熟和精确的呼吸治疗医师方案概述—机械通气方案和停止机械通气方案。

（四）机械通气方案

值得注意的是，许多医疗中心已经开展了以机械通气方案为依据的TDP方案，而不是在这个章节中提到的其他任意一个简单方案（如：氧疗方案、支气管卫生方案、肺扩张方案或雾化药物治疗方案）。以这种方式被推行决议是基于人文主义、病理生理和经济状况的。事实上，有谁能阻止患者接受不必要的（如果不是真正有害）、不舒服的和昂贵的呼吸机支持？

尽管有许多比较好的通气管理策略被用于治疗特定的呼吸系统疾病，但还是需要机械通气方案制定一个标准的通气管理方案。方案3-5呈现了一个机械通气方案。方案3-6进一步阐明了一个较全面的、便于操作的方案，方案3-7提出一个综合性的停止机械通气方案的案例[1]。

机械通气的主要目标是①纠正急性呼吸衰竭；②维持正常的呼吸平衡或者内稳态—特别是血液的酸碱平衡和CO_2与O_2的交换量；③改善氧合及提高肺活量；④降低呼吸做功；⑤允许镇静和（或）麻痹，以及降低全身和（或）心肌耗氧量。

实现逆转急性呼吸衰竭（也称急性呼吸性酸中毒）、纠正患者的酸碱失衡、降低耗氧量、逆转或预防肺不张、维持胸廓的稳定性、减轻肌肉疲劳、允许镇静和（或）神经肌肉阻滞以及降低全身或心肌耗氧量实现这些目标是一项非常艰巨的任务！此外，实现基于对患者需求的合理评估，对病理生理机制的恰当理解、通气管理技术的知识储备是最能满足目前需求的。这是通气治疗方案中"评估和治疗"范例的基石。

毫无疑问，通气管理技术包含了高科技、高风险、高度可见性的呼吸治疗方法。由于标准化方式和数据驱动法则的实施，许多成功运行的TDP已经改善了患者的预后。最激动人心的是TDP可以缩短通气时间、减少院内感染、降低机械通气并发症的发生率（如：气压伤）。

机械通气可通过气管内插管、气管造口术、面罩或者胸甲式装置实现。通气模式包括辅助控制型（A/C）和伴有（不伴有）压力支持（PS）的同步间歇性强制换气（SIMV）。不太常见的模式包括单独使用SIMV，反比通气（IRV）以及气道压力释放通气（APRV）。总之，机械通气的目标是完全或者部分替代肺的气体交换功能，同时尽可能减少并发症。

尽管大部分机械通气方案要求呼吸治疗医师根据特定的患者需求选择适合的通气模式，但这本书的目的不是完全综述或者讨论各种通气模式和停止通气模式的策略。表3-4提供了一个常见通气管理技术的精彩概述和治疗特殊肺疾病的好起点。

四、灾难中的通气管理

由于包括生化危机、日益增长的世界人口流动性及各种病毒在内的很多因素，重大灾害发生的风险持续增加。比如，2001年9月11日突然爆发的恐怖事件、最近报道的发生在泰国的人传染人的禽流感病毒和在美国暴发的H1N1（甲流），是人群易受已知和未知危险因素影响的有力警示。另外，必须知道的是，由于流行病和生化危机的

① 我们要感谢呼吸护理部在凯特林医疗中心，在代顿，俄亥俄州所提供的呼吸机撤机协议管理协议。

表 3-4   用于治疗特殊疾病的常用通气治疗策略（好的起点）

失调	疾病特征	呼吸机模式	潮气量和呼吸频率	流量	I：E比率	氧合指数	总的目标和（或）关切点
肺呼吸功能正常	顺应性和气道阻力正常	在AC或SIMV模式下通气量	以理想体重10～12ml/kg	60～80 L/min	1：2	低至中度	护理并确保压力稳定≤30H₂O
但患者有呼吸暂停			在SIMV模式下10～12bpm或更低频率（6～10 bpm）				应该避免使用小潮气量（<7 ml/kg），因为可能发生肺不张
（如：药物过量或腹部手术）		在PRVC或PC下压力通气					
慢性阻塞性肺疾病	肺的高顺应性和高气道阻力	在AC或SIMV模式下通气量	好的起始：10 ml/kg 以及频率为10～12 bpm	60 L/min	1：2或1：3	低度到重度	当呼气时间太短时会引起气体滞留及自主-PEEP模式。管理自主PEEP模式的首选方法是提高呼气时间
（比如：慢性支气管炎或肺气肿）		在PRVC或PC下压力通气	小潮气量（8～10 ml/kg）和较慢的频率（8～10 bpm）以增加流量，保证充足的呼气时间	60～100 L/min			在严重的疾病中，自主PEEP模式是不可避免的。控制通气的情况下，为了抵消自主PEEP可谨慎地使用小量PEEP
		在急性加重期使用鼻或面罩的无创正压通气（NPPV）是个好的选择					吸气量达到100 L/min 有利于降低吸气时间并增加呼气时间

（续　表）

失调	疾病特征	呼吸机模式	潮气量和呼吸频率	流量	Ｉ：Ｅ比率	氧合指数	总的目标和（或）关切点
							降低潮气量或频率有利于缩短呼吸并增加呼气时间
慢性阻塞性肺疾病							避免长期高PaCO2水平的COPD患者过度通气
急性哮喘发作	高气道阻力（支气管痉挛和大量黏稠气道分泌物）	SIMV模式可以避免患者出现由于高呼吸频率所导致的呼气时间的减少及气体潴留加重	良好的起始量：8 ~ 10 ml/kg 和频率为10 ~ 12bpm，当气体潴留加重时低流量（5 ~ 6 ml/kg）或低频率是必须的	60 L/min	1：2或1：3	当氧分压和动脉血气允许时以100%开始，然后逐渐减低	在严重的疾病中，自主PEEP模式是不可避免的。控制通气的情况下，为了抵消自主PEEP可谨慎地使用小量PEEP
急性呼吸窘迫综合征	弥散，不均衡的肺泡损伤	AC或SIMV模式下的通气量，或PRVC/PC压力通气	典型开始于低潮气量和高的呼吸频率，初始潮气量为8 ml/kg并逐渐降低至6ml/kg或低至4 ml/kg，呼吸频率可以高达35bpm	60 ~ 80 L/min	1：1或1：2做一些能满足快速的呼吸频率需要的事情	如果可能氧合指数<0.6	目标是限制肺动脉压和由于肺过度膨胀所致的气压损伤。压力维持在30cmH₂O或更低，低潮气量时用PEEP可预防肺不张
							允许PaCO₂增高（允许性高碳酸血症）。高碳酸血症不是治疗的目标，当降低气道压力是必要的时候这是一个权衡可接受的肺保护策略

（续　表）

失调	疾病特征	呼吸机模式	潮气量和呼吸频率	流量	I：E比率	氧合指数	总的目标和（或）关切点
术后患者的通气支持（如冠状动脉搭桥术、心脏瓣膜置换术）	通常有正常的顺应性和气道阻力	压力支持的SIMV和AC通气体积是可接受的模式。或压力通气—PRVC或PC	良好的起始点：10～12ml/kg，频率：10～12bpm。但为了维持肺容积，可以应用较大的潮气量（12～15ml/kg）和较慢的频率（6～10bpm）	60 L/min	1：2	低度-中度	3～5cmH$_2$O的PEEP或CPAP可以抵消肺不张的进展
神经肌肉障碍（如重症肌无力或格林-巴利综合征）	正常的顺应性和气道阻力	AC或SIMV模式下通气或压力通气—PRVC或PC	良好的起始点：12～15ml/kg，频率：10～12bpm	60 L/min	1：2	低度-中度	3～5cmH$_2$O的PEEP可以代偿肺不张的进展

AC.助控型；SIMV.同步间歇指令通气；PRVC.压力调控容量控制；PC.压力控制；CPAP.持续气道正压，bpm.每分钟呼吸次数

侵袭会导致呼吸衰竭的出现，当这样不幸事件发生时，需要大量的机械通气设备。

图3-5是一张摄于20世纪50年代早期脊髓灰质炎大流行时期的照片（超过50 000人受难），提醒读者这些干预手段的需求。需要注意的是护士/患者的比率是1：2。当发生停电时每位护士都将参与并直接为两位"铁肺"（人工呼吸器的一种）患者进行操作。如今，我们卫生治疗系统是不可能充分提供这种类型的通气治疗和这样的覆盖率的。

由于意识到许多因素可能导致呼吸机应用的需求大量增加，现在有些文献提出了一些想法，即怎样才能做到这一点。在表3-5中提供了具有代表性的三级标准系统。如图所示，第一级仅针对伴随休克和多器官功能障碍的急性呼吸衰竭。第二级提出了高度致死、延长通气和高水平的资源利用的标准。第三级标准可以增加附加条件或者一个评分系统，并且使治疗标准保持一致性*。

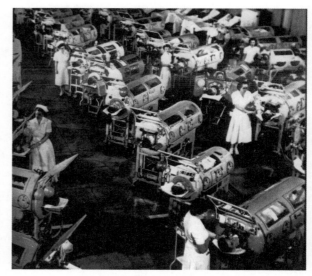

图3-5　健身房里的人工呼吸器
在1951～1953年小儿麻痹症流行季节人工呼吸器很畅销

* See Hicks JL，Q'Laughin DT：对机械通气的流行分流操作概念，ACAD中华急诊医学杂志 13：223；2006

表3-5 3条标准

第1条：不要提供及撤销下面任何一个患者的通气支持

1.呼吸衰竭伴低血压（成人收缩压＜90mmHg）接受气管插管的患者治疗6～12h后同时伴有终末器官功能衰竭迹象（如：少尿、精神状态改变、心肌缺血），应该充分补充液体

2.机械通气失败（没有改善氧合或肺顺应性）及应用抗生素治疗细菌感染72h以上（基于特定的器官时间可能有所不同）

3.来源于实验室或临床上多于4个器官功能障碍的证据

a.肺（急性呼吸窘迫综合征、通气障碍、难治性低氧血症）

b.心血管（左心室功能障碍、低血压、新鲜缺血）

c.肾（高钾血症、尽管补充液体量但尿量仍减少、肌酐水平增高）

d.肝（转氨酶高于正常值上限的2倍、胆红素或氨水平增加）

e.神经病学（意识改变和身体状态不相关、代谢或缺氧、脑卒中）

f.血液系统（存在弥散性血管内凝血的临床或实验室证据）

第2条：不要提供及撤销下列情况下需要用气管插管治疗的呼吸衰竭患者的通气支持（除了第1条中的那些以外）已经存在原体系紊乱或衰竭的患者，包括以下几种情况：

1.已知的充血性心力衰竭且射血分数<25%（或治疗后持续性缺血和肺水肿）

2.急性肾衰竭需要血液透析（与疾病相关）

3.严重的慢性肺部疾病包括肺纤维化、阻塞性或限制性疾病，在急性疾病发生之前需要在家持续使用氧气治疗

4.获得性免疫缺陷综合征（AIDS），其他免疫缺陷综合征在机会致病菌感染致病阶段（如：AIDS的CD4<200）伴有呼吸衰竭需气管插管

5.活跃期的恶性肿瘤有低生存期的潜在因素（如：转移性恶性肿瘤、胰腺癌）

6.肝硬化伴腹水、静脉曲张破裂出血病史、凝血机制缺陷障碍或脑病

7.急性肝衰竭伴有高血氨

8.不可逆的神经损伤使患者需要他人护理（如：严重的卒中、先天性综合征、植物人）

第3条：准则发展委员会通过的具体协议。可能包括下列几项：

1.对于患者亚群来说（可能包括年龄标准），治疗的限制基于该疾病的流行病学和生存期数据为基础

2.疾病在已存在类别的基础上扩展时将不提供通气支持

3.应用序贯器官衰竭评估法对损伤过程评分时，建立评分底线在此评分之上时不应用机械通气

五、良好的临床医师拟定方案的概述

图3-6概述了一个完善的TDP大纲的主要组成。如图所示，每个呼吸治疗计划的实行必须紧密联系：①医师的医嘱；②特定临床指标的确立（从患者的图表和体格检查中获得）；③床头的呼吸评估和严重程度的评估；④治疗学和经济学上的治疗方法的选择；⑤患者对于治疗反应的再评估。

这种循序渐进的过程要求呼吸治疗医师①对常见的呼吸系统疾病有全面的知识基础；②能胜任实际评估过程（图3-4）。图3-7提出了对于每个常见类型案例的评估（即临床指标，呼吸系统评估和治疗方案）。图3-6中的这些案例很容易被转换成主观—客观评估方案（SOAP）的格式。在呼吸系统疾病评估中应用的SOAP将在下节中详述。

六、肺部常见的解剖学改变

尽管，呼吸治疗医师可能有时处理本书中所有呼吸病中的一个或两个案例，但是大部分呼吸治疗医师的职业生涯将尽力服务于仅有少数种类疾病的患者。比如，诊断相关组（DRG）、疾病国际统计学分类和相关的健康问题（ICD-9）识别系统显示出超过80%的呼吸治疗医师的工作是

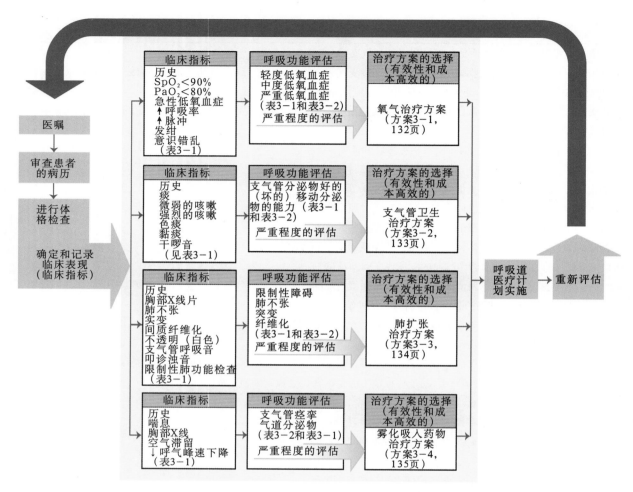

图 3-6 一个完善的 TDP 方案的主要组成的概述

关注相对少量呼吸系统疾病的智能评估和治疗选择的（表3-6）。

因此，由呼吸治疗医师治疗的大部分常见肺的解剖学改变是源于表3-6提出的最常见的DRG呼吸系统疾病。主要的解剖学改变包括①肺不张（如源于黏液栓塞、上腹部手术或者气胸）；②肺实变（如肺炎）；③肺泡毛细血管壁的厚度增加［如，急性呼吸窘迫综合征（ARDS），肺尘埃沉着病或者肺水肿］；④支气管痉挛（如哮喘）；⑤支气管分泌物过多（如慢性支气管炎、肺炎、肺水肿）；⑥终末气道和肺泡衰弱（如肺气肿）。肺的这些解剖结构的改变会反过来导致一系列事件的发生，我们将在下面临床方案中总结。

（一）由肺部常见解剖学改变启动的临床方案

因为以上原因，我们选择参考肺主要解剖结构的变化、病理生理机制和临床表现三者之间的关系制订临床方案。肺特殊的解剖学的改变（如前所述）导致特殊且可预测的病理生理机制的活化并产生效应。表3-7提出了比较常见的病理生理机制。病理生理机制反过来产生特殊且可预测的临床表现（图3-3）。为了扩大读者的知识面以及便于理解常见呼吸系统疾病，下面章节提出了针对解剖学改变的临床方案①。

---

① 在每个呼吸疾病章节后的病例讨论部分经常指示读者回溯到这些临床方案，许多临床表现与特定的病理生理机制和肺部解剖改变相关。

| 患者鉴定表格 | 日期：_____ | | 入院诊断：_____ |
| | 时间：_____ | | 主治医师：_____ |

临床指标 （表3-1）			
氧气疗法	支气管卫生疗法	肺扩张治疗	雾化吸入治疗
实例： □历史 □SpO$_2$<80% □PaO$_2$<80 mmHg □急性低氧血症 　□≠呼吸率 　□≠脉冲 　□发绀 　□混乱 　□其他	实例： □历史 □排痰 　□微弱的咳嗽 　□色痰 　□黏痰 　□干啰音	实例： □历史 □胸部X线片 　□肺不张 　□整理 　□纤维化程度 　□不透明度（白色） □支气管呼吸音 □限制性肺功能值	实例： □历史 □喘息 □胸部X线 　□空气滞留 □阻塞性肺功能值

呼吸系统的评估 （表3-1和表3-2）			
氧气疗法	支气管卫生疗法	肺扩张治疗	雾化吸入治疗
实例： □轻度低氧血症 □中度低氧血症 □重度低氧血症 评分：_____	实例： □过量的痰 □黏稠的分泌物 □微弱的咳嗽 评分：_____	实例： □肺不张 □整理 □微弱的膈膜 评分：_____	实例： □支气管痉挛 □黏稠的分泌物 □支气管水肿 评分：_____

治疗计划			
氧气疗法 方案3-1	支气管卫生疗法 方案3-2	肺扩张治疗 方案3-3	雾化吸入治疗 方案3-4
实例： □鼻插管 □氧气面罩 □文丘里面罩28% 频率：_____	实例： □深呼吸和咳嗽 □胸部物理治疗 □体位引流 频率：_____	实例： □激励性肺活量 □CPAP □PEEP 频率：_____	实例： □奥西那林 □沙丁胺醇 □乙酰半胱氨酸 频率：_____
重估日期：_____	医师签名：_____		

图3-7　呼吸系统疾病治疗方案的评估表格

（二）肺不张

图3-8显示由肺不张（如气胸）引起的病理生理机制、导致的相应临床表现及可应用的治疗方案。由于血液分流引起肺不张，最终导致低氧血症。这种类型的低氧血症对于氧气治疗效果差。因此，对于这样的患者来说，肺扩张治疗方案可能比氧疗方案更有效。

（三）肺泡实变

图3-9显示肺泡实变（如肺炎）的病理生理机制、导致的相应临床表现及应用的治疗方案。肺泡实变导致的低氧血症是由于毛细血管分流。

表3-6　常见的呼吸系统疾病

呼吸障碍	DRG码*	国际疾病分类代码†
慢性支气管炎	088	491.1，491.9
肺气肿	088	492.8
哮喘	096	493.0
急性肺炎	079，089，090	（见下文）
吸入性肺炎	079	507.0
肺不张	101/102	518.89
成人呼吸窘迫综合征	099/102	518.82
间质纤维化	089	515.0
肺水肿/充血性心力衰竭	127	402.91
急性呼吸衰竭	087	518.81
呼吸衰竭需通气支持	475	96.7
呼吸衰竭/气管造口术/通气支持	483	96.72/31.1

*呼吸系统疾病可由它们各自的诊断相关组织（DRG）进行鉴别诊断。

　　DRG是一个用于对疾病进行分类和编辑的识别系统，主要用于医疗赔偿（比如医疗补偿和医疗保险）。根据患者入院诊断常规被诊断为DRG包括一种疾病，DRG会显示患者的相关信息。由于DRG的普遍应用，呼吸治疗医师应该认识并理解他们即将所遇见的DRGs

　　†ICD-10编码用于赔付其他第三方支付者。这个国际疾病分类系统比DRG系统更专业。如，ICD＃418.0显示的肺炎球菌性肺炎，ICD＃482.2显示的流感嗜血杆菌等

在图3-8到图3-13中关键的缩写

ABG	=	动脉血气
ARDS	=	急性呼吸窘迫综合征
CPAP	=	持续气道正压通气
CPT	=	胸部物理治疗
DO_2	=	总的含氧量
ERV	=	补呼吸量
FEF	=	用力呼气流量
FEV_1	=	第一秒用力呼气量
FEV_T	=	定时用力呼气量
FRC	=	功能残气量
FVC	=	用力肺活量
IC	=	最大吸气量
MVV	=	最大通气量
O_2ER	=	氧解离率
PD	=	体位引流
PEEP	=	呼气末正压通气
PEFR	=	呼气流量峰值
PFT	=	肺功能检查
$\dot{Q}_S/\dot{Q}_T$	=	肺内分流
RV	=	残气容积
$S_{\bar{V}O_2}$	=	混合静脉氧饱和度
TLC	=	肺总量
VC	=	肺活量
$\dot{V}/\dot{Q}$	=	血流比值

表3-7　呼吸系统疾病常见的病理生理机制

通气/血流（$\dot{V}/\dot{Q}$）比率降低

肺泡弥散障碍

肺顺应性降低

氧感受器激活

肺缩反射

刺激性反射

肺反射

气道阻力增加

气体潴留和肺泡过度膨胀

　　这种类型的低氧血症通常对氧气治疗效果差。

　　根据肺泡实变的程度来看，肺扩张治疗方案比氧疗方案可能有效。然而，总体来说，特殊的呼吸系统治疗方法对于肺泡实变来说没有效果。对于肺炎来说，对呼吸科治疗医师的最大诱惑是做的太多，如：建立肺扩张治疗、支气管扩张治疗及支气管卫生治疗。这些治疗方案大部分没有明确指征，特别是在疾病发展的早期阶段。适当的抗生素（临床医师指定的）、卧床休息、饮水及补充氧气通常都是需要的。然而，患者可能有分泌物增多和肺不张，伴支气管狭窄。此时，可能还需要其他治疗方式。

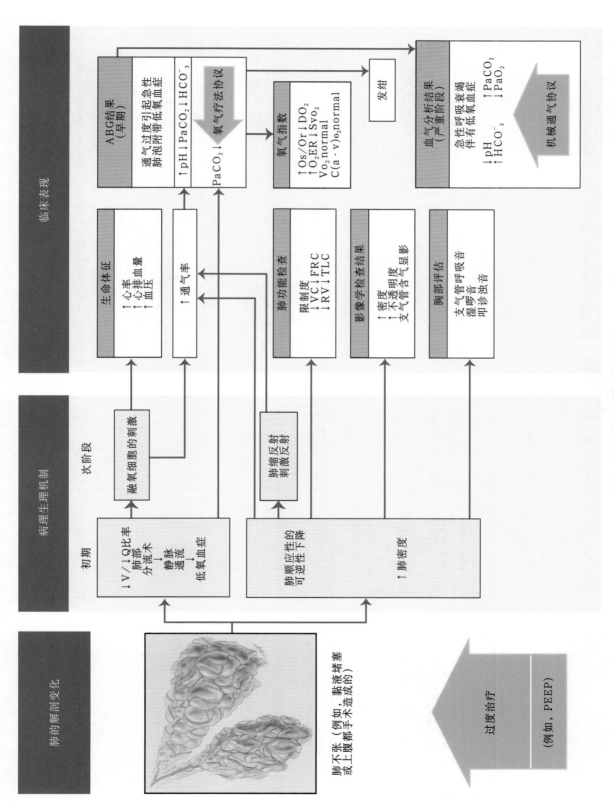

图3-8　肺不张的临床治疗方案

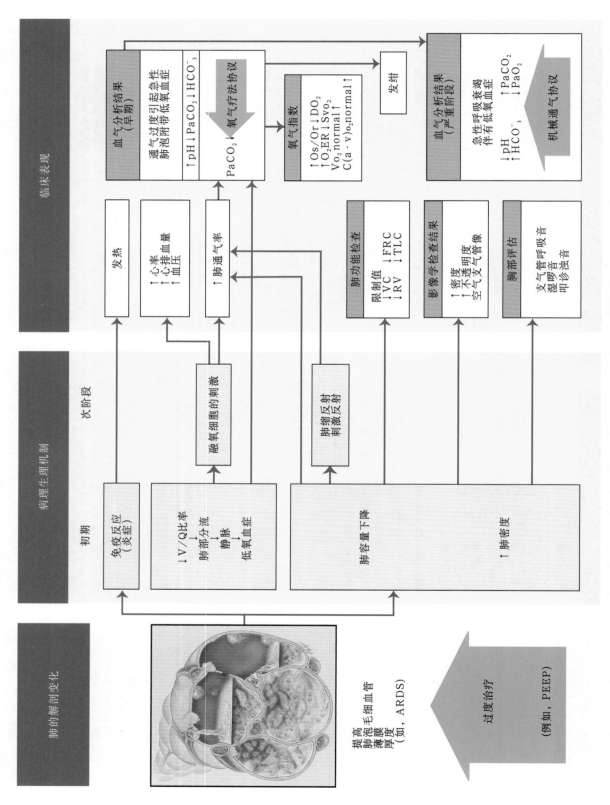

图3-9　肺泡实变的临床治疗方案*或当发热时增加

（四）肺泡毛细血管膜增厚

图3-10阐明肺泡毛细血管膜增厚（如术后ARDS、肺水肿、石棉沉着病、慢性间质性肺疾病）的主要病理生理机制，其导致的临床表现及应用的治疗方案。肺泡毛细血管膜增厚导致低氧血症是由于肺泡弥散受阻。这种类型的低氧血症对氧气治疗反应好。

（五）支气管痉挛

图3-11表明支气管痉挛（如哮喘）所致的主要病理生理机制，导致的临床表现及适当的治疗方案。雾化药物治疗协议（支气管扩张药治疗）是解除支气管痉挛引起的解剖结构改变（引发病理生理连锁事件的最初原因）最主要的治疗方法。氧气治疗方案和机械通气方案是治疗轻度、中度或重度的支气管哮喘相关临床表现的次要方法。换而言之，当患者对雾化药物治疗方案反应性良好，可能对于氧疗方案的需求就会降低，同时可能根本不需要机械通气治疗。

（六）支气管分泌物增多

图3-12阐明支气管分泌物增多所致的主要病理生理机制，临床表现及适当的治疗方式。支气管卫生治疗方案是治疗因支气管分泌物增多所致肺的解剖学改变的主要方法。当患者表述：在呼吸系统疾病（如：慢性支气管炎）发展期伴随有慢性气道分泌物增多时出现慢性呼吸衰竭，警惕不要给患者使用过度的氧气治疗。

（七）远端气道和肺泡衰弱

图3-13阐明远端气道和肺泡衰弱（如肺气肿）所致的主要病理生理机制、临床表现及用于治疗的适当方法。肺疾病的康复治疗和氧气治疗可能是所有临床医师用于治疗与远端气道和肺泡衰弱相关症状的主要方法。当患者处于疾病的发展期表现出慢性呼吸衰竭时，应谨慎应用氧气治疗方案，避免给予患者过度氧气治疗。

（八）常见的与呼吸系统疾病相关的肺解剖学改变的概述

当呼吸治疗医师知道并理解对常见肺解剖学改变反应出现的一系列事件（临床表现）时，就很容易评估及确立适当的治疗方案。表3-8综述了在本书中所提到的最常见的与呼吸系统疾病相关的解剖学改变。

图3-14提供了一个原型气道模型组成的概述，进一步加强读者对常见的与阻塞性肺疾病（如哮喘、支气管炎和肺气肿）相关的肺解剖学改变及针对它们的治疗计划的形象化理解。

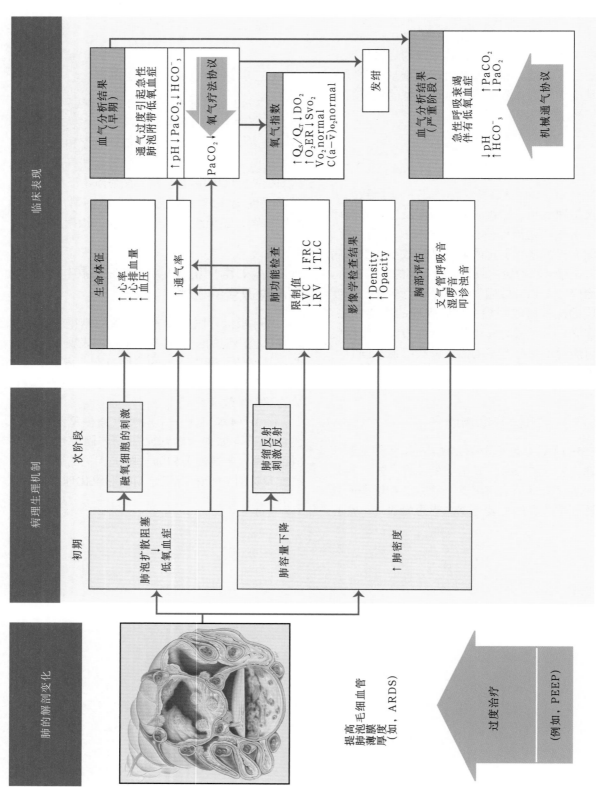

图3-10　肺泡-毛细血管壁增厚的临床治疗方案

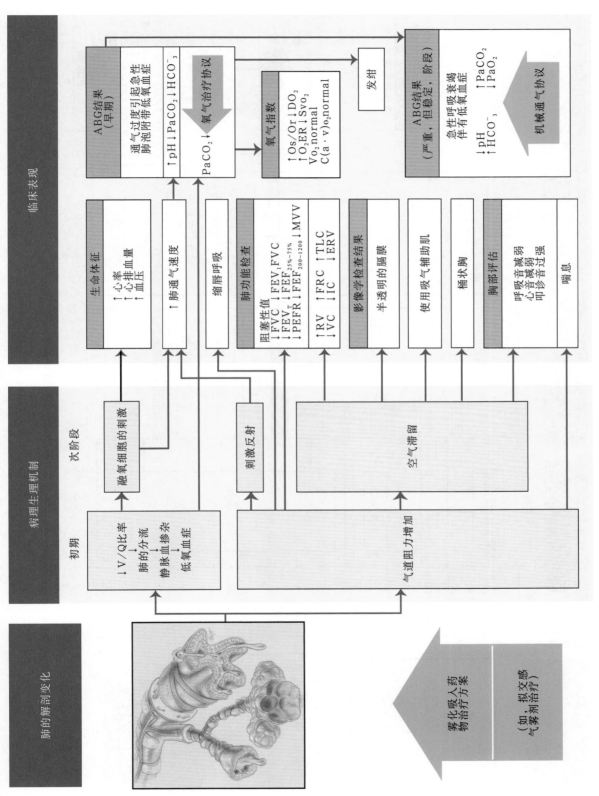

图3-11 支气管痉挛的临床治疗方案

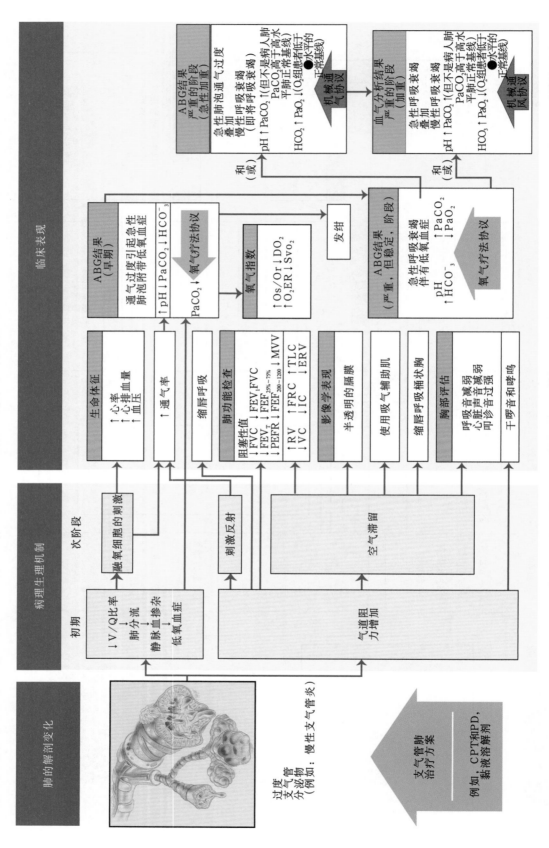

图3-12 支气管分泌物增加的临床治疗方案

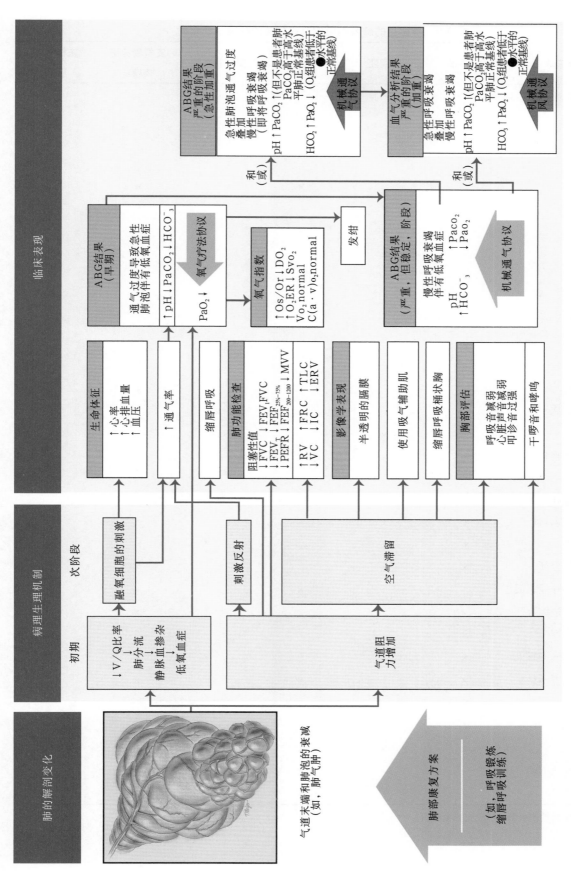

图3-13　终末气道和肺泡衰弱的临床治疗方案本文不包括肺康复方案

表3-8 与常见的肺解剖结构改变相关的呼吸系统疾病

呼吸障碍	肺不张	肺实变	肺泡毛细血管壁增厚	支气管痉挛	支气管分泌物增多	末梢气道变弱
慢性支气管炎				×[*]	×	
肺气肿				×	×[*]	×
支气管扩张	×	×		×	×	
哮喘				×	×	
肺炎		×	×		×[*]	
肺脓肿		×			×	
肺结核		×	×			
真菌病		×	×			
肺水肿	×		×		×	
肺栓塞	×			×		
连枷胸	×	×				
气胸	×					
胸膜疾病	×					
脊柱侧后凸	×				×[*]	
肺尘埃沉着病			×	×		
肺癌	×	×			×	
成人急性呼吸窘迫综合征	×[*]	×	×			
慢性间质性肺疾病			×	×[*]		
格林-巴利综合征	×[*]	×[*]			×[*]	
重症肌无力	×[*]	×[*]			×[*]	
胎粪吸入综合征	×	×			×	
新生儿短暂呼吸急促			×		×	
婴儿呼吸窘迫综合征	×	×			×	
肺漏气综合征	×					
呼吸道合胞病毒感染	×	×			×	
支气管肺发育不良	×		×		×	
膈疝	×					
囊性纤维化	×[*]			×[*]	×	
近似溺水	×	×	×	×		
吸入烟雾和热损伤	×	×	×	×		
术后肺不张	×					

[*] 与常见的肺的次级解剖学改变相关疾病

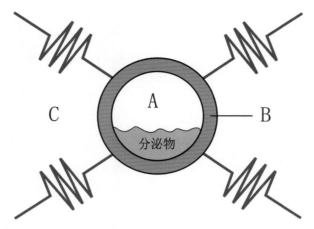

图3-14 原型气道的三个组分。治疗可能针对任何一个或者所有组分。A：气道管腔，B：气道壁，C：支撑结构。对于A的治疗包括深呼吸和咳嗽、戒烟、吸痰、化痰、温和的喷雾剂、全身和静脉水化、以及治疗性的支气管镜检查。对于B的治疗包括支气管扩张药、雾化性抗炎药、雾化性抗生素以及雾化性消肿药。对于C的治疗包括吹笛样呼吸训练（如：肺气肿的肺弹性回缩减低）和清除压迫气道的外在因素（如：肺大疱、胸腔积液、气胸、肿瘤块）

［自我测试与评估］

在Evolve可以找到问题的答案。要访问其他学者评估问题和病例分析，为现实案例寻找文本资料可以访问http://evolve.elsevier.com/DesJardins/respiratory

1.下面与肺不张临床表现相关的病理生理机制包括哪些？

（1）气体陷闭

（2）$\dot{V}/\dot{Q}$比率降低

（3）反射性的排气

（4）空气阻力升高

（5）反射性的刺激

a.（1）和（4）

b.（2）和（3）

c.（4）和（5）

d.（2）、（3）和（5）

2.下面哪项临床表现和支气管分泌物增多相关？

（1）半透明X线片

（2）FVC增高

（3）缩唇呼吸

（4）支气管充气征

a.（1）和（4）

b.（1）和（3）

c.（2）、（3）和（4）

d.（1）、（2）、（3）和（4）

3.下面哪些临床表现与肺不张临床症状相关？

（1）胸部X线通透过度增大

（2）FRC降低

（3）支气管呼吸音

（4）叩诊呈鼓音

（5）心音减弱

a.（1）和（4）

b.（3）和（5）

c.（1）、（2）和（3）

d.（2）、（3）、（4）和（5）

4.下面哪项病理生理机制与支气管痉挛临床表现相关？

（1）气道阻塞

（2）$\dot{V}/\dot{Q}$比率降低

（3）PEFR增高

（4）气道阻力增加

（5）反射性的刺激

a.（1）和（4）

b.（2）和（3）

c.（4）和（5）

d.（1）、（2）、（4）和（5）

5.下面哪项临床表现与终末气道及肺泡衰弱临床症状相关?

（1）呼吸音减弱

（2）RV减低

（3）缩唇呼吸

（4）叩诊音减弱

a.（1）和（4）

b.（1）和（3）

c.（2）、（3）和（4）

d.（1）、（2）、（3）和（4）

第二节 记录技能：数据收集，组织，评估技能及治疗计划的基础

学习目标

阅读本节后，你需要掌握以下内容：

1. 掌握良好的记录临床病历重点的技能。

2. 区分以下类型的患者记录

（1）传统病历。

（2）问题导向式医疗记录（POMR），包括SOAPIER过程记录。

（3）计算机文档。

3. 掌握健康保险可携性与责任法案的重要性。

4. 掌握关键术语并完成文章后部的自测题目。

关键词

传统记录表

计算机文档

电子健康记录

电子病历

患者的电子病历

问题导向式医疗记录（POMR）

SOAP

SOAPIER

来源导向式医疗记录

传统记录

章节纲要

一、病历类型

（一）传统病历

（二）问题导向式医疗记录（POMR）

（三）SOAP案例

（四）计算机文档

二、健康保险流通与责任法案

自我测试与评估

由于所有的健康保健工作者均通过书写或电子方式记录患者信息，呼吸照护工作者必须能够有效并高效地记录患者的医疗记录。填写患者病历信息的过程被称为病历、记录或文件。良好的病历应该能够提供基本的临床信息，这对临床判断及病情评估是十分必要的。也就是说，良好的病历完成后，应该是临床数据分析和评估（即确定病因的临床数据），记录适当的治疗方案以及调整治疗方案（根据治疗的有效性）有效性的一个相关总结。

良好的病历有助于提高医疗团队成员之间的沟通和治疗的连续性。有效的病历沟通与患者的治疗质量之间具有明确而直接的关系。良好的病历可以提供有关以前和现在的评估数据，治疗计划，已实施的治疗方案，患者对各种治疗方式反映的准确数据。此信息可用于政府机构和评审小组评估医院治疗患者并证明其治疗方法的可行性。准确而清晰的记录是医院证明其能够提供适当的治疗和满足既定标准的唯一手段。

此外，许多卫生保健费用报销计划（如，医疗保险和医疗补助）以（疾病）诊断相关小组（DRGS）为基础。在这些计划中，是根据疾病的

诊断来赔偿的。许多私人保险公司使用类似的疾病类别来设定医院支付率。保险公司提供报销之前，会仔细查看病历来评估是否是适当和有效的治疗。

最后，病历是一份法律文件，可以在法庭上使用。尽管医师或医院拥有原始记录，但患者、律师和法院亦可以对其进行查询。病历作为患者连续治疗的工具及法律文件，因此应该包含所有相关的呼吸道护理评估，规划，干预和鉴定。

一、病历类型

三种基本方法来记录评估数据：传统的记录，以问题为导向的医疗记录（POMR）和计算机文档。

（一）传统病历

传统的记录（也称为块状记录或原始记录）被划分为不同的区域或块，强调特定的信息。常见的传统记录在患者的病历中以分块信息彩色单的形式出现。典型的信息块包括入院单、医嘱单、病程记录、病史和物理检查数据、药物治疗单、护士的入院信息、护理计划、护理记录、图表和流程图、实验室检查和X射线报告及出院摘要。不同机构之间的顺序，内容和块数不同。传统病历使记录更容易，但它不易于高效地回顾特定事件和追踪患者的整体进展。

（二）问题导向式医疗记录（POMR）

POMR是由客观、科学、解决问题的方法构成的。 POMR是卫生保健从业者最重要的医疗记录之一，它可以用来①系统地收集临床数据；②制定评估（即导致该临床数据的原因）；③制订适当的治疗方案。一些良好的POMR方法可用于记录评估数据。不管选择哪种方法，贯彻采纳和使用一种方法是必要的。

一个好的POMR应采取系统化的方法记载以下内容：

1.主观和客观信息的收集

2.基于主观和客观数据的评估

3.治疗计划（和预计的结果）

4.评估患者对治疗方案的反应

5.记录任何调整原治疗方案的部分

其中最常见的POMR方法是SOAPIER病程记录，经常在临床上缩写为SOAP病程记录。SOAPIER七个具体方面的病程记录的缩写，能够系统地回顾健康问题。

S　　主观信息是指患者的感受，关注的事或感觉：

"我整夜咳嗽很剧烈。"

"我的胸部紧箍感。"

"我感觉呼吸急促。"

只有患者能够提供主观信息。有些情况下，可能无法提供主观信息。

例如，一个昏迷，气管插管上呼吸机的患者无法提供主观数据。

O　　客观信息是呼吸治疗医师可以测量的事实描述，或从其他专业报告或检测结果获得的数据。客观数据包括以下内容：

· 心率

· 呼吸频率

· 血压

· 体温

· 呼吸音

· 咳嗽情况

· 痰（痰量，黏稠度，颜色，气味）

· 动脉血气和脉搏血氧饱和度数据

· 肺功能结果

· X射线报告

· 血流动力学数据

· 化学数据

A　　评估指的是从业者对患者出现主观和客观的表现的原因做出的专业推论。存在呼吸系统疾病的患者，其原因通常是肺部特定的解剖学改变。此外，评估是为呼吸科医师对患者进行治疗的根据。例如，哮鸣音的出现是客观的数据（临床指标），以验证评估（原因）支气管平滑肌痉挛，动脉血气的pH为7.18，$PaCO_2$为80 mmHg，HCO_3^-为29 mm/L，PaO_2为54 mmHg，这些客观数据来作为急性呼吸衰竭伴有中度低氧血症的评估依据。干啰音的存在，是评估在大呼吸道存在分泌物的一种临床指标。

P　　方案是指通过经评估鉴定而选择的针对病因的治疗方案。如，评估为支气管平滑肌收缩是给予支气管扩张药的依据；评估为急性呼吸衰竭是机械通气的依据。

I 实施是实际执行的具体治疗方案。它明确记录究竟做了什么，什么时候，由谁来做。

E 评价是收集关于治疗方案的有效性和衡量患者反应的数据。如，动脉血气评估可能显示，通过氧疗患者PaO_2并没有上升到安全水平。

R 修订是指对根据评价做出的任何对原来治疗方案的更改。例如，如果通过氧疗并没有使PaO_2适当的增加，呼吸科医师可能通过增加患者的FIO_2直到使PaO_2达到预计值。

对于新的医师，初步设计的SOAP形式是特别有用的，可以①快速收集和系统化的组织重要的临床数据；②制定评估（即导致临床数据的病因）；③制订治疗方案。例如，参考案例和SOAP过程在本页的尾部（图3-15）。

（三）SOAP案例*

26岁的男子伴有严重的哮喘发作而来到急诊室。视诊，患者手臂固定在床的栏杆上，用辅助呼吸肌呼吸。患者诉："感觉就像有人站在我的胸口上。我不能深呼吸"，心率为111/min，血压为170/110mmHg。呼吸频率为28/min，而且幅度表浅。叩诊，过清音。听诊，双侧肺部呼气相哮鸣音。胸部X线片显示严重膈膜凹陷和肺泡过度充气。呼气峰值流速为165L/min。尽管咳嗽较弱，但产生大量的白色黏稠分泌物。动脉血气显示的pH为7.27，$PaCO_2$为62，HCO_3^-为25，PaO_2为49（室内空气）（图3-15）。

尽管SOAP形式最初显得冗长而耗时，经验丰富的呼吸科医师和顾问通常可以在几分钟之内（主要在患者的床边）简短的语句精简和简化SOAP信息。通常情况下，在病历表中SOAP表格的书写只使用1～3in的空间。例如，图3-15中的信息实际上可能会以下缩写形式记录在病历表中：

S "这感觉就像有人站在我的胸口。我不能深呼吸。"

O 使用辅助呼吸肌呼吸，HP 111，BP

	主观信息	客观信息	评估	方案
呼吸评估流程图	"感觉就像有人站在我的胸口。" "我不能深呼吸。"	生命体征：呼吸28 心率111 血压170/110 体温-是否用退热药？□是 □否 胸部检查 视诊：使用辅助呼吸肌呼吸 触诊：— 叩诊：共振增强 听诊：双侧呼气相哮鸣音及鼾音 放射线：严重膈肌下移 床边呼吸功能测定：PEFR 165 P- TxSVC__ FVC__ NIF__	支气管痉挛 大气道分泌物 空气滞留	目前方案 没有 修改方案 支气管舒张药
	前面 后面	咳嗽：□重 ■轻 咳痰：■是 □否 痰性状：大量白色，黏稠分泌物	排痰能力差	CPT&PD化痰
	姓名			
	年龄 26 / 男性 × / 女性	动脉血气值： pH 7.27 $PaCO_2$ 62 HCO_3^- 25 PaO_2 49 SaO_2- SpO_2-	急性呼吸衰竭伴严重低氧血症	机械通气
	日期 / 时间			
	入院诊断 支气管哮喘	负氧转运因子-		
	治疗师	其他：-		30min后查动脉血气并再评价
	医院			

图3-15 预设SOAP格式

---

* 主观和客观的数据。

170/110，RR 28 且浅，噘唇；过清音；呼气相哮鸣音；膈肌凹陷，肺泡过度充气；PEFR 165；咳嗽弱，大量白色黏稠分泌物，pH 7.27；$PaCO_2$ 62；HCO_3^-25；PaO_2 49。

　　A　支气管痉挛；过度通气；排黏稠分泌物能力差；急性呼吸衰竭伴严重的低氧。

　　P　支气管扩张药方案，物理治疗方案，黏液溶解剂方案，机械通气方案。30min复查动脉血气分析。

　　当治疗开始实施，需要制定另一个缩写SOAP记录，以确定治疗方案是否需要上调或下调。例如，如果在治疗实施后，动脉血气数据（SOAP表格列出）显示患者的动脉血氧分压仍然过低，应当适当的修改原治疗方案，通过使用呼吸机来增加FIO_2。图3-16举例说明与呼吸系统疾病相关的客观数据，评估以及治疗方案。

（四）计算机文档

　　整个医疗行业现在常使用计算机记录（也称为电子病历，电子健康记录，以计算机为基础的个人记录，患者的电子病历）。计算机文件的常见用途包括将患者的资料和所做检查排序；写入和存储患者的治疗计划（如SOAPs和病程记录）；列举药物，治疗及疗程列表；以及存储和检索诊断检查结果（如，X线片、肺功能检查、动脉血气结果）。为了满足特殊的患者治疗需求，许多保健设施已纳入软件中。这样的计算机程序包括启动个性化的患者治疗方案，使用自动计划表系统，记录敏感度，并提供以正在进行的评估数据为依据的电子记录的机制。针对各种规模和类型的医疗环境，目前已有数以百计的电子病历解决方案可用。

　　计算机文档可以将所有患者的信息集中存储，因此能够轻松访问患者病历数据。减少了出错概率，并能够实时的更新患者信息。基于计算机的记录不再需要到其他部门收集患者信息或提供服务。此外，评估电子文档不再需要通读整个病历来评估患者的治疗过程或回顾特定的数据，如给药列表、治疗方法、检查结果和治疗程序等。患者的临床信息是永久记录的，并且其他卫生保健部门也可以考察并互相沟通。

　　通常通过医院的在职教育部门可以学习基本的计算机知识和技能。每个护士站，通常都有一台电脑屏幕上显示信息，键盘输入和检索数据，并且可能有打印机打印副本。完整的或部分的病程记录是可以检索并打印出来的。现在，许多卫生保健从业者使用手持式床头的电脑文件系统。床头的电脑设备，简称为护理点（POC）系统，通常包括特定的临床数据录入的提示，使记录更准确，更完整。

　　良好的记录技巧是医师判断和评估病情必不可少的，是为收集临床数据，分析，评估，并制订治疗方案的基本手段。此外，良好的记录技巧能够记录患者治疗和根据治疗效果进行治疗方案调整的情况。如果没有良好的记录系统和技能，从业者只能没有预定的（记录）目标的保健管理。

　　以往经验提示呼吸道护理从业者应关注治疗有特殊疾病的患者并实施医嘱。即呼吸道护理从业人员为特定患者进行个性化治疗的方案。目前，在呼吸治疗方面，在广泛的理论知识基础上，结合专业技术知识和沟通技巧，系统的解决问题是至关重要的。

二、健康保险流通与责任法案

　　卫生和人类服务部（HHS）在2003年提出的国家法规，概述了患者的医疗档案可以被使用或与他人分享。这些规则通过健康保险流通与责任法案（HIPAA）后作为联邦标准被采纳。今天，HIPAA要求从所有卫生保健从业者获得患者的病历，证明他们有保护记录隐私的方案。从本质上讲，HIPAA法规通过特定的规则保护患者的个人隐私权，列出何时，如何，以及什么类型的保健信息可以共享。HIPAA赋予患者知道和控制他的个人医疗记录将被怎样使用的权利。下面提供了HIPAA法规的总体概述：

　　1.卫生保健提供者和保险公司的代表必须向患者解释，他们打算如何透露任何医疗记录。

　　2.患者可以要求其所有的医疗信息的副本，并给它做出适当的修改。患者也可以要求不泄露病史。

　　3.患者必须给予正式同意，是否有任何人可以共享的任何健康信息。

　　4.患者的健康信息应当仅用于以健康为目的

A	客观资料—通常反映呼吸系统疾病的临床表现（临床指示）						评估	方案
呼吸治疗口袋方案表	胸部评估				胸部X线	床旁呼吸量测定	常见病因/临床严重性	治疗方案选择（临床秩序）
	视诊	触诊	叩诊	听诊				
	•桶状胸 •用辅助呼吸肌 •噘唇呼吸 •发绀	胸廓运动可能↓	可能过清音	哮鸣音呼气相延长	可能正常或过度膨胀	PEFR↓ FEV1↓ FEV1/FVC↑	支气管痉挛（如哮喘） 支气管分泌物过多（如支气管炎或囊性纤维化） 支气管肿瘤	支气管舒张药 支气管卫生保健 一般治疗/安慰
	•呼吸困难 •发绀	通常正常	通常正常	吸气时喘鸣音	喉头狭窄	未表明	喉头水肿（如哮吼或拔管后水肿）	镇静，气溶胶吸入疗法，肾上腺素
	咳痰	可能正常	可能正常	鼾音	可能正常	PEFR↓ FEV1↓	大气道分泌物（如支气管炎或囊性纤维化）	支气管卫生保健
	•使用辅助呼吸肌 •噘唇呼吸 •桶状胸 •发绀	触觉语颤↓	过清音	•呼吸音↓ •心音↓ •呼气相延长	•膈肌↓ •透过度增强 •过度扩张	PEFR↓ FEV1↓ FEV1/FVC↓	空气潴留（过度充气）如，COPD、支气管哮喘，支气管炎、肺气肿	如果可能，治疗潜在病因：如支气管痉挛，气道分泌物
	•可能出现的呼吸困难 •发绀	触觉语颤↑	实音	支气管呼吸音	透过度减低	VC↓	实变，如肺炎肺不张，如术后或者黏液填塞渗出，例如肺尘埃沉着病	•抗炎因子 •肺过度充气 •支气管卫生保健—由于分泌物累积，痰栓等导致的肺不张
	•浅快呼吸 •发绀 •粉红色泡沫痰	通常正常	实音	•捻发音 •可能哮鸣音或鼾音	•心脏扩大 •"蝴蝶"样浸润影	VC↓	肺水肿，如左侧心力衰竭	•肺过度充气 •正性肌力因子 •利尿药
	•发绀 •浅快呼吸 •单向膨胀	•通常正常 •气管移位	过清音	呼吸音消失或↓	•气胸 •透过度增强 •纵隔移位 •膈肌↓	未表明	胸膜腔内压大于大气压，如张力性气胸	胸腔置管排气肺过度充气
	•发绀 •浅快呼吸 •单向膨胀	•通常正常 •可能气管移位	浊音	呼吸音↓	•透过度增强 •膈肌模糊	VC↓	在胸膜腔内流动，如胸腔积液或脓胸	•治疗潜在病因 •胸腔穿刺术 •肺过度充气
	胸廓运动矛盾	触痛	未表明	多重复合	•肋骨骨折 •不明确[例如ARDS和（或）肺不张]	不可能	3个或更多邻近肋骨的骨折例如连枷胸	•胸部机械通气的稳定化 •肺过度通气

图3-16 呼吸照护协议

B	客观资料	评估	方案
呼吸治疗口袋方案表	临床表现（临床指示）	常见病因/临床严重性	治疗方案选择（临床秩序）
	咳嗽程度 咳痰量 ○重○轻 ○无○有 痰性状： ·总量>30ml/24h._____ ·白色半透明痰_____ ·黄色/不透明痰_____ ·绿色痰_____ ·褐色痰_____ ·血性痰_____ ·泡沫分泌物_____	患者排痰能力 ○强 ○弱 ·支气管分泌物过多_____ ·正常_____ ·急性气道感染_____ ·陈旧，持续存在的分泌物和感染_____ ·陈血_____ ·鲜血_____ ·肺水肿	支气管保健疗法 ·支气管保健疗法 ·无 ·病因治疗 ·支气管保健疗法 ·支气管保健疗法 ·通知医师 ·病因治疗，如充血性心力衰竭
	动脉血气情况-通风 ·pH↑，$PaCO_2$↓，HCO_3^-↓__ ·pH正常，$PaCO_2$↓，HCO_3^-↓↓_____ ·pH↓，$PaCO_2$↑，HCO_3^-↑_____ ·pH正常，$PaCO_2$↑，HCO_3^-↑↑_____	·急性肺泡通气过度_____ ·慢性肺泡通气过度_____ ·急性呼吸衰竭_____ ·慢性呼吸衰竭_____	·病因治疗，例如肺炎、疼痛 ·通常没有（通常发生在高海拔） ·机械通气* ·低流量吸氧，支气管保健，夜间通风
	突然通气变化或慢性呼吸衰竭 ·pH↑，$PaCO_2$↑，HCO_3^-↑↑，PaO_2↓ ·pH↑，$PaCO_2$↑↑，HCO_3^-↑，PaO_2↓	·慢性肺泡通气过度急性发作_____ ·慢性呼吸衰竭急性发作_____	·病因治疗，例如肺炎 ·机械通气
	机械通气指征 ·pH↑，$PaCO_2$↓，HCO_3^-↓，PaO_2↓但是呼吸肌疲劳__ ·pH↓，$PaCO_2$↑，HCO_3^-↑，PaO_2↓肺换气不足__ ·pH↓，$PaCO_2$↑，HCO_3^-↑，PaO_2↓呼吸暂停__	·即将发展为呼吸衰竭 ·呼吸衰竭 ·呼吸暂停	·机械通气
	代谢 ·pH↑，$PaCO_2$正常或↑，HCO_3^-↑，PaO_2正常__ ·pH↓，$PaCO_2$正常或↓，HCO_3^-↓，PaO_2↓__ ·pH↓，$PaCO_2$正常或↓，HCO_3^-↓，PaO_2正常__ ·pH↓，$PaCO_2$正常或↓，HCO_3^-↓，PaO_2正常__	·代谢性碱中毒： ·低钾血症_____ ·低氯血症_____ ·代谢性酸中毒： ·乳酸性酸中毒_____ ·酮症酸中毒_____ ·肾功能衰竭_____	·治疗低钾 ·治疗低氯 ·氧疗，心血管支持 ·胰岛素治疗 ·治疗肾衰竭
	通气和代谢 ·pH↓，$PaCO_2$↑，HCO_3^-↓__ ·pH↑，$PaCO_2$↓，HCO_3^-↑__	·代谢性酸中毒合并呼吸性酸中毒 ·呼吸性碱中毒合并代谢性碱中毒	·机械通气* ·治疗代谢性酸中毒的病因（见上文） ·治疗急性肺泡通气过度的病因 ·治疗代谢性碱中毒的病因（见上文）
	氧合情况 ·PaO_2<80mmHg____ ·PaO_2<60mmHg____ ·PaO_2<40mmHg____	·轻度低氧血症 ·中度低氧血症 ·重度低氧血症	·氧疗 ·治疗低氧病因
	负氧转运指示 ○↓PaO_2 ○贫血 ○出血 ○↓心排血量 ○CO中毒 ○血红蛋白异常	氧气输送状态： ○充足的 ○不足的	·病因治疗，如： ○氧疗 ○血液置换 ○正性肌力药物

图3-16 呼吸照护协议（续）

的事宜。没有患者的同意，医疗记录不能用于①银行，以确定是否给患者贷款；②以确定是否聘请患者的潜在的雇主。

5.当患者的健康信息被泄露，应当只有最低限度的必要的信息被公布。

6.处理与患者的心理健康的记录应当获得额外保护。

7.关于违反HIPAA规则，患者有权利向HHS申诉。

根据许多卫生保健从业者，HIPAA法规的一个缺点是卫生保健提供商必须拨出大笔资金，以符合HIPAA规则，这些耗费可以用在更有必要的方面。批评者还认为，这个成本可能会被转嫁到消费者中。此外，许多卫生保健提供者认为，由于HIPAA法规，患者治疗的质量将大打折扣，各方面的卫生保健业者获得关于患者治疗的重要的信息变得更加困难。如考虑潜在的HIPAA相关的问题，在迈阿密，佛罗里达医院正试图及时的获得一位年长的因车祸意外失去知觉的受害者的医疗记录，而他的医疗记录在底特律，密歇根州的一家医院。 HIPAA法规的支持者认为，这是以确保个人的健康保健信息隐私的折中办法。无论支持或反对HIPAA法规，呼吸科医师像所有其他的卫生保健医疗提供者一样，必须遵守当前的HIPAA法规。

[自我测试与评估]

在Evolve可以找到问题的答案。要访问其他学者评估问题和病例分析，为现实案例寻找文本资料可以访http://evolve.elsevier.com/DesJardins/respiratory

1.添加手写信息写入患者病历的过程叫什么？
（1）记录
（2）批判性思维
（3）文档
（4）制图
a.（2）
b.（3）和（4）
c.（1）和（3）
d.（1）、（3）和（4）

2.入院单，医嘱单，和历史记录单都是哪种类型的患者的病历？
（1）原始记录
（2）问题导向式医疗记录
（3）块状记录
（4）传统病历
a.（2）
b.（4）
c.（3）和（4）
d.（1）、（3）和（4）

3.下列哪项是基于一个连续的，客观的，科学的，解决问题的方法？
（1）原始记录
（2）问题导向式医疗记录
（3）块状记录
（4）传统病历
a.（1）
b.（2）
c.（4）
d.（3）和（4）

4.根据呼吸道治疗指南草案（图3-16），支气管呼吸音，叩诊浊音都与以下哪些临床评估相关？
（1）空气滞留
（2）支气管痉挛
（3）肺不张
（4）实变
a.（2）
b.（3）
c.（1）和（2）
d.（3）和（4）

5.良好的图表应该是一个有效的方法，做到以下几点：

A.＿＿＿＿＿＿＿＿＿＿＿＿＿＿＿＿＿

B.＿＿＿＿＿＿＿＿＿＿＿＿＿＿＿＿＿

C.＿＿＿＿＿＿＿＿＿＿＿＿＿＿＿＿＿

D.＿＿＿＿＿＿＿＿＿＿＿＿＿＿＿＿＿

6.一个好的以问题为导向的医疗记录（POMR）应包括系统化处理方法，记录以下内容：

A.＿＿＿＿＿＿＿＿＿＿＿＿＿＿＿＿＿

B.＿＿＿＿＿＿＿＿＿＿＿＿＿＿＿＿＿

C.＿＿＿＿＿＿＿＿＿＿＿＿＿＿＿＿＿

D.＿＿＿＿＿＿＿＿＿＿＿＿＿＿＿＿＿

E.＿＿＿＿＿＿＿＿＿＿＿＿＿＿＿＿＿

7.POMR的最常见的方法是SOAPIER过程记录，在临床上通常缩写为SOAP过程记录。定义SOAP过程记录的构成，并给出一个或多个示例。

S＿＿＿＿＿＿＿＿＿＿＿＿＿＿＿＿＿

示例＿＿＿＿＿＿＿＿＿＿＿＿＿＿＿＿

O＿＿＿＿＿＿＿＿＿＿＿＿＿＿＿＿＿

示例＿＿＿＿＿＿＿＿＿＿＿＿＿＿＿＿

A＿＿＿＿＿＿＿＿＿＿＿＿＿＿＿＿＿

示例＿＿＿＿＿＿＿＿＿＿＿＿＿＿＿＿

P＿＿＿＿＿＿＿＿＿＿＿＿＿＿＿＿＿

示例＿＿＿＿＿＿＿＿＿＿＿＿＿＿＿＿

8.根据呼吸道治疗指南草案（图3-16），什么是机械通气的三大指标（评估）？

A.＿＿＿＿＿＿＿＿＿＿＿＿＿＿＿＿＿

B.＿＿＿＿＿＿＿＿＿＿＿＿＿＿＿＿＿

C.＿＿＿＿＿＿＿＿＿＿＿＿＿＿＿＿＿

9.一个给予机械通气的患者动脉血气值，显示 pH 为7.56，$PaCO_2$ 为24，HCO_3^- 为20，PaO_2 为52。通过这些动脉血气值写出可以证明该患者应当给予机械通气的指标。

答案＿＿＿＿＿＿＿＿＿＿＿＿＿＿＿＿

10.案例：一位36岁的女子在急诊室出现呼吸窘迫。心率136/min，血压165/120mmHg。呼吸频率32/min，呼吸困难。患者主诉"感觉就像一根绳子缠在脖子上。"两侧肺部听诊为呼气相的哮鸣音。动脉血气值的pH为7.56，$PaCO_2$为28，HCO_3^-为21，和PaO_2为47 mmHg（室内空气）。咳嗽剧烈，产生中等量的稀薄的白色分泌物。呼气峰流速为185L/min，胸部X线片显示中度的膈膜凹陷和肺泡过度充气。

根据这些临床信息，为患者提供SOAP文档根据（图3-16）。

S＿＿＿＿＿＿＿＿＿＿＿＿＿＿＿＿＿

O＿＿＿＿＿＿＿＿＿＿＿＿＿＿＿＿＿

A＿＿＿＿＿＿＿＿＿＿＿＿＿＿＿＿＿

P＿＿＿＿＿＿＿＿＿＿＿＿＿＿＿＿＿

第二篇

阻塞性肺疾病

　　阻塞性肺疾病具有以下病理改变特点：气道炎症、气道分泌物过多、黏液堵塞、支气管痉挛、远端气道闭陷。这些病理特点导致了进出肺部气流的减少和气体流量的减低，尤其以呼气时为著。

　　最常见的阻塞性肺疾病是慢性支气管炎、肺气肿和哮喘。尽管三者可单独存在也可以合并存在。当慢性支气管炎和肺气肿作为一种复合疾病同时存在时，则被称之为慢性阻塞性肺疾病（chronic obstructive pulmonary disease，COPD）。尽管哮喘可演变为慢性的，但通常是急性、间断发作的疾病。其他阻塞性肺疾病包括囊性纤维化（通常出现在新生儿和儿童早期的呼吸系统疾病）和支气管扩张（不常见）。

阻塞性肺疾病

慢性支气管炎　　肺气肿

哮喘

囊性纤维　　　　　支气管扩张

第4章

慢性阻塞性肺疾病（COPD），慢性支气管炎和肺气肿

学习目标

阅读本章后你需要掌握以下内容：

1.美国胸科学会（ATS）关于慢性阻塞性肺疾病、慢性支气管炎和肺气肿的指南。

2.慢性阻塞性肺疾病全球倡议关于COPD的定义。

3.COPD的病原学、流行病学和危险因素。

4.慢性阻塞性肺疾病全球倡议关于COPD的诊断策略。

5.描述诊断慢性阻塞性肺疾病的重要指标：

（1）呼吸困难。

（2）慢性咳嗽。

（3）慢性咳痰。

（4）危险因素暴露史。

6.描述三个主要肺功能指标用于确定诊断临床疑诊的慢性阻塞性肺疾病：

（1）用力肺活量（FVC）。

（2）第一秒用力呼气容积（FEV_1）。

（3）第一秒用力呼气容积占用力肺活量的比值（FEV_1/FVC）。

7.鉴别GOLD指南关于COPD的四个分级：

（1）Ⅰ级：轻度COPD。

（2）Ⅱ级：中度COPD。

（3）Ⅲ级：重度COPD。

（4）Ⅳ级：极重度COPD。

8.对于已确诊为Ⅱ，Ⅲ，Ⅳ级COPD患者的进一步检查：

（1）支气管舒张试验。

（2）胸部X线检查。

（3）动脉血气分析。

（4）$α_1$-抗胰蛋白酶缺陷筛查。

9.列举与慢性支气管炎和肺气肿相关的肺解剖学改变。

10.列举与慢性支气管炎和肺气肿病理生理机制和解剖学改变相关的心肺临床表现。

11.识别慢性支气管炎（红喘型）和肺气肿（紫肿型）的主要不同点。

12.描述GOLD中关于COPD的预防与管理治疗策略。

13.描述肺气肿附加的治疗因素，包括以下内容：

（1）$α_1$-抗胰蛋白酶替代治疗。

（2）肺容量减容手术。

（3）肺移植。

14.描述病例分析中SOAP提出的临床策略和理论基础。

15.理解关键词并完成本章自我评估与测试。

关键词

$α_1$-抗胰蛋白酶缺乏

美国胸科学会（ATS）指南

紫肿型

腺泡中央型肺气肿

小叶中央型肺气肿

慢性支气管炎

慢性阻塞性肺疾病（COPD）

肺气肿

第一秒用力呼气容积占用力肺活量的比值（FEV_1/FVC）

第一秒用力呼气容积（FEV_1）

第一秒用力呼气容积百分比（$FEV_1\%$）

用力肺活量（FVC）

慢性阻塞性肺疾病全球倡议（GOLD）

MM 表型

MZ 表型

全腺泡型肺气肿

全小叶型肺气肿

红喘型

ZZ 表型

章节纲要

前言

一、慢性支气管炎相关肺的解剖学改变

二、肺气肿相关肺的解剖学改变

三、病原学和流行病学

　　危险因素

四、慢性阻塞性肺疾病的诊断

（一）在确诊 COPD 时所行的肺功能检查

（二）慢性阻塞性肺疾病的分期

（三）慢性阻塞性肺疾病的补充诊断

五、慢性支气管炎与肺气肿的主要特征

（一）红喘型（A 型慢性阻塞性肺疾病）

（二）紫肿型（B 型慢性阻塞性肺疾病）

六、与慢性支气管炎和肺气肿（COPD）相关的心肺临床表现

（一）临床资料

（二）实验室及专科检查

（三）动脉血气分析

（四）氧合指数

（五）血流动力学指标

（六）实验室检查和程序

（七）放射线检查

七、慢性阻塞性肺疾病的管理

（一）危险因素暴露史

（二）减少危险因素

（三）稳定期 COPD 患者的管理

（四）急性加重的管理

（五）呼吸治疗方案

（六）医师常用的其他药物

病例分析：慢性支气管炎

病例分析：肺气肿

病例分析：慢性阻塞性肺疾病（COPD）

自我测试与评估

前言

美国胸科学会（ATS）指南关于慢性阻塞性肺疾病，慢性支气管炎和肺气肿明确以下定义：

慢性阻塞性肺疾病是以不完全可逆性气流受限为特征的可以预防和治疗的疾病，其气流受限多呈进行性发展，与气道和肺组织对香烟烟雾等有害气体或有害颗粒的异常慢性炎症反应有关。COPD 影响肺，但它对全身系统也可产生重大影响。慢性支气管炎是指临床上以慢性咳嗽每年发病持续 3 个月或更长时间，连续 2 年或 2 年以上。并排除具有咳嗽症状的其他疾病。肺气肿病理学诊断，是指远端终末细支气管永久性扩张，伴有管壁破坏而没有明显的纤维化。

COPD 的患者可以出现以上一种或两种表现。然而很难单独区分它们对于疾病进展的作用。

需要指出：美国胸科学会（ATS）关于慢性阻塞性肺疾病的定义主要基于与疾病相关的主要临床表现，而肺气肿的定义主要基于病理学或解剖学改变。

*慢性阻塞性肺疾病全球倡议（The Global Initiative for Chronic Obstructive Lung Dieease，GOLD）现在提出以下定义：

慢性阻塞性肺疾病是一种可以预防和治疗的疾病，它可能出现显著的肺外影响，在个体患者

---

*　GOLD(www.goldcopd.org) 是世界公认的关于治疗和预防慢性阻塞性肺疾病领先的具有权威性的指南。

中表现为不同程度。在肺部以不完全性可逆的气流受限为主要特征表现。气流受限通常与肺组织对有害颗粒或气体的异常炎症反应有关。

GOLD的定义中并没有使用慢性支气管炎和肺气肿。这是因为以GOLD的解释慢性支气管炎被定义为咳嗽和咳痰至少存在有3个月并持续2年（即其临床症状），不一定伴有气流受限。GOLD进一步指出肺气肿被定义为肺泡的损伤，这是一个病理名词（如肺脏解剖学的改变），有时甚至错误的被描述为COPD患者若干个结构异常之一。

最基本的原则是尽管慢性支气管炎和肺气肿可以单独存在发展，但它们经常作为一种复合疾病同时发生，这时称之为慢性阻塞性肺疾病。换句话说，COPD是指慢性支气管炎和肺气肿这两种肺疾病同时发生。COPD的患者可以表现出与这两种肺病相关的多种临床表现，但是很难准确的区分这些临床表现究竟是哪一个导致的。这就是为什么在很大程度上，治疗慢性支气管炎，肺气肿，或两者结合的慢性阻塞性肺疾病（COPD）在临床本质上是相同。

一、慢性支气管炎相关肺的解剖学改变

慢性支气管炎是以气道（尤其支气管）的结构改变为主，由于慢性炎症导致支气管壁狭窄，其血管扩张、充血，黏膜水肿，这种情况经常伴随着支气管平滑肌收缩。此外，持续的刺激引起支气管黏膜下腺体增大和杯状细胞的数量增加，导致过多的黏液产生。支气管上的纤毛数量减少和功能减退以及外周支气管常常由于炎症和黏液栓部分或完全闭塞，从而导致了肺泡过度膨胀。（图4-1）

以下是与慢性支气管炎相关的病理或结构改变：①外周气道的慢性炎症和水肿；②大量黏液

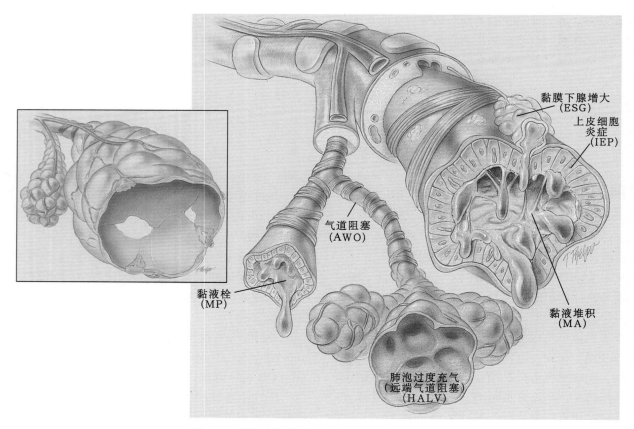

黏膜下腺增大（ESG）

上皮细胞炎症（IEP）

气道阻塞（AWO）

黏液栓（MP）

黏液堆积（MA）

肺泡过度充气（远端气道阻塞）（HALV）

图4-1　慢性支气管炎是最常见的气道疾病之一

产生和潴留；③气道部分或全部黏液栓塞；④支气管平滑肌收缩（气道痉挛）；⑤肺泡过度通气和气体潴留——通常在晚期。

二、肺气肿相关肺的解剖学改变

肺泡壁和远端终末细支气管弹性减低及永久性扩张是肺气肿的特征性改变。由于这些结构的扩张和肺泡的融合，许多邻近的肺毛细血管也受到影响，从而导致气体交换面积的减少。此外，在呼气期间由于胸膜腔内的压力增加，远端气道在这个过程中被削弱、塌陷，使得气体残留于肺泡。有两种主要类型的肺气肿：全小叶型（全腺泡型）肺气肿和小叶中央型（腺泡中央型）肺气肿。

全小叶型肺气肿是指远端终末细支气管肺泡，包括呼吸性细支气管、肺泡管、肺泡囊和肺泡的弹性减低和扩张，使得全部的肺泡受到扩张和破坏的影响。毛细血管床面积显著减少（图4-2）。全小叶型肺气肿通常见于下肺部，并且和 α_1- 抗胰蛋白酶缺乏有关。全小叶型肺气肿是最严重的肺气肿类型，因此最容易产生显著的临床表现。

小叶中央型肺气肿病理改变在腺泡近端的呼吸性细支气管。主要是呼吸性细支气管壁的扩张、融合，甚至破损。残留的实质边缘相对地未受影响（图4-3）。小叶中央型肺气肿是最常见的肺气肿类型，并且和吸烟及慢性支气管炎密切相关。

以下是与肺气肿有关的主要病理或结构改变：

1.远端的细支气管末端永久性扩张和破坏。

2.肺毛细血管的破坏。

3.终末气道，主要是呼吸性细支气管的弹性减低。

4.气体陷闭和过度充气。

三、病原学和流行病学

虽然慢性阻塞性肺疾病确切的发病率尚不清楚，但估计1000万～1500万美国人患有慢性支气管炎、肺气肿，或两者均有。多数权威人士认为目前对于COPD诊断是不足的。如果连同那些没有被"正式"确诊为慢性阻塞性肺疾病的人群，其发病率在美国将超过2000万人。通常慢性支气管炎的患者要比肺气肿多。如，美国国家健康统计中心估计，美国有950万人患有慢性支气管炎和410万人患有肺气肿。2004年，COPD在美国的年均花费是372亿美元，包括209亿美元的直接

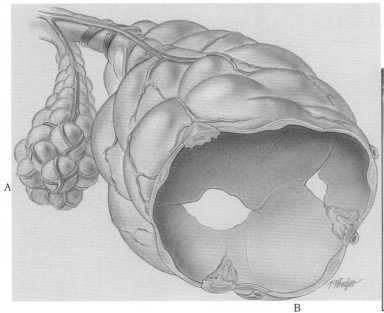
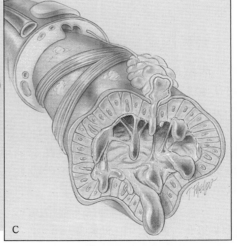

图4-2　全小叶型肺气肿　A.用于对照的正常肺腺泡；B.全小叶型肺气肿，异常损伤和扩张的远端终末细支气管；C.慢性支气管炎的肺部常见改变：支气管过度分泌

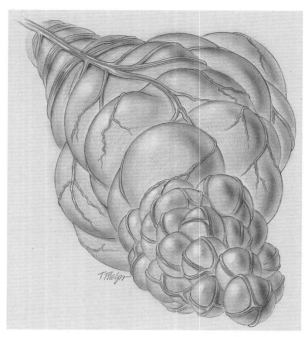

图4-3　小叶中央型肺气肿，位于腺泡近端的呼吸性细支气管和肺泡的异常损伤和扩张

花费，74亿美元患病成本花费和89亿美元的间接花费。

在美国每年超过10万人死于慢性阻塞性肺疾病，是导致死亡的第四大原因。估计到2020年，COPD将成为死亡的第三大原因。以往，每年死于慢性阻塞性肺疾病的男性比女性多。但是自从2000年，每年死于慢性阻塞性肺疾病的女性多于男性。在2004年，接近61 000名女性死于慢性阻塞性肺疾病，同年有57 000名男性死于该病。

危险因素

依据GOLD，COPD的危险因素与人一生中吸入颗粒的总量有关。GOLD认为以下因素为COPD的危险因素：

1.吸烟　种类包括纸烟、烟斗、雪茄和许多国家流行的其他类型烟草，以及有烟草烟雾的环境。依据GOLD，在世界范围内吸烟是COPD最常见的危险因素。

2.职业粉尘和化学物质　高浓度或长时间的暴露于蒸气、刺激物和烟雾中。

3.室内空气污染　来自在不良通气环境下做饭和取暖的生物燃料，尤其是对于发展中国家的女性是一个危险因素。

4.室外空气污染　虽然对导致慢性阻塞性肺疾病似乎只有相对较小的效应，导致肺吸入颗粒物和有害气体总量的增加（如硅酸盐、二氧化硫、氮氧化物、臭氧）。

5.影响肺正常生长的任何条件　在妊娠期和儿童期存在影响肺生长的因素（如出生体重低、呼吸道感染）可能增加个体潜在患COPD的风险。

6.遗传因素（α_1-抗胰蛋白酶缺乏症）　约每50例肺气肿就有一个特定的遗传基础为小叶性肺气肿，被称之为α_1-抗胰蛋白酶缺乏症。α_1-抗胰蛋白酶是一种由肝脏产生主要存在于血液中的蛋白质。α_1-抗胰蛋白酶通过阻断弹性蛋白酶的作用来保护肺。弹性蛋白酶被人体的白细胞携带进而帮助杀死入侵的细菌和中和吸入到肺部的小颗粒。当肺衰老的白细胞被破坏，弹性蛋白酶便释放。在正常情况下，α_1-抗胰蛋白酶的作用是抑制弹性蛋白酶活性。然而，当α_1-抗胰蛋白酶水平减低时弹性蛋白酶便可以攻击和破坏肺的弹性组织。

正常水平的α_1-抗胰蛋白酶为200 ~ 400 mg/dl。拥有正常水平的α_1-抗胰蛋白酶在遗传学上是MM表型或只是一个M表型（纯合子）。与严重低α_1-抗胰蛋白酶血清浓度相关的表型是ZZ表型或单一的Z表型（纯合子）。父母M与Z表型杂合的后代为MZ表型。MZ表型导致了α_1-抗胰蛋白酶水平中度缺乏，其中度缺乏而产生的确切影响仍不清楚。需要指出的是，尽管那些不吸烟或工作环境没有严重的空气环境污染的人仍然可有这种表型。

最新风险因素中提出一种概念，即发生在哮喘的气道重构可能是COPD的先兆。

四、慢性阻塞性肺疾病的诊断

根据GOLD，任何年龄超过40岁，且有呼吸困难、慢性咳嗽或咳痰和（或）有暴露于危险因素的病史，尤其是吸烟的患者应当考虑诊断COPD。诊断的主要指标如下：

1.呼吸困难。

2.慢性咳嗽。

3.慢性咳痰。

4.危险因素暴露史如烟草烟雾。

尽管这些指标本身不能诊断COPD，但多个指标同时存在可以增加COPD诊断的概率。当这些关键指标多个存在时应当行肺功能检查确认COPD的诊断。

（一）在确诊COPD时所行的肺功能检查

三个主要用于COPD确诊的肺功能检查：用力肺活量（FVC）、第一秒用力呼气容积、第一秒用力呼气容积占用力肺活量的比值（FEV_1/FVC）。临床上，FEV_1/FVC也通常称为第1秒用力呼气容积百分比（$FEV_1\%$）。图4-4展示了一个正常的肺量图和一个典型轻至中度COPD患者的肺量图。

FEV_1和FEV_1/FVC增加可证实COPD的存在。吸入支气管舒张药后的FEV_1可作为诊断和评估COPD严重程度的指标。尽管肺量图的异常程度通常决定了COPD的严重程度，对每个患者的个体化治疗管理还应考虑到症状的严重程度。

（二）慢性阻塞性肺疾病的分期

GOLD目前关于COPD的四个分级

Ⅰ级　轻度COPD，轻度气流受限（$FEV_1/$

$FVC < 70\%$；$FEV_1 \geq 80\%$预计值）。这一期患者症状轻微，意识不到肺功能异常。

Ⅱ级　中度COPD，轻度气流受限（$FEV_1/FVC < 70\%$；FEV_1 50%至<80%预计值）。患者经常有活动后气短，因有相应症状需要治疗。

Ⅲ级　重度COPD，气流受限进一步加重（$FEV_1/FVC < 70\%$；FEV_1 30%至<50%预计值）。患者生存质量受到影响。

Ⅳ级　极重度COPD，极重度气流受限（$FEV_1/FVC < 70\%$；$FEV_1 < 30\%$预计值，或$FEV_1 < 50\%$预计值合并慢性呼吸衰竭）。生存质量受到严重影响，甚至危及生命。

（三）慢性阻塞性肺疾病的补充诊断

对于已确诊为Ⅱ级（中度COPD），Ⅲ级（重度COPD），Ⅳ级（极重度COPD）的患者，GOLD推荐以下的检查进行进一步评估：

1.支气管舒张试验　排除哮喘，特别是症状不典型哮喘（如儿童哮喘、夜间规律发作的咳嗽和喘息）。

2.胸部X线检查　很少用于COPD的诊断，但对于排除和附加诊断如肺结核、肺炎及心力衰竭等并发症的诊断是有价值的。

3.动脉血气测定　患者$FEV_1 < 50\%$预测值或临床体征提示通气不足或右侧心力衰竭时可行该检查。呼吸衰竭的主要临床表现是发绀。右侧心力衰竭的主要临床体征是下肢水肿和颈静脉压力增高。呼吸衰竭的诊断标准是$PaO_2 < 60$ mm Hg，有或无$PaCO_2 > 50$ mm Hg（呼吸室内空气）。

4.α_1-抗胰蛋白酶缺陷筛查　45岁以下的白种人或有明显家族性COPD的患者。

五、慢性支气管炎与肺气肿的主要特征

尽管慢性支气管炎和肺气肿经常存在于一种疾病（COPD），但也可以单独发病。概述部分提供了关于肺气肿与慢性支气管炎完整的症状和体征。关于肺气肿和慢性支气管炎之间鉴别诊断的关键概述如下：

临床上，患有肺气肿的患者有时被归类为

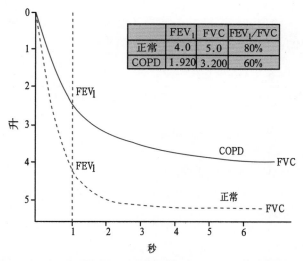

	FEV_1	FVC	FEV_1/FVC
正常	4.0	5.0	80%
COPD	1.920	3.200	60%

图4-4　正常肺量图和典型轻至中度COPD患者的肺量图

吸入支气管舒张药后的FEV_1被推荐为诊断和评估COPD严重程度的指标

"红喘型"或为 A 型 COPD；慢性支气管炎患者有时被归类为"紫肿型"或 B 型 COPD。这些归类主要以每一种呼吸障碍相关的临床表现为基础。

（一）红喘型（A 型慢性阻塞性肺疾病）

术语"红喘型"来源于肺气肿患者常见的肤色发红和"膨胀"（缩唇呼吸）。主要导致肤色发红和膨胀的病理生理机制如下：

1. 肺气肿由肺毛细血管和远端气道的进行性破坏而导致。

2. 肺毛细血管的进行性消失导致整个肺部肺血流减少，通气－血流比值的全面升高。

3. 在肺气肿患者会出现过度通气来弥补增加了的通气－血流比值。

4. 呼吸频率增加，保持一个相对正常的动脉氧合水平而导致肤色红润。然而在肺气肿的最后阶段患者的氧合状况降低，二氧化碳水平增高。

5. 因此，肺气肿患者会有肤色发红和快速的呼吸频率被称之为"红喘型"。

除了明显的呼吸困难和肤色发红，红喘型患者消瘦（由于呼吸做功增加而导致的肌肉萎缩和体重减轻），呈现桶状胸（因为肺的膨胀），使用辅助呼吸肌吸气，并通过缩唇呼气。

（二）紫肿型（B 型慢性阻塞性肺疾病）

术语紫肿型来源于发绀——唇和皮肤呈现紫色，这通常见于慢性支气管炎患者。呈紫色是由于以下原因：

1. 不同于肺气肿，慢性支气管炎的患者的肺毛细血管不受损伤。慢性支气管炎的患者通过减低通气和增加心脏排血而降低通气－血流比值来适应气道阻力的增加。

2. 慢性肺换气不足和增加的心排血量（减少通气－血流比值）导致动脉氧水平减低，二氧化碳水平升高和一个代偿（正常）的 pH 或慢性呼吸衰竭的动脉血气表现（也称为代偿性呼吸性酸中毒）。慢性呼吸衰竭的患者其呼吸驱动力是被减低的。

3. 持久低通气－血流比值和呼吸驱动力的减低都易导致动脉氧合水平减低和红细胞增多，这会导致发绀。

此外，紫肿型患者敦实而超重，存在慢性咳嗽和咳痰，而且经常有足踝和腿的水肿以及由于右侧心力衰竭（肺心病）导致的颈静脉怒张。

表4-1列举了肺气肿和慢性支气管炎最常见的鉴别特征。

六、与慢性支气管炎和肺气肿（COPD）[1]相关的心肺临床表现

呼吸道腺体分泌增多（图3-12）和支气管痉挛（图3-11）导致（或启动）的病理生理机制是慢性支气管炎的主要解剖改变（图4-1）及远端气道和肺泡弹性减低所致（图9-13），是肺气肿的主要解剖改变（图11-2和图11-3）。

表4-1   鉴别肺气肿和慢性支气管炎的主要特征*

临床表现	肺气肿型（A 型 COPD-红喘型）	慢性支气管炎型（B 型 COPD-紫肿型）
视诊		
体形	消瘦	肥胖，体重超重
桶状胸	常见-典型体征	偶见
呼吸模式	过度换气和显著的呼吸困难，经常于休息时发生	呼吸驱动的减少
		通气不足常见，由此产生缺氧和高碳酸血症
	后期阶段：呼吸驱动的减少和肺通气不足	
缩唇呼吸	常见	不常见
咳嗽	不常见	常见典型表现（晨起多见）
痰	不常见	常见典型表现（大量 脓性）
发绀	不常见-皮肤红多见	常见

[1]   慢性支气管炎和肺气肿经常同时发生于一种复杂的疾病，即 COPD，COPD 患者的典型临床表现是慢性支气管炎和肺气肿。

临床表现	肺气肿型（A 型 COPD - 红喘型）	慢性支气管炎型（B 型 COPD - 紫肿型）
周围水肿	不常见	常见右侧心力衰竭
颈静脉怒张	不常见	常见右侧心力衰竭
使用辅助呼吸肌	常见，特别多见于急性发作期	不常见，见于慢性支气管炎重度期
听诊	呼吸音减弱，心音减弱，呼气时相延长	视疾病的严重程度可能有哮鸣音，湿啰音，干啰音
叩诊	过清音	正常
实验室检查		
胸部放射线	肺野透过度增高，纵隔缩小，心影狭长，膈肌低平，可能存在肺大疱	肺野透过度减低，肺纹理增加，心脏水平增大
红细胞增多症	不常见	常见
感染	偶发	常见
肺功能检查		
DLCO and DLCO /VA	减低	一般是正常的
其他		
肺动脉高压	不常见	常见
肺源性心脏病	不常见	常见

*肺气肿和慢性支气管炎的临床特征并不总是很清晰的，因为许多患者存在两者合并的疾病过程（即 COPD，尤其在晚期肺气肿和慢性支气管炎常出现这种情况）

（一）临床资料

生命体征	慢性支气管炎和肺气肿	
心率和呼吸频率	稳定期：正常生命体征	
	发作期：心率和呼吸频率增加（呼吸急促）	
	典型体征为低氧血症	
胸部评估结果	肺气肿	慢性支气管炎
视诊		
一般体格	消瘦，体重过轻	肥胖，体重超重
情绪改变 - 焦虑、易怒	常见于急性发作期	常见于稳定期和急性发作期
	典型体征 - 低氧血症	典型体征 - 低氧血症
桶状胸	典型体征	偶见
杵状指	晚期	常见
发绀	罕见 - 皮肤红多见	常见
	终末期	因为红细胞增多症和肺源性心脏病在慢性支气管炎中常见，以下症状常见：
周围水肿和静脉扩张		·颈静脉怒张
		·水肿
		·肝淤血

（续　表）

使用辅助呼吸肌	常见，特别多见于急性发作期	不常见，可见于慢性支气管炎重度期
胡佛征（Hoovers）	严重阶段常见	少见
吸气时下侧胸壁向内运动-提示严重的过度通气		
缩唇呼吸	常见	少见
咳嗽	轻度及中度少见	典型症状，晨起多见
	Ⅲ级伴感染可见	
痰	少见，量少，黏液样	多见
		典型症状，大量，脓性（痰检可见）
胸部触诊	触觉语颤减弱，胸廓扩张度减低，心尖搏动上移	正常
胸部叩诊	过清音，膈肌低平	正常
胸部听诊	呼吸音减弱	干啰音
	呼气相延长	湿啰音
	心音减弱	哮鸣音

（二）实验室及专科检查

肺功能检查结果
中度至重度慢性支气管炎和肺气肿（阻塞性肺疾病的病理生理学）

用力呼气流速结果

FVC	FEV_T	FEV_1/FVC（比率）	$FEF_{25\% \sim 75\%}$
↓	↓	↓	↓
$FEF_{50\%}$	$FEF_{200 \sim 1200}$	PEFR	MVV
↓	↓	↓	↓

肺容量和肺容积结果

VT	IRV	ERV	RV[1]	
N or ↑	N or ↓	N or ↓	↑	
VC	IC	FRC^b	TLC	RV/TLC 比值
↓	N or ↓	↑	N or ↑	N or ↑

弥散功能（DLCO）[2]

肺气肿	慢性支气管炎
减低	正常

一氧化碳弥散量减少是肺气肿的一项重要诊断标志

---

[1]　气流受限导致残气量和功能残气量的增加在慢性支气管炎患者中少见。

[2]　最准确的方式来表达DLCO是用DLCO更正肺泡体积（D_L/V_A）。这个方法通常低估了严重的肺气肿和肺泡毛细血管膜的减少。

（三）动脉血气分析

轻到中度慢性支气管炎和肺气肿			
低氧血症伴急性肺泡过度通气（急性呼吸性碱中毒）			
pH	$PaCO_2$	HCO_3^-	PaO_2
↑	↓	↓（轻度）	↓

重度期慢性支气管炎和肺气肿			
低氧血症伴慢性呼吸衰竭[1]（代偿性呼吸性酸中毒）			
pH	$PaCO_2$	HCO_3^-	PaO_2
N	↑	↑（显著）	↓

急性呼吸衰竭可在慢性呼吸衰竭的基础上出现，因为急性通气的变化常见于慢性呼吸衰竭患者，呼吸道护理人员必须熟悉和警惕以下几方面：

①急性肺泡通气过度与慢性呼吸衰竭同时存在或单独存在

②急性肺泡通气不足与慢性呼吸衰竭叠加

（四）氧合指数[2]

慢性支气管炎和肺气肿（中度到重度）

$\dot{Q}_s/\dot{Q}_T$	DO_2[†]	$\dot{V}O_2$	$C(a\text{-}\overline{V})O_2$	O_2ER	$S\overline{V}O_2$
↑		N	N		↓

[†]患者在以下代偿状态时 DO_2 可能是正常的① 心排血量增加；②血红蛋白水平增加；③两者均有。当 DO_2 正常时，O_2ER 通常也是正常的

（五）血流动力学指标[3]

慢性支气管炎和肺气肿（中度到重度的）

CVP	RAP	$\overline{PA}$	PCWP	CO	SV
↑	↑	↑	N	N	N
SVI	CI	RVSWI	LVSWI	PVR	SVR
N	N	↑	N	↑	N

（六）实验室检查和程序

检查	肺气肿	慢性支气管炎
血细胞比容和血红蛋白	正常 - 轻度至中度时期 升高 - 晚期	红细胞增多症，常见于早期和晚期
电解质（异常）	晚期 ·慢性呼吸衰竭时低氯血症 ·高钠	早期和晚期 ·慢性呼吸衰竭时低氯血症 ·高钠
痰培养	正常	链球菌属、肺炎链球菌属、嗜血杆菌属、流感嗜血杆菌属、莫氏杆菌属、卡他莫拉菌属

（七）放射线检查

检查	慢性支气管炎
胸部X线	仅主支气管感染时肺纹理清晰 偶见：肺野半透明（暗）；横膈膜凹陷或低平 常见：肺源性心脏病 只有大气道感染的患者胸部X线检查可无异常，这就解释了为什么经常会延误诊断。虽然这种情况很少见，但如果更多的外周支气管感染，可能会出现气流受限。这显示在X线片上为半透明区域或相应区域变暗。此外，因为增加了功能余气量，横膈膜可压低或变平（图4-5） 慢性支气管炎常见支气管壁增厚，纤维化增多，这通常被称为"脏的胸部X线片" 由于慢性支气管炎患者常见左右心室扩大和心力衰竭，因此重度期慢性支气管炎患者胸部X线片可见心脏扩大

[1]　慢性呼吸衰竭更常见于中度和重度阶段慢性支气管炎患者，而肺气肿患者直到严重阶段才会出现慢性呼吸衰竭。

[2]　DO_2. 总血氧量；$C(a\text{-}v)O_2$. a动脉 - 静脉血氧差；O_2ER. 氧摄取率；$\dot{Q}_s/\dot{Q}_T$. 肺分流分数；$S\overline{V}O_2$. 混合静脉氧饱和度；$\dot{V}O_2$. 耗氧量。

[3]　CO. 心排血量；CVP. 中心静脉压；LVSWI. 左心室做功指数；$\overline{PA}$平均肺动脉压；PCWP. 肺毛细血管楔压；PVR. 肺血管阻力；RAP. 右房压；RVSWI. 右心室做功指数；SV. 每搏量；SVI. 心搏出量指数；SVR. 全身血管阻力。

（续　表）

检查	慢性支气管炎
支气管造影片	慢性支气管炎患者的支气管造影片上可见小尖刺样突起（轨道征），可以确定，小尖刺样突起是黏膜腺扩张的导管中辐射透不过的物质形成（图4-6）。自从CT检查出现以来，慢性支气管炎患者就很少行支气管造影照片检查，而薄层CT检查更有助于诊断。
	肺气肿
胸部X线	常见：半透明（黑）的肺野；横膈膜凹陷或低平；心影狭长；胸骨后间隙增宽（侧位X线片） 偶见：肺源性心脏病 肺气肿时肺弹性回缩力减低，空气滞留，功能残气量增加和肺透过度增加。因此，X射线穿透阻力小，出现半透明区，外观变暗。因功能残气量增加，横隔膜低变平（图4-7）。胸部侧位片可见胸骨后间隙增大（从主动脉前面到胸骨后面胸骨柄胸骨关节下3cm的距离＞3cm）和横隔膜变平（图4-8）。 因右心室扩大和右侧心力衰竭有时可继发于肺气肿晚期，胸部X线片上可见心脏扩大（图4-9）

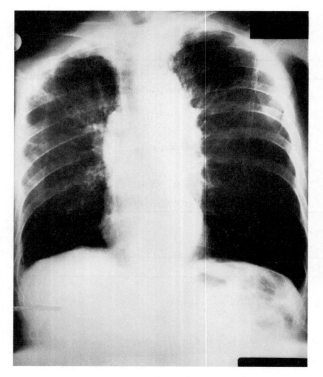

图4-5　慢性支气管炎患者的胸部X线片

注意透过度增加（暗）的下肺野，膈肌下降，心影狭长

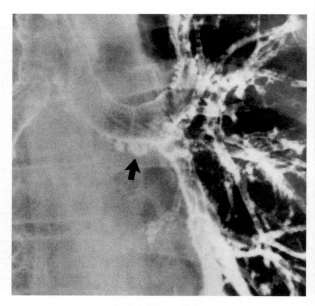

图4-6　慢性支气管炎

左侧肺门支气管局部视图。对照邻近支气管，位于左主支气管下的圆形集合（箭头处）被很清晰的展示出。这是由于扩张的黏液腺管导致的。（来自 Hansel DM，Armstrong P，Lynch DA，McAdams HP，eds：*Imaging of the diseases of the chest*，ed 4，St Louis，2005，Mosby.）

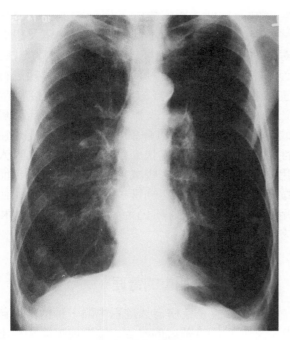

图4-7　肺气肿患者的胸部X线片

心影狭长是由于膈肌下降引起的

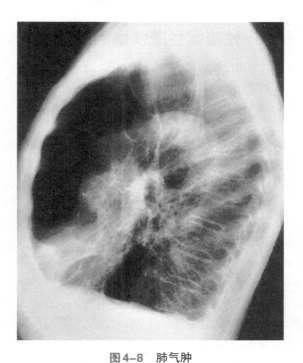

图4-8　肺气肿

侧位胸部X线片显示了一个典型的主动脉与胸骨间距增宽的放射线图，测量约4.6cm的间隔，自胸骨角下3cm处向下延伸到膈肌前3cm内。双侧肋膈角变钝，双侧横膈低平。（来自Hansel DM，Armstrong P，Lynch DA，McAdams HP，eds: *Imaging of the diseases of the chest*，ed 4，St Louis，2005，Mosby.）

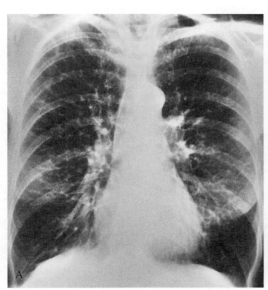
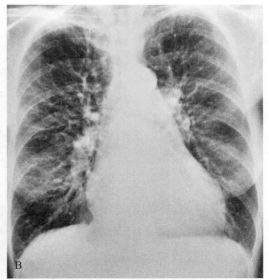

图4-9　肺心病

A.一名50岁的COPD患者。肺容积增大，膈肌变平坦，右肺尖血管影明显减少。这些特征提示肺气肿，并且有CO弥散能力的减低更加支持这一诊断。肺纹理增加，特别是左中间段。B.患者长期慢性缺氧，呼吸道感染，高碳酸血症。所有的这些都与肺源性心脏病有关。当患者出现水肿时，心脏，肺门和肺实质血管影扩大。右肺上区示肺气肿，显示较少的血管纹理和相对透过度增加。膈肌不再下降，比以前更加弯曲。（来自Hansell DM，Armstrong P，Lynch DA，McAdams HP，eds: Imaging of the diseases of the chest，ed 4，St Louis，2005，Mosby.）

七、慢性阻塞性肺疾病的管理

1998年慢性阻塞性肺疾病全球倡议（GOLD）的创建是为了在健康专家、公共卫生当局和公众中增强COPD的意识，通过全球的努力来提高COPD的预防和管理。GOLD提供了COPD科学的报道，鼓励传播和采用报告，并促进在COPD研究中的国际合作。

GOLD提供了优秀的COPD管理计划，包括以下目标：缓解症状，预防疾病进展，提高运动耐量，改善健康状况，预防和治疗并发症和急性加重，降低死亡率，在治疗中预防或减少副作用。一个COPD管理计划应有助于实现这些目标。GOLD项目包括①疾病的监测和评估；②减少危险因素；③稳定期慢性阻塞性肺病的管理；④急性加重期的管理。

COPD管理的第一个组成部分包括疾病的监测和评估。已知患有COPD或可能患有COPD患者的评估应该包括以下内容：

（一）危险因素暴露史

1. 既往史（包括哮喘和过敏）。
2. 慢性阻塞性肺病的家族史。
3. 进行性发展的症状。
4. 急性加重的病史。
5. 存在共存疾病。
6. 目前适当的药物治疗。
7. 对患者的生命产生影响的疾病。
8. 社会和家庭对于患者的支持。
9. 降低风险因素的可能性。

（二）减少危险因素

是COPD管理计划中重要的一步。对于减少COPD的发病率及延缓它的进展，戒烟是最有效的方法。防止职业暴露的危险也很重要。同时，患者应该避免室内和室外空气污染。

（三）稳定期COPD患者的管理

为了达到这个目的，必须在个体上确定其疾病的严重度，所实施的治疗计划能反映出病情的严重程度。根据不同的国家和文化及患者对药物不同反应和偏好选择其不同治疗方法。为了提高患者应对这种疾病的能力，对其进行宣传教育是非常重要的。用于预防和控制症状，减少恶化加重，改善运动耐量和生活质量的药物治疗方法（表11-2）。支气管扩张药是慢性阻塞性肺病控制症状经常用到的药物。吸入用法是首选的为了这些减轻和阻止症状恶化而按需给药。与短效支气管扩张药治疗相比，使用长效支气管扩张药仍为常规治疗更有效和方便。

（四）急性加重的管理

急性加重是疾病自然进程中的一种情况，包括患者呼吸困难基线的改变，咳嗽或咳痰和超出正常情况的日常变化。急性加重是急性发生并由此可能导致患者的常规用药的改变。大约有1/3急性加重的原因不能被鉴别，但最常见的原因是支气管的感染和空气污染。急性加重的家庭管理包括支气管扩张药和糖皮质激素的使用，为了对急性加重患者的严重程度进行评估必须对其进行动脉血气分析、胸部X线和心电图检查。患者有下列情况则需要住院治疗：

1. 症状体征的显著增加，如静息时呼吸困难。
2. 严重的慢性阻塞性肺病病史。
3. 出现新体征（发绀、外周水肿）。
4. 急性加重期的初始药物治疗失败。
5. 严重并发症。
6. 急性加重频繁发作。
7. 新出现的心律失常。
8. 诊断不明确。
9. 高龄。
10. 不充足的家庭支持。

概述GOLD推荐的慢性阻塞性肺疾病（COPD）的管理（图4-10）。

GOLD提供了一个很好的管理COPD的框架，可以适应当地的卫生保健系统和资源，可以选择适用于当地卫生保健系统和资源的教育工具，如夹层卡或以计算机为基础的学习计划。在撰写本文时，GOLD包括以下出版物：

1. COPD诊断，治疗和预防的全球策略。

COPD管理的科学信息和建议（2008年11月）。

2.COPD诊断，治疗和预防的袖珍指南。一个对健康保健专业人员的指南（2008）。这些出版物可以在www.goldcopd.org上免费获取。

（五）呼吸治疗方案

1.氧疗方案 氧疗被经常用于治疗低氧血症，呼吸减慢和心肌活动减低。在囊性肺纤维化时低氧血症的产生是由于其肺内分流障碍导致的。晚期COPD患者表现出慢性呼吸衰竭时应当警惕不要给患者过度氧疗（氧疗方案，方案3-1）。

2.支气管肺的卫生治疗方案 一些用于提高促进支气管分泌物排出的卫生治疗方案（见支气管肺的治疗方案，方案3-2）。

3.雾化药物治疗方案 交感神经和副交感神经激动药在COPD中常被用于松弛支气管平滑肌（见雾化药物治疗方案，方案3-4，表4-2）。

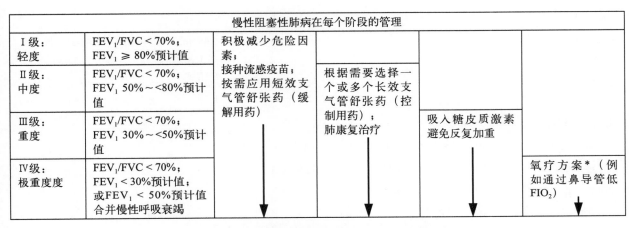

慢性阻塞性肺病在每个阶段的管理				
Ⅰ级：轻度	FEV$_1$/FVC < 70%；FEV$_1$ ≥ 80%预计值	积极减少危险因素；接种流感疫苗；按需应用短效支气管舒张药（缓解用药）	根据需要选择一个或多个长效支气管舒张药（控制用药）；肺康复治疗	吸入糖皮质激素避免反复加重	
Ⅱ级：中度	FEV$_1$/FVC < 70%；FEV$_1$ 50%～<80%预计值				
Ⅲ级：重度	FEV$_1$/FVC < 70%；FEV$_1$ 30%～<50%预计值				
Ⅳ级：极重度度	FEV$_1$/FVC < 70%；FEV$_1$ < 30%预计值；或FEV$_1$ < 50%预计值合并慢性呼吸衰竭				氧疗方案*（例如通过鼻导管低FIO$_2$）

图4-10 慢性阻塞性肺疾病（COPD）的管理
*如果存在慢性呼吸衰竭，需要长期氧疗。可以考虑手术治疗

表4-2 治疗慢性阻塞性肺疾病的常用药物

药物	吸入（μg）	雾化溶液（mg/ml）	口服	注射剂（mg）	作用时间（h）
β$_2$受体激动药					
短效 β$_2$受体激动药					
非诺特罗	100～200（MDI）	1	0.05%（糖浆剂）		4～6
左旋沙丁胺醇				0.63，1.25	4～6
舒喘灵（沙丁胺醇）	100，200（MDI 和 DPI）	5	5 mg（片剂）糖浆剂0.024%	0.1，0.5	4～6
特布他林	400，500（DPI）		2.5，5（片剂）	0.2，0.25	4～6
长效 β$_2$受体激动药					
福莫特罗	4.5～12（MDI 和 DPI）				12$^+$
沙美特罗	25～50（MDI 和 DPI）				12$^+$
抗胆碱能药物					
短效抗胆碱能药					
异丙托溴铵	20，40（MDI）	0.25～0.5			6～8

（续　表）

药物	吸入（μg）	雾化溶液（mg/ml）	口服	注射剂（mg）	作用时间（h）
氧托溴铵	100（MDI）	1.5			7 ~ 9
长效抗胆碱能药物					
噻托溴铵	18（DPI）				24⁺
短效 β₂ 受体激动药和抗胆碱能药物联合制剂					
非诺特罗/异丙托溴铵	200/80（MDI）	1.25/0.5			6 ~ 8
氧托溴铵	75/15（MDI）	0.75/4.5			6 ~ 8
甲基黄嘌呤					
氨茶碱			200 ~ 600 mg（片剂）	240 mg	可变，最高至 24 h
茶碱			200 ~ 600 mg（片剂）		可变，最高至 24 h
吸入糖皮质激素					
倍氯米松	50 ~ 400（MDI 和 DPI）	0.2 ~ 0.4			
布地奈德	100，200，400（DPI）	0.20，0.25，0.5			
氟替卡松	50 ~ 500（MDI 和 DPI）				
氢化泼尼松	100（MDI）	40		40	
长效 β₂ 受体激动药和吸入糖皮质激素联合制剂					
福莫特罗/布地奈德	4.5/160，9/320（DPI）				
沙美特罗/氟替卡松	50/100，250，500（DPI）25/50，125，250（MDI）				
全身性糖皮质激素					
泼尼松			5 ~ 60 mg（片剂）		
甲泼尼龙			4，8，16 mg（片剂）		

　　资料来自于COPD全球倡议（GOLD）推荐：慢性阻塞性肺病的诊断、管理和预防的袖珍指南。健康保健专业人员的指南，2007年，GOLD，网址：www.goldcopd.org；以及 Gardenshire DS：Rau's respiratory care pharmacology, ed 7, St. Louis, 2008, Elsevier.

　　4.机械通气方案　对于提供和支持肺泡气体交换，最终使患者恢复自主呼吸，机械通气是必不可少的。因为在重度COPD时经常出现在慢性呼吸衰竭基础上叠加急性呼吸衰竭。当这种急性呼吸衰竭被认为是可逆的时候，持续的机械通气尤为适合，如当急性肺炎作为一个并发因素存在时（参见机械通气的方案3-5，方案3-6，方案3-7）。

（六）医师常用的其他药物

医师常用的其他药物

　　1.祛痰药　当口服液和雾化治疗不足以完全促进痰液排出时可以选择应用祛痰药，但其有效性值得商榷（见附录E，祛痰药）。

　　2.抗生素　抗生素通常用于治疗相关的呼吸道感染（见附录C，抗生素）。

病例分析

慢性支气管炎

一、入院病史和体格检查

66岁，男性患者，以往37年曾在南卡罗莱纳州的一个纺织厂工作，有120包/年（3包/d，40年）的吸烟史且经常咀嚼烟草，因为慢性咳嗽就诊于胸科诊所。自述为"吸烟者的咳嗽"且这种咳嗽每年持续4～5个月。近3年每年冬天咳嗽并伴有灰黄色痰，痰液黏稠，色黄。进行中等强度活动时便感到气短。他将此归因于"变老"且没有服用任何治疗肺病的药物。

体格检查示患者存在轻度呼吸窘迫，肥胖（270磅）。检查期间，他偶尔会强烈咳嗽且伴咳痰，痰为灰黄色。胸部听诊可闻及干湿啰音及散在哮鸣音。动脉血气分析显示 pH 7.36，$PaCO_2$ 87mmHg，HCO_3^- 48mmol/L 和 PaO_2 64mmHg。胸部X线片显示双侧中下肺野肺纹理增强，肺部无过度通气。肺功测定 FEV_1/FVC下降（55％预计值）和FEV_1下降（35％预计值）。呼吸道护理者的评估记录在患者的图表中，如下所示。

二、呼吸评估与治疗计划 I

S："吸烟者的咳嗽"，咳痰，呼吸困难。

O：强烈的咳嗽伴咳痰。痰：黄灰色。呼吸音：可闻及干湿啰音。动脉血气分析：pH 7.36，$PaCO_2$ 87mmHg，HCO_3^- 48mmol/L 和 PaO_2 64mmHg。胸部X线：下肺纹理增强。肺功能检查：FEV_1/FVC下降（55％预计值）和FEV_1下降（35％预计值）。

A：严重的，Ⅲ期，慢性支气管炎（病史、体格检查、肺功能检查结果）。

中度呼吸道分泌物（干啰音及湿啰音）。

良好的分泌物清除能力（强烈的咳嗽、咳痰产生）。

轻度低氧血症及慢性呼吸衰竭（动脉血气分析示）。

P：支气管肺的卫生治疗方案（咳嗽和深呼吸，必要时）。

对吸烟患者的戒烟教育。请参阅戒烟门诊。

雾化吸入药物方案（左旋沙丁胺醇每间隔6h雾化吸入1次）。

该患者应停止吸烟，如果他的痰变得越来越稠黏、越来越黄或呼吸困难加剧时应去医院就诊。医师还开了肺炎球菌多糖疫苗，规定吸入糖皮质激素（丙酸倍氯米松）3/d和福莫特罗吸入剂，每日2次。戒烟门诊给予尼古丁缓释贴片且制订了患者参加为期一周的戒烟计划。患者遵医嘱执行并在6个月的随访中已戒烟。在这段时间内，患者述并没有再出现"吸烟者有的咳嗽"或产生任何痰。

然而，一年后，患者再次就诊于急诊室，显然他控制得还不够好。他又回到了他每天3包烟的生活习惯。且一直缺乏体育锻炼，体重在过去一年中上涨了30英磅（300磅）。经常咳嗽，清晨比较明显，现在每天产生3～4汤匙稠厚的、黄绿色痰。患者抱怨轻微运动便感到呼吸困难（如爬楼梯便气短更明显）。一段时间里，他的呼吸运动做功增加比别人更加明显。否认有咯血、端坐呼吸、胸痛、发热、畏寒或下肢水肿病史。

体格检查示足踝肿胀，凹陷性水肿3+，颈静脉扩张，发绀。生命体征：血压165/90mmHg，心率116/min，呼吸频率26/min。口腔温度为98.4°F（华氏度）。胸部听诊双侧肺后基底部可闻及干啰音及湿啰音，部分啰音咳嗽后消失。咳大量脓性、黄色和绿色痰。床头肺功能检查显示FEV_1/FVC为55％预计值和35％预计值的FEV_1。在正常未吸氧情况下，他的动脉血气值分别为pH 7.51，$PaCO_2$ 51mmHg，HCO_3^- 39mmol/L，PaO_2 41mmHg。静脉血氧饱和度为83％，2L/min氧气吸氧状态下可提高到89％。胸部X线片显示弥漫性纤维化，肺纹理增强和中度的右心扩大。与此同时，呼吸保健医师报告如下SOAP，记在患者的图表中。

三、呼吸评估与治疗计划 Ⅱ

S：主诉为咳嗽伴咳痰且劳力性呼吸困难（病史）。

O：双肺底湿啰音、哮鸣音、干啰音、发绀、肥胖。生命体征：心率116/min，血压165/90mmHg，呼吸26/min。咳嗽：产生大量的黄绿色痰。肺功：FEV_1/FVC 为55％预计值和 FEV_1 为35％预计值。胸部X线：弥漫性肺纤维化和肺心病。动脉血气：pH 7.51，$PaCO_2$ 51mmHg，HCO_3^- 39mmol/L，PaO_2 41mmHg。2L/min的吸氧，血氧饱和度89％。血红蛋白17.8g％。

A：慢性支气管炎急性加重（病史，体格检查）。

慢性支气管炎急性加重（病史，肺功能）。

分泌物过多聚集（痰，干啰音，湿啰音）。

感染（黄色和绿色的痰）。

慢性呼吸衰竭并中重度低氧血症的基础上并发急性肺过度通气（动脉血气分析，血氧饱和度）

烟草成瘾可能导致呼吸衰竭。（病史）。

P：雾化吸入药物治疗方案（应用定量压力雾化器联合吸入沙丁胺醇和异丙托溴铵，2喷，4/d）吸入糖皮质激素（丙酸倍氯米松）4/d。支气管肺的卫生治疗方案（有意的咳嗽和深呼吸，4/d。谨慎的施行胸部理疗和肺下叶体位引流，3/d）。如可能出现呼吸衰竭和胸部X线片提示肺源性心脏病时要及时联系医师，询问是否需要进行完整的肺功能检查，复查未吸氧状态下动脉血氧饱和度。再次建议和促进戒烟计划。

四、讨论

在这个病例研究的第一部分，已经呈现 一些

慢性气道分泌物过多的临床表现（图3-11）。当治疗师提供了咳嗽伴咳痰，干啰音，湿啰音和表明气道阻塞的肺功能结果时，这些研究结果被清楚的记录在第一个SOAP。

第一部分的病例研究也说明了现代呼吸治疗师起了明确的作用。这样的专业人员很可能被安置在门诊，向这些患者进行必要的评估和治疗。对于不是危重的咳嗽伴咳痰且有干湿啰音的吸烟者可以初诊为慢性支气管炎Ⅲ期或慢性阻塞性肺疾病，患者咳嗽伴咳痰的病史、肺功能检查、胸部X线可以确诊。医师开具了尼古丁缓释贴片和肺炎球菌多糖疫苗，从中可以体会到治疗慢性支气管炎预防是关键，即避免刺激性气体和颗粒。流感和肺炎球菌疫苗多糖疫苗对于这两种常见病的预防需长期施行。

在第二部分的病例研究中，还有更多慢性支气管炎典型的临床表现。如：患者的支气管分泌物过多（图3-11），不仅导致缺氧和继发于肺通气/血流比例下降及肺分流改变的发绀，而且同时也增加了气道阻力，从而导致干啰音及湿啰音、FEV_1/FVC 和 FEV_1 下降。此外第二部分病例研究的开始是因为患者仍未停止吸烟、症状的加重和阻塞性肺疾病的恶化（呼吸困难和排痰增加），X线确定为经常发生于支气管炎后的肺心病，他的肺功能严重恶化，在慢性呼吸衰竭并中重度低氧血症的基础上并发急性肺过度通气，这是非常严重的问题。

另外可以应用定量压力雾化器雾化肺支气管扩张剂方案（方案3-4）和支气管卫生治疗方案治疗急性症状（方案3-2）。以咳嗽和深呼吸的形式，谨慎的试用胸部理疗和体位引流。呼吸治疗师不放弃长期但非常重要的纠正患者不良习惯（戒烟）的目标。在不久后一个完整的肺功能测试将进一步确定患者的疾病过程，无论是性质和严重程度，这些数据有助于患者理解他如何生病和可能构成一个对于医师和治疗师来说的"教育时刻"。虽然该患者5天后出院，但不幸因慢性支气管炎的急性加重、呼吸衰竭、心脏停搏而死亡。

[病例分析]

肺气肿

一、入院病史和体格检查

　　27岁男性患者，以劳力性呼吸困难为主诉入院。病史：近3年因复发的呼吸道问题多次住院，其住院天数均为几天。最近，患者呼吸状况恶化以至于不得不停止工作。过去的几年，他曾作为厨师受聘于快餐店。在那里他连续暴露于烟雾环境中。并无吸烟史。进一步追问下，患者述在过去的6周中一直感到气短，每走一段楼梯都不得不停下来，他的行走耐力下降到大约100码。

　　患者体检时出现焦虑，大汗，中度呼吸窘迫。心率120/min，律齐，血压140/70mmHg，呼吸频率32/min，口腔温度为100°F。胸部检查发现胸骨上切迹凹陷及一些使用辅助呼吸肌的现象。肺部叩诊过清音，呼吸音减弱。他的I：E比值1:4，桶状胸，指甲中度发绀。患者有点嗜睡，无法集中精力。胸部X线片显示中度至重度的肺过度通气；双肺下野浸润影及右肺上叶浸润影。放射科报告指出慢性肺部疾病基础上合并肺炎。

　　床头肺功能检查显示FEV_1/FVC为57%预计值和FEV_1为40%的预计值。在鼻导管吸氧浓度为3L/min情况下动脉血气分析示：pH 7.26，$PaCO_2$ 82mmHg，HCO_3^- 36mmol/L，PaO_2 48mmHg，血氧饱和度为75%。实验室检查示血红蛋白16.5 g/dl和白细胞计数15 000个/mm³。痰培养示多种致病菌和非致病菌阳性。血清α_1-抗胰蛋白酶水平是30mg/dl（正常=200～400mg/dl）。其余检查未见明显异常。呼吸的评估内容如下。

二、呼吸评估与治疗计划

　　S："任何锻炼都感觉气短"，咳嗽6周。

　　O：心率120/min，血压140/70mmHg，呼吸

32/min，体温100°F。使用辅助呼吸肌，胸廓前后径增加，发绀。叩诊过清音和呼吸音减弱。I/E比值1：4。胸部X线片示：下肺浸润，肺过度通气。肺功能检查：FEV_1/FVC为57%预计值，FEV_1为40%预计值。动脉血气分析：pH 7.26，$PaCO_2$ 82mmHg，HCO_3^- 36mmol/L，PaO_2 48mmHg，血氧饱和度 75%。白细胞总数升高和痰革兰阳性微生物，α_1-抗胰蛋白酶为30mg/dl。

　　A：全小叶型肺气肿（病史，α_1-抗胰蛋白酶缺乏症）。

　　肺过度通气（X线，呼吸音减弱，桶状胸）。

　　疑似肺炎（X线）。

　　慢性呼吸衰竭并中重度低氧血症的基础上并发急性呼吸衰竭（动脉血气分析）。

　　P：通知医师有急性呼吸衰竭。氧疗方案（HAFOE面罩，氧合指数=0.35）。气管插管设备和呼吸机处于待命状态。监控和评估每个需转入ICU的指标（血氧饱和度，生命体征），每30min复查血气分析。住院治疗情况相对平稳。HAFOE氧疗足以增加患者的动脉血氧分压到可接受的水平和纠正急慢性呼吸衰竭。1h内，患者的动脉血气示pH 7.36，$PaCO_2$ 61mmHg，HCO_3^- 34 mmol/L，PaO_2 76mmHg。患者的心率、呼吸和血压恢复正常。血清学检查提示肺炎支原体感染。静脉给予抗生素治疗。患者经治疗好转，取得最好疗效并出院。出院时给予他制氧器、便携式的"推车"和一个储存氧气装置。建议他在休息时使用1L/min和锻炼时2.51L/min的氧气，每天18～24h。安排他参加α_1-抗胰蛋白酶治疗试验并参加肺康复类课程，并敦促他在其他地方时同样执行。

三、讨论

　　这种特殊形式的肺气肿（十分罕见的）在病

理上是一个 α_1-抗胰蛋白酶缺乏的"纯"肺气肿患者，可以合并慢性支气管炎。但它比通常由吸烟引起的COPD要少见。在这种情况下，由于患者缺乏 α_1-抗胰蛋白酶抑制药而导致白细胞介导的蛋白酶破坏肺实质。要注意缓慢且隐匿起病的其他症状。

这个患者的肺气肿或远端气道及肺泡萎缩（图3-12）并存的肺部解剖学改变（即肺泡融合[图3-8]）是复杂的。肺泡融合反映在患者的免疫炎症反应中（发热，白细胞增多）、肺泡浸润（X线）、低氧分压（由 $\dot{V}/\dot{Q}$ 下降和肺内分流引起的）、生命体征异常（图3-8）。

远端气道和肺泡萎缩的影响反映在患者胸廓前后径的直径增加、使用辅助呼吸肌呼吸、叩诊过清音、听诊呼吸音减弱及表明肺过度充气的肺功能和的胸部X线影像（图1-114）。

选择一个好的补充氧气方案是必要的。注意尽量选择HAFOE面罩，因为患者最初存在显著二氧化碳潴留。在这种情况下，肺炎球菌感染及流感的预防是必需的。频繁静脉注射 α_1-抗胰蛋白酶替代剂体现在这种少见病的现代治疗方案中。此外劝告患者，他不应该故意暴露自己在刺激物中，例如他的那些工作场所。

α_1-抗胰蛋白酶替代治疗不能修复已经发生损伤的肺泡，但被认为是可以控制和稳定病情的。

[病例分析]

慢性阻塞性肺疾病（COPD）

一、入院病史和体格检查

73岁，老年男性患者，被儿子送到芝加哥伊利诺斯州急诊室。有长期的慢性咳嗽伴咳痰的心肺疾病病史，COPD病史15年。在过去的10年中，因COPD急性加重而先后3次住进这家医院。医院的电子记录显示患者有Ⅲ期COPD的长期病史。在他最后一次住院期间，因病情需要行机械通气治疗10d。最后一次出院时他的 FEV_1/FVC基线为55%，FEV_1 为35%，弥散功能为预计值的60%。动脉血气值如下：pH 7.37，$PaCO_2$ 93mmHg，HCO_3^- 53mmol/L，PaO_2 63mmHg，血氧饱和度90%。

有长期吸烟史以及在位于芝加哥烟雾弥漫的布鲁斯俱乐部40多年工作史。20世纪50年代后期以来，患者一直是布鲁斯俱乐部在芝加哥的预定代理。他曾与许多著名歌手，包括Muddy Waters，Buddy Guy，KoKo Taylor，Lonnie Brooks，and Candy Foster and the Shades of Blue. 共同工作过。患者说虽然他已不再在烟雾弥漫的

酒吧工作，但仍然每天吸两三包烟。患者的儿子说，当天当他发现父亲意识模糊混乱时，便立即把他送到急诊室。

经检查，患者有中度至重度的呼吸窘迫，焦虑、意识模糊、混乱。患者述不能够进行深呼吸。生命体征如下：呼吸频率35/min，心率145/min，血压145/90mmHg，体温37℃。中度超重，桶状胸，发绀，频繁且无力的咳嗽。咳嗽伴中等量脓性、灰黄色痰。端坐位吸气时使用辅助呼吸肌，呼气时间延长，缩唇呼吸。双下肢凹陷性水肿3+，颈静脉怒张，手指和足趾有杵状指（趾）。

触诊示胸廓扩张度减低，双肺野叩诊过清音，听诊发现心音和呼吸音减弱，双肺两侧哮鸣音、干啰音、满肺野湿啰音。在急诊室便携式胸部X线片检查显示肺过度充气，横膈膜下降，肺纹理增强，右心扩大。行床头肺功能检查显示因患者太虚弱和意识模糊不能产生良好的呼气动作。在2L/min的鼻导管吸氧情况下动脉血气分析示 pH 7.24，$PaCO_2$ 110mmHg，HCO_3^- 55mmol/L，PaO_2 47mmHg，血氧饱和度77%。检验结果显示

血红蛋白水平19g%。呼吸治疗师在急诊室记录了以下评估。

二、呼吸评估与治疗计划

S："我不能深呼吸。"

O：中至重度的呼吸窘迫。生命体征：呼吸35/min，心率145/min，血压145/90mmHg，体温：37℃，桶状胸，发绀，频繁无力的咳嗽，中等量的脓性痰，黄灰色痰，使用辅助呼吸肌呼吸，呼气延长，缩唇式呼吸。腿、距小腿关节和脚3度凹陷性水肿。颈静脉怒张，杵状指。胸部扩张度下降。听诊：心音和呼吸音减弱，双肺两侧哮鸣音、干啰音、满肺野湿啰音。胸部X线片：肺过度充气，横膈下降，肺纹理增强，右心扩大。2L/min的导管吸氧下动脉血气为pH 7.24，$PaCO_2$ 110mmHg，HCO_3^- 55mmol/L，PaO_2 47mmHg，血氧饱和度77%。血红蛋白水平19g%。

A：支气管痉挛（喘息）。

气道分泌物过多（COPD病史，干啰音，湿啰音，脓性、灰黄的分泌物）。

肺部感染（黄痰）。

较差清理分泌物的能力（咳嗽力弱）。

气体潴留（叩诊过清音，X线片过度充气，桶状胸）。

慢性呼吸衰竭并中重度低氧血症的基础上并发急性呼吸衰竭（动脉血气分析）。

肺源性心脏病（足，足踝和腿水肿；X射线胶片上右心扩大）。

P：通知医师统计关于急性呼吸衰竭与慢性呼吸衰竭的合并情况同时告知医师关于肺源性心脏病的临床表现。推荐机械通气方案和氧疗方案。使用支气管肺卫生治疗方案（胸部物理治疗4/d，必要时吸痰），使用雾化吸入药物方案（联合短效 β_2 -受体激动药加长效抗胆碱药物如沙丁胺醇/异丙托溴铵），吸入糖皮质激素（倍氯米松3/d）。

三、讨论

这个病例很好地展示了慢性支气管炎合并肺气肿即慢性阻塞性肺疾病（COPD）的临床表现。在这个病例中看到的慢性支气管炎的临床表现包括慢性咳嗽，肺源性心脏病（下肢肿胀，颈静脉怒张），听诊干啰音、湿啰音及哮鸣音，杵状指，红细胞增多症（血红蛋白水平升高）。

肺过度充气（胸部视诊和胸部X线片上）叩诊过清音，缩唇式呼吸表明该患者同时伴有支气管炎和肺气肿。事实上，他存在低氧血症、高碳酸血症并且需要呼吸机支持并不有助于区分这两种诊断。 因为这些动脉血气异常，可以在任一种病中看到。此病例中的临床表现（临床情况下）是慢性支气管炎合并肺气肿的肺部解剖改变所造成的，这些临床方案如下所示：

1.慢性支气管炎

（1）支气管痉挛（图3-11）

（2）气道分泌物过多（图3-12）

2.肺气肿　远端气道和肺泡萎缩（图3-13）。

在本例中治疗首先选择性使用通气管理方案。在这个具体的标准方案里，氧气疗法方案、支气管肺的卫生治疗方案和雾化药物方案都有实施。

以GOLD的标准，通过肺功能检查来评定其严重度是不可能在这里实现的。然而，"呼吸衰竭"显示该患者处于Ⅳ级-极重度COPD，此时如果符合适应证需要长期氧气治疗并可以考虑手术治疗。 一旦患者动脉血气分析符合急性加重期病情管理，呼吸性酸中毒和严重的低氧血症就适用于GOLD的第4部分。

不幸的是这位患者没有好转，且成为呼吸机依赖者。3个月后，他仍在这一成熟的护理设施下死亡，死时一直"想念他的香烟"，一直在广播中收听着他的音乐。

［自我测试与评估］

在 Evolve 可以找到问题的答案。要访问其他学者评估问题和病例分析，为现实案例寻找文本资料可以访问 http://evolve.elsevier.com/DesJardins/respiratory。

1. 慢性支气管炎可显示哪些?
（1）因为血管收缩而致支气管壁狭窄
（2）支气管腺体肥大
（3）杯状细胞的数目减少
（4）气管和支气管内的纤毛数量增加
a.（1）
b.（2）
c.（3）
d.（3）和（4）

2. 下列哪些细菌在慢性支气管炎患者的气道中常被发现?
（1）葡萄球菌
（2）流感嗜血杆菌
（3）克雷伯菌
（4）肺炎链球菌
a.（1）
b.（2）
c.（3）和（4）
d.（2）和（4）

3. 慢性支气管炎患者检查指标常见于以下哪些?
（1）肺活量增加
（2）FVC 比值下降
（3）VC 增加
（4）FEV_1 减少
a.（2）
b.（1）和（3）
c.（2）和（4）
d.（3）和（4）

4. 严重的慢性支气管炎患者（晚期）动脉血气值通常有以下哪些?
（1）pH 正常
（2）HCO_3^- 下降
（3）$PaCO_2$ 增高
（4）正常的动脉血氧分压
a.（1）
b.（1）和（3）
c.（2）和（3）
d.（3）和（4）

5. 严重的慢性支气管炎患者可显示下列哪些?
（1）外周性水肿
（2）颈静脉怒张
（3）血红蛋白浓度升高
（4）肝大
a.（3）
b.（2）和（4）
c.（2）、（3）、和（4）
d.（1）、（2）、（3）、（4）

6. 哪种类型的肺气肿其远端终末细支气管异常扩大?
a. 小叶中心型肺气肿
b. α_1- 蛋白酶抑制药缺乏型肺气肿
c. ZZ 型肺气肿
d. 全小叶型肺气肿

7. 哪个是 α_1- 蛋白酶抑制药的正常水平?
a. 0 ~ 200mg/dl
b. 200 ~ 400mg/dl
c. 400 ~ 600mg/dl
d. 600 ~ 800mg/dl

8. 重度肺气肿患者的弥散功能
a. 增加
b. 下降
c. 正常
d. 弥散测试用于评估肺气肿患者

9. 重度肺气肿患者通常表现以下哪种氧合指数标?
（1）$S\bar{V}O_2$ 下降
（2）O_2ER 增加
（3）DO_2 减少

（4）C（a-$\bar{v}$）O_2增加

a.（1）

b.（3）

c.（4）

d.（1）、（2）和（3）

10.哪种表型的α_1-抗胰蛋白酶的最低血清浓度最低？

a. MM型

b. MZ型

c. ZZ型

d. M型

11.以下哪种肺功能研究结果与严重的肺气肿有关？

（1）功能残气量增加

（2）最大呼气流速减小

（3）残气量增加

（4）肺活量减小

a.（3）和（4）

b.（2）和（3）

c.（2）、（3）和（4）

d.（1）、（2）、（3）和（4）

12.重度COPD患者通常有以下哪些血流动力学表现？

（1）CVP减低

（2）$\overline{PV}$升高

（3）RVSWI减低

（4）PVR升高

a.（1）

b.（3）

c.（2）和（4）

d.（1）和（2）

13.在慢性呼吸衰竭（代偿性呼吸性酸中毒）的患者中经常出现急性通气功能改变，因此在患有重度COPD的患者医师呼吸道护理必须警惕这一问题。以下哪项动脉血气分析结果提示慢性呼吸衰竭合并肺泡过度通气？

（1）pH升高

（2）$PaCO_2$升高

（3）HCO_3^-升高

（4）PaO_2升高

a.（2）

b.（2）和（4）

c.（1）和（3）

d.（1）、（2）和（3）

14.胸部X线片示一个患者患有肺气肿其肺实质表现为：

（1）模糊不透明影

（2）白色

（3）半透明的影

（4）黑色

a.（2）

b.（1）和（3）

c.（2）和（3）

d.（3）和（4）

15.哪一项是肺气肿病因学最重要的一个因素？

a. α_1-抗胰蛋白酶缺乏症

b. 吸香烟

c. 感染

d. 二氧化硫

第5章

哮 喘

学习目标

阅读本章后你需要掌握以下内容：

1.了解以下哮喘控制组织的作用和角色：

（1）国家哮喘教育及预防计划。

（2）全球哮喘防治倡议。

2.掌握哮喘导致的解剖学改变。

3.描述哮喘的危险因素及流行病学特点，包括以下类型的哮喘：

（1）外源性哮喘。

（2）内源性哮喘。

4.掌握哮喘的诊断，包括诊断和检测哮喘的内容。

5.哮喘严重程度的分级。

6.哮喘的心肺临床表现。

7.哮喘主要治疗方法。

8.掌握病例的临床诊治策略。

9.掌握关键词，在学习本章后完成自我测验。

关键词

过敏性哮喘，变应性哮喘

气道高反应

哮喘教育机构

控释型药物

运动型哮喘

外源性哮喘

全球哮喘倡议

IgE介导的过敏反应

免疫机制

吸入糖皮质激素

内源性哮喘

长效 β_2 受体激动药

国家哮喘教育及预防计划

国家心肺及血液病协会

国家健康协会

非过敏性哮喘

职业性哮喘

职业性致敏物

奇脉

缓解用药

短效 β_2 受体激动药

哮喘持续状态

世界卫生组织

章节纲要

前言

一、国家哮喘教育及预防计划

二、全球哮喘倡议

三、肺的解剖学改变

四、病因学和流行病学

（一）危险因素

（二）外源性哮喘

（三）免疫机制

（四）内源性哮喘（非过敏性或非变态反应性哮喘）

（五）其他风险因素

五、哮喘的诊断

（一）哮喘的诊断和检测试验

（二）哮喘严重程度的分级

六、哮喘的心肺临床表现

七、与哮喘相关的临床表现

（一）体格检查

（二）实验室及专科检查

（三）异常的实验室检查结果

八、哮喘的治疗   自我测试与评估
病例分析：哮喘

前言

对我们来说，美国以及全世界哮喘患者的管理与治疗的责任是艰巨的。虽然我们并不知道具体的数字，但是每年由于哮喘所导致的旷课，旷工，医师出诊，患者就诊，急诊及住院是非常多的。根据疾病控制中心的数据，在2005年，220万人被诊断为哮喘，120万人曾在上一年中经历哮喘发作，4000人死于哮喘。世界卫生组织统计每年死于哮喘的人数达到18万。由此可见，哮喘严重影响了人们的健康、生活质量和经济生活。

对于呼吸科医师来说，对哮喘患者进行教育是一个相当有意义的举动。这些从业人员应当让患者及其家属意识到，他们在该疾病的控制和管理当中的重要作用。哮喘教育者应当是促成这一目标的主要推动者，他们应当具有相当的令人信服，使人理解和传播信息的能力。为了达成这些目的，我们增加了本章节的内容。

幸运的是，在过去的20年中，在哮喘的教育，预防，诊断和治疗方面，我们的专家们通过循证医学的方法，取得了长足的进步。所有的指南，都是根据大量的科学研究得出。这些数据对于我们理解哮喘的发病机制、病理生理、临床表现和急性发作治疗，缓解期控制很有意义。国家哮喘教育及预防计划和全球哮喘倡议这些组织会定期更新并发表新的指南。

一、国家哮喘教育及预防计划

国家哮喘教育及预防计划与国家心肺及血液病协会合作于1991年发表了第一个以循证医学为基础的哮喘指南。国家心肺及血液病协会隶属于国家健康协会。该指南分别于1997年，2002年和

2007年进行了更新。目前，该指南由以下四个方面组成：①评估及监控哮喘；②患者教育；③控制导致哮喘发作的因素；④药物治疗。由国家哮喘教育及预防计划制订了哮喘的阶梯治疗图。该图表得到了广泛的应用。最近，图表又被细分为0～4岁组，5～11岁组和12岁以上组。

二、全球哮喘倡议

在国家心肺血液病协会和世界卫生组织的促成下，全球哮喘倡议于1993年创立。该组织由哮喘专家和研究者，保健学教授，专业组织者，公共卫生官员组成。该组织的责任是集中并且传播哮喘方面的资讯。并且研究和集合关于哮喘的科学研究成果。全球哮喘倡议的具体目的包括：

1. 提高人们对于哮喘及其后果的重视。
2. 寻找导致哮喘流行的原因。
3. 研究哮喘与环境之间的关系。
4. 减少哮喘的发病率和死亡率。
5. 改进哮喘的治疗方法。
6. 提高哮喘治疗方法的可用性和易用性。

通过参考国家哮喘教育及预防计划的指南，收集广泛的临床资料，全球哮喘倡议提出了哮喘治疗的指南，该指南十分优秀且易于使用，基于循证医学。我们可以从网上免费下载这一指南。主要包含以下方面：

1.《全球哮喘治疗及预防策略（2007）》，科学的数据及推荐的哮喘治疗方法。
2.《哮喘治疗及预防手册（2006）》，针对初学者的治疗简则。
3.《儿童哮喘治疗及预防手册（2006）》，针对儿科医师的患者治疗简则。
4.《患者及患者家属该怎么做》，针对患者及家属的小册子。

在哮喘患者的治疗部分中，我们会探讨全球

哮喘倡议组织指南中的五个部分。

三、肺的解剖学改变

　　哮喘导致的肺部改变特征包括：①支气管平滑肌可逆性收缩；②气道炎症；③气道高反应性。哮喘发作时，小气道平滑肌收缩。随着时间的迁移，平滑肌层会增厚，可以增加到正常厚度的3倍。气道黏膜浸润着嗜酸性粒细胞和其他炎性细胞。这些炎性细胞导致了气道炎症和黏膜水肿。杯状细胞扩增，黏液腺增大。气道中充满了白色黏稠的黏液。大量的黏液栓出现，导致了肺不张。纤毛系统被破坏。黏膜下基底层增厚。由于平滑肌收缩，出现了支气管黏膜水肿，大量黏液分泌物，气道阻塞和肺气肿。如果气道炎症长时间得不到控制，这些解剖学改变将不可逆，气道出现狭窄。典型哮喘的一个特点是，在哮喘发作间期，以上所有的解剖学改变均不存在（图5-1）。

　　在哮喘发作期的主要病理学改变为以下几种：

1. 支气管气道平滑肌收缩（支气管痉挛）。
2. 气道炎症。
3. 出现大量白色黏稠气道分泌物。
4. 黏液栓。
5. 肺泡内大量积气。
6. 在严重的病例中可以出现肺不张。

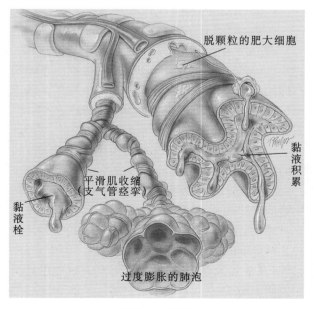

图5-1　哮喘

四、病因学和流行病学

　　希伯拉底最早于2000年前发现了哮喘，是临床的常见疾病之一。事实上，在过去的10年中，哮喘的发病率呈显著的上升。目前，全美国有超过2500万人罹患哮喘。每年约有50万人因严重的哮喘住院，导致4000人死亡。根据WHO数据，每年全世界有18万人死于哮喘。在美国，哮喘是常见的儿童慢性疾病。在小儿中，男孩患病率是女孩的2倍。而在青春期以后，女性患病率则高于男性。

（一）危险因素

　　多数哮喘研究专家根据哮喘的致病因素，将哮喘分为外源性哮喘和内源性哮喘。外源性哮喘是由外部环境因素所导致的。而内源性哮喘则是由自身抗原抗体反应导致。虽然一些权威机构认为该分类方法对于临床的意义甚微，但是这一分类方法仍然被大家所广泛接受。

　　GINA的资料显示，哮喘的危险因素包括：①先天性因素；②诱发因素（如，家里的蜗牛，有皮毛的动物，蟑螂，真菌，霉菌，感染，烟草）。先天性因素主要为基因；诱发因素主要是环境因素。权威机构并未在分类方法上达成一致，但是他们基本同意这些危险因素。

（二）外源性哮喘

　　如果患者的哮喘发作有明确致敏原接触史，那么我们就认为这是外源性哮喘（也叫过敏性哮喘）。一般室内的过敏原包括：室内灰尘、螨虫、有皮毛动物的皮屑（如狗，猫或者老鼠）、蟑螂、真菌、霉菌和酵母菌。室外的过敏原包括：花粉、真菌、霉菌和酵母菌。另外，还有很多职业相关性的物质导致哮喘，详见下一个部分。

　　外源性哮喘属于Ⅰ型速发型超敏反应。主要发生在那些先天具有过敏遗传体质，并且在接触抗原后产生大量IgE的患者身上。人群中有10%～20%的人易于过敏，因此他们容易罹患IgE相关的超敏反应，如哮喘、花粉病、过敏性鼻炎、湿疹。这些患者在做皮肤过敏试验时候如果出现风团潮红的反应，则为皮肤试验阳性。外源性哮喘往往具有家族性，多发于儿童和30岁以下的成人，青春期后可消失。

外源性哮喘是由抗原-抗体反应介导的支气管收缩导致的，免疫反应起了重要的作用。免疫系统同保护其他器官一样保护肺。在一般情况下，这些免疫功能并没有明显的临床表现。在外源性哮喘的患者中，超敏反应即由急慢性炎症导致了哮喘发作。

（三）免疫机制

1.当患者暴露于特定抗原时，淋巴细胞就释放特异性IgE抗体。IgE抗体锚定于支气管壁上的肥大细胞（图5-2A）。

2.当再次暴露或者持续暴露于同一个抗原时，肥大细胞上会发生抗原-抗体反应。这将导致肥大细胞脱颗粒，释放化学介质，如组胺、超敏反应嗜酸性粒细胞趋化因子（ECF-A）、中性粒细胞趋化因子（NCFs）、白三烯（曾被称为过敏性反应抑制［SRS-A］）、前列环素、血小板激化因子（［PAF］；图5-2B）。

3.这些化学介质刺激气道中的副交感神经，导致气道狭窄和黏液分泌过多。它们还增加毛细血管渗透性，这导致了血管扩张和组织水肿。

这些患者早期表现为气喘症状，晚期发展为哮喘症状，并且哮喘呈可逆性。速发型，在吸入抗原后，立即可以引发哮喘发作。约1h内缓解。迟发型，哮喘发作发生于暴露抗原数小时之后，但是持续时间延长。迟发型哮喘未必都有速发哮喘的反应。速发哮喘反应发生后可伴随迟发哮喘反应，我们把这种称为双相反应。

职业性致敏物（职业性哮喘）：由职业环境中的致敏原导致的哮喘被称为职业性哮喘。有300多种物质与职业性哮喘有关。职业性哮喘主要发生于成人。职业性哮喘患者占处于职业年龄的哮喘患者的1/10。职业性哮喘的高危环境包括：农场或者农业劳动、上油漆（包括喷漆）、清扫工作、塑料加工等。多数的职业性哮喘能够立即缓解，并有数月到数年的潜伏期。目前机制尚不明确，有学者认为IgE介导的过敏反应和免疫细胞介导的过敏反应参与了该病的发生。表5-1标出了其他可以导致职业性哮喘的致敏原。

（四）内源性哮喘（非过敏性或非变态反应性哮喘）

当哮喘发作与接触特殊抗原或额外的刺激因素无关的情况，叫作内源性哮喘（也叫非过敏性

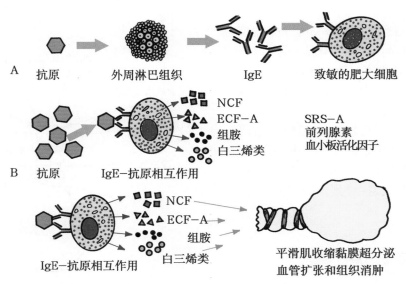

图5-2 哮喘的免疫机制

表5-1　与职业性哮喘相关的致敏原

动物和植物蛋白

面粉和淀粉酶

仓储螨

枯草杆菌酶（清洁剂制造）

树脂，如松木树脂（电气焊接）

黄豆粉尘

蠓，寄生虫（鱼类食品制造）

咖啡豆粉尘、嫩肉粉、茶、海鲜、淀粉酶、蛋白、胰腺酶、木瓜蛋白酶

仓储螨、曲霉、室内豚草、草（粮仓工人）

车前草、乳胶（医学工人）

卵叶车前子、车前草（泻药制造）

家禽粪便、螨虫、羽毛

蝗虫、皮屑、尿蛋白

木粉尘、如西红杉、橡树、红木、斑木树、红杉、黎巴嫩雪松、非洲枫木、东部白杉

粮食粉尘、霉菌、昆虫、颗粒

飞蛾、蚕蛹及幼虫

无机化学材料

过硫酸盐（美容师）

镍盐

铂盐、钒

有机化学材料

醇胺二异氰酸酯（汽车喷漆）

消毒水，如磺胺噻唑、氯胺、甲醛、戊二醛；乳胶（医院工人）

抗生素、哌嗪、甲基多巴、西咪替丁（制造）

乙二胺、邻苯二甲酸酐

甲苯二异氰酸酯、毒鼠强、偏苯三酸酐、六甲基四胺、丙烯酸酯（塑料粉尘）

或者非变态反应性哮喘）（图5-3）。内源性哮喘的发生机制非常复杂。内源性哮喘的患者对环境中的抗原没有高反应性或过敏。同时，他们的IgE水平同正常人一致，内源性哮喘的患者多于40岁以后发病。没有明确的家族过敏史。

　　不管是内源性哮喘还是外源性哮喘，有明显的共同之处。在临床中，很难辨识它们之间的区别。诱发内源性哮喘的因素属于非特异性刺激。在随后的篇章中我们会探讨到一些常见的非特异性刺激物。

（五）其他风险因素

1.肥胖　肥胖被认为属于一种哮喘风险因素。

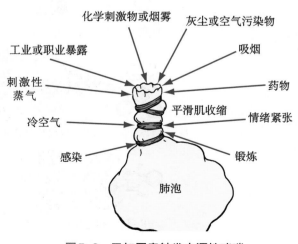

图5-3　已知因素触发内源性哮喘

一些介质，如瘦素，可能对气道功能有影响从而导致了哮喘的发病。

2.性别 在儿童时期，男性易患哮喘。一直到14岁，男孩患哮喘的机会是女孩的2倍。在十几岁的时候，男孩和女孩哮喘的患病率差距开始缩小。在成人中，女性哮喘的患病率高于男性。目前机制尚不明确。有学者认为，在儿童时期，男孩的肺体积小于女孩。而在成人后则正好相反。

3.感染 虽然细菌感染可以导致哮喘，但是病毒引起的上呼吸道感染更加可能引起哮喘。如，儿童在感染呼吸合胞病毒、副流感病毒、或者鼻病毒后，更容易患内源性哮喘。这些感染造成的症状往往与儿童哮喘的症状并行出现。如感染呼吸合胞病毒的儿童，有40%会在以后的日子里出现喘息或哮喘。

4.运动型哮喘 哮喘有时候与剧烈的运动相关。这种哮喘往往在运动后3～10min出现。在1h内缓解。目前机制尚不明确。但是有学者认为，运动后的热量丢失、水分丢失和下呼吸道渗透压增加导致了嗜碱性粒细胞和组织肥大细胞释放一些介质。这些介质导致气道痉挛。在寒冷干燥的环境中运动（如，慢跑、滑雪、越野滑雪）也可能导致一些易感人出现咳嗽喘息症状。

5.户外或者室内空气污染 在污染严重的地区，哮喘发作也出现了暴发。目前，对于污染导致哮喘的说法仍然存在争议。室内污染也是同样的情况。室内污染包括天然气的烟雾，生物燃料，霉菌和蟑螂。这些因素都与IgE无关。

6.药物、食品添加剂和食品防腐剂 阿司匹林及一些非甾体类抗炎药可以引起哮喘。哮喘患者中有20%对阿司匹林或非甾体类抗炎药过敏。β受体阻滞药被用来治疗高血压和心脏病，这些药物同样可以导致哮喘发作。柠檬黄同样可以导致哮喘发作。对柠檬黄过敏的患者同样对阿司匹林过敏。亚硫酸氢盐和偏亚硫酸氢盐被广泛应用于食物的防腐和抗氧化。也可以导致气道痉挛。5%的哮喘患者对含有亚硫酸盐的食物或饮料过敏。

7.胃食管反流 在一些患者中，胃食管反流导致了气道痉挛。机制尚不明确。这些患者在平卧时会出现胸骨后烧灼痛、嗳气、苦味、酸味。

8.睡眠（夜间哮喘） 哮喘患者的病情在夜间或者清晨加重。导致这种情况的机制可能是胃食管反流、气道分泌物潴留、卧室内存在的刺激物

或过敏原和用药间隙延长。夜间哮喘的控制情况是评价哮喘控制的重要指标。

9.情绪紧张 一些患者在情绪激动或出现其他心理因素后出现哮喘加重。

10.经前或经期哮喘 一些女性在经期前或经期出现哮喘症状加重。在月经前的2～3d开始出现加重的症状。月经前哮喘伴随于卵巢的黄体期。在黄体期，体内的黄体酮与雌激素水平最低。

五、哮喘的诊断

哮喘的诊断经常会遇到困难。如，对于幼儿哮喘的诊断基于患儿的临床症状、查体表现和好的临床判断。在儿童和成人，诊断需要完整的病史、体格检查和气道阻塞的可变性与可逆性。在老年人中，诊断哮喘变得非常困难，因为并发症使得诊断复杂化。

而且，职业场所导致的哮喘往往被误诊。这种类型的哮喘被称为职业性哮喘（表5-1）。由于职业性哮喘的发生缓慢而隐匿，这类患者容易被误诊为慢性阻塞性肺疾病。这也使得这些患者未接受治疗或者治疗的不恰当。尽管哮喘可以同COPD鉴别开，但是对于那些有慢性呼吸症状并且有不可逆的气道受限的患者来说，将这两种疾病区别开来是困难的。

GINA提供了诊断哮喘的指南。指南中诊断主要依靠患者的临床症状和用药史。有很多症状和特征可以考虑疑诊哮喘。包括有喘息和以下任何的病史：

1.咳嗽。

2.反复发作的喘息。

3.发复发作的呼吸困难。

4.反复发作的胸部紧迫感。

其他的提示点包括夜间症状加重、或与季节相关的加重。湿疹、枯草热或哮喘家族史、家族过敏病史等都提示哮喘。如果一个成年人感冒发展成为肺炎或病程长达10d以上。这也是一个提示。还有一些能够导致哮喘症状加重的情况，如：

1.动物的皮毛。

2.化学物质气溶胶。

3.气温的变化。

4.尘螨。

5.药物（阿司匹林、β 受体阻滞药）。

6.运动。

7.花粉。

8.呼吸系统感染。

9.吸烟。

10.情绪激动。

这些症状在接受适当的治疗后缓解。

（一）哮喘的诊断和检测试验

有一些用于诊断和检测哮喘的试验。这些试验可以测量患者的严重程度、气流受限的可逆性和变异度。普通量表用于检测和诊断哮喘患者。

支气管舒张试验可以测量气流受限的严重程度和可逆性。吸入支气管扩张药后，FEV_1改善＞12%提示气流受限可逆，符合哮喘。

峰流速测定被用于诊断和检测哮喘。当峰流速改善60L/min（或吸入舒张剂后比吸入前≥20%）或昼夜变异率＞20%（且平日内二次测量，＞10%），提示哮喘诊断。

其他的检测包括测量气道对乙酰胆碱、组胺、甘露醇和运动的反应性来诊断。过敏的表现也可以提示哮喘的诊断，同时可以提示哮喘的风险因素。

（二）哮喘严重程度的分级

1.GINA根据治疗前的临床特点对哮喘进行了严重程度的分级。四级包括：间断期、轻度持续、中度持续和重度持续。

（1）间断期，每周症状发作＜1次，且程度轻微。每月夜间发作症状少于2次（FEV_1或者PEF达到预测值的80%；PEF和FEV_1昼夜变异率＜20%）。

（2）轻度持续，一周症状发作＜2次，同时每日症状发作不多于一次。哮喘发作影响正常的活动和休息。每月夜间症状发生＞2次。（FEV_1或PEF大于预计值的80%；PEF或者FEV_1昼夜变异率20%～30%）。

（3）中度持续，每天都有发作，且影响活动和休息。每周夜间症状发作大于1次，且需要应用短效 $β_2$受体激动药治疗。（FEV_1或者PEF达到预计值的60%～80%；PEF或者FEV_1昼夜变异率＞30%）。

（4）重度持续，频发夜间症状且每天都有发作。严重影响身体的活动。（FEV_1或者PEF小于等于预计值的60%；PEF或者FEV_1昼夜变异率＞30%）。

2.该分级方法是根据严重程度进行区分的。这种方法在对初次就诊的患者制订治疗计划的时候非常有意义。然而该分级方法仍然有诸多限制：

（1）评价患者疾病的严重程度有两个方面：包括目前疾病的严重程度和对治疗的反应。如，导致严重临床症状和气道阻塞的可以被分级为重度持续。但是患者对治疗的反应良好，获得很好的缓解后，则可以被分级为中度持续哮喘。

（2）另外，严重并不是成人哮喘的一个固定不变的特点。随着年月的增加，会发生改变。

（3）基于以上的考虑，我们在表5-4中提供的分级，并不是持续治疗的根据。以上分级方法仅为专家观点，并无循证依据。

（4）该分级方法的主要限制性在于它不能够决定使用哪种治疗方法，且患者对该治疗方法的反应如何。

（5）正是由于这样的原因，我们认为定期评估哮喘控制更加有意义。

六、哮喘的心肺临床表现

以下的临床表现是由气道痉挛和过多的气道分泌物所导致的。这也是哮喘发作的主要解剖学改变。

七、与哮喘相关的临床表现

（一）体格检查

1.生命体征

（1）呼吸频率加快（呼吸急促）。

（2）严重的病理生理学改变导致了呼吸频率的加快。

①外周受体的刺激。

②肺顺应性的降低和通气比率的增加（肺肿胀）。

③焦虑。

（3）心率加快，血压升高。

（4）用辅助肌肉进行吸气。

（5）用辅助肌肉进行呼气。

（6）缩唇呼吸。

（7）三凹征（胸骨上窝、锁骨上窝和肋间在吸气时凹陷，这种表现在儿童尤其明显）。

（8）胸廓前后径增加。

（9）发绀。

2.咳嗽、痰液产生　在哮喘发作的时候，患者产生大量的黏稠白色黏液。由于痰中含有大量的嗜酸性粒细胞和白细胞，痰液呈现为脓性。

3.奇脉　严重的哮喘发作可以导致肺泡内气体潴留，肺泡高度膨胀，奇脉是哮喘的典型表现之一。奇脉的定义为，吸气时的收缩压较呼气时＜10mmHg。这种现象通过测量血压或者严重病例中触诊脉搏可以观察到。奇脉是由于哮喘发作时患者吸气和呼气导致胸腔内压剧烈变化所导致的。

4.吸气时血压下降　哮喘发作时，患者会应用辅助肌肉进行吸气。辅助肌肉的参与产生了额外的胸腔内负压。这增加了吸气的气流量。然而，胸腔内额外的负压也导致了肺内血管的膨胀。因此，回到左心室内的血液量减少。减少了心排血量和吸气时的动脉血压。

5.呼气时血压升高　在呼气时，为了抵抗增加的气道阻力，患者使用辅助肌肉进行呼气。这部分力量导致了胸腔内正压力的增加。当然，增加了胸腔内正压可以抵消气道内的阻力。同时，这也使得肺内的血管变得狭窄。胸腔内正压增加回心血量，使得心排血量增加。导致呼气时血压升高。

6.胸部查体发现

（1）呼气相延长（吸呼比大于1∶3）。

（2）语音共振及语音震颤减弱。

（3）叩诊鼓音。

（4）呼吸音减弱。

（5）心音减弱。

（6）喘息和干啰音。

（二）实验室及专科检查

1.肺功能检查结果（轻中度哮喘发作，阻塞性肺疾病的病理生理学）

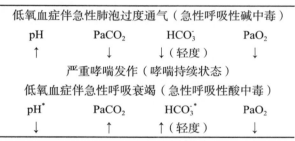

用力呼气流速结果			
FVC	FEV_T	FEV_1/FVC（比率）	$FEF_{25\%\sim75\%}$
↓	↓	↓	↓
$FEF_{50\%}$	$FEF_{200\sim1200}$	PEFR	MVV
↓	↓	↓	↓
肺容量和肺容积结果			
VT	IRV	ERV	RV
N or ↑	N or ↓	N or ↓	↑
VC	IC	FRC	TLC	RV/TLC 比值
↓	N or ↓	N or ↑	N or ↑	N or ↑

2.动脉血气（轻中度哮喘发作）

低氧血症伴急性肺泡过度通气（急性呼吸性碱中毒）			
pH	$PaCO_2$	HCO_3^-	PaO_2
↑	↓	↓（轻度）	↓

严重哮喘发作（哮喘持续状态）
低氧血症伴急性呼吸衰竭（急性呼吸性酸中毒）

pH*	$PaCO_2$	HCO_3^{-*}	PaO_2
↓	↑	↑（轻度）	↓

*当组织乏氧到一定程度，产生乳酸后，pH和HCO_3^-会比预计值明显降低

3.氧合指数*（中重度）

$\dot{Q}_s/\dot{Q}_T$	$DO_2^†$	$\dot{V}O_2$	$C(a-\bar{v})O_2$	O_2ER	$S\bar{V}O_2$
↑	↓	N	N	↑	↓

†患者在以下代偿状态时DO_2可能是正常的①心排血量增加；②血红蛋白水平增加；③两者均有。当DO_2正常时，O_2ER通常也是正常的

（三）异常的实验室检查结果

1.痰的检查

（1）嗜酸性粒细胞。

（2）夏科雷登结晶。

（3）小气道黏液管型。

（4）IgE水平。

---

* $C(a-\bar{v})O_2$，动静脉血氧分压差；DO_2，总氧输送量；O_2ER，氧气提取率；$\dot{Q}_s/\dot{Q}_T$，肺分流比率；$S\bar{V}O_2$，混合静脉血氧饱和度；$\dot{V}O_2$，氧消耗。

2.影像检查　胸部X线片。

①胸廓前后径增加（桶状胸）。

②肺野透过度增加。

③膈肌低平。

在哮喘发作时，由于肺泡膨胀，残气量和功能残气量增加。这导致了胸部X线片的透过度增加。

因此，从视觉上看，患者的胸部X线片要比正常人的黑。由于残气量、功能残气量和总肺活量增加，膈肌变得低平（图5-4）。

八、哮喘的治疗

根据NAEPP和循证医学依据、大量的研究和全世界专家提供的数据，GINA推出了一个行之有效且易于应用的哮喘治疗和预防的指南。可以从http://www.gin asthma.org来下载完整的GINA文件。GINA的指南主要探讨了以下五个主要部分：

1.建立医患关系。

2.识别和减少接触风险因素。

3.评估、治疗和检测哮喘。

4.控制哮喘发作。

5.治疗哮喘的注意事项。

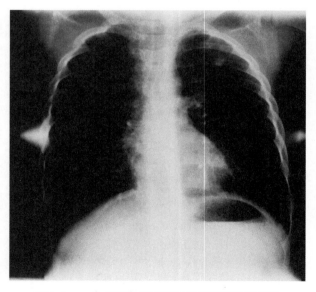

图5-4　一个2岁患者哮喘发作时的胸部X线片

1.建立医患关系　如果患者能够同医师建立并且维持良好的关系，那么他将会学会如何避免接触风险因素，正确的用药，理解不同类型哮喘药物治疗中的区别，并且检测自身的症状，采取行动，在适当的时候服用药物。

2.识别和减少接触风险因素　避免接触风险因素可以提高哮喘控制的水平并且减少药物的应用。发展减少接触风险因素的方法对于控制哮喘是十分重要的。如不吸烟、不接触诱发发作的食物、药物、食品添加剂。同时要注意避免接触职业致敏物质。

3.评估、治疗和监测哮喘　为了成功的治疗患者，治疗前给予充分的评估是必要的。当患者病情评估结束的时候，那么患者的治疗控制级别也就出来了，同时这个患者能接收到适当的治疗。很多药物可以用于治疗哮喘。下面就是我们常用的吸入性糖皮质激素。

（1）丙酸倍氯米松。

（2）布地奈德。

（3）环索奈德。

（4）氟尼缩松。

（5）氟替卡松。

（6）糖酸莫米松。

（7）曲安奈德。

在表5-2中我们可以看到常用的控制药物。在表5-3中我们可以看到常见的缓解药物。

4.控制哮喘发作　当气短，咳嗽，喘息和胸闷等症状出现进展性加重时，我们认为是哮喘发作。严重的哮喘发作可以危及生命。表5-4对哮喘发作的严重程度进行了分级。根据体征、症状和评估，分为四级：轻度、中度、严重和呼吸窘迫。

5.治疗哮喘的注意事项　治疗哮喘中需要考虑到以下问题：

（1）怀孕。

（2）手术。

（3）鼻炎，鼻窦炎，鼻息肉。

（4）职业性哮喘。

（5）呼吸系统感染。

（6）胃食管反流。

（7）阿司匹林哮喘。

（8）全身过敏反应。

表5-2 治疗哮喘的常用控制药物

通用名	商品名	用法及用量
吸入性糖皮质激素		
二丙酸倍氯米松	QVAR	MDI（雾化吸入）：2吸，40 μg/吸 or 80 μg/吸，bid
曲安奈德	Azmacort	MDI：2吸，100 μg/吸，tid，qid
氟尼缩松	Aerobid，Aerobid-M	MDI：2吸，250 μg/吸，bid
半水氟尼缩松	Aerospan	MDI：2吸，80 μg/吸，bid
丙酸氟替卡松	Flovent HFA	MDI：2吸，44 μg/吸，110 μg/吸，220 μg/吸，bid
	Flovent Diskus	DPI（干粉吸入）：50 μg，100 μg，250 μg，100 ~ 1000 μg，bid
环索奈德	Alvesco	MDI：1 ~ 2吸，80 μg/吸 bid 160 μg/吸，daily
布地奈德	Pulmicort Turbuhaler	DPI：200 μg/吸，200 ~ 800 μg，bid
	Pulmicort Respules	SVN（小容量雾化器）：0.25 mg/2 ml，0.5 mg/2 ml，once daily or bid
糠酸莫米他松	Asmanex Twisthaler	DPI：220 μg/吸，220 ~ 880 μg，q day
全身皮质类固醇		
泼尼松	Deltasone	片剂和糖浆：成人急性发作期40 ~ 60mg/d，分1 ~ 2次服用。儿
甲泼尼龙	Medrol	童1 ~ 2mg/（kg·d）
	Solu-Medrol	
氢化可的松	Solu-Cortef	
泼尼松龙	Orapred	
长效 β₂受体激动药（LABAs）		
沙美特罗	Serevent	DPI：50 μg/吸，bid
福莫特罗	Foradil	DPI：12 μg/吸，bid
阿福特罗	Brovana	SVN：15 μg/2 ml预混剂，bid
吸入性糖皮质激素与长效 β₂受体激动药		
丙酸氟替卡松加	Advair Diskus	DPI：100 μg，250 μg，or 500 μg 氟替卡松 50 μg沙美特罗，1吸 bid
沙美特罗	Advair HFA	MDI：45 μg，115 μg，or 230 μg，1 ~ 2吸 bid
布地奈德和富马	Symbicort	MDI：80 μg and 160 μg布地奈德和4.5 μg福莫特罗 1 ~ 2吸 bid
酸福莫特罗		
肥大细胞稳定剂		
色甘酸钠	Intal	SVN：1安瓿 20 mg/2 ml qid
		MDI：2吸，800 μg/吸，qid
奈多罗米钠	Tilade	MDI：2吸，1.75 mg/吸，qid
白三烯阻滞药		
扎鲁司特	Accolate	片剂：10 ~ 20 mg
		成人和≥12岁的儿童：20 mg空腹服用，2/d
		5 ~ 11岁的儿童：10 mg 2/d
孟鲁司特	Singulair	片剂：10 mg、4mg、5mg果味咀嚼片；4mg 颗粒包
		成人和≥15岁儿童：10 mg/d
		6 ~ 14岁的儿童：5mg 果味咀嚼片
		2 ~ 5岁儿童：4mg 咀嚼片或者 4mg/d 颗粒包
		6 ~ 24个月的婴儿：4mg/d颗粒包
齐留通	Zyflo	片剂：600 mg
		成人和≥12岁儿童：600mg 4/d

（续　表）

通用名	商品名	用法及用量
单克隆抗IgE抗体		
马珠单抗	Xolair	成人和≥12岁儿童：每4周皮下注射一次，剂量取决于体重和血清中IgE水平
黄嘌呤衍生物		
茶碱	Slo-phyllin，Theolair，Quibron-T/SR Dividose，Bronkodyl，Elixophyllin，Theo-Dur，Uniphyl	根据新陈代谢情况有不同的剂型，片剂、胶囊、糖浆、酊剂、缓释片、缓释胶囊、针剂
胆茶碱	Choledyl SA	根据新陈代谢情况有不同的剂型，片剂、糖浆、酊剂、缓释片、
氨茶碱	Aminophylline	根据新陈代谢情况有不同的剂型，片剂、口服液、针剂、栓剂
二羟丙茶碱	Dylix，Lufyllin	根据新陈代谢情况有不同的剂型，酊剂

数据源自全球哮喘防治计划（GINA）；Global Strategy for Asthma Management and Prevention，updated 2008. Available at: www.goldcopd.org；and Gardenshire DS: Rau's repiratory care pharmacology, ed 7, St. Louis, 2008, Elsevier.

DPI，干粉吸入器；MDI，计量剂量吸入器；SVN，小体积喷雾器。

表5-3　哮喘治疗中常用的缓解药物

药物	商品名	成人剂量
超短效支气管扩张药		
肾上腺素	Adrenaline CL，Epinephrine Mist，Primatene Mist	喷雾剂：1% 溶液（1:100），0.25 ~ 0.5 ml（2.5 ~ 5.0 mg）qid 多剂量吸入剂：0.22 mg/吸，按需吸入
消旋肾上腺素	MicroNefrin，Nephron，S2	喷雾剂：2.25%溶液，0.25 ~ 0.5 ml（5.63 ~ 11.25 mg）qid
新异丙肾上腺素	Isoetharine（HCL）	喷雾剂：1% 溶液，0.5 ml（5.0 mg）q4h
短效 β₂ 受体激动药		
奥西那林	Alupent	喷雾剂：0.4%，0.6%，5% 溶液，0.3 ml（15 mg）3/d，4/d 多剂量吸入剂：650 μg/吸，2 ~ 3 吸 3/d，4/d 片剂：10 mg 和20 mg，3/d，4/d 糖浆：10 mg/5 ml
沙丁胺醇	Proventil Ventolin AccuNeb ProAir	喷雾剂：0.5% 溶液，0.5 ml（2.5 mg），0.63 mg，1.25 mg，2.5 mg 预混剂，3/d，4/d 多剂量吸入剂：90 μg/吸，2 吸 3/d，4/d 用量：2 mg，4 mg，8 mg，2/d，3/d，4/d 糖浆：2 mg/5 ml，1 ~ 2 tsp 3/d，4/d
吡布特罗	Maxair Autohaler	多剂量吸入剂：200 μg/吸，2 吸 1/（4 ~ 6）h
左旋沙丁氨醇	Xopenex，Xopenex HFA	喷雾剂：0.31 mg/3 ml 3/d，0.63 mg/3 ml 3/d，1.25 mg/3 ml 3/d；concentrate 1.25 mg/0.5 ml，3/d 多剂量吸入剂：45 μg/吸 2 吸 1/（4 ~ 6）h
抗胆碱能药物		
异丙托溴铵	Atrovent Atrovent HFA	多剂量吸入剂：18 μg/吸，2 吸 4/d 定量喷雾吸入剂：17 μg/吸，2 吸 4/d 喷雾剂：0.02%溶液（0.2 mg/ml）500 μg 3/d，4/d

（续　表）

药物	商品名	成人剂量
噻托溴铵	Spiriva	点喷射：18 µg/吸，1 吸 daily（one capsule）
β₂受体激动药与抗胆碱能药物		
异丙托溴铵和沙丁胺醇	Combivent	多剂量吸入剂：异丙托溴铵 18 µg/吸、沙丁胺醇 90 µg/吸，2 吸 4/d
	DuoNeb	喷雾剂：异丙托溴铵 0.5 mg、沙丁胺醇 2.5 mg

数据源自全球哮喘防治计划（GINA）：Global Strategy for Asthma Management and Prevention，updated 2008. Available at: www. goldcopd.org；and Gardenshire DS: Rau's repiratory care pharmacology, ed 7, St. Louis, 2008, Elsevier.

COPD，慢性阻塞性肺病；DPI，干粉吸入器；MDI，计量剂量吸入器；SVN，小体积喷雾器。

表 5-4　急性哮喘发作的严重程度分级

	轻度	中度	重度	呼吸窘迫
症状				
呼吸急促	行走时	说话时（早期：难以进食）	休息时（不能进食）	
	可以平卧	喜坐	直坐	
说话方式	可以成句	短语	单词	
情绪	可能焦虑	经常焦虑	经常焦虑	昏昏欲睡或者昏迷
体征				
呼吸频率	增加	增加	通常 ＞30/min	
		小儿清醒时呼吸频率		
		年龄	正常呼吸频率	
		＜2 个月	＜60/min	
		2～12 个月	＜50/min	
		1～5 岁	＜40/min	
		6～8 岁	＜30/min	
辅助呼吸肌的参与胸骨上窝凹陷	通常没有	常见	经常存在	胸腹矛盾运动
哮鸣音	中度，常在呼气末出现	响亮，存在于整个呼气相	通常响亮，存在于吸气相和呼气相	无哮鸣音
心率/min	＜100	100～120	＞120	缓脉
	正常儿童的心率			
		年龄	正常心率	
		2～12 个月	＜160/min	
		1～2 岁	＜120/min	
		2～8 岁	＜110/min	
奇脉	少见 ＜10 mm Hg	可能存在 10～25 mmHg	常见 ＞25 mm Hg（成人） 20～40 mm Hg（儿童）	缺乏时提示呼吸肌疲劳
功能评估				
PEF（%预计值% 个人最佳值）	80%	50%～80%	＜50%预计值或个人最佳值或反应时间＜2 h	

（续　表）

	轻度	中度	重度	呼吸窘迫
PaO$_2$（空气） 和或	正常 不需要测量	＞60 mmHg通常不需要测量	＜60 mmHg可能为低氧血症	
PCO$_2$	＜42 mmHg不需要测量	＜42 mmHg通常不需要测量	≥42 mmHg可能为呼吸衰竭	
SaO$_2$% 海平面 呼吸空气	＞95%不需要测量	91%～95%	＜91%	
幼儿较成人和青少年能容易发生高碳酸血症				

源自国家哮喘教育和预防计划，国家心脏、肺和血液研究所，专家小组报告2：Guidelines for the diagnosis and management of asthma，NIH Pub No. 97, July 1997.

注意：一些参数而不需要全部参数即表明了加重的一般分类。这些参数中许多都有说明被系统地研究过，所以它们只作为一般的指南。

6.治疗方案

（1）氧疗，氧疗可以改善低氧血症，减少呼吸做功，并减少心肌做功。哮喘发作时，由于肺的通气不足，气道痉挛和气道分泌物导致的功能性分流，可以出现低氧血症。氧疗可以部分的改善功能性分流导致的低氧血症（见方案3-1）。

支气管肺的治疗

哮喘导致大量的黏液和分泌物积累，所以需要通过治疗来帮助祛痰（见方案3-2）。

（2）雾化治疗，在哮喘的治疗中，常用交感神经激动药和副交感神经阻滞药。这样来保持支气管平滑肌松弛（见方案3-4）。

（3）机械通气治疗，哮喘持续状态往往导致通气不足。持续的机械通气可以保持一定的通气水平。哮喘持续状态是一种严重的哮喘发作。对通常的药物治疗反应欠佳。当患者疲劳时，通气率就会下降。临床上，患者表现为氧分压和pH持续下降而二氧化碳分压上升。如果不能扭转这个趋势，就应当及时应用机械通气（见方案3-5，方案3-6，方案3-7）。

[病例分析]

哮　喘

一、病史及查体

一名8岁的女孩由于严重的呼吸困难被送到急诊科。该患者从6个月大时即有喘息症状。该患者多次住院，并且疗效均满意。曾应用雾化沙丁胺醇，静脉注射类固醇，茶碱。患者在入院前发生夜间呼吸困难，症状持续加重不缓解。在今晨8时，患者被送入院。

查体可见患者非常焦虑，发育良好。患者自述呼吸困难。患者的生命体征包括：血压152/115mmHg，心率220/min，呼吸频率62/min。体温100°F（华氏度）。发绀，扁桃体肿大。辅助肌肉参与呼吸运动。听诊，可闻及双肺散在干啰音及哮鸣音。PEF为70L/min。患者个人最佳值为200～250L/min。在2L/min吸氧的条件下，血气结果为pH7.17，PaCO$_2$71mmHg，HCO$_3^-$22mmol/L，PaO$_2$47mmHg。X线胸片已拍，结果待回报。医师请呼吸科会诊，暂不用呼吸机。先期应用非侵入性肺部治疗。同时，呼吸科医师给出了会诊意见。

二、呼吸科治疗方案

S：呼吸困难。

O：生命体征：BP 152/115mmHg，HR 220/min，RR 62/min，T 100°F。发绀，辅助肌肉参与呼吸运动。双肺可闻及干啰音及哮鸣音。PEFR:70 L/min，pH 7.17，$PaCO_2$ 71mmHg，HCO_3^- 22mmol/L，PaO_2 47mmHg，胸部X线片待回报。

A：·哮喘严重发作。

·呼吸困难（导致心率加快，血压上升，呼吸频率加快）。

·支气管痉挛（哮鸣音，PEFR降低，病史）。

·气道分泌物增多（干啰音）。

·急性呼吸衰竭（急性呼吸性酸中毒）合并中到重度的低氧血症。

·代谢性酸中毒可能（pH和HCO_3^-的降低不足以用$PaCO_2$为71mmHg来解释），可能为乳酸导致（PaO_2为47mmHg）。

P：氧疗（面罩吸入浓度为80%～100%的氧气）。检测血氧饱和度。雾化吸入（每30min雾化吸入沙丁胺醇0.15ml及2ml生理盐水制成的溶液）。监测PEFR和呼吸音。支气管及肺用药方案（适当的咳嗽与深呼吸）。监测呼吸音，气管插管和呼吸机准备。30min后再次测量血气分析。呼吸科医师留急诊科。

另外，患者在随后的2h内接受静脉注射氨茶碱，类固醇，吸入倍氯米松（每30min吸入2吸，连用4d）。经过治疗，茶碱血药浓度达到12mg/L。患者症状有轻微的改善，动脉血二氧化碳分压达到了79mmHg。呼吸治疗师立即通知医师。给予镇静麻醉，气管插管，上呼吸机。呼吸机参数调节参考呼吸机治疗方法。次日晨，在吸入40%浓度的氧气和呼吸机治疗的条件下，患者pH 7.38，$PaCO_2$ 37mmHg，HCO_3^- 23mmol/L，PaO_2 124mmHg。呼吸机呼吸频率调节为12/min，采用SIMV模式。生命体征血压122/87mmHg，心率93/min，体温98.8°F。双肺哮鸣音仍然

存在。

三、呼吸评估及治疗计划

S：无（患者麻醉带呼吸机）。

O：镇静，麻醉，少量哮鸣音，生命体征：BP 122/87mmHg，HR 93/min，T 98.8°F。ABG: pH 7.38，$PaCO_2$ 37mmHg，HCO_3^- 23mmol/L，PaO_2 124mmHg。呼吸机呼吸频率调节为12/min，采用SIMV模式，吸入40%浓度的氧气。

A：·支气管痉挛缓解（哮鸣音减少，ABG正常）。

·支气管分泌物减少（干啰音减少）。

·在当前呼吸机设定条件下，通气和氧合充分（依据ABG）。

P：应用维库溴铵，继续目前治疗，根据呼吸机治疗方法调节IMV和氧气。继续监测血氧饱和度。

患者继续气管插管24h后，进行了呼吸道清理。经过治疗后，患者轻易脱机，并且拔管。患者在经过哮喘行动计划的记录后不久就出院了。

四、讨论

哮喘是一种潜在的致命性疾病。由于患者在家或者户外，不能及时就诊。该患者的临床表现均可以从支气管痉挛图例和大量气道分泌物图例中找到对应（见图3-11和图3-12）。如，由于通气血流比值降低，肺分流，支气管痉挛导致的静脉血混入和大量气道分泌物导致了低氧血症，随后患者出现血压升高，心率加快和呼吸频率加快。患者焦虑和应用$β_2$受体激动药也可能影响了患者的生命体征（心动过速）。

另外，PEF的下降，辅助呼吸肌的参与，呼吸音减弱，鼾音和哮鸣音反映了气道阻力的存在和空气潴留。这均是由支气管痉挛和大量气道分泌物导致的（见图3-11和图3-12）。患者的动脉血气值提示患者属于重度的哮喘发作。并且根据血气分析值来调整呼吸机参数。虽然常规的呼吸治疗已经及早的进行了干预。经过了初步的治疗，呼吸科专家选择了积极的氧疗和雾化吸入治

疗（方案3-1与方案3-4）。患者在早期给予高流量非再呼吸面罩吸氧（氧气浓度0.85～1.0）。这使得医师可以精确细致的调节吸氧浓度，而患者不会再次吸入呼出的气体。经常测量患者的血气分析和血氧饱和度是必要的。同时需要注意的是吸入支气管扩张药的用药频率（1/30min）。在儿科患者中，往往应用交替疗法来给患者进行持续的支气管扩张药物雾化治疗。

治疗方式的调节可能是①不同的雾化吸入药物或者吸入方式；②更大剂量的药物；③增加用药频率。在本例中，医师选择了第三种方法，显然是失败了（患者进行了气管插管）。

通过这些课程的学习，我们应当认识到，虽然经过积极治疗，但是一部分哮喘发作仍然会加重。该患者在接受了哮喘持续状态的最佳治疗后，仍然需要进行气管插管和呼吸机治疗。如果进一步的积极治疗有效，那么随后的呼吸科专家治疗是必要的。

在急诊科给患者静脉注射氨茶碱来治疗哮喘是有争议的。治疗中需要注意避免茶碱的毒性，有时毒性反应与药物的血清浓度没有直接关系。哮喘急性发作需要持续的监测和经常的SOAP记录。我们在这里看到的2份记录仅是患者病情分析记录的14份中的一小部分。

[自我测试与评估]

在Evolve可以找到问题的答案。要访问其他学者的评估问题和病例分析，为现实案例寻找文本资料，可以访问http://evolve.elsevier.com/DesJardins/respiratory。

1. 在哮喘发作时，支气管平滑肌会增厚到：
a. 平时的2倍
b. 平时的3倍
c. 平时的4倍
d. 平时的5倍

2. 哮喘与下面哪个有关？
（1）杯状细胞的增加
（2）纤毛的破环与黏液清除能力下降
（3）支气管腺体增大
（4）嗜酸性粒细胞的减少
a.（1）和（3）
b.（2）和（4）
c.（1）、（2）和（3）
d.（2）、（3）和（4）

3. 外源性哮喘发作，淋巴细胞产生什么抗体？
a. IgA
b. IgM
c. IgG
d. IgE

4. 什么时候肥大细胞释放化学介质？
（1）支气管扩张发生的时候

（2）支气管腺体分泌过多的时候
（3）血管收缩的时候
（4）组织水肿的时候
a.（1）
b.（2）
c.（2）和（4）
d.（1）和（3）

5. 下列哪项与内源性哮喘相关？
（1）非甾体类抗炎药
（2）呼吸合胞病毒
（3）胃食管反流
（4）亚硫酸氢盐
a.（2）和（3）
b.（3）和（4）
c.（2）、（3）和（4）
d.（1）、（2）、（3）和（4）

6. 哮喘发作时，什么时候出现奇脉？
（1）吸气时左心室充盈
（2）呼气时心排血量减少
（3）呼气时左心室充盈
（4）吸气时心排血量增加
a.（1）

b.（2）

c.（3）

d.（1）和（2）

7.在哮喘发作时，下列哪项异常可以发生？

（1）FRC增加

（2）ERV减少

（3）FEV_1增加

（4）RV减少

a.（1）

b.（2）

c.（1）和（2）

d.（3）和（4）

8.肥大细胞脱颗粒时，释放的是以下哪种介质？

（1）NCFs

（2）ECF-A

（3）组胺

（4）白三烯

a.（2）

b.（3）

c.（2）和（4）

d.（1）、（2）、（3）和（4）

9.在轻到中度的急性哮喘发作的早期，患者的血气分析值可能是？

（1）pH增加

（2）$PaCO_2$增加

（3）HCO_3^-降低

（4）PaO_2降低

a.（1）和（3）

b.（2）和（4）

c.（1）、（2）和（3）

d.（1）、（3）和（4）

10.内源性哮喘发生于几岁后？

a. 20

b. 30

c. 40

d. 50

第6章

支气管扩张症

学习目标

阅读本章后，你需要掌握以下内容：

1.与支气管扩张症相关的肺的解剖学改变，包括以下：

（1）曲张型（梭形）支气管扩张。

（2）圆柱状（管状）支气管扩张。

（3）囊性（囊状）支气管扩张。

2.区别支气管扩张症可能存在的类型：

（1）后天性支气管扩张症。

（2）先天性支气管扩张症。

3.熟悉与支气管扩张症相关的心肺临床表现。

4.熟悉支气管扩张症的一般治疗。

5.熟悉在个案分析中所呈现的SOAPs的临床策略和原理。

6.理解关键词并完成本章自我评估与测试。

关键词

后天性支气管扩张

先天性支气管扩张

管状支气管扩张症

囊状支气管扩张症

Kartagener综合征

曲张型（梭形）支气管扩张症

章节纲要

一、肺的解剖学改变

（一）圆柱状支气管扩张（管状支气管扩张）

（二）曲张型支气管扩张（梭形支气管扩张）

（三）囊性支气管扩张（囊状支气管扩张）

二、病因学和流行病学

（一）后天性支气管扩张

（二）先天性支气管扩张

三、与支气管扩张症相关的心肺临床表现

（一）临床资料

（二）实验室检验及专科检查

（三）X线表现

四、支气管扩张症的一般治疗

（一）呼吸治疗方案

（二）常用的药物治疗

病案分析：支气管扩张症

自我测试与评估

一、肺的解剖学改变

支气管扩张症是以因广泛炎症和支气管壁

软骨，血管，弹性组织，支气管平滑肌各组分的破坏所导致的一个或多个气管慢性扩张和变形为特征的。可能累及单侧或双侧肺。支气管扩张通常局限于一个肺叶或肺段，且常见于肺下叶。较小的支气管因支撑性软骨较少而主要受累。

由于支气管壁的破坏，黏液纤毛清除机制受损。这导致支气管内积聚了大量的支气管分泌物和血液，它们因二次定植的厌氧菌而产生恶臭的气味。这种情况可能会导致二次的支气管平滑肌的收缩和纤维化。受累区域远端的小支气管和细支气管被分泌物部分或全部阻塞。这种情况导致下面一种或两种解剖学改变：①由于气体回流阻塞，导致远端肺泡的过度充气；②由于支气管完全阻塞导致肺不张，实变和纤维化。

支气管扩张症的三种类型或解剖学变化已描述过：曲张型（梭形），圆柱状（管状）和囊性（囊状）。

（一）圆柱状支气管扩张（管状支气管扩张）

（管状）支气管扩张中，支气管是扩张和僵直的，并且有似一根管子一样规则的轮廓。X线检查显示为6～10级扩张的支气管不能逐渐变细，然后，由于黏液阻塞而出现末端突然中断（图6-1B）。

（二）曲张型支气管扩张（梭形支气管扩张）

在曲张型支气管扩张（梭形支气管扩张）中，支气管是呈不规则地扩张和缩小，像曲张的静脉一样，最后导致气管呈扭曲，球根状（图6-1A）。

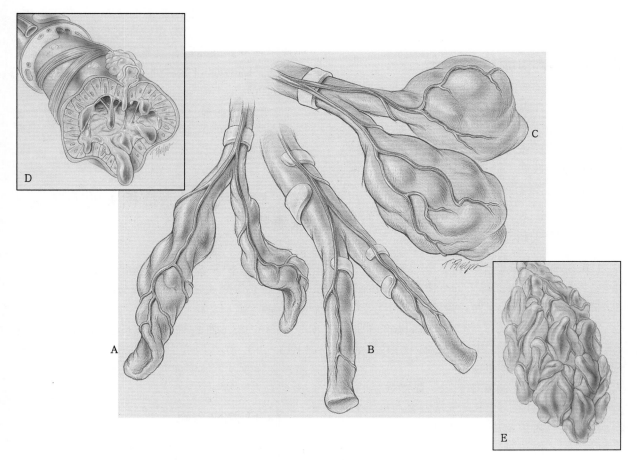

图6-1 支气管扩张症

A.曲张型支气管扩张；B.圆柱状支气管扩张；C.囊性（囊状）支气管扩张；图中也展示了支气管分泌物过多（D）和肺不张（E），两者都是该病引起的常见解剖学改变

（三）囊性支气管扩张（囊状支气管扩张）

在囊性（囊状）支气管扩张中，支气管直径进行性增加，直到在肺实质内变为巨大的囊肿样囊状物。这种形式的支气管扩张症对支气管树损伤最为严重。支气管壁变为仅由纤维组织构成，而软骨，弹性组织和平滑肌均缺乏（图6-1C）。

下面是与支气管扩张症相关的病理或结构上的主要变化：

1.支气管气道的慢性扩张和扭曲。

2.过度产生通常为充满恶臭气味的痰液（图6-1D）。

3.支气管痉挛。

4.肺泡过度充气（空气陷闭）。

5.肺不张（图6-1E）。

6.肺实变和肺实质纤维化。

7.由于腐蚀支气管动脉而继发出血。

二、病因学和流行病学

由于对下呼吸道感染抗生素使用的增加，如今支气管扩张症并不如几十年前一样常见。＞60%的支气管扩张患者的基础病因是不清楚的。支气管扩张症按病因分类可分为后天性支气管扩张症和先天性支气管扩张症。

（一）后天性支气管扩张

1.反复肺部感染　支气管扩张症常见于反复和迁延发作的下呼吸道感染的个体身上（如肺炎，肺结核，肺真菌感染）。如，频繁发作的支气管肺炎，因麻疹、水痘、百日咳或流感引起的呼吸系统并发症的儿童，在其以后的生命中可能会罹患某种形式的支气管扩张症。

2.支气管阻塞　由异物误吸，黏液栓，肿瘤，增大的肺门淋巴结引起的支气管阻塞可能导致阻塞远端的支气管扩张症。这种阻塞损坏了黏膜纤毛清除机制，反过来，这种受损有助于坏死性细菌感染的发生发展。

3.吸入和误吸　支气管扩张症有时见于大量吸入气体（如铵）或者慢性误吸胃液的患者。

（二）先天性支气管扩张

1.肺囊性纤维化　在当今美国，据估计肺囊性纤维化导致约50%支气管扩张症的病例。由于囊性纤维化相关的黏膜纤毛清除机制功能受损所致大量黏液在气道内停滞，通常导致黏液栓引起的支气管阻塞和支气管壁反复感染。在这些情况下，不断发展的坏死性炎症经常导致继发的支气管扩张症。

2.Kartagener综合征　Kartagener综合征（也被称作Kartagener三联征，Siewert综合征，右位心-支气管扩张-鼻窦炎综合征，原发纤毛运动障碍［PCD］，纤毛不动综合征）是常染色体隐性遗传疾病。Kartagener综合征被描述为一个三联征疾病包括支气管扩张，右位心（心脏位于右侧胸腔），鼻窦炎。患有Kartagener综合征的患者的整个呼吸道，鼻窦，咽鼓管，中耳，输卵管的纤毛都是有缺陷的。由于遍及支气管树有缺陷的纤毛，患者不能够有效清除分泌物和致病菌。这种情况导致了长期黏液滞留，反复呼吸道感染，损害支气管壁。Kartagener综合征占所有先天性支气管扩张症的20%）。

3.全身性疾病　支气管扩张症与几种系统性疾病有关，例如风湿性疾病，炎性肠病，获得性免疫缺陷综合征。

三、与支气管扩张症相关的心肺临床表现

支气管扩张症相关的主要的肺解剖学改变（图6-1）包括大量的支气管分泌物（图3-12）、支气管痉挛（图3-11）、肺不张（图3-8）、肺实变（图3-9）、肺泡毛细血管膜厚度的不断增加（图3-10），这些改变引发（或激活）病理生理机制，会导致以下临床表现。

（一）临床资料

根据支气管分泌物的量和支气管扩张症相关的支气管破坏和纤维化的程度，支气管扩张症可能会导致阻塞性或限制性肺病或者两者兼有。如果大多数气道仅仅部分阻塞，支气管扩张症主要

表现为阻塞性肺疾病。相反，如果大多数气道完全阻塞，远端肺泡萎陷，会导致肺不张，支气管扩张症主要表现为限制性通肺疾病。最后，如果支气管扩张只局限于一小部分肺，通常这类患者可能不会有下述临床表现。

1.体格检查。

2.生命体征。

3.呼吸频率增加（呼吸急促）若干个病理生理机制同时发生可能导致通气速率的增加：

（1）外周化学感受器的刺激（低氧血症）。

（2）肺顺应性减少和通气速率相应增加。

（3）焦虑。

4.心率（脉率）和血压的增加。

5.吸气时辅助呼吸肌肉的使用。

6.呼气时辅助呼吸肌肉的使用。

7.缩唇呼吸（当以气道阻塞为主时）。

8.胸腔前后径的增加（桶状胸）（当以气道阻塞为主时）。

9.发绀。

10.杵状指。

11.周围性水肿和静脉扩张：因为红细胞增多和肺源性心脏病与严重的支气管扩张相关，将会看到下面的临床表现：

（1）颈静脉怒张；

（2）凹陷性水肿；

（3）肝区压痛和扩大。

12.咳嗽，咳痰，咯血：慢性咳嗽伴大量恶臭样痰是支气管扩张症的特征。24h痰液搜集通常量多且易沉淀分多层。在痰中常常可以看见血丝，可能来源于坏死的支气管壁和破坏的支气管动脉。咯血也时有发生，但是，很少威及人的生命。由于大量的支气管分泌物，二次细菌感染是常见的。支气管扩张症患者痰中培养的常见有流感嗜血杆菌、链球菌、铜绿假单胞菌和各种厌氧菌。

支气管扩张症中排痰性咳嗽由充满支气管树的大量分泌物而诱发。停滞的分泌物会刺激支气管上皮下的机械性刺激感受器，会依次产生一个引起咳嗽的迷走神经反射。虽然上皮下机械性感受器可以在气管，支气管，细支气管被找到，但是它们主要分布在上呼吸道。

13.胸部查体所见

（1）当支气管扩张症以阻塞性为主时：

①触觉语颤和语音共振的减弱；

②叩诊呈过清音；

③呼吸音减弱；

④哮鸣音；

⑤鼾音。

（2）当支气管扩张以限制为主时（在不张和实变的区域之上）：

①触觉语颤和语音共振的增加；

②支气管呼吸音；

③湿啰音；

④耳语音；

⑤叩诊浊音。

（二）实验室检验及专科检查

1.肺功能检查结果

中度到重度支气管扩张
（当以阻塞为主的肺病理生理）

用力呼气流速结果			
FVC	FEV_T	FEV_1/FVC	$FEF_{25\%\sim75\%}$
↓	↓	↓	↓
$FEF_{50\%}$	$FEF_{200\sim1200}$	PEFR	MVV
↓	↓	↓	↓

肺容量和肺容积结果				
V_T	IRV	ERV	RV	
N或↑	N或↓	N或↓	↑	
VC	IC	FRC	TLC	RV/TLC 比值
↓	N或↓	↑	N或↑	N或↑

2.肺功能测试结果

中度到重度支气管扩张
（当以限制为主的肺病理生理）

用力呼气流速结果			
FVC	FEV_T	FEV_1/FVC	$FEF_{25\%\sim75\%}$
↓	N或↓	N或↑	N或↓
$FEF_{50\%}$	$FEF_{200\sim1200}$	PEFR	MVV
N或↓	N或↓	N或↓	N或↓

肺容量和肺容积结果				
V_T	IRV	ERV	RV	
N或↓	↓	↓	↓	
VC	IC	FRC	TLC	RV/TLC 比值
↓	↓	↓	↓	N

3.动脉血气分析

支气管扩张

中到重度——急性肺泡过度通气伴随低氧血症（急性呼吸性碱中毒）

pH	PaCO_2	HCO_3^-	PaO_2
↑	↓	↓（轻度）	↓

重度——慢性呼吸衰竭伴低氧血症（代偿性呼吸性酸中毒）

pH	PaCO_2	HCO_3^-	PaO_2
N	↑	↑（轻度）	↓

慢性呼吸衰竭的急性加重

因为慢性呼吸衰竭的患者经常发生急性通气变化，所以呼吸治疗医师必须熟悉和警惕下面内容：

①慢性呼吸衰竭基础上发生急性肺泡过度通气，和（或）

②慢性呼吸衰竭基础上发生急性呼吸衰竭（急性肺通气不足）

氧合指数*（中到重度支气管扩张）

$\dot{Q}_s/\dot{Q}_T$	DO_2†	$\dot{V}O_2$	C（a-v̄）O_2	O_2ER	Sv̄o_2
↑	↓	N	N	↑	↓

* C（a-v̄）O_2.动静脉血氧分压差；DO_2.总氧输送量；O_2ER.氧气提取率；$\dot{Q}_s/\dot{Q}_T$.肺分流比率；Sv̄O_2.混合静脉血氧饱和度；$\dot{V}O_2$.氧消耗。

†患者在乏氧状态得到以下补偿时总氧输送量可以正常：①心排血量增加；②血红蛋白升高；③两者都有。当氧总运输量是正常的，氧气提取率通常也是正常的

血流动力学指数†（中到重度支气管扩张）

CVP	RAP	P̄A	PCWP	CO	SV
↑	↑	↑	N	N	N
SVI	CI	RVSWI	LVSWI	PVR	SVR
N	N	N	N	N	N

†CO.心排血量；CVP.中心静脉压；LVSWI.左心室做功指数；P̄A.平均肺动脉压；PCWP.肺毛细血管楔压；PVR.肺血管阻力；RAP.右心房压；RVSWI.右心室做功指数；SV.每搏输出量；SVI.心搏出量指数；SVR.全身血管阻力

4.异常实验室检验和检查

（1）血液学

①血细胞比容和血红蛋白的增加。

②若患者为急性感染，白细胞会升高。

（2）痰液检查

①肺炎链球菌；

②流感（嗜血）杆菌；

③铜绿假单胞菌；

④厌氧菌。

（三）X线表现

1.胸部X线片　当支气管扩张症的患者以阻塞病变为主时：

（1）肺野透过度增加。

（2）膈肌降低或水平。

（3）长而窄的心脏影（膈肌下移）。

（4）扩大的心脏影。

（5）有（或）无实变和（或）肺不张的区域。

当支气管扩张症的病理生理学以阻塞为主时，肺会变得充气过度，导致功能性残气量增加和膈肌压低。在支气管扩张晚期阶段，可继发左右心室扩张和衰竭，在胸部X线片上可见扩大的心脏。

尽管在鉴别特定的支气管扩张类型上（如囊状，曲张，柱状），胸部X线片不如计算机断层扫描（CT）有诊断价值，但是在大多数病例中，仔细观察胸部X线片通常能发现异常影响学表现。如图6-2展示的是一个巨大的囊性支气管扩张和肺膨胀过度患者的胸部X线片。

2.当支气管扩张以限制性病变为主时

（1）肺不张和肺实变；

（2）肺浸润影（提示肺炎）；

（3）不透明度的增加。

在一般的支气管扩张症，如常见于肺囊性纤维化中，通常存在肺部过度膨胀。但是，当支气管扩张症局限时，胸部X线片经常显示局限病变，如肺不张，实变和浸润。由于支气管扩张可导致肺不张和实变，在胸部X线片上这些区域可见不透明度的增加和肺容积的减少。图6-3显示了一个因左肺下叶支气管扩张而肺容积显著降低的患者。图6-4显示的是一个严重肺容积减少的Kartagener综合征患者。

3.支气管造影　有时对罹患支气管扩张症的患者行支气管造影术（把阳性造影剂注射到气管支气管树内）。支气管造影可用于诊断支气管扩张症并绘出所涉及的气管支气管的范围和类型。柱形支气管扩张症中行支气管造影检查，可以显示扩张的、圆柱形态的支气管（图6-5）。囊状支气

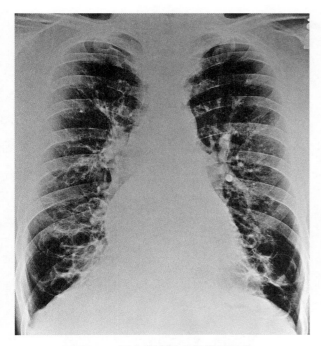

图6-2 巨大的囊性支气管扩张症

后前位胸部X线片示膨胀过度的肺脏。有多个环状不透明区，以肺基底部最为显著，直径范围在3～15mm。（选自Hansell DM，Armstrong P，Lynch DA，McAdams HP，eds: *Imaging of diseases of the chest*，ed 4，Philadelphia，2005，Elsevier.）

管扩张症中可显示出大的，囊形结构；纤维化的痕迹；伴随的肺不张；邻近的肺气肿（图6-6）。曲张型支气管扩张症中可显示出不规则扩张和缩小的支气管，最后以扭曲和球形支气管结束（图6-7）。胸部CT已经在很大程度上取代了这项技术。

4.**计算机断层扫描（CT扫描）** 常见支气管壁不透明度增加。支气管壁可能显现如下：

（1）增厚；

（2）膨大；

（3）环状线或集簇；

（4）印戒征；

（5）火焰状。

胸部CT扫描改变可能包括许多与胸部X线片相似的所见。支气管壁可能显示出厚的，扩大的，或者环状不透明区，呈线状或者簇状排列。支气管扩张的特征性影像学表现是印戒征，由扩张气道及其伴随动脉环影而形成（图6-8）。

通过胸部CT可以确定支气管扩张的分型。图6-9证实了圆柱状支气管扩张症的存在。图6-10

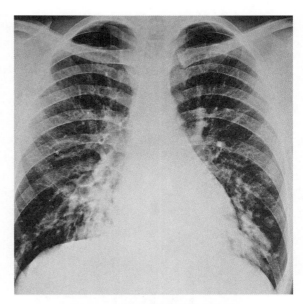

图6-3 左肺下叶支气管扩张症

凹陷的肺门，垂直的左主支气管，纵隔移位和左侧透过度增高表明左下叶肺容积显著丧失。（选自Hansell DM，Armstrong P，Lynch DA，McAdams HP，eds: *Imaging of diseases of the chest*，ed 4，Philadelphia，2005，Elsevier.）

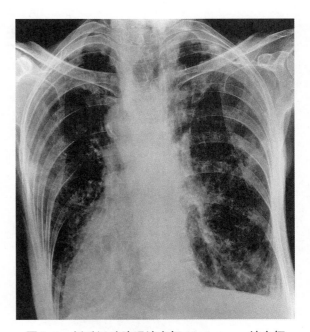

图6-4 纤毛运动障碍综合征-Kartagener综合征

这位62岁的女患者提供与支气管扩张症相符的40年病史。主动脉弓，降主动脉，心脏和胃泡都在右侧。有弥漫性复杂肺改变伴环形透光区。透过心脏可以看到粗大分支带状阴影，代表着扩张的充满分泌物的气道。（选自Hansell DM，Armstrong P，Lynch DA，McAdams HP，eds: *Imaging of diseases of the chest*，ed 4，Philadelphia，2005，Elsevier.）

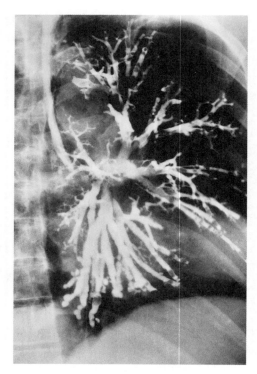

图6-5　圆柱状支气管扩张症

左肺支气管造影术的左后斜位投影显示出圆柱状支气管扩张，除了上段，影响了整个下叶。很少的侧支被造影填满。基底部的气道聚集在一起，说明下叶肺体积的减少，在支气管扩张中，这是一个普遍的现象。（选自 Hansell DM, Armstrong P, Lynch DA, McAdams HP, eds: *Imaging of diseases of the chest*, ed 4, Philadelphia, 2005, Elsevier.）

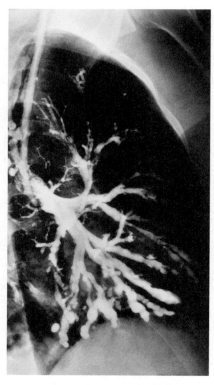

图6-7　曲张型支气管扩张症

纤毛运动障碍综合征患者左肺支气管造影术后的左后斜位投影。曲张型支气管扩张影响所有基底段支气管。（选自 Hansell DM, Armstrong P, Lynch DA, McAdams HP, eds: *Imaging of diseases of the chest*, ed 4, Philadelphia, 2005, Elsevier.）

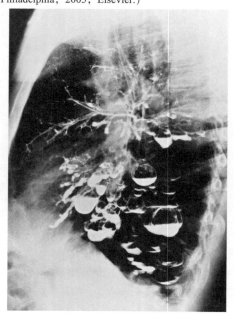

图6-6　囊性（囊状）支气管扩张症

右外侧支气管造影显示囊状支气管扩张主要影响下叶和上叶后段

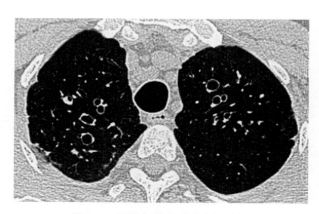

图6-8　囊性纤维化患者的印戒征

（选自 Hansell DM, Armstrong P, Lynch DA, McAdams HP, eds: Imaging of diseases of the chest, ed 4, Philadelphia, 2005, Elsevier.）

显示了曲张型支气管扩张。图 6-11 显示了囊状支气管扩张。

充满分泌物的气道产生圆形或火焰型不透明区，顺着不透明区通过邻近截面到未填充分泌物的气道加以辨别。胸部CT还可以证实肺不张，实变，纤维化，瘢痕形成和过度充气。

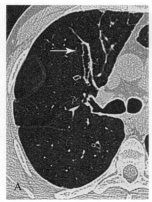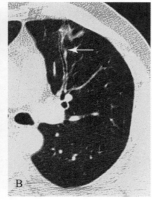

图6-9　圆柱状支气管扩张症

示例来自于两位患者。与上叶前段的平面相平行的气道显示出圆柱状支气管扩张的特征改变；支气管比正常支气管宽，当它们向肺外周方向走行时，没有逐渐变细（箭头所示）。（选自 Hansell DM，Armstrong P，Lynch DA，McAdams HP，eds：*Imaging of diseases of the chest*，ed 4，Philadelphia，2005，Elsevier.）

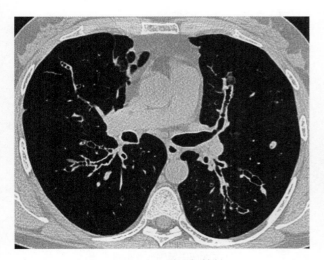

图6-10　曲张型支气管扩张

变应性支气管肺曲霉病和囊性纤维化的患者。支气管扩张患者的气道有一个波状的，串珠样的影像学表现。（选自 Hansell DM，Armstrong P，Lynch DA，McAdams HP，eds：Imaging of diseases of the chest，ed 4，Philadelphia，2005，Elsevier.）

四、支气管扩张症的一般治疗

一般治疗计划目的在于控制肺部感染，气道分泌物，气道阻塞和预防并发症。日常的体位引流和有效的咳嗽练习去除支气管分泌物是常规治疗的一部分。在支气管扩张急性加重期间，医师经常应用抗生素，支气管扩张药和祛痰药。儿童期间疫苗和每年定期注射流感疫苗有助于减少一些感染的流行。避免上呼吸道感染，吸烟和污染的环境也有助于减少这些患者肺炎的易感性。对于大咯血或者对内科非手术治疗反应差的患者，可以行外科肺叶切除术。

（一）呼吸治疗方案

1.氧疗　氧疗常用于治疗低氧血症，降低呼吸做功和减少心肌做功。支气管扩张症引发的低氧血症通常是由该疾病相关的肺血管分流引起的。当在支气管扩张症的晚期，患者表现为慢性呼吸衰竭时，必须注意勿过度氧疗（氧疗方案3-1）。

2.支气管肺部的卫生保健方案　许多支气管卫生保健治疗方法可用来增加支气管分泌物的排除（见支气管肺部卫生保健程序，方案3-2）。

3.肺部复张治疗程序　保护远端肺复张的措施包括深呼吸和咳嗽的使用，诱发性肺活量测定法（肺复张治疗程序，方案3-3）。

4.雾化吸入药物治疗程序　在支气管扩张中，

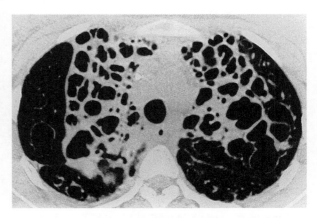

图6-11　位于上叶的囊状支气管扩张（晚期）

（选自 Hansell DM，Armstrong P，Lynch DA，McAdams HP，eds：*Imaging of diseases of the chest*，ed 4，Philadelphia，2005，Elsevier.）

拟交感神经和抗副交感神经药物都常用来促使支气管平滑肌松弛（雾化吸入治疗方案3-4和附录B）。

　　5.机械通气程序　机械通气可能是提供和支持肺泡气体交换并最终恢复患者的自主呼吸所必需的。因为慢性呼吸衰竭基础上发生急性呼吸衰竭常见于重度支气管扩张症患者，所以当我们认为急性呼吸衰竭是可逆的时，就必须要使用持续机械通气——例如：当急性肺炎作为并发因素而存在（见机械通气方案3-5，方案3-6，方案3-7）。

（二）常用的药物治疗

　　1.祛痰药　当口服液和雾化吸入疗法单独使用不足以促进痰液排出时，可以加用化痰药物（见附录B，祛痰药）。临床结果不确定。

　　2.抗生素　抗生素通常用来治疗相关的呼吸道感染（附录C，抗生素）。

[病案分析]

支气管扩张症

一、入院病史

　　31岁的男患者因为其日渐加重的排痰性咳嗽咨询他的医师。患者自述7年前患过一次"严重"的右下肺肺炎并从那时起总有反复的肺炎发作。在缓解期或发作期，他都经常接受抗菌药物的治疗，一直疗效良好。然而，6个月前他发现慢性咳嗽已变得日趋严重，并且首次咳出大量痰液。最近，他每天咳出已多达一杯黏稠的黄白相间的痰液。在过去的2～3d，他注意到痰中带有深色血液。他同时出现了活动后气短，但这不特别影响生活。既往病史有青春期的慢性鼻炎，但症状不显著。

　　体格检查显示为一个发育良好的成年男性，无明显痛苦表情。生命体征都在正常范围内。口腔温度98.4°F。在检查期间，他咳嗽很频繁，并咯出中等量黏稠的黄色痰，痰中有血丝。右下肺野后部可闻及干啰音及湿啰音。在呼吸空气并休息条件下，血氧饱和度为85%。

　　实验室检查结果显示出轻度白细胞增多，其余指标正常。痰培养示流感嗜血杆菌。胸部CT结果示右肺下叶支气管囊状扩张。在此时，负责评估和治疗该患者的呼吸治疗医师，在患者的病历中记录如下信息。

二、呼吸评估与治疗计划丨

　　S：排痰性咳嗽，咯血，过去5个月内有加重。活动后轻度呼吸困难。

　　O：生命体征：正常。无发热。有中等量黏稠、脓性、带血丝痰液。右下肺可闻及干啰音与湿啰音。痰培养示流感嗜血杆菌。胸部CT示右肺下叶支气管囊状扩张。

　　A：肺炎后继发右肺下叶支气管扩张（病史和胸部CT）

　　过度的气道分泌物和痰液（干啰音和咳痰）。

　　急性支气管感染和咯血（黄色痰带血丝）。

　　中度低氧血症（SpO_2）。

　　P：氧疗程序（鼻导管氧流量为2L/min）。雾化吸入和支气管肺部的卫生保健程序（药物：雾化 0.5ml 20%对乙酰半胱氨酸和沙丁胺醇 0.5ml，CPT和PD后，q6h）。

　　患者接受较高强度的胸部物理和化痰治疗。医师给予了抗生素和肺炎疫苗。患者3d后好转出院。并告知他未来如发生任何肺部感染需要立刻就诊。同时指导他的妻子学习体位引流排痰技术。

　　大约6个月以后，患者因"排痰性咳嗽，左胸疼痛（深呼吸加重），寒战，发热3d伴双下踝明显浮肿"入急诊科。自从上次住院以来，他仅做过"每周1或2次"CPT和PD，体重增加了30磅，并且他已经找到了一个油漆工学徒的新工作。他承认偶尔吸烟。没有已知的感染性疾病暴露史。

体格检查提示这个年轻人有显著的呼吸窘迫。他的生命体征示血压160/100 mmHg，心率110/min，律齐，呼吸频率20/min，口腔温度为101.5°F。他的痰液有臭味（粪便的气味），并呈黏稠的黄绿色。咳嗽剧烈。听诊示双下肺可闻及哮鸣音和湿啰音。有轻度杵状指（趾）。医师在病历诊断部分写下"支气管扩张症"。

尽管做了胸部X线片，但结果尚未看到。患者的白细胞是23.5×10^9/L，分叶核中性粒细胞占80%，带状核占10%。吸入室温空气，动脉血气分析示pH: 7.51，$PaCO_2$: 28 mmHg，HCO_3^-: 21，PaO_2: 45 mm Hg。休息状态时血氧饱和度为86%；当他下床去卫生间时下降至78%。呼吸治疗医师在患者的急诊病历中记录下列信息。

三、呼吸评估与治疗计划 II

S：咳嗽，左侧胸膜炎性疼痛，寒战，发热，下肢水肿。他没有常规做CPT和PD检查。体重增加30磅，吸烟。

O：HR 110/min；RR 20/min；BP 160/100mmHg；T 101.5°F；SpO_2（室内空气，休息）86%，轻度的活动后下降至78%。浓稠痰液，黄绿色，有恶臭味。双肺可闻及干湿啰音。剧烈咳嗽。杵状指（趾）。白细胞是23.5×10^9/L（分叶核嗜中性白细胞占80%，带状核为10%。室内空气下，动脉血气分析示pH: 7.51，$PaCO_2$: 28mmHg，HCO_3^-: 21，PaO_2: 45mmHg。

A：支气管扩张症（既往病史）。

过度的气道分泌物（浓稠痰，干啰音）。

感染（发热，黄绿痰）；有排出分泌物的能力（剧烈咳嗽）。

急性肺泡通气过度合并重度低氧血症（动脉血气分析）。

顺位引流疗法和戒烟（病史）。

P：阅读胸部X线片。氧疗程序（鼻导管2L/min）。雾化吸入程序和支气管肺部卫生保健程序（经鼻吸入最低有效剂量2.0ml，其中20%化痰口服液是沙丁胺醇，剂量是0.5ml，CPT和PD后，1/6h吸入）。痰培养的获取。计算进&出量。复查血气分析。患者同其妻子一起再回顾深吸深咳，振颤排痰技术以及肺部康复策略。提供戒烟和减轻体重计划。

四、讨论

呼吸科医师治疗支气管扩张患者面临的主要挑战是如何有效地去除支气管肺分泌物。多年来，体位引流法和拍击法，充分的补充循环液体量，审慎的使用抗生素已经成为治疗的标准。最近以来，间断的化痰药物使用，振荡通气，肺复张治疗（见方案3-3）已变得更加常用。当然，像实质性肺感染如肺炎须及时就诊一样，肺炎链球菌的预防是很重要的。临床上慢性支气管扩张症和囊性纤维化区别是微妙的，在罹患支气管扩张症的患者中总是要排除后者。支气管扩张症的长期治疗目标是预防破坏性肺部感染和避免频繁住院治疗。咯血经常是存在比较深在感染的标志，需要抗生素的治疗。

贯穿于该病例的临床表现都基于与过多气道分泌物相关的临床场景。如，浓稠黄色痰导致V/Q比率下降，静脉混合，低氧血症。这些病理生理机制引起血压上升，心率增加，急性肺泡通气过度伴有中度低氧血症和干啰音的临床表现。

与低氧血症相关的杵状指是支气管扩张症的另一临床表现。在首次评估后，氧疗程序和支气管肺部卫生保健程序都被适当的执行（见方案3-1和方案3-2）。临床医师阅读胸部X线片使其能把体位引流治疗作为目标。从这些程序中选择了鼻导管低流量吸氧和雾化吸入支气管扩张药（沙丁胺醇）和化痰药物（乙酰半胱氨酸），胸部拍击法，体位引流法治疗方法且疗效肯定。

最后，在第二次入院时，患者的不配合是明显的（如体重增加，恢复吸烟，在有粉尘环境中工作，不能持续做CPT和PD），这可进一步复杂化患者的呼吸系统疾病。为了应对患者的病情，整个呼吸治疗方案由增加治疗频率而升级，有力强调了患者对自身健康关注的责任。

[自我测试与评估]

下面问题的答案在上文中均能找到。为了学习其他的研究评估问题和个案分析，可以访问：http://evolve.elsevier.com/DesJardins/respiratory。

1.下列哪种支气管扩张症表现为非规则形式的支气管扩张和缩小？

（1）梭状的

（2）囊状的

（3）曲张的

（4）圆柱状的

a.（2）

b.（3）

c.（2）和（4）

d.（1）和（3）

2.下列哪种疾病是最常见的获得性支气管扩张？

（1）低丙球蛋白血症

（2）肺结核

（3）Kartagener综合征

（4）囊性纤维化

a.（1）

b.（2）

c.（3）

d.（3）和（4）

3.支气管扩张症患者以阻塞为主时，常见的肺功能变化是？

（1）FRC下降

（2）FEF25%～75%增加

（3）PEFR下降

（4）Vmax50增加

a.（1）

b.（3）

c.（1）和（4）

d.（2）和（4）

4.下列哪种胸部X线片所见是以阻塞为主的支气管扩张症或与之相关的？

（1）扩大的心脏

（2）膈肌变得水平或压低

（3）长和狭窄的心脏

（4）肺野透过度增高

a.（1）和（2）

b.（3）和（4）

c.（2）、（3）和（4）

d.（1）、（2）、（3）和（4）

5.下列哪种症状是支气管扩张症特征性表现？

a.慢性咳嗽和大量恶臭痰

b.异常的支气管造影照片

c.慢性呼吸衰竭急性加重

d.限制性和阻塞性混合的肺部疾病表现

6.下列哪种是支气管扩张患者痰培养中常见致病菌？

（1）肺炎链球菌

（2）铜绿假单胞菌

（3）流感嗜血杆菌

（4）克雷伯菌

a.（3）

b.（4）

c.（1）、（2）和（3）

d.（1）、（2）、（3）和（4）

7.当支气管扩张症病理生理以阻塞为主时，下列哪些是患者的临床表现？

（1）触觉和语音震颤的减弱

（2）支气管呼吸音

（3）叩诊浊音

（4）干啰音和哮鸣音

a.（2）

b.（3）

c.（1）和（4）

d.（2）和（4）

8.下列哪项诊断程序经常被用来诊断支气管扩张？

（1）动脉血气分析

（2）支气管造影术

（3）氧合指数

（4）计算机X线体层摄影术

a.（2）

b.（3）

c.（1）和（3）

d.（2）和（4）

9.下列哪项是引起支气管扩张的先天因素？

（1）百日咳

（2）囊性纤维化病

（3）水痘

（4）麻疹

a.（1）

b.（2）

c.（3）和（4）

d.（1）和（3）

10.下列血流动力学监测指标哪项是支气管扩张症或与之相关的？

（1）CVP下降

（2）PA上升

（3）RVSWI下降

（4）RAP上升

a.（2）

b.（3）

c.（2）和（4）

d.（1）和（3）

第7章

囊性纤维化

学习目标

阅读本章后，你需要掌握以下内容：

1.列举囊性纤维化的肺解剖学改变。

2.描述囊性纤维化的病因和分类。

3.列举囊性纤维化相关的心肺临床表现。

4.描述病例分析中提出的SOAP的临床策略和依据。

5.理解关键词，并完成本章自我评估与测试。

关键词

羊膜腔穿刺术

绒毛膜绒毛活检

囊性纤维化跨膜传导调节因子（CFTR）

电位差

基因检测

胰蛋白酶免疫反应检测（IRT）

胎粪性肠梗阻

鼻电位差（NPD）

毛果芸香碱

孟德尔模型标准

发汗试验

章节纲要

一、肺的解剖学改变

二、病因学和流行病学

　　囊性纤维化是如何遗传的

三、筛查和诊断

（一）发汗试验

（二）免疫反应性胰蛋白酶原测试

（三）粪便脂肪检测

（四）鼻电位差

（五）基因检测

（六）产前检查

四、与囊性纤维化相关的心肺系统临床表现

（一）临床资料

（二）咳嗽、咳痰和咯血

（三）实验室及专科检查

（四）影像学表现

（五）呼吸系统外常见的临床表现

五、囊性纤维化的一般治疗

　　呼吸护理治疗方案

病例分析：囊性纤维化

自我测试与评估

一、肺的解剖学改变①

　　尽管囊性纤维化患者出生时肺表现正常，但异常的结构改变很快就会发生。起初，患者出现支气管腺体肥大和杯状细胞化生，分泌大量浓厚黏稠的黏液。由于这种黏液特别黏稠，因此正常的黏液纤毛清除机制受损，许多支气管和细支气管部分或完全阻塞（黏液栓）。部分阻塞导致肺泡过度膨胀，完全阻塞则导致不规则性肺不张。囊性纤维化相关的肺部解剖学改变可同时引起限制性和阻塞性通气功能障碍，而支气管分泌过盛、支气管阻塞和肺过度充气则是囊性纤维化晚期的主要特征。

　　气管支气管树内存在的大量黏液是良好的细菌培养基，其中生长的细菌以金黄色葡萄球菌、流感嗜血杆菌和铜绿假单胞菌最为常见。同时，一些革兰阴性细菌也与囊性纤维化相关，如嗜麦芽窄食单胞菌、洋葱伯霍尔德杆菌、皮氏伯霍尔德杆菌和唐菖蒲伯克霍尔德菌。气道内的感染会进一步刺激黏液产生，继而损害黏液纤毛转运系统，导致支气管平滑肌痉挛。随着疾病进展，患者会表现出复发性肺炎、慢性支气管炎、支气管扩张和肺脓肿的体征和症状（图7-1）。

　　与囊性纤维化相关的主要病理学改变和解剖结构改变列举如下：

　　1.在气管支气管树产生并积累了过多的浓稠的黏液。

　　2.部分性支气管阻塞（黏液栓）。

　　3.肺泡过度充气。

　　4.完全性支气管阻塞（黏液栓）。

　　5.肺不张。

二、病因学和流行病学

　　囊性纤维化是在儿童时期发病的最常见的遗传性疾病，是由于一对位于7号染色体上的基因发生突变引起的一种常染色体隐性遗传病。通常

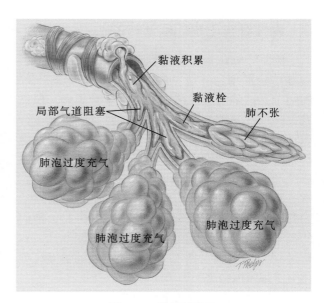

图7-1　囊性纤维化

情况下，人体内的每一个细胞（除生殖细胞）有46条染色体——23对（其中一半继承自父亲，另一半来自母亲）。现已发现编码囊性纤维化跨膜传导调节因子（CFTR）的基因有1000余种不同的突变。与囊性纤维化相关的遗传缺陷是7号染色体（q31片段）上编码苯丙氨酸的第508（ΔF508）位密码子上3个碱基对的缺失。由于这三个碱基对的缺失，使CFTR基因功能失调。这是与囊性纤维化相关的最常见的基因突变，占囊性纤维化受试者的70% ~ 75%。

　　这种CFTR基因的异常表达导致了多种上皮细胞的钠、氯离子的异常转运，包括支气管、肠、胰腺、肝管、汗腺和输精管黏膜的上皮细胞。最终，黏液积聚在肺组织中。同时，黏液也阻塞胰管，阻止胰酶到达肠道，抑制了蛋白质和脂肪的消化，进而导致了维生素A、维生素D、维生素E和维生素K的缺乏。此外，腹泻、营养不良、体重减轻等症状在囊性纤维化患者中也很常见。一些患病的婴儿在出生不久后便出现了肠道堵塞，这种现象叫作胎粪性肠梗阻。大多数男性患者由于输精管的功能缺失或不健全导致不育。而在女性患者中，不孕不育并不常见。

---

① 囊性纤维化不只影响肺部，它同时也影响了身体其他部位外分泌腺的功能。除了特征性的肺部异常黏稠分泌物，临床上还表现出胰腺功能不全和汗液高钠。

囊性纤维化是如何遗传的

囊性纤维化是一种隐性遗传病，因此儿童必须继承分别来自父母（囊性纤维化基因携带者）的两个有缺陷的囊性纤维化基因才会患病。虽然囊性纤维化基因的携带者可以通过基因检测进行识别，但杂合的携带者并无症状。如果父母双方都携带有患病基因，他们孩子患病的可能性（不分性别）遵循孟德尔定律：25%患病，25%完全正常（不携带患病基因），50%成为患病基因携带者。因此，当两个人都带有囊性纤维化基因时，他们的孩子有1/4的概率患病（图7-2）。据估计，有超过10万的美国人是不知情且无症状的囊性纤维化突变基因携带者。

根据囊性纤维化基金会的数据显示，在美国有约3万名儿童和成人受囊性纤维化的困扰，同时每年有约1000例新增病例被确诊为囊性纤维化（全球7万例）。2岁前被确诊的患者数量超过70%，18岁以上的患者占整个群体的40%以上[①]。还有一些研究者指出，白种人最容易受此病的影响［1/（2500～3500）］，而在西班牙裔（1/9500）和非洲裔（1/17 000）美国人中相对少见，在亚洲人中罕见（1/31 000）。囊性纤维化患者的预期寿命中位数为37岁，肺部并发症是导致死亡的主要原因。

三、筛查和诊断

囊性纤维化的诊断需要根据其相关临床表现、家族史和实验室检查来进行。表7-1为鉴别囊性纤维化的临床指标。

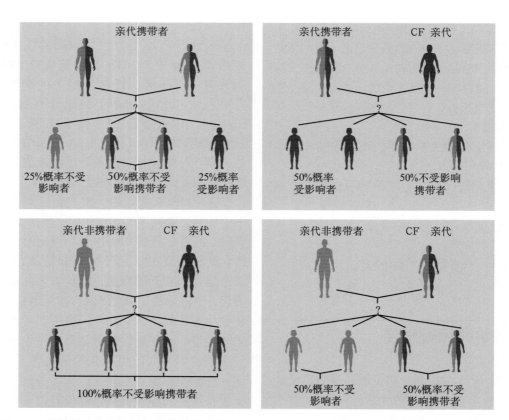

图7-2　囊性纤维化遗传的标准孟德尔模式。（carrier parents 携带者父母，CF parents 受累父母）

---

① 囊性纤维化基金会（www.cff.org）

囊性纤维化的确诊基于一种或多种实验室检查结果，我们会在接下来的章节进行讨论。

（一）发汗试验

发汗试验（也叫汗氯测试）是囊性纤维化诊断的金标准，特异性高达98%。这种测试用来测定患者汗液中钠离子和氯离子的含量。在检测过程中，先将一种无色无味叫作毛果芸香碱的物质放置到患者的手臂或腿部（通常是前臂），它会刺

表7-1 囊性纤维化的初始评估的临床指征

肺部
　喘息
　慢性咳嗽
　咳痰
　频繁的呼吸道感染（金黄色葡萄球菌，铜绿假单胞菌，流感嗜血杆菌）
　异常胸部X线片和（或）计算机断层扫描（CT）
　鼻息肉
　鼻窦炎
　杵状指
胃肠道
　生长迟缓
　恶臭、油腻的粪便
　食欲旺盛
　不能耐受牛奶和婴儿食品
　直肠脱垂
　胎粪性肠梗阻
　胎粪性腹膜炎
　远端肠梗阻综合征
　胰腺功能不全
　胰腺炎
肝胆系统
　肝大
　局灶性胆汁性肝硬化
　长时间的新生儿黄疸
　胆石症
营养不良
　脂溶性维生素缺乏症（维生素A，D，E，K）
　低蛋白血症
　低氯血症（代谢性碱中毒）
不孕不育（男性）
　梗阻性无精子症

激汗液的产生，再将电极连接到该区域，在温和电流的刺激下产生汗液（图7-3）。然后用纱布垫或滤纸覆盖该区域，并用塑料包裹，用以收集汗水。约30min后，拿开塑料，将收集好汗水的纱布垫或滤纸送到实验室进行检测。测试通常进行两次。

虽然囊性纤维化患者的汗腺形态在显微镜下显示为正常，但其腺体分泌的钠离子和氯离子却是正常量的4倍。而其产生汗液的实际数量并不多于正常人。在儿童患者中，汗液氯化物浓度>60 mEq/L是诊断该病的标志。在成年患者中，汗液氯化物浓度>80 mEq/L时便可确定诊断。囊性纤维化患者的汗液氯化物水平会高于正常人5倍以上。

（二）免疫反应性胰蛋白酶原测试

免疫反应性胰蛋白酶原测试（IRT）（也叫胰蛋白酶样免疫反应、血清胰蛋白酶原、血清胰蛋白酶）可在以下情况作为初始测试：①婴儿不能产生足够的汗液来做发汗试验；②胎粪性肠梗阻（在出生24～48h无大便）。该测试对那些身材较小或营养不良的不能实行汗液氯化物测试的婴儿特别有用。同时，IRT适用于那些有囊性纤维化和胰腺功能障碍症状及体征的儿童和成人，如患有迁延性腹泻、脓臭大便、营养不良和维生素缺乏的患者。在检测过程中，用胰蛋白酶原这种特殊蛋白质先后2次对血样进行分析。囊性纤维化患者的血IRT水平会升高。2次阳性提示可能患有囊性纤维化、胰酶生产异常、胰腺炎或胰腺癌。若IRT水平升高则需进一步测试，如进行囊性纤维化基因突变的检测。

（三）粪便脂肪检测

粪便脂肪检测是通过测量婴儿的粪便和食物中的脂肪百分比来判断未被人体吸收的脂肪数量。该检测用于评估肝、胆囊、胰腺、肠道的功能是否正常。脂肪的吸收需要有胆汁、胰酶和正常的肠道共同参与。通常，脂肪的吸收速度是每24小时<7g。粪便中脂肪含量的增高（即脂肪吸收的减少）与多种疾病相关，包括囊性纤维化。

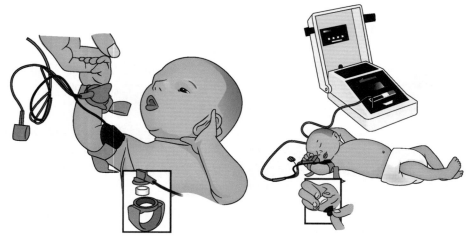

图7-3　发汗试验

在检测过程中，先将一种无色无味叫作毛果芸香碱的物质放置到患者的手臂或腿部（通常是前臂），会刺激汗液的产生，再将电极连接到该区域，在温和电流的刺激下产生汗液。使用许可WESCOR公司儒亿集团公司

（四）鼻电位差

囊性纤维化患者通过呼吸道壁层上皮细胞的钠离子（Na^+）和氯离子（Cl^-）转运的减少是可以测量的，借助于上皮细胞膜内外的电位差，Na^+和Cl^-进行跨膜移动需要大量的能量。在鼻道，这个电位差被称为鼻电位差（NPD）。NPD可以通过下鼻甲内鼻腔壁层上皮细胞表面电位进行测量。囊性纤维化患者的鼻电位差更大（负值增大）。NPD推荐用于汗液测试结果正常或临界值以及未确诊需基因分型的囊性纤维化患者。

（五）基因检测

基因检测（也称为基因型试验、基因突变试验或突变分析）就是通过对患者血标本脱氧核糖核苷酸（DNA）的分析，明确其CFTR基因是否存在突变。从超过1000种不同的CFTR基因突变可以看出，囊性纤维化最常见的基因突变在 ΔF508。虽然基因检测被认为是囊性纤维化最有价值的诊断工具，但确实有它的局限性。如一些人有CFTR基因突变，但却表现为不典型的囊性纤维化的临床症状。另外，有些患者可能存在CFTR基因突变，但以我们目前的检测手段并不能识别。据估计，有80%～85%的囊性纤维化患者可以通过基因检测来识别。在一般情况下，基因检测针对那些发汗试验阴性但仍有某些囊性纤维化临床表现的患者（见下一节）。

（六）产前检查

对于那些已经怀孕或有怀孕意愿的女性，在孕早期可以通过绒毛活检进行产前诊断，孕中期或孕晚期者可行羊膜穿刺术。这种检测通常是在有囊性纤维化家族史的家庭中进行。

1.羊膜穿刺术是获得羊水并进行检测，以确定来自胎儿的CTRF基因是否正常。羊膜穿刺术可用于诊断多种遗传性及染色体异常性疾病，包括囊性纤维化。

2.绒毛活检是借助超声检查，将一根细管插入子宫内部，钳取一小块胎盘，然后测试胎盘中细胞是否存在遗传缺陷，包括囊性纤维化。

四、与囊性纤维化相关的心肺系统临床表现

囊性纤维化（CF）（图7-1）相关的主要肺部解剖和病理生理改变包括肺不张（图3-8）、支气管痉挛（图3-11）和支气管分泌物过多（图3-12），所引起的临床表现如下：

（一）临床资料

体格检查

（1）生命体征。

（2）呼吸频率增加（呼吸急促），以下几种病理生理改变的相互作用可能会导致呼吸频率的增加：

①刺激外周化学感受器（低氧血症）；

②肺顺应性下降与呼吸频率加快有关；

③焦虑。

（3）心率（脉率）增快，血压升高。

（4）吸气时使用辅助呼吸肌。

（5）呼气时使用辅助呼吸肌。

（6）缩唇呼吸。

（7）胸部后前位直径的增加（桶状胸）。

（8）发绀。

（9）杵状指。

（10）周围性水肿和静脉曲张，红细胞增多症和肺源性心脏病与囊性纤维化相关，因此我们可能会看到以下体征：

①颈静脉怒张；

②凹陷性水肿；

③肝大及压痛。

（二）咳嗽、咳痰和咯血

1.胸部查体

（1）语音震颤的增强或减弱；

（2）叩诊呈过清音；

（3）呼吸音减弱；

（4）心音减弱；

（5）支气管呼吸音（较肺不张明显）；

（6）湿啰音、干啰音和哮鸣音。

2.自发性气胸 自发性气胸在囊性纤维化患者中较为常见。成人患者的发病率约为20%。一旦囊性纤维化患者罹患气胸，复发率高达50%。呼吸科医师一定要警惕这种并发症的发生，注意观察其症状体征（如胸痛、肩背痛、突然的气促）。其诱因包括：过度劳累、高海拔和正压通气（见气胸，第五篇第12章）。

（三）实验室及专科检查

1.肺功能检查结果

中度至重度的囊性纤维化

（阻塞性肺疾病的病理生理学）*

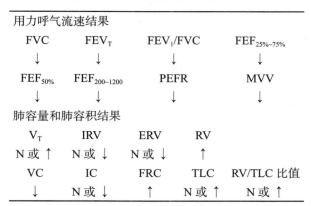

*囊性纤维化首先是一种阻塞性肺疾病，然而，当阻塞（有黏液栓引起）和肺不张存在于整个肺部时，限制性通气功能障碍就可能出现

2.动脉血气分析

（1）轻中度囊性纤维化

急性肺泡过度通气伴低氧血症

（急性呼吸性碱中毒）

pH	$PaCO_2$	HCO_3^-	PaO_2
↑	↓	↓（轻度）	↓

（2）重度囊性纤维化

慢性呼吸衰竭伴低氧血症

（代偿性呼吸性酸中毒）

pH	$PaCO_2$	HCO_3^-	PaO_2
↓	↑	↑（明显）	↓

在慢性呼吸衰竭基础上出现的急性通气变化

由于慢性呼吸衰竭患者经常出现急性通气功能变化，呼吸科医师必须熟知并警惕以下情况的发生：

①慢性呼吸衰竭基础上出现急性肺泡过度通气，和/或

②慢性呼吸衰竭基础上发生急性呼吸衰竭（急性通气不足）

3.氧合指数[1]

中度至重度阶段					
$\dot{Q}_s/\dot{Q}_T$	DO_2[†]	$\dot{V}O_2$	C（a-$\overline{v}$）O_2	O_2ER	$S\overline{v}O_2$
↑	↓	N	N	↑	↓

[†]患者在乏氧状态得到以下补偿时总氧输送量可以正常：①心排血量增加；②血红蛋白升高；③两者同时存在。当氧总运输量是正常的，氧气提取率通常也是正常的

4.血流动力学指标[2]

中度到重度阶段					
CVP	RAP	$\overline{PA}$	PCWP	CO	SV
↑	↑	↑	N	N	N
SVI	CI	RVSWI	LVSWI	PVR	SVR
N	N	N	N	↑	N

5.实验室检查结果和程序
（1）血液系统
①血细胞比容和血红蛋白升高。
②白细胞计数增高。
（2）电解质
①低氯（慢性呼吸衰竭）。
②血清碳酸氢盐水平增高（慢性呼吸衰竭）。
（3）痰检
①白细胞增多
②革兰阳性菌
a.金黄葡萄球菌。
b.流感嗜血杆菌。
③革兰阴性菌
a.嗜麦芽窄食单胞菌。
b.洋葱伯克霍尔德菌。
c.皮氏伯克霍尔德菌。
d.唐菖蒲伯克霍尔德菌。
e.铜绿假单胞菌。

（四）影像学表现

胸部X线片
（1）肺野透过度增强（暗）。
（2）凹陷或扁平的隔膜。
（3）右心室扩大。
（4）局部肺不张或肺纤维化。
（5）支气管扩张症（通常是一个次要的并发症）。
（6）气胸（自发性）。
（7）脓肿形成（偶见）。

晚期的囊性纤维化患者的肺泡过度充气，这将导致残气量和功能残气量增加。这使得肺密度下降，X射线的穿透阻力减少，因此胸部X线片会显得比较暗。由于患者的残气量和功能残气量增加，膈肌变得低平（图7-4）。

图7-5显示了一组囊性纤维化患者四个阶段胸部X线表现，总过程长达26年。囊性肺纤维化患者的晚期阶段常并发右心室扩大和右侧心力衰竭，在X线上可发现心脏扩大。一些患者可能会有肺不张、肺脓肿或气胸。当X线诊断不明确时，计算机断层扫描（CT）和正电子发射断层扫描（PET）可以帮助明确诊断。

（五）呼吸系统外常见的临床表现

1.胎粪性肠梗阻　胎粪性肠梗阻是发生在新生儿小肠的梗阻，由大量干燥、坚硬的胎粪嵌塞

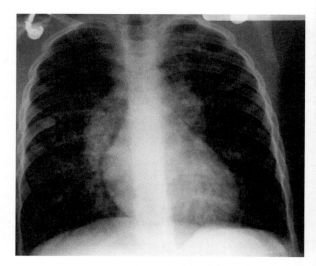

图7-4　囊性纤维化患者的胸部X线片
注意肺过度充气，弥漫性浸润和扩大的主、肺动脉段

---

① C(a-$\overline{v}$)O_2.动静脉血氧分压差；DO_2.总氧输送量；O_2ER.氧气提取率；$\dot{Q}_s/\dot{Q}_T$.肺分流比率；$S\overline{v}O_2$.混合静脉血氧饱和度；$\dot{V}O_2$.氧消耗。

② CO.心排血量；CVP.中心静脉压；LVSWI.左心室做功指数；$\overline{PA}$.平均肺动脉压；PCWP.肺毛细血管楔压；PVR.肺血管阻力；RAP.右心房压；RVSWI.右心室做功指数；SV.每搏输出量；SVI.心搏出量指数；SVR.全身血管阻力。

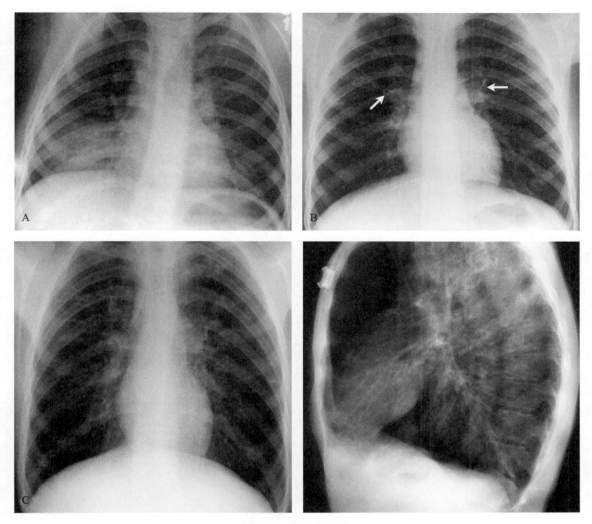

图7-5 囊性纤维化

显示了一组囊性纤维化患者一系列胸部X线表现，总过程长达26年。A，在3岁时，患者右肺中叶肺炎。B，轻度的过度通气和支气管壁增厚（箭头）处，此时为7岁。C，15岁，患者表现为逐渐加重的过度通气，支气管扩张，胸部X线片上肺门增大。D，在29岁时，侧位胸部X线片结果显示为典型的终末期囊性纤维化。请注意标记的过度通气和"桶状胸"、重度支气管扩张和浑浊的管状黏液栓。(选自 Hansell DM，Armstrong P，Lynch DA，McAdams HP: *Imaging of diseases of the chest*，ed 4，Philadelphia，2005，Elsevier.)

所致，多发生在近回盲瓣处。由于胰酶缺乏造成的梗阻是囊性纤维化最早的表现。有腹胀症状且在出生后12h内未排便的新生儿疑诊本病。在囊性纤维化婴儿病患中，胎粪性肠梗阻的发病率高达25%。

2.类胎粪性肠梗阻　类胎粪性肠梗阻是发生在年龄较大的儿童或较年轻的成人囊性纤维化患者中的肠梗阻（类似于新生儿胎粪性肠梗阻）。

3.营养不良和生长发育不良　囊性纤维化患者的胰腺导管被黏液堵塞，这会导致胰腺纤维化。随之而来的是胰腺功能不全，这会抑制蛋白质和

脂肪的消化，进而导致维生素A、维生素D、维生素E和维生素K的缺乏。维生素K的缺乏可能会使患者有出血倾向。囊性纤维化患者中80%有维生素缺乏，因此营养不良和生长发育不良多伴随他们一生。

4.鼻息肉和鼻窦炎　有20%的囊性纤维化患者患鼻息肉和鼻窦炎。息肉通常为多发，可能会导致鼻塞，在某些情况下会导致五官的畸变。

5.不孕不育　99%的囊性纤维化男性是不育的，患囊性纤维化的女性怀孕后胎儿较难保住，存留的胎儿要么患有囊性纤维化要么是携带者

（图7-2）。

五、囊性纤维化的一般治疗

囊性纤维化的管理需采取跨学科的管理方法，其主要目的是预防肺部感染，减少支气管分泌物的产生，改善通气并提供足够的营养。同时指导患者和患者家属了解疾病和疾病对身体造成的影响。告知其家庭护理治疗、治疗目标以及药物治疗的方法。重症囊性纤维化患者最佳的管理方式需通过肺康复团队进行。这样的团队包括呼吸科医师、物理治疗师、呼吸科护士、职业治疗师、营养师、社工和心理医师。儿科医师或者受过训练的内科医师在呼吸恢复中并安排患者的治疗方案。

囊性纤维化患者应定期体检，以便了解和比较自己的整体健康概况、体重、身高、肺功能及痰培养结果。另外，应该嘱患者服用缓释胰腺酶，如胰脂肪酶，以帮助食物消化。鼓励患者替换体内盐分，可食用较咸的腌制物或者服用钠盐。补充多种维生素和矿物质也有重要的意义。为了达到治疗目标，囊性纤维化的管理还包括其他一些方案，我们将在下面的章节进行讨论。

呼吸护理治疗方案

1. 氧疗方案　吸氧疗法用于治疗低氧血症，减少呼吸肌和心肌的负荷。囊性纤维化患者由于其肺内分流，逐渐发生低氧血症。当晚期囊性纤维化患者出现呼吸衰竭时，切忌过度氧疗（氧治疗方案，方案3-1）。

2. 支气管肺卫生治疗方案　由于囊性纤维化会产生并积聚过多的黏液，很多呼吸科治疗方法都是为了清除气道分泌物。积极有效的支气管卫生治疗方案，尤其是胸部物理疗法及体位引流，需在院内及院外定期实行。支气管卫生治疗每天应至少2次，每次20～30min，机械叩背器或高频胸部按压背心对于气管内分泌物的排出特别有效（图7-6）（见支气管卫生治疗方案，方案3-2）。

3. 膨肺治疗方案　肺膨胀治疗对改善囊性纤维化引起的肺泡不张有一定的帮助（见肺膨胀治

疗方案，方案9-3）。

4. 雾化吸入方案　常用的舒张支气管平滑肌及稀释黏液的药物以各类拟交感神经药、副交感神经阻断药及祛痰药最为常见。脱氧核糖核酸酶α（Pulmozyme——也被称为rhDNase或DNase）在治疗囊性纤维化方面非常有效，这点已得到证实。这种雾化吸入剂是一种酶，能破坏囊性纤维化相关的黏稠支气管黏液的DNA。目前，脱氧核糖核酸酶α在改善囊性纤维化患者的肺功能方面已经显示出良好的效果，同时又能减少呼吸道感染（见雾化用药方案，方案3-4和附录B）的频率和严重程度。

5. 机械通气方案　严重的囊性纤维化患者往往会出现慢性呼吸衰竭的急性加重期，此时为了维持足够的肺通气量可能需要机械通气。如果医师认为急性呼吸衰竭是可逆的，那么持续性机械通气是比较合理的，如复杂性肺炎（见机械通气方案，方案3-5，方案3-6，方案3-7）。

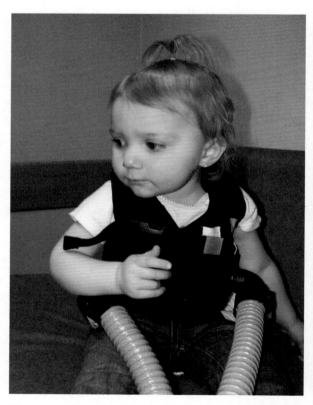

图7-6　一个18个月大的囊性纤维化女孩穿着高频率胸外按压（HFCC）背心（inCourage系统）。如今，HFCC常用于支气管肺卫生治疗，清理囊性纤维化患者呼吸道。

6.处方药物和特殊的医疗程序

（1）黄嘌呤：黄嘌呤偶尔用作舒张支气管平滑肌（见附录B，黄嘌呤支气管扩张药）。

（2）祛痰药：当单独用水或雾化黏液溶解剂效果不佳时，祛痰药常用于促进排痰（见附录B，祛痰药）。

（3）抗生素：抗生素通常用于预防和治疗呼吸道的继发感染。如，妥布霉素（TOBI）吸入广泛应用于囊性纤维化患者感染铜绿假单胞菌时的治疗。不幸的是，长期使用抗生素的一大缺点是使细菌发展成了耐药菌。此外，长期使用抗生素会导致口腔、咽以及气管支气管的真菌感染（见附录B，抗生素）。

7.肺移植或心肺移植　目前几个大型器官移植中心正在选择一些一般状态尚可的囊性纤维化患者进行肺移植或心肺移植。根据囊性纤维化基金会的数据，在美国每年约进行900例肺移植手术。到1991年，已有约1600位囊性纤维化患者接受了肺移植手术（每年120～150个患者）。在2003年，368名患者接受了肺移植手术。囊性纤维化患者与其他肺部疾病（如肺气肿）患者肺移植的成功率相似或更高。囊性纤维化患者肺移植的1年生存率高达90%，5年生存率可达50%。[①]

8.远期治疗　自从CFTR的突变基因被识别以来，囊性纤维化的基因治疗已经取得一定的进展。如研究人员已经在通过支气管滴入法向呼吸道上皮细胞表面滴入正常的基因片段方面取得了一定的成功。然而DNA研究面临无数复杂的挑战，目前尚无有效的囊性纤维化基因治疗方法。

[病例分析]

囊性纤维化

一、入院病史

27岁，男性患者，长期伴有由于囊性纤维化引起的呼吸困难。尽管他的医疗记录并不完整，但他入院时供史说他的父母曾告诉他，在他小时候罹患了多次肺炎。他是个领养的孩子，所以不知道他的家族史。他的父母对他的一般护理非常积极，这种家庭护理建议和治疗过程需要由呼吸科康复团队制定。他按照他医师的规定定期补充多种维生素，口服缓释胰腺酶。

在他十几岁的时候，他的呼吸道症状比现在少，能够有相对正常的生活。在那时，他参加滑水运动，并擅长回旋滑水比赛。他被他的大部分同伴称为一个"奇才"。尽管因他不断出现的气短症状可以使他得到残疾补助，但他始终坚持做着跟滑水有关的一些工作。在国家和地区的滑水环道比赛中他作为优秀的滑水裁判而闻名。此外，他是一个被认证的技巧式腾跃和回旋比赛者，最近还参与销售滑水比赛的绳索和手柄，这为他提供了一小笔额外收入。

近3年，他的咳嗽更加剧烈而且持续的时间更长，每天吐的痰量大约有一满杯。同时，他已经出现间断咯血，上楼梯时也出现了气促。尽管他的食欲正常，但在过去的2年里，他的体重减轻了许多。入院时，他提供了严重的呼吸困难的病史。尽管他的体重下降，可他否认最近出现任何排便习惯的改变，但他发现排出的大便有变苍白的趋势。他的医师非常懊恼，因为3年前他因觉得吸烟可以帮助排出痰液而开始吸烟。

---

① 囊性纤维化基金 (www.cff.org)

二、体格检查

入院查体：面色苍白、发绀、体形消瘦。桶状胸，开始使用辅助呼吸肌进行呼吸。有杵状指。频繁咳嗽。他的痰有甜味，浓厚，呈黄绿色。有颈静脉怒张，且有轻度到中度的周围性水肿。他说已经有很久没出现如此短促的呼吸了。

血压 142/90mmHg，心率 108/min，呼吸频率 28/min，无发热，胸部触诊无异常，呼气时相延长，叩诊过清音。听诊发现呼吸音和心音减弱，双肺满布干、湿啰音。

他在最近一次体检（约入院前10个月）时做了肺功能检测（PFT），结果显示有中到重度的气道阻塞。无血气分析结果。

此次入院行胸部X线检查，发现肺野透过度增强、膈肌下移且有轻度的心脏扩大（图7-7）。在鼻导管吸入1.5L/min的氧气时，他的动脉血气值（ABGs）如下：pH 7.51，$PaCO_2$ 58mmHg，HCO_3^- 43mmol/L，PaO_2 66mmHg。通过氧饱和度仪测得他的血氧饱和度为94%。在这些临床数据的基础上呼吸治疗师评估如下：

三、呼吸评估与治疗计划 I

S："我很久也没出现如此短促的呼吸了"

O：皮肤：苍白，发绀；桶状胸，使用呼吸辅助肌；杵状指；咳嗽频繁且有痰

痰：有甜味，黏稠，黄绿色；颈静脉怒张且有周围性水肿；生命体征：BP：142/90mmHg，HR：108/min，RR：28/min，体温正常；双肺叩诊过清音；呼吸音减弱；湿啰音和干啰音；胸部X线片：透过度增强，膈肌低平，心脏轻度扩大；动脉血气分析：（鼻导管吸氧1.5 L/min）：pH 7.51，$PaCO_2$ 58mmHg，HCO_3^- 43mmol/L，PaO_2 66mmHg；SpO_2 94%。

A：·呼吸困难（大体外观，生命体征）。
·气管支气管内分泌物增多（咳嗽咳痰）。
·感染可能（黄绿色痰）。
·肺泡过度充气（桶状胸，使用呼吸辅助肌，胸部X线片）。
·慢性呼吸衰竭基础上出现的急性肺泡过度

通气伴低氧血症（病史，血气分析结果）。
·可能即将出现急性呼吸衰竭。
·肺源性心脏病（颈静脉怒张，周围性水肿，胸部X线片）。

P：支气管肺卫生治疗方案—咳嗽并深呼吸，1/4h；行痰培养；氧疗方案（鼻导管吸氧2L/min）。密切监测即将发生的呼吸衰竭（指脉氧、生命体征和血气分析）。

四、入院48h后

来会诊的呼吸科专家指出，患者再次出现了呼吸窘迫。自觉乏氧严重以致不能入睡。他出现发绀，并开始使用辅助呼吸肌进行呼吸。生命体征如下：血压147/90mmHg，心率117/min，呼吸频率32/min，体温37℃（98.6°F）。

他咳嗽很得频繁，尽管咳嗽很无力，但也排出了大量黏稠的绿色痰。双肺叩诊呈过清音。听诊呼吸音和心音减弱。双肺满布湿啰音、干啰音和哮鸣音。无近期的胸部X线片。痰培养证实了铜绿假单胞菌的存在。他的血氧饱和度为92%，血气分析结果如下：pH 7.55，$PaCO_2$ 54mmHg，HCO_3^- 45mmol/L，PaO_2 57mmHg。在这些临床数据的基础上，记录了下面的SOAP。

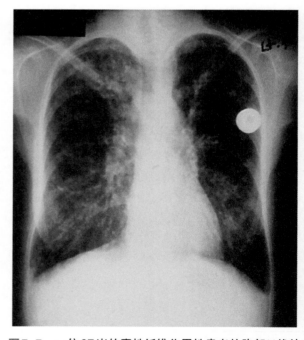

图7-7　一位27岁的囊性纤维化男性患者的胸部X线片

五、呼吸评估与治疗计划 II

S："我感觉乏氧严重，以至于睡 10min 都难"。

O：发绀，使用呼吸辅助肌；生命体征：BP 147/95mmHg，HR 117/min，RR 32/min，T 37℃（98.6°F）；咳嗽频繁，无力，但有大量黏稠的绿痰；痰培养出铜绿假单胞菌；双肺过清音且呼吸音减弱；湿啰音，干啰音以及哮鸣音；SpO_2 92%；血气分析：pH 7.55，$PaCO_2$ 54mmHg，HCO_3^- 45mmol/L，PaO_2 57mmHg。

A：·持续呼吸窘迫（大体外观，生命体征，使用呼吸辅助肌）。

·气管支气管分泌物过多（咳嗽，咳痰，呼吸音异常）。

·气道分泌物排出障碍（咳痰无力）。

·慢性呼吸衰竭基础上出现的急性肺泡过度通气伴轻到中度低氧血症（血气分析）。

·呼吸衰竭可能即将发生。

P：启动雾化治疗方案（2ml 脱氧核糖核酸酶 α 中加入 0.5ml 沙丁胺醇，1/4h）。升级支气管肺卫生治疗方案（胸部理疗和呼气末正压治疗，1/2h）。升级氧疗方案（面罩吸氧 FIO_2 0.35）。继续密切监测即将发生的呼吸衰竭。

六、入院 64h 后

呼吸科医师指出，患者存在明显的呼吸困难。患者自诉找不到任何能让他舒适呼吸的体位。患者出现发绀，并开始使用呼吸辅助肌张口呼吸。他的生命体征如下：血压 145/90mmHg，心率：120/min，呼吸频率 22/min，口腔温 38℃（100.5°F）。双肺触诊正常，但叩诊双肺过清音。听诊双肺闻及湿啰音，干啰音和哮鸣音。无近期胸部 X 线片。他的 SpO_2 为 65%，血气分析结果如下：pH 7.33，$PaCO_2$ 79mmHg，HCO_3^- 41mmol/L，PaO_2 37mmHg。根据这些临床数据，记录了下面的 SOAP。

七、呼吸评估与治疗计划 III

S："我找不到任何让我舒适呼吸的体位"。

O：发绀；张口呼吸并使用呼吸辅助肌；生命体征：BP 145/90mmHg，HR 120/min，RR 22/min，T 38℃（100.5°F）；双肺叩诊过清音，听诊干啰音、湿啰音和哮鸣音；SpO_2 65%；血气分析：pH 7.33，$PaCO_2$ 79mmHg，HCO_3^- 41mmol/L，PaO_2 37mmHg。

A：·持续的呼吸窘迫（一般状态，生命体征，使用呼吸辅助肌，张口呼吸）。

·大量的支气管分泌物（咳嗽，咳痰，呼吸音异常）。

·慢性呼吸衰竭基础上出现的急性肺泡过度通气伴重度低氧血症（血气分析，生命体征）。

P：联系医师，考虑实施气管插管或机械通气的治疗方案。继续应用雾化吸入和支气管肺卫生治疗方案（在患者应用呼吸机后）。升级氧疗方案（应用呼吸机，起始 FIO_2 0.50）。密切监测。

八、讨论

自先进科学的呼吸道护理技术被应用以来，这种多系统遗传疾病患者的预后在近几年已经有所改善。通过这个患者，应注意以下四点标志性治疗：

1. 大力推广胸部物理治疗（叩背和体位引流）。

2. 间断应用抗生素和痰液溶解剂治疗气道分泌物（如阿法链道酶溶液）。

3. 积极的呼气末正压通气（PEP）治疗。

4. 肺移植（当其他方案失败时）。

这个患者接受的治疗中至少有三个是在他父母的照顾下进行的。显然，他自己的坚强和对田径运动的兴趣有助于他生存期的延长。这里值得注意的是他住院时的相关情况，尤其是在他入院前几年经历过咯血、呼吸困难、体重减轻还有他开始吸烟这件事。

该病例中，患者在提供病史时有意隐瞒主诉。读者应该已经看出患者有咳嗽咳痰、咯血、呼吸困难和体重减轻。推荐的治疗策略基于对这四个主诉的认识。还要注意，在入院时患者有颈静脉怒张和周围性水肿，提示肺源性心脏病的存在。如果慢性阻塞性肺疾病的表现发生在囊性纤维化患者身上，这是预后不好的一个标志，而且很显然需要一个强化的治疗方案。

要注意初始体格检查，患者表现出大量的支气管分泌物和咳嗽、咳痰；缺乏可与患者目前情况进行比较的基准动脉血气结果（见支气管痉挛，图3-11）。要非常谨慎地监测PaCO$_2$的升高，因为（至少在早期）这个值是否为"慢性的"动脉血气值还不得而知。

在第二次评估时，患者显然没有得到改善。升级支气管卫生治疗（见方案3-2），此外，增加雾化药物治疗方案这一点是恰当的，增加胸部物理治疗（与PEP治疗一起）至1/2h，同时应用阿法链道酶进行治疗。此时复查胸部X线片并不违反规程。我们可以讨论一下雾化药物方案是否应该更早应用。

第三次评估表明，患者明显恶化，尽管已经应用了大量的非侵入性治疗。这时，使患者FIO$_2$达到0.5并及时通知医师，患者已经出现了急性呼吸衰竭，这显然是有道理的。此外，气管插管和机械通气此时能防止呼吸肌疲劳并能深部吸痰，必要时可进行支气管镜下治疗。

尽管起初患者状况恶化，但随着呼吸机的应用慢慢好转，7d后，患者拔管。治疗师应该注意到，尽管患者的父母和家庭做了所有对治疗疾病"积极"的事，但患者吸烟很明显可能是"最后一根稻草"。应该对患者施行一个戒烟计划。这个步骤对患者的长期预后很重要，如同这次医师治疗他的急性呼吸衰竭一样重要。

[自我测试与评估]

问题和答案可以在Evolve上找到。要访问其他学生问题评估和真实病例分析的文字材料，访问http://evolve.elsevier.com/DesJardins/respiratory。

1. 下面哪种（或几种）微生物常见于囊性纤维化患者的气管支气管分泌物中？

（1）金黄色葡萄球菌

（2）流感嗜血杆菌

（3）链球菌

（4）铜绿假单胞菌

a.（1）

b.（2）

c.（1）和（4）

d.（1）、（2）和（4）

2. 两个囊性纤维化携带者生的孩子有：

（1）孩子有75%的概率为携带者

（2）孩子有25%的概率完全正常

（3）孩子有50%的概率患囊性纤维化

（4）孩子有25%的概率患囊性纤维化

a.（1）正确

b.（3）正确

c.（2）和（4）正确

d.（1）和（2）正确

3. 囊性纤维化的基因位于几号染色体？

a. 5

b. 6

c. 7

d. 8

4. 囊性纤维化患者通常有以下哪些表现？

（1）FEV$_T$增加

（2）MVV下降

（3）RV增加

（4）FEV$_1$/FVC比值下降

a.（1）

b.（3）

c.（3）和（4）

d.（2）、（3）和（4）

5. 在囊性纤维化的晚期，患者一般有下列哪些表现？

（1）有支气管呼吸音

（2）叩诊浊音

（3）呼吸音减弱

（4）叩诊过清音

a.（1）和（3）

b.（2）和（4）

c.（1）和（4）

d.（1）、（3）和（4）

6.约80%的囊性纤维化患者有下列哪种维生素的缺乏?

（1）维生素A

（2）维生素B

（3）维生素D

（4）维生素E

（5）维生素K

a.（3）和（4）

b.（1）、（4）和（5）

c.（2）、（3）和（4）

d.（1）、（3）、（4）和（5）

7.在儿童中，下列哪个汗液氯化物浓度值可以诊断囊性纤维化?

a. 50 mEq/L

b. 60 mEq/L

c. 70 mEq/L

d. 80 mEq/L

8.下列哪种是祛痰药?

（1）脱氧核糖核酸酶

（2）阿法链道酶

（3）妥布霉素

（4）脱氧核糖核酸酶 α

a.（1）

b.（2）

c.（3）、（4）

d.（1）、（2）和（4）

9.囊性纤维化患者汗腺分泌的钠离子和氯离子高于:

a.正常量的3倍

b.正常量的5倍

c.正常量的7倍

d.正常量的10倍

10.下列哪项临床表现与重度囊性纤维化有关?

（1）血红蛋白浓度下降

（2）中心静脉压升高

（3）呼吸音减弱

（4）肺血管阻力增加

a.（1）和（3）

b.（2）和（3）

c.（3）和（4）

d.（2）、（3）和（4）

第三篇

感染性肺疾病

第8章

肺 炎

学习目标

阅读本章后，你需要掌握以下内容：

1. 列举肺炎所致肺部解剖改变。

2. 描述肺炎病因及分类。

3. 列举肺炎相关的心肺临床表现。

4. 描述肺炎的一般管理。

5. 描述病例学习中提出的SOAPs的临床策略和依据。

6. 理解关键词，并完成本章自我评估与测试。

关键词

获得性肺炎分类

腺病毒

厌氧菌

误吸

吸入性肺炎

非典型病原体

禽流感病毒A

非解糖拟杆菌

生黑素拟杆菌

肺炎衣原体

鹦鹉衣原体

社区获得性肺炎（CAP）

实变的

冠状病毒属

假膜性喉炎

巨细胞病毒

"双侧肺炎"

吞咽困难

肠杆菌属

大肠埃希菌

真菌感染

坏死梭形杆菌

胃食管反流病（GERD）

革兰阴性菌

革兰阳性菌

流感嗜血杆菌

获得性肺炎

流感病毒克雷伯杆菌属

嗜肺军团菌属

类脂性肺炎

大叶性肺炎

多重耐药金黄色葡萄球菌（MDRSA）

Mendelson综合征

卡他莫拉菌

肺炎支原体肺炎

护理院获得性肺炎副流感病毒

消化链球菌属

卡氏肺孢子菌

牙髓卟啉单胞菌

龈紫单胞菌

铜绿假单胞菌

呼吸道合胞病毒（RSV）

立克次体感染

风疹

沙雷菌属

严重急性呼吸综合征（SARS）

隐匿性误吸

葡萄球菌属

链球菌属

吞咽力学

结核病

水痘

呼吸机相关肺炎

门诊型肺炎

章节纲要

一、肺的解剖学改变

　　肺炎相关的主要病理及结构改变

二、病因学和流行病学

　　（一）细菌性病因

　　（二）病毒性病因

　　（三）严重急性呼吸综合征

　　（四）其他病因

　　（五）获得性肺炎分类

三、与肺炎相关的心肺临床表现

　　（一）临床资料

　　（二）实验室及专科检查

　　（三）影像学表现

四、肺炎的一般治疗

　　内科医师处方药物和操作

病例分析：肺炎

自我测试与评估

✳

一、肺的解剖学改变

　　肺炎，或有实变的肺炎，是指炎症反应并影响感染部位的气体交换。为了应对炎症，液体（血清）和一些红细胞（RBCs）会从肺周围毛细血管涌入肺泡，这种液体移动的过程称为渗出。中性粒细胞移动到感染部位，吞噬并杀灭肺泡壁内侵入的细菌，该过程定义为表面吞噬作用。感染部位的巨噬细胞数量也会增多，可以去除细胞和细菌的碎片。如果感染严重，肺泡内会充满液体、红细胞、中性粒细胞和吞噬细胞，肺脏就会实变（图8-1）。肺不张会出现在吸入性肺炎患者中。

肺炎相关的主要病理及结构改变

1. 肺泡炎症。

2. 肺泡实变。

3. 肺不张（如吸入性肺炎）。

二、病因学和流行病学

　　肺炎和流感列美国死亡原因第八位，是65岁以上美国人的第六大死亡原因。据统计，每年超过60 000美国人死于肺炎。尤其是肺脏已有破坏的慢性阻塞性肺炎、哮喘或者吸烟人群，肺炎和流感更是威胁其生命的疾病。在心血管疾病、糖尿病或免疫下降人群中，肺炎和流感的死亡率也高。肺炎的病因包括细菌、病毒、真菌、结核、厌氧菌、误吸及吸入刺激性化学物质如氯气，下文会详细介绍。

　　累及整个肺大叶的肺炎称之为大叶性肺炎，

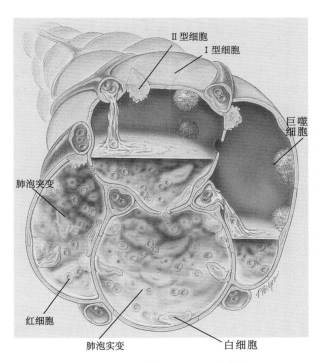

图8-1　肺炎患者肺泡实变的断层扫描

两个肺受累即为双侧肺炎。尽管"门诊型肺炎"没有临床意义，但常用于描述轻微肺炎病例，如感染肺炎支原体肺炎的患者一般有轻微的症状并仍在门诊治疗，有时医师会诊断"门诊型肺炎"。最初，肺炎常类似普通感冒或者流感（当症状和体征发生迅速时）。如患者突然出现寒战、高热、出汗、胸痛（胸膜炎）以及干咳。

肺炎具有隐匿性，因为感染病菌和患者体质的不同，导致肺炎症状大相径庭。最初诊断为感冒或者流感的患者实际上可能是较严重的肺感染。早期发现和早期治疗，就有早期治愈的可能。肺炎有30多种病因，主要病因列在表8-1，并在后边的章节讨论。

（一）细菌性病因

多种细菌可以引起肺炎。细菌性肺炎常发生在有上呼吸道感染如感冒或流感的个体。早期临床表现包括寒战、高热、出汗、胸痛、呼吸频率加快、咳嗽伴有黄绿色痰，有的患者可以出现意识模糊或谵妄。细菌性肺炎常局限在一个肺叶，即大叶性肺炎。细菌感染可以分为革兰阳性细菌，革兰阴性细菌和厌氧菌，最常见的病菌将以下段落继续讨论。

1.革兰阳性菌

（1）链球菌肺炎：链球菌肺炎占所有细菌性肺炎的80%以上。肺炎链球菌为革兰染色阳性，为无动力球菌，可以独立、成对（叫作双球菌）或者短链状存在（图8-2）。球菌被光滑且厚的脂多糖被膜包裹，脂多糖被膜是细菌毒力的主要组成。现在一共发现80多种肺炎链球菌，血清型3型毒力最强。链球菌多由飞沫传播，即通过已经感染患者的咳嗽或喷嚏传播。多数肺炎链球菌对青霉素及其衍生物敏感。从慢性支气管炎急性加重患者的痰液中常可培养出该菌。

（2）金黄色葡萄球菌肺炎：分为两大组：①金黄色葡萄球菌，被认为是人类感染葡萄球菌属中最典型的；②白色葡萄球菌和表皮葡萄球菌组成皮肤正常菌群。金黄色葡萄球菌是革兰阳性球菌，可以单独，成对（叫双球菌）或不规则成簇存在（图8-3）。葡萄球菌肺炎常继发病毒感染之后，常出现在儿童和免疫受抑制的成人。金黄色葡萄球菌常通过患者咳嗽和打喷嚏，以飞

表8-1 肺炎的病因和分类
细菌感染
革兰阳性菌
链球菌
葡萄球菌
革兰阴性菌
流感嗜血杆菌
克雷伯菌
铜绿假单胞菌
卡他莫拉菌
大肠埃希菌
沙雷菌属
肠杆菌属
非典型病原体
肺炎支原体
嗜肺军团菌
鹦鹉热衣原体
肺炎衣原体
厌氧菌
消化链球菌种属
产黑色素类杆菌
坏死梭杆菌
不分解糖类杆菌
牙髓卟啉单胞菌
牙龈卟啉单胞菌
病毒感染
流感病毒，包括H1N1
呼吸道合胞病毒
副流感病毒
腺病毒
冠状病毒（严重急性呼吸综合征[SARS]）
其他原因
立克次体感染
水痘
风疹
吸入性肺炎
类脂性肺炎
卡氏肺孢子菌
巨细胞病毒
结核病（第10章）
真菌感染（第11章）
A型禽流感
获得性肺炎的分类
社区获得性肺炎
护理院获得性肺炎
医院获得性肺炎
呼吸机相关性肺炎

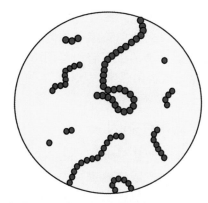

图8-2　肺炎链球菌为革兰染色阳性、无动力性球菌，可单独、成对、或者短链状存在

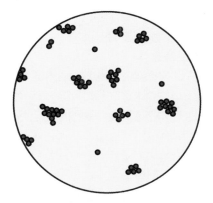

图8-3　金黄色葡萄球菌是革兰阳性无动力性球菌，可以单独，成对或不规则成簇存在

沫进行传播或者通过接触污染的地板、床上用品和服装等进行间接传播。葡萄球菌是医院获得性肺炎的常见原因，逐渐对多种抗生素耐药，即多重耐药金黄色葡萄球菌（MDRSA）（可缩写为MRSA）。

2.革兰阴性菌　引起肺炎的革兰阴性菌主要是一种棒状微生物称为杆菌（图8-4）。下面章节描述的杆菌在临床工作中经常遇到。

（1）流感嗜血杆菌：流感嗜血杆菌属于人咽部正常菌群。是最小的革兰阴性杆菌之一，长1.5mm，宽0.3mm，革兰染色呈球杆菌状。共发现6种流感嗜血杆菌，从A～F，但是只有B型是致病菌种。B型流感嗜血杆菌引起的肺炎常发生于1个月到6岁的婴幼儿，通常引起急性会厌炎。通过飞沫或接触污染物品传播。该菌不耐寒，被排出体外后并不能长期存活。流感嗜血杆菌常从慢性支气管炎急性加重患者的痰液中分离培养出来。感染的危险因素还包括慢性阻塞性肺疾病，B细胞功能障碍，脾脏功能下降或脾脏切除后的患者，人类免疫缺陷病毒（HIV）感染。

（2）克雷伯肺炎（Friedländer's 杆菌）：克雷伯肺炎菌与大叶性肺炎有关，特别是40岁以上的男性或慢性饮酒人群。克雷伯菌是一种革兰阴性杆菌，单独、成对或者成不同长度的链状存在，是消化道正常菌种，飞沫传播或接触传播。克雷伯杆菌肺炎常为医院获得性，常通过衣物、静脉输液溶剂、食物或医务工作者的双手传播。由于经常并发败血症，克雷伯肺炎的病死率非常高。

（3）铜绿假单胞菌（绿脓杆菌）：铜绿假单胞菌是一种高动力性革兰阴性杆菌。聚集在胃肠

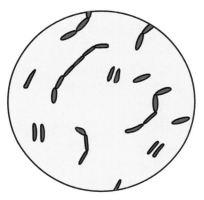

图8-4　杆菌是棒状微生物，是导致肺炎的主要革兰阴性致病微生物

道、烧伤部位、尿路插管部位，是许多水溶液的感染物。感染铜绿单胞菌的危险因素包括中性粒细胞减少、HIV感染、潜在肺疾病、气管内插管和既往抗生素应用史。铜绿假单胞菌通常从患有慢性疾病，经气管插管患者的呼吸道中分离培养出来，是院内获得性肺炎的主要致病原，故成为呼吸道护理医师需面对的特殊问题。铜绿假单胞菌在阴湿的地方孳生，常在感染的呼吸道治疗仪器中分离出来，常飞沫传播或直接接触新近污染的物品传播。感染患者的痰液常为绿色，有芳香味道。

（4）卡他莫拉菌：咽部正常菌种。除了肺炎链球菌或者流感嗜血杆菌，卡他莫拉菌是第三种引起慢性支气管炎急性加重的最常见菌种。

（5）大肠埃希菌：肠道正常菌种。它有时引起医院获得性肺炎（见院内获得性肺炎的讨论）。

（6）沙雷菌属：沙雷菌属引起7%的医院内获得性肺炎（见院内获得性肺炎的讨论）。

（7）肠杆菌属：肠杆菌属（阴沟肠杆菌和产气肠杆菌）有时引起肺炎。

3.非典型病原体

（1）肺炎支原体：肺炎支原体通常引起轻型肺炎，症状与细菌性肺炎和病毒性肺炎类似，但症状发展的更慢且温和。常见的症状为突发剧烈咳嗽，咳少量的白色黏痰。寒战和发热是早期症状，一些患者恶心呕吐，有些患者可能会出现乏力并且持续很长时间。

支原体微小，没有细胞壁，大小介于细菌和病毒之间。支原体肺炎最初被描述为非典型肺炎，称之为非典型的原因是常规的病原体检查难以鉴定出来。多于夏末秋初，40岁以下者发病，在人群聚集的场所易播散，如儿童保健中心、学校和避难所。患有支原体肺炎的患者经常被认为是"门诊型肺炎"，因为病情很轻（如轻微发热，虚弱，特征性干咳），并且患者通常可正常走动。

（2）肺炎军团菌：在1976年7月，一种重症肺炎在美国费城军团年会期间暴发。全美国顶尖流行病专家通力合作，数月后致病菌才从一个患者体内发现并鉴定出来，是一种罕见并对营养要求很高的革兰阴性杆菌，最初命名为肺炎军团菌，至今已有20多种军团菌属。

大多数军团菌属存在于水和土壤中，易在静水如污染的泥潭、中央空调和水池中繁殖。军团菌进入空气后以飞沫形式进入肺，没有证据表明可以人-人传播。通过显微镜利用直接荧光抗体方法可检测到胸腔积液，痰或肺组织中的军团菌，肺外组织中罕见。常发生于吸烟的中年人。

（3）鹦鹉衣原体（鹦鹉热）：鹦鹉热衣原体是在多种鸟类（如鹦鹉，长尾小鹦鹉，短尾鹦鹉，美冠鹦鹉，小鸡，鸽子，鸭子，野鸡，火鸡）呼吸道和粪便中存在的小的革兰阴性菌。飞沫或接触传播。鹦鹉衣原体肺炎的临床表现与肺炎支原体肺炎非常相似。

（4）肺炎衣原体：肺炎衣原体是最近发现的一种引起成人肺炎的病原体。在学校、军队、研究所和家庭中都能检测到，和脑膜脑炎、心肌炎、心内膜炎、冠状动脉粥样硬化性心脏病和格林巴利综合征有关。

4.厌氧菌感染　与肺炎相关的主要厌氧菌有消化链球菌属、产黑素拟杆菌、坏死梭形杆菌、非解糖拟杆菌、牙髓卟啉单胞菌和牙龈卟啉单胞菌。误吸口咽分泌物和胃液是引起厌氧菌肺感染的主要原因。吸入的危险因素包括意识改变、吞咽功能受损、牙齿卫生不洁和胃肠道异常。吸入性肺炎通常是混合菌感染。

（二）病毒性病因

接近50%肺炎是由病毒引起的，人们发现越来越多的病毒与呼吸道感染相关。多数病毒累及上呼吸道，一部分病毒引起肺炎，但多不致命且病程短。病毒性肺炎早期常有流感样临床表现，干咳、头痛、发热、肌肉痛和虚弱，后期可能出现气短、咳嗽，并产生少量无色或白痰。病毒性肺炎是继发细菌性肺炎的危险因素。

病毒体积极小，在普通光学显微镜下看不到。它寄生在细胞内并依靠细胞内部的营养进行代谢和繁殖。90%的急性上呼吸道感染和50%的下呼吸道感染由病毒引起。呼吸道病毒是导致婴幼儿肺炎最主要的病因，发病年龄高峰为2～3岁。到了学龄期，肺炎支原体变为最常见的病菌（见前面章节）。引起呼吸道感染的最常见病毒将在下面段落描述。

1.流感病毒　流感病毒有许多亚型，而A型和B型流感病毒最常引起呼吸道感染。在美国，每到冬季A型和B型流感病毒通常就会发生流行。儿童，年轻成人和老年人是易感人群。在人与人之间飞沫传播，流行时首先表现为学生旷课数增加。病毒耐低温、耐低湿，可在马、猪、鸟身体中生存。流感病毒有1～3d的潜伏期，常引起上呼吸道感染。流行病学家担心会有大规模流感的暴发，声称流感暴发是"何时"，"何地"的问题而不是"会不会"的问题，近期发生的H1N1（猪流感）就是一个恰当的例子。

2.呼吸道合胞病毒　呼吸道合胞病毒是副黏病毒家族中的一员，副流感病毒，腮腺炎病毒和风疹病毒同属该家族。呼吸道合胞病毒感染在不到12个月的婴儿和有潜在心肺疾病的老年病患中最常见，大多数儿童会在2岁之前感染过该病毒，婴儿感染后很少致命。该病毒常不被认识，可能在细菌感染的前期起到重要作用。疫苗研制尚未成功。可通过飞沫和接触传播。深秋，冬天或初春月份多发。年龄大些的儿童，感染后常被误诊，抗生素治疗无效。

3.副流感病毒　副流感病毒和呼吸道合胞病毒，腮腺炎病毒，风疹病毒一样，也是副黏病毒家族中的一员。副流感病毒有5型：1，2，3，4A和4B。1，2，3型主要引起人类感染。1型引起假膜性喉炎。2型和3型与严重感染相关。3型在各年龄段都可发生，以小于2个月的婴儿最常见。1，2型在6个月至5岁的孩子中最常见。1，2型常发生于秋天，而3型最常见于春末和夏天。飞沫和接触传播，在副黏病毒家族中传播速度最快。

4.腺病毒　腺病毒一共有30种亚型。4，7，14，21血清型在各个年龄段可引起病毒感染和肺炎。7型和儿童肺炎死亡病例相关。通过飞沫传播。腺病毒肺炎多发于秋季、冬季和春季。

（三）严重急性呼吸综合征

2002年，中国报道了第一例严重急性呼吸综合征（SARS）病例。报道后不久，许多国家包括越南、新加坡和印度尼西亚先后都有病例报道。美国和加拿大陆续报道了外地传入的病例。卫生官员认为该病原体是一种新病毒株，命名为冠状病毒，电子显微镜下病毒有光环或冠样外观。已知的冠状病毒可引起普通型感冒和上呼吸道感染。与已感染SARS患者的密切接触可患病。有高度传染性，通过喷嚏和鼻涕产生的飞沫传播和被感染的物体接触传播。

SARS的潜伏期为2～7d。最初通常发热（体温＞38℃），然后发生寒战、头痛、不适和周身疼痛。潜伏期结束前，常出现干咳、气短和周身不适。严重病例出现低氧血症。根据疾病控制与预防中心（CDC）统计，10%～20% SARS患者需要机械通气治疗，致死病例罕见。到现在还没出台具体治疗意见。然而，CDC建议给予SARS患者与不明原因重症社区获得性非典型肺炎同样的治疗。

（四）其他病因

1.立克次体　立克次体体积小，呈球状或杆状。在细胞内寄生并同时有RNA和DNA两种核酸。立克次体家族有以下成员：立克立克次体（落基山斑疹伤寒），普氏立克次体（斑疹伤寒）和伯纳特立克次体，又名贝纳特立克次体（Q热立克次体）

除了伯纳特立克次体（Q热立克次体）极耐光和热，其他成员在外界都不稳定。Q热立克次体可以引起肺炎和迁延不愈的发热、流感样疾病和心内膜炎。这种病原体通常通过节肢动物（虱子、蚊子、蜱虫、螨虫）传播，还可能通过牛、绵羊、山羊和新鲜牛奶传播。

2.水痘病毒（水痘）　水痘病毒常引起2～8岁儿童良性疾病，并发症很少。但有时水痘病毒累及双肺并继发严重肺炎，病死率为20%。

3.风疹病毒（麻疹）　麻疹病毒通过人和人之间呼吸道传播。麻疹患者经常出现呼吸系统并发症，呼吸道黏膜广泛受累（如分泌物多和感染）。

4.吸入性肺炎　误吸pH≤2.5的胃液可引起非常严重、经常是致命性的肺炎。误吸口咽分泌物和胃液是肺部感染厌氧菌的主要原因（详见厌氧性细菌感染讨论部分）。吸入性肺炎常被忽视，因为急性炎症反应常在误吸胃液几小时后才会发生，在误吸12～26h加重，并且进展为急性呼吸窘迫综合征（ARDS），出现间质和小叶间水肿，小叶间透明膜形成和肺不张。如果没有继发细菌感染，炎症反应通常在误吸72h后减轻。1946年，Mendelson首次描述了误吸酸性胃内容物后肺炎的临床表现：心率加快，呼吸困难和发绀。他描述的临床症状被称作Mendelson综合征，用于定义妊娠妇女发生的吸入性肺炎。

吸入性肺炎被广泛定义为胃或者上呼吸道物质进入下呼吸道的反应。根据吸入内容物、临床表现和治疗指南的不同，吸入性肺炎至少有三种不同的分型。如下：

（1）肺损伤（如胃酸损害）；

（2）梗阻（异物或液体）；

（3）感染。

误吸是几乎所有肺部厌氧菌感染的可能原因。厌氧菌是肺脓肿最常见致病菌，也常从脓胸病例中分离出来。

吸入胃内容物和吸入食物是不同的。不管吸入物的pH水平高低，吸入胃内容物都引起早期低氧血症。所以如果怀疑吸入性肺炎，应测定血氧。抑酸治疗或质子泵抑制药类（PPIs）药物使用的患者，吸入物的pH相对较高（＞5.9），初始的损伤可迅速好转。如果吸入物pH很低（未中和的胃内容物通常是1 ~ 1.5），会出现肺实质损伤伴炎症、水肿和出血。吸入食物，会出现闭塞性细支气管炎继而肉芽肿形成。

5.胃食管反流疾病（GERD） 胃食管反流疾病是指胃内容物反流至食管。GERD患者食管远端的神经调节反射被阻断，导致初级、次级蠕动波改变引起反流。食管远端括约肌痉挛和中上段反向冲击食管内容物导致"向前和向后"蠕动，这可能导致误吸，尽管这不是误吸的必要因素。

哮喘患者中，GERD比其他患者发生率高3倍。换句话说，GERD是常不被认识的哮喘病因。据推论哮喘患者的胃酸反流进食管会引起迷走神经兴奋，引起支气管阻力反应性增加。最近文献证明无症状反流不会使肺功能恶化，但10% ~ 20%慢性咳嗽由GERD引起。

（1）正常的吞咽机制有四个阶段，如下：

①口腔准备阶段；

②口腔阶段；

③咽部阶段；

④食管阶段。

第1阶段和第2阶段是自主阶段（颅内阶段）。随着食物或液体准备进入咽部和食管，各阶段依次发生。当食物在口腔准备时气道是开放的。舌头的充分搅拌功能对于处理和推送食物或液体（食块）进入咽部是很重要的。有良好气道保护的时候，咀嚼食物时咽部的漏液通常不是问题。

（2）咽部阶段（非自主的脑干功能）的吞咽包括许多生理动作，这些动作让食物进入食管：

①腭咽部闭合端口的上升与下降（腭帆关闭）；

②咽部肌肉收缩；

③喉部的提升与向前推送（声门关闭）；

④喉前庭、假声带、真声带关闭（喉闭合）；

⑤食管上括约肌（UES）松弛。

在喉部，气道关闭过程是从下到上的，随着食物在气道外侧周进入食管而进行。

在咽部阶段，呼吸会暂停接近1s，而暂停时间常会随着食物量和黏稠度而变化。食物进入食管阶段（在脑干和内部神经共同控制下）持续8 ~ 20s。此阶段UES松弛，用咽部上收缩肌蠕动波来推动食物，强迫食物通过松弛的UES。蠕动波使食物通过食管和食管下括约肌最终到胃。

（3）六对脑神经执行由由大脑和脑干吞咽中枢产生的运动信号：

①V（三叉神经）；

②Ⅶ（面神经）；

③Ⅸ（舌咽神经）；

④Ⅹ（迷走神经）；

⑤Ⅺ（副神经）；

⑥Ⅻ（舌下神经）。

呼吸和吞咽的关系不是随机的。在正常吞咽的咽部阶段前后呼气被认为是一种固有的闭合和清除机制，能够对抗食物或液体进入气道入口。

吞咽困难是异常吞咽的结果，可能和口、咽、食管阶段相关。当食物或液体（或两者）进入喉部后进入喉前庭，而不是通过声带进入气管。误吸被认为是食物或液体从声带裂进入气管。

对于吞咽困难的诊断性检查包括改良吞钡检查（MBS），电视透视检查，可视纤维内镜和改良的Evan蓝染检查。Evan蓝染色检查为逐步滴入胃肠道一种深蓝色染料，检查能否能在气管中检测出，用来提示食管气管间有交通，如气管食管瘘。MBS和电视透视检查可以确定异常发生在吞咽中的哪个时期。当检测气管切开患者是否有误吸时，改良的Evan蓝染检查结果并不可靠（高达40%），假阳性和假阴性结果都可能。

呼吸系统受损后可以引起吞咽困难，反之，吞咽困难也可以引起呼吸道并发症。慢性阻塞性肺疾病患者口腔阶段和咽部阶段时间延长，协调能力、口咽部肌肉力量及依赖咳嗽的气道的自净能力下降。

吞咽困难的治疗与疾病相关。机体对食物和液体的处理方式不同。食块的体积和连续性，体位的改变和食物温度都可以影响呼吸和吞咽动力学。摄入大量液体需不停吞咽导致呼吸暂停延长，这对于气短和呼吸困难的患者来说是不容易的，这种情况下小口吞咽更合理。

单侧的脑血管意外（脑卒中）和出血会引起咽下的偏瘫。吞咽困难（伴随口腔阶段损害）可能伴随少量液体误吸。面部和舌头无力可以引起口腔处理食物不良。

6.隐匿性误吸 定义为有误吸却没有明显临床表现如咳嗽、窒息和突然的呼吸窘迫。一些患者在脑卒中之后会发生隐匿性误吸。有证据证明，中风的后遗症包括喉咽感觉障碍，同时吞咽困难并无主观或客观的证据（如窒息、噎食或咳嗽）。

一些严重的双侧感觉障碍的患者会发生吸入性肺炎。临床发现发声困难、构音困难、异常咽反射、异常的有意识的咳嗽、吞咽后咳嗽和吞咽后声音改变都和误吸明显相关，并且预示是隐匿性误吸。相反，在脑卒中之后，拥有正常咳嗽反射提示有正常的喉部咳嗽反射以及一个受保护的气道，经口进食发生吸入性肺炎危险低。咳嗽反射在老年患者中明显减弱。

气管切开患者是隐匿误吸的高危人群。55% ～ 70%气管插管或气管切开患者会发生误吸。因为气管切开插管改变了正常的呼吸功能（呼气时间）和解剖结构，插管本身所致的气道的生理性阻力的增加，对吞咽的咽部期有直接的影响。喉抬升水平下降，尤其是喉部肿胀，导致气道关闭不全和咽部潴留增加。

不能良好感知物质进入喉部，会引起不协调的喉闭合速度减慢。喉部感觉受损，保护性的咳嗽也会减少。声门下气体压力（与吞咽相协调的呼气）可帮助阻止物质进入气管，但是在气管切开患者中声门下气体压力下降。因气管切开后肿胀引起的合并症会使喉固定到颈前壁并使咽部失去感觉，故吞咽反应的延迟和咽部潴留增加很常见。

经口进食的建议包括：充分考虑饮食的黏稠度，特别是制订好液体食物和固体食物方案；经口进食的技术指导；安全吞咽策略；进食体位的要求；减轻喉口水肿；气管阻塞问题。在进食时间暂停通气是必要的，因为这样可以优化正压力的产生，来帮助推动食物减少喉部残留，并可以产生声门下压力。

在进食时采用部分或者全部气管内喉口减胀可以提高喉抬升，允许痰液的分泌，减少气管食管壁上残渣的作用，也可以增强味觉和嗅觉。如果采用无袖的气管切开，放置Passey-Muir阀或为有空的气管切开管加帽可以帮助声门下负压的产生并且可以帮助进行有效吞咽。

临床上患者的动态变化，需要一个协同合作的治疗团队，包括物理治疗师、职业理疗师和呼吸治疗师，语音语言病理学家，注册营养师和护士。这种方法可有效的管理气管切开和非气管切开患者，并减少其发生误吸。

7. 类脂性肺炎 吸入医疗上用作润滑剂的矿物油类，会引起所谓的类脂性肺炎。这类肺炎的严重性取决于吸入油的种类。动物油脂反应最重，植物油的反应相对轻。吸入气体形式的矿物油时肺组织会引起强烈的反应。

8. 卡氏肺孢子菌肺炎 卡氏肺孢子菌是一种机会致病菌，当严重免疫抑制患者发生该类型肺炎时通常是致命性的。尽管肺孢子菌为一种原虫，最近研究认为这种病原体可能更接近一种真菌。通常可以在人类的肺组织内中发现，但在健康宿主体内并不致病，仅使免疫力下降的个体致病。到现在，卡氏肺孢子菌肺炎是获得性免疫缺陷综合征（AIDS）和HIV感染患者最主要的肺部感染。

在易感宿主中，感染可迅速播散到全肺。在发现AIDS之前，卡氏肺孢子菌肺炎主要见于恶性肿瘤、器官移植后和进行大剂量免疫抑制药治疗患者中。现在，多数卡氏肺孢子菌肺炎病例见于AIDS患者。AIDS患者卡氏肺孢子菌感染早期的临床表现与其他类型肺炎无法区分，如进行性劳力性呼吸困难，干咳伴或不伴黏痰，深呼吸困难（非胸膜炎所致），发热伴或不伴出汗的，正常呼吸音或吸气末干啰音。X线胸片开始可能正常，之后会出现双侧间质浸润及肺泡浸润，透过度下降。

9. 巨细胞病毒 巨细胞病毒（CMV）是疱疹病毒家族中的一员，CMV肺炎是AIDS患者最常见的病毒性肺炎，常和卡氏肺孢子感染并存。

10. 结核 结核是结核分枝杆菌引起的传染性疾病。结核分枝杆菌是细长杆状的需氧细菌。易感因素包括：露宿，吸毒和AIDS患者。结核感染肺的最初反应和其他急性肺炎相似。

11. 真菌感染 多数真菌是需氧的，故肺是最佳的真菌感染部位（见第18章）。主要的真菌包括：荚膜组织胞浆菌、粗球孢子菌和皮炎芽生菌。另外，机会感染性酵母菌、白假丝酵母菌、新生隐球菌和曲霉菌可引起特定患者发生肺炎。如：白假丝酵母菌是口腔、牙龈和大肠的正常菌群，在气管支气管和肺实质很少见，但在AIDS患者，白假丝酵母菌通常可引起口、咽、食管、阴道、皮肤和肺的感染。白假丝酵母菌的口腔感染叫作鹅口疮，以白色黏附性片状感染口腔、牙床、面颊和喉咙黏膜为特征。

新型隐球菌在鸽子粪便中增殖，具有很高的

氮含量，很容易分解到空气和灰尘中。感染最常发生在AIDS患者和进行类固醇治疗患者中。在所有的真菌中曲霉菌是最常见的，特别是烟曲霉。曲霉菌在土壤、蔬菜、落叶、食物和废物发酵间中存在，呼吸过谷仓、牲口棚和饲料仓中空气的人是感染高危人群，通常感染肺部。曲霉菌是机会致病菌，感染对AIDS患者是致命威胁。吸入真菌后肺脏的最初反应和其他急性肺炎相似。

12.A型禽流感 （也被叫作鸟流感和H5N1）是A链病毒的一个亚型，在鸟类中有高度传染性。历史上禽流感病毒没有传染过人类。然而，1997年中国香港报道了第一例禽流感病毒直接感染人类病例。这次暴发和鸡相关，被分类为A型禽流感（H5N1）。自从中国香港暴发后，A型禽流感病例在欧洲、土耳其、罗马尼亚、中东和非洲也陆续报道。A型禽流感已致多名患者死亡。专家关心A型禽流感是否继续播散，全球的大流行暴发能否发生。A型禽流感的患者可发生致命的并发症，如病毒性肺炎和急性呼吸窘迫综合征（最常见的A型禽流感致死原因）。

（五）获得性肺炎分类

肺炎通常根据暴露的场合或方法分类。一般获得性肺炎分类为社区获得性肺炎（CAP），医院获得性肺炎（HAP），呼吸机相关性肺炎（VAP）和护理院获得性肺炎。

1.社区获得性肺炎　社区获得性肺炎（CAP）被定义为在医院外或住院后48h内获得的下呼吸道感染。在美国，每年有4 000 000成人被诊断为社区获得性肺炎。最常见的致病菌是链球菌属，其他包括：肺炎支原体、流感嗜血杆菌、肺炎衣原体、肺炎军团菌、金黄色葡萄球菌和结核分枝杆菌。

2.医院获得性肺炎　医院获得性肺炎（也被叫作院内肺炎，HAP）被定义为在入院48h后发生的肺炎。院内肺炎占呼吸道感染病例的15%以上。院内肺炎致病菌包括：铜绿假单胞菌、金黄色葡萄球菌包括MDRSA、肺炎链球菌、大肠菌种、大肠埃希菌、克雷伯菌和口腔误吸。

3.呼吸机获得性肺炎　呼吸机获得性肺炎（也叫作呼吸机相关肺炎，VAP）定义为在气管插管48～72h后发生的肺炎。常见致病菌包括：铜绿假单胞菌、肠道菌属、克雷伯杆菌、嗜麦芽窄食单胞菌和金黄色葡萄球菌。值得关注的是，"呼吸机相关性肺炎的发生是可预防的"，这种说法其谎言的根源可能因为拟对发生VAP的医院进行处罚。

4.护理院获得性肺炎　护理院获得性肺炎为在长期护理院获得的呼吸道感染。通常，护理院获得性感染包括：口腔菌群需氧菌厌氧菌混合感染、金黄色葡萄球菌感染、革兰阴性肠杆菌感染、流感和结核。

三、与肺炎相关的心肺临床表现

肺炎相关的肺解剖学改变（图8-1）是肺泡实变（图3-9）、增加的肺泡-毛细血管膜厚度（图3-10）和肺不张（图3-8）。由其导致（或激活）的病理机制引起以下临床表现。

在肺炎的消散期，过多的支气管分泌（图3-12）也可能参与临床表现的发生。

（一）临床资料

1.体格检查
（1）生命体征
（2）呼吸频率加快（呼吸急促）
许多病理生理机制共同作用导致通气率的增加：
①刺激外周化学感受器（低氧）
②肺顺应性降低–增加通气率的关系
③刺激J受体
④疼痛，焦虑，发热
（3）心率加快，血压升高
（4）胸痛和胸廓扩张度降低
（5）发绀
（6）咳嗽，痰液增多，咯血
肺炎患者最初为无痰犬吠样咳嗽或干咳，随着病情进展，咳嗽开始伴有痰液，此阶段痰为少量脓性、血丝或铁锈色样，这是炎症反应中液体从肺部毛细血管进入肺泡造成的。随着液体进入肺泡，一些红细胞也进入肺泡使血丝或铁锈色出现在痰液中（图8-1）。部分肺泡内的液体可同时流入细支气管和支气管。当液体聚集在支气管树内，气管、支气管和细支气管的上皮下感受器受到刺激并产生咳嗽反射。因为细支气管和更小的细支气管在肺实质深部，液体不易咳出，肺炎患者最初会犬吠样干咳，直到液体排出到更大的支气管。

2.胸部查体

（1）触觉语颤和听觉语颤增强。

（2）叩诊浊音。

（3）支气管呼吸音。

（4）轻微爆裂音，干啰音。

（5）胸膜摩擦音（如累及胸膜层）。

（6）耳语音。

（二）实验室及专科检查

1.肺功能检查结果（限制性肺疾病的病理生理）

用力呼气流速结果

FVC	FEV_T	FEV_1/FVC	$FEF_{25\%~75\%}$
↓	N 或 ↓	N 或 ↑	N 或 ↓
$FEF_{50\%}$	$FEF_{200~1200}$	PEFR	MVV
N 或 ↓	N 或 ↓	N 或 ↓	N 或 ↓

肺容量和肺容积结果

V_T	IRV	ERV	RV	
N 或 ↓	↓	↓	↓	
VC	IC	FRC	TLC	RV/TLC 比值
↓	↓	↓	↓	N

2.动脉血气分析

轻到中度

急性肺泡过度通气伴低氧血症（急性呼吸性碱中毒）

pH	$PaCO_2$	HCO_3^-	PaO_2
↑	↓	↓（轻度）	↓

重度

急性呼吸衰竭伴低氧血症（急性呼吸性酸中毒）

pH*	$PaCO_2$	HCO_3^{-*}	PaO_2
↓	↑	↑（轻度）	↓

*当组织缺氧严重到产生乳酸时，pH和HCO_3^-水平将会低于预期$PaCO_2$的特定水平

---

① C(a-$\bar{\text{v}}$)O_2.动静脉血氧分压差；DO_2.总氧输送量；O_2ER.氧气提取率；$\dot{Q}_s/\dot{Q}_T$.肺分流比率；$S\bar{V}O_2$.混合静脉血氧饱和度；$\dot{V}O_2$.氧消耗。

氧合指数①

$\dot{Q}_s/\dot{Q}_T$	DO_2†	$\dot{V}O_2$	C(a-$\bar{\text{v}}$)O_2	O_2ER	$S\bar{V}O_2$
↑	↓	N	N	↑	↓

†患者在乏氧状态得到以下补偿时总氧输送量可以正常：①心排血量增加；②血红蛋白升高；③两者兼有。当氧总运输量是正常的，氧气提取率通常也是正常的

3.异常的实验室检查和操作检查结果　异常痰检查结果（见本章的病因学讨论，表8-1）。

（三）影像学表现

1.胸部X线片

（1）密度增高（从实变到肺不张）。

（2）支气管气像。

（3）胸腔积液。

影像学表现因致病原不同差异很大。通常，肺炎（肺泡实变）的出现表现为密度的增加，可累及小的肺段、肺叶、单侧或双侧肺叶（图8-5）。病程中可以出现斑片状或均一密度阴影。

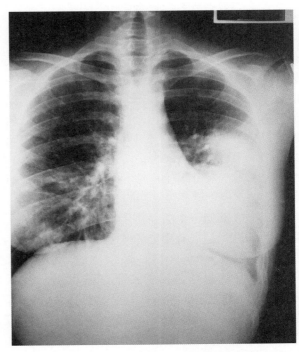

图8-5　20岁，女性，X线示左肺的重症肺炎和右肺中、下叶斑片状肺炎

随着肺泡实变加重，肺泡密度升高，可以看到支气管气像（图8-6）。胸部X线片上可能看到胸腔积液（见第16章）。

2.CT扫描　CT扫描也可见肺泡实变，支气管气像（图8-7）。

四、肺炎的一般治疗

肺炎的治疗基于肺炎的具体原因和患者表现出症状的严重性。对于细菌性肺炎，一线的治疗策略是抗生素。一些病毒性肺炎需要应用抗病毒药物，推荐的治疗方式通常和流感一样：卧床休息和补充足够的液体。另外，借助非处方药品可以帮助减轻发热，治疗疼痛和抑制肺炎引起的干咳。重症肺炎需要入院治疗。以下是治疗肺炎具体方法的概述。

内科医师处方药物和操作

1.抗生素　抗生素通常用于治疗细菌性肺炎。表8-2总结了肺炎常见致病菌和常用的治疗药物。

2.呼吸治疗方案

（1）氧气疗法：氧疗用来治疗低氧血症，减轻呼吸和心肌做功。肺炎导致乏氧，需要补充性的吸氧。这种乏氧最常由肺泡实变和毛细血管动静脉分流障碍所致。而由动静脉分流导致的低氧血症一定程度上对氧疗无效（见氧疗疗法，方案3-1）。

（2）支气管肺卫生疗法：可以应用支气管肺卫生疗法，促进肺炎恢复期的气道分泌物的排出。另外，支气管肺卫生治疗用于治疗食物颗粒所致吸入性肺炎也是很有用处的（见支气管肺卫生疗法策略，方案3-2）。

（3）肺膨胀疗法：肺膨胀疗法可用于缓解部分肺炎相关的肺不张（见肺扩张疗法，方案3-3）。

（4）胸腔穿刺：从治疗角度说，胸腔穿刺可以用来治疗胸腔积液（见第16章）。胸腔穿刺液样本可以用来检测以下指标：

①颜色。
②气味。

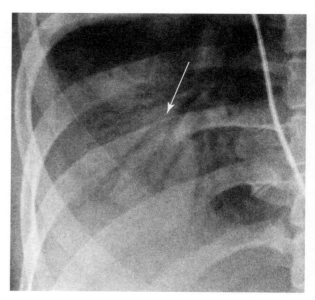

图8-6　支气管气像

以葡萄球菌肺炎为例，右下叶实变区内可见明显的分支透亮线（选自 Hansell DM，Armstrong P，Lynch DA，McAdams HP，eds: Imaging of diseases of the chest，ed 4，Philadelphia，2005，Elsevier）

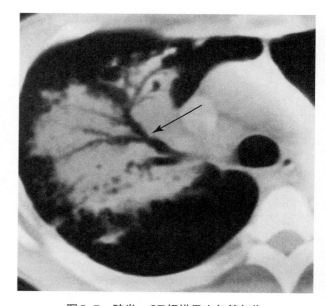

图8-7　肺炎，CT扫描示支气管气像

（选自 Hansell DM，Armstrong P，Lynch DA，McAdams HP，eds: *Imaging of diseases of the chest*，ed 4，Philadelphia，2005，Elsevier.）

③红细胞计数。
④蛋白。
⑤葡萄糖。
⑥乳酸脱氢酶（LDH）。

⑦淀粉酶。

⑧pH。

⑨Wright's，革兰和抗酸染色。

⑩需氧菌、厌氧菌、结核菌、真菌培养。

⑪细胞学。

表8-2 常见致肺炎的病原体及相应抗生素治疗策略

肺炎致病病原体	常用治疗策略
革兰阳性菌	
金黄色葡萄球菌	甲氧西林敏感株：奈夫西林或苯唑西林加或不加利福平
	甲氧西林抵抗株：万古霉素加或不加利福平
	其他选择：头孢菌素，克林霉素
链球菌	青霉素：普鲁卡因青霉素G或液体青霉素G，阿莫西林
	其他选择：大环内酯类，头孢菌素类，多西环素，喹诺酮类；头孢噻肟或头孢曲松；抗假单胞菌氟喹诺酮（左氧氟沙星，加替沙星，莫西沙星）
革兰阴性菌	
流感嗜血杆菌	氨苄西林，第三代或第四代头孢菌素，大环内酯类（阿奇霉素，克拉霉素），氟喹诺酮类
肺炎克雷伯菌	第三代和（或）第四代头孢菌素（头孢噻肟，头孢曲松）加氨基糖苷类，抗假单胞青霉素，单环β内酰胺类素（氨曲南）或喹诺酮类
铜绿假单胞菌	妥布霉素，氨基糖苷类，和抗假单胞菌药物（羟基噻吩青霉素，哌拉西林，美洛西林，头孢他啶）
不典型病原体	
肺炎支原体	多西环素，大环内酯类，氟喹诺酮类
肺炎军团菌	红霉素加或不加利福平（在严重患者中）或克拉霉素，或大环内酯类（阿奇霉素），或氟喹诺酮类（左氧氟沙星，奥氟沙星，司帕沙星）
肺炎衣原体	四环素，红霉素，大环内酯类，喹诺酮类
厌氧菌感染：	
消化链球菌属，产黑素拟杆菌，坏死梭形杆菌，非解糖拟杆菌，牙髓卟啉单胞菌和牙龈卟啉单胞菌	这些病原体大多数是口腔污染物。覆盖厌氧菌用甲苯达唑，克林霉素，或甲苯达唑加头孢曲松，或青霉素加阿莫西林。抗感染治疗反应缓慢，所以推荐治疗周期4~6周
	与吸入性肺炎有关的多数问题都继发于胃内容物中酸性物质造成的化学性肺炎。喹诺酮类，青霉素有效
	吸入的液体应该立即做细菌培养，甚至应用支气管镜或者特殊培养。在等待细菌培养结果时对患者进行能覆盖致病菌的药物治疗。如果培养是阴性的，停用抗生素。如果胸部X线片或者患者情况恶化需再做一次细菌培养。密切观察避免重叠感染比如：假丝酵母菌，其他酵母菌。可以加上万古霉素和氟康唑来覆盖院内多重感染
病毒因素	
流感病毒	A型：金刚烷胺和金刚烷乙胺
	A/B型：扎那米韦，磷酸奥司他韦
呼吸道合胞病毒	利巴韦林（病毒唑）
其他常见原因	
卡氏肺孢子菌	戊烷脒；甲氧苄氨嘧啶-磺胺甲噁唑，氨苯砜-甲氧苄氨嘧啶，伯氨喹加克林霉素
真菌感染	两性霉素B，伊曲康唑，氟康唑，酮康唑
结核	异烟肼，利福平，吡嗪酰胺，乙胺丁醇，链霉素

[病例分析]

肺 炎

一、入院病史和体格检查

患者，47岁，男性，在北密西根地区和朋友们狩猎。他们在寒冷环境下度过较长时间，于午后及晚上大量饮酒。既往健康。有吸烟史，每日一包。回家后感觉倦怠，自认为感冒，有轻微干咳、头痛，深呼吸时右侧胸痛，上楼轻微气短。夜间寒战、发热、不适而急诊入院。

生命体征：血压150/88mmHg，脉搏116/min，呼吸28/min，体温（口腔）39.9℃。痛苦面容，胸部叩诊右下肺浊音，听诊在右下肺细小湿啰音和支气管呼吸音。胸部X线片显示右下肺野肺实变。室内未吸氧动脉血气pH 7.53，PaCO$_2$ 27mmHg，HCO$_3^-$21mmol/L，PaO$_2$ 62mmHg。呼吸内科医师按照SOAP原则评估并治疗。

二、呼吸评估与治疗计划 I

S：我感觉很痛苦，轻度呼吸困难。

O：清醒，合作，急性病容。轻度干咳。生命体征：血压150/88mmHg，脉搏116/min，呼吸28/min，体温（口腔）39.9℃。右肺下段叩诊浊音，有干啰音和支气管呼吸音。胸部X线片：右下肺实变。动脉血气：未吸氧pH 7.53，PaCO$_2$ 27mmHg，HCO$_3^-$21mmol/L，PaO$_2$ 62mmHg。

A：右下肺实变（假设肺炎）。
急性肺泡过度通气伴轻微低氧血症（ABG）。

P：氧疗疗法：检测SpO$_2$保持＞90%。
给予鼻管吸氧（2L/min），静脉应用抗生素。

接下来的3d患者病情平稳，但恶心且呕吐了3次。第4天，气短加重，咳大量（每两小时3～4勺）有臭味、黄绿色痰。主诉有分泌物窒息（可能有误吸），嘴里有苦味、打嗝、轻微胸骨下不适和寒战。焦虑面容。生命体征：血压120/82mmHg，脉搏140/min，呼吸20/min，口腔温度40℃。咳嗽剧烈，咳黄绿色、黏臭痰。前胸壁、右后背部中侧和双侧下叶有支气管呼吸音、干啰音和湿啰音。轻微的发绀，无水肿。胸部X线片显示右中肺野和左下叶新的浸润影，影像学医师认为是实变。2L/min鼻管吸氧的血气分析：pH 7.50，PaCO$_2$ 29mmHg，HCO$_3^-$ 20mmol/L，PaO$_2$ 36mmHg，SaO$_2$ 69%。同时呼吸内科医师进行SOAP进阶记录。

三、呼吸评估与治疗计划 II

S：呼吸困难加重，呃逆和胸骨下胸痛。

O：焦虑面容，血压120/82mmHg，脉搏140/min，呼吸20/min，口腔温度40℃，发绀。剧烈咳嗽，咳痰（恶臭，黄绿色）。右前胸中部、双肺背部可闻及支气管呼吸音、干啰音、持续性湿啰音。胸部X线片：右中段和双下叶浸润和实变。血气分析：pH 7.50，PaCO$_2$ 29mmHg，HCO$_3^-$ 20mmol/L，PaO$_2$ 36mmHg，SaO$_2$ 69%。

A：·误吸合并社区获得性肺炎，累及右中叶，双下叶（病史和胸部X线片）。

·肺实变（胸部X线片）。

·大量分泌物（黏稠，黄绿痰）。

·排痰能力强（剧烈咳嗽）。

·急性肺泡过度通气伴严重的低氧血症（动脉血气分析）。

P：氧疗疗法：改用面罩吸氧，吸氧浓度增加到60%。增加支气管肺卫生治疗：指导深吸气和咳嗽，口咽清洁。试验性用P&D清洁下叶和右侧中叶。吸入药物治疗：10%乙酰半胱氨酸2ml加沙丁胺醇0.5ml，1/4h。每小时测定动脉血气。

四、讨论

肺炎前同时有受凉病史和饮酒史并不常见。该病例初期表现为典型社区获得性肺炎，伴肺泡实变（肺泡实变，图3-9）。如，发热和心率加快是功能性反应，心率和呼吸加快是机体对分流型低氧血症的代偿性反应，听诊湿啰音和支气管呼吸音反映患者的肺部实变。医师给予吸氧是必要的，虽并未改善乏氧，但吸氧后可以使部分肺内分流减少。

第二次SOAP显示患者发生社区获得性肺炎伴吸入性肺炎。饮酒者常有胃炎或食管炎，患者打嗝和胃痛是发生并发症的线索。此时，患者出现与大量痰液分泌相关的新的临床表现（图3-12）。如患者开始咳嗽、咳痰，出现干湿啰音。支气管肺卫生疗法（如黏液稀释和扩张支气管，深吸气和咳嗽，清洁，体位引流）是恰当的。这个病例中未应用肺膨胀疗法，一般在吸入性肺炎并发肺不张（图3-8）时可以尝试。

针对肺炎，呼吸治疗师常可以尝试多种治疗方法。经典的如肺容积扩张治疗、支气管扩张药雾化治疗和温和雾化治疗，都对患者有治疗作用，甚至在肺炎的急性期和实变期。而肺炎通常最需要的是选择恰当的抗生素，休息，补液和氧疗。当肺炎到了缓解期或合并误吸（本例），可能产生大量痰液（图3-12）甚至支气管痉挛（图3-11），此时必须采取其他措施。

[自我测试与评估]

在Evolve可以找到问题的答案。要访问其他学者评估问题和病例分析，为现实案例寻找文本资料可以访问http://evolve.elsevier.com/DesJardins/respiratory。

1.下面哪个又称为Friedländer's杆菌？
a.流感嗜血杆菌
b.铜绿假单胞菌
c.肺炎军团菌
d.克雷伯菌

2.流感嗜血杆菌6个型中哪个型是最常见的病原体？
a.A型
b.B型
c.C型
d.D型

3.下面哪项和Q热相关？
a.肺炎支原体
b.立克次体
c.鸟热
d.水痘病毒

4.Mendelson综合征和下列哪项相关？
a.类脂性肺炎
b.风疹
c.水痘

d.吸入性肺炎

5.下面哪项是最常见的AIDS并发的肺部病毒感染？
a. 曲霉菌
b. 隐球菌
c. 卡氏肺孢子菌
d. 巨细胞病毒

6.利巴韦林吸入药被显示出对治疗儿童哪种疾病有效？
a. 克雷伯菌肺炎
b. B型流感嗜血杆菌感染
c. 呼吸道合胞病毒感染
d. 铜绿假单胞菌感染

7.下列中哪项是急性会厌炎的致病原？
a.流感嗜血杆菌B型
b.克雷伯菌
c.链球菌
d.肺炎支原体

8.下面哪项和假膜性喉炎最相关？
a.链球菌

b.副流感病毒

c.肺炎支原体

d.腺病毒

9.在没有继发细菌感染的情况下，由误吸胃液引起的肺部炎症通常大概多少天后就不显著了?

a.2

b.3

c.5

d.7

10.下面哪个或哪些和肺炎相关?

（1）触觉语颤和听觉语颤减弱

（2）动静脉血氧含量差升高

（3）最大呼气流速下降

（4）肺活量升高

a.（1）

b.（3）

c.（2）和（4）

d.（1）和（3）

第9章

肺脓肿

学习目标

阅读本章后，你需要掌握以下内容：

1. 列举肺脓肿相关的肺脏的解剖改变。

2. 描述肺脓肿病因。

3. 列举肺脓肿相关的心肺临床表现。

4. 描述肺脓肿的一般治疗。

5. 描述病例学习中提出的SOAPs的临床策略和原理。

6. 明确关键术语，完成本章末的自评问题。

关键词

厌氧革兰阴性杆菌

厌氧革兰阳性球菌

脆弱类杆菌

化学性灼伤

梭杆菌属

消化球菌属

消化链球菌属

产黑素拟杆菌

葡萄球菌属

章节纲要

一、肺的解剖学改变

二、病因学和流行病学

三、与肺脓肿相关的心肺临床表现

    临床资料

四、肺脓肿的一般治疗

    内科医师处方药物和操作

病例分析：肺脓肿

自我测试与评估

一、肺的解剖学改变

肺脓肿定义是严重感染后肺组织坏死所致的局限性脓腔，含有气体和液体。脓腔内的脓性分泌物为液化的白细胞残留、蛋白质及组织碎片。脓肿壁由纤维素、炎症细胞及肉芽组织组成。

在肺脓肿的早期阶段，其病理无法与急性肺炎相鉴别。多形核白细胞和巨噬细胞移行进入感染区域来吞噬入侵的病原体。这种作用引起肺毛细血管膨胀，间质内充满液体及肺泡上皮肿胀。

炎症反应的结果是感染区域的肺实变（图8-1）。

随着炎症的进展，累及的肺脏结构发生组织坏死。严重时，坏死组织破溃进入支气管，使液化的内容物部分或全部排出空洞。含气液体的空腔也可以通过支气管胸膜瘘破溃到胸膜腔，形成胸腔积液和脓胸（见第16章，胸膜疾病）。这可以导致壁层胸膜的炎症、胸痛、肺不张和胸廓扩张度下降。一段时间后，肺脓肿周围形成纤维化和钙化（图9-1）。

与肺脓肿相关的主要病理和结构改变如下：

1. 肺实变。

2.肺毛细血管和支气管壁的破坏。

3.组织坏死。

4.空洞形成。

5.肺实质的纤维化和钙化。

6.支气管胸膜瘘和脓胸。

7.肺不张。

8.大量气道分泌物。

二、病因学和流行病学

肺脓肿常与误吸口腔液及胃液有关。误吸可引起①化学性肺炎；②厌氧菌肺炎；③两者兼有（见第8章）。吸入酸性胃液可迅速损害支气管和肺组织，常引起化学性灼伤。口腔、上呼吸道和胃肠道常见的寄生的厌氧菌包括以下细菌：

1.厌氧革兰阳性球菌

（1）消化球菌属。

（2）消化链球菌属。

2.厌氧革兰阴性杆菌

（1）脆弱拟杆菌。

（2）产黑素拟杆菌。

（3）梭杆菌属种。

厌氧菌常寄居于口腔卫生不良患者的牙齿和齿龈间隙中。厌氧菌通常与牙龈炎、牙坏死或化脓相关。误吸通常发生在有意识障碍的患者中。易感因素包括①酒精滥用；②癫痫；③全身麻醉；④头部创伤；⑤脑血管意外；⑥吞咽障碍。口腔卫生不良患者由厌氧菌所致的肺脓肿发病率也高。在62%～87%的吸入性肺炎、85%～93%的肺脓肿、62%～76%的脓胸、高达94%的支气管扩张症急性发作的患者中可培养到厌氧菌。

其他引起肺脓肿的微生物包括克雷伯菌属、葡萄球菌属、结核菌（包括非典型微生物堪萨斯分枝杆菌和鸟分枝杆菌）、组织胞浆菌属、球孢子菌属和烟曲霉菌。一些寄生虫如卫并殖吸虫属、棘球属、阿米巴属也可以引起肺脓肿形成。在罕见情况下肺炎链球菌、铜绿假单胞菌或军团菌也可引起肺脓肿。典型情况是多种细菌参与其中，正如需氧菌混合厌氧菌感染一样。

最后，肺脓肿可能由于以下情况出现①支气管阻塞伴继发的空洞性感染（如支气管肺癌或者异物吸入的远端）；②血管闭塞伴组织梗死（如脓栓，脉管炎）；③间质性肺疾病伴空洞形成［如肺尘埃沉着病（矽肺）、韦格纳肉芽肿、类风湿结节］；④肺大疱和肺囊肿继发感染（如先天性或支气管源性囊肿）；⑤胸部穿透伤而导致感染（如枪弹伤）。

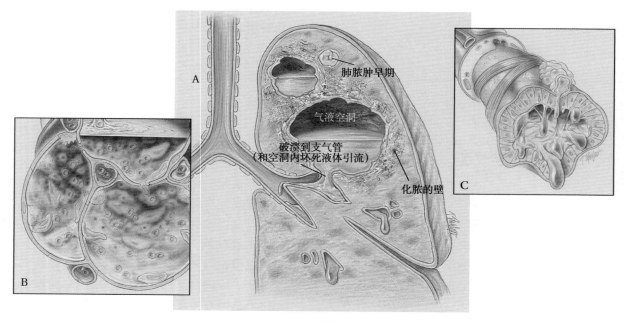

图9-1　肺脓肿

A 肺脓肿的解剖断层；B 实变；C 大量气道分泌物

解剖学上，肺脓肿最常见发生于下叶背段和上叶后段。这些部位易形成脓肿是因为重力作用和吸入时气管支气管树的体位。吸入时患者常处于仰卧位。右肺比左肺更常受累。

表9-1概述了已知引起肺脓肿的病原体。

三、与肺脓肿相关的心肺临床表现

与肺脓肿（图9-1）相关的肺脏主要的解剖学改变是肺实变（图3-9）和脓肿被引流时过多的支气管分泌物（图3-12）。这些改变引发（或激活）病理生理机制，会导致以下临床表现。

临床资料

1.体格检查

（1）生命体征。

表9-1 已知引起肺脓肿的病原体

常见病原体

厌氧革兰阳性球菌

　消化球菌属

　消化链球菌属

厌氧革兰阴性杆菌

　脆弱拟杆菌

　产黑素拟杆菌

　梭形杆菌属

少见病原体

克雷伯菌属

葡萄球菌属

结核分枝杆菌（及堪萨斯分枝杆菌和鸟分枝杆菌）

组织胞浆菌属

粗球孢子菌

芽生菌属

烟曲霉菌

寄生虫

卫氏并殖吸虫

棘球属

溶组织阿米巴

罕见

链球菌

铜绿假单胞菌

嗜肺军团菌

（2）呼吸频率增加（呼吸急促）。

几种病理生理机制共同作用下可导致呼吸频率增加：

①刺激外周化学感受器（低氧血症）。

②肺顺应性下降－与呼吸次数增加有关。

③兴奋J受体。

④疼痛、焦虑、发热。

（3）心率（脉搏）增快和血压升高。

（4）胸痛、肺扩张度降低。

（5）发绀。

（6）咳嗽、咳痰和咯血。

在肺脓肿早期类似肺炎的炎症阶段，患者一般有犬吠样咳嗽或剧烈干咳。一旦空洞形成并破溃到支气管，患者可能突然咳出大量痰液。有恶臭的棕色或灰色痰提示合并厌氧菌的多种病原体的混合感染。无味的黄色或绿色痰表明由单一需氧菌引起的非腐败性感染。在罹患肺脓肿的患者中血丝痰常见。偶见大咯血。

（7）胸部查体

①触觉语颤增强。

②干湿性啰音。

在肺脓肿处可能有以下体征：

①叩诊浊音。

②支气管呼吸音。

③呼吸音减弱。

④耳语音。

⑤胸膜摩擦音（若脓肿靠近胸膜）。

2.实验室检验及专科检查

（1）肺功能检查结果

严重且广泛的病例（以限制为主的病理生理）

用力呼气流速结果			
FVC	FEV_T	FEV_1/FVC	$FEF_{25\%\sim75\%}$
↓	N 或 ↓	N 或 ↑*	N 或 ↓
$FEF_{50\%}$	$FEF_{200\sim1200}$	PEFR	MVV
N 或 ↓	N 或 ↓	N 或 ↓	N 或 ↓

*气道阻塞可能会下降

肺容量和肺容积结果				
V_T	IRV	ERV	RV	
N 或 ↓	↓	↓	↓	
VC	IC	FRC	TLC	RV/TLC 比值
↓	↓	↓	↓	N

（2）动脉血气分析

轻到中度肺脓肿

急性肺泡过度通气伴低氧血症（急性呼吸性碱中毒）

pH	PaCO₂	HCO₃⁻	PaO₂
↑	↓	↓（轻度）	↓

重度肺脓肿

急性呼吸衰竭伴低氧血症（急性呼吸性酸中毒）

pH*	PaCO₂	HCO₃⁻*	PaO₂
↓	↑	↑（轻度）	↓

*当组织缺氧严重到产生乳酸时，pH和HCO₃⁻水平将会低于预期PaCO₂的特定水平

（3）氧合指数[①]

$\dot{Q}_s/\dot{Q}_T$	DO₂[†]	$\dot{V}O_2$	C（a-$\overline{V}$）O₂	O₂ER	S$\overline{V}$O₂
↑	N	↓	N	↑	↓

[†]患者在乏氧状态得到以下补偿时总氧输送量可以正常：①心排血量增加；②血红蛋白升高；③两者兼有。当氧总运输量是正常的，氧气提取率通常也是正常的

（4）异常的实验室检查和操作检查结果：痰液检查-最常见的病原体（见病因学）：厌氧微生物

①厌氧革兰阳性球菌

a.消化球菌属。

b.消化链球菌属。

②厌氧革兰阴性杆菌

a.脆弱拟杆菌属。

b.产黑素拟杆菌。

c.梭杆菌属。

3.影像学表现　胸部X线片。

①不透光度增加。

②空洞形成。

③空洞内气液平面。

④纤维化和钙化。

⑤胸腔积液。

在肺脓肿形成早期，胸部X线片典型表现为局限性肺实变。肺脓肿特征性的影像学在①感染破溃到支气管；②发生组织破坏和坏死；③脓肿内容物的部分排出之后表现出现。在X线片上通常表现为致密实变区中含有气－液平面的圆形厚壁空洞（图9-2）。

四、肺脓肿的一般治疗

治疗根据肺炎和肺脓肿的严重程度而不同。包括适当的抗生素治疗，辅以有效的引流和外科清创术。如果治疗得当，大多肺脓肿患者可改善。急性病例肺脓肿迅速缩小直至闭合。严重及慢性病例即便给予恰当的治疗，也会恢复较慢甚至空洞不闭合。

内科医师处方药物和操作

1.抗生素　抗生素是肺脓肿的基础治疗。如口咽部厌氧菌感染应用青霉素G治疗。为了覆盖厌氧菌，可使用甲硝唑或克林霉素。吸入性肺炎

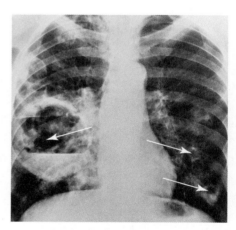

图9-2　肺结核复发，右下肺叶含有气液平面的巨大空洞性病损。其他肺叶上可见较小空洞性病损

（选自Hansell DM，Armstrong P，Lynch DA，McAdams HP，eds：*Imaging of diseases of the chest*，ed 4，Philadelphia，2005，Elsevier）

---

①　C(a-v)O₂.动静脉血氧分压差；DO₂.总氧输送量；O₂ER.氧气提取率；$\dot{Q}_s/\dot{Q}_T$.肺分流比率；S$\overline{V}$O₂.混合静脉血氧饱和度；$\dot{V}O_2$.氧消耗。

主要问题是由于吸入胃酸性内容物引起化学性肺炎，可使用喹诺酮类和青霉素类抗生素。如果致病菌是克雷伯菌属，可以给予：第三代和（或）第四代头孢菌素（头孢噻肟和头孢曲松）联合氨基糖苷类；抗假单胞菌青霉素；单环类（氨曲南）或喹诺酮类。

如果肺脓肿是由对甲氧西林敏感的金黄色葡萄球菌所引起，可以使用萘夫西林或苯唑西林（加或不加利福平）；如果是对甲氧西林耐药的金黄色葡萄球菌感染，则应选用万古霉素（加或不加利福平）。头孢菌素和克林霉素是良好的替代选择（见附录C，抗生素）。

2.呼吸治疗方案

（1）氧气疗法：氧疗用来治疗低氧血症，减轻呼吸和心肌做功。肺脓肿的低氧血症多由于肺毛细血管分流所致，因而通常对氧气治疗反应欠佳（见氧疗方案，方案3-1）。

（2）支气管肺卫生疗法：因为肺脓肿破溃产生并积聚了大量黏液，许多支气管肺卫生疗法可以用来增强支气管分泌物的排出（见支气管肺卫生治疗方案，方案3-2）。

（3）肺膨胀疗法：肺膨胀疗法可用于抵消与肺脓肿相关的肺实变和肺不张（见肺扩张疗法，方法3-3）。

[病例分析]

肺　脓　肿

一、入院病史和体格检查

64岁，失业男性患者，因咳嗽和日渐严重的排中等量恶臭味痰而就诊。1年前因脾破裂行脾脏切除术。他自述最近间或有轻度发热并且食欲很差；体重减轻6磅。最近3d他注意到右侧胸痛，咳痰量非常多。否认吸烟史。

体格检查轻度营养不良，中度抑郁，问诊期间咳嗽不断。生命体征为血压160/90mmHg，心率120/min，呼吸22/min，口温100.6°F。小腿肌肉萎缩，牙齿卫生极差，严重口臭。胸部体检发现右下叶叩诊浊音、听诊有支气管呼吸音和干湿性啰音。

患者频繁剧烈咳嗽，排出大量棕灰色臭痰。胸部X线示右下叶有一直径4cm伴有清晰气-液平面的空洞。空洞周围有斑片状肺实变。没有气体陷闭的证据。留取痰液做细菌培养及药物敏感试验，结果待回报。动脉血气分析结果如下：pH 7.51，PaCO$_2$ 29mmHg，HCO$_3^-$22mmol/L，PaO$_2$ 61mmHg。开始静脉给予抗生素治疗。负责评估和治疗该患者的呼吸治疗医师记录如下信息：

二、呼吸评估与治疗计划

S："我咳嗽不止"，低热，食欲减退，体重下降（61磅）。

O：恶液质状态。BP 160/90，HR 120/min，RR 22/min，口温100.6°F；龋齿。右下叶叩诊浊音，听诊支气管呼吸音及干湿性啰音。胸部X线：右下叶有一直径4cm的空洞伴有气液平和实变。动脉血气分析：pH 7.51，PaCO$_2$ 29mmHg，HCO$_3^-$22mmol/L，PaO$_2$ 61mmHg。大量棕灰色黏稠的臭痰。

A：急性感染（发热）。
营养不良（视诊）。
肺脓肿和实变，右下叶（胸部X线）。
肺泡通气不良伴轻度低氧血症（血气分析）。
大量黏痰（痰，干啰音）。
能排出分泌物（剧烈咳嗽）。

P：氧气治疗方案：鼻导管吸氧，2L/min。测定血氧饱和度确认吸氧有效，必要时调整氧气浓度。支气管肺卫生治疗方案：右下叶体位引流，深呼吸和咳嗽，1/6h。雾化治疗方案：试验性雾化，体位引流之前30min，给予乙酰半胱氨酸2.0ml和沙丁胺醇0.5ml吸入，1/6h，应用3d然后再评估。

根据痰培养及药物敏感试验结果，医师调整抗生素治疗。5d后，患者一般状态改善。咳嗽咳痰明显减轻但未消失。痰液不再黏稠。PaO_2升高到86mmHg，过度通气消失。胸部影像见肺脓肿面积较入院时稍缩小，肺炎明显吸收。肺功能检查见肺通气，肺容积和呼气流量轻度下降。社会服务部门在住院期间和他相谈两次，并预约出院后4周在家里继续随访。口腔外科专家会诊并预约拔除病齿。教授患者深呼吸及咳嗽方法，患者于第6天早晨咳出大量痰液。患者出院并带口服抗生素1个月回家服用。

三、讨论

这个病例说明了肺脓肿的一些典型临床表现。例如，胸部X线片上的肺实变（图3-9）包绕在脓肿的周围，可能使患者体温升高，心率和呼吸加快，血压升高。此外，还可以使患者肺泡通气过度出现低氧血症、支气管呼吸音、肺功能提示肺通气下降和容量及流量的下降。

另外，该病例中可见与过多支气管分泌物相关的临床表现（图3-12）。这些过多的分泌物不仅使患者继发于通气血流比值降低和肺内分流所致的乏氧加重，还可增加气道阻力（分泌物所致），导致听诊有干啰音，痰液产生，肺功能空气－流量比例下降。

呼吸治疗师最先针对该患的大量分泌物进行基础治疗。该患并未进行肺膨胀疗法（方案3-3）。有争议的是肺不张与肺炎一样在X线检查中都有渗出性表现。肺脓肿患者的肺部护理方案与支气管扩张患者及其类似（第6章）。确定该患肺脓肿部位为右肺下叶使得有针对性的物理治疗得以执行。社会服务人员对该患个人卫生方面的建议是非常恰当的。最后，牙科医师建议拔除龋齿，希望可以一劳永逸的根除感染源。

[自我测试与评估]

在Evolve可以找到问题的答案。要访问其他学者评估问题和病例分析，为现实案例寻找文本资料可以访问http://evolve.elsevier.com/DesJardins/respiratory。

1.以下哪种是厌氧菌？
（1）芽生菌属
（2）消化球菌属
（3）粗球孢子菌
（4）拟杆菌属
a.（1）和（2）
b.（2）和（4）
c.（3）和（4）
d.（2）、（3）和（4）

2.以下哪一项或那几项是吸入胃肠液（和厌氧菌）的易患因素？
（1）癫痫症
（2）颅脑损伤
（3）酗酒

（4）全身麻醉
a.（2）和（4）
b.（2）和（3）
c.（2）、（3）和（4）
d.（1）、（2）、（3）和（4）

3.以下哪项与肺脓肿形成有关？
（1）肺大疱和肺囊肿继发感染
（2）间质性肺疾病伴空洞形成
（3）气道阻塞继发感染性空洞形成
（4）肺穿透伤继发感染
a.（2）和（4）
b.（2）和（3）
c.（2）、（3）和（4）
d.（1）、（2）、（3）和（4）

4.解剖学上，肺脓肿最常见哪个部位？

（1）上叶后段

（2）下叶外基底段

（3）上叶前段

（4）下叶上段

a.（1）

b.（3）

c.（1）和（4）

d.（2）和（4）

5.严重和广泛的肺脓肿和下列哪项肺功能改变有关？

（1）FVC下降

（2）PEER升高

（3）RV下降

（4）FRC升高

a.（3）

b.（2）和（4）

c.（3）和（4）

d.（1）和（3）

第10章

肺结核

学习目标

阅读本章后，你需要掌握以下内容：

1.列出与结核有关的肺部解剖学改变。

2.描述肺结核的病因。

3.列出与肺结核相关的心肺系统的临床表现。

4.描述肺结核的一般处理。

5.描述病例分析中所出现的临床治疗策略和护理程序。

6.解释关键词并完成本章后的自我评估问题。

关键词

抗酸性杆菌测验

抗酸杆菌

干酪性肉芽肿

干酪性坏死

直接观察治疗（DOT）

播散性结核

休眠期结核

乙胺丁醇

荧光抗酸染色

Ghon 复合物

Ghon 小结节

肉芽肿

硬结

隔离程序

异烟肼（INH）

潜伏期结核

孟陀结核菌素皮肤试验

粟粒状结核

鸟分枝杆菌

堪萨斯分枝杆菌

结核分枝杆菌

非结核性抗酸分枝杆菌

继发性肺结核

原发性肺结核

异烟肼的预防性使用

吡嗪酰胺

利福平

结核菌涂片

链霉素

结节

抗酸染色

章节纲要

一、肺的解剖学改变

（一）原发性肺结核

（二）继发性肺结核

（三）播散性肺结核

二、病因学和流行病学

三、诊断

（一）结核菌素试验

（二）抗酸染色

（三）痰培养

（四）QuantiFERON-TB Gold 试验

四、与肺结核相关的心肺临床表现

临床资料

五、肺结核的一般治疗

（一）用于治疗肺结核的药物

（二）呼吸治疗方案

病例分析：肺结核

自我测试与评估

一、肺的解剖学改变

肺结核是一种具有传染性、慢性的细菌感染性疾病，尽管可以累及身体任何一个部位，但主要侵袭肺。在临床上，肺结核分为原发性肺结核，继发性肺结核和播散性肺结核。

（一）原发性肺结核

原发性肺结核（也称为原发感染阶段）是患者第一次感染结核分枝杆菌。当吸入的结核杆菌植入肺泡时，就会发生原发性肺结核。当结核杆菌繁殖到3～4周期时，肺部初期会发生炎症反应，这与急性肺炎相类似（图8-1）。换句话说，大量中性粒细胞和巨噬细胞移入感染区域吞噬结核分枝杆菌，但是不能完全杀死。这种反应也可导致肺毛细血管扩张，使渗出液充满血管间隙，肺泡上皮细胞因水肿液而变膨胀。事实上，肺泡内有水肿液、中性粒细胞、巨噬细胞。临床上，在肺结核的这个阶段结核菌素试验是阳性的，结核菌素试验是一个提纯蛋白衍生物（PPD）皮肤试验结果（见文章后诊断的讨论部分）。

然而与肺炎不同，包绕感染区域的肺部组织慢慢产生保护性的细胞壁，称为结节或肉芽肿。事实上，结节的作用是把结核杆菌封在一个像坚果一样的组织内（图10-1A）。尽管初期的肺部损伤在胸部X线片上很难被辨认，但是我们还是能看到小的，边界清楚的不透明区。当胸部X线片能看到肺感染初期表现时，这些影像学表现成为Ghon结节。随着疾病进展，结节的融合，累及肺门区淋巴结，被称为Ghon复合物。

在结构上，结节由包含结核杆菌的核心组成。中央核心引起巨噬细胞强化，它的外壁是由成纤维细胞，淋巴细胞和中性粒细胞组成。一个结节的形成需要2～10周。结节的功能是控制结核杆菌，这样可以防止结核杆菌进一步蔓延。不幸的是，结节的中央偶尔有潜在破坏能力，尤其是在免疫抑制的患者中。当这一切发生的时候，结节的中心充满坏死组织，类似于白色干奶酪。在这个阶段，结节被称为干酪性坏死或干酪性肉芽肿（图10-1B）。在此阶段，患者有传染的可能性。但是在大多数患者中结节都能有效地控制结核杆菌。

一旦结核杆菌被患者的免疫防御系统或抗结核药物控制，说明愈合过程开始了。肺组织纤维化和钙化慢慢取代了结节。肺组织纤维化和钙化导致肺体积缩小和瘢痕形成。在一些肺组织发生纤维化和钙化的患者，支气管会扭曲和扩张，发展为支气管扩张。

最后，当结核杆菌被隔离在结节内，随着患者免疫力增强，结核杆菌可能保持休眠期数月，数年或者一生。休眠期的结核（也称为潜伏期结核）患者不会发病或者没有任何结核症状。他们仍感染结核杆菌，但在临床上不会激活结核杆菌。结核菌素阳性反应或血中结核抗体阳性，以及胸部X线片可见残留瘢痕影像学表现都提示患者感染过结核杆菌。休眠期或潜伏期的结核患者没有传染性，不会引起结核杆菌的播散。

（二）继发性肺结核

继发性肺结核（也称为结核杆菌复发，结核杆菌再感染，结核杆菌继发感染）是在首次感染结核杆菌被控制后数月或者数年再次激活。以临床观点，尽管患有原发性肺结核的大多数患者完全恢复，但是，一定要注意活的结核杆菌可以保持休眠状态数十年。在首次感染结核杆菌被控制以后，结核菌素阳性反应一般会持续存在。在任何时候，结核杆菌可能会再次被激活，尤其是免疫力低下的患者。大多数新发肺结核患者都有下列高危因素：

1. 营养不良的人。
2. 在公共机构居住的人（如养老院，监狱，流浪者）。
3. 居住在拥挤环境的人。
4. 感染人免疫缺陷症病毒（HIV）的患者（肺结核是导致HIV患者主要死亡原因）。
5. 酗酒。

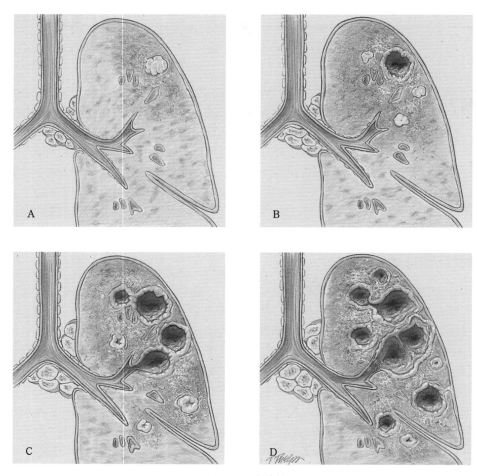

图10-1　肺结核

A.早期原发性感染。B.干酪样结核结节空洞的形成和新病灶形成。C.空洞和新感染病灶的进展。注意这些病灶胸膜下的位置。D.由结核引起的严重肺部损害

如果结核杆菌感染没有被控制，干酪性肉芽肿结节可发展为空洞。患者逐渐经历更严重的症状，包括偶发剧烈的咳嗽、绿痰或者血痰、低热、食欲减退、体重减轻、极度疲劳、盗汗和胸痛。结核病使患者的身体逐渐消耗，因此肺结核的早期名字是消耗性疾病。在此阶段，患者具有高度传染性。严重的患者会出现厚厚的结节样空洞，它可能会破裂，进入空气，具有感染性的分泌物会流入胸膜下或者气管支气管树。胸膜的并发症在肺结核中是常见的（见图3-10C）。

（三）播散性肺结核

播散性肺结核（也称肺外结核，粟粒性结核和结核病传播）是指从结节内逃出的结核杆菌通过血液或者淋巴系统播散到身体其他地方的感染。

一般来说，进入血液的结核杆菌通常聚集在一起并且在身体含氧丰富的组织不断繁殖。其他富氧区域包括局部淋巴结、肾、长骨、生殖器、脑和脑脊髓膜。

男性的生殖器结核会损害前列腺，附睾，精囊，睾丸；女性的生殖器结核会损害输卵管，卵巢和子宫。脊柱是结核感染的常见部位，还可累及臀部，膝关节，腕关节，肘关节。结核性脑膜炎是由活跃的脑损伤病变播种结核杆菌进入脑膜所致。经过一段时间，感染可能导致精神衰退，发育迟缓，失明，耳聋。当大量结核杆菌进入血时，会产生许多小结节，有针头大小，它们遍及全身各处。这种情况通常被称为粟粒性肺结核。

肺结核基本上是一种慢性的限制性肺部疾病。以下是与结核（主要是继发性肺结核）有关的肺部病理和结构变化：

1. 肺实变。
2. 肺泡毛细血管膜破坏。
3. 干酪样结核结节或肉芽肿。
4. 空洞形成。
5. 肺实质的钙化和纤维化。
6. 支气管的扭曲和扩张。
7. 支气管分泌物的增加。

二、病因学和流行病学

肺结核是人类所熟悉的最古老疾病之一，仍然是世界上最普遍的疾病之一。在石器时代的埃及和秘鲁的木乃伊身上发现结核杆菌，说明它是古老的人类疾病。在早期的著作里，结核病称为"消耗性疾病""人类死亡之首""白色瘟疫"。在19世纪，这种疾病被称为肺结核，这个术语主要来源于肺结核患者的尸体解剖中发现的结节。

根据疾病控制预防中心报道，自从1953年开始报道结核病，2007年美国有13 299人患有结核病，这是历史最低值。从1953（84 304人）到1985（22 201人）年，美国的肺结核数量每年下降74%。但是，从1986年开始，美国结核的发病率有上升趋势，在1992年，报道的肺结核感染人数达26 673例。这段时间肺结核的复活与下列因素有关：①来自病区移民增加；②HIV感染的突然增加；③免疫抑制药使用的增加。1994—2007年，肺结核的发病率再次下降至最低水平，患病人数为13 299。人们认为美国肺结核感染人数的下降与很多因素有关，包括新抗结核药物，对疾病的进一步认识，好的公共健康教育。当前美国结核病的致死率为0.006‰，这说明每年大约有1700人死于肺结核。在1953年，死亡率为0.125‰。

全球范围内，肺结核仍然是非常流行的。依据WHO 2008年的报道，世界上有1/3的人口感染过结核杆菌。在2006年，WHO估计有920万人患有肺结核，7.7%（709 000）发生在HIV阳性的患者。WHO报道印度，中国，巴基斯坦，菲律宾，泰国，印度尼西亚，孟加拉国和刚果民主共和国约占所有肺结核患者的75%。在欧洲地区，每小时有49个新发病例和7个与肺结核相关的死亡病例。据WHO统计，全球结核患者均发病率

在2003年左右达高峰，然后达到稳定或者开始下降。但是，人均肺结核发病率的下降很可能因全球人口不断增加而抵消。换句话说，每年新发肺结核病历的绝对数是增加的（如2005—2006年，新发肺结核病例从910万增加到920万）。

在人类中，肺结核主要是由结核分枝杆菌引起。结核分枝杆菌是细长的，笔直或者弯曲的杆菌。可通过以下三条途径进入人体：呼吸道，胃肠道和皮肤的开放性创伤。最常见的结核病感染是通过空气飞沫传播（如吸入含有结核杆菌气溶胶的飞沫）。

结核杆菌是需氧菌，在人体富含氧气的区域生长旺盛，尤其是在肺部的尖段。当染色时，结核杆菌的坚硬的外层可耐酸或乙醇脱色。因此，结核杆菌被称为抗酸杆菌。此外，结核杆菌的坚硬外层也可保护菌体受到破坏和吞噬细胞的消化，也使结核杆菌对抗结核药物产生耐药。

活动性肺结核患者可通过咳嗽、打喷嚏、大笑产生的气溶胶飞沫传播结核杆菌。对这类住院患者或可疑有活动性肺结核患者需要遵循严格的隔离程序。事实上，在干的气溶胶飞沫中，结核杆菌在结核患者咳嗽或打喷嚏后的数小时仍可以保持悬浮在空中。当被吸入时，一些结核杆菌可能陷入到鼻道黏膜中并开始移动。体积小的结核杆菌很容易进入支气管或者肺泡。居住在封闭的环境，很少有阳光照射和新鲜空气进入的小房间的人群易发生肺结核。气溶胶由含有结核杆菌的飞沫组成。其他感染肺结核的途径包括食入感染结核杆菌（通常是牛分枝杆菌）家畜的未灭菌奶制品，或者通过皮肤直接接种，但很罕见（如在尸体解剖中的实验室事故）。

三、诊断

结核菌素试验，抗酸染色，痰培养和胸部X线片是诊断肺结核最常用的诊断方法。最近，QuantiFERON-TB Gold（QFT-G）试验被证明是诊断肺结核的最新血液检查。

（一）结核菌素试验

应用最广泛的结核菌素试验是曼塔斯试验

（结核菌素皮内试验），该试验是用小剂量的纯化蛋白质衍生的结核菌素进行皮内注射（图10-2）。分别在48h和72h观察皮肤上的硬结或团块，判断结果如下：

1.硬结＜5mm是阴性结果。

2.硬结在5～9mm为弱阳性，为可疑结果，需要再试验。

3.硬结为10mm或＞10mm为阳性结果。阳性反应是相当可靠的证据，说明患者近期或者既往感染结核杆菌，或者已患有肺结核。

但是，阳性反应不能证明患者有活动性肺结核，仅在患者有结核杆菌接触史和已经发展细胞介导的免疫反应时才能说明患者是活动期肺结核。

（二）抗酸染色

因为结核杆菌细胞表面有一个独特的蜡质被膜，可以防止细胞被染色，这就是抗酸染色（结核菌涂片）的原理。当前，抗酸染色的一些变异方法被用在临床工作中。最常用的方法是Ziehl-Neelsen染色，在蓝色背景下显示出鲜红色抗酸染色（图10-3A）。另一个流行的技术是荧光抗酸染色，在黑棕色背景下显示出发光的黄绿色结核杆菌。荧光抗酸染色逐渐变为抗酸染色最佳选

择，因为很容易被辨认并提供了显著的对照（图10-3B）。

（三）痰培养

因为分枝杆菌中有大量的非结核性的染色也出现在抗酸染色涂片上，所以，痰培养经常需要在其他抗酸细菌中区别结核分枝杆菌。如与COPD有关的非结核性抗酸分枝杆菌是鸟分枝杆菌和堪萨斯分枝杆菌。痰培养也能识别耐药杆菌和测定它们对抗生素的敏感性。结核杆菌生长非常缓慢。需要6周才能繁殖并出现在培养基中。结核杆菌第一次被研究时被认为是真菌，这是因为结核杆菌像真菌一样呈菜花样生长（图10-4）。然而它们是不相关的，结核杆菌是细菌而不是

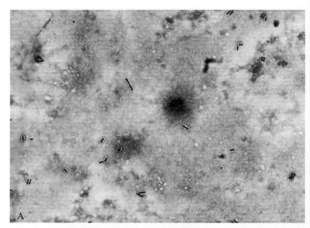

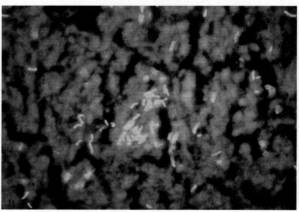

图10-3　抗酸染色技术

A.Ziehl-Neelsen染色。红色柱是结核杆菌。B.荧光抗酸染色。（选自Cowan，MK: Microbiology: A systems approach，ed 2，copyright 2009. Reproduced with permission of The McGraw-Hill Companies，New York.）

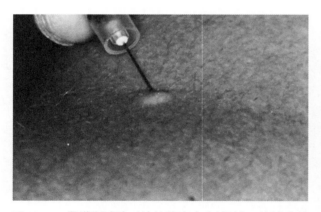

图10-2　曼塔斯试验（结核菌素皮内试验），该试验是用小剂量的纯化蛋白质衍生的结核菌素进行皮内注射。硬结为10mm或者大于10mm为阳性结果。阳性反应是相当可靠的证据，说明患者近期或者既往感染结核杆菌，或者已患有肺结核。

选　自Price SA，Wilson LM: Pathophysiology: Clinical concepts of disease processes，6e. St Louis，2002，Elsevier.

真菌。

（四）QuantiFERON-TB Gold试验

2005年美国FDA批准了QFT-G试验。QFT-G试验被用来诊断结核杆菌感染，包括潜伏期的结核杆菌感染。患者的血液样本与抗原和对照混合在一起。QFT-G试验含有合成的抗原以ESAT-6和CFP-10为代表。混合物被孵育16～24h。在这段时间之后，混合物因干扰素γ的出现被判断。当接触结核抗原时，感染结核杆菌的患者的白细胞会释放干扰素γ。干扰素γ水平的增高可以诊断肺结核。其他的临床评价，如抗酸染色和胸部X线片被推荐进一步支持QFT-G试验的阳性结果。

四、与肺结核相关的心肺临床表现

与肺结核相关的肺部主要解剖学改变（图10-1），即肺实变（图3-9）和肺泡-毛细血管膜厚度的增加（图3-10），其产生的病理生理学机制引起了下列临床表现。

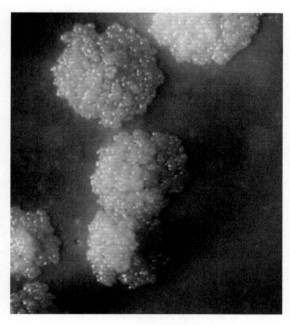

图10-4 结核分枝杆菌的形状

（选自Cowan，MK: Microbiology: A systems approach, ed 2, copyright 2009. Reproduced with permission of The McGraw-Hill Companies，New York.）

临床资料

1.体格检查
（1）生命体征。
（2）呼吸速率增加（呼吸急促），几个病理生理机制同时发生可能导致通气频率增加：
　①外周化学感受器刺激。
　②肺顺应性减少，通气频率增加。
　③疼痛，焦虑，发热。
（3）心率（脉搏）加快，血压增高。
（4）胸痛，胸部扩张减少。
（5）发绀。
（6）杵状指。
（7）外周性水肿和静脉扩张。
因为红细胞增多症和肺源性心脏病与重度肺结核有关，可能会出现下列临床表现：
　①颈静脉怒张。
　②凹陷性水肿。
　③肝脏扩大和肝脏有触痛。
（8）咳嗽，咳痰，咯血。
（9）胸部评估结果。
　①触觉震颤和语音震颤的增加。
　②叩诊浊音。
　③支气管呼吸音。
　④湿啰音，鼾音，哮鸣音。
　⑤胸膜摩擦音。
　⑥耳语音。
2.实验室及专科检查
（1）肺功能检查结果
（重度和广泛的病例）*
（限制性肺疾病的病理生理）

用力呼气流速结果			
FVC	FEV$_T$	FEV$_1$/FVC	FEF$_{25\%～75\%}$
↓	N或↓	N或↑	N或↓
FEF$_{50\%}$	FEF$_{200～1200}$	PEFR	MVV
N或↓	N或↓	N或↓	N或↓
肺容量和肺容积结果			
V$_T$	IRV	ERV	RV
N或↓	↓	↓	↓
VC	IC	FRC	TLC	RV/TLC 比值
↓	↓	↓	↓	N

*在大多数肺结核病例中，肺功能检查（PFT）结果通常是正常的

（2）动脉血气分析

中度肺结核-急性肺泡过度通气伴随低氧血症（急性呼吸性碱中毒）			
pH	$PaCO_2$	HCO_3^-	PaO_2
↑	↓	↓（轻度）	↓
广泛性肺结核伴有肺纤维化-慢性呼吸衰竭伴低氧血症（代偿性呼吸性酸中毒）			
pH	$PaCO_2$	HCO_3^-	PaO_2
N	↑	↑（轻度）	↓

慢性呼吸衰竭的急性加重

因为慢性呼吸衰竭的患者经常发生急性通气变化，所以呼吸治疗医师必须熟悉和警惕下面内容：

①慢性呼吸衰竭基础上发生急性肺泡过度通气。

②慢性呼吸衰竭基础上发生急性呼吸衰竭。

（3）氧合指数*（中到重度阶段）。

$\dot{Q}_s/\dot{Q}_T$	DO_2[†]	$\dot{V}O_2$	$C(a\text{-}\bar{v})O_2$	O_2ER	$S\bar{V}O_2$
↑	↓	N	N	↑	↓

*$C(a\text{-}\bar{V})O_2$.动静脉血氧分压差；DO_2.总氧输送量；O_2ER.氧气提取率；$\dot{Q}_s/\dot{Q}_T$.肺分流比率；$S\bar{V}O_2$.混合静脉血氧饱和度；$\dot{V}O_2$.氧消耗。[†]患者在乏氧状态得到以下补偿时总氧输送量可以正常：①心排血量增加；②血红蛋白升高；③两者都有。当氧总运量是正常的，氧气提取率通常也是正常的

（4）血流动力学指数[‡]（重度肺结核）

CVP	RAP	$\overline{PA}$	PCWP	CO	SV
↑	↑	↑	N	N	N
SVI	CI	RVSWI	LVSWI	PVR	SVR
N	N	↑	N	↑	N

[‡]CO.心排血量；CVP.中心静脉压；LVSWI.左心室做功指数；$\overline{PA}$.平均肺动脉压；PCWP.肺毛细血管楔压；PVR.肺血管阻力；RAP.右房压；RVSWI.右心室做功指数；SV.每搏量；SVI.心搏出量指数；SVR.全身血管阻力

（5）异常实验室检查和操作

①结核菌素试验阳性。

②抗酸染色阳性。

③痰培养阳性。

3.影像学表现　胸部X线片。

①不透明区的增加。

②Ghon结节。

③Ghon复合物。

④空洞形成。

⑤含有气-液平面的空洞（见图16-2）。

⑥胸腔积液。

⑦钙化和纤维化。

⑧肺段或叶的牵拉。

⑨右心室扩大。

胸部X线片是诊断肺结核最有价值的方法。在首次感染阶段，外周的肺浸润影（Ghon结节）能被观察到。随着疾病的进展，可以看到肺门淋巴结和结节的复合物（Ghon复合物）。严重的病例，会出现空洞形成和胸腔积液（图10-5）。愈合的病灶会表现纤维组织或钙化。胸部X线片上也会显示愈合病灶或肺段的牵拉。继发性肺结核经常发生在上叶尖后段。播散性粟粒性肺结核肺部表现为大量的2～3mm肉芽肿。胸部X线片表现为广泛细小的结节，呈均匀分布，大小相等（图10-6）。最后，肺结核的进展阶段会发展为右侧心力衰竭（肺源性心脏病），胸部X线片表现为

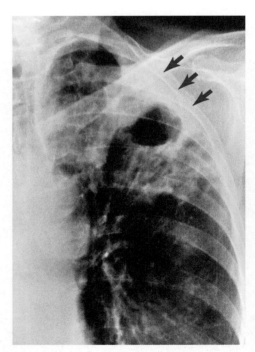

图10-5　左肺上叶空洞形成和局限性胸膜肥厚（箭头所示）

（选自Hansell DM，Armstrong P，Lynch DA，McAdams HP，eds: Imaging of diseases of the chest, ed 4，Philadelphia，2005，Elsevier.）

扩大的心脏。

五、肺结核的一般治疗

因为结核杆菌可以存在开放的空洞内，闭合的空洞内和巨噬细胞的细胞质内，在其中一种环境可能有效的药物在另一种环境中可能是无效的。此外，一些结核杆菌有耐药性。由于这个问题，我们经常联合一些药物用来治疗肺结核患者。因为抗结核药物有毒性，所以需要频繁的检查，以识别肾、肝、眼睛和耳朵表现出的毒性反应。对于依从性不好的患者，应在卫生保健医师的监督下，给患者用药。

（一）用于治疗肺结核的药物

用来治疗肺结核的药物包括2～4种药物，

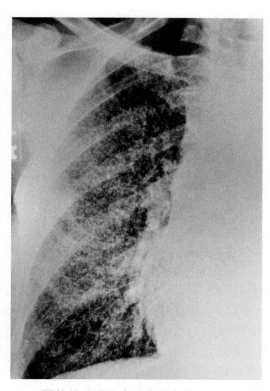

图10-6　粟粒性肺结核表现为分布均匀，大小相等肺结节

（选自Hansell DM, Armstrong P, Lynch DA, McAdams HP, eds: Imaging of diseases of the chest, ed 4, Philadelphia, 2005, Elsevier.）

口服6～9个月。治疗方案如下：

·6个月治疗方案：最初2个月称为诱导期，患者需要每日口服异烟肼，利福平，吡嗪酰胺和乙胺丁醇或链霉素。后4个月，患者需要口服异烟肼和利福平，每日或每周2次。

·9个月治疗方案：最初1～2个月，患者需要每日口服异烟肼和利福平，随后每周2次口服异烟肼和利福平，一直到第9个月结束。

异烟肼和利福平是9个月治疗期间的主要治疗方案。异烟肼被认为是最有效的一线抗结核药物。利福平是杀菌药物，经常被用来与异烟肼联合使用。尽管结核患者在治疗数周后不具有传染性，但要想杀灭所有结核杆菌，就必须完成整个疗程。对于接触过结核杆菌或结核菌素呈阳性反应（甚至抗酸染色为阴性）的个体，应该预防性使用异烟肼，1/d，疗程为1年。

当结核杆菌对一种或者几种抗结核药物耐药时，就必须使用至少3种或更多抗菌药物，患者的生存期才会延长。治疗肺结核的主要问题是患者在整个服药期间的依从性差。即使是最好的环境下，维持每日口服多种抗结核药物数月是很困难的。不幸的是，大多数结核患者不是生活在最好的环境中。此外，抗生素治疗失败经常导致缓慢生长的结核杆菌对抗结核药物耐药。事实上，一些研究者已发现了许多M型结核杆菌隔离群是多药耐药结核菌。

为了应对依从性差的问题，所有肺结核患者被推荐进行直接观察治疗（DOT），即由专人负责监督患者吃药。在执行DOT的社区中，耐药核的发生率和结核病的复发率已经减少。

2006年，非洲的研究者鉴定了一种新型耐药结核杆菌。在感染HIV的患者中是致命的，已经被命名为广泛耐药结核杆菌（XDRTB）。

（二）呼吸治疗方案

1.氧疗方案　氧疗经常被用于治疗低氧血症，减少呼吸和心肌做功。因为低氧血症与肺结核有关，所以需要补充氧气。发生在肺脓肿患者的低氧血症是由肺毛细血管分流引起。氧疗治疗肺毛细血管分流导致的低氧血症效果欠佳。此外，在肺结核的进展期，患者会发生慢性呼吸衰竭，注意不应采取高流量吸氧（氧疗，方案3-1）。

2.支气管肺的卫生治疗方案　因为严重肺结核过多的黏液产生和堆积，大量的卫生治疗方案可能被用来促进支气管分泌物排出。（支气管肺的治疗方案，方案3-2）。

3.机械通气治疗方案　因为肺结核有时会发生急性呼吸衰竭，所以机械通气可能被需要用来维持充足的通气量。当急性呼吸衰竭被认为是可逆时，例如重症肺炎，可以使用持续机械通气（见机械通气方案3-5，方案3-6，方案3-7）。

［病例分析］

肺 结 核

一、入院病史和体格检查

患者，60岁，男性，入院前4个月身体健康，首发症状为盗汗，偶伴有寒战。3个月前，他发现他的食欲正在下降，在那以后，体重减轻25磅。

在他入院3个月前，他注意到长期的吸烟使他的咳嗽开始变得频繁。在入院2周前，他每日的痰量已经增加到一杯，为黄色黏稠样，痰中带血丝。伴有呼吸困难，呈进行性加重。在他入院10d前，逐渐发生左胸痛，呈锐痛，深呼吸加重，没有放射痛。

既往史没有提供有用的信息。35年前，常规医疗检查时发现他的结核菌素试验为阳性，但他没有肺部问题。随后，他做了几次胸部X线片检查，曾经一次是为了申请保险。最后一次胸部X线片检查是5年前。

在过去的35年，工作在一个铸造厂，作为椎体制造者和摇动者。工作在一个多尘的环境中，几个月前，他才戴上防护口罩。否认家族遗传病史。他和妻子、女儿、外孙女都生活在同一间房屋内。

体格检查显示出他是一个瘦弱的男人，他看起来既有慢性病又有急性病。他的生命体征示血压：132/90mmHg，心率：116/min，呼吸频率：32/min，口腔温度：102.4°F。他的血氧饱和度为90%（室内空气下）。他咳大量黄色痰，带有血丝。双肺尖叩诊呈浊音，在右上叶和中叶可闻及吸气相湿啰音和呼气相干啰音。胸部X线片示双肺尖段可见广泛钙化，右肺上叶见空洞形成，右肺中叶见弥漫浸润影和实变。他被收入院后，安排在呼吸隔离病房。下面是初始呼吸评价，已被记录在病例中。

二、呼吸评估与治疗计划

S：咳嗽，咳痰，少量咯血；中度呼吸困难。左胸痛病史10d。

O：体温：102.4°F，血压：132/90mmHg，心率：116/min，呼吸频率：32/min，室内血氧饱和度为90%。咳黄色黏稠样痰，痰中带血丝。右肺上叶和中叶可闻及干湿啰音。胸部X线片示肺尖段钙化；右上肺空洞，右中叶浸润影和实变。

A：很可能是肺结核（患者可能是有传染性的）。

大量气道分泌物（黄痰，咳嗽）。

轻度低氧血症（血氧饱和度为90%）。

P：在抗酸染色涂片期间，对患者应持续进行隔离。获得痰标本进行常规的、缺氧环境的和抗酸性的培养，如果需要，应做细胞学检查。在室内空气下，获得基线动脉血气分析。支气管肺的卫生治疗方案：咳嗽和深呼吸，1/2h。根据动脉血气分析结果，调节吸氧浓度。讨论医师进行床旁肺功能检查的必要性。

三、讨论

在这个病例中，有两个主要临床特点。第一，在胸部X线片中可以鉴定肺部实变（图3-9），反映了患者被刺激的免疫应答。在患者床旁客观的临床数据（如发热，叩诊浊音，心率和血压增加，呼吸频率增快）进一步证明了免疫应答的存在。此外，肺部实变的确是由患者肺部血管分流和轻度低氧血症导致的（图3-9）。

其次，这个患者也出现了与支气管分泌物过多的临床表现（图3-12）：每日咳嗽，咳黄色痰，有干湿啰音。他的血氧饱和度为90%，室内空气下的动脉血气分析和随后的吸氧浓度的调节（低流量鼻导管吸氧）是恰当的。

不出所料，患者咳出含有抗酸杆菌的痰液。主治医师建议患者口服异烟肼，利福平和链霉素2个月，随后口服异烟肼和利福平4个月，进行门诊随访。患者也会受到关于几种不同的在家中执行的支气管肺的卫生治疗方案的教育（方案3-2）。患者经1年随访情况良好。

[自我测试与评估]

在Evolve可以找到问题的答案。要访问其他学者评估问题和病例分析，为现实案例寻找文本资料可以访问http://evolve.elsevier.com/DesJardins/respiratory。

1.肺结核初级阶段是什么？
（1）复发性肺结核
（2）原发性肺结核
（3）继发性肺结核
（4）原发感染阶段
a.（2）
b.（3）
c.（1）和（3）
d.（2）和（4）

2.包围已感染结核杆菌肺组织周围的保护性壁状物的名字是什么？
（1）粟粒性结核
（2）复发性结核
（3）肉芽肿
（4）结节
a.（1）
b.（3）
c.（4）
d.（3）和（4）

3.结核杆菌是？
（1）强需氧菌

（2）耐酸的
（3）在体外有能力生存数月
（4）杆状的
a.（2）
b.（4）
c.（2）和（3）
d.（1）、（2）、（3）、（4）

4.下列哪一个风团大小被认为是结核菌素试验阳性？
a.＞4mm
b.＞6mm
c.＞8mm
d.＞10mm

5.已经暴露在结核杆菌下的个体经常需要预防性的口服抗结核药物1年，下列哪些药物是常用预防性抗结核药物？
a.链霉素
b.乙胺丁醇
c.异烟肼
d.利福平

第11章

肺真菌病

学习目标

阅读本章后，你需要掌握以下内容：

1. 列举真菌性肺病解剖学改变。
2. 叙述肺真菌病病因。
3. 列举肺真菌病的心肺临床表现。
4. 叙述肺真菌病的一般治疗。
5. 叙述病例分析的临床策略和SOAP原理。
6. 理解关键词并完成本章自我评估与测试。

关键词

急性症状性肺组织胞浆菌病
两性霉素B
阿尼芬净
曲霉菌
无症状性原发性组织胞浆菌病
唑类
皮炎芽生菌
芽生菌病
球孢子菌病
白色念珠菌
干酪样结节
卡泊芬净
空洞形成
北美芽生菌病
慢性组织胞浆菌病
粗球孢子菌
球孢子菌病
新型隐球菌
戈壁关节炎
戈壁结节性红斑

戈壁热
戈壁风湿病
播散性组织胞浆菌病
棘白菌素类
氟康唑
吉耳克里斯特病
肉芽肿
荚膜组织胞浆菌
组织胞浆菌病
伊曲康唑
酮康唑
米卡芬净
北美皮肤芽生菌病
俄亥俄河谷热
圣华金河谷疾病
溪谷热

章节纲要

一、肺的解剖学改变
二、病因学和流行病学
　　主要病原体
三、肺部真菌病相关的心肺临床表现
　　临床资料
四、真菌病的一般治疗
　　（一）呼吸治疗方案
　　（二）支气管肺的卫生治疗方案
　　（三）机械通气治疗
病例分析：肺真菌病
自我测试与评估

✳

一、肺的解剖学改变

真菌孢子被吸入后到达肺部并发芽，产生多泡的酵母样物质，该物质能引起炎症反应，使多核白细胞与巨噬细胞迁移至感染部位并吞噬孢子。肺毛细血管膨胀，间质与肺泡上皮细胞水肿，局部淋巴结通常受累，感染部位的肺泡最终实变，气道分泌物也会增多。

重症病例中可见组织坏死、肉芽肿、空洞形成。在愈合过程中，肺实质纤维化、钙化并最终取代肉芽肿，肺组织收缩、硬化。上叶尖段、后段最易受累。真菌引起的肺解剖学改变与肺结核相似。

肺真菌病可以导致慢性限制性肺疾病（图11-1）。病理与结构学改变主要有以下几个方面：

1. 肺实变。
2. 肺泡-毛细血管壁破坏。
3. 干酪样结节或肉芽肿。
4. 空洞形成 。

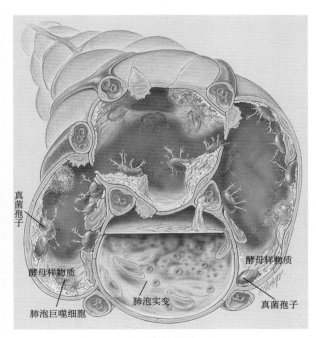

真菌孢子

酵母样物质

肺泡巨噬细胞

肺泡实变

酵母样物质

真菌孢子

图11-1　肺真菌病
荚膜组织胞浆菌感染的肺泡横断面

5. 肺实质纤维化、继发钙化。
6. 支气管分泌物增多。

二、病因学和流行病学

真菌孢子广泛分布于空气、土壤、污染物、动物中，甚至存在于人体的正常菌群中。多达300种真菌与动物疾病有关。对于植物，真菌是导致死亡和破坏的最常见因素；而对于人类，大多数情况下真菌不会引起明显的感染，因为人类对真菌有相当大的抵抗能力。人真菌病（也称为霉菌性疾病或霉菌病）通常由具有一定毒力的真菌致病原引起，或是发生于免疫力低下人群［如获得性免疫系统缺陷综合征和人类免疫缺陷病毒（HIV）感染］的条件性感染或继发感染。

主要病原体

1. 组织胞浆菌病　组织胞浆菌病是美国最常见的真菌感染。它是由双相型真菌荚膜组织胞浆菌引起的。在美国，中西部主要河谷沿线是组织胞浆菌病的高发流行区（如俄亥俄州，密歇根州，伊利诺斯州，密西西比州，密苏里州，肯塔基州，田纳西州，乔治亚州，阿肯色州）。事实上，据皮肤试验调查显示，遍及上述地区人群的80% ～ 90%有既往感染的体征。组织胞浆菌病通常被称为俄亥俄河谷热。

荚膜组织胞浆菌常见于富含鸟类粪便的土壤中，如鸡舍、鸽房、椋鸟和山鸟栖息的仓库或树林。尽管荚膜组织胞浆菌孢子能够被蝙蝠携带，但鸟类本身并不携带这种微生物。通常，人们吸入感染地区土壤扰动时（如儿童在泥土中玩耍）释放出的真菌孢子易获得感染。

荚膜组织胞浆菌生物体到达肺泡后，在人体温度下由菌丝状态（真菌）转变为寄生酵母菌状态。组织胞浆菌病的临床表现与肺结核惊人的相似，感染的潜伏期17d，仅有40%的感染会表现出症状，而其中需要就诊的仅有10%。根据个人免疫系统功能的差别，疾病可能呈现以下几种形式：无症状原发性组织胞浆菌病、急性有症状的肺组织胞浆菌病、慢性组织胞浆菌病和播散性组织胞浆菌病。

无症状的早期组织胞浆菌病是组织胞浆菌病最常见的表现类型。通常健康个体感染后不会产生症状和体征，仅有的感染征象可能是肺实质的小的已愈的病损或肺门淋巴结钙化。皮肤组织胞浆菌病试验呈阳性。

急性有症状的肺组织胞浆菌病易发生于曾有荚膜组织胞浆菌密切接触史的健康人。根据吸入孢子数量的不等，症状和体征由轻到重。轻微症状和体征包括发热、肌肉关节疼痛、头痛、干咳、寒战、胸痛、体重减轻和大汗。吸入大量孢子的人们可能发展成重症急性肺部综合征，患者呼吸变得非常急促，潜在威胁到生命。急性肺部综合征通常被描述成"洞穴探险肺"，它通常在过度暴露于由洞穴探险者搅起的蝙蝠排泄物后发生。 在疾病的这一期，胸部X线片通常表现为单个或多个类似肺炎的感染灶。

慢性肺组织胞浆菌病通常以单肺或双肺上叶浸润性改变和空洞形成为特征。这类组织胞浆菌病常累及有基础疾病的患者，如肺气肿。最多见于吸烟的白种人中年男性。症状和体征包括：乏力、发热、夜间盗汗、体重减轻、湿咳、咯血，症状体征与肺结核相似。这种感染通常具有自限性。然而，在部分患者中，可能发生进行性的肺组织破坏与播散性传播。

播散性组织胞浆菌病继发于自限性组织胞浆菌病或慢性组织胞浆菌病。最常见于免疫力低下的幼儿和老年人（如HIV感染的患者）。尽管巨噬细胞能够将真菌从血液中移除，但并不能杀死真菌。因此，播散性组织胞浆菌病能够感染身体任意部位，包括眼、肝、骨髓、皮肤、肾上腺和消化道。根据感染部位的不同，患者可能出现贫血、肺炎、心包炎、脑膜炎、肾上腺功能不全、口腔溃疡、舌溃疡、消化道溃疡等症状。若不进行治疗，播散性组织胞浆菌病通常是致命的。

诊断筛查

（1）真菌培养：真菌培养是诊断组织胞浆菌病的金标准。少量血液、痰或淋巴组织、肺组织、骨髓组织均可作为培养物。该检验的弊端是真菌生长需要≥4周的时间。因此，它不作为播散性组织胞浆菌病的检查，治疗延误对于这类患者来说可能是致命的。

（2）真菌染色：在真菌染色检查中，从痰、骨髓、肺或皮损获取的样本，经染料染色后于显微镜下检测组织胞浆菌。阳性结果准确率100%。不足在于痰液收集困难，并且其他部位标本采集需要有创操作。

（3）血清学：血清学检测血浆中的抗原和抗体。当个体暴露于组织胞浆菌孢子（抗原）后，免疫系统会产生针对组织胞浆菌抗原的抗体（蛋白质）。组织胞浆菌病抗原－抗体检测试验相对快速且还算准确。假阴性结果发生在免疫功能低下或感染其他类型真菌的患者。

2.球孢菌病　球孢菌病由吸入风中灰尘颗粒上携带的球形真菌粗球孢子菌孢子引起。这一疾病在炎热干燥的地区流行。在美国，球孢菌病多流行于加利福尼亚州、亚利桑那州、内华达州、新墨西哥州、德克萨斯州和犹他州。约80%的圣华金河谷居民皮肤球孢子菌素试验阳性。由于这一地区球孢子菌病的普遍流行，这一疾病又被称作"加利福尼亚病""沙漠热""圣华金河谷病""溪谷热"。在这一地区的土壤、植被和大量的脊椎动物（如哺乳动物、鸟、爬行动物、两栖动物）中可分离出这一真菌。

球孢子菌孢子被吸入体内后，在肺部定植、生长并形成被称为内包囊的圆形薄壁细胞，内包囊反过来生成内生孢子，内生孢子又可以生成大量的内包囊（内包囊－内生孢子期）。疾病通常表现为伴有系统性反应的急性原发性自限性肺部感染，但有时也会进展为播散性疾病。

皮肤试验结果阳性的患者中有60%无临床症状，40%患者出现类似于感冒的症状：发热、胸痛、咳嗽、头痛、全身乏力。在非复杂病例中，患者一般可完全康复并产生终身免疫。然而，约在1/200的情况下，原发感染不能缓解并进展为多种临床表现。慢性进展性肺部疾病是以结节状生长的真菌球和肺部空洞形成为特点。1/6000的暴露人群发生播散性球孢菌病，此时可能累及淋巴结、脑膜、脾、肝、肾、皮肤和肾上腺。皮肤损伤（如脸部或胸部肿块）多伴有关节痛和关节炎，尤其是肘关节和膝关节，这种情况通常称作"沙漠疹""沙漠关节炎""沙漠风湿病"。死亡多由脑膜炎引起。

诊断筛查

显微镜下直接观察到患者血浆、组织分泌物、活组织检查、脊髓液中特有的内孢囊可以作为球孢菌病的诊断。血液中检测到球孢子菌直接抗体、体液或组织中微生物的培养可进一步支持该诊断。

3.芽生菌病　芽生菌病（也称为"芝加哥病""吉尔克里斯特病"和"北美芽生菌病"）由皮炎芽生菌引起。芽生菌病发生在美国的中南部、中西部地区和加拿大，感染发生率为（1～2）/100 000。中美洲、南美洲、非洲、中东地区也有案例报道。皮炎芽生菌栖居于有机物含量高的区域，如森林土壤，腐烂木头，畜牧粪和废弃的建筑物中。该病常见于孕期妇女和非洲裔美国中年男性。猫、狗、马也可患此病。

皮炎芽生菌的主要入侵门户是肺部，急性临床表现与组织胞浆菌病相似，包括发热、咳嗽、声音嘶哑、关节肌肉疼痛，有时候会出现胸膜炎疼痛。然而，不像组织胞浆菌病，皮炎芽生菌病所致的咳嗽通常有痰且痰呈脓性。急性肺部感染可以是自限性的也可以呈进展性。当病情进展时，肺部出现结节或脓肿，肺外损伤通常包括皮肤、骨骼、生殖系统、脾、肝、肾或前列腺。事实上，皮肤损伤可能是该病的首发症状，起始于脸、手、手腕或腿部的表面破损的皮下结节。真菌播散也可能引起关节炎、骨髓炎并侵犯中枢神经系统引起头痛、惊厥抽搐、昏迷和意识障碍。目前还没有针对皮炎芽生菌的标准检验程序，痰涂片中直接观察到酵母样真菌可作为该病的诊断，也可以通过真菌培养，但准确的皮肤芽生菌素试验尚不可行。

4.机会性致病菌　白色念珠菌、新型隐球菌和曲霉菌等机会性致病菌在特定患者中也可以引起肺部感染。

白色念珠菌是口腔、生殖道和大肠的正常菌群。口腔白色念珠菌感染是口腔、牙龈、颊部、喉部白色斑片状附着的感染。对于HIV感染患者，白色念珠菌主要感染口腔、咽部、阴道和肺部。

新型隐球菌在富含氮的鸽粪中繁殖，极易播散入空气和灰尘中。隐球菌病常发生于HIV感染或接受类固醇激素治疗的患者。

曲霉菌是所有真菌中分布最广的，尤其是烟曲霉，可见于土壤、植被、腐叶、食物和肥料堆中，因此，吸入谷仓、畜棚、地窖内的空气易引起曲霉菌病。曲霉菌病通常发生在肺部。HIV感染者易发生机会性感染，严重可威胁生命。

三、肺部真菌病相关的心肺临床表现

以下临床表现由肺实变（图3-9）、继发纤维化（严重病例中），肺泡-毛细血管壁增厚（图3-10）等肺部解剖改变引起的病理生理机制所导致。

临床资料

1.体格检查

（1）生命体征。

（2）呼吸频率增加（呼吸急促）：以下病理生理机制同时发生可能导致通气速率的增加：

①对外周化学感受器的刺激。

②肺顺应性下降。

③疼痛，缺氧，发热。

（3）心率（脉搏）加快和血压升高。

（4）胸痛，胸廓运动幅度下降。

（5）发绀。

（6）杵状指。

（7）周围性水肿和静脉曲张：因出现高血红蛋白血症、肺源性心脏病等并发症，可见下列体征：

①颈静脉怒张。

②凹陷性水肿。

③肝大压痛。

（8）咳嗽、咳痰、咯血。

（9）胸部检查可见。

①触觉语颤增强。

②叩诊呈浊音。

③支气管呼吸音。

④干、湿啰音，喘鸣音。

⑤胸膜摩擦音（若侵犯到胸膜）。

⑥耳语音。

2.实验室及专科检查

（1）肺功能检查结果

（中到重度）

（限制性肺疾病的病理生理）

用力呼气流速结果

FVC	FEV$_T$	FEV$_1$/FVC	FEF$_{25\%\sim75\%}$
↓	N 或 ↓	N 或 ↑	N 或 ↓
FEF$_{50\%}$	FEF$_{200\sim1200}$	PEFR	MVV
N 或 ↓	N 或 ↓	N 或 ↓	N 或 ↓

肺容量和肺容积结果

V$_T$	IRV	ERV	RV	
N 或 ↓	↓	↓	↓	
VC	IC	FRC	TLC	RV/TLC 比值
↓	↓	↓	↓	N

（2）动脉血气分析

中度肺部真菌病

急性肺泡过度通气伴低氧血症（急性呼吸性碱中毒）

pH	PaCO$_2$	HCO$_3^-$	PaO$_2$
↑	↓	↓（轻度）	↓

重度肺部真菌病伴肺纤维化

慢性通气功能障碍伴低氧血症（代偿性呼吸性酸中毒）

pH	PaCO$_2$	HCO$_3^-$	PaO$_2$
N	↑	↑（显著）	↓

（3）慢性呼吸功能衰竭急性加重

因为慢性呼吸衰竭的患者经常发生急性通气变化，所以呼吸治疗医师必须熟悉和警惕下面内容：

①慢性呼吸衰竭继发急性过度通气。

②慢性呼吸衰竭急性通气功能衰竭（急性换气功能不足）。

（4）氧合指数*

（中至重度）

Q̇$_s$/Q̇$_T$	DO$_2$†	V̇O$_2$	C（a-v̄）O$_2$	O$_2$ER	SV̄O$_2$
↑		N	N	N	↓

*C（a-v̄）O$_2$.动静脉血氧分压差；DO$_2$.总氧输送量；O$_2$ER.氧气提取率；Q̇$_s$/Q̇$_T$.肺分流比率；SV̄O$_2$.混合静脉血氧饱和度；V̇O$_2$.氧消耗。

†患者在乏氧状态得到以下补偿时总氧输送量可以正常：①心排血量增加；②血红蛋白升高；③两者都有。当氧总运输量是正常的，氧气提取率通常也是正常的

（5）血流动力学参数‡

重症真菌病

CVP	RAP	P̄A	PCWP	CO	SV
↑	↑	↑	N	N	N
SVI	CI	RVSWI	LVSWI	PVR	SVR
N	N	N	N	N	N

‡CO.心排血量；CVP.中心静脉压；LVSWI.左心室做功指数；P̄A.平均肺动脉压；PCWP.肺毛细血管楔压；PVR.肺血管阻力；RAP.右房压；RVSWI.右心室做功指数；SV.每搏量；SVI.心搏出量指数；SVR.全身血管阻力

（6）异常实验室检验和检查结果

3.影像学所见　胸部X线片。

（1）透过度增高。

（2）空洞形成。

（3）胸腔积液。

（4）钙化纤维化。

（5）右心室增大。

许多肺部真菌感染的早期阶段，常见局部渗出、实变、伴或不伴淋巴结侵犯（图11-2），可见单发或多个圆形结节（图11-3）。在疾病晚期，两肺上叶尖段和后段可见空洞（图11-4）。播散性疾病，两肺可见弥漫性小结节和胸腔积液。也可见到痊愈病损纤维化和钙化。最终可能出现肺真菌病的并发症——右侧心力衰竭，胸部X线片上可见右心增大。以上肺部放射线改变与肺结核的表现十分相似。

四、真菌病的一般治疗

抗真菌药物是肺部真菌感染的第一道防线。一

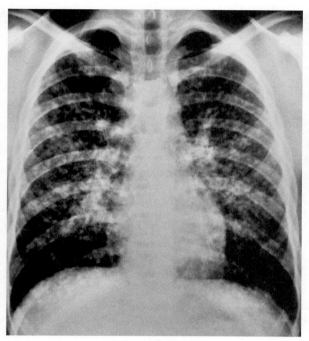

图 11-2　急性吸入性组织胞浆菌病的健康患者

该年轻男性拆卸谷仓后出现发热、咳嗽。该病例示双侧肺门淋巴结增大和弥漫性结节状斑点影。（选自 Hansell DM，Armstrong P，Lynch DA，McAdams HP，eds: Imaging of diseases of the chest，ed 4，Philadelphia，2005，Elsevier.）

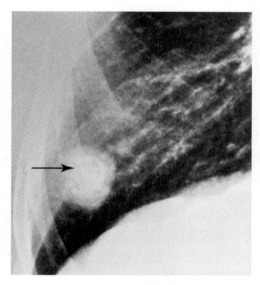

图 11-3　组织胞浆菌病

显示界限清楚的球状结节，中心部位钙化。（选自 Hansell DM，Armstrong P，Lynch DA，McAdams HP，eds: Imaging of diseases of the chest，ed 4，Philadelphia，2005，Elsevier.）

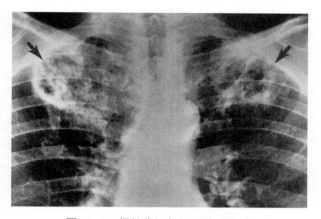

图 11-4　慢性空洞性组织胞浆菌病

箭头指出双上肺叶明显的阴影，多个大空洞。（选自 Hansell DM，Armstrong P，Lynch DA，McAdams HP，eds: Imaging of diseases of the chest，ed 4，Philadelphia，2005，Elsevier）.

般而言，大多数真菌感染选择给予静脉注射多烯类两性霉素 B（锋克松），曾经的一线药物酮康唑已经被三唑类——氟康唑、伊曲康唑所取代。相对新一类抗真菌药物，棘白菌素类现也可应用（表 11-1）。

（一）呼吸治疗方案

氧疗经常被用于治疗低氧血症，减少呼吸和心肌做功。由于肺部真菌病可引起低氧血症，因此需要氧疗。肺真菌病引起肺实变，造成毛细血管分流，此时的低氧血症用氧疗往往难以逆转。另外，在真菌病的进展阶段，如果患者出现慢性通气功能障碍，一定要避免给予高浓度氧（见氧气治疗协议，方案 3-1）。

（二）支气管肺的卫生治疗方案

肺真菌病可引起支气管分泌物增多和蓄积，需要一些支气管保健方法来增加气道分泌物的清除（见支气管肺卫生管理，方案 3-2）。

（三）机械通气治疗

重症肺真菌病偶尔会出现急性呼吸衰竭，尤其是可逆性呼吸衰竭，需要机械通气来支持肺泡换气，以期最终使患者恢复自主呼吸（见机械通气，方案 3-5，方案 3-6 和方案 3-7）。

表11-1 抗真菌药物

药物	抗菌谱
多烯类	
两性霉素B	新型隐球菌，荚膜组织胞浆菌，皮炎芽生菌，粗球孢子菌，念珠菌属，曲霉菌
脂质体两性霉素B	念珠菌属，曲霉菌，毛霉菌，新型隐球菌
唑类	
酮康唑	念珠菌属，新型隐球菌，荚膜组织胞浆菌，皮炎芽生菌
氟康唑	念珠菌属，曲霉菌，新型隐球菌，荚膜组织胞浆菌
伊曲康唑	皮炎芽生菌，孢子菌，申克孢子丝菌
棘白菌素类	
卡泊芬净	曲霉菌，念珠菌
米卡芬净	
阿尼芬净（助霉飞）	
其他抗真菌药	
氟胞嘧啶	曲霉菌、念珠菌，新型隐球菌
灰黄霉素	体癣、股癣、颜面癣
特比萘芬	体癣、足癣、鹅掌风

Modifi ed from Gardenhire DS: Rau 's respiratory care pharmacology, ed 7, St Louis, 2008, Elsevier.

[病例分析]

肺真菌病

一、入院病史和体格检查

男性患者，56岁，放牧者，因关节疼痛就诊于菲尼克斯城外的关节炎诊所。该患者诉由于关节压痛使他无法长时间骑马。他出生在新墨西哥州的一个牧场，在亚利桑那、新墨西哥州、科罗拉多州作为一名放牧者度过了大部分的时光。他一直认为自己是一个"户外"类型的人，喜欢广袤的、视野开阔的空间，新鲜的空气和美丽的大漠。

他20岁出头在东海岸上大学。在那里他变得孤独、沮丧。1年后他辍学回到新墨西哥州，回家后不久情绪低落的症状消失，就职于牧场，结交新友，重新回归自然。该患者未婚，也无固定居所，与牧马接触密切。

这个医院没有该患者的既往医疗记录。患者述既往健康，一年前在科罗拉多曾患"感冒"，当时症状有发热、咳嗽、胸痛、头痛和疲倦。无吸烟史，有饮酒史，每次外出会喝6 ~ 10瓶酒，有时甚至更多。体形匀称，身体健康。

体格检查显示该患者发育良好，营养状态良好，有中度呼吸困难。主诉周身关节疼痛僵硬，自认为重感冒，呼吸急促。膝关节和距小腿关节肿胀、温暖，压痛（＋）。皮肤晒黑，嘴唇和甲床发绀。频繁咳嗽，中等量黄色稠痰，咳痰有力，但上痰困难。生命体征如下：血压160/90mmHg，心率90/min，呼吸次数18/min，口腔温度37.8℃。胸前触诊可见红斑，患者不自知。另外，左侧脸颊可见胡桃核大小红斑。胸部叩诊无著征。双侧肺尖可闻及干湿啰音。

胸部X线片显示双肺散在弥漫性浸润影，伴纤维化、钙化和多发球形结节影。双肺上叶可见2 ~ 3个1 ~ 3cm的空洞。吸空气情况下患者动脉血气分析如下：pH 7.51，$PaCO_2$ 29mmHg，HCO_3^- 22mmol/L，PaO_2 64mmHg。患者入院治疗。鉴于患者的呼吸情况，给予气道护理治疗。基于患者的临床资料，

SOAP记录如下。

二、呼吸评估与治疗计划

S："气短，关节肿胀、疼痛。"

O：发绀；频繁剧烈咳嗽，中等量黄色脓痰；生命体征：BP：165/95mmHg，HR：96/min，RR：24/min，体温37.8℃；触诊：前胸和左颊部红色皮损；听诊：双侧肺尖可闻及干湿啰音，CXR：双侧纤维化钙化和球形结节；双肺上叶2～3个1～3cm空洞；动脉血气分析（空气）：pH 7.51，$PaCO_2$ 29mmHg，HCO_3^- 22mmol/L，PaO_2 64mmHg。

A：·中度呼吸窘迫（发绀，生命体征）。

·大量的脓性，黄色分泌物（痰，干啰音）。

·可能感染（黄痰）。

·肺纤维化，钙化，空腔（胸部X线片）。

·急性肺泡过度通气伴轻度低氧血症（动脉血气分析）。

P：开始氧疗（鼻导管2L/min）和支气管肺护理（咳嗽及深呼吸指导，双上肺体位引流每班一次×3天）；痰培养（常规，抗酸杆菌和真菌）；鼓励饮水；监测血氧、液体出入量。

三、入院5d后

镜检患者痰和内孢囊素皮试后，诊断为球孢菌病。该患者已接受两性霉素B静脉注射2d。肺功能检查示中度至重度限制性障碍，同时伴中度阻塞性障碍。

医生查房时，见该患端坐呼吸、发绀、乏力。患者述呼吸困难较入院时加重，难以适应医院环境。频繁巨咳，中等量黄色脓痰。

生命体征如下：血压165/95mmHg，心率96/min，呼吸24/min，体温37℃。听诊发现双肺遍布哮鸣音，两侧肺尖部可及湿啰音。此时未拍胸部X线片。指脉氧测血氧饱和度（SpO_2）88%。动脉血气如下：pH 7.54，PCO_2 27mmHg，HCO_3^- 21mmol/L，PO_2 55mmHg。此时，SOPA记录如下：

A：·球孢菌病（内孢囊素皮试，痰涂片）。

·持续呼吸困难（发绀，生命体征）。

·大量支气管分泌物（痰，干啰音）。

·急性肺泡通气障碍，伴中度低氧血症（血气分析恶化）。

P：上调氧疗流量（鼻导管吸氧3L/min）。加雾化药物治疗方案。加强支气管肺护理（2%的乙酰半胱氨酸2ml和沙丁胺醇0.2mlq6h，咳嗽及深吸气，双上肺体位引流）。每班监测2次下呼吸道膜瓣功能。复查胸部放射线，继续监测并再次评估。

四、治疗10d后

第10天，呼吸机治疗师发现患者能够在走廊来回走动并与他人交谈。无明显呼吸困难。患者自诉病情好转，已准备出院。

无自发性咳嗽。嘱其咳嗽，可发出有力干咳。生命体征如下：BP：135/88mmHg，HR 80/min，RR 14/min，体温正常。听诊双肺间部仍可闻及湿啰音。无近期胸部X线。吸空气情况下指尖血氧饱和度91%，血气分析如下：pH 7.44，PCO_2 34mmHg，HCO_3^- 23mmol/L，PO_2 71mmHg。基于这些临床数据，SOAP记录如下。

S："我呼吸好多了"。

O：无明显呼吸困难，无自发性咳嗽，按要求咳嗽有力、无痰。生命体征：BP：135/88mmHg，HR 80/min，RR 14/min，体温正常。双肺上叶水泡音，血氧饱和度91%，血气分析如下：pH 7.44，PCO_2 34mmHg，HCO_3^- 23mmol/L，PO_2 71mmHg。

A：·支气管卫生状态良好（干咳，干啰音消失，肺纤维化可闻及湿啰音）。

·酸碱平衡正常伴有轻度低氧血症（见血气）。

P：停止氧疗，在1h内复查空气氧情况下的血氧饱和度（"抽查"），停止。

肺支气管护理，指导患者试验性应用可必特（沙丁胺醇/异丙托溴铵）定量吸入剂。除了上午自行进行的MDI外停止所有治疗方法，再次评估患者，然后结束治疗。

五、讨论

西南部地区是球孢菌病的流行地区，此处工作的呼吸医师对于双肺浸润、关节压痛肿胀、典型皮疹病灶的患者可预期该诊断。其他地区医师由于经验不足，直到皮肤球孢子菌素试验和痰真菌涂片证实才能确诊此病。在这一病例中，患者显示出以下两个肺部解剖学改变有关的临床症状：肺泡-毛细血管壁增厚（如双肺纤维钙化，图3-10）和支气管分泌物增多（如咳嗽、咳痰、干啰音；图3-12）。

第一次正确评估患者病情（低氧血症伴肺过度通气，肺泡纤维化和空洞形成）是正确的。低氧血症的治疗应该从1～2L/min的鼻导管吸氧开始，再根据血氧饱和度调整。正如其他肺炎的治疗一样，治疗该患者时，进行评估的呼吸科医师应该尽快留取痰液标本，进行革兰染色，抗酸杆菌检查，真菌分离培养；这个病例中，该步骤完成的很好。呼吸治疗医师做得非常出色，懂得在此类患者中使用结核菌素试验和真菌试验，并明

白正如其他肺部炎性渗出一样，一旦做完上述检查，临床治疗师的作用就可能很小了。

在二次评估时，已经分离出致病菌，并开始静脉注射两性霉素B。患者仍然有低氧血症，因而增加了氧疗流量（加至3～4L/min，必要时采用储氧面罩吸氧）。由于患者仍然喘息，咳黄色黏痰，呼吸困难也没有得到缓解，故调整支气管肺护理方案，实施雾化治疗，应用支气管扩张药和化痰治疗。因患者状态无改善，有指征再次行胸部X线检查。

患者入院治疗10d后最后一次评估可见病情明显改善。指尖血氧饱和度测定显示外周血饱和度良好，血气指标也有明显改善。因此降低气道护理强度，这一步骤见本病例分析中的相应处置部分。接下来在急性症状消失后的6～12个月检查肺功能是十分重要的。

[自我测试与评估]

在Evolve可以找到问题的答案。要访问其他学者评估问题和病例分析，为现实案例寻找文本资料可以访问http://evolve.elsevier.com/DesJardins/respiratory。

1.以下哪种是美国最常见的真菌感染？
a.球孢子菌病
b.组织胞浆菌病
c.圣华金河谷疾病
d.芽生菌病
2.组织胞浆菌病在以下哪一地区发病率最高？
a.亚利桑那州
b.密西西比州
c.内华达州
d.德克萨斯州
3.沙漠疙瘩、沙漠关节炎、沙漠风湿病与以下哪种真菌病有关？
a.俄亥俄河谷热
b.芽生菌病
c.球孢子菌病
d.曲霉菌病

4.以下哪些药物可用来治疗真菌病？
（1）链霉素
（2）两性霉素B
（3）青霉素G
（4）伊曲康唑
a.（1）
b.（2）
c.（4）
d.（2）和（4）
5.组织胞浆菌病的哪种发病方式是以肺门淋巴结隐匿性损伤和皮肤组织胞浆菌病试验阳性为特征的？
a.弥漫性感染
b.潜伏的无症状的疾病
c.慢性组织胞浆菌病
d.原发性自限性疾病

第四篇

肺血管疾病

第12章

肺水肿

学习目标

阅读本章后，你需要掌握以下内容：

1.列出肺水肿相关的肺解剖学改变。

2.描述肺水肿的原因。

3.列出与肺水肿相关的心肺临床表现。

4.掌握肺水肿的一般治疗。

5.叙述在病例分析中所呈现的SOAPs的临床策略和原理。

6.理解关键词并完成本章自我评估与测试。

关键词

后负荷降低

白蛋白

胺碘酮

血管紧张素转化酶（ACE）抑制药

抗心律失常药物

蝙蝠翼X射线表现

溴苄胺

蝴蝶形

钙通道阻滞药

卡托普利

心源性肺水肿

充血性心力衰竭（CHF）

减压性肺水肿

洋地黄

直接血管扩张药

多巴酚丁胺

多巴胺

肼屈嗪

毛细血管通透性增加

间接血管扩张药

硝酸异山梨酯

Kerley A，B线

赖诺普利

甘露醇

CPAP面罩

美托洛尔

米诺地尔

硫酸吗啡

硝苯地平

硝酸甘油

硝普钠

非心源性肺水肿

渗透压

端坐呼吸

夜间阵发性呼吸困难（PND）

正性肌力药物

哌唑嗪

普鲁卡因胺

Starling's方程

漏出液

曲马唑嗪

维拉帕米

章节纲要

一、肺的解剖学改变

二、病因学和流行病学

（一）心源性肺水肿

（二）非心源性肺水肿

三、与肺水肿相关的心肺临床表现

临床资料

四、肺水肿的一般治疗

（一）常用处方药物和检查

（二）呼吸护理治疗原则

病例分析：肺水肿

自我测试与评估

一、肺的解剖学改变

肺水肿由肺血管系统的液体过度向血管外系统和肺脏含气区移动而导致。首先渗入血管周围和支气管周围间隙；随着肺水肿的加重，液体可能逐渐进入肺泡、细支气管、支气管（图12-1）。

因为液体的移动，肺泡壁和肺间质出现肿胀。随着肿胀的加剧，肺泡表面张力增加，进而导致肺泡萎缩和肺不张。此外，积聚在气管支气管的许多液体被进出肺部的空气搅成泡沫白痰（有时带血或粉红色）。大量肺间质间隙的液体导致淋巴管扩张和淋巴液回流增加。

肺水肿是一种限制性肺疾病。与肺水肿相关的主要肺部解剖和病理结构变化如下：

1.间质水肿，包括血管周围、支气管周围空隙和肺泡壁间质。

2.肺泡液体充盈。

3.肺泡液体表面张力的增加。

4.肺泡萎缩和肺不张。

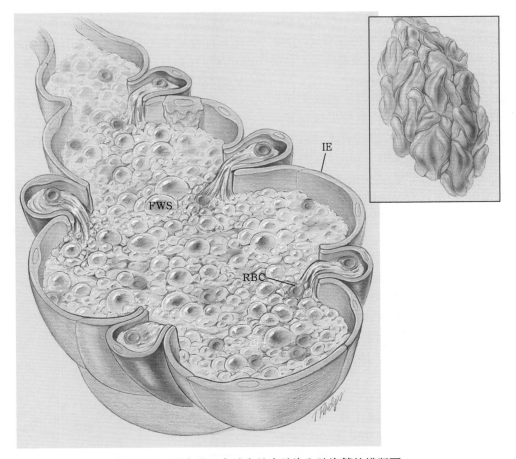

图 12-1 肺水肿，在肺水肿中肺泡和肺泡管的横断面
FWS.白色泡沫状分泌物，IE.间质性水肿，RBC.红细胞，插入，肺不张，肺水肿常见的肺部解剖改变

5.遍及气管支气管树白色泡沫分泌物（或粉红色）。

二、病因学和流行病学

导致肺水肿的原因可分为两大类：心源性的和非心源性的。

（一）心源性肺水肿

心源性肺水肿的最常见原因是左侧心力衰竭，通常被称为充血性心力衰竭（CHF）。据美国疾病控制和预防中心（CDC）统计，美国大约有500万人被确诊充血性心力衰竭，占总人口的1.7%，且每年新发病例55万。心力衰竭最常见于65岁以上老年人，多见于非裔美国人。充血性心力衰竭是65岁以上住院患者的最常见原因，估计每年近30万人因其死亡。2008年统计，每年的与心力衰竭相关的直接和间接花费总额近350亿美元。因为从现在至2040年美国人口生育高峰的中位年龄将持续增长，诊断为充血性心力衰竭的患者数量及与充血性心力衰竭相关的直接和间接花费无疑将继续上升。

当左心室不能够将从肺部接收的血液全部泵出时，心源性肺水肿就会发生。其结果就是肺静脉和毛细血管内的血压增加，推动液体通过毛细血管壁进入肺泡，形成漏出液。这一过程的基本病理生理机制将会在下面的段落中描述。

通常情况下，10～15 mmHg的晶体渗透压倾向于将液体移出肺毛细血管进入间质空隙。而通常此压力将由25～30 mmHg的胶体渗透压力所抵消，胶体渗透压力倾向于保持液体在肺毛细血管内。胶体渗透压指的是膨胀压，由在血液中的白蛋白和球蛋白产生。晶体渗透压和胶体渗透压之间的平衡决定了肺毛细血管内液体的稳定性，也维持了肺间质间隙中的液体稳定性。

毛细血管中液体移入、移出运动可由Starling's方程表示：

$$J=K(Pc-Pi)-(\pi c-\pi i)$$

其中J代表移出毛细血管总液体量，K是毛细血管的通透性因子，Pc和Pi分别指毛细血管和间质间隙的静水压，πc和πi分别指毛细管和间质间隙的胶体渗透压。

尽管该方程在理论上很有用，但实际应用有限。因为四个压力中，肺毛细血管中血液的晶体及胶体渗透压可以用特定方式测得，而间质间隙的晶体及胶体渗透压不能轻易测定。

当肺血管系统内的晶体渗透压上升超过25～30 mmHg时，胶体渗透压失去将液体保持在肺毛细血管内的能力。因此，液体开始溢入肺间质和肺部含气区（图12-1）。

在临床上，左心衰竭的患者往往伴有焦虑、精神错乱、呼吸困难、端坐呼吸、夜间阵发性呼吸困难、咳嗽、疲劳及附加音。并且由于末梢循环差，此类患者往往有皮温低、出汗、手指发绀和周围苍白。肺毛细血管静水压（晶体渗透压）增加，是肺水肿最常见的原因。表12-1列出了心源性肺水肿的常见原因。表12-2列出了冠状动脉粥样硬化性心脏病（CHD）的常见危险因素。

（二）非心源性肺水肿

非心源性肺水肿的原因有很多。在这些情况下，即使没有由异常心脏所引起的回压，液体也可以很容易地从肺毛细血管进入肺泡。更加常见的情况将在下面的段落中讨论。

1.毛细血管通透性增加　肺水肿可能是由于感染、炎症或其他因素造成毛细血管通透性增加发展而来。以下是毛细血管通透性增加的常见原因：

（1）肺泡缺氧。

（2）急性呼吸窘迫综合征（ARDS）。

表12-1　心源性肺水肿的常见原因

·心律失常（比如室性期前收缩或心动过缓使心排血量减少）

·系统性高血压

·先天性心脏缺损

·过多的液体积聚

·左侧心力衰竭

·二尖瓣或主动脉瓣疾病

·心肌梗死

·心脏压塞

·肺栓子

·肾衰竭

·风湿性心脏病（心肌炎）

·心肌病（病毒性）

（3）吸入有毒剂如氯气、二氧化硫、二氧化氮、氨和光气。

（4）肺部感染（如肺炎）。

（5）肺部放射线治疗。

（6）急性颅脑损伤（也被称为脑源性肺水肿）。

2.淋巴功能不全　肺部正常的淋巴引流减少，血管内和血管外的液体将会逐渐淤积成池，肺水肿必然产生。见于淋巴管闭塞或扭曲造成淋巴引流放缓；淋巴管癌时肿瘤细胞阻塞淋巴管；淋巴管排空至静脉系统，静脉压力的增加会减缓淋巴引流。淋巴功能不全也可见于肺移植后。

3.胸腔内压力下降　胸腔内压力减少会导致肺水肿。如：严重的气道阻塞时，患者在吸气时产生的负压对肺毛细血管产生吸力，会导致液体移动进入肺泡。此外，胸腔内负性压力的增加会促使右心房的回心血量增加，并且阻碍左心房的回心血流量，这种情况会导致血液汇集在肺，随之使得液体的静压力（晶体渗透压）升高导致肺水肿。类似于突然去除胸腔积液所引起的肺水肿，在临床上，这种情况被称为减压肺水肿（也称复张性肺水肿）。

4.胶体渗透压下降　虽然这种情况罕见，但是当胶体渗透压的压力从25～30 mmHg的正常值下降，低于正常10～15mmHg的液体静压力

表12-2　冠状动脉粥样硬化性心脏病的高危因素（冠心病）

· 年龄
　男性＞45岁
　女性＞55岁
· 冠心病家族史
　男性亲属：＜55岁
　女性亲属：＜65岁
· 吸烟
· 过胖
· 高血压：（血压＞140/90 mmHg或使用抗高血压药物）
· 高水平的低密度脂蛋白胆固醇（LDL-C）：＞130mg/dl（无益胆固醇）
· 低水平的高密度脂蛋白胆固醇（HDL-C）：＜35mg/dl（有益胆固醇）
· 高水平同型半胱氨酸：＞10mg/dl
· 高水平的总胆固醇（＞150～200mg/dl）和高水平的三酰甘油（＞200～300mg/dl）
· 糖尿病（1型和2型）

时，液体会逐渐渗透到肺部间质和肺部含气区。胶体渗透压降低可能由以下原因引起：

（1）静脉输液过速和（或）过量。

（2）尿毒症。

（3）低蛋白血症（如严重营养不良）。

（4）急性肾炎。

（5）结节性多发性动脉炎。

虽然确切的机制尚不清楚，表12-3指出了非心源性肺水肿的一些相关原因。

表12-3　非心源性肺水肿的其他原因

· 对药物的过敏反应
· 过量的钠消耗
· 药物过量（比如海洛因、阿司匹林、安非他命、可卡因、抗结核药物、化疗药物）
· 金属中毒（如钴、铁、铅）
· 长期酒精摄入
· 误吸（淹溺）
· 中枢神经系统刺激
· 脑炎
· 高海拔（高于8000～10 000英尺）

三、与肺水肿相关的心肺临床表现

与肺水肿相关的主要肺解剖学改变（图12-1）包括肺不张（图3-8）、肺泡毛细血管膜厚度增加（图3-10）和严重病例中的支气管分泌物过多（图3-12），这些病理生理机制会导致以下临床表现：

临床资料

1.体格检查

（1）生命体征。

（2）呼吸频率增加（呼吸急促），以下几种病理生理改变的相互作用可能会导致呼吸频率的增加：

①外周化学感受器的激活（低氧血症）。

②肺顺应性减少和通气速率相应增加。

③J受体的激活。

④焦虑。

（3）心率（脉率）增快和血压升高。

（4）陈－施呼吸／潮式呼吸：潮式呼吸可见于严重左侧心力衰竭和肺水肿的患者。有些权威人

士认为，这些患者之所以出现潮式呼吸可能与肺和中枢化学感受器之间的循环时间延长有关。潮式呼吸是中枢性睡眠呼吸暂停（见第23章）的一个典型临床表现。

（5）阵发性夜间呼吸困难（PND）和端坐呼吸：肺水肿患者睡眠几个小时后由于严重的呼吸困难醒来，这种情况被称为阵发性夜间呼吸困难。这种情况尤其多见于心源性肺水肿患者。患者清醒时其较多的时间是直立体位的，多余的液体倾向于积聚在身体的下垂和承重部分。然而，当患者为平卧位时，多余的液体从身体的下垂部分移动回到血液中，导致肺部静脉回流增加。这样就会引起肺静水压力增高，促使肺水肿产生。当发生肺水肿时，会引起肺静脉分流，静脉血未经氧化掺杂入动脉血中，发生低氧血症。严重的低氧血症刺激外周化学感受器，通气率（呼吸频率）会随之增加（图2-14）。肺顺应性下降、J受体刺激和焦虑也会导致夜间阵发性呼吸困难（夜间多见）。而患者在卧位呼吸困难加重时，会采用端坐呼吸。

（6）发绀。

（7）咳嗽、咳痰（泡沫、粉红色外观）。

（8）胸部查体

①触觉语颤增强。

②湿啰音、干啰音和哮鸣音。

2.实验室及专科检查

（1）肺功能检查结果

（中度至重度）

（限制性肺疾病的病理生理学）

用力呼气流速结果

FVC	FEV_T	FEV_1/FVC	$FEF_{25\%\sim75\%}$
↓	N 或 ↓	N 或 ↑	N 或 ↓
$FEF_{50\%}$	$FEF_{200\sim1200}$	PEFR	MVV
N 或 ↓	N 或 ↓	N 或 ↓	N 或 ↓

肺容量和肺容积结果

V_T	IRV	ERV	RV	
N 或 ↓	↓	↓	↓	
VC	IC	FRC	TLC	RV/TLC 比值
↓	↓	↓	↓	N

N=normal 代表正常

（2）动脉血气分析

轻中度肺水肿

急性肺泡过度通气伴低氧血症（急性呼吸性碱中毒）

pH	$PaCO_2$	HCO_3^-	PaO_2
↑	↓	↓（轻度）	↓

肺水肿严重阶段

急性呼吸衰竭伴低氧血症（急性呼吸性酸中毒）

pH^*	$PaCO_2$	HCO_3^{-*}	PaO_2
↓	↑	↑（轻度）	↓

* 当组织严重缺氧产生乳酸，pH 和 HCO_3^- 值将低于预期特定的 $PaCO_2$ 水平

（3）氧合指数[1]

$\dot{Q}_s/\dot{Q}_T$	$DO_2^\dagger$	$\dot{V}O_2$	$C(a-\bar{v})O_2$	O_2ER	$S\bar{v}O_2$
↑	↓	N	N	↑	↓

†患者在乏氧状态得到以下补偿时总氧输送量可以正常：①心排血量增加；②血红蛋白升高；③两者同时存在。当氧总运输量是正常的，氧气提取率通常也是正常的

（4）血流动力学指数[2]

心源性肺水肿，中度至严重阶段

CVP	RAP	$\overline{PA}$	PCWP	CO	SV
↑	↑	↑	↑	↓	↓
SVI	CI	RVSWI	LVSWI	PVR	SVR
↓	↓	↓	↓	↑	↑

（5）异常的实验室检验和检查

①血清氯：降低。

②血清钾：降低。

③血清钠：降低。

低钾、低钠、低氯血症常见于左侧心力衰竭的患者，可能由利尿药治疗或液体潴留过多所导致。

3.影像学表现

（1）胸部 X 线片

---

① C(a-v)O₂.动静脉血氧分压差；DO₂.总氧输送量；O₂ER.氧气提取率；Q̇s/Q̇T.肺分流比率；Sv̄O₂.混合静脉血氧饱和度；V̇O₂.氧消耗。

② CO.心排血量；CVP.中心静脉压；LVSWI.左心室做功指数；P̄A.平均肺动脉压；PCWP.肺毛细血管楔压；PVR.肺血管阻力；RAP.右房压；RVSWI.右心室做功指数；SV.每搏输出量；SVI.心搏出量指数；SVR.全身血管阻力。

①双侧绒毛样不透明区。

②肺动脉扩张。

③左心室肥大（心脏扩大）。

④Kerley A，B 线。

⑤蝙蝠翼征或蝴蝶征。

⑥胸腔积液。

（2）心源性肺水肿，与左心衰竭的相关的肺水肿 X 线检查结果描述如下：

①轻度左侧心力衰竭：肺静脉淤血、肺动脉扩张。

②中度左侧心力衰竭：心脏扩大、肺动脉充血、Kerley A 和 Kerley B 线出现。当心脏扩大时，在胸部后前位胸片上心脏大于胸腔直径的一半（图 12-2）。因为放射线密度主要反映肺泡空气充盈而不是早期间质水肿，一旦胸部 X 线片发现异常，肺水肿的病理变化已是末期。胸部 X 线片通常表现为致密的从肺门区向外肺部外围边界扩散的绒毛样不透光区（图 12-2）。

Kerley A 线代表深在的间质水肿，从肺门延伸入肺的中央部分。Kerley A 线达不到胸膜，在中、上肺是最普遍的。Kerley B 线短而薄，长度通常＜1cm，从胸膜表面向内延伸的水平线，它们外周与胸膜接触、彼此平行，与胸膜成直角，可出现在肺的任何区域，最常见于肺底（图 12-3）。

· 重度左侧心力衰竭：这个阶段患者胸部 X 线片显示心脏扩大、肺动脉怒张、间质性肺水肿、肺泡水肿区域蓬松、斑片状阴影，并且经常呈现蝙蝠翅膀图案（或称蝴蝶图案），肺的外周部分通常未被侵及，这被称为"蝶翼"和"蝙蝠翼"分布（图 12-4）。胸腔积液也可见。

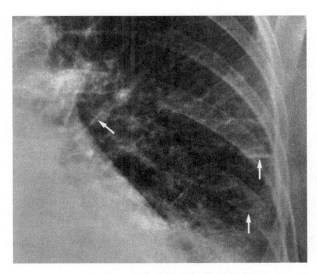

图 12-3　Kerley 线。由肺水肿引起的间隔线。KerleyB 线是肺部外围短的水平线（垂直箭头）。Kerley A 线是从中心发出来的线（斜箭头）

（选自 Hansell DM, Armstrong P, Lynch DA,McAdams HP, eds: Imaging of diseases of the chest, ed 4,Philadelphia, 2005, Elsevier.）

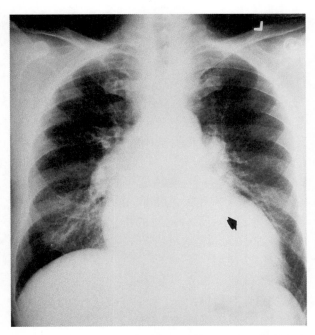

图 12-2　心脏肥大（箭头），肺门突出，充血性心力衰竭伴有肺水肿。注意心脏的直径大于胸腔直径的一半

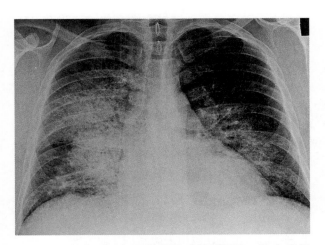

图 12-4　肺水肿引起的蝙蝠翼或蝶翼图案。这个病例很典型因为它是双侧的，但不对称。阴影在肺中间部分（肺门周围）最重，肺部的外侧相对干净

（选自 Hansell DM, Armstrong P, Lynch DA, McAdams HP, eds: Imaging of diseases of the chest, ed 4, Philadelphia, 2005, Elsevier.）

（3）非心源性肺水肿：非心源性肺水肿的胸部X线片通常显示为绒毛样致密阴影，肺门附近的区域更致密。该致密影表现可能是单侧或双侧的。胸腔积液不常见，并且（最重要）心脏轮廓不扩大。

四、肺水肿的一般治疗

肺水肿的治疗是基于对潜在病因的认知。在下面的段落中讨论常见的治疗性策略。

（一）常用处方药物和检查

1.抗心律失常药　因为心律失常可以引起或加重左侧心力衰竭，所以可以给予治疗心动过缓的药物（如阿托品）或心动过速的药物（如普鲁卡因胺、美托洛尔或溴苄胺）（抗心律失常药）。

2.正性肌力药物（改善心脏输出）　目前常用正性肌力药物（如洋地黄、多巴胺、多巴酚丁胺、胺碘酮）来增加左侧心力衰竭时的心排血量。洋地黄类是治疗心力衰竭最常用的正性肌力药物，也是首选药物（见附录B，正性肌力药物）。

3.心脏工作负荷减少（后负荷降低）　减少心脏做功最有效的方法是减轻心脏的后负荷（后负荷减少）。这主要是通过改变患者生活方式和使用药物来实现。一般来说，生活方式的改变包括锻炼、减轻压力、必要时减肥、低盐饮食。在一些案例中，卧床休息和镇静会减少焦虑和躁动。降低系统性高血压可以减轻心脏后负荷，常用药物包括直接作用的血管扩张药（如硝酸甘油、硝普钠、硝酸异山梨、肼屈嗪和米诺地尔）。

间接作用的血管扩张药也可用于降低左心室后负荷。这类药物包括α-肾上腺素能受体阻断药（如哌唑嗪、曲马唑嗪），可阻止去甲肾上腺素的血管舒张效应。扩张血管和降低后负荷也可由给予血管紧张素转化酶（ACE）抑制药（如赖诺普利、卡托普利）或钙通道阻滞药（如维拉帕米、硝苯地平）来实现。硫酸吗啡可通过诱导静脉舒张和静脉池来降低后负荷，也用来镇静和缓解焦虑。

4.钠水潴留的治疗　减少钠和液体潴留的常用方法包括：①卧床休息，在仰卧位增强肾天然利尿（直立坐位减少钠和水的排泄，因此应被避免）；②限制钠和水的摄入量；③高剂量利尿药

治疗。

5.白蛋白和甘露醇　若患者的渗透压低，有时可给予白蛋白或甘露醇增加患者的胶体渗透压，以尽量抵消心源性肺水肿静水压力的增加。

（二）呼吸护理治疗原则

1.氧疗方案　氧疗法用于治疗低氧血症，减少呼吸做功和心肌做功。肺水肿的低氧血症通常是由与该疾病相关的间质及肺泡水肿、肺不张、毛细管分流所引起。氧疗对毛细管分流引起的低氧血症至少部分是难治性的（氧气治疗协议，方案3-1）。

2.支气管肺卫生治疗方案　由于肺水肿时白色泡沫的过度分泌，用支气管肺卫生治疗方法来增强支气管分泌物移出（支气管肺卫生治疗协议，方案3-2）。

3.膨肺治疗协议　膨肺治疗常被用来抵消肺水肿相关的液体积聚和肺泡收缩。例如，面罩高流量持续气道正压通气（CPAP）已被证实其能快速、显著改善肺水肿患者的氧合和通气状况。面罩CPAP可改善肺水肿患者下降的肺顺应性、降低呼吸做功、提高气体交换、降低血管充血。事实上，面罩CPAP（至少在试用期）可应用于动脉血气值显示迫切的或急性呼吸衰竭的肺水肿患者，而迫切的或急性呼吸衰竭是使用机械通气的标志性临床表现。通常情况下，面罩CPAP显著改善这些患者的氧合和通气状况，减少对机械通气需求（见肺扩张治疗协议，方案3-3）。

4.雾化药物协议　交感神经和副交感神经调节剂常可用来诱导松弛支气管平滑肌（见雾化用药协议，方案3-4和附录B）。然而在肺水肿治疗中这往往效果不佳。

5.酒精（乙醇）　酒精是一种特殊的表面活性剂，可被用于雾化吸入肺部以降低泡沫分泌物的表面张力，有利于分泌物的排出。一般情况下，30%～50%的酒精溶液给药5～15ml。现今这种疗法已很少使用。

6.降低静水压力　为尽量降低静水压，医师可以执行以下措施：

（1）让患者保持捕鸟者体位（坐位）。

（2）旋转止血带（很少使用）。

（3）放血（很少使用）。

✳

[病例分析]

肺 水 肿

一、病史和体格检查

一位76岁的老年患者因明显的呼吸困难急诊就诊。他的妻子说他在入睡时感觉良好。在凌晨2∶30，他突然在胸痛中醒来，伴有气急。她很担心并且叫了救护车。患者本人和他的妻子对病史的提供都不是很详细，但是都说患者曾经因为"心脏问题"在一个内科医师那里治疗过一段时间，并且每天服用"白色小药片"。但在这之前的3d，患者并没有服用任何药物。刚进入急诊室时，患者有轻度定向障碍和发绀。他反复的尝试把吸氧面罩从面部摘下来。自述有窒息感，他的颈部静脉逐渐出现扩张，四肢末端的皮肤出现斑点。听诊双肺下段可闻及粗糙的干啰音和湿啰音，中和上肺野有一些爆裂音。咳粉红色的泡沫痰。生命体征如下：血压：105/50mmHg，心率124/min，呼吸28/min。无发热。心电图显示心肌陈旧梗死，窦性心动过速，偶发室性期前收缩。坐位X线显示肺野双侧绒毛样渗出，下肺野更显著。心影扩大。其余的实验室检查都在正常范围内。在吸入氧气浓度为0.3的血气分析示pH 7.11，$PaCO_2$ 72mmHg，HCO_3^-27mmol/L，PaO_2 56mmHg。用血氧定量法测得SPO_2 87%。急诊室的呼吸科夜班医师记录了如下的SOAP。

二、呼吸评估与治疗计划Ⅰ

S：患者主诉"有窒息感"。

O：发绀，辨不清方向。颈部静脉怒张和四肢末端的斑点。血压：105/50mmHg，心率124/min，呼吸28/min，心电图显示窦性心动过速，偶发室性期前收缩。双侧粗造的干啰音和爆裂音。粉红色泡沫痰。胸部X线显示双侧稀疏的渗出和扩大的心脏。血气分析示pH 7.11，$PaCO_2$ 72mmHg，HCO_3^-27mmol/L，PaO_2 56mmHg，用血氧定量法测得SPO_2 87%。

A：·急性肺水肿（胸部X线片）。

·急性通气障碍伴有中度低氧血症（动脉血气分析）。

·大气道和小气道存在分泌物（干啰音和湿啰音）。

P：氧气治疗协议：在膨肺治疗协议上以25 cmH_2O压力水平通过持续正压通气（CPAP）面罩将吸入氧浓度提高到0.6。准备紧急气管内插管和机械通气支持相关设备。持续心电和血氧监护，每30分钟重复测动脉血气分析。

患者收入心内科诊断为肺水肿——充血性心力衰竭（CHR）。进行心电和血氧监护。治疗包括给予大剂量利尿药、多巴胺和硝普钠，在25 cmH_2O水平通过持续正压通气面罩将吸入氧浓度分数提高到0.6。并插入了福氏导尿管。

2h以后，患者的情况改善了许多，不再发绀。生命体征如下：BP 126/70mmHg，HR 96/min，R 18/min。心电图显示轻度窦性心动过速，没有心律失常。听诊状况也明显好转，上肺呼吸音清楚，但仍然有少量爆裂音。无发作性咳嗽。床旁复查X线显示好转。尿量也上升到了600ml/h。患者状态逐渐平静并恢复理智，主诉呼吸困难缓解，也没有明显疼痛。复查动脉血气分析显示pH 7.35，$PaCO_2$ 46mmHg，HCO_3^- 24mmol/L，FIO_2为0.5时PaO_2 120mmHg。

以下为当时记录的呼吸系统SOAP。

三、呼吸评估与治疗计划Ⅱ

S：患者自述"不再呼吸憋闷，不再疼痛"。

O：不再发绀，BP 126/70mmHg，HR 96/

min，R 18/min，心电图：轻度窦性心动过速，没有心律失常。少量的湿啰音，不咳痰，胸部X线检查有好转，动脉血气分析：pH 7.35，$PaCO_2$ 46mmHg，HCO_3^- 24mmol/L，FIO_2 为 0.5时PaO_2 120mmHg。

A：·肺水肿减轻（从数据得出的总体印象）。

·呼吸衰竭消失（动脉血气分析）。

·过度纠正可接受的低氧血症伴随的酸碱失衡（动脉血气分析）。

·可控制的分泌物（没有痰液，很少的湿啰音）。

P：将氧气治疗协议减少为2L/min的鼻导管通气。间断的呼气末正压通气。持续的心电血氧监测。每60min复查动脉血气分析。

四、讨论

急性肺水肿是充血性心力衰竭的一个典型症状。这个病例中出现了与增厚的肺泡毛细血管膜（图3-10）相关的临床表现。如心动过速和呼吸急促显示了患者肺顺应性下降，然而他的低氧血症也反映了与典型肺水肿相关的弥散通气障碍。他的肺顺应性下降以至于发展为急性呼吸衰竭即肺水肿的严重阶段。毫无疑问一些肺不张（图

3-8）也存在并且作为持续气道正压通气的合理使用指征。此外，过多的支气管分泌物相关的临床情景（图3-12）多是以起初伴有带血性的泡沫痰和在双肺下野粗造的干啰音和湿啰音为证据的。由于患者病情太重以至于不能进行有效的肺功能检查，但是在第一次评估的时候就提出怀疑合并了阻塞性和限制性的模式。

雾化药物治疗协议和支气管肺卫生治疗协议没有在这个患者身上使用。通常，肺水肿的一线治疗仅包括提高心肌效能、减少心血管后负荷、减少血容量、提供持续正压通气和增加氧合。呋塞米是一种有效的袢利尿药，多巴胺具有直接正性肌力作用，硝普钠则是一种强有力的外周血管扩张药。这些药物的联合，加上持续正压通气和氧疗，可有效地促使患者的心肌活动得到了改善，导致临床症状有了快速的改善。

简单地说，该患者虽然有严重的呼吸系统问题，但心脏问题是基础原因。心脏基本情况改善之后，呼吸系统的症状很快消失了。持续正压通气和增加吸入氧气浓度是很恰当的，这个患者还避免了气管插管和机械通气的创伤和风险。没有发现急性心肌梗死的证据。48h后患者恢复出院。出院指导其需回到家庭医师那里坚持服用心脏药物和利尿药。

［ 自我测试与评估 ］

问题答案可以在Evolve上找到。为了学习其他的研究评估问题和个案分析，可以访问：http://evolve.elsevier.com/DesJardins/respiratory

1.肺水肿中液体首先移动到哪里？

（1）肺泡

（2）血管周围的间隙

（3）细支气管

（4）支气管周围的间隙

a.（2）

b.（3）

c.（1）和（3）

d.（2）和（4）

2.肺毛细血管的正常静水压是多少？

a. 5 ~ 10 mmHg

b. 10 ~ 15 mmHg

c. 15 ~ 20 mmHg

d. 20 ~ 25 mmHg

3.血液的正常胶体渗透压是多少？

a. 10 ~ 15 mmHg

b. 15 ~ 20 mmHg

c. 20 ~ 25 mmHg

d. 25 ~ 30 mmHg

4.下列哪些项是心源性肺水肿的原因?

（1）过多的液体积聚

（2）右侧心力衰竭

（3）二尖瓣疾病

（4）肺部栓子

a.（1）和（2）

b.（1）、（2）、（3）

c.（2）、（3）、（4）

d.（1）、（3）、（4）

5.患者会出现哪项肺水肿的结果?

（1）残气量下降

（2）功能残气量增加

（3）肺活量增加

（4）肺总量增加

a.（1）

b.（1）和（4）

c.（2）和（3）

d.（3）和（4）

第13章

肺 栓 塞

学习目标

阅读本章后，你需要掌握以下内容：

1.列举肺栓塞的相关肺解剖学改变。

2.描述肺栓塞的成因。

3.列举肺栓塞的心肺临床表现。

4.描述肺栓塞的一般治疗。

5.通过病例的SOAP评估了解临床治疗策略与原因。

6.理解关键词，并完成本章自我评估与测试。

关键词

阿替普酶

可密定

血D-二聚体检测

深静脉血栓（DVT）

双下肢静脉超声检查

栓子

四肢静脉造影

高分子量肝素

下腔静脉滤器

低分子量肝素

潘华法林

肺血管造影

肺栓子去除术

肺栓塞的CT扫描

瑞替普酶

鞍状栓子

链激酶

血栓溶解药物

血栓

尿激酶

通气灌注扫描（V̇/Q̇扫描）

Virchow's 三特征

华法林

章节纲要

一、肺的解剖学改变

二、病因学和流行病学

三、诊断与筛查

（一）胸部X线片

（二）螺旋CT扫描

（三）心电图（ECG）

（四）通气灌注扫描

（五）肺血管造影

（六）其他用于检测静脉内血凝块的方法（VTE）

四、与肺栓塞相关的心肺临床表现

临床资料

五、肺栓塞的一般治疗

（一）溶栓药物

（二）预防措施

（三）静脉滤网

（四）气垫压缩按摩

（五）肺栓子切除术

（六）呼吸护理治疗

病例分析：肺动脉栓塞

自我测试与评估

一、肺的解剖学改变

血栓形成是指血凝块在静脉内形成并且持续存在。部分血凝块并不稳定,其脱落后,通过血液循环到达身体的其他部分我们称之为栓子移动。如果栓子显著阻塞了肺血流,可导致肺梗死、肺不张、肺实变及组织坏死。支气管平滑肌收缩偶尔出现在肺栓塞中。虽然目前产生平滑肌收缩的确切机制尚不清楚,但有学者认为栓塞引起的细胞因子(如5-羟色胺、组胺和前列腺素等)释放可能为最主要原因。局部肺组织处于低碳酸血症和低氧血症的状态也可能引起肺栓塞相关的支气管收缩。

栓子可能起源于一个大的血栓脱落或小而多的血栓集聚,可影响右心对肺的灌注能力。当一个较大的血栓栓子进入血液循环通过右心室后,它可能以鞍状栓子的形式(如图13-1)完全堵塞肺动脉的分支。这种情况一旦出现,即可能是致命的。

肺栓塞相关的主要病理结构变化如下:

1.堵塞的肺血管系统。
2.肺梗死。
3.肺泡性肺不张。
4.肺泡实变。
5.支气管平滑肌收缩(痉挛)。

二、病因学和流行病学

肺栓塞属于临床不易诊断的疾病之一。如果患者出现较小面积的肺栓塞,早期出现的临床症状往往是非特异性的。在所有年龄组中,突发大面积肺栓塞导致的死亡最为常见。许多肺栓塞患者由于得不到早期准确诊断,并未得到针对性治疗。在实际工作中,由于肺栓子可产生各种各样的非特异性临床表现,使得大多数医师并不把肺栓塞作为首选诊断。然而仍有高达70% ~ 80%的尸检病例可以发现存在肺栓塞。目前每年在美国有接近650 000例肺栓塞的报道,其中约50 000人死于该疾病。较为有经验的医师都会对可疑的病例进行积极的检查来确定是否存在肺栓塞,尤其是对那些初期症状和体征不典型的患者。

虽然导致肺栓塞的栓子成分可能是多种多样

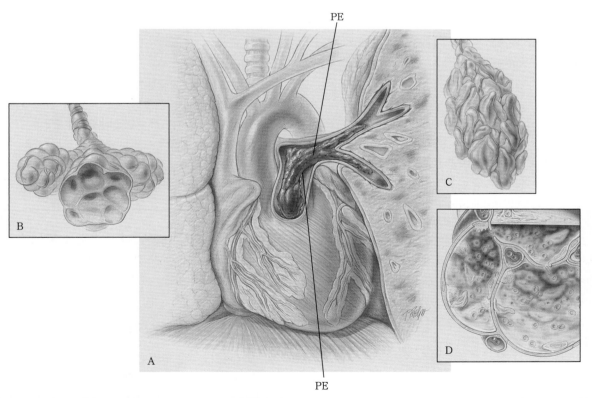

图13-1 (A)肺栓塞(PE);(B)支气管平滑肌收缩;(C)肺不张;(D)肺实变。通常这些都是常见的继发性解剖学改变

的（如脂肪、空气、羊水、骨髓和肿瘤碎片等），目前最多见的仍然是凝血块。大多数造成肺栓塞的静脉血栓都来源于双下肢的深静脉（DVT）（即腿部、骨盆静脉和下腔静脉）。当栓子从深静脉血栓上脱落后，进入循环系统（穿过右心房和右心室），最终阻塞在肺动脉或其分支内。深静脉的血栓形成有三个主要因素，即Virchow's 三特征：①静脉血淤滞（血流减慢或停滞）；②高凝状态（血液凝固趋势增加）；③血管内皮细胞损伤。表13-1为肺栓塞的常见危险因素。

三、诊断与筛查

由于患者肺栓塞面积大小和代偿能力不同，所产生的临床症状可能千差万别。表13-2列举了一些在肺栓塞患者中常见的体征和症状。及时准确的诊断和治疗可显著降低发病率及死亡率。

（一）胸部X线片

尽管大多数肺栓塞的患者常规胸部X线片无特异性改变，但是可以用来排除一些有明确改变的肺部疾病，如肺炎或气胸等。有50%的患者会出现肺内实变影或者肺不张，另外有40%患者会出现膈肌升高。

（二）螺旋CT扫描

螺旋CT扫描（肺栓塞CT扫描）是快速诊断肺栓塞的首选方法之一（图13-2）。该方法可以提供肺内异常部位的高准确率的3D成像图。仅需要几分钟就可以通过螺旋CT扫描完成传统CT需要20min的过程。由于成像速度的大幅提高，使得在肺动脉内的造影剂可以被快速的捕捉到信号进而得到准确的图像。但是缺点则是患者需要承受更多的放射性扫描量，个别人也可能对造影剂过敏。下文我们会谈到螺旋CT与通气灌注扫描和肺血管造影的优劣之处。

（三）心电图（ECG）

肺栓塞最常见的异常心电图特征为非特异性

表13-1 肺栓塞的常见危险因素

静脉淤血
- 静止
  - 长期卧床或固定体位
  - 久坐（如乘飞机，汽车）
- 充血性心力衰竭
- 静脉曲张
- 血栓性静脉炎

手术所致
- 髋部手术
- 骨盆手术
- 膝部手术
- 某些产科或妇科手术

外伤
- 骨折（尤其是骨盆骨折或下肢长骨骨折）
- 广泛的软组织挫伤
- 手术后或生产后
- 较大的腹部或者髋部手术
- 产褥期股白肿（妊娠期患者由于深静脉血栓而产生的腿部皮肤雪白样肿胀）

高凝性疾病
- 口服避孕药
- 红细胞增多症
- 多发性骨髓瘤

其他
- 肥胖
- 心脏起搏器或静脉导管
- 妊娠和分娩
- 使用雌激素（调整怀孕状态时所用雌激素）
- 有静脉栓塞家族史
- 吸烟
- 恶性肿瘤
- 烧伤

ST-T改变。窦性心动过速是最为常见的心律失常。心房颤动和心房扑动也时有发生。心电图可以很好的排除如心包炎，心肌梗死等其他疾病。

（四）通气灌注扫描

$\dot{V}/\dot{Q}$扫描在证实患者正常或者有较高概率患有肺栓塞上是可信赖的。但是相比它给出的结果，$\dot{V}/\dot{Q}$扫描给临床诊断带来更多的问题。目前$\dot{V}/\dot{Q}$扫描逐渐被更敏感和快速的检查，如螺旋CT所替代。

表13-2 肺栓塞相关的症状和体征

· 突发气短
· 心动过速
· 脉搏减弱
· 头晕或晕厥
· 焦虑不安
· 大量出汗
· 发绀
· 皮肤发凉或潮湿
· 似心脏病发作样的胸痛——向肩膀、手臂、颈部及下颌放射痛.可以为锐痛、钝痛、刺痛等多样化。疼痛可使患者出现频繁深吸气,咳嗽或强迫屈身等动作。也可使患者变得十分虚弱且无法通过休息恢复
· 咳嗽
· 痰中带血
· 喘息
· 腿部肿胀

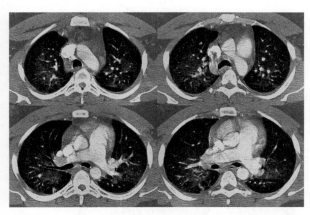

图13-2 所示为一位接受了髓内钉固定的股骨骨折修复术的年轻人,术后因脂肪栓塞而出现呼吸困难和低氧血症。CT显示肺内散在脂肪栓塞导致的磨玻璃样阴影。患者没有出现脂肪栓塞综合征的进一步的特征,在接下来的几天他的症状得到了逐渐改善

(选自Hansell DM, Armstrong P, Lynch DA, McAdams HP, eds: Imaging of diseases of the chest, ed 4, Philadelphia, 2005, Elsevier.)

(五)肺血管造影

肺动脉造影可以提供一个十分准确的肺动脉血流图像。目前为诊断肺栓塞的金标准。然而,由于这种检测方法是有创的(需插入导管和注射造影剂),且需要较长的检测时间(1h),这些限制使其成为二线检查方法,仅应用于其他无创方法未能提供明确的诊断之后。相比螺旋CT扫描,血管造影需要注射更多的造影剂。

(六)其他用于检测静脉内血凝块的方法(VTE)

除了上述用于检测肺栓塞的检查外,还有其他一些检查用于检测静脉中是否存在血凝块,即静脉血栓栓塞(VTE)。

1.血浆D-二聚体检测 D-二聚体检测(又称纤维蛋白原检测)用来检测血液中纤维蛋白含量的增减,而纤维蛋白是形成凝血块的必要成分之一。该方法简单快速,从提交血液样本不到1h就可得到检测报告。D-二聚体结果>500ng/ml则暗示可能存在凝血块。但是该检测特异性较差,很多原因都可以导致D-二聚体水平增加,包括近期手术史等。所以一般D-二聚体检测通常都与其他相关检测联合使用来增加敏感性。亦可以通过D-二聚体检测来排除肺栓塞。

2.双下肢静脉超声检查 双下肢静脉超声检查是用来检测深静脉内是否存在血栓最常用的方法。这种无创的快速检查受到临床医师的青睐,而且诊断的特异性及敏感性都很高。但要特别指出的是对小腿(膝关节以下)的静脉检测的敏感度较弱。

3.四肢静脉造影 四肢静脉造影是一种复杂的有创的检测方法。需要在患者的四肢静脉内置入一根检测导管,使用造影剂的同时在X线下进行成像。尽管这种方法的敏感度很高,但是临床医师还是喜欢选择超声检测。

4.磁共振成像 磁共振成像(MRI)胸部扫描被用于那些造影剂可能损伤肾脏的患者,或不能接受X线检查的孕妇。

5.磁共振血管造影 磁共振血管造影(MRA)可以用来区分正常血流,血栓和恶性肿瘤患者的肿瘤栓子。

6.血液检查 医师可能对以下患者进行一系列的血液检测来证实是否存在凝血系统的先天异常:①家族性血栓史;②有一个或一个以上部位的血栓;③出现不明原因的血栓。医师会建议那些存在基因异常(如V因子缺乏)或有血栓病史的患者长期服用抗凝药物。同样也会建议患者的家属进行相关检查。

四、与肺栓塞相关的心肺临床表现[①]

与肺栓塞（图13-1）相关的主要肺部解剖学改变为肺不张（图3-8），其所致的病理生理机制引起的临床表现如下。支气管痉挛（图3-11）可以解释以下的一些征象。它与肺不张相比较少发生，增加了肺栓塞导致的生理无效腔，临床意义轻微。

临床资料

1.体格检查

（1）生命体征。

（2）呼吸频率增加（气促）：导致肺栓塞呼吸频率增快的原因有很多。

（3）对外周化学感受器的刺激（低氧血症）：当肺血管系统内有栓子阻塞时，血流速度将会明显减慢或对阻塞的远端完全失去血供。随之而来的结果就是阻塞远端的肺组织失去了正常换气的功能，产生了无效腔。换句话来说，无法进行氧气和二氧化碳交换。通气血流比值（$\dot{V}/\dot{Q}$）在无灌注区域将会变得无限大（图13-3）。在部分慢性病例中，需要通过心肺功能测试才能确定存在栓塞所致的无效呼吸存在。

只有栓塞部分的肺组织才有一个比较高的$\dot{V}/\dot{Q}$，但患者常见的$\dot{V}/\dot{Q}$往往是降低的。产生这种使$\dot{V}/\dot{Q}$降低的病理生理原因可能为：栓塞造成肺梗死，进而形成肺不张或肺实变。另外，栓子也可能激活一些血浆中的因子，如5-羟色胺、组胺、前列腺素等。这些组织因子可以导致支气管收缩。这些都是导致$\dot{V}/\dot{Q}$降低的原因。继而产生了肺内分流和动静脉血混合。

动静脉血混合后患者的氧分压和动脉血氧含量均会下降（图13-4）。这里应当强调的是，使患者动脉氧分压降低的原因实际上不是肺栓子本身，而是其所造成的继发病变，如肺梗死、肺不张、实变及支气管平滑肌收缩等导致的$\dot{V}/\dot{Q}$失调。当血氧浓度下降到一定情况时，外周化学感受器受到刺激使得患者呼吸频率明显增加。

（4）主动脉和颈动脉窦压力感受器反射：如果肺血管系统的阻力过大，左心排血量将变小，这将导致全身血压下降。全身血压的降低使得主动脉和颈动脉壁的张力下降，从而激活压力感受器，使得心率和通气频率增加。

其他可能增加通气频率的病理生理机制：

①刺激 J 受体。

②焦虑，疼痛，发热。

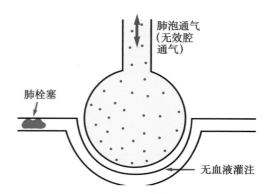

图13-3　肺动脉栓塞导致的无效腔

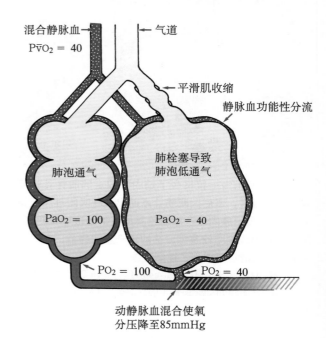

图13-4　肺栓塞所致的支气管平滑肌收缩可以促使动静脉血混合（分流效应）。当出现肺梗死、肺不张及肺实变时，也会出现动静脉混合（真性分流）。本图未展示肺不张及实变

---

① 非复杂性肺栓塞临床脚本在图3-8中没有被提及。这些患者中最初的病理生理机制是消耗或增加肺泡无效腔通气。(i.e., the ventilation of embolized [nonperfused] pulmonary subsegments, segments, or lobes).

（5）心率增加：肺栓塞导致心率增加的原因可能为：①主动脉和颈动脉窦压力感受器反射；②对肺反射机制的刺激。心率的增加也会产生对颈动脉外周化学感受器的非直接刺激，并伴随呼吸频率增加。呼吸频率的增加又会导致肺反射机制的作用从而增加心率。

（6）低血压：当由于栓塞而导致的肺动脉高压出现时，通过肺动脉的血流会变得很少，回心血量的明显减少进一步导致左排血量减低而产生低血压。

（7）发绀。

（8）咳嗽与咯血：肺动脉高压的结果即肺的静水压（通常15mmHg）高于肺胶体渗透压（通常25mmHg）。强大的静水压将使得血浆和红细胞在肺泡毛细血管膜和肺泡之间移动。如果得不到有效缓解，位于细支气管、支气管和气管的上皮下机械感受器受刺激，而产生咳嗽及痰中带血。

（9）四肢水肿与静脉扩张

①颈静脉怒张。

②肝肿胀与触痛。

（10）胸痛与胸廓扩张度减弱：胸痛是肺栓塞患者常见的早期临床症状之一，可以在无明确心脏及胸膜疾病的情况下出现，但疼痛的位置很难明确。也许是因为全身血压降低导致的冠状动脉供血不足，进而产生如缺血性心肌病样的胸部疼痛。

（11）晕厥，头晕，意识不清：如果左心排血量不足，全身血压降低，脑供血量可能明显下降，造成头晕、意识不清，甚至晕厥。

（12）异常心音

·第二心音增强（S_2）。

·第二心音分裂增加（S_2）。

·出现第三心音（或室性奔马律）。

①第二心音增强（S_2）：肺动脉栓塞所致肺动脉高压会导致肺动脉瓣更强有力地关闭。这就使得肺动脉所产生的心音（P_2）比主动脉瓣产生的心音（A_2）强很多。

②第二心音分裂增加（S_2）：有两种机制可能分别或同时对第二心音分裂起作用：a.持续增加的肺动脉高压；b.不完全性右束支传导阻滞。

不完全性右束支传导阻滞将导致右心室收缩延迟，在右心室收缩时肺动脉瓣区域的血压将持续高于正常值，这都导致肺动脉瓣关闭延迟，而加重第二心音分裂。

③第三心音（室性奔马律）：肺栓塞的患者有时可以在舒张早期S_2后的0.12～0.16s闻及第三心音（S_3），或室性奔马律。目前产生S_3的具体机制尚不明确，可能是由于舒张引起心室震动所致。或当血流冲进心室时突然被心室壁阻挡而丧失部分运动性所致。右心室产生的S_3最佳听诊位置为患者吸气时心尖偏右侧，靠近胸骨下缘处。

（13）其他心脏体征

右心室增大：肺动脉压力增高的结果是右心室张力过度和（或）心肌肥厚。当出现右心增大时，由于心室壁直接接触了胸骨，导致收缩期胸骨下方偏左可以触及持续性的抬举感（图13-5）。

2.胸部查体

（1）爆破音。

（2）喘息。

（3）胸膜摩擦音（尤其当梗死部分累及胸膜时）。

3.实验室及专科检查

（1）动脉血气分析

轻度到中度

急性肺泡过度通气伴低氧血症（急性呼吸性碱中毒）

pH	PaCO₂	HCO₃⁻	PaO₂
↑	↓	↓（轻度）	↓

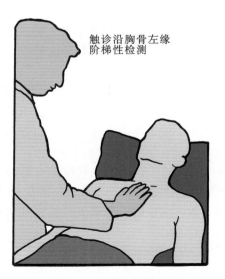

触诊沿胸骨左缘阶梯性检测

图13-5　肺栓塞患者出现显著的肺动脉高压时，右心室可以触及抬举感

严重阶段

急性呼吸衰竭伴低氧血症（急性呼吸性酸中毒）

pH*	PaCO₂	HCO₃⁻ *	PaO₂
↓	↑	↑（轻度）	↓

*当组织严重缺氧产生乳酸，pH 和 HCO_3^- 将低于预期特定的 $PaCO_2$ 水平

（2）氧合指数*

$\dot{Q}_s/\dot{Q}_T$	DO_2†	$\dot{V}O_2$	C（a-V̄）O₂	O₂ER	SV̄O₂
↑	↓	N	N	↑	↓

†患者在乏氧状态得到以下补偿时总氧输送量可以正常：①心排血量增加；②血红蛋白升高；③两者共同出现。当氧总运输量是正常的，氧气提取率通常也是正常的

（3）血流动力学指标‡

广泛的肺栓塞

CVP	RAP	$\overline{PA}$	PCWP	CO	SV
↑	↑	↑	↓ 或 N	↓	↓
SVI	CI	RVSWI	LVSWI	PVR	SVR
↓	↓	↑	↓	↑	N

通常情况下，肺动脉压力 ≤ 25/10 mmHg，平均为 15 mmHg。但是大多数肺栓塞患者平均肺动脉压则超过 20 mmHg。产生肺动脉高压三个主要的机制为：①由于栓塞导致肺血管系统的横截面面积减少；②体液因子诱导的血管收缩；③由肺泡缺氧诱导的血管收缩。

（4）栓子导致的肺血管系统横截面面积减少：肺血管系统的横截面积会因为大栓子堵塞在主要动脉或许多小栓子堵塞在众多肺小血管内而明显减少。

（5）体液因子诱导的血管收缩：肺栓塞的后果之一是某些体液因子的释放，主要是 5- 羟色胺和前列腺素。这些因子诱导支气管和肺血管系统的平滑肌收缩。平滑肌收缩可能进一步降低肺血管系统的总横截面积，并导致肺动脉压力的进一步上升。

（6）由肺泡缺氧诱导的血管收缩：由于肺栓塞释放的体液因子导致气管支气管平滑肌收缩，同时产生了 $\dot{V}/\dot{Q}$ 及 PaO_2 下降。虽然确切的机制尚不清楚，但当 PaO_2 和 $PaCO_2$ 降低时肺血管收缩已被确认。这似乎是一个正常的代偿机制，抵消了由于肺泡产生的无效腔分流。但当缺氧区的数量变得越来越多时，广义上的肺血管收缩可能进一步导致肺动脉压力的增加。当肺栓塞严重时，可能继发右心劳损和肺源性心脏病。肺源性心脏病会出现中心静脉压升高，颈静脉怒张，肝肿胀和触痛。

（7）异常心电图
①窦性心动过速。
②房性心律失常。
·心房过速
·心房扑动
·心房纤颤
③急性右室劳损与右束支传导阻滞。
④肺性 P 波 。

在某些情况下，由肺栓塞导致的肺血流阻塞是致心电图异常的主要原因。然而肺栓塞患者的心电图模式是多种多样的。各种异常的心电图都可能意味着患者可能存在肺栓塞。其中窦性心动过速是最常见的。但多数情况下，窦性心动过速与房性心律失常被认为是右心劳损和肺源性心脏病相关的心电图改变。

4. 影像学表现
（1）胸部 X 线片
①密度增高（梗死区域）。
②栓塞远端透过度增强（非梗死区）。
③肺动脉扩张。
④肺水肿。
⑤右心室增大（肺源性心脏病）。
⑥胸腔积液（通常为少量）。
肺栓塞的患者影像学特征往往不突出。如果

---

* C(a-v̄)O₂.动静脉血氧分压差；DO₂.总氧输送量；O₂ER.氧气提取率；$\dot{Q}_s/\dot{Q}_T$.肺分流比率；SV̄O₂.混合静脉血氧饱和度；V̇O₂.氧消耗。

‡ CO.心排血量；CVP.中心静脉压；LVSWI.左心室做功指数；$\overline{PA}$.平均肺动脉压；PCWP.肺毛细血管楔压；PVR.肺血管阻力；RAP.右房压；RVSWI.右心室做功指数；SV.每搏输出量；SVI.心搏出量指数；SVR.全身血管阻力。

局部发生梗死，那么在胸部X线片上看来很可能像肺炎一样，表现为密度增加。由于梗死远端的血管分布数量的下降导致栓塞远端透过度增强（Westermark's现象）。有时也可以看到患侧的肺动脉扩张，肺水肿（常见于脂肪性栓塞），右心室肥大及胸腔积液。

（2）肺通气灌注扫描结果：肺通气灌注扫描对本病的准确诊断提供重要的线索。患者先吸入含有少量放射性气体（通常为氙-133）的气体混合物，由外部成像照相机拍摄呼吸过程。肺栓塞患者通常表现为原本正常的换气区域出现缺损（图13-6V）。

接下来静脉注射直径20～50μm的放射性粒子。该粒子可以发出伽马放射性核素，通常为碘或锝。这些粒子随着静脉血流通过右心房、心室进入到肺动脉内。由于肺栓塞导致血流减缓使得相对较少的粒子可以进入到堵塞远端的血管内。通过对这些粒子的运动轨迹的成像（图13-6P），就可以推测出由于肺栓塞所导致的异常位置。

（3）肺动脉造影：肺动脉造影是用来确定可疑的或肺通气灌注结果不确定的患者是否存在肺栓塞的金标准。探测导管经过右心送入肺动脉内。通过导管将造影剂注入肺动脉，同时迅速进行X线连续显影。如肺动脉内出现异常填充或造影剂中断则可确诊肺栓塞。栓塞远端由于造影剂无法到达而呈现出黑色的区域（图13-7）。造影检查对一般患者是没有风险的，除非有严重的肺动脉高压（肺动脉平均压＞45mmHg）或患者处于休克状态及对造影剂过敏时。如果肺通气灌注扫描结果是正常的那么肺血管造影阳性率很低。

五、肺栓塞的一般治疗

肺栓塞的治疗通常从对症开始。给予吸氧、镇痛药镇痛，控制液体量和使用心血管药物纠正血压。通过静脉给予快速抗凝药，如肝素等。目的是①防止现有的血栓变大；②防止形成新的血栓。在实际治疗中，高-分子肝素（普通肝素抗凝）为治疗急性肺栓塞的患者首选一线药物。

普通肝素的使用剂量必须根据部分活化凝血活酶时间（APTT）的结果随时调整。因为肝素抗凝导致出血的病例时有报道。有研究表明，低分子量肝素（如依诺肝素，达肝素和亭扎肝素）预防DVT或肺栓塞上相对普通肝素更安全和更有效。其更具花费效益并且无需进行APTT监测。医师特别重视在第一个24h内对患者进行充分的

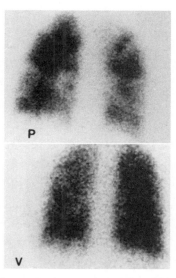

图13-6　矫形手术后出现脂肪栓塞导致患者出现呼吸困难和低氧血症

灌注（P）和通气量（V）放射性核素扫描显示周围多发性亚段灌注缺损提示脂肪栓塞。（选自Hansell DM, Armstrong P, Lynch DA, McAdams HP, eds: Imaging of diseases of the chest, ed 4, Philadelphia, 2005, Elsevier.）

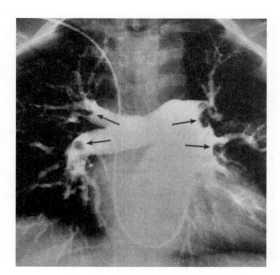

图13-7　肺栓塞

肺动脉造影显示大量的充盈缺损。血栓的尾部很容易辨识（箭头）。（选自Hansell DM, Armstrong P, Lynch DA, McAdams HP, eds: Imaging of diseases of the chest, ed 4, Philadelphia, 2005, Elsevier.）

抗凝。接下来通常将会使用口服的起效较慢的抗凝药物——华法林（可密定，panwarfarin）。同时给与肝素和华法林5～7d，直到血液检测证明华法林的抗凝作用已经起效，方可停止使用肝素。根据患者的情况适当调整剂量。根据可能形成栓塞的因素合理的预防性用药是可取的。如外科手术的预防性抗凝治疗可能持续2～3个月。而长期卧床的患者，通常需要使用3～6个月。也有些患者可能需要终身用药，例如遗传性高凝血症伴有高复发性肺栓塞的患者。但需要注意使用口服华法林的患者需要定期进行凝血象检测以及时调整用量。

使用华法林的患者需要注意的是许多药物会与华法林相互作用而产生不良反应。必须要使用其他药物时需要咨询内科医师。有可能影响凝血的药物包括对乙酰氨基酚、布洛芬、保健药和草药制剂等。此外，尽量避免食用含有大量维生素K的食物，如西蓝花、菠菜及其他绿色蔬菜、肝、葡萄柚和葡萄柚汁、绿茶等。

（一）溶栓药物

常用的纤溶药物有链激酶、尿激酶、阿替普酶和瑞替普酶等。这些药物（通常被称为"血栓克星"）已被证实在治疗急性肺栓塞中具有良好的效果。这些溶栓药物也可与肝素联用。在患者血流动力学不稳定或出血的风险过大时应当限制使用。

（二）预防措施

需要对血栓栓塞性疾病的高风险患者进行指导，包括以下内容：

1.散步　如果可能的话建议经常散步。当驾车的时候，请多下车活动或进行几次深蹲。乘坐飞机时，活动1/h。

2.久坐的时候多活动　坐着的时候弯曲、伸展和旋转足踝，或者用脚踩踩前面的座椅。上下活动足趾。避免盘腿而坐。

3.喝水　多喝水以避免脱水。脱水会导致血液凝块的形成。避免饮酒。

4.穿着弹力袜　弹力袜可以挤压腿部，帮助静脉血回流。这是一种安全有效花费又少的方法来避免血液停滞。研究证明使用肝素的同时使用弹力袜将比单独用肝素更加有效。

（三）静脉滤网

下腔静脉滤器（如Greenfield滤网）可以显著地降低下肢血栓进入肺动脉内。

（四）气垫压缩按摩

这种治疗方法是在大腿上部及小腿，使用每隔几分钟就自动充气放气的按摩设备。可以帮助患者腿部静脉回流。研究表明，该方法可以明显降低血栓的风险，尤其是在那些接受了髋关节置换手术后的患者。

（五）肺栓子切除术

由于这种治疗的高死亡率和目前有效溶栓药物的广泛应用，使得肺栓子切除术成为治疗肺栓塞的最后备选方法。

（六）呼吸护理治疗

1.氧气治疗　氧气疗法用于治疗低氧血症，减少呼吸及心肌做功。肺栓塞造成的低氧血症通常是由于无效腔的增加造成的。通过无效腔通气造成的低氧血症通常是难治性的（见氧气治疗协议，方案3-1）。

2.雾化吸入治疗　交感神经和副交感神经阻断药均可用于诱导支气管平滑肌松弛来缓解患者的喘息状态（见雾化药物治疗协议，方案3-4和附录B）。

[病例分析]

肺动脉栓塞

一、入院病史

一位32岁的摩托车爱好者在参加北达科他州的年度骑行会时遇车祸受伤。摩托车车损严重，但当救护人员到达现场时他意识仍然是清醒的。现场处理的急诊医师考虑到他可能存在骨盆、左胫骨和膝盖多处骨折，遂给予了临时夹板固定。患者有吸烟的习惯，平均1包/d。

去医院的途中，急诊医师给他使用了部分再吸入型氧气面罩，静脉滴注5%葡萄糖溶液并处理了脸上和左肩的多处小擦伤。生命体征：血压150/90mmHg，心率105/min，呼吸20/min。患者神志保持清醒并能回答问题。但每一次他稍微活动或当救护车突然弹起或急转弯时，他感觉腹部和双侧胸部剧痛。急诊医疗组（EMT）认为头盔救了他的命。

到达急诊室后，实验室人员给他抽了血，拍了X线片并使用了少量吗啡来镇痛。不到一个小时，患者进入手术室接受左腿骨的切开复位术。4h后他转入了ICU（重症监护病房），左腿被外固定。主管医师给予了预防性小剂量肝素。由于需要参加另外一个急诊手术，主管医师请求呼吸科医师会诊。

二、体格检查

呼吸科医师对患者进行了体格检查。患者目前的状态为平卧，左腿暂时自床面向上抬高25cm（10in）。使用部分再吸入型氧气面罩吸氧，意识清楚。他的妻子和他的10岁双胞胎男孩已经来到医院了。患者说他感觉好多了，呼吸很通畅。

此时生命体征：血压115/75 mmHg，心率75/min，呼吸12/min，体温正常，皮肤颜色正常。无明显的呼吸科相关症状。左肩膀及左前胸部轻度触压痛，叩诊无明显异常，听诊肺泡呼吸音正常。入院时急诊室拍摄的胸部X线片是正常的。使用部分再吸入型面罩下动脉血气（ABGS）如下：pH 7.40，$PaCO_2$ 41mmHg，HCO_3^- 24mmol/L，PaO_2 50mmHg。血氧饱和度（SpO_2）为97%。在这些临床资料的基础上，SOAP评估记录如下：

三、呼吸评估与治疗计划 I

S："我感觉呼吸顺畅"。

O：无明显的呼吸科症状。生命体征：BP 115/75 mmHg，HR 75/min，RR 12/min；无发热；左肩、左前胸部压痛；肺泡呼吸音正常；CXR：正常；ABGs（使用部分再呼吸型面罩）：pH 7.40，$PaCO_2$ 41mmHg，HCO_3^- 24mmol/L，PaO_2 50mmHg。

A：· 无明显呼吸科问题。
· 吸氧状态下正常体液酸碱度。

P：降低氧气治疗强度（换用鼻导管吸氧2L/min）。复检血氧饱和度。

四、入院第3天

患者病情一直很稳定直到入院后第3天。当护士给他擦拭身体的时候发现患者左小腿异常肿胀。医师进行了下肢深静脉多普勒彩超检查，结果显示左股静脉深静脉血栓形成（DVT）。主管医师决定开始使用抗凝治疗。5h后，患者突发呼吸急促和躁动，伴咳嗽及少量血丝痰。值班护士立即将情况通知了主管医师及呼吸系统治疗师。

当呼吸系统治疗师到达的时候，患者已出现短促呼吸，发绀。患者自述他感觉非常难受，头晕目眩，前胸部疼痛，有濒死感。此时生命体征：血压90/45 mmHg，心率125/min，呼吸30/min，口腔温度37.2℃（99°F）。胸部触诊和叩诊无明显异常。听诊双肺微弱哮鸣音，右中叶可闻及胸膜摩擦音。主管医师已经给予了肺动脉内置管。

患者的心电图（ECG）显示他存在窦性心动过速及心房扑动。血流动力学指标表明中心静脉压（CVP）、右心房内压（RAP）、平均肺动脉压（$P\overline{A}$）、右心室搏功指数（RVSWI）和肺血管阻力（PVR）增加。肺毛细血管楔压（PCWP）、心输出量（CO）、射血量（SV）、每搏输出量指数（SVI）和心脏指数（CI）降低。胸部X线显示右中叶密度增加可能为肺不张和实变。吸入50%纯氧状态下的，ABGS如下：pH 7.53，$PaCO_2$ 26mmHg，HCO_3^- 21mmol/L，PaO_2 53mmHg，SpO_2为89%。主管医师给予了静脉注射链激酶，准备进行肺通气灌注扫描，并要求呼吸系统治疗师再次进行会诊。在这些临床资料的基础上，SOAP评估被记录如下：

五、呼吸评估与治疗计划 Ⅱ

S："我感觉很糟，感觉无法呼吸、头晕目眩"。

O：发绀；躁动；呼吸困难；咳少量带血丝痰；生命体征：BP 90/45 mmHg，HR 125/min，RR 30/min，T 37.2℃（99°F），双肺听诊微弱哮鸣音；右肺中叶胸膜摩擦音；ECG：窦性心动过速，心房扑动。血流动力学指数：CVP、RAP、$P\overline{A}$、RVSWI、PVR上升，PCWP、CO、SV、SVI、CI下降。CXR：右肺中叶肺实变与不张，FiO_2=0.5时ABGs：pH 7.53，$PaCO_2$ 26mmHg，HCO_3^- 21mmol/L，PaO_2 53mmHg；SpO_2 89%。

A：· 低血压（BP）

· 呼吸窘迫（发绀，心率，呼吸频率，ABGs）。

· 肺栓塞及梗死可能（病史，生命体征，CXR，ECG，血丝痰，哮鸣音，胸膜摩擦音）。

· 支气管痉挛，可能继发于肺栓塞或肺梗死（哮鸣音）。

· 肺不张和肺实变（CXR）。

· 急性通气过度伴中度低氧血症（ABGs）。

· 可能继发于肺动脉栓塞的肺动脉高压和低心排血量（临床症状和血流动力学改变）。

P：联系主管医师将患者转移到重症监护病房。加强氧气治疗方案。开始雾化药物治疗（给予沙丁胺醇2ml预混雾化吸入，4/d）。持续监测

和每30分钟重新评估（如，ABG等）。准备插管及机械通气相关备品。

2h后通气灌注扫描显示右中叶无血供。患者进入了昏迷状态。他的皮肤开始出现淤青，仍然有少量血丝痰。生命体征：血压70/35 mmHg，心率160/min，呼吸25/min，浅快，直肠温度37.5℃（99.2°F）。胸部触诊正常。右肺中叶部位叩诊成实音。双肺哮鸣音，右中叶胸膜摩擦音仍然存在。

患者心电图呈正常窦性心律，窦性心动过速，心房扑动交替出现。血流动力学指标继续恶化，CVP、$P\overline{A}$、RAP、RVSWI和PVR升高，PCWP、SV、CO、CI和SVI降低。动脉血气（吸入100%氧）如下：pH 7.25，$PaCO_2$ 69mmHg，HCO_3^- 27mmol/L，PaO_2 37mmHg；SpO_2 64%。在这些临床资料的基础上，SOAP记录如下。

六、呼吸评估与治疗计划 Ⅲ

S：无（患者昏迷）。

O：通气灌注扫描显示右中叶无血供；发绀；咳嗽，少量血丝痰；生命体征：BP 70/35 mmHg，HR 160/min，RR 25/min，浅快，T 37.5 ℃（99.2°F）；触诊正常；右肺中叶部位叩诊成实音。双肺哮鸣音，右中叶胸膜摩擦音仍然存在；ECG：窦性心律，窦性心动过速，心房扑动交替出现；血流动力学指数：CVP、RAP、$P\overline{A}$、RVSWI、PVR升高，PCWP、CO、SV、SVI、CI降低；ABGs（100% O_2）：pH 7.25，$PaCO_2$ 69mmHg，HCO_3^- 27mmol/L，PaO_2 37mmHg；SpO_2 64%。

A：肺栓塞及肺梗死（病史，生命体征，血液动力学，CXR，ECG，血丝痰，哮鸣音，胸膜摩擦音）。

支气管痉挛（哮鸣音）。

急性呼吸衰竭伴重度低氧血症（ABGs）。

P：立即联系主管医师，紧急讨论急性呼吸衰竭及是否需要插管和机械通气的治疗。主管医师到来前持续手动使用球囊简易呼气器（100%FIO_2）。加强雾化药物治疗（改变吸入药物，使用间接性正压通气以辅助患者呼吸，1/4h）。

七、讨论

产生致命性肺栓塞的高风险因素包括固定体位、恶性疾病、血栓性疾病史（包括静脉血栓形成）、充血性心力衰竭及慢性肺疾病等。只有不到10%的肺栓塞患者无以上任何高风险因素。致命肺栓塞的症状包括呼吸困难（60%的患者出现）、晕厥（25%）、精神状态改变、焦虑、出汗、非胸膜炎性胸痛、咳嗽和咯血（极少数）。急性肺栓塞和梗死的症状包括呼吸急促、心动过速、低热、下肢水肿、低血压、发绀、奔马律、出汗及明显的静脉炎（少数）。

目前，螺旋CT扫描为诊断疑似肺栓塞的首选检查方法。D-二聚体检测，双下肢静脉造影和静脉超声检查对疑似肺栓塞病例也是有帮助的。

需要注意的现象是，由于手术导致肺栓塞致死的患者中至少有50%发生在术后1周内，最常见的为术后第3~7天。而术后第2、3、4周的发生率基本相同。左下肢术后进行了固定是本患者的一个明显的肺栓塞高危因素。

在第一次对患者进行评估时患者并无呼吸窘迫。胸部也无明显体征，胸部X线片和动脉血气值也是正常的。也许患者此时应该进行膨肺治疗增加肺活量。因为他被给予了吗啡镇痛，而且骨折手术后需要固定。这些可能对此患者是特别重要的。

然而在第二次评估时患者实际已经进入代偿状态，只是诸多的体征和症状还没完全表现出来。呼吸系统评估治疗师应该从患者的主诉、体征、血流动力学参数和动脉血气值上认识病情的严重性。患者出现不明原因的喘息，提示可能出现肺栓塞和肺梗死。但是此时仅给予雾化吸入是不恰当的。临床资料的异常足已送患者入ICU，并对可能出现的急性呼吸衰竭做好使用呼吸机的准备。

在文中的最后一次评估中，患者由于已经处于严重的呼吸性酸中毒伴重度低氧血症的状态中而必须使用机械通气。在这种情况下负责治疗的呼吸系统治疗师应该认识到由于肺栓塞产生的无效腔的增加，为提高患者的动脉血气值，进行高气量通气是势在必行的。

患者被持续使用机械通气，并于住院后第5周不幸死亡。

[自我测试与评估]

所有的习题答案都可以在Evolve站点上找到，如何您想获得更多的相关病例及资料请访问 http://evolve.elsevier.com/DesJardins/respiratory。

1.大多数造成肺栓塞的栓子起源于：
a. 肺
b. 右心
c.腿及骨盆静脉
d. 肺静脉

2.以下哪种情况会使主动脉及颈动脉窦感受器产生作用使全身血压降低?
（1）心率增快
（2）呼吸频率增加
（3）心率减慢
（4）呼吸频率减慢
（5）呼吸频率不受影响

a.（1）和（5）
b.（2）和（3）
c.（3）和（4）
d.（1）和（2）

3.正常肺平均动脉压的上限是多少?
a. 5 mmHg
b. 10 mmHg
c. 15 mmHg
d. 20 mmHg

4.肺栓塞所致肺动脉高压的机制是什么?
（1）肺血管的横截面积能加
（2）体液因子引起血管收缩

（3）动脉氧分压的降低导致血管收缩（PaO_2）

（4）肺泡氧分压的降低导致血管收缩（PaO_2）

a.（1）和（3）

b.（2）和（4）

c.（1）、（2）和（3）

d.（2）、（3）和（4）

5.严重肺栓塞的患者会出现下列哪些血流动力学改变?

（1）PVR降低

（2）$P\overline{A}$升高

（3）CVP降低

（4）PCWP升高

a.（2）

b.（3）

c.（4）

d.（1）和（2）

6.当5-羟色胺进入肺循环内时，下列哪些情况会发生?

（1）支气管平滑肌扩张

（2）$\dot{V}/\dot{Q}$比值下降

（3）支气管平滑肌收缩

（4）$\dot{V}/\dot{Q}$比值上升

a.（1）

b.（2）

c.（4）

d.（2）和（3）

7.下列哪个或哪些是溶栓药物?

（1）尿激酶

（2）肝素

（3）华法林

（4）链激酶

a.（1）

b.（4）

c.（2）和（3）

d.（1）和（4）

8.肺栓塞最常见的栓子种类是什么?

a. 脂肪

b. 凝血块

c. 骨髓

d. 空气

第五篇

胸廓和胸膜创伤

第 14 章

连 枷 胸

学习目标

阅读本章后，你需要掌握以下内容：

1. 列举与连枷胸相关的解剖学改变。

2. 描述连枷胸的成因。

3. 列举与连枷胸相关的心肺临床表现。

4. 掌握连枷胸的治疗原则。

5. 通过病例的SOAP评估了解临床治疗策略与原因。

6. 理解关键词，并完成本章自我评估与测试。

关键词

连枷

肋骨骨折

胸壁反常运动

摆动呼吸

呼气末正压通气

静脉血掺杂

章节纲要

一、肺的解剖学改变

二、病因学和流行病学

三、与连枷胸相关的心肺临床表现

　　临床资料

四、连枷胸一般治疗

病例分析：连枷胸

自我测试与评估

一、肺的解剖学改变

连枷胸是指3根或以上相邻肋骨双侧折断导致的胸廓结构不稳定（图14-1）。

由于胸腔内的负压作用在吸气时使骨折部位的肋骨（连枷部位）内陷。这将压迫和限制其下方的肺脏，导致包括肺不张和肺萎陷在内的一系列病理学改变。另外，在骨折肋骨下方的肺脏可能有挫伤。

连枷胸产生限制性的肺功能障碍。与其相关的肺部主要病理学与解剖学改变如下：

1. 较多的肋骨多发骨折。

2. 非稳定性骨折。

3. 肺通气量受限。

4. 肺不张。

5. 肺萎陷（气胸）。

6. 肺挫伤。

7. 继发性肺炎。

二、病因学和流行病学

连枷胸产生的最常见原因是胸部受到钝挫伤或挤压伤。可由以下的创伤导致：

1. 车祸。

2.跌倒。

3.冲击伤。

4.重物压伤。

5.工业事故。

三、与连枷胸相关的心肺临床表现

连枷胸（图14-1）主要的肺部解剖学变化包括肺不张（图3-8）和肺实变（图3-9），其所致的病理生理学引起如下临床症状：

临床资料

1.体格检查

（1）生命体征。

（2）呼吸频率增加（呼吸急促）。

导致呼吸频率增加的一些病理生理机制包括：

①对外周化学感受器的刺激（低氧血症）。

②胸壁反常运动。

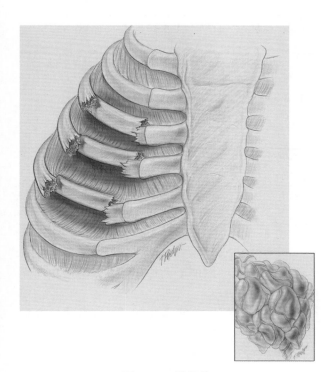

图14-1　连枷胸

三根或更多相邻肋骨的2处以上骨折导致胸廓的不稳定，并使得胸廓在呼吸过程时产生了反常运动。插图为常见的继发解剖学改变——肺不张

③其他机制。

（3）胸壁反常运动。

当相邻的3根或以上肋骨出现多发骨折时，大多数患者会出现胸壁的反常运动。在吸气的过程中，骨折的肋骨因胸壁外大气压和胸腔内负压向内移；而在呼气时（尤其是用力呼气时），由于胸腔内的压力大于外界大气压力使得连枷区向外突起。

由于胸壁反常运动导致骨折下方的肺组织在吸气时被压缩，而在呼气时被向外牵拉。胸廓和肺部异常的运动导致在一个通气循环中患侧肺叶中气体向健侧肺叶分流。

当吸气时患侧肺受压，空气进入健侧肺内。呼气时空气从健侧肺部进入患侧肺。这种空气从一侧肺内进入另一侧的分流称作摆动呼吸（图14-2）。摆动呼吸的结果是患者吸入了无效腔内的空气，通气量降低。除此之外，由于不稳定胸壁导致的肺压缩和肺不张也可引起肺泡通气量降低。

$\dot{V}/\dot{Q}$ 因摆动呼吸、肺压缩和肺不张的存在而降低。进而产生肺内分流和动静脉混合（图14-3）。因静脉血混合导致动脉血氧分压和动脉血氧含量降低。在这种状态下，当患者血氧水平低到一定程度时，将刺激外周化学感受器从而增加呼吸频率。

（4）其他的可能机制

①肺顺应性降低 - 通气速率增加的相关性。

②激活放气感受器。

③激活刺激感受器。

④刺激J受体。

⑤疼痛，焦虑。

（5）心率与血压上升。

（6）发绀。

2.胸部查体　双侧呼吸音减弱。

3.实验室及专科检查

（1）肺功能检查结果

（限制性肺疾病的病理生理学）

肺容量和肺容积结果			
V_T	IRV	ERV	RV
N 或 ↓	↓	↓	↓
VC	IC	FRC	TLC	RV/TLC 比值
↓	↓	↓	↓	N

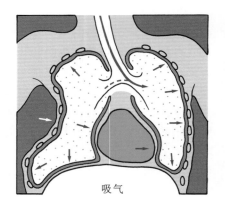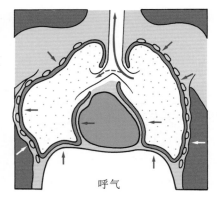

吸气　　　　　　　　　　　　呼气

图 14-2　侧向连枷胸伴摆动呼吸

混合静脉血
$P\bar{v}O_2=40$　　　气道

静脉血分流效应

与 $P\bar{v}O_2$
处于平衡

通气的肺泡　　　换气不足的肺泡
连枷胸的影响

连枷胸
压迫肺泡

$PaO_2=100$　　$PaO_2=40$

$PO_2=100$　　　$PO_2=40$

静脉氧分压下降
85mmHg

图 14-3　连枷胸致动静脉血掺杂

（2）动脉血气分析

轻到中度连枷胸

急性肺泡过度通气伴低氧血症（急性呼吸性碱中毒）

pH	$PaCO_2$	HCO_3^-	PaO_2
↑	↓	↓（轻度）	↓

重度连枷胸

急性呼吸衰竭伴低氧血症（急性呼吸性酸中毒）

pH*	$PaCO_2$	HCO_3^-*	PaO_2
↓	↑	↑（轻度）	↓

*当组织严重缺氧产生乳酸，pH 和 HCO_3^- 将低于预期特定的 $PaCO_2$ 水平

（3）氧合指数*

$\dot{Q}_s/\dot{Q}_T$	DO_2†	$\dot{V}O_2$	C（a-v̄）O_2	O_2ER	$S\bar{V}O_2$
↑	↓	N	↑（明显）	↑	↓

†患者在乏氧状态得到以下补偿时总氧输送量可以正常：①心排血量增加；②血红蛋白升高；③两者共同出现。当氧总运输量是正常的，氧气提取率通常也是正常的

（4）血流动力学指标‡

			重度连枷胸		
CVP	RAP	$\overline{PA}$	PCWP	CO	SV
↑	↑	↑	↓	↓	↓
SVI	CI	RVSWI	LVSWI	PVR	SVR
↓	↓	↑	↓	↑	↓

4.影像学表现　胸部 X 线片。

①不透明度增加（尤其在肺不张区域和伴连枷胸肺炎区域）。

②肋骨骨折（可能需要增加特殊方式拍摄肋骨来明确显示骨折情况）。

③肺不张，肺压缩使得患侧肺密度增加。这

---

*　C(a-v̄)O_2.动静脉血氧分压差；DO_2.总氧输送量；O_2ER.氧气提取率；$\dot{Q}_s/\dot{Q}_T$.肺分流比率；$S\bar{V}O_2$.混合静脉血氧饱和度；$\dot{V}O_2$.氧消耗。

‡　CO.心排血量；CVP.中心静脉压；LVSWI.左心室做功指数；$\overline{PA}$.平均肺动脉压；PCWP.肺毛细血管楔压；PVR.肺血管阻力；RAP.右房压；RVSWI.右心室做功指数；SV.每搏输出量；SVI.心搏出量指数；SVR.全身血管阻力。

种肺密度的增加在胸部X线片上的显示则是透明度的增加（胸部X线片上的区域更加的发白），胸部X线检查同时也可显示肋骨骨折（图14-4）。

四、连枷胸一般治疗

对于轻度病例，仅使用镇痛药物和保持呼吸道通畅就足够。但在更严重的情况时，如何保持胸廓的稳定性就变得很重要。目前比较好的方法是使用容量控制性机械通气，伴有呼气末正压通气（PEEP），其可以帮助骨折愈合、防止肺不张。

一般来说，5～10d的机械通气足以使骨折处达到稳定。

呼吸系统治疗方案：

1.氧气治疗 氧疗用来治疗低氧血症、减轻呼吸及心脏做功。值得注意的是，重度连枷胸时的低氧血症主要是由肺泡性肺不张和毛细血管分流引起的。低氧血症难以纠正（氧气治疗，方案3-1）。

2.肺复张治疗 肺复张治疗通常用于阻止和预防肺实变、肺不张（肺部复张治疗方案3-3）。

3.机械通气治疗 连枷胸可能导致急性呼吸衰竭，为维持足够的通气量有时需要持续的机械通气（机械通气治疗，方案3-5，方案3-6，9-7）。

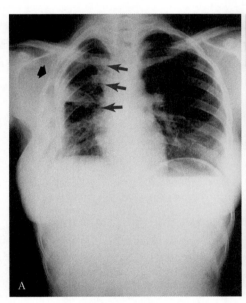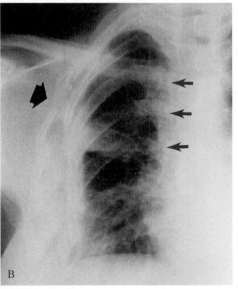

图14-4 A 一位20岁女性，右侧严重连枷胸。箭头所示为肋骨骨折处

[病例分析]

连 枷 胸

一、入院病史与体格检查

一名肥胖的40岁男卡车司机在一场严重的交通事故中受伤。在被送入附近的一个医疗中心后，接诊医师发现他有明显的躁动不安，意识清

楚但伴有明显的呼吸困难。生命体征：血压80/62 mmHg，脉搏90/min，呼吸浅快，42/min。双侧明显的胸壁反常运动。右眼睑裂伤、右大腿深部挫伤及髌腱断裂。右后侧胸壁触压痛明显，吸气时内陷。胸廓前后直径增加。双侧呼吸音降低，呼气时间延长。

X线检查显示右后外侧的第2～10肋骨及左侧第11和第12肋颈部骨折。尿常规显示（++++）血尿，其他实验室检查未见明显异常。接诊医师给予患者气管插管，并使用了3cmH$_2$O压力的呼气末正压机械通气（Vt 15ml/kg，频率12/min）。在建立了一条动脉监测通路之后，患者被送入手术室去处理眼睑与大腿部的外伤。

术中患者吸入纯氧（FIO$_2$-100%），其血气分析值为pH 7.48，PaCO$_2$ 30mmHg，HCO$_3^-$23mmol/L，PaO$_2$ 360mmHg。术后被送入外科ICU病房，值班医师对患者呼吸系统状态做了如下评价：

二、呼吸评估与治疗计划

S：前病史缺失，无主观性资料。目前患者处于气管插管，机械通气，使用镇静药物及肌松药（维库溴铵）状态中。

O：无自主呼吸；使用呼吸机状态下无双侧胸壁反常运动；血压110/70mmHg，窦性心率100/min，呼吸频率12/min；吸入纯氧状况下，pH7.48，PaCO$_2$ 30mmHg，HCO$_3^-$23mmol/L，PaO$_2$ 360mmHg。胸部X线片示双侧肋骨骨折，左肺挫伤，无气胸，无血胸。

A：双侧连枷胸（外伤病史，双侧反常运动，胸部X线片所见）。

急性肺泡过度通气伴氧过度。

P：机械通气治疗：降低潮气量（VT）来纠正急性肺泡通气过度，维持使用呼吸机直到胸壁稳定。降低在机械通气过程中使用的氧含量（下降至40%）。如果病人开始自主呼吸超过预设机械通气率，提醒护士增加镇静及肌松药量。常规进行血气分析监测和连续的血氧饱和度监测。仔细对胸部进行听诊和评估防止继发性气胸和肺炎的出现。

在接下来的72h，患者一直保持着气管插管并使用40%纯氧和12/min的机械通气设定。但之后的诊疗过程凶险异常，医师积极的给予了10ml/h静脉液体复苏，但很快他就开始咳浓稠的黄色痰。值班医师将呼气末正压通气压力增加到5cm H$_2$O。第2天患者出现了右侧气胸，对此采取了胸腔闭式引流但发现肺部持续漏气。脉搏持续上升到了160/min，肺动脉导管显示了患者存在左侧心力衰竭。血压142/82 mmHg，直肠肛温 99.2°F。双肺听诊充满爆破音。在吸入70%纯氧的状态下，血气分析指标如下：pH 7.37，PaCO$_2$ 38mmHg，HCO$_3^-$ 23mmol/L，PaO$_2$ 58mmHg。在使用了快速利尿剂后，患者心功能得到了明显改善。但Swan-Ganz导管无数据显示。接下来的几天胸部X线片显示双肺的密度明显增强，并且在高吸入氧浓度下也难以维持足够的氧合。仍然咳大量黏稠黄痰。每当血氧饱和度低于90%时，他会变得极其躁动不安。这时他的呼吸系统状态评估如下：

S：无法提供－目前患者气管插管，机械通气，使用镇静药物及肌松药（维库溴铵）状态中。

O：无发热；窦性心率160/min，血压142/82mmHg，机械通气12/min；右侧胸腔闭式引流并持续有气体引流出；双肺爆破音；胸部X线片示连成线的多处骨折，双肺密度增加；FIO$_2$为0.7时血气分析：pH 7.37，PaCO$_2$ 38mmHg，HCO$_3^-$23mmol/L，PaO$_2$ 58mmHg；黏稠黄痰。

A：· 双侧连枷胸（胸部X线片所见）。

· 胸部X线片上双侧密度增加可能提示肺不张、肺水肿、ARDS及肺炎。

· 在目前的呼吸机设置状态下，给予肺泡足够的通气仍然出现了中度低氧血症；血气分析显示氧含量持续继续降低。

· 黄色黏稠的气道分泌物。

· 尽管体温正常，但可能已存在肺炎。

· 右侧存在支气管胸膜漏（闭式引流管持续漏气）。

P：调整机械通气与肺复张治疗。调整呼气末正压通气至12cmH$_2$O。吸入氧浓度为80%。保证气道畅通，增加雾化吸入治疗（雾化预混沙丁胺醇2.0ml，并每4小时直接静脉滴入乙酰半胱氨酸，必要时吸引），同时进行痰液的细菌培养。协助心内科医师更换Swan-Ganz导管，以方便调整液体用量，继续血氧饱和度监测。在患者住院的第1周里，血尿素氮上升到60mg/dl，肌酐上升到1.9mg/dl。肝功能正常。第2周，血尿素氮与肌酐水平逐步恢复了正常。接下来的2周他缓慢但成功地脱离了呼吸机。

三、讨论

这个复杂的病例提示我们外伤的患者可能会

存在多器官的功能障碍。具体在这个患者身上表现为可能由于体液过多导致的心力衰竭。医师给予患者的初期治疗包含减少胸壁运动并使用呼吸机以达到胸廓内外稳定。

在第二次评估的时候，由于连枷胸所产生的肺实质性的病变就更加典型了。由于肺毛细管分流所致的缺氧使得患者出现了难治性肺不张（图3-8）和（或）肺实变（图3-9）。随后患者似乎即将出现ARDS，医师积极地给予了呼气末正压通气，这种治疗同时达到了纠正ARDS和稳定胸廓的目的。原则上这些治疗已经足够了，但是医师仍然严谨的给予了雾化吸入来改善呼吸道状况。需要注意的是，雾化吸入（本例给予了沙丁胺醇）一般要求先于或同时与乙酰半胱氨酸使用，因为后者单独使用可能造成气管痉挛。痰液的革兰染色与细菌培养是有意义的。

显然，在这种重症患者的治疗过程中，每次换班都应该对其进行一次或更多次的评估，在患者住院的40d里，我们发现病历中有多达120次的这样的评估。就此患者的治疗过程来看，我们觉得这是十分必要的。

[自我测试与评估]

所有的习题答案都可以在Evolve站点上找到，如何您想获得更多的相关病例及资料请访问http://evolve.elsevier.com/DesJardins/respiratory。

1.连枷胸患者会出现如下哪种情况？
（1）V_T增加
（2）经常出现肺不张
（3）出现肺内分流
（4）很少出现气胸
a.（1），（2）和（4）
b.（1）和（3）
c.（2）和（3）
d.（2）和（4）

2.当患者出现严重的连枷胸时，以下哪些是正确的？
（1）出现静脉回流增加
（2）心排血量降低
（3）全身血压增加
（4）中央静脉压增加
a.（1）
b.（3）
c.（3）和（4）
d.（2）和（4）

3.连枷胸的患者至少应该有几处以上的双骨折？
a.2个相邻
b.3个相邻
c.4个相邻
d.5个相邻

4.连枷胸患者可以出现以下哪种情况？
（1）RV 增加
（2）V_T降低
（3）VC 增加
（4）FRC 降低
a.（4）
b.（1）和（3）
c.（2）和（4）
d.（2）、（3）和（4）

5.当患者需要使用呼吸机来保持胸廓稳定的病例中，一般要使用多长时间来帮助骨折愈合？
a. 5 ～ 10d
b. 10 ～ 15d
c. 15 ～ 20d
d. 20 ～ 25d

第15章

气　胸

✳

学习目标

阅读本章后你需要掌握以下内容：

1. 描述气胸相关解剖学改变。

2. 描述气胸产生机制。

3. 描述气胸相关心血管系统临床症状。

4. 了解气胸治疗的基本原则。

5. 通过病例的SOAP评估了解临床治疗策略与原因。

6. 理解关键词，并完成本章自我评估与测试。

关键词

硫酸博来霉素

胸腔引流管

闭合性气胸

医源性气胸

开放性气胸

摆动呼吸

胸膜炎

胸膜固定术

预防性胸腔插管

自发性气胸

开放性胸外伤

滑石粉

张力性气胸

四环素

外伤性气胸

章节纲要

一、肺的解剖学改变

二、病因学与流行病学

（一）外伤性气胸

（二）自发性气胸

（三）医源性气胸

三、与气胸相关的心肺临床表现

　　临床资料

四、气胸的一般治疗

（一）呼吸系统治疗方案

（二）胸膜固定术

病例分析：自发性气胸

自我测试与评估

✳

一、肺的解剖学改变

当气体进入胸膜腔后，由于气体聚集导致脏层胸膜与壁层胸膜分离即形成气胸（图15-1）。气体产生的压力使肺凹陷，胸壁向外扩大。肺凹陷导致肺泡被压缩进而产生肺不张。严重的病例中，胸腔内大静脉可能受压使静脉回心血量明显减少。

气胸是一种限制性肺疾病。主要的病理与解剖结构改变如下：

1. 肺泡凹陷。

2. 肺不张。

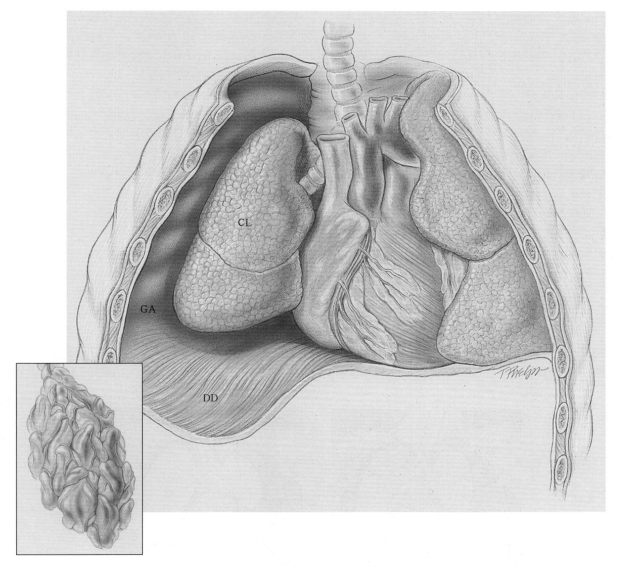

图 15-1 右侧张力性气胸

CL.凹陷的肺；DD.受压的膈肌；GA.胸膜腔积气；插图为气胸常见的解剖学改变——肺不张

3.胸廓直径增加（张力性气胸中）。

4.压迫大静脉使回心血量降低。

二、病因学与流行病学

气体可以从以下三种渠道进入胸膜腔内：

1.从肺泡腔内向外穿透脏层胸膜。

2.空气通过胸壁或者壁层胸膜破损处进入胸膜腔，罕见情况下也可从食管瘘口或腹腔脏器穿孔处进入。

3.罕见病例可为胸膜腔内感染产气微生物所致。

气胸可以根据气体进出胸膜腔的途径分为闭合性气胸和开放性气胸。闭合性气胸中胸膜腔内气体不能直接和大气相互贯通；而开放性气胸中气体可自由进出胸膜腔。当胸膜腔内压力持续大于大气压时，则被称作张力性气胸。其他类型气胸因起源而分类，如①外伤性气胸；②继发性气胸；③医源性气胸。

（一）外伤性气胸

外伤性气胸的常见原因是车祸及生产事故外

伤等，若患者胸壁被利刃、子弹及尖锐物体刺入造成穿透性损伤，空气可直接通过伤口进出胸膜腔。我们称为开放性胸外伤伴有开放性气胸（图15-2）。

胸部被刺伤可能导致闭合性气胸或张力性气胸。因为刺伤处的胸膜会形成一个单向阀门。在这种情况下，患者吸气时气体可以进入胸腔，而呼气时由于胸膜阀门的作用而无法将气体排出。患侧胸膜腔内压力将会高于大气压，形成严重的可危及生命的张力性气胸（图15-3）。

胸壁挤压伤往往伴随着肋骨骨折，部分锋利的肋骨断端可以向内刺破肺，这样也会导致气体通过刺破的肺进入胸膜腔，产生闭合性气胸。

（二）自发性气胸

无明显外在原因突然产生的气胸称为自发性气胸。常见的自发性气胸多继发于肺炎、肺结核或慢性阻塞性肺疾病（COPD）。也有少量的自发性气胸来源于肺表面大小不等的肺大疱破裂。自发性气胸常见于18～35岁，身材较高，比较瘦弱的人群。其成因可能与肺上部所受到的胸腔负压与剪切力较高有关（图15-4）。

自发性气胸有时也可以造成张力性气胸。吸气时肺实质内的气体通过脏层胸膜的破损处进入胸膜腔，呼气时脏层胸膜破损处类似于单向阀使气体无法排出胸膜腔（图15-4）。从而造成胸膜腔内压力高于肺内压力，即形成闭合性张力性气胸。

（三）医源性气胸

医源性气胸偶尔出现在特殊的诊断或治疗过程中。如胸膜活检或肝活检可能导致医源性气胸。胸腔穿刺术，肋间神经阻滞术，锁骨下静脉置管及气管切开术等均可造成医源性气胸。但是对于使用高正压（尤其是高潮气量及高系统压力时）的机械通气时，这种气胸则可能危及生命。这种情况多发生于COPD或HIV所致的ARDS患者。

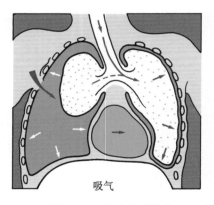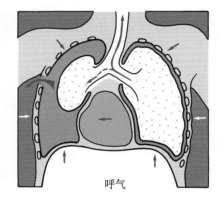

图15-2　开放性胸外伤致气胸伴随纵隔摆动。大箭头显示外伤处

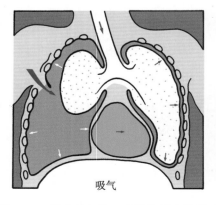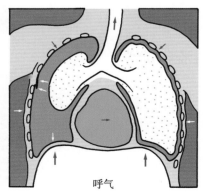

图15-3　张力性气胸，大箭头显示胸壁破损处，小箭头显示胸膜"瓣膜"形成处

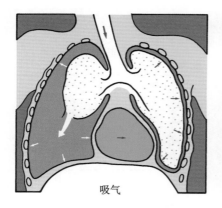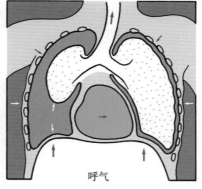

吸气　　　　　　　　　　　　　　呼气

图 15-4　右肺脏层胸膜出现活瓣样破损所致气胸。随着气胸量增大，右肺出现肺不张

实际情况下，对于需要高气道压力的患者给予预防性的双侧胸腔闭式引流。

三、与气胸相关的心肺临床表现

气胸（图 15-1）主要的肺部解剖学变化为肺不张（图 3-8），其所致（或激发）的病理生理学引起如下临床症状：

（一）体格检查

1. 生命体征。

2. 呼吸频率增加（呼吸急促）。

导致呼吸频率增加的机制包括：

（1）外周化学感受器受到刺激（低氧血症）：

当气体进入胸膜腔后，由于气体聚集导致脏层胸膜与壁层胸膜分离，这种压力使得患侧肺凹陷，形成肺不张，继而导致肺泡通气量减少。

如果患者是由于胸部外伤吸引气体导致的气胸，还有另外的机制可能导致通气量降低。另外，当这种类型的气胸患者吸气时，健侧胸膜腔内压力降低，导致纵隔向健侧移动，这使得健侧肺脏受到挤压。患侧胸膜腔内压力也会降低，空气通过胸壁伤口进入胸膜腔，进一步将纵隔推向健侧。呼气时，患侧胸膜腔压力超过大气压，使胸腔内气体通过胸壁伤口排出，从而使纵隔移向患侧。因为纵隔的这种来回摆动，呼气时一些气体可能从健侧肺部进入到萎陷的肺部，导致其轻度的扩张。然而吸气时，这些"再呼吸死腔气体"移回到健侧肺部。这种肺内气体的矛盾运动称为"摆动呼吸"，这进一步导致患者通气量降低（图 15-2）。

因为肺萎陷和肺不张，气胸的患者通气量降低。如果气胸的患者合并有可使纵隔摆动的胸外伤，肺泡通气量可能下降的更明显。

肺泡通气量的下降将会导致患者 $\dot{V}/\dot{Q}$ 比值下降，进而造成肺内分流及动静脉血混合（图 15-5），导致氧分压及二氧化碳分压也同时降低。当这种情况持续加重，动脉内氧含量达到一个比较低的水平时，外周化学感受器就接受了这种刺激并使得呼吸频率明显增加。

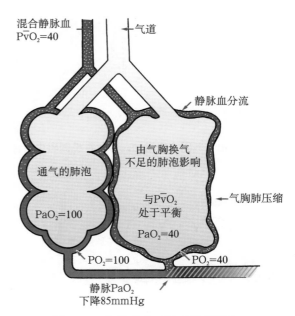

混合静脉血
$P\bar{v}O_2=40$

气道

静脉血分流

通气的肺泡

$PaO_2=100$

由气胸换气不足的肺泡影响

与 $P\bar{v}O_2$ 处于平衡

$PaO_2=40$

气胸肺压缩

$PO_2=100$　　$PO_2=40$

静脉 PaO_2 下降 85mmHg

图 15-5　气胸状态下的动静脉混合

（2）其他的可能机制：

①肺顺应性降低－呼吸速率增加的相关性。

②激活放气感受器。

③激活刺激感受器。

④刺激J受体。

⑤疼痛，焦虑。

3.心率增加（脉搏）血压增加（少量气胸时）。

4.发绀。

5.胸部查体。

（1）患侧叩诊呈鼓音。

（2）患侧呼吸音明显减弱或消失。

（3）气管移位。

（4）心音移位。

（5）患侧胸廓体积增大（尤其在张力性气胸时）。

因为气体在胸膜腔内积聚，气体与固体的比率增加，叩诊时在胸膜腔内与肺内一样传导形成鼓音（图15-6）。此区域听诊呼吸音减弱或消失（图15-7）。随着胸膜腔内气体积聚，胸膜腔内压力增高明显，纵隔移向健侧。此时可能有气管移位，听诊时有心音位置移动。

积聚在胸膜腔内的气体不但使肺脏凹陷也使胸壁向外扩大。所以大量气胸时患侧胸廓膨隆。在张力性气胸时尤其明显（图15-8）。

（二）实验室及专科检查

1.肺功能检查结果（限制性肺疾病的病理生理）。

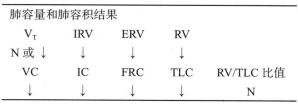

肺容量和肺容积结果				
V_T	IRV	ERV	RV	
N 或 ↓	↓	↓	↓	
VC	IC	FRC	TLC	RV/TLC 比值
↓	↓	↓	↓	N

2.动脉血气分析

少量气胸

急性肺泡过度通气伴低氧血症（急性呼吸性碱中毒）。

pH	$PaCO_2$	HCO_3^-	PaO_2
↑	↓	↓（轻度）	↓

大量气胸

急性呼吸衰竭伴低氧血症（急性呼吸性酸中毒）。

pH*	$PaCO_2$	HCO_3^{-}*	PaO_2
↓	↑	↑（轻度）	↓

*当组织严重缺氧产生乳酸，pH和HCO_3^-值将低于预期特定的$PaCO_2$水平

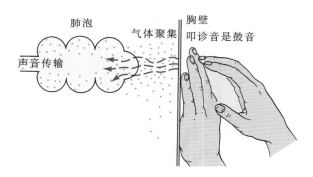

图15-6　由于气固比例增加，导致在患侧出现鼓音

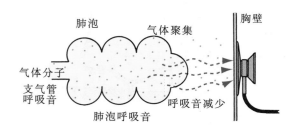

图15-7　气胸导致呼吸音明显减弱或消失

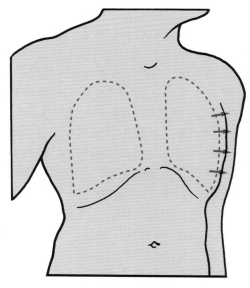

图15-8　严重的张力性气胸气体积聚在胸膜腔，患侧胸廓直径明显增加

3.氧合指数 *

$\dot{Q}_s/\dot{Q}_T$	DO_2†	$\dot{V}O_2$	$C(a\text{-}\bar{V})O_2$	O_2ER	$S\bar{V}O_2$
↑	↓	N	↑（明显）	↑	↓

† 患者在乏氧状态得到以下补偿时总氧输送量可以正常：①心排血量增加；②增长血红蛋白升高；③两者共同出现。 当氧总运输量是正常的，氧气提取率通常也是正常的

4.血流动力学指标 ‡

大量气胸

CVP	RAP	$\overline{PA}$	PCWP	CO	SV
↑	↑	↑	↓	↓	↓
SVI	CI	RVSWI	LVSWI	PVR	SVR
↓	↓	↑	↓	↑	↓

（三）影像学表现

胸部X线片。

①患侧肺野透过度增加（黑色肺野）。
②张力性气胸时多见纵隔向健侧移位。
③膈肌受压。
④肺萎陷。
⑤肺不张。

一般情况下，气胸在直立后前位摄影中是很容易被诊断的。在最大呼吸末期少量的空气也很易于诊断，这是因为相比于受压缩的肺组织气胸的透明度是显而易见的。在直立位摄影时，气体总是在胸膜腔的上部，只有在胸腔严重粘连的时候，漏出的气体才可能聚集在胸膜腔的其他位置。（图15-9A）所示为右肺下部的一处气胸。（图15-9B）为同一患者30min后的情况，气胸量明显增加。（图15-10）所示为气胸好发人群体型，此病例为6英尺5英寸瘦高男性在打高尔夫球的时候突发左侧气胸。

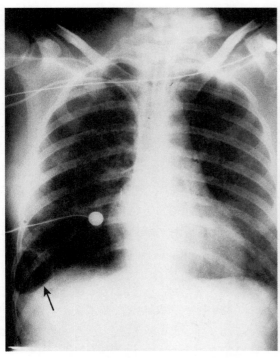
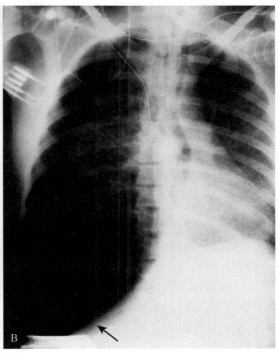

图15-9 A，箭头所示处为右肺下部张力性气胸的最初所见；B，此患者30min后可见明显的心脏，纵隔左移及压力使膈肌明显下降（箭头所指处）

* C(a-v̄)O₂.动静脉血氧分压差；DO₂.总氧输送量；O₂ER.氧气提取率；$\dot{Q}_s/\dot{Q}_T$.肺分流比率；S$\overline{V}$O₂.混合静脉血氧饱和度；$\dot{V}$O₂.氧消耗。

‡ CO.心排血量；CVP.中心静脉压；LVSWI.左心室做功指数；$\overline{PA}$.平均肺动脉压；PCWP.肺毛细血管楔压；PVR.肺血管阻力；RAP.右心房压；RVSWI.右心室做功指数；SV.每搏输出量；SVI.心搏出量指数；SVR.全身血管阻力。

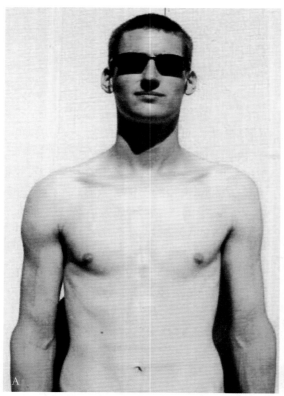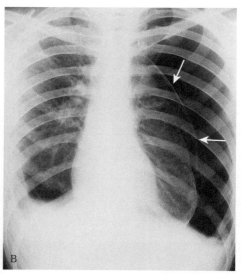

图 15-10　A，6 英尺 5 英寸瘦高男性，19 岁，打高尔夫球时突发左侧自发性气胸。　B，发病 45min 后所摄胸部 X 线片示纵隔向健侧（右侧）移动。纵隔移动与膈肌受压程度较张力性气胸有明显区别

四、气胸的一般治疗

气胸的治疗取决于肺萎陷程度。当气胸为少量时（压缩 15% ~ 20%），患者可能只需卧床休息或限制体育活动即可。在这种情况下，胸膜腔内气体通常在 30d 内可自行吸收。

当气胸量多于 20% 时，就应该进行排气治疗。在患者情况较好时，可以通过胸膜腔穿刺方法排气。但在严重时，应使用水密封胸腔闭式引流术排气。闭式引流装置将帮助空气排出并促进肺复张。由于空气密度较肺组织低，胸管通常被放置于前胸部靠近肺尖处。成人一般使用 28 ~ 36 法国型号胸管，儿童则使用小号。也可以将胸管连接负压引流装置，常用为 5 cmH_2O 负压，最高不可超过 12 cmH_2O 负压。当患者肺复张并停止从胸腔引流管内排气时，可将胸管夹闭 24 ~ 48h，评估是否需要继续使用闭式引流装置。

（一）呼吸系统治疗方案

1.氧气治疗　氧气疗法用于改善低氧血症，减少呼吸做功量和心肌做功。然而更加值得注意的是，低氧血症的最常见原因为气胸相关的肺泡性肺不张和肺内毛细血管分流所致。其中肺内毛细管分流引起的低氧血症往往是难以通过吸氧所纠正的（见氧气治疗，方案 3-1）。

2.肺膨胀治疗　通常对需要进行胸腔闭式引流插管的患者采取肺膨胀技术来治疗肺不张（肺部扩张治疗，方案 3-3）。

3.机械通气治疗　因为重症气胸可以导致急性呼吸衰竭。为了维持足够的通气，使用持续的呼气末正压机械通气（PEEP）是必要的（见机械通气治疗协议，方案 3-5，方案 3-6，方案 3-7）。

（二）胸膜固定术

偶尔在进行胸腔穿刺术前可以行胸膜固定术。

胸膜固定术是将化学物质或药物（如滑石粉、四环素或硫酸博来霉素）注入胸腔，这些物质可以使胸腔内侧和肺外面产生强烈的炎症反应，造成肺与胸腔粘连。这种封闭胸膜腔的方法可预防液体或气体进入胸膜腔。但胸膜炎可能会使患者出现严重的疼痛感。

[病例分析]

自发性气胸

一、入院病史与体格检查

患者，男，20岁，大学生，既往身体健康。就诊5h前，当他坐在自己宿舍里复习考试时，突然感觉左前下胸部剧痛。疼痛部位集中于腋前线的位置。深吸气时疼痛明显加剧并由前部向中部放射。但肩膀或颈部的感觉尚比较正常。不久后出现了轻度呼吸困难，伴有间断干咳，而且咳嗽时胸痛似乎加重。由于这些症状持续无缓解，室友在凌晨1点时开车将他送到学校医院的急诊科并被收入院治疗。

医师对其进行了体格检查：营养状态良好，健康，发育成熟。有中度急性疼痛面容。气管自中线向右有移位。血压150/82mmHg，脉搏96/min，呼吸频率28/min，较浅快。左侧胸壁叩诊呈鼓音，听诊呼吸音遥远、减弱。无发绀。恰巧急诊内科主管医师当时忙着处理另一个患者，他让值班的呼吸治疗师去评估一下患者的呼吸状态。急诊夜班呼吸科医师当值期间做了以下的SOAP。

二、呼吸评估与治疗计划 Ⅰ

S：左胸痛，咳嗽时加剧；气短。
O：生命体征正常。左胸叩诊鼓音。气管右移。呼吸音"遥远"。
A：可能为左侧张力性气胸（病史、客观的指标）。

P：告知内科主管医师（在隔壁房间）患者目前状态。需要拍胸部X线片、进行血气分析。使用吸氧治疗（使用普通无活瓣呼吸面罩，FIO_2 为 $0.6 \sim 0.8$）。并且在患者床边准备好进行胸腔闭式引流所需的相关物品。

过了一段时间，患者说他使用了氧气面罩后感觉舒适了一些，但左侧胸部疼痛仍然存在。体征无明显改变。胸部X线检查证实左侧气胸50%，肺萎陷，纵隔向右移动。动脉血气值在使用呼吸面罩情况下，pH7.53，$PaCO_2$ 29mmHg，HCO_3^-21mmol/L，PaO_2 56mmHg。内科主管医师还在忙着处理隔壁房间的患者。在获得了这些相关的物理及实验室信息后，呼吸科医师再次进行了SOAP。

三、呼吸评估与治疗计划 Ⅱ

S："氧气面罩的效果有限。"
O：与第一次评估相同的持续性症状和体征。胸部X线片：左侧张力性气胸达到50%。纵隔向右移。动脉血气分析pH7.53，$PaCO_2$ 29mmHg，HCO_3^-21mmol/L，PaO_2 56mmHg（使用普通无活瓣面罩吸氧）。
A：· 50%左侧气胸伴纵隔移位，肺萎陷和肺不张（CXR）。
· 急性肺泡过度通气伴轻度低氧血症（ABG）。

P：通知内科主管医师第二次评估的结果。上调吸氧治疗强度（换用增强带活瓣氧气面罩，增加FIO_2为0.8～1）。对患者进行持续的床边监护直到内科主管医师到来。协助进行胸腔闭式引流管放置。

15min后，内科主管医师走进了患者房间，快速审查和评估了所有目前的临床数据。过了一小会儿，他决定对患者进行胸腔闭式引流术。呼吸治疗师给患者使用了CPAP面罩，压力设置为$5cm\ H_2O$，并把面罩吸入氧浓度调至0.8。30min之后，患者肺部成功的复张，通气和氧合状态得以迅速改善。胸管于48h后取出。2周后复诊发现左肺完全膨胀。没有证据表明患者存在肺大疱，结核菌素试验结果为阴性。医师们还是无法确定此例患者气胸形成的具体原因。

四、讨论

气胸所导致的呼吸系统状态呈持续恶化的例子是比较少见的。但本例患者则出现了比较危险的状况。其他如异物吸入、肺栓塞、过敏性休克和部分重度哮喘发作的病例也是比较危险的。

我们讨论的这个病例很好地印证了肺不张和肺内分流的体征和症状（图3-8）。但内科主管医师和呼吸科医师均未能听到爆裂音，大概也许是因为不张的肺段距离医师听诊的位置较远。

在这种情况下给予吸氧治疗是比较普遍的，但呼吸科医师在这个患者的床边进行的多次评估，对协助内科医师治疗该患者的作用是巨大的。尤其是对患者的床边监护及对患者处理的及时性上功不可没。

[自我测试与评估]

所有的习题答案都可以在Evolve站点上找到，如何您想获得更多的相关病例及资料请访问http://evolve.elsevier.com/DesJardins/respiratory。

1.当空气可以在呼吸过程中自由进入胸膜腔内时，我们称为：
（1）闭合性气胸
（2）开放性气胸
（3）具有活瓣的气胸
（4）开放性胸外伤
a.（2）
b.（3）
c.（1）和（3）
d.（2）和（4）

2.当吸气时气体可以进入胸膜腔而呼气时气体无法排出胸膜腔时，这种气胸为：
（1）医源性气胸
（2）具有活瓣的气胸
（3）张力性气胸
（4）开放性气胸
a.（1）
b.（3）
c.（2）和（3）

d.（3）和（4）

3.以下哪些是造成气胸的原因？
（1）肺炎
（2）结核
（3）慢性阻塞性肺病
（4）肺大疱
a.（1）和（2）
b.（2）和（3）
c.（2）、（3）和（4）
d.（1）、（2）、（3）和（4）

4.当患者有开放性胸外伤时，会发生以下哪些情况？
（1）吸气时健侧胸膜腔内压力增高
（2）吸气时中纵隔总是向健侧移位
（3）呼气时患侧胸膜腔内压力升高，高于大气压力
（4）呼气时中纵隔总是向患侧移动
a.（1）和（4）
b.（1）和（3）

c.（2）和（3）

d.（2）、（3）和（4）

5.以下哪些原因为引起气胸患者呼吸频率增加的原因?

（1）J受体受到刺激

（2）肺顺应性增加

（3）对Hering-Breuer反射的刺激增加

（4）刺激感受器激活

a.（1）和（4）

b.（2）和（3）

c.（3）和（4）

d.（2）、（3）和（4）

6.内科医师一般会对多大量的气胸进行排气处理?

a. 5%

b. 10%

c. 15%

d. 20%

7.对使用胸腔闭式引流接负压吸引的气胸患者,负压一般不能超过?

a. $-6cm\ H_2O$

b. $-8cm\ H_2O$

c. $-10cm\ H_2O$

d. $-12cm\ H_2O$

8.严重张力性气胸的患者患侧会有什么样的体征?

（1）呼吸音减低

（2）叩诊呈鼓音

（3）叩诊呈实音

（4）语颤减弱

a.（2）

b.（1）和（2）

c.（3）和（4）

d.（1）、（2）和（4）

9.当患者处于大量张力性气胸状态时,下列哪种情况会发生?

（1）$PaCO_2$ 下降

（2）pH 升高

（3）HCO_3^- 下降

（4）$PaCO_2$ 升高

a.（1）

b.（4）

c.（3）和（4）

d.（2）和（3）

10.大量张力性气胸的患者会出现哪些改变?

（1）PVR 下降

（2）$P\dot{A}$ 上升

（3）CVP 下降

（4）CO 上升

a.（1）

b.（2）

c.（3）

d.（1）和（3）

第六篇

胸膜和胸壁疾病

第16章

胸腔积液和脓胸

✳

学习目标

阅读本章后，你需要掌握以下内容：

1. 列出胸膜相关疾病的肺部解剖学改变。

2. 描述胸膜疾病的病因。

3. 列出与胸腔积液和脓胸相关的心肺临床表现。

4. 说出胸膜疾病的一般治疗。

5. 通过病例的SOAP评估了解临床治疗策略与原因。

6. 理解关键词并完成本章自我评估与测试。

关键词

乳糜胸

充血性心力衰竭

脓胸

渗出性胸腔积液

血胸

肝源性胸腔积液

左心力衰竭

恶性间皮瘤

半月征

肾病综合征

腹膜透析

胸膜固定术

炎性胸腔积液

肺栓塞或肺梗死

右侧心力衰竭

漏出性胸腔积液

章节纲要

一、肺的解剖学改变

二、病因学和流行病学

（一）漏出性胸腔积液的常见原因

（二）渗出性胸腔积液的主要原因

（三）其他使脏壁层胸膜分离的病理性液体

三、与胸腔积液和脓胸相关的心肺临床表现

临床资料

四、胸腔积液的一般治疗

呼吸护理治疗方案

病例分析：胸腔积液和脓胸

自我测试与评估

✳

一、肺的解剖学改变

很多胸膜疾病会引起胸膜腔内液体积聚，即形成胸腔积液。如果合并感染则称为脓胸（图16-1）。与气胸相似，胸水导致脏层胸膜与壁层胸膜分离并压缩肺组织。严重的病例中会出现肺不张，肺部大静脉受压缩，导致回心血量减少。胸腔积液和脓胸会引起限制性通气功能障碍。

严重胸腔积液主要的病理学和解剖结构改变如下：

1. 肺压缩。

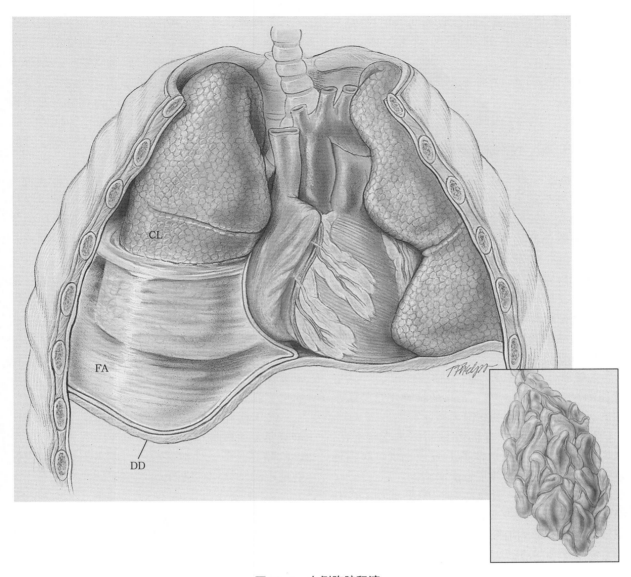

图 16-1　右侧胸腔积液

CL 代表部分被压缩的肺；DD 代表被压缩的横膈；FA 代表积水。插图示肺不张，是肺部常见的继发性解剖学改变

2. 肺不张。

3. 肺大静脉受压和静脉回心血量减少。

二、病因学和流行病学

在美国每年有接近 130 万人患胸腔积液。早期的症状和体征包括胸膜炎性胸痛、胸闷、呼吸困难和咳嗽。当胸膜表面出现严重的炎症时，胸痛可以很早出现。胸闷通常发生于中（500～1500ml）到大量（＞1500ml）的胸腔积液。除非合并严重的胸膜炎，一般积液量少时很

少出现呼吸困难。咳嗽与积液导致肺不张的程度直接相关。

胸腔积液可能是渗出性的或者漏出性的。液体从肺部毛细血管移动到胸膜腔引起漏出性积液。漏出液比重低，含水量多，血细胞和蛋白质含量少。胸膜表面不参与漏出液的生成。相反，疾病累及胸膜时会产生渗出液，其含有高水平蛋白质和大量细胞碎片。渗出液主要由炎症、感染或是肿瘤引起。渗出性与漏出性胸腔积液的区分主要依赖于胸腔积液中和血液中化学成分的对比。在胸腔积液中有下列一项或是多项符合就可以被称为渗出性胸腔积液。

1.胸腔积液中的蛋白质含量>2.9g/dl（29 g/L）。

2.胸腔积液中的胆固醇含量>45 mg/dl（1.16 mmol/L）。

3.胸腔积液中的乳酸脱氢酶含量大于血清上限的60%。

（一）漏出性胸腔积液的常见原因

1.**充血性心力衰竭**　充血性心力衰竭是产生胸腔积液的最常见原因。右侧心力衰竭和左侧心力衰竭都会导致胸腔积液，但一般来说，左侧心力衰竭更容易产生积液。右侧心力衰竭（肺源性心脏病）时，体循环中静脉系统压力的升高可以增加胸腔积液形成的概率，并且由于静脉系统压力的上升使胸膜腔的淋巴回流减少。左侧心力衰竭时，肺循环静脉压力的上升会减少脏层胸膜吸收胸腔积液的比率，从而引起液体从脏层胸膜到胸膜腔的流动。

2.**肝源性胸腔积液**　偶尔胸腔积液会作为肝硬化的一个并发症出现，尤其是肝硬化合并腹水之后。这些患者的胸腔积液大多在右侧。

3.**腹膜透析疗法**　胸腔积液可以由腹水引起，也可以作为腹膜透析疗法的并发症出现。腹膜透析停止后，胸膜积液通常也很快消失。

4.**肾病综合征**　肾病综合征的患者经常合并胸腔积液，且多是双侧的。积液产生是患者血浆胶体渗透压下降的结果。

5.**肺栓塞或肺梗死**　30%～50%的肺动脉血栓患者会出现胸腔积液。有两个不同的机制：①肺血管系统的梗阻导致右侧心力衰竭，继而产生胸腔积液；②由肺栓塞造成的缺血性梗死引起脏层胸膜毛细血管通透性增加。

（二）渗出性胸腔积液的主要原因

1.**恶性胸腔积液**　大概2/3的恶性胸腔积液出现于女性。恶性胸腔积液与乳腺癌及其他妇科恶性肿瘤高度相关。

2.**恶性间皮瘤**　恶性间皮瘤起源于间皮细胞，在胸膜腔呈线性排列。长期暴露于石棉环境中的个体有更高的发生为间皮瘤的概率。胸腔积液为渗出性，通常包含正常间皮细胞、分化和未分化的恶性间皮细胞、大量淋巴细胞和多核白细胞。

3.**细菌性肺炎**　40%的肺炎患者伴有胸腔积液。大多数炎性胸腔积液不用任何特殊治疗就能治愈。但是也有将近10%的患者需要一些治疗干预。如果没有合适的抗生素治疗，细菌就会从肺实质移位到胸膜腔。最终，脓汁会在胸膜腔中积聚（也就是脓胸）。胸腔积液也可以由病毒、肺炎支原体、立克次体等产生，此时积液量一般较少。

4.**肺结核**　胸膜腔内干酪性结核的蔓延也可引起胸腔积液。这可能是因为结核导致的炎症反应阻塞了壁层胸膜上的淋巴孔道，反过来导致了蛋白质和液体在胸膜腔积聚。结核性胸腔积液一般都是单侧的，少到中量（见第17章）。

5.**真菌性疾病**　真菌性疾病的患者通常有继发的胸腔积液。一般可以引起胸腔积液的真菌性疾病包括组织胞浆菌病、球孢子菌病和芽生菌病（见第18章）。

（1）由胃肠道疾病导致的胸腔积液：胸腔积液有时与胃肠道疾病相关联，比如胰腺炎、膈下脓肿、肝脓肿、食管穿孔、腹部手术和膈疝。

（2）由胶原血管病导致的胸腔积液：胸腔积液通常作为胶原血管病的并发症出现，比如风湿性胸膜炎、系统性红斑狼疮、干燥综合征、家族性地中海发热和韦格纳肉芽肿病。

（三）其他使脏壁层胸膜分离的病理性液体

除了渗出液和漏出液，其他病理性液体也可以使脏层和壁层胸膜分离。

1.**脓胸**　脓汁积聚在胸膜腔内叫作脓胸，通常是炎症反应的结果。胸腔穿刺可以确诊并且找出特定的致病微生物。脓汁通常由胸部引流管引流。有时候需要有创的胸廓切开术排脓。

2.**乳糜胸**　胸膜腔内出现乳糜的时候叫作乳糜胸。乳糜是小肠内的食物消化时产生的类牛奶样的液体。它由许多处于稳定乳状的脂肪微粒组成。乳糜在称作"乳糜管"的指状小肠淋巴管中产生，通过胸导管运送到颈部，从胸导管进入静脉循环，并与血液混合。胸膜腔中乳糜的出现通常由于颈部或喉部的外伤或癌症堵塞胸导管所致。

3.**血胸**　胸膜腔中出现血液称为血胸，其原因大部分是胸部穿透伤或钝器伤。医源性血胸可以由中心静脉置管或是肺动脉导管引起的创伤造成。血液可以由胸壁、胸膜、肺或是纵隔的创伤进入胸膜腔。如果胸腔积液外观是血性的，一定要测量胸腔积液的血细胞比容。只有胸腔积液的血细胞比容≥50% 时，才可以称为血胸。

三、与胸腔积液和脓胸相关的心肺临床表现

胸腔积液（图16-1）相关的主要肺部解剖和病理生理改变为肺不张（图3-7），所引起的临床表现如下：

临床资料

1.体格检查

（1）生命体征。

（2）呼吸频率的增加（呼吸急促），以下几种病理生理改变的相互作用可能会导致呼吸频率的增加：

①外周化学感受器的刺激（血氧不足）。

②肺顺应性下降与通气率增加的关系。

③激活放气感受器。

④激活刺激感受器。

⑤刺激 J 受体。

⑥疼痛，焦虑。

（3）心率（脉率）增快，血压升高。

（4）胸痛，胸部膨胀受限。

（5）发绀。

（6）咳嗽（干咳，无痰）。

（7）胸部查体

①气道的移位。

②触觉语音震颤的下降。

③叩诊浊音。

④呼吸音减弱。

⑤心音移位。

· 胸膜摩擦音（偶尔）。

2.实验室及专科检查

（1）肺功能检查结果（限制性肺疾病的病理学）。

肺容量和肺容积结果

V_T	IRV	ERV	RV	
N或↓	↓	↓	↓	
VC	IC	FRC	TLC	RV/TLC 比值
↓	↓	↓	↓	N

（2）动脉血气分析：

少量胸腔积液

急性肺泡过度通气伴低氧血症（急性呼吸性碱中毒）。

pH	$PaCO_2$	HCO_3^-	PaO_2
↑	↓	↓（轻度）	↓

大量胸腔积液

急性呼吸衰竭伴低氧血症（急性呼吸性酸中毒）。

pH*	$PaCO_2$	HCO_3^-	PaO_2
↓	↑	↑（轻度）	↓

* 当组织严重缺氧产生乳酸，pH 值和 HCO_3^- 值将低于预期特定的 $PaCO_2$ 水平

（3）氧合指数*（大量胸腔积液）

$\dot{Q}_s/\dot{Q}_T$	DO_2†	$\dot{V}O_2$	C（a-v̄）O_2	O_2ER	$S\bar{v}O_2$
↑	↓	N	↑（严重）	↑	↓

†患者在乏氧状态得到以下补偿时总氧输送量可以正常：①心排血量增加；②血红蛋白升高；③两者共同出现。 当氧总运输量是正常的，氧气提取率通常也是正常的

血流动力学指标‡（大量胸腔积液）

CVP	RAP	$\overline{PA}$	PCWP	CO	SV
↑	↑	↑	↓	↓	↓
SVI	CI	RVSWI	LVSWI	PVR	SVR
↓	↓	↑	↓	↑	↑

3.影像学表现 胸部X线片。

①肋膈角变钝。

---

* C（a-v̄）O_2.动静脉血氧分压差；DO_2.总氧输送量；O_2ER.氧气提取率；$\dot{Q}_s/\dot{Q}_T$.肺分流比率；$S\bar{v}O_2$.混合静脉血氧饱和度；$\dot{V}O_2$.氧消耗。

‡ CO.心排血量；CVP.中心静脉压；LVSWI.左心室做功指数；$\overline{PA}$.平均肺动脉压；PCWP.肺毛细血管楔压；PVR.肺血管阻力；RAP.右心房压；RVSWI.右心室做功指数；SV.每搏输出量；SVI.心搏出量指数；SVR.全身血管阻力。

②患侧的液平线（图16-2）。

③膈肌下降。

④纵隔向健侧移位。

⑤肺不张。

⑥半月综合征。

胸腔积液的诊断基本上是通过放射线。<300ml 的胸腔积液通常在直立的X线胸片上看不到，中等量的胸腔积液（>1000ml）在直立位X线胸片上肋膈角密度增加。液体积聚然后大多数在肺下叶膈面和膈肌之间的胸膜腔内存积。随着液体体积的增加，积液延展到上部包绕前叶、侧叶和后面的胸壁，也就是半月综合征（图16-3）。有时叶间隙因为充满液体而突出显示。

图16-2很好的显示了胸腔积液的胸部放射线，外侧肋膈角消失，患侧的膈肌轮廓不清。严重的病例中液体的重量会导致膈膜反转（凹陷）。临床上这种现象只出现在左侧胸腔积液；胃里的气泡被向下推挤，左侧横膈的上缘是凹陷的。此外，纵隔会移向健侧，并且肋间隙增宽。

胸腔积液、肺不张和薄壁组织的浸润可以使一侧或两侧的横膈消失。因此当后前位或者侧位的X线胸片提示胸腔积液，一般需要附加的放射线来记录胸腔积液的存在或是其他病理原因。因为游离液体倾向于流向胸膜腔最低的位置并且在那里分层，侧卧位的放射线片子值得推荐（图16-3）。

四、胸腔积液的一般治疗

胸腔积液的治疗必须是个体化的。以下是应该思考的问题：应该进行胸腔穿刺术吗？能够治疗根本病因吗？合适的抗生素是什么？应该行胸腔置管吗？当决定应该进行胸腔置管时，一般置于腋中线第4或第5肋间。用于成人的胸腔造瘘管一般是28～36Fg，而较小尺寸的瘘管用于儿童。

解决胸腔积液最好的方法是治疗病因，而不是治疗积液本身。如心力衰竭被控制或肺部感染用抗生素治愈，其所致的积液随之解决。当胸腔积液的病因不明确时，胸腔积液微观及化学的检查可以判断是漏出液还是渗出液，针对治疗潜在的病因（如充血性心力衰竭、肝硬化、肾病）。

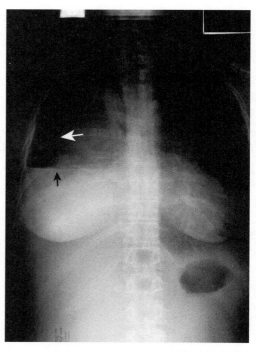

图16-2　右侧胸腔积液（小黑色箭头所指）合并气胸（白色箭头）。注意右侧的肋膈角消失了，患侧的横膈轮廓也消失了

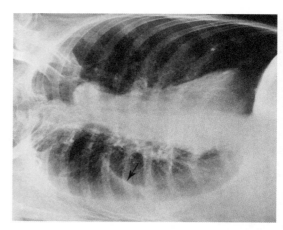

图16-3　下肺的胸腔积液。右侧卧位。膈膜下的积液已经积聚在侧胸壁，产生了一个软组织带和水样密度带（半月征）。内侧曲线的影子显示叶间隙内的积液（箭头所示）

当胸腔积液是渗出液时，细胞学检查可以鉴别良恶性。可以测定胸腔积液的生化构成（如蛋白质、糖、各种酶）和是否存在细菌。积液检查可以显示创伤或手术后的血性液体、脓胸的脓汁或乳糜胸的乳白色液体。创伤或手术之外出现的血性胸腔积液提示恶性疾病或肺栓塞或肺梗死。

呼吸护理治疗方案

1.氧气疗法　氧疗用于治疗低氧血症，减少呼吸及心肌负荷。胸腔积液引起的低氧血症是因为肺不张和肺分流障碍。氧疗通常难以治疗毛细血管分流引起的低氧血症（氧疗方案，方案3-1）。

2.肺膨胀治疗方案　肺膨胀技术经常用来弥补胸腔积液相关的肺泡性肺不张（肺膨胀治疗方案，方案3-3）。

3.机械通气方案　由于在严重的胸腔积液患者中经常可见急性的通气衰竭和低氧血症，因此需要连续的机械通气来保持充足的通气状态。当急性呼吸衰竭可逆转时，使用连续的机械通气是合理的（机械通气方案，方案3-5，方案3-6，方案3-7）。

4.胸膜固定术　胸膜固定术可以在脏层和壁层胸膜间引起刺激和炎症（胸膜炎），使胸膜粘在一起，因此阻止了后续胸腔积液的累积。

[病例分析]

胸腔积液和脓胸

一、病史

一位38岁白种人妇女在我们讨论的2个月前自行出院。她因严重的右下肺肺炎入院。治疗5d后，因不允许其吸烟而生气。她有很长的吸烟史，每天3包。当护士发现她在病床上以2L/min的流量鼻导管吸氧的同时吸烟，遂没收了她的烟和火柴。

这位女士很生气。她告诉医师这是她"最后一根的稻草"，她要自行出院。医师希望她继续住院，这样可以全面地对她右下肺的斑点影进行随访。女士保证下周来复诊后就出院了。可是出院后2d，她感觉非常好，并觉得肺部的斑点不足以担心。她告诉她的朋友吸一包烟比在医院由医护照顾5d使她感觉更好。

在入院讨论的当天，这位女士没有预约就来就诊。她告诉接待者她感觉很差，她认为她得了流感，而且4d前开始变得更严重。在就诊期间，她仅能说短句子而且不能深呼吸。鉴于这位女士有明显的呼吸困难，护士联系了医师。5min内，医师已经将患者转移到了几栋楼远的医院并收其住院。

现，在她的手指间有黄色烟草的污渍。她似乎有中度至重度的呼吸窘迫。她的指甲和黏膜都是发绀的，她的衬衫被汗水浸湿了。她偶有断续的咳嗽，无痰。她说她不能深呼吸，这也许和她肺部的斑点有关系。

生命体征：血压130/60mmHg，心率112/min，呼吸频率36/min，而且呼吸表浅。她有轻度发热，口腔温度37.7℃（99.8°F）。触诊显示气管向左侧偏移，在右中叶及下叶叩诊呈浊音。左肺和右上肺听到正常的肺泡呼吸音，在右中叶和右下叶未闻及呼吸音。

患者的X线片显示右侧大量胸腔积液，右侧膈肌下移，右中肺和下肺叶压缩，有肺炎表现。用鼻管以3L/min吸氧时，动脉血气值（ABGs）如下：pH 7.48，$PaCO_2$ 24mmHg，HCO_3^- 17mmol/L，PaO_2 37mmHg，用血氧饱和仪测得血氧饱和度为72%。医师在呼吸治疗师的帮助下在床旁行胸腔穿刺术，抽出略 > 2L的黄色液体。然后给予静脉应用抗生素。预定便携式的X线检查，并且需要呼吸道护理咨询。基于这些临床资料，记录下面的SOAP。

二、体格检查

女士表现出营养不良，有不良的个人卫生表

三、呼吸评估与治疗计划Ⅰ

S：我不能做深呼吸。

O：营养不良和较差的个人卫生；发绀伴偶尔、干咳；生命体征：BP 130/60mmHg，HR 112min，RR 36min而且呼吸微弱，T 37.7 ℃（99.8 °F），触诊显示气管向左侧偏移，右中叶及下叶叩诊呈浊音。左肺和右上叶听到正常的肺泡呼吸音，在右中叶和右下叶未闻及呼吸音；CXR示右侧大量胸腔积液，右侧中叶和下叶受压萎缩，通过胸腔穿刺放出2L黄色液体；动脉血气分析（用鼻管以3L/min的氧流量吸氧）：pH 7.48，$PaCO_2$ 24mmHg，HCO_3^- 17mmol/L，PaO_2 37mmHg，SpO_2 72%。

A：· 右侧肺炎和胸腔积液（CXR）。

· 右肺中叶和下叶部分受压塌陷；肺不张与肺炎（CXR）。

· 呼吸窘迫（生命体征，动脉血气分析）。

· 伴有严重低氧的急性肺泡过度通气（动脉血气分析）。

· 可能有代谢性（乳酸）酸中毒（动脉血气分析与$PaCO_2$/HCO_3^-/pH关系列线图相比较）

P：开始肺扩张治疗方案（诱发性肺量测定法，每2小时一次）和氧疗方案（FIO_2=0.50经HAFOE面罩吸入）。密切监测生命体征并再次评估。

入院后3h患者坐在床上，自觉症状好转但仍有不舒服。仍然偶有干咳，面色苍白，发绀。第一次入院时她有大汗，但这次没有。此时生命体征：血压 135/85 mmHg，心率 100/min，呼吸频率 24/min，体温正常。她呼吸仍旧费力但已经不再表浅。胸部触诊无明显表现，叩诊右肺中、下叶呈浊音。左肺和右肺上叶可闻及正常肺泡呼吸音。右肺中叶及下叶可闻及大的支气管呼吸音。

患者胸部X线显示右侧少量胸腔积液，右侧中肺和下肺密度增加，符合肺炎表现。患者的气管与纵隔位置正常。患者吸入氧浓度为50%时，她的动脉血气分析为：pH 7.52，$PaCO_2$ 29mmHg，HCO_3^- 22mmol/L，PaO_2 57mmHg，SpO_2 92%。同时记录以下SOAP。

四、呼吸评估与治疗计划 II

S："我感觉好些但还不舒服"。

O：发绀和面色苍白；偶有干咳；生命体征：血压135/85mmHg，心率100/min，呼吸频率 24/min，体温正常；右侧中、下肺叩诊呈浊音；左肺和右上肺可闻及正常肺泡呼吸音；右侧中、下肺可闻及支气管呼吸音；胸部X线检查：右侧少量胸腔积液，右侧中肺及下肺受压；动脉血气分析（在吸入氧浓度为0.50时）：pH 7.52，$PaCO_2$ 29mmHg，HCO_3^- 22mmol/L，PaO_2 57mmHg，SpO_2 92%。

A：少量右侧胸腔积液及肺炎，有明显改善（胸部X线检查）。

右侧中叶及下叶受压及肺不张（胸部X线检查）。

持续的呼吸窘迫，但有所改善（生命体征，动脉血气分析）。

伴有中度低氧血症的急性肺泡过度通气，但有改善（动脉血气分析）。

P：上调肺扩张方案（每2小时用面罩以10 cm H_2O 压力给予15min的持续气道正压通气）。上调氧疗方案（FiO_2=0.60，经HAFOE面罩给入）。监测和评估。

五、入院5h后

患者半坐位，她看起来既放松又警觉，她说她终于可以呼吸了，尽管她看起来仍然苍白，但无发绀，此时没有自发咳嗽。

生命体征如下：血压 128/79mmHg，心率 88/min，呼吸频率 16/min，而且体温正常。胸部触诊没有显著异常。右肺中叶及下叶叩诊呈浊音，左肺及右肺上叶可闻及正常的肺泡呼吸音，在右肺中叶及下叶可闻及支气管呼吸音。没有此时的胸部X线检查。患者在吸入氧浓度为0.60时的动脉血气分析如下：pH 7.45，$PaCO_2$ 36mmHg，HCO_3^- 24mmol/L，PaO_2 77mmHg，SpO_2 95%。基于这些临床数据，记录以下的SOAP。

六、呼吸评估与治疗计划 III

S："我最终可以喘气了"。

O：放松，警觉，半坐位；苍白但无发绀；无自发的咳嗽；生命体征：血压 128/79mmHg，心率 88/min，体温正常；右肺中叶及下叶叩诊呈浊音，左肺及右肺上叶可闻及正常的肺泡呼吸音，在右肺中叶及下叶可闻及支气管呼吸音；动脉血气分析：pH 7.45，$PaCO_2$ 36mmHg，HCO_3^- 24mmol/L，PaO_2 77mmHg，SpO_2 95%。

A：· 少量右侧胸腔积液及肺炎，有明显改善（以前的胸部X线检查）。

· 右肺中叶及下叶受压及肺不张（以前的胸部X线检查）。

· 伴有中度低氧血症的正常酸碱状态（ABGs）。

P：保持目前的肺扩张治疗及氧疗方案。监测和评估每次改变。

七、讨论

这个病例讲述了肺炎导致的胸腔积液。肺炎导致的胸腔积液是通过恰当的治疗一般能够得到有效改善的胸膜疾病中的一种（这个病例胸腔穿刺排出2L液体）。

第一次评估的时候，呼吸护理医师发现这个患者有严重的呼吸系统疾病。实际上，这个患者有大片的右肺炎症和胸腔积液，右肺的中、下叶已经被压缩了。很明显这个患者处于呼吸窘迫状态中。患者急性肺泡过度通气和严重的低氧血症是部分肺泡被压缩的直接结果。因为最初的动脉血气显示有严重的低血氧，患者很有可能会出现乳酸。实际上，这已经由呼吸医师用$PaCO_2$/HCO_3^-/pH图表确认了。我们已经知道肺不张是这个病例主要的病理生理学机制（图3-8），医师正确地评估了病情，给予以患者密切的监护并且开始肺部扩张治疗（方案3-3）（用诱发性肺量测量法）和氧疗（方案3-1）（高浓度的氧疗）。

试验性支气管肺部的卫生治疗在这个病例中是有根据的，哪怕仅考虑到患者的吸烟史或病情的严重程度。无可否认，患者的体格检查（无痰）没有表明需要这种治疗。考虑到患者的病史，呼吸护理医师对患者的痰液和胸腔引流液中的恶性的细胞学研究的结果感兴趣。通常，胸腔穿刺术之后尽管排出了积液，血气也不能立刻好转，因为胸腔积液压迫的肺不张需要一定的时间恢复。因此，胸腔穿刺术后的肺部扩张治疗方案是恰当的。

第二次评估的时候，患者已经开始好转，虽然她仍然有右肺中、下叶实变的迹象（图3-9）。在左肺和右肺上叶可以听到良好的呼吸音，尽管右肺可以闻及反映实变的支气管呼吸音。呼吸护理医师提出患者仍然存在肺不张是恰当的，这种情况下应该增加肺部扩张治疗（方案3-3）。护理医师选择了持续正压通气面罩（CPAP）在10 cmH_2O下每2小时应用15min。护理医师也加强应用了诱发性肺量测量法，谨慎地应用间歇性正压呼吸（IPPB）或延长患者应用持续正压通气面罩的时间。

最后一次评估时患者的状态仍然良好，虽然她离回归基础值水平还很远。肺炎、肺不张和尽管足量的氧气治疗下依然存在的轻度低氧血症表示患者需要维持重要（虽然没有变化）的治疗。这个病例说明每次评估时基础的治疗不需要改变。事实上，这个原则可适用于正确实施的连续评估中的50%～60%。因为教师的原因，这个选择在本书中没有被经常执行。然而在这一点上，第三次评估（一个有胸腔积液、严重的肺不张和肺炎的患者）是一个好的例证。

［ 自我测试与评估 ］

问题答案可以在Evolve上找到。为了学习其他的研究评估问题和个案分析，可以访问：http://evolve.elsevier.com/DesJardins/respiratory。

1.下面哪项或者哪些项与渗出液相关？
（1）少量血细胞
（2）炎症
（3）低浓度含水多的液体
（4）胸膜表面的疾病
a.（2）

b.（4）

c.（1）和（3）

d.（2）和（4）

2.下面哪项是漏出性胸腔积液最常见的原因？

a.肺栓子

b.充血性心力衰竭

c.肝源性胸腔积液

d.肾病综合征

3.血胸是胸腔积液中血细胞至少达到多少？

a.20%

b.30%

c.40%

d.50%

4.大约多少肺部有栓子的患者发展成胸腔积液？

a.0～20%

b.20%～30%

c.30%～50%

d.50%～60%

5.下列哪项与胸腔积液相关？

（1）残气量增加

（2）功能残气量减低

（3）肺活量增加

（4）肺总量下降

a.（1）

b.（3）

c.（1）和（3）

d.（2）和（4）

第 17 章

脊柱后凸侧弯

学习目标

阅读本章后你需要掌握以下内容：

1. 列出脊柱后凸侧弯相关的肺部解剖变化。

2. 描述脊柱后凸侧弯的原因。

3. 列出与脊柱后凸侧弯相关的心肺临床表现。

4. 描述脊柱侧后凸的一般治疗。

5. 描述病例分析中提出的SOAP的临床策略和依据。

6. 理解关键词并完成本章自我评估与测试。

关键术语

青少年脊柱侧弯

波士顿矫形支具

查尔斯顿弯曲支具

侧弯角度（科布角）

先天脊柱侧弯

哈林顿柱

特发性脊柱侧弯

婴儿脊柱侧弯

青少年脊柱侧弯

脊柱后凸侧弯

脊柱后凸

米尔沃基支具

神经肌肉型脊柱侧弯

非结构性脊柱侧弯

杆状装置

脊柱侧弯

脊柱融合

结构性脊柱侧弯

章节纲要

一、肺的解剖学改变

二、病因学和流行病学

三、诊断

四、与脊柱后凸侧弯相关的心肺临床表现

　　临床资料

五、脊柱侧弯的一般治疗

（一）支架

（二）外科手术

六、呼吸治疗方案

病例分析：脊柱后凸侧弯

自我测试与评估

一、肺的解剖学改变

脊柱后凸侧弯是两种经常同时出现的胸部畸形的组合。脊柱后凸是脊柱向后弯曲（驼背）。而

脊柱侧弯是脊柱向一边弯曲，典型的表现是"S"或者"C"的形状。在前后平面看起来是最明显的。

在严重的脊柱后凸侧弯病例中，胸廓的畸形会压缩肺并限制肺泡扩张，造成肺泡换气不足和

肺不张。此外，患者咳嗽和排除分泌物能力也会受损，从而通过分泌物在气管支气管树中蓄积进一步导致肺不张。因为脊柱后凸侧弯同时包含脊柱向后和向侧面弯曲，胸腔的脏器经常会随之扭曲，这样经常会导致与脊柱侧弯方向一致的纵隔移位。严重的脊柱后凸侧弯会导致慢性限制性肺功能障碍，这样会导致气道分泌物的清除更加困难。图17-1显示了典型的脊柱后凸侧弯所致的肺和胸壁的畸形。

与脊柱后凸侧弯相关的肺部主要病理及解剖的变化如下：

1.由于胸廓畸形导致的肺膨胀受限和压缩。

2.纵隔移位。

3.黏性分泌物在气管支气管树中聚集。

4.肺不张。

二、病因学和流行病学

脊柱后凸侧弯在美国的发病率为2%，大多数是快速生长的儿童。脊柱后凸侧弯几乎不影响成年人，除非是儿童期健康状态极差未予诊断和治疗。脊柱后凸侧弯也可发生于成人的脊柱关节退变，尽管其确切病因不清，但一般认为可能与以

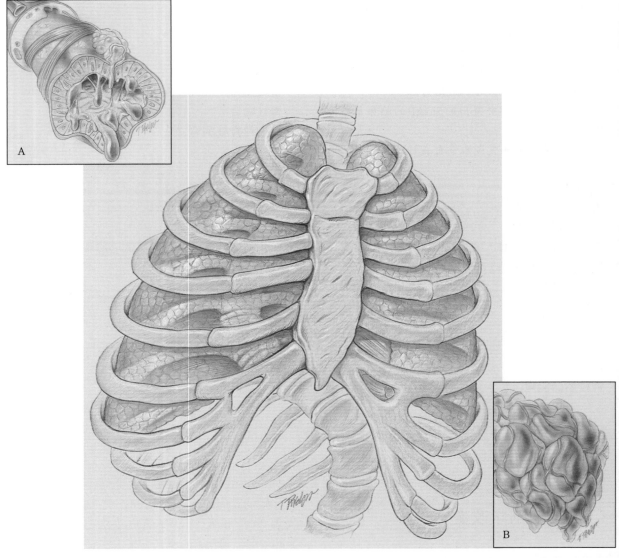

图17-1 **脊柱后凸侧弯：脊柱向后和横向的弯曲会造成肺压缩；支气管过度分泌（A）和肺不张（B）是常见的继发的肺部解剖变化**

下情况有关：

1.先天性脊柱侧弯　胚胎发育期形成脊柱或肋骨融合的情况。

2.神经肌肉脊柱侧弯　由肌肉支配不良、肌力减弱或脑瘫引起的麻痹、肌营养不良、脊柱裂或脊髓灰质炎的情况。

3.特发性脊柱侧弯　脊柱侧弯病因不清，发生于之前正常的脊柱，当不明原因的脊柱后凸侧弯发生，称为特发性脊柱后凸侧弯，占80%～85%。

其他可能的原因包括激素失衡、外伤、椎管挛缩、脊椎骨感染、骨代谢性疾病如佝偻病、骨质疏松、成骨不全症、关节疾病和肿瘤。

根据发病时儿童的年龄，特发性脊柱侧弯分为婴儿期特发性脊柱侧弯、少年期特发性脊柱侧弯和青年特发性脊柱侧弯。婴儿脊柱侧弯的脊柱弯曲发生于3岁之前，少年脊柱侧弯的脊柱弯曲发生于4岁至青春期，青年脊柱侧弯的脊柱弯曲发生于10岁之后。青年脊柱侧弯是最常见的。脊柱侧弯的早期症状出现于约8岁时，表现为双肩高度不等、肩胛骨突出、双侧腰部不等、臀部上翘或偏向一侧。危险因素包括：

1.性别　女孩比男孩更易发生脊柱弯曲。

2.年龄　诊断确立后，年龄小的患者脊柱弯曲的进程更快。

3.弯曲的角度　脊柱弯曲角度越大，弯曲程度进展恶化的风险越大。

4.位置　中段下段脊柱弯曲较上段脊柱弯曲更易进展。

5.身高　身材高大的人发生的概率更大。

6.出生时的脊柱情况　出生时就有脊柱侧弯的孩子（先天性脊柱侧弯）脊柱弯曲恶化的危险性更大。

三、诊断

脊柱侧弯的诊断依靠患者的病史、体格检查、X线评估和弯曲度测量。临床上，脊柱侧弯通常根据以下有关脊柱弯曲的因素加以明确：

1.形状（非结构性脊柱侧弯和结构性脊柱侧弯）　非结构性脊柱侧弯是指脊柱左右的形状呈"C"形或"S"形弯曲，这种形式的脊柱侧弯由非脊柱本身的原因所引发（如姿势不良、双腿不等长，疼痛）。结构性脊柱侧弯是与椎骨旋转有关的脊柱弯曲，包含脊柱的扭转和三维结构的出现。

2.位置　脊柱的弯曲可能出现在肋骨附着的上背部区（胸廓）、下背部区（腰部）或两者兼有（胸腰椎）。

3.方向　脊柱侧弯可以使脊柱向左或向右弯曲。

4.角度　正常脊柱从后方看呈0°，呈一条直线。脊柱侧弯定义为脊柱弯曲的角度＞10°（即直立时弯向地面）。侧弯角度通过X线成像测量以科布角表示（图17-2）。

四、与脊柱后凸侧弯相关的心肺临床表现

脊柱后凸侧弯（图17-1）相关的肺解剖学改变主要是肺不张（图3-8）和气道分泌物过多（图3-12），其引发的病理生理学机制导致以下临床表现：

临床资料

1.体格检查

（1）生命体征。

（2）呼吸频率增加（呼吸急促），几种病理生理学机制同时参与引起通气增加：

①外周化学感受器的刺激（血氧不足）。

②肺顺应性降低—通气频率增加的关系。

③放气受体活化。

④刺激性受体活化。

⑤J受体兴奋。

⑥疼痛，焦虑。

（3）心率（脉搏）和血压的增加。

（4）发绀。

（5）杵状指。

（6）周围水肿和静脉扩张，由于红细胞增多症和肺源性心脏病是脊柱后凸、侧弯的晚期表现，还可看到如下体征：

①颈静脉怒张。

②凹陷性水肿。

③肝脏增大和触痛。

（7）咳嗽咳痰。

（8）胸部检查发现

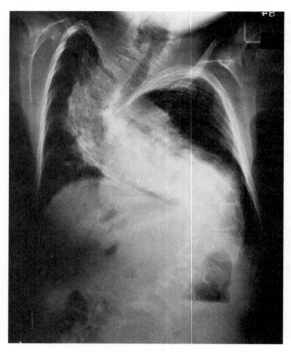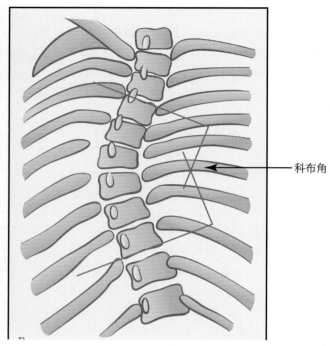

科布角

图 17-2　A，脊柱后凸侧弯患者的胸部X线片；B，科布角的测量方法。脊柱侧弯定义为脊柱弯曲度为10°或更大。由于科布角仅在一个平面反映曲度，因此不可能全面地反映脊柱侧弯程度，尤其是当患者存在椎骨扭转和三维空间的脊柱畸形时

①明显的胸廓畸形。

②气管偏移。

③语音震颤增强。

④叩诊浊音。

⑤支气管呼吸音。

⑥耳语音。

⑦湿啰音、干啰音、哮鸣音。

2.实验室及专科检查

（1）肺功能检查结果

中到重度的脊柱后凸侧弯

（限制性肺疾病的病理生理）

用力呼气流速结果

FVC	FEV$_T$	FEV$_1$/FVC 比值	FEF$_{25\% \sim 75\%}$
↓	N或↓	N或↑	N或↓
FEF$_{50\%}$	FEF$_{200 \sim 1200}$	PEFR	MVV
N或↓	N或↓	N或↓	N或↓

肺容量和肺容积结果

V$_T$	IRV	ERV	RV	
N或↓	↓	↓	↓	
VC	IC	FRC	TLC	RV/TLC 比值
↓	↓	↓	↓	N

（2）动脉血气分析

轻到中度的脊柱后凸侧弯

急性肺泡过度通气伴低氧血症（急性呼吸性碱中毒）

pH	PaCO$_2$	HCO$_3^-$	PaO$_2$
↑	↓	↓（轻度）	↓

重度脊柱后凸侧弯

慢性通气衰竭伴低氧血症（代偿性呼吸性酸中毒）

pH	PaCO$_2$	HCO$_3^-$	PaO$_2$
N	↑	↑（显著）	↓

（3）在慢性通气衰竭基础上的急性通气改变，因为慢性通气衰竭的患者经常发生急性通气变化，所以呼吸治疗医师必须熟悉和警惕下面内容：

①慢性通气衰竭基础上发生急性肺泡过度通气。

②慢性通气衰竭基础上发生急性呼吸衰竭（急性肺通气不足）。

（4）氧合指数[*]

中至重度脊柱后凸侧弯

$\dot{Q}_S/\dot{Q}_T$	DO_2[†]	$\dot{V}O_2$	$C(a\text{-}\bar{v})O_2$	O_2ER	$S\bar{V}O_2$
↑	↓	↓	N	↑	↓

[†]患者在乏氧状态得到以下补偿时总氧输送量可以正常：①心排血量增加；②血红蛋白升高；③两者共同出现。当氧总运输量是正常的，氧气提取率通常也是正常的

（5）血流动力学指标[‡]

中至重度脊柱后凸侧弯

CVP	RAP	$\overline{PA}$	PCWP	CO	SV
↑	↑	↑	N	N	N
SVI	CI	RVSWI	LVSWI	PVR	SVR
N	N	↑	N	↑	N

（6）实验室检查：严重的和（或）晚期脊柱后凸侧弯（如果患者存在慢性低氧血症）。

①血细胞比容和血红蛋白增加（红细胞增多症）。

②低氯血症。

③高钠血症。

3.影像学表现　胸部X线片。

①胸廓畸形。

②纵隔移位。

③肺不透明性增加。

④受压破位置的肺不张（肺膨胀不全）。

⑤心脏增大（肺源性心脏病）。

脊柱后凸侧弯的胸廓畸形的范围可以通过胸部正侧位片发现。当畸形存在时，纵隔移位在胸部正位片上可以很好地显现。随着肺泡的萎陷，受累肺部密度增加，在胸部X线上表现为不透明度的增加（图17-3）。严重的病例可能发现肺源性心脏病。

五、脊柱侧弯的一般治疗

脊柱侧弯的治疗很大部分依赖于侧弯产生的病因、弯曲的严重程度和位置及患者的预期生长速度。对于多数的脊柱侧弯患者（弯曲<20°），

脊椎异常弯曲的度数相对较小，仅仅需要观察病情以确保侧弯不再恶化。采取临床观察的患者一般要求脊柱弯曲度<20°。对于生长发育期的儿童，临床观察的体格检查通常于每3～6个月进行一次。当发现曲度进展（生长发育期儿童>25°～30°），需采用以下治疗方法：

（一）支架

对于脊柱曲度25°～45°的儿童推荐使用支架作为首选的治疗方法。应用这一机械装置的目的是用来伸直脊柱，限制其屈曲，但并不改变脊柱的曲度。尽管支架不能治愈脊柱侧弯（甚至不改善一般状态），但>90%的佩戴者阻止了脊柱弯曲的进展。支架对先天性和神经肌肉性脊柱侧弯无效。这种治疗方法对于幼儿和少年特发性脊柱侧弯疗效甚微。现在几种支架是可以买到的，如波士顿矫形支具、查尔斯顿弯曲支具和米尔沃基

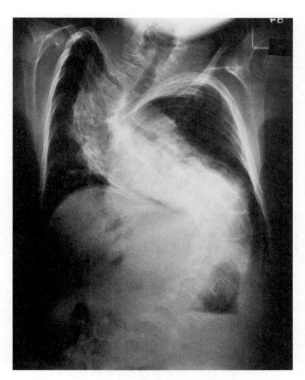

图17-3　14岁男性患者的严重脊柱后凸侧弯

[*]　$C(a\text{-}\bar{v})O_2$.动静脉血氧分压差；DO_2.总氧输送量；O_2ER.氧气提取率；$\dot{Q}_S/\dot{Q}_T$.肺分流比率；$S\bar{V}O_2$.混合静脉血氧饱和度；$\dot{V}O_2$.氧消耗。

[‡]　CO.心排血量；CVP.中心静脉压；LVSWI.左心室做功指数；$\overline{PA}$.平均肺动脉压；PCWP.肺毛细血管楔压；PVR.肺血管阻力；RAP.右心房压；RVSWI.右心室做功指数；SV.每搏量；SVI.心搏出量指数；SVR.全身血管阻力。

支具（图17-4）。支架类型的选择依据患者的年龄、脊柱弯曲的具体特点及患者对支架耐受程度的个人意愿。

波士顿矫形支具［也叫作胸腰骶支具（TLSO），是一种低矮的支具，或是腋下支具］是由塑料制成的与患者身体相适应的模具。波士顿矫形支具在前面从乳房下延伸到骨盆上，在后面从肩胛骨下延伸至尾骨。波士顿矫形支具适用于腰部（下背部）或脊柱胸腰椎段屈曲的患者。该支具除了在淋浴、游泳或从事体育运动时摘下之外，每天穿23h。

查尔斯顿弯曲支具，也称"部分时间支具"，仅在人体生长激素分泌最旺盛时的夜间使用8～10h。当患者朝向凸起面弯曲时或脊柱外凸时，查尔斯顿弯曲支具和患者身体保持一致。这种支具在患者睡眠时纠正曲度。为了使其发挥有效作用，患者的曲度必须在20°～40°，弯曲的最高处应在肩胛骨水平以下。该支具的工作原理是在一天中的生长最快时期纠正脊柱生长方向。许多研究表明查尔斯顿夜间支具同每天佩戴23h具有同样效果。

米尔沃基支具［也称颈胸腰骶部支具，（CTLSO）］，用于校正胸廓上部（中背部）弯曲。它是一种支撑于下颌和脑后的带有颈圈的全躯干型支具，范围从颈部到骨盆。该支具由特制骨盆轮廓的塑料腰带和颈圈，以及在前后连接两者的金属条组成。金属条用于躯干长度的延伸，颈圈用于保持头部和骨盆中心的位置。米尔沃基支具迄今很少应用，取而代之的是合适的塑料支撑物。

（二）外科手术

大体上，外科手术用于纠正严重的变形和阻止弯曲程度加重。手术治疗一般要求患者脊柱曲度大于40°～50°。一般来讲，即使是最好的外科手段也不可能使脊柱完全变直。而且，外科手术也不能改善患者的通气功能。外科治疗包括以下方面：

1.椎体融合术　椎体融合术是在两个或两个以上的椎体之间安放骨片后进行铸造。骨片取自患者的骨盆或肋骨。最终骨片和椎骨融合到一起。这一操作如今大部分已被杆状装置取代。

2.杆状装置　杆状装置是在3～12个月中，置入金属杆（如哈林顿柱）、牵引钩、螺钉和金属丝，以阻止弯曲移动并使之融合成为一体（图17-5）。这一装置安装于脊椎的凹面，向凸面加压。这一方法可以增加稳定性，减少转动的发生，向脊柱施力以纠正屈曲。选择这种方法的患者50%以上曲度改善。

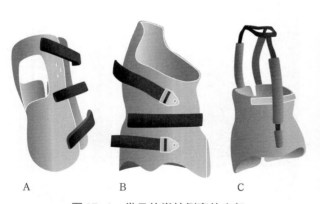

图17-4　常见的脊柱侧弯的支架

A.波士顿矫形支具［也叫作胸腰骶支具（TLSO）]，一种低矮的支撑架，或是腋下支架）。适用于腰部（下背部）或脊柱胸腰椎段屈曲；B.查尔斯顿弯曲支具，也称部分时间支具。通常用于脊柱曲度在20°～35°，弯曲最高点在肩胛骨水平以下者；C.米尔沃基支具［也称颈胸腰骶部支具（CTLSO）]，用于胸廓上部，中背部弯曲

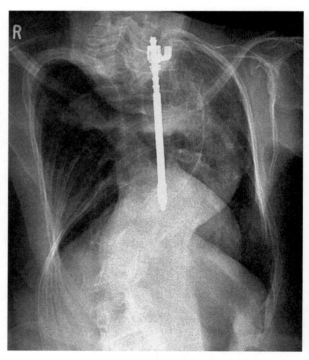

图17-5　应用哈林顿柱的脊柱侧弯患者的X线检查

（引自RK，Spiro SG，Jett JR：Clinical respiratory medicine，ed 3，St Louis，2008，Elsevier.）

3.其他方法　一些内科医师使用肌肉电刺激、脊椎推拿按摩和功能锻炼治疗脊柱侧弯。没有证据表明这些方法可以阻止脊柱弯曲的进展。功能锻炼可以改善患者的全身健康和一般状态。也可进行预防性深呼吸和咳嗽锻炼，但其长期效果不是很肯定。

六、呼吸治疗方案

1.氧气治疗　氧疗用于改善低氧血症，减少呼吸做功量和心肌做功。脊柱后凸侧弯引起的血氧不足通常由肺萎陷和肺内分流引起。毛细血管分流引起的血氧不足对氧疗效果不明显。此外，当患者在脊柱后凸侧弯发展阶段存在慢性通气功能障碍时，必须慎重防止患者用氧过度（见氧疗方案，方案 3-1）。

2.支气管肺卫生治疗　许多支气管肺卫生治疗方案可以用于脊柱后凸侧弯相关的支气管分泌物过多（见支气管卫生治疗方案，方案 3-2）。

3.肺膨胀治疗　肺膨胀治疗可以用来减轻肺萎陷（见肺膨胀治疗方案，方案 3-3）。

[病例分析]

脊柱后凸侧弯

一、入院病史

62 岁女性患者，6 岁时发现脊柱后凸侧弯。她早期和父母一起生活，后来和两个姐姐一起，终生住在美国弗吉尼亚州的山村。尽管直到 17 岁她都带着各种支架，但在 15 岁时她的疾病就已经很严重。她为数不多而且距离遥远的医师经常告诉她，必须尽可能地学着适应自己的身体条件去生活，以此作为准则，她做到了。

在没有其他明显身体问题的情况下她顺利完成了高等教育。同学们都非常喜欢她，她也积极参与学校的校报和艺术社团。毕业后她与父母继续生活了许多年。在 21 岁时，她搬去与在著名的旅游小镇旁买了很大农庄的两个姐姐同住。三个姐妹一起制作各种各样的手工艺品并卖给当地的旅游纪念品商店。直到 40 岁她的身体障碍和一般状态都比较稳定。随着年龄的增长，呼吸困难的加重严重影响了她的一般状况。

由于两个姐姐很少去往大城市，她的医疗资源也很受限。直到后来她被介绍给教堂附近的社会服务人员。教堂刚刚成为附近延伸至大城市的基地。这个社会服务人员被她深深吸引，对她做

的彩色棉被很着迷。

这名社会服务人员很关心因她严重的胸廓畸形而引起的行动能力受限。此外，她还注意到她的咳嗽听起来非常严重。她看到这个女人的苍白、虚弱和病痛。患者的姐姐告诉社会服务人员她已经重感冒 6 个月了。在社会服务人员强烈的催促下，患者的姐姐陪同患者前往大城市的医院去看医师。她很快被收入院，姐姐在医院提供的附近的旅店住下。

二、体格检查

这名患者营养状态良好，脊柱显著向左侧面弯曲。它的胸椎向前弯曲。她比实际年龄显得苍老，并且伴有明显的呼吸困难。患者陈诉她存在呼吸的问题。她皮肤发绀，有杵状指及颈静脉怒张，右侧尤其明显。她频繁但是有力的咳嗽，每次咳嗽都咳出中等量黏稠的黄痰。

当患者发生剧烈咳嗽时，右侧颈部前外侧中央动脉旁出现一个明显的膨出物，一直延伸到锁骨后部。患者称这个膨出物为"迪兹·吉莱斯皮袋"。医师认为这个膨出的产生是因为严重的脊柱

后凸侧弯拉伸胸膜上的膈膜，削弱了其对正常肺尖部的壁层胸膜的限制和覆盖作用。由于削弱了胸膜上的膈膜，患者在任何时间因任何原因（如咳嗽时）做瓦尔萨尔瓦动作时，胸腔内压力增加，胸膜上的膈膜向外凸出。尽管存在膨出的奇怪现象，医师并不认为这是个严重的问题。

患者的生命体征如下：血压160/100mmHg，心率90/min，呼吸频率18/min，口腔温度36.3℃（97.4°F）。触诊显示气管向右移位。双肺叩诊浊音；闻及湿啰音及干啰音。双膝以下2+度凹陷性水肿。早晨进行的肺功能试验（PFT）显示肺活量（VC）、功能残气量（FRC）和残气量（RV）为预计值的45%～50%。

患者的电解质水平全部正常，她的血细胞比容为58%，血红蛋白水平18g%。胸部X线检查显示严重的胸廓和脊柱畸形、纵隔移位、心脏增大伴肺动脉段向两侧弯出，肺部双侧的浸润阴影符合肺炎和肺不张。患者吸室内空气下的动脉血气分析结果如下:pH 7.52，PaCO$_2$58mmHg，HCO$_3^-$46mmol/L，PaO$_2$49mmHg。血氧饱和仪测定血氧饱和度（SpO$_2$）为88%。内科医师要求呼吸护理医师会诊，并声明因为患者的要求和他本人对该种疾病的认识，机械通气在此时不应应用。基于这些临床数据，制订了如下SOAP。

三、呼吸评估与治疗计划 I

S："我有呼吸困难"。

O：营养良好外观；脊椎严重向前和侧面弯曲；发绀；杵状指；颈静脉怒张—右侧明显；咳嗽：频繁、有力，产生黄色中等量黏痰；双膝以下2+凹陷性水肿；生命体征：BP 160/100mmHg，HR 90/min，R 18/min，T 36.3℃（97.4°F）；气管向右偏移；双肺叩诊浊音，湿啰音，干啰音；PFT：VC，FRC和RV为预计值的45%～50%；Hct 58%，Hb 18g%；CXR：严重的胸廓和脊柱畸形、纵隔移位、心脏增大伴肺动脉段向两侧弯出，符合肺炎和肺不张的肺双侧浸润。动脉血气分析（室内空气）:pH 7.52，PaCO$_2$58mmHg，HCO$_3^-$46mmol/L，PaO$_2$49mmHg；SpO$_2$为88%。

A：· 严重的脊柱后凸侧弯（病史、胸部X线检查、体格检查）。

· 呼吸做功增加（血压、心率和呼吸频率增加）。

· 支气管分泌物过多（痰、干啰音）。

· 感染可能（黏稠、黄痰）。

· 良好的清除分泌物的能力（剧烈咳嗽）。

· 肺不张及肺实变（胸部X线检查）。

· 慢性通气衰竭基础上的急性肺泡过度通气及中度低氧血症（ABGs）。

· 肺源性心脏病（胸部X线检查和体格检查）。

P：开始氧疗方案（HAFOE 吸氧浓度 0.28；小心防止患者吸氧浓度过高）。支气管肺卫生治疗方案（取痰进行培养；咳嗽和深吸气指令和必要时口腔吸引）。肺膨胀治疗方案（4/d及必要时诱发性肺量测定方法）。雾化药物方案（沙丁胺醇0.5ml溶于10%乙酰半胱氨酸1.5ml雾化1/4h）。告知内科医师入院时的血气分析值和即将发生通气衰竭。确定机械通气的位置备用。严密监测。

四、入院10h后

患者的状态改善，被转移到重症监护病房。内科医师在心脏药物滴定的调节存在困难，决定应用肺动脉导管、中心静脉导管和动脉导管。由于这位患者的心脏问题，几个医学生、呼吸治疗师、护士和医师不断进出她的病房，协助执行很多程序。结果是，任何措施对患者长时间起作用都是困难的，呼吸道护理仍然不够。最终，患者的心脏状态稳定，医师要求改善患者的肺部状况。

呼吸治疗师对其肺部会诊发现患者存在严重呼吸窘迫。患者端坐于床，表情惊恐，表现出极度的呼吸困难。她的两个姐姐都在病房，一个将冷毛巾敷于患者的面部，另一个紧握患者的手。两姐妹轻声哭泣。患者皮肤发绀、汗水流过脸颊、颈静脉怒张。无力而自发地咳嗽。尽管没有痰液，她咳嗽的声音听起来低沉。双肺叩诊浊音，布满干湿啰音。生命体征如下：血压180/120mmHg，心率130min，呼吸26/min，肛门温度37.8℃（100°F）。

患者的血流动力学指标CVP、RAP、PA、

RVSWI和PVR*上升。氧和指数如下：$\dot{Q}_s/\dot{Q}_T$和O_2ER升高，DO_2和$S\bar{V}O_2$降低。$\dot{V}O_2$和C（a-$\bar{v}$）O_2正常。没有近期的胸部X线检查。吸入氧浓度为0.28时的动脉血气如下：pH 7.57，$PaCO_2$ 49mmHg，HCO_3^-44mmol/L，PaO_2 43mmHg。SpO_2 87%。基于这些临床数据，制订了下面的SOAP方案。

五、呼吸评估与治疗计划 Ⅱ

S：严重呼吸困难；"我有极度的呼吸短促"

O：极度呼吸困难；发绀和流汗；颈静脉怒张；无力而自发性咳嗽；声音低沉但无痰液产生；双肺叩诊浊音，干湿啰音；生命体征：BP180/120mmHg，HR 130/min，RR 26/min，T 37.8℃（100°F）；血流动力学：CVP、RAP、PA、RVSWI和PVR上升；氧和指数：$\dot{Q}_s/\dot{Q}_T$和O_2ER升高，DO_2和$S\bar{V}O_2$降低。$\dot{V}O_2$和C（a-$\bar{v}$）O_2正常。没有近期的胸部X线检查。吸入氧浓度为0.28时的动脉血气如下：pH 7.57，$PaCO_2$ 49mmHg，HCO_3^-44mmol/L，PaO_2 43mmHg。SpO_2 87%。

A：· 严重的脊柱后凸侧弯（病史、胸部X线检查、体格检查）。

· 呼吸做功增加，恶化（血压、心率和呼吸频率增加）。

· 支气管分泌物过多（干啰音、痰堵塞）。

· 肺不张及肺实变（之前胸部X线检查）。

· 慢性通气衰竭基础上的急性肺泡过度通气及中到重度低氧血症（ABGs和病史）。

· 即将发生的通气衰竭。

· 持续危重状态，是避免通气衰竭进展的机会。

P：上调氧气治疗方案：（HAFOE 吸氧浓度0.35）。上调支气管肺卫生治疗方案（增加咳嗽、深吸气和体位引流每日4次）。上调雾化药物方案（增加药物雾化至1/2h）。将可能发生的通气衰竭告知医师，与医师讨论支气管镜的检查，继续为

机械通气做准备。30min进行严密监测再评估。

六、入院24h后

此时呼吸治疗师发现患者正与两个姐妹观看电视的早间新闻。患者处于半坐位姿势在吃早餐，她说她"感觉很好""终于可以有足够的呼吸可以吃饭"。

虽然她的皮肤仍然发绀，但已经不像前几天生病时那样。应医师要求，她用力地咳嗽并且咳出少量白痰。生命体征如下：血压 140/85mmHg，心率 83/min，呼吸 14/min，体温正常。胸部检查发现干湿啰音，双肺叩诊浊音。干啰音较前几日减少。

尽管患者的血流动力学和氧合指数较前几日改善，但仍有进一步改善的余地。她的血流动力学参数正常，显示CVP，RAP，PA，RVSWI和PVR增高，其余所有的血流动力学指数正常。她的氧合指数显示$\dot{Q}_s/\dot{Q}_T$和O_2ER升高，DO_2和$S\bar{V}O_2$降低。$\dot{V}O_2$和C（a-$\bar{v}$）O_2正常。今晨进行了胸部X线检查，入院时显示的肺炎和肺不张消失。吸氧浓度0.35时的动脉血气分析结果如下：pH 7.45，$PaCO_2$ 73mmHg，HCO_3^-49mmol/L，PaO_2 68mmHg。SpO_2 94%。基于这些临床数据，制订了下面的SOAP方案。

七、呼吸评估与治疗计划 Ⅲ

S："我感觉很好"，"终于可以有足够的呼吸可以吃饭"。

O：发绀外表；咳嗽：有力，少量白痰；生命体征：BP 140/85mmHg，HR 83/min，R 14/min，T正常；干湿啰音，双上肺野叩诊浊音；干啰音改善；血流动力学和氧合指数改善；CVP，RAP，PA，RVSWI，和PVR 增加，$\dot{Q}_s/\dot{Q}_T$和O_2ER升高，DO_2和$S\bar{V}O_2$降低。胸部X线检查：双肺炎症和肺不张改善；动脉血气分析：pH 7.45，$PaCO_2$ 73mmHg，HCO_3^-49mmol/L，PaO_2 68mmHg。SpO_2 94%。

A：· 呼吸功能状态改善（病史、胸部X线

---

* CVP.中心静脉压；PA.肺动脉压；PVR.肺血管阻力；RAP.左心房压力；RVSWI.右心室做功指数。

‡ C(a-$\bar{v}$)O_2.动脉血氧分压；DO_2.总氧释放率；O_2ER.氧摄取率；$\dot{Q}_s/\dot{Q}_T$.肺分流分数；$S\bar{V}O_2$.混合静脉血氧饱和度；$\dot{V}O_2$.氧耗量。

检查、血流动力学、氧合指数、动脉血气分析)。

· 支气管分泌物过多问题显著改善(干啰音、咳嗽)。

· 肺不张和肺实变(胸部X线检查)。

· 慢性通气衰竭伴轻度低氧血症(动脉血气分析)。

· 近期动脉血气分析接近标准水平。

P:下调氧疗方案、支气管肺卫生治疗方案和雾化药物方案。继续监测再评估(吸氧浓度降低情况下的动脉血气分析)。介绍肺康复疗法和患者及家庭教育(护胸通气设备、摇床、双向气道正压通气或呼气末正压)。

八、讨论

这个病例提供了大量的无关病史及个人资料。这样做部分是为了证明呼吸护理人员如何切入SOAP核心的注意事项。脊柱后凸侧弯患者晚期症状的护理包括:①可以使病情恶化的问题(如支气管炎、肺炎、肺不张、胸膜渗出);②原发病本身的治疗。

在第一次评估中,因为黄色黏稠的痰液和现病史SOAP记录了过多的支气管分泌物和可能存在感染。该患者咳嗽有力,排痰能力较强。胸部X线检查确诊肺不张和肺实变。尽管急性肺泡过度通气在已有的慢性通气衰竭基础之上发生,即将发生通气衰竭是可能的。医师决定给予患者低流量吸氧(吸氧浓度0.28),给予气道清洁及化痰气雾剂,准备呼吸机进行呼吸支持是恰当的。患者继发性红细胞增多症和肺心病有望随着氧合状态提高而改善,但这需要一定的时间。杵状指和肺心病的存在提示患者血氧不足的时间较长。

第二次评估,患者的呼吸窘迫程度加重,这可以通过脉搏和呼吸频率的增加、支气管分泌物过多、叩诊浊音、慢性通气衰竭伴中到重度低氧血症基础上的急性肺泡过度换气、胸部X线表现出的肺不张和对氧疗反应差得以证实。毫无疑问,很有可能发生通气衰竭。肺不张对氧疗反应差,提示可能需要进行支气管镜治疗。在那个阶段,针对临床指标上调氧疗方案(方案3-1)、支气管肺卫生治疗(方案3-2)和雾化药物治疗方案(方案3-4)都是合理的。

在最后的评估阶段,与患者疾病有关的临床表现显著减少,适当地下调氧疗方案、支气管肺卫生治疗方案和雾化药物方案。适当地考虑推荐肺康复和家庭教育。由于pH处于正常范围,动脉血气分析极可能接近标准水平。事实上,根据pH(正常但偏向碱中毒一侧),患者的$PaCO_2$极有可能稍微高出最后的评估值。

这个时期,与基线值对比(如果可能的话)可能是恰当的,接下来推荐护胸通气设备、摇床或呼气正压来辅助夜间通气。通过在家中进行血氧测定很容易评价氧合指数。这是通过监测血流动力学指数来(尤其是正常的PCWP)鉴别左侧心力衰竭而不是右侧心力衰竭非常好的一个病例。

[自我测试与评估]

在Evolve可以找到问题的答案。要访问其他学者评估问题和病例分析,为现实案例寻找文本资料可以访问http://evolve.elsevier.com/DesJardins/respiratory。

1.哪种类型的脊柱弯曲是脊柱后凸的特点?

a.后面

b.前面

c.侧面

d.中间

2.脊柱后凸侧弯大约影响百分之多少的美国人?

a.2

b.5

c.10

d.15

3.以下哪种说法与脊柱后凸侧弯有关?

(1)FRC增加

(2)V_1减低

（3）TLC 增加

（4）RV 减低

a.（1）

b.（4）

c.（2）和（4）

d.（3）和（4）

4.以下哪几种说法与脊柱后凸侧弯有关?

（1）支气管呼吸音

（2）叩诊鼓音

（3）耳语音

（4）呼吸音减弱

a.（1）和（3）

b.（2）和（4）

c.（3）和（4）

d.（2）、（3）和（4）

5.在脊柱后凸侧弯的晚期，患者的动脉血气分析测定通常为下列哪种表现?

（1）HCO_3^- 增加

（2）pH 减低

（3）$PaCO_2$ 增加

（4）pH 正常

（5）HCO_3^- 降低

a.（2）

b.（3）和（4）

c.（2）和（5）

d.（1）、（3）和（4）

第七篇

环境性肺疾病

第18章

间质性肺病

学习目标

阅读本章后，你需要掌握以下内容：

1. 列出与慢性间质性肺疾病相关的解剖学改变。

2. 描述慢性间质性肺疾病的的病因。

3. 列出慢性间质性肺疾病相关的心肺临床表现。

4. 描述列出慢性间质性肺疾病的一般治疗。

5. 描述病例分析中提出的SOAP的临床策略和依据。

6. 理解关键词并完成本章自我评估与测试。

关键词

过敏性肺泡炎

急性肺炎期

石棉/石棉肺

铍/铍中毒

黑肺

闭塞性细支气管炎机化性肺炎（BOOP）

慢性嗜酸粒细胞性肺炎

变应性肉芽肿性血管炎

煤矿工肺

煤炭工尘肺（CWP）

结缔组织（胶原血管）疾病

隐源性机化性肺炎（COP）

脱屑性间质性肺炎（DIP）

外源性过敏性肺泡炎

局灶性肺气肿

Grinder病

Good-pasture综合征

蜂窝样

过敏性肺炎

特发性肺纤维化（IPF）

特发性肺含铁血黄素沉着症

间质性肺疾病（ILD）

纤维化晚期阶段

淋巴管平滑肌瘤病（LAM）

淋巴细胞性间质性肺炎（LIP）

淋巴瘤样肉芽肿病

有机物暴露

血浆置换

多发性肌炎皮肌炎

进行性大块纤维化（PMF）

进行性系统性硬化（PSS）

肺泡蛋白沉积症

肺朗格汉斯细胞组织细胞增生症（PLCH）

肺血管炎

石英矽肺（grinder病）

类风湿尘肺

结节病

硬皮病

二氧化硅

矽肺

Sjögren's综合征

系统性红斑狼疮（SLE）

普通型间质性肺炎（UIP）

韦格纳肉芽肿病

章节纲要

前言

一、肺的解剖学改变

二、病因学和流行病学

（一）肺间质疾病已知或相关的病因

（二）系统性疾病

（三）特发性间质性肺炎
（四）特定的病理学
（五）其他弥漫性肺间质性疾病
三、与慢性间质性肺疾病相关的心肺临床表现
　　临床资料
四、间质性肺疾病的一般治疗

（一）医师常用处方药物和操作
（二）呼吸治疗方案
（三）其他治疗
病例分析：间质性肺疾病
自我测试与评估

前言

间质性肺疾病（ILD）（也称为弥漫性间质性肺疾病、肺间质纤维化疾病、肺纤维化和尘肺病）是指一组宽泛的炎症性肺疾病。其包含180多种疾病，以肺泡壁由细胞、液体和结缔组织急性、亚急性或慢性的炎性浸润为特征。如果不给予治疗，炎症过程可发展为不可逆性肺纤维化。ILD由具有不同病因、治疗和预后的一组疾病所组成。因为ILD都表现为相似的肺部解剖改变和心肺临床表现，所以它们作为一组疾病在此章节讲解。

一、肺的解剖学改变

间质性肺疾病的解剖改变可能涉及支气管、肺泡壁和邻近的肺泡间隙。在严重病例中广泛的炎症会导致肺纤维化、肉芽肿、蜂窝样改变和空洞。在间质性肺疾病的急性期，一般炎症的特征是肺泡壁和间质间隙的水肿及各种白细胞浸润（如中性粒细胞、嗜酸性粒细胞、嗜碱性粒细胞、单核细胞、巨噬细胞和淋巴细胞）（见图18-1A）。也可能出现支气管的炎症和增厚及气道分泌物的增加。

慢性期一般炎症反应的特点是大量白细胞浸润（特别是单核细胞、巨噬细胞、淋巴细胞），一些成纤维细胞也出现在肺泡壁和间质间隙。这个阶段可能有进一步的间质增厚、纤维化和肉芽肿，在某些情况下，会形成蜂窝和空洞。胸腔积液也可能存在。在任何的间质性肺疾病的慢性期，间质纤维化的基本病理特征是相同的（因此称为终末期肺纤维化）。

一般来讲，间质性肺疾病产生限制性肺疾病。然而，由于支气管炎症和气道分泌物过多也可发生于小气道，也可能出现阻塞性肺疾病相关的临床表现。因此，间质性肺疾病的患者可表现为限制性障碍、阻塞性障碍，或两者均有。

与慢性间质性肺病相关的主要病理或结构变化如下：

1. 肺泡和毗连的肺毛细血管破坏。
2. 呼吸性细支气管、肺泡管和肺泡的纤维性增厚。
3. 肉芽肿。
4. 蜂窝和空洞的形成。
5. 纤维钙化的胸膜斑（特别是石棉）。
6. 支气管痉挛。
7. 支气管分泌物过多（由气道炎症引起）。

二、病因学和流行病学

有超过180种不同的肺部疾病被归类为间质性肺疾病，因此根据它们的职业或环境暴露、疾病的关联以及特定的病理学进行分组是有裨益的。表18-1提供常见的间质性肺疾病组。更常见的间质性肺病的讨论如下。

（一）肺间质疾病已知或相关的病因

1. 职业性，环境性和治疗性暴露。
2. 无机微粒（粉尘）暴露
（1）石棉：接触石棉引起石棉肺是间质性肺疾病的一种常见形式。石棉纤维是一种由含水硅酸镁盐，钠盐和铁盐按不同比例组成的纤维状矿

表 18-1　间质性肺疾病的概述

职业、环境和治疗的风险	系统性疾病	特发性间质性肺炎	病理	其他间质性肺疾病
职业或环境	结缔组织病	特发性肺纤维化	淋巴管平滑肌瘤	Good-pasture 综合征
无机曝光	硬皮病	非特异性的	肺朗格汉斯细胞组	特发性肺含铁血黄素
石棉肺	类风湿关节	隐源性组织性肺炎	织细胞增生症	沉着症
煤尘	Sjögren's 综合征	淋巴细胞性间质性	肺泡蛋白沉积症	慢性嗜酸细胞性肺炎
二氧化硅	多发性肌炎和皮	肺炎	肺血管炎	
铍	肌炎		韦格纳肉芽肿病	
铝	系统性红斑狼疮		变应性肉芽肿性	
钡	结节病		血管炎	
黏土			淋巴瘤样肉芽肿	
铁			病	
某些滑石				
有机曝光				
过敏性肺炎				
发霉的干草				
青储饲料				
霉变甘蔗				
蘑菇堆肥				
大麦				
奶酪				
木浆，树皮，灰尘				
软木粉尘				
鸟粪				
涂料				
药物和非法毒品				
抗生素				
抗炎剂				
心血管药物				
化疗药物				
药物引起的全身性红斑				
狼疮				
非法药物				
其他				
放疗				
刺激性气体				

物混合物。主要有两种类型：角闪石（石棉，铁石棉，直闪石）和温石棉（工业上最常用）。典型石棉纤维的长度范围从50～100μm，直径约0.5μm。温石棉有最长和最强韧的纤维。表18-2列出了常见的与石棉纤维相关的来源。

图18-1B，通过显微镜可在增厚的小叶间隔中看见呈棕色或橙色的棒状结构的石棉纤维。纤维的特征性染色是铁普鲁士蓝染色。病理过程可能只累及一个肺、肺叶或肺段。下叶最常被累及。胸膜钙化常见，在石棉接触史的患者中有诊断意义。

（2）煤尘：肺沉积和堆积大量的煤尘被称为煤工尘肺（CWP）。也被称为煤矿工肺和黑肺。在矿面使用切割机的矿工们具有最大程度的暴露，

但既使是相对较小的暴露也可能导致该疾病。事实上，有报道说矿工的妻子发生该疾病，推测源于丈夫的工作服上抖下来的煤尘。

普通CWP的特点遍及全肺的针尖样结节，称为煤斑（黑点）。煤斑常在一级和二级呼吸性细支气管周围出现，引起相邻肺泡缩回。这种情况被称为局灶性肺气肿。

复杂CWP或进行性大块纤维化（PMF）的特点是纤维结节区域的直径＞1cm。纤维化结节一般出现在肺上叶的周边区域并朝向肺门生长。结节由黑色素沉着的致密结缔组织组成。煤尘本身是化学惰性的，煤工尘肺纤维化改变通常是由二氧化硅导致的。

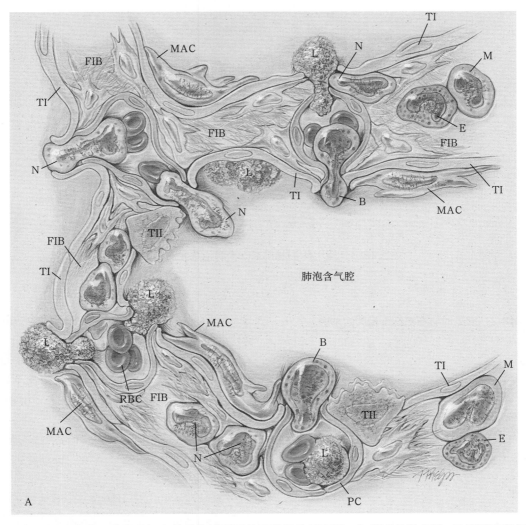

图18-1 A.间质性肺疾病。肺泡毛细血管单位横断面的显微结构示意图。B.嗜碱性粒细胞；E.嗜酸性粒细胞；FIB.成纤维细胞（纤维化）；L.淋巴细胞；M.单核细胞；MAC.巨噬细胞；N.中性粒细胞；PC.肺毛细血管；RBC.红细胞；TI.I型肺泡细胞；TII.II型肺泡细胞。Alveolar air space：肺泡含气腔

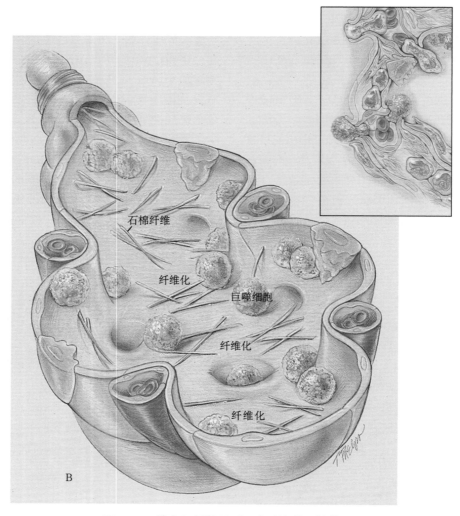

图18-1　接上B.石棉肺（一个肺泡单元的特写）

表18-2　常见的与石棉纤维相关的来源

·音响产品
·汽车底漆
·制动衬带
·水泥
·离合器外壳
·地砖
·消防服
·防火涂料
·绝缘材料
·屋面材料
·绳
·蒸气管道材料

（3）二氧化硅：矽肺（也被称为grinder病或石英矽肺）是由慢性吸入结晶、游离二氧化硅或二氧化硅粒子而引起的。二氧化硅是地球上超过95%的岩石的主要成分。被发现存在于砂岩、石英（海滩砂主要是石英）、打火石、花岗岩、许多坚硬的岩石和一些黏土中。

普通矽肺的特征是遍及肺部的小的圆形结节。没有直径＞9mm的单一结节。普通矽肺患者通常无症状。

复杂性矽肺以结节融合并形成大量的纤维组织为特征，通常出现在肺上叶和肺门周围。在严重的情况下纤维化区域可能发生组织坏死和空洞形成。表18-3列出与二氧化硅接触常见的相关职业。

（4）铍：铍是一种钢灰色轻金属，存在于某些塑料和陶瓷、火箭燃料和X射线管中。铍作为原矿是无害的。然而，当它被加工成纯金属或其盐类，被吸入或置入皮肤时，可能引起组织反应。铍的烟雾或颗粒的急性吸入可引起中毒或变态反应性肺炎，有时伴有鼻炎、咽炎、支气管炎。更复杂的铍中毒的特征是进展为肉芽肿和弥漫性间质性炎症反应。

（5）其他无机物病因：表18-4列出了间质性肺疾病的其他无机病因。

（6）有机材料的接触：变态反应性肺炎。变态反应性肺炎（又称变态反应性肺泡炎或外源性变态反应性肺泡炎）是由各种刺激物或抗原吸入引起的细胞介导的肺的免疫应答。这些抗原包括谷物、青储饲料、鸟粪或羽毛、木屑（特别是红木、枫木）、软木粉尘、动物的毛皮、咖啡豆、鱼粉、蘑菇和生长在甘蔗、大麦和稻草上的霉菌。这些变态反应原的免疫应答产生抗体和炎症反应。长时间反复暴露于变态反应原易导致肺部炎症或肺炎。术语过敏性肺炎（或过敏性肺泡炎）根据引起肺部疾病所暴露的类型经常被重命名。如，吸入发霉的干草引起的过敏性肺炎称为农民肺。表18-5显示常见原因、暴露源和与过敏性肺炎相关的疾病症状。

3.药物和违禁药物：随着药物和违禁药物目录的不断增加，可能的不良反应的列表也在增长（表18-6）。不幸的是，肺是受这些不良反应影响的主要靶器官。虽然无法详细讨论每一种药物与肺脏相关的不良反应，但描述一些与药物相关的肺疾病并列出一些有关的药物是可行的。

化疗（抗癌药物）是迄今为止最大的一组ILD相关药物。博来霉素、丝裂霉素、白消安、环磷酰胺、甲氨蝶呤、卡氮芥（BCNU）是主要的致病药物。呋喃妥因（一种用于治疗泌尿道感染的抗生素）也与ILD相关。用于治疗类风湿关节炎的金盐和青霉胺也已被证明可导致ILD。长期过量应用氧气（氧毒性）也已知会导致弥漫性肺损伤和纤维化（第20章）。一般来讲，这些药物引起间质性肺疾病的风险与累积剂量直接相关。然而，药物导致的间质性疾病可早在接触这些药物的1个月，晚至接触后的数年内发生。

药物性ILD的确切原因尚不清楚。通过开胸肺活行检确定诊断。当间质纤维化没有发现感染微生物时，应怀疑药物引发的间质进程。

4.放射治疗：治疗癌症的放射治疗可能会导致ILD。放射诱导的肺疾病通常被分为以下两个主要阶段：急性肺炎阶段和迟发纤维化阶段。在接受总放射剂量不超过3500rad的患者中急性肺炎很少见。另一方面，6周以上＞6000rad的放射剂量几乎总是能引起放射区及附近区域发生ILD。急性肺炎在暴露后的2～3个月发生。所有发生急性肺炎的患者都可见慢性纤维化。

迟发纤维化可在急性肺炎期后迅速发生，也可在无急性肺炎期或在一个无症状的潜伏期后发生。纤维化一般在接触放射的6～12个月后发生。

表18-3 与二氧化硅接触常见的相关职业

·隧道
·硬岩采矿
·喷砂
·采石
·石工
·铸造工作
·陶瓷工作
·磨具工作
·制造砖
·制造涂料
·抛光
·石料钻探
·钻井

表18-4 间质性肺疾病其他无机病因

铝
·弹药的工人
钡（钡）
·重晶石厂工和矿工
·陶瓷工人
陶土（黏土）
·砖制造商和陶工
·陶瓷工人
铁质沉着症（铁）
·焊工
滑石（某些滑石）
·陶瓷工人
·造纸厂
·塑料和橡胶工人

表 18-5　变态反应性肺炎的原因

抗原	暴露源	疾病（症状）
细菌，嗜热菌		
直糖多孢菌	发霉的干草，青储饲料	农民肺
普通热放线菌	霉变甘蔗	甘蔗肺
甘蔗热放线菌	蘑菇肥料	蘑菇工肺
纯白嗜热放线菌	储藏的热水	空调肺
细菌，非嗜热菌		
枯草芽孢杆菌，蜡样芽胞杆菌	水，洗涤剂	加湿器肺，洗衣粉肺
真菌		
曲霉菌	发霉的干草	农民肺
	水	换气肺炎
棒曲菌	大麦	麦芽工人肺
乳酪青霉	奶酪	洗乳酪工人的肺
娄地青霉菌		
链格孢属	木质纸浆	木工肺
皮质引子座菌	树皮	枫树皮工肺
黏束孢属，出芽短梗霉	木屑	过敏性肺泡炎
泪干朽真菌	朽木	干燥根肺
常现青霉	软木	软木尘肺
出芽短梗霉菌	水	加湿器肺
枝孢菌	热水浴缸雾	热水浴过敏性肺炎
皮肤毛孢子菌	潮湿的木头和垫子	日本夏季型过敏性肺炎
阿米巴		
尾刺耐格里原虫	污水	加湿器肺
多食棘阿米巴	污水	加湿器肺
卡氏棘阿米巴属	污水	加湿器肺
动物蛋白质		
鸟类蛋白质	鸟粪，羽毛	养鸟人肺
尿液、血清、毛坯	小鼠，沙鼠	养动物者肺
化学药品		
异氰酸酯，偏苯三酸酐	涂料，树脂，塑料	化工工人肺
硫酸铜	混合杀菌剂	葡萄园喷雾器的肺
邻苯二甲酸酐	加热的环氧树脂	环氧树脂肺
重氮苯磺酸钠	色谱试剂	Pauli 试剂肺泡炎
除虫菊杀虫剂	农药	除虫菊过敏性肺炎

胸腔积液常在迟发的纤维化阶段发生。

　　放射致肺疾病的确切原因尚不清楚。诊断的建立与药物致间质性疾病相似（即通过最近接受放疗的病史和开胸肺活检确诊）。

　　5.刺激性气体：吸入刺激性气体可引起急性化学性肺炎，在严重的情况下，引起 ILD。大部分的风险发生在工业环境。表18-7列出了一些常见的刺激性气体及其可见的工业环境。

（二）系统性疾病

　　结缔组织（胶原血管）疾病。

　　1.硬皮病　硬皮病是一种由新的胶原形成导致的慢性皮肤硬化和增厚。它可以局部形式发生

表18-6　与发展为间质性肺疾病相关的
药物和违禁药

抗生素
·呋喃妥因
·柳氮磺胺吡啶
消炎药
·阿司匹林
·金盐
·青霉胺
·甲氨蝶呤
·依那西普
·英夫利昔单抗
心血管药物
·胺碘酮
·妥卡尼
化疗药物
·博来霉素
·丝裂霉素C
·白消安
·环磷酰胺
·苯丁酸氮芥
·美法仑
·硫唑嘌呤
·阿糖胞苷
·甲氨蝶呤
·丙卡巴肼
·净司他丁
·依托泊苷
·长春碱
·伊马替尼
药物诱导的系统性红斑狼疮相关药物
·普鲁卡因胺
·异烟肼
·肼屈嗪
·乙内酰脲
·青霉胺
违禁药物
·海洛因
·美沙酮
·丙氧芬
·滑石粉作为静脉注射的污染物
其他的原因
·氧
·药物诱导的肺部浸润和嗜酸性粒细胞增多：L-色氨
　酸
·氢氯噻嗪
·放射治疗

以上来自Camus P: Drug induced infiltrative lung diseases.
In Schwarz MI, Kin TE, eds: Interstitial lung disease, ed 4,
Hamilton, 2003, BC Decker.

或作为一种系统性疾病发生（称为系统性硬化症）。进行性系统性硬化（PSS）是一种相对罕见的自身免疫性疾病，影响血管和结缔组织。它引起的皮肤、肺和内脏器官，特别是食管、消化道、肾的结缔组织纤维变性。

肺的硬皮病以ILD和纤维化的形式呈现。在所有的胶原血管疾病中，硬皮病是一种累及肺最严重和最有可能引起严重的肺实质瘢痕的疾病。肺部并发症包括弥漫性肺间质纤维化、肺动脉高压、胸膜疾病和吸入性肺炎（继发于食管受累）。硬皮病也可能涉及肺小血管，似乎独立于肺泡壁纤维化过程。这种疾病常见于30～50岁的女性。

2.类风湿关节炎　类风湿关节炎最初是一种炎性关节病。然而，它可能以下列形式累及肺部：①胸膜炎，伴或不伴积液；②间质性肺炎；③渐进性坏死结节，伴或不伴空洞；④卡普兰综合征；⑤继发于肺血管炎的肺动脉高压。

伴或不伴积液的胸膜炎是类风湿关节炎最常见的肺部并发症。当积液存在时，通常是单侧的（通常在右侧）。男性出现风湿样胸膜的并发症多于女性。类风湿性间质性肺炎的特征是肺泡壁纤维化、间质及肺泡内的单个核细胞浸润和淋巴样结节。在严重的情况下，可能出现广泛的纤维性肺泡炎和蜂窝。类风湿性间质性肺炎在男性患者中更常见。渐进性坏死性结节的特征是肺组织渐进退化和肿胀。

肺结节通常表现为边界清楚的肿块，往往进展为空洞。结节通常发生在肺外周并且在男性中多见。组织学上，肺结节与发生在类风湿关节炎的皮下结节相同。

卡普兰综合征（又称类风湿尘肺）是一种旷工中常见的渐进性肺间质纤维化。卡普兰综合征的特点是肺的外周可见圆形的密度，通常形成空洞，在某些情况下形成钙化。肺动脉高压是由进

表18-7　常见的刺激性气体与间质性肺疾病

气体	工业环境
氯	化学和塑料工业；水污染
氨	商业制冷；硫化矿冶炼
臭氧	焊接
二氧化氮	硝酸暴露到空气中后释放出来
光气	用于苯胺染料的生产

展性的纤维性肺泡炎和肺血管炎导致的一种常见的继发的并发症。

3.Sjögren综合征　Sjögren综合征是一种淋巴细胞浸润，主要涉及泪腺和涎腺，通常表现为口腔和眼睛黏膜干燥。Sjögren综合征通常也累及肺部，包括①伴或不伴积液的胸膜炎；②与其他胶原血管疾病有区别的间质纤维化；③气管、支气管黏液腺淋巴细胞浸润，这反过来又导致黏液腺萎缩、黏液堵塞、肺不张和继发感染。Sjögren综合征最常发生在女性（90%），通常与类风湿关节炎（50% Sjögren综合征患者）有关。

4.多发性肌炎皮肌炎　多发性肌炎是一种主要削弱四肢、颈部和咽的横纹肌的弥漫性炎性疾病。皮肌炎是当伴随肌肉无力出现红斑皮疹而使用的术语。累及肺部是对①食管无力和萎缩引起反复发作的吸入性肺炎；②继发于膈肌薄弱的坠积性肺炎；③药物致间质性肺炎所做出的反应。

多发性肌炎皮肌炎在女性比男性更常见，约2：1比值。该病主要发生在两个年龄组：10岁之前及40～50岁。40%的患者肺部的表现可见于横纹肌或皮肤的症状或体征出现之前的1～24个月。

5.系统性红斑狼疮　系统性红斑狼疮（SLE）是一种多系统疾病，主要累及关节和皮肤。也可以在许多其他器官造成严重的问题，包括肾、肺、神经系统和心脏。50%～70%的病例累及肺。肺部表现的特征是①伴或不伴积液的胸膜炎；②肺不张；③弥漫性浸润和肺炎；④弥漫性ILD；⑤尿毒症性肺水肿；⑥膈肌功能障碍；⑦感染。

伴或不伴积液的胸膜炎是SLE最常见的肺部并发症。积液通常是伴高蛋白浓度含量的渗出液，是双侧的。肺不张通常是系统性红斑狼疮相关的胸膜炎、积液和膈肌抬高导致的。弥漫性非感染性肺浸润和肺炎是常见的。在严重的情况下，可能发生慢性间质性肺炎。由于SLE经常损害肾系统，尿毒症性肺水肿可能发生。系统性红斑狼疮也被发现与膈肌功能障碍有关并导致肺容积减少。一些研究表明，影响膈肌的弥漫性肌病是问题的来源。50%的病例有并发的肺部感染。

6.结节病　结节病是一种原因不明的慢性疾病，特征是非坏死性上皮组织结节的形成（非干酪肉芽肿）。常见的部位是肺、脾、肝、皮肤、黏膜、泪腺和涎腺，通常也累及淋巴腺。肺是最常受累的器官，其表现一般包括ILD、肿大的纵隔淋巴结或两者的组合。结节病的一个临床特点是三个主要的免疫球蛋白（IgM，IgG，IgA）增高。本病较常见于非裔美国人，最频繁出现在10～40岁，20～30岁发病率最高。女性患病比男性多，尤其是非裔美国人。

（三）特发性间质性肺炎

许多ILD患者没有明确的接触史，没有某种全身性疾病或潜在的遗传因素。这样的ILD通常放在特发性间质性肺炎（IIP）组或特定的病理学组。

1.特发性肺纤维化　特发性肺纤维化（IPF）是一个渐进的炎性疾病，伴有不同程度的纤维化，在严重的情况下形成蜂窝。确切原因是未知的。虽然特发性肺纤维化是这种疾病最常使用的的术语，但是在文献中可见许多其他的名字，如急性肺间质纤维化、隐源性纤维性肺泡炎、Hamman-Rich综合征、蜂窝肺、间质纤维化和间质性肺炎。

IPF通常根据显著的组织学外观分为以下两个主要的疾病实体：脱屑性间质性肺炎（DIP）和普通型间质性肺炎（UIP）。DIP最突出的特点是Ⅱ型肺泡上皮细胞的增生和脱落。其肺泡腔充满了巨噬细胞，并且间质有平均分布的单个核细胞浸润。

UIP中最突出的特点是慢性炎细胞浸润和纤维化引起的肺间质及肺泡壁增厚。在严重的情况下，肺泡壁由纤维结缔组织代替，肺泡结构变得扭曲，并最终形成蜂窝。当蜂窝形成时，炎性浸润明显减少。DIP患者预后明显优于UIP患者。

一些专家认为，DIP和UIP是两个不同的疾病。然而其他人认为DIP和UIP是同一疾病的不同阶段。IPF最常见于40～70岁男性。一般通过开胸肺活检来印证诊断。大多数诊断为IPF的患者有更为慢性的进展过程，死亡通常发生于4～10年后。死亡通常是进展性急性呼吸衰竭合并肺部感染的结果。

2.隐源性机化性肺炎　隐源性机化性肺炎（COP）[也被称为闭塞性细支气管炎机化性肺炎（BOOP）]的特征是小气道被结缔组织填塞（因此称为闭塞性细支气管炎）和周围的肺实质的单核细胞浸润（因此称为机化性肺炎）。虽然大多数情况下没有可明确的原因，并因此被认为是特发性的，但COP被认定与结缔组织病、有毒气体吸入和感染相关。胸部X线检查常显示斑片状肺泡浸润而不是间质受累。当临床和影像学资料不确定时，需要手术活检来诊断。COP是一种限制性和阻塞性病变同时存在的ILD。

3.淋巴细胞性间质性肺炎 淋巴细胞性间质性肺炎（LIP）是一个以肺纤维化及淋巴细胞积聚为特点的弥漫性肺疾病。通常与淋巴瘤相关，可能进展为恶性淋巴瘤。诊断通常需要外科肺活检。

（四）特定的病理学

1.淋巴管平滑肌瘤 淋巴管平滑肌瘤病（LAM）是一种罕见的肺部疾病，累及气道平滑肌和影响育龄期妇女。特点是遍及细支气管、肺泡隔、血管周围的空间和淋巴管的紊乱的平滑肌增殖。LAM引起小气道和淋巴管梗阻。LAM常见的临床特征与是反复发生的气胸和乳糜性胸腔积液。LAM的诊断通过开胸肺活检证实。该病预后差，疾病进展缓慢，在超过2～10年后死于呼吸衰竭。

2.肺朗格汉斯细胞组织细胞增生症 肺朗格汉斯细胞组织细胞增生症（PLCH）是一种与吸烟相关的ILD，以中肺区星状结节与邻近的薄壁囊肿为特点。曾经被认为是一种成人的良性疾病，但如肺动脉高压等的长期并发症越来越得到公认。诊断通过病理组织活检证实。

3.肺泡蛋白沉积症 肺泡蛋白沉积症是一种不明原因的肺泡内充满蛋白质和脂类的疾病。脂蛋白物质类似于Ⅱ型细胞产生的肺表面活性剂。此外，肺泡巨噬细胞在这种疾病通常是功能失调的。这种疾病通常是出现在20～50岁的成年人。男性感染概率是女性的2倍。典型的胸部X线片表现是双肺浸润，通常在肺门区最为突出（蝴蝶图案）。与肺水肿经常难以区分。常见支气管含气征。经纤维支气管镜或开胸肺活检，或通过支气管灌洗液的分析来确定诊断。

4.肺血管炎 肺血管炎（也被称为肉芽肿性血管炎）包括一组不同的以炎症和肺血管破坏为特征的肺疾病。主要疾病包括韦格纳肉芽肿、变应性肉芽肿性血管炎（CSS）和淋巴瘤样肉芽肿病。

5.韦格纳肉芽肿病 韦格纳肉芽肿是一种多系统疾病，特点是①坏死性肉芽肿性血管炎；②局灶和节段性肾小球肾炎；③不同程度的小静脉和动脉的系统性血管炎。在肺部，常在上肺叶见到众多的

1～9cm直径的结节，较大的病变形成空洞。

虽然细胞毒性药物的使用使预后明显改善（如环磷酰胺），但韦格纳肉芽肿被认为是一种进展性的、致命性的疾病。这种疾病最常见于是50岁以上的男性。确定诊断需通过开胸肺活检。组织学检查显示病损伴明显的中央坏死。坏死性病变区的周围由炎症的白细胞（WBCs）和成纤维细胞组成。在相邻的血管可见炎性细胞浸润和坏死性血管炎。

6.变应性肉芽肿性血管炎 变应性肉芽肿性血管炎是一种坏死性血管炎，主要累及肺小血管。肉芽肿性病变的特点是大量的嗜酸性粒细胞浸润、中央坏死和外周血嗜酸性粒细胞增多。这种疾病空洞形成罕见。临床上，哮喘症状通常先于血管炎发病。近年来，口服类固醇激素的快速减量和用白三烯抑制剂如孟鲁司特钠（顺尔宁）、扎鲁司特钠（爱克雷特）替代与暴发性变应性肉芽肿性血管炎反应引起的死亡相关。神经系统疾病如数个周围神经同时发病的多发性单神经炎，经常与这种疾病有关。诊断通常通过肺活检加以证实，而这种疾病通常是迅速致命的。

7.淋巴瘤样肉芽肿病 淋巴瘤样肉芽肿是一种主要累及肺部的罕见的坏死性血管炎，尽管有时也见于神经系统和皮肤病变。病变通常发生在下肺叶，超过1/3的病例可见空洞形成。胸腔积液是常见的。虽然临床表现与韦格纳肉芽肿相似，但还是有一些明显的差异。如更成熟的淋巴网状细胞参与肉芽肿性病变的形成，以及肾小球性肾炎不可见。组织学上，病变类似恶性淋巴瘤。这种疾病最常见于50～70岁的人。通过肺活检来证实诊断。

（五）其他弥漫性肺间质性疾病

1.Goodpasture综合征 Goodpasture综合征是一个累及肺和肾两个器官系统的不明原因的疾病。在肺部表现为反复发作的肺出血，在某些情况下发生肺纤维化，推测可能是出血发作的结果。在肾脏出现以肾小球基底膜（GBM）抗体浸润为特征的肾小球肾炎。这些循环抗体对患者自己GBM起对抗作用。通常缩写为抗-GBM抗体。据认为，抗-GBM抗体与肺泡壁的基底膜有交叉作用，在肾脏和肺部沉积，产生疾病的病理生理过程。

Goodpasture综合征通常见于年轻人。诊断后

平均生存期15周。50%的患者死于肺出血，50%死于慢性肾衰竭。Goodpasture综合征的一个特别之处是患者经常表现出高一氧化碳弥散量，这与大多数肺间质疾病形成鲜明对比。该病中常见一氧化碳吸收的增加被认为是肺组织中潴留的血液增加引起的。

　　2.特发性肺含铁血黄素沉着症　特发性肺含铁血黄素沉着症是一种以反复的肺出血为特征的原因不明的疾病，与Goodpasture综合征相似。组织学检查显示伴有充满含铁血黄素的巨噬细胞和过度增生的肺泡上皮细胞的肺泡出血。但是不同于Goodpasture综合征，没有证据表明循环抗－GBM抗体攻击肺泡或GBM，并且这种疾病和肾脏疾病无关。

　　特发性肺含铁血黄素沉着症最常见于儿童。像Goodpasture综合征一样，患者通常表现出高一氧化碳弥散量，这与大多数肺间质疾病形成鲜明对比。再次强调，一氧化碳吸收量的增加被认为是肺里潴留的血液量增加造成的。

　　3.慢性嗜酸细胞性肺炎　慢性嗜酸细胞性肺炎的特点是嗜酸性粒细胞浸润，在较小程度上巨噬细胞进入肺泡和间质空隙。临床上这种疾病独特的表现通常在胸部X线片上可见，包括肺外周分布的浸润。这种射线模式通常被称为肺水肿影像的负片。这是因为慢性嗜酸细胞性肺炎可见致密的外周浸润而肺门周围病变少，与肺水肿的中央型肺浸润而肺的外周病变少形成对比。嗜酸性粒细胞数量增多常见于外周血。组织学诊断通过开胸肺活检获得。

三、与慢性间质性肺疾病相关的心肺临床表现

　　慢性间质性肺疾病（图18-1）相关的主要的肺解剖学改变是肺泡毛细血管膜厚度增加（图3-10）和过度支气管分泌物（图3-12），其引发（或激活）病理生理机制导致以下临床表现。

临床资料

　　1.体格检查
　　（1）生命体征。

　　（2）呼吸频率增加（呼吸急促），以下几种病理生理改变的相互作用可能会导致呼吸频率的增加：
　　①刺激外周化学感受器（低氧血症）。
　　②肺顺应性下降与呼吸频率加快有关。
　　③刺激J受体。
　　④疼痛，焦虑。
　　（3）心率（脉搏）增加和血压升高。
　　（4）发绀。
　　（5）杵状指。
　　（6）周围性水肿和静脉曲张，由于红细胞增多和肺源性心脏病与慢性间质性肺疾病相关，可见到如下表现：
　　①颈静脉怒张。
　　②凹陷性水肿。
　　③肝脏肿大及压痛。
　　（7）干咳。
　　（8）胸部的评估结果。
　　①触觉语颤增强。
　　②叩诊浊音。
　　③支气管呼吸音。
　　④湿啰音，干啰音。
　　⑤胸膜摩擦音。
　　⑥耳语声。
　　2.实验室及专科检查
　　（1）肺功能检查结果

中到重度间质性肺疾病
（限制性肺疾病的病理生理）。

用力呼气流速结果

FVC	FEV$_T$	FEV$_1$/FVC 比值	FEF$_{25\% \sim 75\%}$
↓	N或↓	N或↑	N或↓
FEF$_{50\%}$	FEF$_{200 \sim 1200}$	PEFR	MVV
N或↓	N或↓	N或↓	N或↓

肺容量和肺容积结果

V$_T$	IRV	ERV	RV	
N或↓	↓	↓	↓	
VC	IC	FRC	TLC	RV/TLC比值
↓	↓	↓	↓	N

　　（2）弥散能力降低：以下两种间质性肺疾病预期弥散能力降低存在例外：Goodpasture综合征与特发性肺含铁血黄素沉着症。一氧化碳弥散量升高

源于与这两种疾病相关的肺泡间隙潴留血的增加。

（3）动脉血气分析

轻到中度间质性肺疾病

急性肺泡过度通气伴低氧血症（急性呼吸性碱中毒）。

pH	PaCO₂	HCO₃⁻	PaO₂
↑	↓	↓（轻度）	↓

严重的慢性间质性肺疾病

慢性呼吸衰竭伴低氧血症（代偿性呼吸性酸中毒）。

pH	PaCO₂	HCO₃⁻	PaO₂
N	↑	↑（明显）	↓

急性通气改变叠加于慢性呼吸衰竭。

由于急性呼吸变化常见于慢性呼吸衰竭的患者，呼吸科医师必须熟悉和警惕以下：

①急性肺泡过度通气叠加于慢性呼吸衰竭。

②急性呼吸衰竭（急性低通气）叠加于慢性呼吸衰竭。

氧合指数*①

中到重度阶段的间质性肺疾病

Q̇s/Q̇T	DO₂†	V̇O₂	C（a-v̄）O₂	O₂ER	Sv̄O₂
↑	↓	N	N	↑	↓

†患者在乏氧状态得到以下补偿时总氧输送量可以正常：①心排血量增加；②血红蛋白升高；③两者兼有。当氧总运输量是正常的，氧气提取率通常也是正常的

（4）血流动力学指标*②

重度间质性肺疾病

CVP	RAP	P̄A	PCWP	CO	SV
↑	↑	↑	N	N	N

SVI	CI	RVSWI	LVSWI	PVR	SVR
N	N	↑	N	↑	N

（5）实验室检查结果：血细胞比容和血红蛋白增加（红细胞增多症）。

3.影像学所见　影像学结果根据病因有所不同。胸部X线片。

①双侧点或网状结节。

②模糊的不规则阴影。

③肉芽肿。

④空洞形成。

⑤蜂窝。

⑥胸腔积液（见第16章）。

图18-2，一个严重的硬皮病患者，X线下通常可见双侧点或网状结节。石棉肺患者的模糊度经常被描述为云状外观或"磨玻璃"外观，尤其表现在下叶（图18-3）。胸膜钙化斑在膈肌上缘或沿胸壁可见（图18-4）。石棉纤维引起的炎症反应也会产生心脏和膈肌的边界模糊和不规则。

图18-5显示在急性农民肺患者中弥漫性实质性磨玻璃图案伴某些区域实变。该病例肺实质的模糊程度罕见。

图18-6示蜂窝表现在结节病患者的CT扫描中清晰可见。图18-7显示韦格纳肉芽肿患者有大量结节伴右肺门旁的大空腔病变。图18-8示类风湿疾病患者的胸腔积液。

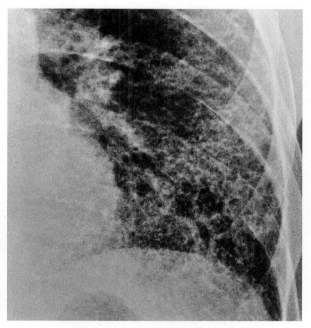

图18-2　硬皮病患者肺间质纤维化表现为网状结节型
（来自 Hansell DM, Armstrong P, Lynch DA, McAdams HP, eds: 胸部疾病的影像学, ed 4, Philadelphia, 2005, Elsevier.）

① C(a-v̄)O₂.动静脉血氧分压差；DO₂.总氧输送量；O₂ER.氧气提取率；Q̇s/Q̇T.肺分流比率；Sv̄O₂.混合静脉血氧饱和度；V̇O₂.氧消耗。

② CO.心排血量；CVP.中心静脉压；LVSWI.左心室做功指数；P̄A.平均肺动脉压；PCWP.肺毛细血管楔压；PVR.肺血管阻力；RAP.右心房压；RVSWI.右心室做功指数；SV.每搏输出量；SVI.心搏出量指数；SVR.全身血管阻力。

四、间质性肺疾病的一般治疗

（一）医师常用处方药物和操作

1.间质性肺疾病的治疗是针对各种疾病相关

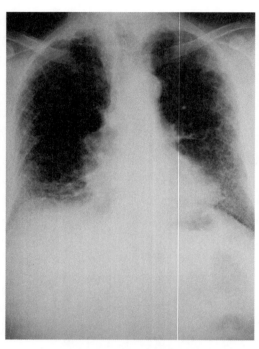

图18-3　石棉肺患者的X线胸片

的炎症。

2.糖皮质激素：糖皮质激素通常有相当好的效果，但患者间效果差异较大（见附录B）。

（二）呼吸治疗方案

1.氧气治疗方案　氧气疗法用于治疗低氧血症，减少呼吸做功，降低心肌做功。因低氧血症与ILDs相关，氧气支持是必要的。发生在间质性肺疾病中的低氧血症通常是由肺泡增厚、纤维化和与疾病相关的毛细管分流引起。此外，由于在ILD的晚期，患者可能出现慢性呼吸衰竭，需注意不能用氧过度（见氧气治疗方案，方案3-1）。

2.机械通气治疗方案　该方案可提供和支持肺泡气体交换并最终使患者恢复自主呼吸。由于严重的ILD患者常见急性呼吸衰竭叠加于慢性呼吸衰竭，可能需要持续的机械通气。当认为急性呼吸衰竭是可逆的时候，持续机械通气是合理的（见机械通气的方案，方案3-5，方案3-6和方案3-7）。

（三）其他治疗

血浆置换　Goodpasture综合征的治疗是直接减少循环中攻击患者GBM的抗GBM抗体。直接从循环中消除抗GBM抗体的血浆置换是有益的。

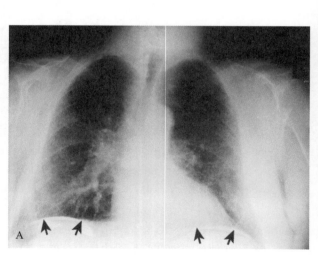
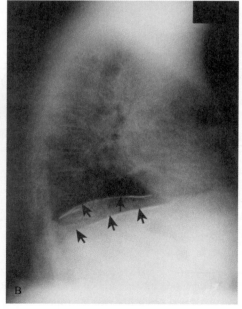

图18-4　石棉肺患者在膈肌上缘（箭头）的胸膜钙化斑。胸膜沿下部外侧缘增厚

A.前后位；B.侧位

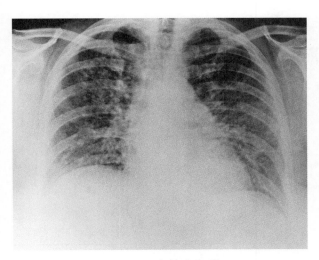

图18-5　急性农民肺

胸部X线片示弥漫性磨玻璃图案伴一些区域实变。这个病例实质模糊程度是不常见的。（来自Hansell DM，Armstrong P，Lynch DA，McAdams HP，eds: 胸部疾病的影像学，ed 4，Philadelphia，2005，Elsevier.）

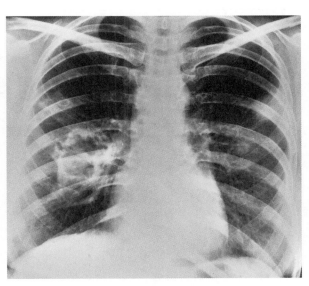

图18-7　韦格纳肉芽肿病

大量的结节和紧邻右肺门的大（6cm）的无效腔病变。它的壁厚并且不规则。（来自Hansell DM，Armstrong P，Lynch DA，McAdams HP，eds: 胸部疾病的影像学，ed 4，Philadelphia，2005，Elsevier.）

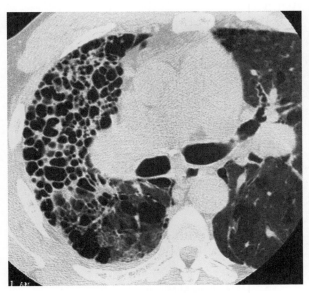

图18-6　结节病的蜂窝囊肿

HRCT显示右中肺布满蜂窝囊。囊肿比常见的间质性肺炎中典型的蜂窝囊肿要大。囊肿在左肺不那么广泛。（来自Hansell DM，Armstrong P，Lynch DA，McAdams HP，eds: 胸部疾病的影像学，ed 4，Philadelphia，2005，Elsevier.）

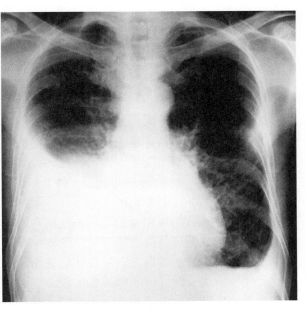

图18-8　类风湿性疾病的胸腔积液

双侧胸膜腔积液伴轻度纤维性肺泡炎。胸腔积液是无痛的，右侧胸腔积液存在5个月，大致上不发生改变。注意双侧"半月征"。（来自Hansell DM，Armstrong P，Lynch DA，McAdams HP，eds: 胸部疾病的影像学，ed 4，Philadelphia，2005，Elsevier.）

[病例分析]

间质性肺疾病

一、入院病史

　　一位72岁，男性患者在医院接受医疗超过12年，因而被医护人员熟知。第二次世界大战期间在美国海军的时候，他在东海岸的船舶建造业工作。1945年退役以后，他回到密西西比州的家约6个月；后来搬到底特律，密歇根，成为一个汽车制造商。接下来的20年他的主要工作是为汽车刷底漆。

　　20世纪70年代早期，他被调到附近的一家汽车工厂，在那里紧固保险杠、镀铬装饰汽车流水线上工作。他很受同事们欢迎，被管理层认为是努力工作的人。当他于1980年退休时是镀铬饰条装配线的4个主管之一。

　　虽然他每天吸2包烟超过了40年，但直到退休前4年他的健康状况基本上是正常的。那时他开始间断的咳嗽、呼吸困难、乏力。公司提供的体检显示他有中度的间质性肺疾病（ILD）。

　　基于他的工作史，医师推测ILD是由石棉纤维引起的。后来在痰铁普鲁士蓝染色中发现的石棉纤维印证了这个理论，记录了石棉肺的诊断。就在他退休之前，他的肺功能测试（PFT）呈轻度至中度限制性伴阻塞性障碍。

　　虽然他退休后能够和妻子享受一些相对好的生活，但是他的健康状况急剧下降。咳嗽和呼吸困难很快成为一个日常问题。尽管他的健康状况恶化，他仍持续吸烟。当他68岁的时候，他因肺炎和严重的呼吸窘迫住了8d院。出院时他的肺功能检查仍表现出中至重度的限制性障碍。他开始在家里规律吸氧。

　　此次入院前的10个月，他因充血性心力衰竭住院。在5d内积极治疗后回家。出院时，肺功能检查显示他有恶化的限制性通气障碍。在吸氧2 L/min的情况下他的动脉血气（ABGS）如下：pH 7.38，$PaCO_2$ 86 mmHg，HCO_3^- 46 mmol/L，PaO_2 63 mmHg。

　　此次入院前3h，他由于极度气短从午睡中醒来。他妻子说他持续咳嗽，讲话困难。她测量了他的口腔温度，为38℃（100°F）。出于担心，她开车把丈夫送到医院急诊室。

二、体格检查

　　当他被推入急救室时，表现为急性病容、虚弱和明显的呼吸窘迫。通过连接到轮椅上氧气罐的鼻导管给予1.5 L/min吸氧。他的皮肤湿冷，显得苍白和发绀。颈静脉怒张，杵状指。频繁但无力的咳嗽，中等量的浓厚、黄白色的分泌物。足踝和足有（+++）的周围性水肿。他说这是他有史以来最严重的呼吸困难。

　　生命体征：血压180/96mmHg，心率108/min，呼吸频率32/min，口腔温度38.3℃（100.8°F）。胸部触诊阴性。叩诊双肺底部浊音。双肺可闻及干湿啰音。腋前线与腋中线第6、7肋间的右肺中叶上方可听到胸膜摩擦音。

　　患者胸部X线示肺下叶有弥漫性"磨玻璃"表现。左右下部的胸膜间隙见不规则形状的阴影，放射科医师判断为胸膜钙化斑。右肺中叶见可能符合肺炎的浸润。此外，X线胸片提示右心中度肥大。吸氧1.5 L/min时动脉血气如下：pH 7.56，$PaCO_2$ 51 mmHg，HCO_3^- 42 mmol/L，PaO_2 47 mmHg。

　　医师开始给患者静脉注射呋塞米（速尿）治疗患者的肺源性心脏病，并开始给予抗生素治疗肺炎。呼吸照护人员被召来实施痰培养，进行呼吸照护评估，并提出了进一步的呼吸治疗。医师说除非绝对的必要她不想给患者用呼吸机。在这些信息的基础上，记录如下SOAP。

三、呼吸评估与治疗计划 I

S："这是我有史以来最严重的呼吸困难。"

O：生命体征：血压 180/96mmHg，HR 108/min，RR 32/min，T 38.3℃（100.8°F）；虚弱的外观；皮肤：发绀，湿冷；颈静脉怒张、杵状指；咳嗽：频繁、无力、中等量浓厚而黄白色的分泌物；足踝和足有 3+ 周围性水肿。叩诊双肺底部呈浊音。双肺可闻及干湿啰音。腋前线与腋中线第6、7肋间的右肺中叶上方可听到胸膜摩擦音；X线胸片：肺下叶有弥漫性"磨玻璃"表现。放射科医师认为左右下部的胸腔空间不规则形状的阴影为胸膜钙化斑。右肺中叶固定。右心中度肿大。吸氧 1.5 L/min 时动脉血气如下：pH 7.56，PaCO$_2$ 51 mmHg，HCO$_3^-$ 42 mmol/L，PaO$_2$ 47 mmHg。

A：·呼吸窘迫（一般表现、生命体征、动脉血气）。

·肺纤维化（病史、石棉肺诊断、胸部X线片）。

·右肺中叶肺实变（胸部X线片）。

·胸膜炎（石棉肺或肺炎）在右肺中叶（胸膜摩擦音）。

·支气管分泌物过多（干啰音，痰）。

·可能的胸部感染（黄痰）。

·慢性呼吸衰竭基础上出现的急性肺泡过度通气伴低氧血症（病史，血气分析结果）。

·迫切的呼吸衰竭（动脉血气）。

P：开始 氧气治疗方案（文丘里面罩，FiO$_2$ 为 0.28）。支气管肺卫生治疗方案（C&DB 每4小时1次；留取痰行革兰染色和培养）。肺扩张治疗方案（C&DB 后刺激性肺量测定法）。监测将指脉氧饱和度设定在 85% 报警。

第二天早上患者整个晚上病情仍不稳定。他仍然咳嗽频繁，但不能充分咳出分泌物。患者咳嗽时在治疗师帮助下咳出中等量浓厚黄白痰。尽管他很清醒、灵敏，并能够遵从简单的指示，但他没有回答呼吸道护理医师关于他呼吸的任何具体问题。

他的皮肤冰冷潮湿，呼吸短促。肤色有所改善，但他仍然显得苍白和发绀。尽管没有入院时严重，仍有颈静脉怒张，他的足踝和足仍有水肿。患者的生命体征：血压 192/108mmHg，心率 113/min，呼吸频率 34/min，口腔温度 38℃（100.4°F）。胸部触诊阴性。

肺下部叩诊呈浊音。双肺仍可听见干湿啰音。腋前线与腋中线第6、7肋间的右中叶上方仍可闻及胸膜摩擦音。没有近期的胸部X线片。他的动脉血气（FiO$_2$=0.28）如下：pH 7.57，PaCO$_2$ 47 mmHg，HCO$_3^-$ 36 mmol/L，PaO$_2$ 40 mmHg。脉搏血氧饱和度（SpO$_2$）为 77%。基于这些临床数据，SOAP 如下。

四、呼吸评估与治疗计划 II

S：N/A（患者呼吸太困难不能回答）。

O：状态不稳定；咳嗽：频繁、无力、浓厚而黄白色的分泌物；皮肤：发绀、苍白、湿冷；颈静脉怒张、周围水肿，但有所改善；生命体征：血压 192/108mmHg，脉搏 113/min，呼吸频率 34/min，体温 38℃（100.4°F）；双肺底部叩诊浊音，两肺干湿啰音；腋前线与腋中线第6、7肋间的右中叶上方仍可闻及胸膜摩擦音。动脉血气 FIO$_2$=0.28）如下：pH 7.57，PaCO$_2$ 47 mmHg，HCO$_3^-$ 36 mmol/L，PaO$_2$ 40 mmHg；血氧饱和度为 77%。

A：·持续的呼吸窘迫（一般状态，生命体征，动脉血气）。

·下叶肺纤维化（病史，石棉肺的诊断，最近的X线胸片）。

·右肺中叶肺实变（X线胸片，肺炎）。

·胸膜炎或肺炎通过右肺中叶延伸到胸膜腔（胸膜摩擦音）。

·过度的支气管分泌物（干啰音，痰）。

·感染可能（黄痰）。

·慢性呼吸衰竭基础上出现的急性肺泡过度通气伴严重的低氧血症，恶化（病史，动脉血气）。

·即将发生的呼吸衰竭（动脉血气：肺泡过度通气增加和血氧分压恶化）。

P：上调氧气治疗方案（文丘里面罩，FiO$_2$ 0.40）。支气管肺卫生治疗方案（增加高强度的经鼻气管内吸痰，1/2h）。启动雾化吸入药物方案（2ml 乙酰半胱氨酸与沙丁胺醇预混雾化吸入）。继续肺扩张治疗方案（继续指导和监督激发肺活量；如果最大肺活量＜15ml/kg，当患者清醒时，予以持续气道正压通气面罩在+10 cmH$_2$O，4/d，每次20min）。继续密切监察。

20h后，早上6:15患者的心脏监测报警器响了。心电图（ECG）呈频发室性早搏，随后心室扑动和颤动。护士长宣布蓝色代号。马上开始心肺复苏。由于严重的低血压（血压80/50mmHg），静注肾上腺素和多巴胺。在12min后，患者表现出正常的窦性心律和自主呼吸。

患者气管插管，转移到ICU（重症监护病房），并给予机械通气。设置呼吸机最初的控制模式如下：12/min，FiO$_2$ 1.0，压力支持14cmH$_2$O及呼气末正压通气（PEEP）10cmH$_2$O。他的心肺状况仍不稳定。经常在心电图监测看到室性期前收缩。插入肺动脉导管和动脉导管。

患者的皮肤苍白、发绀、湿冷。颈静脉怒张，足踝和足水肿。生命体征：血压135/90mmHg，心率84/min，直肠温度38.3℃（100.8°F）。胸壁触诊阴性。双肺底叩诊浊音。双肺可闻及干湿罗音。患者的气管插管内频繁吸出黄绿色黏痰。

胸膜摩擦音仍可以在腋前线与腋中线第6、7肋间的右肺中叶听到。胸部X线已做，但未见放射科医师阅片报告。患者的血流动力学指标为：中心静脉压（CVP），右心房压（RAP），平均肺动脉压（PA），右心室搏功指数（RVSWI）和肺血管阻力（PVR）升高。所有其他的血流动力学是正常的。FiO$_2$ 1.0时动脉血气分析如下：pH 7.53，PaCO$_2$ 56 mmHg，HCO$_3^-$ 38mmol/L，PaO$_2$ 246mmHg，SaO$_2$ 98%。在这个时候，SOAP见下表。

五、呼吸评估与治疗计划 Ⅲ

S：N/A（患者插管机械通气）。

O：生命体征：应用血管升压药物BP 135/90mmHg，HR 84/min，T 38.3℃（100.8°F）；频发室早；皮肤：苍白、发绀、湿冷；颈静脉怒张；足踝和足周围性水肿；双肺底叩诊浊音。双肺可闻及干湿罗音。患者气管插管内频繁吸出黄绿色黏痰。胸膜摩擦音仍可以在腋前线与腋中线第6、7肋间的右肺中叶听到。血流动力学指标：中心静脉压（CVP），右心房压（RAP），平均肺

动脉压（PA），右心室搏功指数（RVSWI）和肺血管阻力（PVR）升高。动脉血气分析如下：pH 7.53，PaCO$_2$ 56 mmHg，HCO$_3^-$ 38mmol/L，PaO$_2$ 246mmHg，SaO$_2$ 98%。

A：·肺纤维化，肺下叶（病史，石棉肺诊断，最近的X线胸片）。

·右中叶肺泡实变（最近的X线胸片提示肺炎）。

·肺炎可能通过右中叶扩展到胸腔（胸膜摩擦音）。

·过度的支气管分泌物（干啰音，痰）。

·感染可能（发热，黄绿色的痰，可能新的微生物）。

·慢性呼吸衰竭基础上出现的急性肺泡过度通气伴低氧血症过度纠正（动脉血气）。

·机械通气引起的过度换气和高氧。

P：下调氧治疗方案（减少FIO$_2$为0.50）。降低机械通气方案（降低潮气量，增加PaCO$_2$到患者的基线—80～90 mmHg）。继续支气管肺卫生治疗方案和药物雾化方案。继续肺部扩张治疗方案（取决于平均气道压）。继续密切监测和评估。

六、讨论

病史表明患者被诊断出患有中度尘肺（石棉肺可能），吸烟史超过40年。过去的肺功能检查显示轻到中度的限制性障碍是毫不奇怪的。

重要的新发现是该次入院前10个月他出院时的病史提示充血性心力衰竭，并且动脉血气提示慢性呼吸衰竭。他入急诊室之前近期发热和咳嗽的症状提示感染。发绀、颈静脉怒张、杵状指表明慢性低氧血症。脓痰证实感染的事实可能已经存在，评估治疗师要求做痰培养是恰当的。胸膜摩擦音表明石棉肺或肺炎已经浸润到胸腔。

在初始评估中注意到患者有严重的高血压和发热。如果他的肺功能没有好转的话，这两点都需要强有力的治疗。患者严重的低氧血症反应了由肺泡毛细血管膜增厚（图3-10）和过度的支气管分泌（图3-12）所致的常见临床指标。尽管没有能够逆转肺泡膜增厚的治疗，在大多数病例中支气管过度分泌可以被有效治疗。

请注意，肺毛细血管楔压（PCWP）没有在

第一次评估时测量。这样的测量也可能确定高血压患者左侧心力衰竭的要素。就早期的门诊血气而论，该患者存在过度通气。在评估期间，应记录患者的肺部基础病情（慢性肺纤维化、支气管炎和充血性心力衰竭），但评估应该集中在可处理问题上，特别是这个病例中患者发热、脓痰和胸部X线片提示的肺部感染。

在第二次评估期间，尽管给予氧疗但患者的低氧血症已经恶化。如果尚未使用，文丘里氧气面罩（HAFOE）治疗和额外的黏液溶解剂及支气管内吸痰也是有指征使用的。肺扩张治疗方案（方案3-3）用于尝试抵消肺实变及可能的肺不张带来的病理影响是合理的。医师可以应用利尿药治疗以减少液体潴留，也可以应用一个疗程的抗生素治疗。

最后的评估结果显示室性心律失常。患者的痰从白色黏痰转变为黄绿色黏痰表明其他微生物的感染，再次的痰培养是适当的。呼吸科医师迅速作出反应，并适当调整机械通气。根据血气分析，FiO_2被降低到0.5以纠正患者的高氧（PaO_2：246），并减少潮气量，增加$PaCO_2$到$80 \sim 90$ mmHg的基线水平。为了避免高的平均气道压力，应调整呼吸机参数提供良好的肺扩张。接下来谨慎的试验性PEEP将会应用。

尽管对该患者尽了所有努力，他4d后死于并发于石棉肺的充血性心力衰竭和肺炎。

[自我测试与评估]

问题和答案可以在Evolve上找到。要访问其他学生问题评估和真实病例分析的文字材料，访问http://evolve.elsevier.com/DesJardins/respiratory。

1.下列哪个是变态反应性肺炎的另一个名字？
a. 结节病
b. 外源性变态反应性肺泡炎
c. 肺泡蛋白沉积症
d. 特发性肺含铁血黄素沉着症

2.下面哪一项或哪些被认为是肺血管炎？
（1）类风湿关节炎
（2）韦格纳肉芽肿病
（3）淋巴瘤样肉芽肿病
（4）变异性肉芽肿性血管炎
a.（1）
b.（3）
c.（2）、（3）和（4）
d.（1）、（2）和（3）

3.下列哪种疾病与脱屑性间质性肺炎和普通间质性肺炎相关？
a. 特发性肺纤维化
b. 嗜酸性肉芽肿
c. 类风湿关节炎
d. 结节病

4.下列哪个是全身性结缔组织病？
（1）肺朗格罕细胞组织细胞增生症
（2）类风湿关节炎
（3）Sjögren综合征
（4）肺泡蛋白沉积症
a.（3）
b.（2）和（4）
c.（1）和（4）
d.（2）和（3）

5.下列哪种或哪几种肺功能的研究结果与慢性间质性肺疾病相关？
（1）FRC增加
（2）FEVT下降
（3）RV增加
（4）FVC下降
a.（1）
b.（3）
c.（2）和（4）
d.（3）和（4）

6.下面哪项或哪几项血流动力学指标与晚期或严重的肺间质疾病相关？

（1）中心静脉压的升高

（2）降低PCWP

（3）增加

（4）降低RAP

a.（1）

b.（4）

c.（1）和（3）

d.（2）和（4）

7.石棉纤维的长度通常是以下哪个?

a. 10 ~ 20 μm

b. 15 ~ 25 μm

c. 25 ~ 50 μm

d. 50 ~ 100 μm

8.下列哪种或哪几种氧合指数与肺尘埃沉着病有关?

（1）C（a-$\overline{v}$）O_2降低

（2）O_2ER 增加

（3）S$\overline{v}O_2$降低

（4）$\dot{V}O_2$增加

a.（1）

b.（3）

c.（2）和（3）

d.（1）和（4）

9.煤工尘肺病通常是由于以下哪种导致的纤维化改变?

a. 钡

b. 二氧化硅

c. 铁

d. 煤尘

10.下列哪项或哪几项与ILD相关?

（1）胸膜摩擦音

（2）叩诊浊音

（3）肺源性心脏病

（4）$\overline{PA}$升高

a.（2）和（4）

b.（3）和（4）

c.（2）、（3）和（4）

d.（1）、（2）、（3）和（4）

第八篇

肿瘤性疾病

第19章

肺　癌

学习目标

阅读本章后你需要掌握以下内容：

1. 列举与肺癌有关的肺的解剖变化。

2. 描述肺癌的病因。

3. 列出与肺癌有关的心肺临床表现。

4. 描述肺癌的一般治疗。

5. 描述临床策略和在病例分析中SOAP进度记录的理论依据。

6. 理解关键词并完成本章自我评估与测试。

关键词

腺癌

良性肿瘤

双肺叶切除术

短距离放疗

支气管肺癌

化疗

吸烟

硬币形病灶

大细胞癌（未分化）

肺叶切除术

恶性肿瘤

新生物

非小细胞癌

姑息治疗

PET/CT影像

全肺切除术

正电子发射断层扫描（PET）

预防性脑照射（PCI）

根治性放疗

肺段切除术

小细胞（燕麦细胞）癌

章节纲要

一、肺的解剖学改变

二、病因学和流行病学

（一）癌症的分类

（二）非小细胞肺癌

三、筛查和诊断

（一）肺癌分期

（二）非小细胞肺癌

（三）小细胞肺癌

四、与肺癌相关的心肺临床表现

临床资料

五、肺癌的一般治疗

（一）手术

（二）化疗

（三）放疗

（四）姑息（支持）治疗

（五）呼吸治疗方案

病例分析：肺癌

自我测试与评估

一、肺的解剖学改变

癌症是指新生组织的异常生长，具有逐渐不受控制的细胞增殖特征，这个异常生长的新细胞叫作肿瘤新生物，可能是局部的或浸润的，良性的或恶性的。

良性肿瘤不能危及生命，除非它们干扰了其他器官的正常功能或影响到重要的器官。生长缓慢，把正常的组织挤到一侧但不侵袭它们。良性肿瘤生长时包膜完整，边界清楚，没有浸润性或转移性。也就是说，肿瘤细胞不能通过血管或淋巴管转移，不能在其他器官侵袭或形成继发性肿瘤。

恶性肿瘤由胚胎的、原始的或低分化的细胞组成。以无序的方式生长，并且生长十分迅速，以致细胞的营养成为一个问题。出于这个原因，坏死、溃疡和空洞的形成通常与恶性肿瘤有关。恶性肿瘤可以侵袭周围的组织，也可能出现转移。虽然癌变可以发生在肺的任何部位，但最常起源于支气管树黏膜。

肺癌起源于支气管树的上皮细胞，因此起源于支气管黏膜的肿瘤称为原发性支气管肺癌。肺癌和原发性支气管肺癌可交替使用。随着肿瘤的增大，周围气道和肺泡受刺激，出现炎症和肿胀。邻近的肺泡可能充满了液体或实变或萎缩。另外，随着肿瘤突入支气管树，产生过多的黏液和发生气道阻塞。当周围的血管受侵袭，血液便进入到支气管树内。周围型肺癌也会侵犯胸膜腔、纵隔、胸壁、肋骨或膈肌。转移性胸腔积液在肺癌中经常出现。胸腔积液进一步压缩肺组织，导致肺不张。

与支气管肺癌相关的主要病理或结构改变如下：

1. 炎症、水肿、气道和肺泡损伤。
2. 产生过多的黏液。
3. 气管支气管的黏液蓄积和堵塞。
4. 气道阻塞（可能来自血液、黏液蓄积或肿瘤突入支气管）。
5. 肺不张。
6. 肺泡实变。
7. 空洞形成。
8. 胸腔积液（当肿瘤侵袭壁层胸膜和纵隔）。

二、病因学和流行病学

在美国，肺癌是癌症死亡的主要原因。根据美国癌症协会2008年的调查报道，在美国每年肺癌新病例报道估计超过214 000，约有114 000男性和100 000女性。虽然在男性和女性中肺癌占全部例癌症的比例都为15%，但是，在男性癌症死亡的比例为31%，女性为26%。在女性，目前肺癌的死亡率比其他癌症死亡率都高，包括乳腺癌（乳腺癌死亡率为15%，肺癌死亡率为26%）。肺癌在女性中的发病率升高主要是由于女性的吸烟率也在升高。肺癌的死亡年龄通常始于35～44岁时，而死亡率的急剧增长通常发生在45～55岁。肺癌死亡的发生率逐渐增加至74岁，然后保持稳定，个别高龄个体减低。

吸烟是肺癌发病最常见的病因。尽管多方研究和专业机构得出的数据存在细微差别，但结果都很严峻。比如说，根据疾病控制与预防中心（CDC）和外科医师总结的报道，男性吸烟者肺癌发病率较不吸烟者高22倍，而女性吸烟者肺癌发生率较不吸烟者高12倍。重度吸烟者得肺癌概率要高出64倍之多。香烟烟雾中估计有4000多种化学物质，其中多种被证明是致癌物。被动吸烟或二手烟患肺癌的概率会提高30%。遗传因素对于肺癌发生也具有一定的影响。

易患肺癌的环境和职业危险因素如下：

1. 和铀矿开采有关的苯并芘和氡粒子。
2. 放射物和核微粒。
3. 多环芳烃和砷剂。
4. 石棉纤维。
5. 柴油车尾气。
6. 氮芥气体。
7. 镍。
8. 二氧化硅。
9. 氯乙烯。
10. 氯甲醚。
11. 空气污染。
12. 煤和铁矿业。

（一）癌症的分类

支气管肿瘤主要有4种：①鳞状（上皮）细

胞癌；②腺癌（包括支气管肺泡细胞癌）；③大细胞癌；④小细胞（燕麦细胞）癌（图19-1）。因为治疗的原因，支气管肿瘤通常分为以下两类：

1. 非小细胞肺癌（NSCLC）

（1）鳞状细胞癌。

（2）腺癌。

（3）大细胞癌（未分化）。

2. 小细胞肺癌（SCLC） 小细胞（或燕麦细胞癌）。

每一类肿瘤以不同的方式增长和扩散。如小细胞癌扩散迅速，对化疗和放疗敏感。几乎仅在吸烟者身上发病，在美国的肺癌比例中＞20%。非小细胞癌更常见，在美国约占肺癌的80%。当局限于小区域并早期诊断时，这种类型癌症通常可通过手术切除。表19-1提供了这些肺癌细胞类型的一般特征，包括增长速度、肿瘤转移和诊断

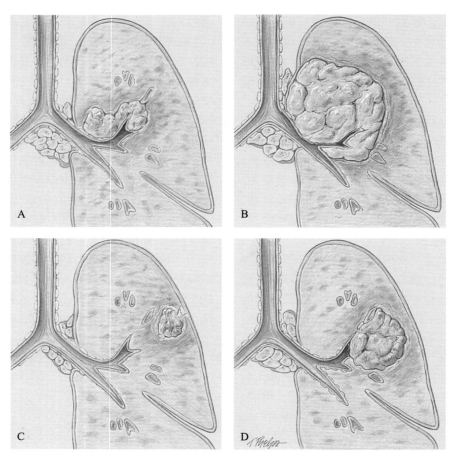

图19-1　肺癌

A.鳞癌；B.腺癌；C.大细胞癌；D.小细胞（燕麦细胞）癌

表19-1　肺癌的特点

肿瘤种类	增长速度	转移	诊断方法
鳞状细胞癌	慢	晚：主要到肺门淋巴结	活检，痰检，支气管镜检查，电子显微镜，免疫组织化学
腺癌	中	早	数字放射线检查，纤维支气管镜检查，电子显微镜
大细胞癌	快	早且广泛	痰检，支气管镜检查，电子显微镜（排除其他细胞类型）
小细胞（燕麦细胞）癌	非常快	非常早：到纵隔或肺部远端	数字放射线检查，痰检，支气管镜检查，电子显微镜，免疫组织化学和临床表现（咳嗽，胸痛，呼吸困难，咯血，局限性哮鸣音）

选自 McCance KL, Huether SE: Pathophysiology: the biologic basis for disease in adults and children, ed 5, St Louis, 2006, Mosby.

方法。每种癌症细胞类型详细描述如下：

（二）非小细胞肺癌

1.鳞状细胞癌　鳞状细胞癌约占支气管肺癌的30%。这种肺癌在过去20年间发病率急剧下降。这种类型肿瘤通常位于中央支气管或肺门附近，并突入大支气管中。在支气管镜检查中通常可见到鳞状细胞癌突入支气管中。这种肿瘤起源于支气管上皮的基底细胞，在侵袭周围组织前在上皮中增长。

鳞癌增长缓慢，并有较晚的转移倾向（主要转移到肺门淋巴结）。这种肿瘤一般呈局限性生长，往往直到肺癌晚期才会转移。在肺癌的中心部位通常会发现空洞的形成和坏死。如果肺癌没发生转移，手术切除是首选的治疗方法。在1/3的病例中，鳞状细胞癌起源于外周。因为位于中心支气管，阻塞性症状通常是非特异性的，并包括干咳和咯血。肺炎和肺不张通常是鳞状细胞癌继发的并发症。10% ~ 20%的病例中可见伴或不伴液气面的空洞形成（图19-1A）。

2.腺癌　腺癌起源于气管支气管树的黏液腺体。事实上，由这种类型的肿瘤引起的腺样结构和黏液产生也是腺癌与其他类型支气管肺癌相区别的病理特点。腺癌占所有支气管肺癌的35% ~ 40%。腺癌和吸烟的关系最弱，然而，在从未吸过烟的人群中，腺癌是最常见的肺癌类型。腺癌的肿瘤通常＜4cm，多见于肺实质的周边区域。增长速度平缓，有早期转移倾向。常形成继发性空洞和胸膜积液（图19-1B）。如果肿瘤早期被发现，手术切除在大多数病例中都是可行的。

支气管肺泡癌包含于肺腺癌的分类中。这类肿瘤通常起源于末端细支气管和肺泡。它们增长速度缓慢，转移的方式难以预测。

3.大细胞癌（未分化）　大细胞癌占所有支气管肺癌的10% ~ 15%。因为这种肿瘤缺少所有分化的特征，因此它通常被称为未分化的大细胞肺癌。尽管这种肿瘤通常起源于肺周缘，但它也可能在肺中央发现—导致气管和大气道扭曲。大细胞癌增长速度快，早期出现广泛性转移。通常并

发症包括胸壁痛、胸腔积液、肺炎、咯血和空洞形成（图19-1C）。

4.小细胞肺癌　小细胞癌约占所有支气管肺癌的14%。这些肿瘤大多数集中起源于肺门附近。它们常起源于大气道（初级支气管和次级支气管）。细胞大小为6 ~ 8μm。肿瘤增长非常快，体积变很大，转移很早。因为肿瘤细胞通常被压缩成椭圆形，所以这种癌症通常也被称为燕麦细胞癌。小细胞癌的分期仅分为两期：局限期（20% ~ 30%）或广泛期（70% ~ 80%）。小细胞癌预后最差。未经治疗的小细胞癌平均存活期为1 ~ 3个月。小细胞癌和吸烟关系最密切并且预后最差（图19-1D）。

三、筛查和诊断

常规的胸部X线检查是鉴别患者肺部异常肿块或结节的常用筛查方法。计算机断层扫描（CT）和正电子发射断层扫描（PET）也经常用来检查微小的病灶，并确认肿瘤是否扩散到其它区域。然而，最终确诊只能通过在显微镜下观察组织样本（活检）得出。为了获得组织活检，一般的方法包括支气管镜检查、胸腔镜检查、纵隔镜检查、经支气管肺穿刺活检或开胸肺活检术、痰细胞学检查、胸腔穿刺术和电视胸腔镜手术（见第2章第六节）。

（一）肺癌分期

分期是有关癌症信息分类的过程。分期系统描述了肿瘤细胞的类型，肿瘤的大小，淋巴结转移情况和肿瘤扩散程度。患者的预后和治疗在很大程度上依赖分期结果。最常用于肺癌分期的系统是TNM分期（表19-2）。T代表原发性肿瘤的大小，N代表淋巴结的转移情况，M显示转移的程度。在TNM结果的基础上，用罗马数字指代 I 期到IV期，0表示原位癌，IV表示晚期。图19-2显示了肺癌分期的五个典型示意图，这基于TNM分期系统分期。非小细胞肺癌和小细胞肺癌分期过程的总览和描述如下[*]：

* 不是所有的子目录由每个阶段的概述提供，见表19-2的所有阶段及其各自的定义。

表19-2　1997年国际肺癌分期系统修订版

符号	定义
原发性肿瘤大小（T）	
TO	没有证据的肿瘤
Tx	影像学或支气管镜下肿瘤不明显或无法评估（支气管肺的分泌物中检出恶性细胞）
Tis	原位癌
T1	肿瘤具有以下的特点
a	大小：≤3 cm
b	气管位置：在肺叶支气管或远端呼吸道
c	局部侵犯：无，被肺组织或脏层胸膜包围
T2	肿瘤具有以下任一特点
a	大小：>3 cm
b	气管位置：肿瘤侵犯主支气管（距隆凸2cm内），或是肿瘤侵及主支气管伴肺不张（距隆凸2cm远或更远），或伴有肺不张或阻塞性肺炎，肿瘤向肺门区扩展，但还没涉及全肺
c	局部侵犯：脏层胸膜
T3	肿瘤位于下列部位或受侵
a	大小：任意
b	气管位置：肿瘤侵犯主支气管（距隆凸2cm内），或者伴肺不张或全肺阻塞性肺炎
c	局部侵犯：侵犯胸壁（包括肺上沟癌），膈肌，纵隔胸膜或壁层心包
T4	肿瘤位于下列部位或受侵
a	大小：任意
b	气管位置：同侧原发性肿瘤所在肺叶的散布肿瘤结节
c	局部侵犯：侵犯纵隔，心脏，大血管，气管，食管，椎体或隆凸；或出现恶性胸腔积液或心包积液
区域淋巴结（N）	
Nx	无法评估区域淋巴结转移
N0	没有区域淋巴结转移
N1	有同侧支气管周围或同侧肺门的淋巴结转移；或转移到两者（包括直接扩散到肺内结点）
N2	有同侧纵隔或隆突下淋巴结转移；或转移到两者
N3	有以下任意组淋巴结转移：对侧纵隔、对侧肺门、同侧或对侧斜角肌或锁骨上
远处转移（M）	
Mx	无法评估的转移
M0	未发现远处转移
M1	发现远处转移（在同侧非原发肿瘤肺叶的孤立的转移结节也归为M1）
阶段分组—TNM亚群	
0期	TisN0M0
IA期	T1N0M0
IB期	T2N0M0
IIA期	T1N1M0
IIB期	T2N1N0；T3N0M0
IIIA期	T3N1M0；T（1-3）N2M0
IIIB期	T4，任何N，M0；任何T，N3M0
IV期	任何T；任何N；M1

来自Mountain CF：国际肺癌分期系统修订版。Chest 1997，111（6）:1710.

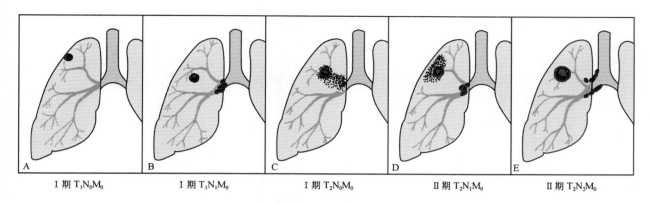

| I 期 $T_1N_0M_0$ | I 期 $T_1N_1M_0$ | I 期 $T_2N_0M_0$ | II 期 $T_2N_1M_0$ | II 期 $T_2N_2M_0$ |

图 19-2 基于TNM分期系统的肺癌分期

A，B.I期疾病，肿瘤大小为T1，伴或不伴同侧肺门区域淋巴结转移；C.也包括在I期，肿瘤大小为T2，但没有淋巴结和远处转移；D.II期疾病，肿瘤大小为T2，伴同侧肺门淋巴结转移；E.III期，包括＞T2的所有肿瘤大小或纵隔任一淋巴结的转移或远处的转移。

（来自 McCance KL，Huether SE，病理生理学，成人和儿童疾病的生物学基础，ed5，sf Lonis，2006，Mosby.）

（二）非小细胞肺癌

非小细胞肺癌的分期根据肿瘤的大小，淋巴结转移情况和肿瘤扩散程度。非小细胞肺癌分期情况如下：

1. 0 期　肿瘤局限在支气管黏膜层。无肺组织受侵或远处转移。0期的肿瘤通常是在支气管镜检查中发现。如果发现并治疗的早，这个时期的肿瘤通常可以被治愈。（TisN0M0）

2. I 期　肿瘤＜3 cm，肿瘤局限于肺叶或远端气道。无肺组织受侵或远处转移。（T1N0M0）

3. II 期　这个时期的肿瘤已侵袭邻近的淋巴结或扩散到胸壁。但没有远处的转移。（T1N1M0）

4. III A 期　肿瘤可以是任意大小。肿瘤在主支气管生长或者伴随肺不张或全肺的阻塞性肺炎。局部侵犯涉及胸壁、膈肌、纵隔、胸膜或者心包壁层。出现同侧支气管旁或同侧肺门的淋巴结的转移，或两者都转移。没有远处转移。（T3N1M0）

5. III B 期　肿瘤转移到例如纵隔、胸膜、心脏、大血管、气管、椎骨体或隆凸等部位，或者出现恶性胸腔积液或心包积液——全部转移都局限在胸腔内。也可转移到任意一组淋巴结。没有远处转移。（T4，任何N，M0）

6. IV 期　肿瘤任意大小，转移到任意一组淋巴结，并且转移到身体其他部位，如肝、骨骼或大脑。（任何T，任何N，M1）

（三）小细胞肺癌

小细胞肺癌的分期不同于非小细胞癌。不用罗马数字进行期别的分类。小细胞肺癌通常分为局限期和广泛期：

1. 局限期　肿瘤局限于一个肺叶和它邻近的淋巴结。

2. 广泛期　肿瘤扩散到对侧肺叶和邻近的淋巴结。也可能侵袭两个肺叶，较远的淋巴结，或其他的器官。

四、与肺癌相关的心肺临床表现

肺癌相关的主要解剖学改变（图19-1）是肺不张（图3-8）、肺泡实变（图3-9）和过多的支气管分泌物（图3-12）。其病理机制引起（或激发）的临床表现如下。

临床资料

1. 体格检查

（1）生命体征。

（2）呼吸速率增加（呼吸急促），几个病理生理机制同时发生可能导致通气频率增加：

①外周化学感受器受刺激（血氧不足）。

②肺顺应性减少，通气频率增加。

③J受体受刺激。

④疼痛，焦虑，发热。

（3）心率（脉搏）加快，血压增高。

（4）发绀。

（5）咳嗽，白色泡沫痰，咯血。

（6）胸部评估结果。

（7）湿啰音，干啰音，哮鸣音。

2. 实验室及专科检查

（1）肺功能检查（PFT）结果：因恶性肿瘤起源部位不同，PFT结果可能显示阻塞性或限制性的结果。如当恶性肿瘤阻塞大气道的时候，PFT可能显示阻塞性病理表现—尤其是合并慢性阻塞性肺病（COPD）的时候。然而，当病变涉及大量的肺组织，胸壁和（或）膈肌（广泛细支气管肺泡癌）的时候，病理学可能表现出限制性PFT。

（2）动脉血气分析

局限的肺癌（比如：肺叶）

低氧血症伴急性肺泡过度通气（急性呼吸性碱中毒）。

pH	$PaCO_2$	HCO_3^-	PaO_2
↑	↓	↓（轻度）	↓

广泛期或扩散的肺癌

低氧血症伴急性呼吸衰竭（急性呼吸性酸中毒）。

pH[*]	$PaCO_2$	HCO_3^-[*]	PaO_2
↓	↑	↑（轻度）	↓

[*]当组织缺氧严重到足以产生乳酸时，pH和HCO_3^-值将低于预计的特定$PaCO_2$水平。

（3）氧合指数[①]

$\dot{Q}_s/\dot{Q}_T$	DO_2[†]	$\dot{V}O_2$	C（a-v̄）O_2	O_2ER	$S\bar{v}O_2$
↑	↓	N	N	↑	↓

[†]患者在乏氧状态得到以下补偿时总氧输送量可以正常：①心排血量增加；②血红蛋白升高；③两者都有。当氧总运输量是正常的，氧气提取率通常也是正常的。

（4）血流动力学指数[②]：当存在低氧血症和酸血症的时候，或肿瘤侵入到纵隔并压迫上腔静脉时，以下情况就会出现。

CVP	RAP	$\overline{PA}$	PCWP	CO	SV
↑	↑	↓	↓或N	↓或N	↓或N
SVI	CI	RVSWI	LVSWI	PVR	SVR
↓或N	↓或N		↓或N	↑	N

3. 影像学表现

（1）胸部X线片

①小椭圆或硬币样病灶。

②大的不规则肿块。

③肺泡实变。

④肺不张。

⑤胸腔积液（见第16章）。

⑥纵隔或膈肌受侵。

常规的胸部X线片检查经常能为肺癌提供首个迹象或疑点。依据肿瘤生长的时间长短，胸部X线片可能显示一个不透明的小节点或一个不规则且不透明的大肿块。不幸的是，当在射线中检查到肿瘤的时候，不管多大，它通常已经到了晚期，因此治疗很困难。另一个肺癌常见的胸部X线片表现是一个肺叶或者一个肺叶中的一个肺段容积的损失。

因为肺癌有四种主要类型，所以胸部X线片的结果也是多样的。总体来说，鳞状细胞和小细胞癌通常表现为肺门区的一个白色肿块；腺癌多出现在肺周边部；大细胞癌出现在肺周边区或中心区。图19-3是一个右肺大支气管肺癌的典型例子。通常由支气管阻塞引起的X线胸片继发改变包括肺泡实变、肺不张、胸腔积液和纵隔或膈肌受侵。不管哪种类型的肺癌，空洞在X线胸片的表现都是类似的。

在临床上正电子发射断层（PET）扫描可以有效排除在X线胸片或计算机断层扫描（CT）中发现的可能长癌的区域。图19-4显示X线胸片上有两个可疑的病灶，分别是右肺上叶一小结节和在心脏后、左肺下叶的大的密度影。图19-5显示CT扫描也确认了这两个可疑病灶和它们的精确位置。图19-6，图19-7和图19-8显示PET扫描都确认了左肺下叶一个"热点"（疑似癌症）。然而，在图19-9中PET扫描确认了右肺上叶的结节是良

[①]　C(a-v̄)O_2.动静脉血氧分压差；DO_2.总氧输送量；O_2ER.氧气提取率；$\dot{Q}_s/\dot{Q}_T$.肺分流比率；$S\bar{v}O_2$.混合静脉血氧饱和度；$\dot{V}O_2$.氧消耗。

[②]　CO.心排血量；CVP.中心静脉压；LVSWI.左心室做功指数；$\overline{PA}$.平均肺动脉压；PCWP.肺毛细血管楔压；PVR.肺血管阻力；RAP.右心房压；RVSWI.右心室做功指数；SV.每搏输出量；SVI.心搏出量指数；SVR.全身血管阻力。

性的（注意的是非热点）。

最后，PET/CT影像对于胸腔恶性病变的检测具有高质量、高敏感性和高特异性。图19-10

显示CT/PET扫描与CT扫描和PET扫描并列；所有的图像显示的是右肺上叶一个恶性结节。

（2）支气管镜检查结果：支气管肿瘤或肿块病变。

纤维支气管镜可以直接看到支气管内的肿瘤，以便于进一步的观察、活检和评估病情程度（图19-11）。

（3）非呼吸系统常见临床表现

①声音嘶哑。

②吞咽困难。

③上腔静脉综合征（颈静脉扩张，颈部和面部水肿）。

④虚弱和体重下降。

当支气管肿瘤侵袭到纵隔，就可能涉及左喉返神经，食管或上腔静脉。当肿瘤侵犯左喉返神经，患者的声音变得嘶哑。当肿瘤挤压食管，吞咽也许变得困难。当肿瘤侵犯纵隔，并挤压上腔静脉，会阻碍血液从头部和身体上部回流到心脏。当这种阻塞发生，会出现呼吸增快和咳嗽的症状，平躺会加剧症状。在临床上，这种情况叫作上腔静脉压迫综合征。

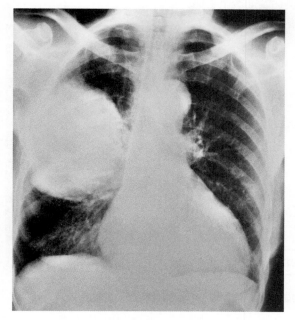

图19-3 右肺支气管巨大的尺寸的鳞状细胞癌，这些肿瘤在发现前就可能达到这样的大小

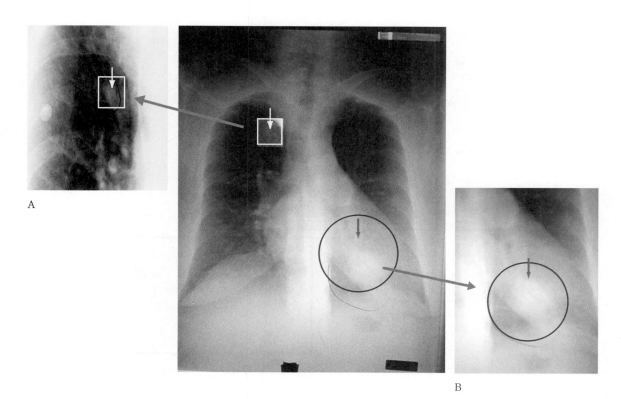

图19-4 X线胸片显示两处可疑病灶：右肺上叶（A）和左肺下叶（B），位于心脏后（白色箭头）

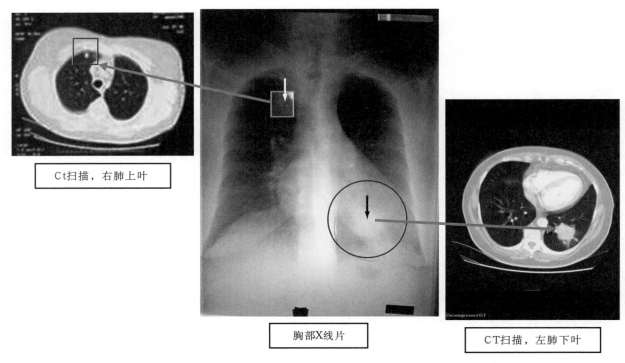

Ct扫描，右肺上叶

胸部X线片

CT扫描，左肺下叶

图19-5　与图19-4显示相同X线胸片。注意CT扫描也确认了这两个可疑病灶和他们的精确位置

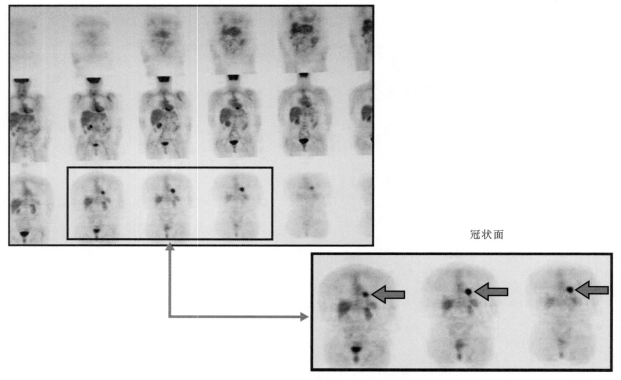

冠状面

图19-6　正电子发射断层（PET）扫描：冠状面。扫描显示左肺下叶的一个"热点"

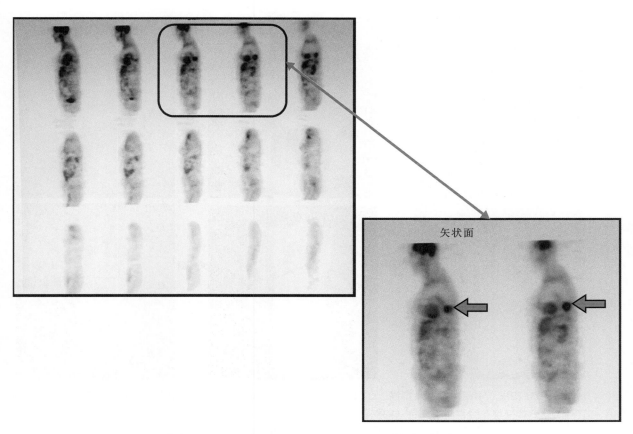

图19-7　正电子发射断层（PET）扫描：矢状面。环绕立体影像显示左肺下叶一个"热点"

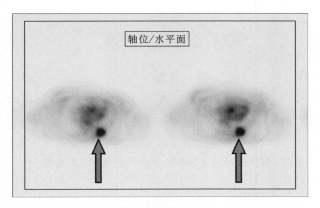

图19-8　正电子发射断层扫描：轴位水平面。 左肺下叶进一步确认为一个"热点"

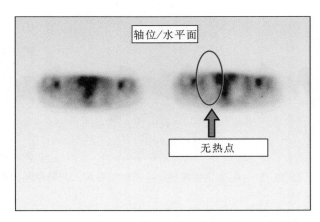

图19-9　正电子发射断层扫描：轴位水平面。确诊在X线胸片和CT发现的右肺上叶小结节是良性的（证据是无"热点"）

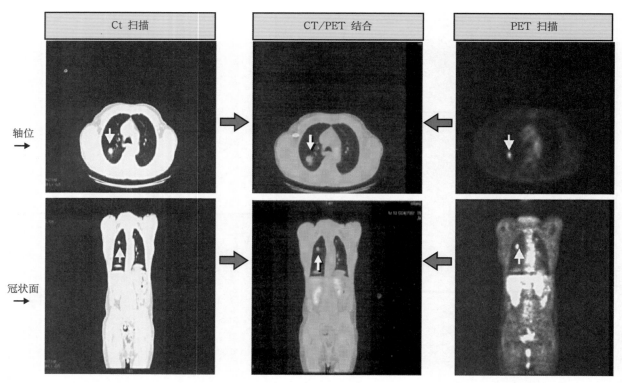

| Ct 扫描 | CT/PET 结合 | PET 扫描 |

轴位 →
冠状面 →

图 19-10　CT/PET 扫描（中间图）。CT 扫描，CT/PET 结合和 PET 扫描，都显示了右肺上叶相同的恶性结节（白箭头）。CT/PET 结合扫描现在经常有带颜色（如红色，蓝色，黄色）

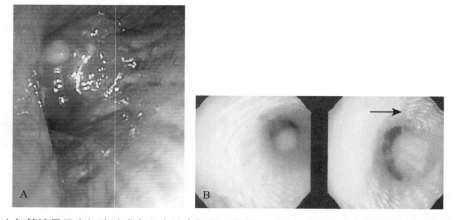

图 19-11　A.支气管镜显示小细胞肺癌突入右肺中间段支气管；B.置入一环绕支架帮助保持气道通畅（黑色箭头）

4.总评　与肺癌有关的临床表现可能是由局部侵润、肿瘤扩散到纵隔、副肿瘤内分泌综合征或肿瘤转移引起的。最常见的局部体征和症状为咳嗽、胸痛、呼吸困难和咯血。不太常见的体征和症状包括上腔静脉综合征、声带麻痹引起的声音嘶哑、哮鸣音、肩背疼痛，还有和尖端肿瘤（肺上沟癌）有关的霍纳综合征（瞳孔和眼球内陷缩窄）。转移性肺癌的症状包括骨痛、消瘦、体重减轻和中枢神经系统体征和症状，如头痛、癫痫发作或脑血管损伤（CVA）的症状。还可能出现无症状腋窝和锁骨上淋巴结转移。5% ~ 10%被诊断出肺癌的患者会出现深静脉血栓性静脉炎。

五、肺癌的一般治疗

肺癌的治疗取决于患者的总体健康状况、癌症的类型、肿瘤的大小和部位。常见治疗方法包括手术，化疗和放疗。

（一）手术

手术仅为病灶局限于单个肺叶和ⅢA期前的非小细胞肺癌患者的选择。这通常由CT扫描或PET扫描来确定。此外，必须有适当的肺储备功能以保证肺组织切除后肺部仍有良好功能。常见的手术方式包括以下几种：

1. 楔形切除（切除部分肺叶）。
2. 肺段切除（切除一个或几个肺段）。
3. 肺叶切除（切除一个肺叶）。
4. 双肺叶切除（切除两个肺叶）。
5. 全肺切除（切除整个右肺或左肺）。

对于术前有适当的肺储备功能的患者［即预测术后1s用力呼出量（FEV1）为0.8～1L］，首选肺叶切除术。肺叶切除术降低了局部复发的风险。对于肺储备功能不充分的患者，可进行楔形切除。在楔形切除的边缘应用放射性碘放疗可最大程度减小肺叶切除的必要。

（二）化疗

化疗是个一般术语，用来指任何使用化学药剂或药品选择性破坏恶性肿瘤细胞的治疗方法。因为化疗可以消灭原发肿瘤转移的癌细胞，因此化疗被认为是一种全身治疗。不幸的是，在化疗中的药物除杀死肿瘤细胞外同时也会损害正常的细胞，严重的不良反应很常见。增殖迅速的细胞更易受到影响（比如消化道细胞、骨髓和头发）。此外，患者可能出现恶心、呕吐、头晕和乏力，并且感染的风险增高。

小细胞肺癌的首要治疗方法是化疗和放疗，通常不选择手术治疗。化疗也用于转移性非小细胞肺癌的患者。化疗的方法取决于肿瘤的类型。小细胞肺癌通常用顺铂和依托泊苷治疗。也可应用卡铂联合吉西他滨、紫杉醇、长春瑞滨、拓扑替康或伊立替康应用。非小细胞肺癌通常用顺铂或卡铂，联合吉西他滨，多西他赛，依托泊苷或长春瑞滨治疗。

（三）放疗

放疗（外照射放疗）通常与化疗相结合，它

可以用于无法手术的非小细胞肺癌患者的治愈性治疗。这种高剂量照射治疗叫作根治性放疗。对于可能治愈的小细胞肺癌患者，通常推荐放疗和化疗。小剂量的放疗通常用于非小细胞癌和小细胞癌症状的控制（姑息性放疗）。短距放疗（局部放疗）也用于治疗在支气管镜下可视的肿瘤。短距放疗需要用小的放射性棒（种子），置入肿瘤附近或直接置入肿瘤内。

对于局限期小细胞肺癌的患者，常给大脑预防性脑照射（PCI）。PCI用于降低肿瘤细胞脑转移的风险。近期定向和影像技术的进步导致了立体定向放疗的发展（立体定向外线束放疗和立体定位放疗）。这种类型治疗用特殊的设备定位患者，再将放射线准确发射到肿瘤部位。放射总剂量在数天里分成小剂量发射。这主要用于无法接受手术治疗的患者身上。

放疗的目标是在不伤害正常组织细胞的情况下杀死肿瘤细胞。放射性治疗的副作用包括红肿、肿胀、放射线进入身体部位皮肤的萎缩、感染风险增高及邻近肺组织的放射性纤维化。此外，患者可能出现恶心、呕吐、味觉改变、乏力和身体不适。

（四）姑息（支持）治疗

对于广泛期小细胞肺癌和身体状况差的患者，可能无法耐受放疗和化疗。患者可以选择只接受对症或姑息治疗，也就是治疗肿瘤出现的症状，而不治疗肿瘤本身。

（五）呼吸治疗方案

1. **氧疗方案** 氧疗适用于低氧血症，可以减少呼吸做功和心肌做功。因为肺癌可能存在低氧血症，所以可能需要补充供氧。但是，因肺癌导致的肺泡塌陷和实变，毛细血管分流很常见。氧疗对毛细血管分流导致的低氧血症效果欠佳（见氧疗方案，方案3-1）。

2. **肺支气管治疗方案** 因肺癌可引起黏液分泌过多和蓄积，一些支气管治疗方案可能用于加强支气管分泌物的排出（见肺支气管治疗方案，方案3-2）。

3. **肺复张治疗方案** 肺复张治疗方法用于阻

止（至少短暂性的）肺癌引起的肺泡塌陷和实变（详见肺扩张治疗方案，方案3-3）。

　　4.雾化药物方案　常用雾化性支气管扩张药和黏液溶解药，尤其是当慢性阻塞性肺疾病（COPD）共存的时候。多于75%的肺癌病例中都雾化用药（见雾化药物方案，方案3-4）。

［病例分析］

肺　癌

一、入院病史

　　在某个夏天，一个66岁退休的老年人和他的妻子住在伊利诺斯州皮奥里亚城一个农场小的两居室里。在那年剩下的时间里，他们住在一个退休公园里22英尺的拖车内，就在内华达州拉斯维加斯外面。拖车公园位于赌场的公车路线旁，很方便，每小时都有公交车经过。

　　儿女们说两个老年人都沉迷于赌博。他们几乎一年当中的每天都要赌。在夏天，他们在Par-A-Dice Riverboat赌场玩基诺和21点，这个赌场在东皮奥里亚市区的伊利诺斯河旁边。在拉斯维加斯的时候，他们在不同的赌场里玩宾戈游戏，21点和老虎机。他们每天穿着匹配的礼服，坐公交车到一个赌场，一直赌到10点或11点。

　　他们的子女都已成年，在皮奥里亚区域成家工作。他们非常担忧父母的赌博问题。他们试图劝父母去咨询赌博强迫症的治疗师，这个治疗师是Par-A-Dice Riverboat赌场提供的，但结果是徒劳的。孩子们的担心是有理由的。他们父母的赌资总是不足。尽管他们仍拥有皮奥里亚的拖车和小房子，两年里他们输掉了大部分的积蓄，包括股票，债券和互惠基金。因为他们的健康保险费未交，最近他们的这项福利被撤销了。每个月他们仍接受一小笔养老金支票和一些社保收入。

　　这个男人退休前，他在皮奥里亚的卫理公会医院做了17年的锅炉工人。他也是一名兼职的消防员。在超过52年的时间里，他每天吸2包半或3包的未滤过香烟。在拉斯维加斯的时候，他开始出现呼吸困难，咳嗽和乏力。他咳嗽会咳出少量干净分泌物。也是在这期间，他的妻子第一次注意到他的声音听起来很嘶哑。

　　尽管他因身体虚弱卧病在床，好多天没有去赌博，可是他并没有去看医师。他讨厌医师，觉得自己只是得了重感冒和流感而已。当他夏天回到皮奥里亚的时候，孩子们却非常担心，坚持要他去看医师。尽管他没有健康保险，伊利诺斯大学的两个医学生作为一个团队，为他提供了完整的诊断病情所需的检查。

　　肺功能检查显示这个男人患有限制性和阻塞性肺疾病。CT扫描显示有一些肿块，直径从2～5cm不等，位于肺门区域的左右侧纵隔。这些肿块，尤其是右侧的，在前后位的X线胸片也可以清晰的看到。CT扫描和X线胸片都显示增大的不透明阴影，和左肺下叶的内侧基底段肺不张表现相一致。

　　在经过专业培训的呼吸治疗医师的协助下，呼吸内科医师给做了支气管镜检查。检查结果显示在右肺的二级和三级支气管上有一些突入支气管的大肿块；在左肺的二级三级和四级支气管上也有一些。在支气管镜检中吸出一些黏液栓。三个较大肿瘤的活检显示支气管鳞状细胞癌呈阳性，于是这个男人住进了医院。

　　医师告诉患者他患了肺癌，预后很差。治疗最好的只能达到姑息。患者问他还能活多久，医师告诉他只有50%的概率能活过6～8周。手术已经不能实施。与此同时，医师承诺会尽其所能让患者觉得舒适一点。医师制订了一个放疗和化疗的方案，并申请了一个呼吸医师治疗会诊。

二、体格检查

呼吸治疗师在患者病例上查看既往病史，发现患者坐在床上呼吸困难明显。患者看起来很虚弱。皮肤发绀，他的脸、胳膊和前胸因流汗很潮湿。不用听诊器就能听到患者的喘鸣音。患者用沙哑的嗓音说，自从早饭后的2h就咳出了一杯的痰。他描述每隔几分钟就有无力的咳嗽。他咳了大量带血的痰。痰液很稀薄。每次咳嗽间歇，他说他都想吸一支烟，然后自己就笑了。

他的生命体征如下：血压155/85mmHg，心率90/min，呼吸频率22/min，体温正常。触诊不显著。叩诊显示左肺下叶浊音。听诊双肺野都可闻及干啰音，喘鸣音和湿啰音。在2L/min鼻导管吸氧下，他的动脉血气分析值如下：pH 7.51，$PaCO_2$ 29mmHg，HCO_3^-24mmol/L，PaO_2 66mmHg。用脉搏血氧夹测量的氧饱和度（SpO_2）为94%。基于这些临床数据，得到以下SOAP进度记录。

三、呼吸评估与治疗计划 I

S：自从早餐后我咳出了一杯的痰。

O：生命体征：血压155/85mmHg，心率90/min，呼吸频率22/min，体温正常。流汗、体虚、面色发绀，声音嘶哑，咳嗽无力，大量的血痰。左肺下叶叩诊浊音，双肺野都可闻及干啰音，喘鸣音和湿啰音。近期肺功能检测：限制性或阻塞性肺疾病。CT扫描和X线胸片：肺门区域左右侧纵隔出现2～5cm肿块，左肺下叶肺不张。支气管镜检查：肿瘤突入左右侧大气道，黏液栓。活检：支气管鳞状细胞肺癌。血气分析结果（2L/min的鼻导管吸氧）：pH 7.51，$PaCO_2$ 29mmHg，HCO_3^-24mmol/L，PaO_2 66mmHg；SpO_2 94%。

A：·支气管肺癌（CT扫描和活检）。

·呼吸窘迫（生命体征，血气分析）。

·大量支气管血性分泌物（痰，干啰音）。

·黏液栓（支气管镜检查）。

·分泌物排除能力弱（咳嗽无力）。

·左肺下叶肺不张（X线胸片）。

·急性肺泡过度换气，伴有轻度低氧血症（血气分析）。

P：开始氧疗方案（4L的鼻导管吸氧并监测血氧）。同时开始药物雾化治疗方案（10%乙酰半胱氨酸2ml加入0.5mL沙丁胺醇，1/6h），随后开始支气管肺治疗方案（C&DB）。开始肺扩张治疗方案（每隔2h或必要时进行刺激性肺量测定法）。密切监测并再评估。

四、入院3d后

呼吸治疗师在查房时评估了患者。重看了患者的病历之后，治疗师走到患者的床边，发现患者不能耐受化疗。他已经间歇的呕吐了10h，呼吸困难症状仍很明显。患者出现发绀，身体疲惫，他的病服都被汗浸湿了。他仍旧咳嗽无力，并咳出大量中度黏稠干净的白痰。他用沙哑的声音说他仍感到呼吸不畅。

生命体征如下：血压166/90mmHg，心率95/min，呼吸频率28/min，体温正常。左肺和右肺下叶叩诊浊音。双肺野都可闻及干啰音，喘鸣音和湿啰音。他的血气分析值如下：pH 7.55，$PaCO_2$ 25mmHg，HCO_3^-23mmol/L，PaO_2 53mmHg。他的血氧饱和度为92%。基于这些临床资料，得到以下SOAP进度记录。

五、呼吸评估与治疗计划 II

S：我仍旧呼吸不畅。

O：生命体征：血压166/90mmHg，心率95/min，呼吸频率28/min，体温正常。呕吐10h，发绀，疲惫，多汗；咳嗽无力，产生中度黏稠清晰的白痰。左肺和右肺下叶叩诊浊音，双肺野都可闻及干啰音，喘鸣音和湿啰音。血气分析：pH 7.55，$PaCO_2$ 25mmHg，HCO_3^-23mmol/L，PaO_2 53mmHg。SpO_2 92%。

A：·支气管肺癌（之前的CT扫描和活检）。

·化疗耐受差（剧烈呕吐）。

·持续呼吸困难。

·过多支气管分泌物（痰，喘鸣音）。

·黏液栓塞仍可能（之前的支气管镜检查，

分泌物变黏稠）。

　　·分泌物排除能力弱（咳嗽无力）。

　　·左肺下叶肺不张；现在右肺下叶可能出现肺不张（X线胸片，叩诊浊音）。

　　·急性肺泡过度换气，伴有中度低氧血症的。情况恶化（血气分析）。

　　·可能即将呼吸衰竭。

　　P：上调氧疗方案（面罩吸氧）。上调药物雾化治疗方案（治疗频率增加到1/3h）。上调支气管肺治疗方案（每3小时一次CPT和PD）。上调肺扩张治疗方案（将刺激性肺量测定法改为CPAP面罩）。通知医师可能出现呼吸衰竭。讨论支气管镜治疗。密切监测并再评估。

六、入院16d后

　　尽管医师最开始的意图和希望是让患者尽快出院，但是事实证明长时间稳定患者病情是很困难的。在接下来的2周里，患者每天持续呕吐。尽管在他呼吸间有短暂的缓解，但是他总感觉呼吸困难。在住院第16天，医师观察并收集到如下临床资料。

　　患者仰卧在床上，闭着眼睛，对医师的问题毫无反应。患者的呼吸困难症状明显。他面色苍白，发绀，多汗。这期间没有咳嗽，但是在病房里很容易听见干啰音。病房中的护士说，医师称这干啰音为"临死的哀鸣"。患者的生命体征如下：血压170/105mmHg，心率110/min，呼吸频率12/min，并且呼吸很浅，直肠温度正常。没有进行叩诊。双肺野都可闻及干啰音，喘鸣音和湿啰音。他的血气分析值为：pH 7.28，PaCO$_2$ 63mmHg，HCO$_3^-$28mmol/L，PaO$_2$ 66mmHg。他的血氧饱和度为89%。在这期间，记录了以下SOAP进度。

七、呼吸评估与治疗计划Ⅲ

　　S：N/A（患者昏迷）。

　　O：无反应，苍白，发绀，多汗；未发现咳嗽；不用听诊器也可以听见干啰音。生命体征血压170/105mmHg，心率110/min，呼吸频率12/min，并且呼吸很浅，体温正常。双肺野都可闻及干啰音、喘鸣音和湿啰音。血气分析：pH 7.28，PaCO$_2$ 63mmHg，HCO$_3^-$28mmol/L，PaO$_2$ 66mmHg，SpO$_2$ 89%。

　　A：·支气管肺癌（之前的CT扫描和活检）。

　　·过多支气管分泌物（喘鸣音）。

　　·黏液栓塞仍可能（之前的支气管镜检查，喘鸣音）。

　　·分泌物排除能力弱（无咳嗽）。

　　·肺不张（X线胸片）。

　　·急性呼吸衰竭伴有中度低氧血症（ABGs）。

　　P：通知医师出现急性呼吸衰竭，讨论疾病代码状态。上调氧疗方案、支气管肺治疗方案和药物雾化治疗方案。严密监测并再评估。

八、讨论

　　这个病例表明一个呼吸治疗师对于肺癌的患者只能提供的少量特殊的治疗。它尤其说明了大多数伴有阻塞性肺病的患者都需要良好的支气管肺治疗（见方案3-2）。必须时刻把患者的舒适牢记在心。

　　支气管镜检查和诊断结束后很快进行了首次评估。患者的血痰可反映出原发性肿瘤，或很有可能从支气管镜检查部位出血。在这些病例中，医师必须随着时间的推移监测这些痰。如果是因为支气管的肿瘤，那么应该预计到患者的喘鸣音无法改善，但是如果是因为支气管痉挛（由吸烟引起），那么症状可以改善。

　　干啰音、喘鸣音和湿啰音说明需要有力的支气管治疗。左肺下叶的肺不张建议给予细心的肺扩张治疗方案（图3-8）。患者2L/min吸氧下的血气分析值显示急性肺泡过度换气，伴有中度低氧血症。使用文氏面罩（或非重呼吸性面罩）给氧是有利的。对于患者低氧血症的适当治疗可以缓解患者的焦虑。

　　第二次评估显示患者可能出现左肺下叶和右肺下叶肺不张（之前发现肿块的部位）。这个病例表明使用治疗性支气管镜检查或对肿块进行激光辅助下支气管内镜切除是有利的。尽管肺泡过度通气，患者仍处于低氧血症。给予较高吸入氧浓度分数（如通过文丘里氧气面罩）。给予适当有力的吸痰。因为即将呼吸衰竭，考虑到患者近期刚刚接受了放疗和化疗，应为该患者提供至少1周的呼吸机支持。应该尊重患者的遗愿，如果存在这样的文件，将其与患者的生前意愿或医疗健康授权书的长久授权相印证。

最后一次评估显示患者没有选择积极的治疗，他进入急性呼吸衰竭期。所有的医疗人员一致认为患者即将死亡。在这期间医师没建议患者进行胸部物理治疗和体位引流可能会得到原谅，因为这是患者的意愿。现在吗啡雾化被用来缓解肺癌晚期患者的呼吸困难。但是如果采取积极的治疗，继发的肺不张或肺炎或两者，都将进行正规的评估和治疗。

[自我测试与评估]

在Evolve可以找到问题的答案。要访问其他学者评估问题和病例分析，为现实案例寻找文本资料可以访问http://evolve.elsevier.com/DesJardins/respiratory。

1.下列哪种支气管肺癌是最常见的类型？
a.鳞状细胞癌
b.燕麦细胞癌
c.大细胞癌
d.腺癌

2.下列哪种肺癌起源于支气管树的黏液腺体？
a.小细胞癌
b.腺癌
c.鳞状细胞癌
d.燕麦细胞癌

3.下列哪种肺癌与吸烟的关系最密切？
a.腺癌
b.小细胞癌
c.大细胞癌
d.鳞状细胞癌

4.下列哪种肺癌增长（双倍）速度最快？
a.大细胞癌
b.小细胞癌
c.腺癌
d.鳞状细胞癌

5.下列哪项是支气管肺癌相关的症状？
（1）肺泡实变
（2）胸膜积液
（3）肺泡过度膨胀
（4）肺不张
a.（2）和（3）
b.（1）和（4）
c.（2）和（4）
d.（1）、（2）和（4）

第九篇

弥散性肺泡疾病

第20章

急性呼吸窘迫综合征

学习目标

阅读本章后，你需要掌握以下内容：

1. 列出急性呼吸窘迫综合征相关的肺解剖学改变。

2. 描述急性呼吸窘迫综合征的病因。

3. 列出急性呼吸窘迫综合征相关的心肺临床表现。

4. 描述急性呼吸窘迫综合征的一般治疗。

5. 描述病例分析中SOAPs的临床策略和原理。

6. 理解关键词并完成本章自我评估与测试。

关键词

气压伤

持续正压通气（CPAP）

磨玻璃改变

肺透明膜

低潮气量和高频通气

氧中毒

高碳酸血症

呼气末正压（PEEP）

平台压力

肺毛细血管楔压（PWCP）

跨肺压

章节纲要

一、肺解剖学改变

二、病因学和流行病学

三、与呼吸窘迫综合征相关的心肺临床表现

　　临床资料

四、急性呼吸窘迫综合征的一般治疗

（一）呼吸治疗方案

（二）成人呼吸窘迫综合征的机械通气策略

（三）医师常用的处方药物和操作

病例分析：急性呼吸窘迫综合征（ARDS）

自我测试与评估

一、肺解剖学改变

无论何种病因，急性呼吸窘迫综合征（ARDS）患者有类似的肺部解剖学改变。为了损伤肺毛细血管变的充血，肺泡毛细血管膜的通透性增加。间质及肺泡内水肿、出血随后出现，并出现散在的出血性肺泡实变。这些过程导致肺泡表面活性物质减少，肺泡萎陷或肺不张。

随着疾病的进展，肺泡壁附着与患有婴儿呼吸窘迫综合征（肺透明膜病）的新生儿一样的厚而皱褶的透明膜。此膜含有纤维蛋白和细胞碎片。在病情迁延不愈的情况下，会有Ⅱ型上皮细胞的增生和肿胀。纤维蛋白和渗出液进一步进展并导致肺泡纤维化。

ARDS患者肺部大体外观是沉重的、"红"的、"牛肉样"或"肝脏样"。 在急性呼吸窘迫综合征中发生的解剖学改变导致限制性肺疾病（见图20-1）。

与 ARDS 相关的主要病理或结构变化如下：

1. 间质或肺泡水肿和出血。

2. 肺实变。

3. 肺泡内透明膜形成。

4. 肺表面活性物质缺乏或物质的异常。

5. 肺不张。

在历史上，ARDS 首次被提及为"休克肺综合征"，当时此病首次在二战期间的战伤中发现。自那时以来，该病已在医学文献中以许多不同的名字出现，都是基于此病的原因。在1967年，此病第一次被作为一个特定的描述，建议使用急性呼吸窘迫综合征这个名字。这个术语在今天被广泛应用。表20-1提供了一些在医疗期刊已经出现的其他的名字以识别 ARDS。

二、病因学和流行病学

许多的致病因素可以产生 ARDS。表20-2提供一些常见的原因。

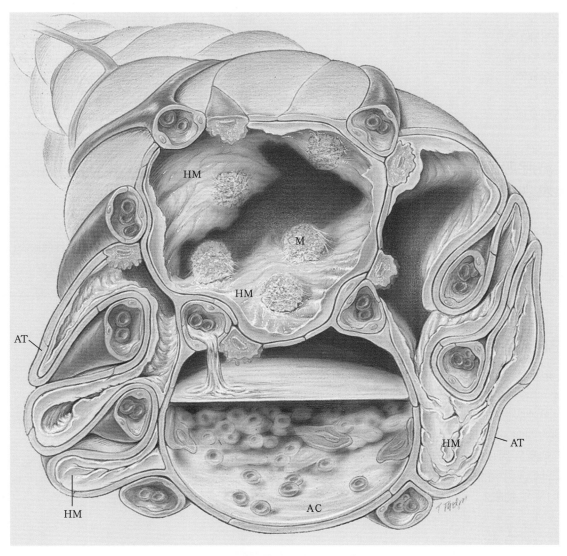

图 20-1　急性呼吸窘迫综合征中肺泡的横断面
AC. 肺泡实变；AT. 肺不张；HM. 透明膜；M. 巨噬细胞

表20-1　急性呼吸窘迫综合征（ARDS）在过去使用过的其他名称

· 成人肺透明膜病
· 成人呼吸窘迫综合征
· 毛细血管渗漏综合征
· 充血性肺不张
· 外伤后急性呼吸衰竭（因为在越南战争中ARDS的高发病率得名）
· 出血性肺水肿
· 非心源性肺水肿
· 氧源性肺炎
· 氧中毒
· 非创伤后肺功能不全
· 灌注后肺
· 泵后肺
· 创伤后肺不全
· 休克肺综合征
· 硬肺综合征
· 湿肺
· 白肺综合征

三、与呼吸窘迫综合征相关的心肺临床表现

急性呼吸窘迫综合征主要的肺部解剖学改变（图20-1）为肺不张（图3-8）、肺泡实变（见图3-9）和肺泡-毛细血管内膜增厚（见图3-10），其导致（或激活）的病理机制引起的临床表现如下。

临床资料

1.体格检查
（1）生命体征。
（2）呼吸频率增快（呼吸急促），几个病理生理机制的同时发生可能会导致通气频率增加：
①刺激外周化学感受器（低氧血症）。
②肺顺应性降低—通气频率增加的关系。
③J受体刺激。

表20-2　急性呼吸窘迫综合征的常见原因

· 误吸（如，吸入胃内容物或在溺水事件中误吸水）
· 中枢神经系统（CNS）疾病（尤其是合并颅内压增高时）
· 体外循环（尤其长时间的）
· 弥散性血管内凝血（见于休克的患者，这是一个自相矛盾的状态，凝血和出血同时出现，在肺部产生微血栓）
· 药物过量（如海洛因、巴比妥类、吗啡、美沙酮）
· 脂肪或空气栓子（脂肪栓子是作用于血管有害物质的来源，包括脂肪酸和5-羟色胺）
· 感染（细菌、病毒、真菌、寄生虫、支原体）
· 吸入毒素和刺激物（如氯气、二氧化氮、烟雾、臭氧，氧气也可被包括在这类刺激物中）
· 免疫反应（如吸入物质后的过敏性肺泡反应或肺出血肾炎综合征）
· 大量输血（储存血中白细胞、红细胞、血小板和纤维蛋白聚集增加，这些血液成分可能反过来堵塞或损伤小血管）
· 非胸部创伤
· 氧中毒（如当患者长期高浓度——通常＞60%——氧疗时）
· 肺缺血（休克和低灌注导致；可引起组织坏死、血管损伤和毛细血管渗漏）
· 放射性肺损伤
· 休克（如低血容量）
· 肺外发生的全身反应或过程（如出血性胰腺炎、烧伤、复杂的腹部手术和败血症引起的反应）
· 胸外伤（肺部直接挫伤）

④焦虑。
（3）心率（脉搏）增快和血压增高。
（4）胸骨后或肋间回缩。
（5）发绀。
（6）胸部查体。
①叩诊浊音。
②支气管呼吸音。
③湿啰音。
2.实验室及专科检查

（1）肺功能检查结果
（限制性肺疾病的病理生理）。

用力呼气流速结果

FVC	FEV$_T$	FEV$_1$/FVC 比值	FEF$_{25\%\sim75\%}$
↓	N 或 ↓	N 或 ↑	N 或 ↓

FEF$_{50\%}$	FEF$_{200\sim1200}$	PEFR	MVV
N 或 ↓	N 或 ↓	N 或 ↓	N 或 ↓

肺容量和肺容积结果

V$_T$	IRV	ERV	RV	
N 或 ↓	↓	↓	↓	

VC	IC	FRC	TLC	RV/TLC 比值
↓	↓	↓	↓	N

弥散能力下降（DICO）

（2）动脉血气分析

轻到中度急性呼吸窘迫综合征

急性肺泡过度通气伴低氧血症（急性呼吸性碱中毒）。

pH	PaCO$_2$	HCO$_3^-$	PaO$_2$
↑	↓	↓（轻度）	↓

重度急性呼吸窘迫综合征

急性呼吸衰竭伴低氧血症（急性呼吸性酸中毒）。

pH*	PaCO$_2$	HCO$_3^-$*	PaO$_2$
↓	↑	↑（轻度）	↓

* 当组织严重缺氧产生乳酸，pH 和 HCO$_3^-$ 值将低于预期特定的 PaCO$_2$ 水平

（3）氧合指数[①]

$\dot{Q}_s/\dot{Q}_T$	DO$_2$†	$\dot{V}$O$_2$	C（a-$\bar{V}$）O$_2$	O$_2$ER	S$\bar{V}$O$_2$
↑	↓	N	N	↑	↓

† 患者在乏氧状态得到以下补偿时总氧输送量可以正常：① 心排血量增加；② 血红蛋白升高；③ 两者共同出现。当氧总运输量是正常的，氧气提取率通常也是正常的

（4）血流动力学指标[②]

重度

CVP	RAP	$\overline{PA}$	PCWP	CO	SV
↑	↑	↑	N†或 ↓	N或 ↑$^\psi$	N或 ↑$^\psi$

SVI	CI	RVSWI	LVSWI	PVR	SVR
N或↑$^\psi$	N或↑$^\psi$	↑	↓	↑	N或 ↓$^\psi$

† 正常的 PCWP（<18 mmHg）是 ARDS 区别于心源性肺水肿（其 PCWP 升高）的一个标志

$^\psi$ 如果败血症全身性低血压存在

3. 影像学表现　胸部 X 线片。

· 不透明度增加。

ARDS 发生的结构性改变增加了肺部放射密度。肺密度增加抵抗 X 射线的穿透力，在 X 线片上表现为不透明度增加（即在外观上更白）。因此，急性呼吸窘迫综合征越严重，肺部密度越大，X 线片越"白"（图 20-2）。最终，肺表现为"磨玻璃样"外观。

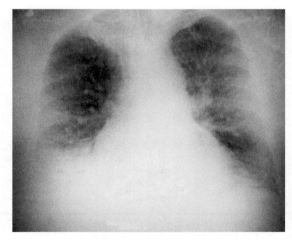

图 20-2　中度严重的急性呼吸窘迫综合征患者的 X 线胸片

① C(a-$\bar{V}$)O$_2$.动静脉血氧分压差；DO$_2$.总氧输送量；O$_2$ER.氧气提取率；$\dot{Q}_s/\dot{Q}_T$.肺分流比率；S$\bar{V}$O$_2$.混合静脉血氧饱和度；$\dot{V}$O$_2$.氧消耗。

② CO.心排血量；CVP.中心静脉压；LVSWI.左心室做功指数；$\overline{PA}$.平均肺动脉压；PCWP.肺毛细血管楔压；PVR.肺血管阻力；RAP.右心房压；RVSWI.右心室做功指数；SV.每搏输出量；SVI.心搏出量指数；SVR.全身血管阻力。

四、急性呼吸窘迫综合征的一般治疗

（一）呼吸治疗方案

1.氧疗方案　氧疗用于治疗低氧血症，减少呼吸做功，并减少心肌做功。由于低氧血症与ARDS相关，所以往往需要补充氧气。ARDS中的低氧血症通常是由广泛的肺泡实变、肺不张、肺泡毛细血管增厚引起。由毛细血管分流引起的低氧血症难于用氧治疗（氧疗方案，方案3-1）。

2.膨肺治疗方案　肺膨胀治疗（例如，呼气末正压PEEP或持续正压CPAP）可以被用来尝试抵消急性呼吸窘迫综合征伴随的肺泡实变和肺不张（见肺扩张方案，方案3-3）。

3.机械通气方案　通常需要机械通气来提供和支持肺泡气体交换，并最终使患者恢复自主呼吸。当认为急性呼吸衰竭可逆时，持续机械通气是可以使用的（见方案3-5，方案3-6和方案3-7）。

（二）成人呼吸窘迫综合征的机械通气策略*

当今大多数ARDS患者的通气策略包括低潮气量和高频通气。初始潮气量通常设定为5～7ml/kg，速率设置在20～25。为维持足够的每分钟通气量，通气频率可能需要高达35/min。通气平台压力应小于30cm H_2O。PEEP和CPAP使用小潮气量，以减少肺不张。

患者的$PaCO_2$经常允许性升高（允许性高碳酸血症），这往往是作为保护肺部免受高气道压力增加一个折中方案。大多数情况下，在ARDS的治疗中，通气频率增加足以抵消潮气量下降。然而，$PaCO_2$不应该被允许增加至严重的酸中毒（如pH＜7.2）。

低潮气量通气的治疗目标是：①减少高跨肺压力；②减少肺部过度膨胀；③降低气压伤。（见机械通气方案，方案3-5，方案3-6和方案3-7）。

（三）医师常用的处方药物和操作

1.抗生素　抗生素常被用来治疗继发性细菌感染（见附录C）。

2.利尿药　利尿药经常在ARDS患者中被用来试图减少间质水肿。然而，其效果往往较差（见附录G）。

[病例分析]

急性呼吸窘迫综合征（ARDS）

一、入院病史和体格检查

一位昏迷的47岁女子被送往一个小社区医院的急诊部。她的丈夫发现她躺在床上，旁边有一个空了的"安眠药"瓶，还有一张"告别便条"放在床头柜上。她得抑郁症很久了。

在急诊室，她处于中等深度昏迷，深痛觉刺激存在，但其他方面无反应。她身材中等，据她丈夫说，她以前身体一直健康。她不吸烟，不喝酒，也未服用任何其他药物。她的血压和脉搏均在正常范围，但呼吸浅和嘈杂。急诊科医师试图对她洗胃。在引入鼻胃管时，患者呕吐并吸入液体胃内容物。此时决定通过救护车将她送到约30km的路程的三级医疗护理中心。胃内容物的pH没有测定。

在抵达医疗中心时，患者是昏迷的，但对轻度疼痛刺激有反应。她的体重是50kg，肛门体温为101.5°F。血压是100/60 mmHg，心率114/min，呼吸28/min。肺部听诊右侧有散在湿啰音。胸部X线片显示双侧有中度的蓬松样浸润，右侧明显。血气分析 在吸气5L/min 下为：pH 7.51，$PaCO_2$ 29mmHg，HCO_3^- 23mmol/L，PaO_2 52mmHg。此时呼吸道护理医师记录以下SOAP。

二、呼吸评估与治疗计划 I

S：N/A。

O：患者处于昏迷状态。 BP 100/60；HR 114/min；RR 28/min；T 101.5 °F；双肺湿啰音；X线胸片：双侧浸润，右侧较重；ABGs在O_2 5L/min下：pH7.51，$PaCO_2$ 29mmHg，HCO_3^- 23mmol/L，PaO_2 52mmHg。

A：镇静药物过量昏迷（既往史）。

急性肺泡过度通气伴中度低氧血症（ABGs）。即将发生呼吸衰竭。

吸入性肺炎，既往无肺疾病与急性呼吸窘迫综合征（既往史和X线胸片）。

P：氧疗方案：（通过非储氧面罩给予100％O_2）。与医师沟通有关机械通气方案的使用。置动脉导管。持续血氧饱和度监测。气管插管1h后或必要时重复ABG分析。

患者被送往重症监护病房，插管，并用以下设置进行机械通气：V_T 500ml，频率12/min，FIO_2 0.4和10 cmH_2O的PEEP。动脉导管被放置在她的左桡骨动脉，开始用乳酸林格液静脉滴注。

在接下来72h内，尽管逐步增加FIO_2、PEEP和压力控制的机械通气，患者的氧合状态不断恶化。当动脉血氧分压在FIO_2为1.0，PEEP 为20 cmH_2O情况下没有明显改善时，Swan-Ganz导管置入肺动脉。考虑到PEEP，压力读数难以准确说明问题。然而，平均肺动脉压为27 mmHg提示肺血管阻力增加。

胸片检查证实为严重的急性呼吸窘迫综合征伴有广泛的、弥漫性浸润和肺不张，在右侧更糟。此时，呼吸科医师立即将呼吸机上的潮气量减少到350ml（7ml X 50 kg），并增加通气频率至20/min。 FIO_2仍保持在1.0，PEEP仍在20 cmH_2O。20min后患者的动脉血气值分别为pH7.31，$PaCO_2$ 49mmHg，HCO_3^- 25mmol/L，PaO_2 38mmHg。 血氧饱和度为70％ 。满肺有爆裂音、哮鸣音和干啰音。频繁地从气管内吸引出中到大量的脓痰。血压为90/60mmHg，心率130/min 。温度为100.2 °F。

此时，呼吸科医师写下记录SOAP。

三、呼吸评估与治疗计划 II

S：N/A（患者处于昏迷状态）。

O：患者仍处于昏迷状态。 BP 90/60mmHg，HR 130/min，T 100.2 °F。双肺爆裂声、干啰音和哮鸣音。 ABGs在VT下降至400ml，频率20，FIO_2 1.0，+20 PEEP情况下：pH7.31，$PaCO_2$ 49mmHg，HCO_3^- 25mmol/L，PaO_2 38mmHg。血氧饱和度：70％。X线胸片：急性呼吸窘迫综合征伴有双侧浸润和肺不张，右侧较重。脓性痰。 PA压力（平均）27mmHg。

A：·持续昏迷（体格检查）。

·吸入性肺炎进展至ARDS，伴有双侧浸润和肺不张（X线片）。

·呼吸道分泌物增加及感染（发热、爆裂声、干啰音、脓性痰）。

·在目前呼吸机的设置上急性通气衰竭（可接受的高碳酸血症）。

·严重低氧血症（ABGs）。

P：电话联系医师，讨论恶化的PaO_2，以及确认可接受的高碳酸血症和PEEP的上限。支气管卫生治疗方案和雾化用药方案（将2ml 10％乙酰半胱氨酸加入0.5ml沙丁胺醇中，雾化吸入1/2h；必要时吸痰）。调整机械通气方案（逐步增加潮气量和频率来上提高$PaCO_2$的允许性高碳酸血症范围）。革兰染色和培养痰。密切监测和重新评估。

3h后，很明显，现有的处置将不会成功。医师决定向体外膜肺氧合（ECMO）团队发出警示，并对患者进行体外膜肺氧合。患者ECMO维持了13h的时候发生室性心动过速，随之出现心室颤动。尝试重新建立正常的心功能没有成功，患者在45min后被宣告死亡。

四、讨论

这可能是一种可以预防的死亡。永远不要对昏迷的患者进行洗胃，除非呼吸道已经通过气管内插管保护好。这是一个在肺医学上少有的明确的要求。以下为该患者已知产生ARDS的三点致病因素：①药物过量；②胃内容物吸入；③长时间过度呼吸FIO_2。随着时间的进展，患者的肺逐渐僵硬，ARDS的解剖改变导致生理功能丧失。仔细测量肺泡 – 动脉氧分压差［P（A–a）O_2］可能能检测。

在第一次评估的记录中，她的爆裂声、干啰音、顽固性低氧血症和X线胸片都反映出见于肺不张患者的病理生理变化（图3–8）和（或）增加肺泡 – 毛细血管膜增厚（图3–10）。侵袭性的肺扩张治疗（方案3–3）从一开始就使用了以PEEP形式的机械通气。当经过72h的治疗后，X线胸片证实严重ARDS，马上改变机械通气机设置，如减少患者的潮气量至350ml，增加呼吸频率为20/min，以及允许性高碳酸血症，这些措施都被指明是合理的。不幸的是，这些治疗技术和使用ECMO在最后分析中来治疗疾病是不够的。

［自我测试与评估］

可以在Evolve上找到问题的答案。要访问其他学生评估问题和以文字材料应用到现实生活中的情景的案例研究，访问http://evolve.elsevier.com/DesJardins/respiratory。

1.在对损伤的反应中，ARDS患者可以有以下哪些肺部改变？
（1）肺不张
（2）肺泡 – 毛细血管膜的通透性减少
（3）间质和肺泡水肿
（4）出血性肺泡实变
a.（1）和（3）
b.（2）和（4）
c.（1）、（2）和（4）
d.（1）、（3）和（4）

2.下列哪项或哪些项为多数ARDS患者推荐的通气策略？
（1）高潮气量
（2）低呼吸频率
（3）高呼吸频率
（4）低潮气量
a.（1）
b.（3）
c.（2）和（4）
d.（1）和（3）

3.在ARDS中常见的胸部评估结果包括以下内容：
（1）呼吸音减弱
（2）叩诊浊音
（3）支气管呼吸音
（4）湿啰音
a.（1）
b.（3）
c.（2）和（3）
d.（2）、（3）和（4）

4.在ARDS的早期阶段，患者通常表现为以下哪些动脉血气值？
（1）pH下降
（2）HCO_3^-增加
（3）$PaCO_2$减少
（4）正常动脉血氧分压
a.（2）
b.（3）
c.（2）和（3）
d.（3）和（4）

5.以下哪个或哪些氧合指数与ARDS相关？
（1）$\dot{V}O_2$增加
（2）DO_2减少
（3）$S\bar{V}O_2$增加
（4）$\dot{Q}_S/\dot{Q}_T$下降
a.（1）
b.（2）
c.（3）
d.（2）和（3）

第十篇

神经系统疾病和
睡眠呼吸暂停

第21章

Guillain–Barré 综合征

学习目标

阅读本章后，你需要掌握以下内容：

1.列举与 Guillain-Barré 综合征相关的肺部解剖学改变。

2.叙述 Guillain-Barré 综合征的病因。

3.列举与 Guillain-Barré 综合征伴相关的心肺临床表现。

4.叙述 Guillain-Barré 综合征的一般治疗。

5.叙述病例分析中的出现的SOAPs的临床策略和理论基础。

6.理解关键词并完成本章自我评估和测试。

关键词

蛋白细胞分离

上升性麻痹

自身免疫病

空肠弯曲菌

脱髓鞘

肌电图（EMG）

大剂量免疫球蛋白治疗

水疗法（漩浴疗法）

免疫球蛋白M（IgM）

负压吸气（Negative Inspiratory Force，NIF）

感觉异常或感觉迟钝

血浆交换

章节纲要

一、肺的解剖学改变

二、病因学和流行病学

三、临床表现

四、与Guillain-Barré综合征相关的心肺临床表现

临床资料

五、Guillain-Barré综合征的一般治疗

（一）血浆交换

（二）大剂量免疫球蛋白治疗

（三）皮质类固醇

（四）呼吸护理治疗方案

（五）物理治疗和康复

病例分析：Guillain-Barré综合征

自我测试与评估

一、肺的解剖学改变

Guillain-Barré 综合征是相对罕见的周围神经系统自身免疫病，导致既往健康的患者出现骨骼肌弛缓性瘫痪和反射消失。严重病例可出现膈肌瘫痪和呼吸衰竭。临床上，这是内科急症。如通气衰竭未及时治疗，可出现黏液蓄积伴气道阻塞、肺泡实变及肺不张。

周围神经对各种病理学改变的反应致骨骼肌瘫痪。显微镜下可见神经脱髓鞘、炎症和水肿。随着周围神经的解剖学改变加剧，神经元向肌肉

传导冲动的能力减弱，最终导致瘫痪（图21-1）。
（表21-1）列举了文献中 Guillain–Barré 综合征的
其他名字。

可并发于 Guillain–Barré 综合征的与通气衰竭
有关的肺部主要病理学或结构性改变如下：

1. 黏液蓄积。
2. 气道阻塞。
3. 肺泡实变。
4. 肺不张。

表21-1 文献中Guillain-Barré综合征的其他名字

Landry-Guillain-Barré-Strohl综合征
急性特发性多神经炎
感染后多神经炎
Landry麻痹
急性感染后多神经病
急性多神经根炎
多神经根病

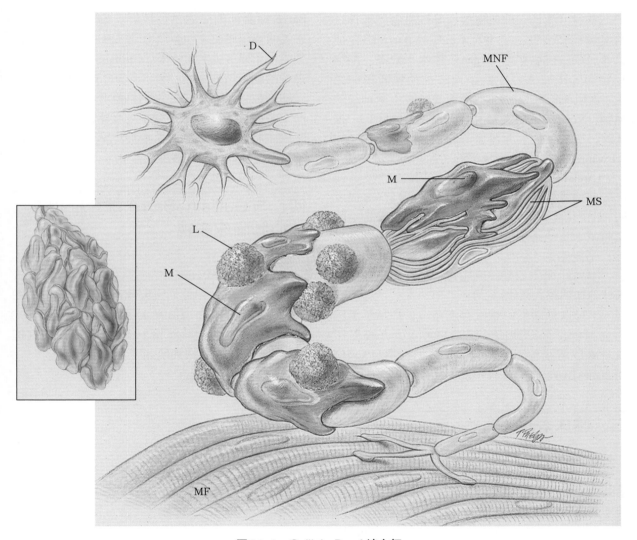

图21-1 Guillain-Barré综合征

淋巴细胞和巨噬细胞侵袭和剥脱周围神经的髓鞘；D.树突；M.巨噬细胞；MF.肌纤维；NMF.有髓神经纤维；MS.髓鞘（横断面视图；注意巨噬细胞正在侵袭髓鞘）。插图，肺不张，一种常见的肺部继发性解剖学改变

二、病因学和流行病学

美国Guillain-Barré综合征的年发病率为1～2/10万人。死亡率为4%～6%，致残率（持续致残性无力、平衡障碍或感觉缺失）为5%～10%。尽管本病在儿童早期并不常见，但可见于所有年龄组和任一性别。发病更多见于45岁以上人群、男性和白种人（本病50%～60%更常见于白种人）。无明显季节性丛集性发病。

Guillain-Barré综合征的确切病因尚不明了。本病可能是一种免疫疾病导致患者周围神经系统炎症和变性。已发现Guillain-Barré综合征患者血清中抗髓鞘糖脂IgM抗体水平升高。细胞介导的抗体被认为导致了周围神经脱髓鞘和炎症。淋巴细胞和巨噬细胞侵袭并剥脱周围神经的髓鞘，致神经轴突肿胀和片段化（图21-1）。据认为，周围神经表面覆盖的髓鞘（或形成髓鞘的Schwann细胞）是免疫攻击的实际靶点。

Guillain-Barré综合征常在温和的呼吸道或胃肠道病毒或细菌感染所致的发热后1～4周发病。已明确约60%的病例前驱感染的病因是空肠弯曲菌。其他诱发因素包括传染性单核细胞增多症、副流感2、牛痘、天花、麻疹、流行性腮腺炎、甲型肝炎和乙型肝炎病毒、肺炎支原体、伤寒杆菌和鹦鹉衣原体。

尽管这种联系的意义存在争议，1976年美国的全国免疫运动期间，超过4000万成人接受了猪流感疫苗接种，在被免疫人群中有超过500例Guillain-Barré综合征被报道，25人死亡。

三、临床表现

Guillain-Barré综合征患者的一般临床病史：①肢体远端对称性肌肉无力，伴感觉异常或感觉迟钝（刺痛、烧灼、电击感）；②疼痛（搏动性、酸痛，尤其是下背部、臀部和腿）；③麻木。而后肌肉瘫痪向上扩展（上升性麻痹）到上肢、躯干和面部。肌肉无力和瘫痪可在一天或几天内进展。肌肉瘫痪通常在约2周内达高峰。深反射常消失。患者通常出现流涎，咀嚼、吞咽和言语困难。口腔分泌物的处理可能是个问题。10%～30%的病例有呼吸

肌麻痹，继之出现急性通气衰竭。

尽管Guillain-Barré综合征是一种典型地上升性麻痹，即由下肢和躯干的下部向上扩展，但肌肉麻痹也可首先累及面部和上肢肌肉而后向下扩展。尽管无力常为对称性，在瘫痪扩展之前也可为单个上肢或下肢受累。瘫痪通常同时累及四肢。瘫痪的进展可能在任何时候停止。瘫痪达高峰后，通常数天或数周无变化。通常自发缓解并持续数周，少见病例或为数月。10%的患者遗留永久性神经功能缺损。约90%的患者完全恢复，但恢复期可能长达3年。如早期诊断，Guillain-Barré综合征的患者预后良好。典型的诊断基于患者的临床病史（如突然上升性麻痹）、脑脊液检查结果和异常肌电图结果。Guillain-Barré综合征患者的脑脊液显示蛋白升高（500 mg/dL），而淋巴细胞数正常，称之为蛋白细胞分离。肌电图有助于明确诊断和确定神经系统受累的范围。肌电图检测肌肉对神经刺激反应的电活动，同时检测神经电传导的性质和速度。

四、与Guillain-Barré综合征相关的心肺临床表现

与Guillain-Barré综合征（当通气衰竭未被合理地处理时）相关的主要肺部解剖学改变（图22-1）为肺不张（图3-8）、肺泡实变（图3-9）和支气管分泌物过多（图3-12），其所致的病理生理机制引起的临床表现如下。

临床资料

1.体格检查
（1）呼吸频率。
①随呼吸肌麻痹的程度变化。
②呼吸暂停（严重病例）。
（2）发绀。
（3）胸部查体
①呼吸音减弱。
②湿啰音和干啰音。
（4）自主神经功能障碍
①心率和心律失常。
②血压异常。

自主神经功能障碍见于全部病例的50%。自主神经功能障碍涉及交感或副交感神经系统过度反应或反应减弱。临床上，患者可表现为各种心律失常，如窦性心动过速（最常见）、心动过缓、室性心动过速、心房扑动、心房颤动和心脏停搏。

高血压和低血压亦可见到。尽管肠道和膀胱括约肌控制消失不常见，一过性括约肌麻痹可见于症状进展期。自主神经受累可为一过性或在病程中持续存在。

2. 实验室及专科检查

（1）肺功检查结果[‡]

（限制性肺病变）。

用力呼气流速结果

FVC	FEV_T	FEV_1/FVC 比值	FEF_{25% ~ 75%}
↓	N 或 ↓	N 或 ↑	N 或 ↓
FEF_{50%}	FEF_{200 ~ 1200}	PEFR	MVV
N 或 ↓	N 或 ↓	N 或 ↓	N 或 ↓

肺容量和肺容积结果

V_T	IRV	ERV	RV	
↓	↓	↓	↓	
VC	IC	FRC	TLC	RV/TLC 比值
↓	↓	↓	↓	N

负的吸气压（NIF）↓

（2）动脉血气分析

中到重症 Guillain-Barré 综合征

急性通气衰竭伴低氧血症（急性呼吸性酸中毒）。

pH[*]	PaCO_2	HCO_3^{-[*]}	PaO_2
↓	↑	↑（轻度）	↓

[*]当组织严重缺氧产生乳酸，pH和HCO_3^-值将低于预期特定的PaCO_2水平

（3）氧合指数[*]

$\dot{Q}_s/\dot{Q}_T$	DO_2[†]	$\dot{V}O_2$	C（a-$\overline{v}$）O_2	O_2ER	S$\overline{V}$O_2
↑	↓	N	N	↑	↓

[†]患者在乏氧状态得到以下补偿时总氧输送量可以正常：①心排血量增加；②血红蛋白升高；③两者兼有。当氧总运输量是正常的，氧气提取率通常也是正常的

3. 影像学表现

4. 胸部X线片 ①正常，或②透过度减低（当存在肺不张）。

如Guillain-Barré综合征伴发的通气衰竭被正确处理，胸部X线片应正常。然而，如果支气管肺卫生学和通气衰竭未被恰当处理，继发性肺炎导致的肺泡实变和肺不张可因气管支气管树的分泌物过度蓄积所致。这增加了受累肺段的密度。

五、Guillain-Barré 综合征的一般治疗

Guillain-Barré 综合征是一种潜在的临床急症，确诊后患者需被密切监护。主要的治疗应针对稳定患者的生命体征和支持治疗。最初，这种患者需在重症监护中心治疗。需反复检测患者的肺活量（VC）、吸气负压（NIF）、血压、氧饱和度和动脉血气。当临床资料显示情况紧急或急性通气衰竭时需进行机械通气。

充分的急性通气衰竭的临床指征包括：

1. VC<20 ml/kg。

2. NIF<-25 cmH_2O，即患者不能产生25cmH_2O以上的吸气负压。例如，只有-15的NIF可确定严重肌肉无力，重要的是可能出现了急性通气衰竭。

3. pH<7.35或PaCO_2>45 mmHg。

支气管肺卫生方案和肺膨胀治疗方案需被实行以预防或治疗黏液蓄积、气道阻塞、肺泡实变和肺不张。

与任何瘫痪的患者一样，Guillain-Barré 综合征患者血栓栓塞的风险增加。鉴于这种风险，常给予患者皮下注射肝素、弹力袜和所有肢体被动活动训练（每3 ~ 4h）。患者需经常翻身以预防皮肤破溃。可应用旋转床或Stryker架。血压不稳和心律失常需直接的关注。例如，硝普钠（Nipride）或酚妥拉明（Regitine）常用于严重高血压发作。心动过缓发作常用阿托品治疗。

[‡] 这些数值进行性恶化是预示通气衰竭发作的关键。

[*] C(a-$\overline{v}$)O_2.动静脉血氧分压差；DO_2.总氧输送量；O_2ER.氧气提取率；$\dot{Q}_s/\dot{Q}_T$.肺分流比率；S$\overline{V}$O_2.混合静脉血氧饱和度；$\dot{V}O_2$.氧消耗

（一）血浆交换

在严重病例，血浆交换（亦称血浆置换）在降低致残率和缩短 Guillain-Barré 综合征的临床病程上显示了其有效性。血浆交换清除了患者血浆内受损的抗体，而后自体血回输。因此认为，血浆交换清除了血浆中对周围神经进行免疫攻击的抗体。这一方法已被显示在疾病早期降低了循环抗体滴度。

（二）大剂量免疫球蛋白治疗

大剂量免疫球蛋白治疗是用于降低 Guillain-Barré 综合征的严重性和病程的另一方法。

（三）皮质类固醇

皮质类固醇在治疗 Guillain-Barré 综合征中未能证实其有效性。事实上，口服或静脉应用皮质类固醇可延长患者的恢复期。

（四）呼吸护理治疗方案

1.氧疗方案　氧疗被用于治疗低氧血症，减少呼吸及心肌做功。由于 Guillain-Barré 综合征可出现低氧血症，需辅助供氧。然而，由于 Guillain-Barré 综合征伴发的肺泡实变和肺不张，可能存在毛细血管分流。氧疗对毛细血管分流或肺泡低通气所致的低氧血症效果不佳（见氧疗方案，方案3-1）。

2.支气管肺卫生治疗方案　由于 Guillain-Barré 综合征伴发的黏液过度产生和蓄积，可应用一些支气管肺卫生治疗方法提高支气管分泌物的流动（见支气管肺卫生治疗方案，方案3-2）。

3.肺膨胀治疗方案　肺膨胀治疗常用于代偿 Guillain-Barré 综合征伴发的肺泡实变和肺不张（见肺膨胀治疗方案，方案3-3）。

4.机械通气方案　机械通气对于提供和支持肺泡交换是必须的，最终使患者转为自主呼吸。因为急性通气衰竭见于重症 Guillain-Barré 综合征的患者，常需持续机械通气。如果认为急性通气衰竭是可逆的，持续性机械通气是正确的选择（见机械通气方案，方案3-5，方案3-6，方案3-7）。

（五）物理治疗和康复

物理治疗通常在 Guillain-Barré 综合征患者开始恢复之前很久——常在患者仍在机械通气时即开始。如在病程长的病例，患者的上、下肢将被有规律地被动运动以保持肌肉的柔韧和强壮。恢复后，患者需频繁物理治疗以获得全部力量和正常的灵活性。水疗法（漩浴疗法）常用于缓解疼痛和促进肢体活动。完全恢复需要短至数周或长至3年。

［病例分析］

Guillain-Barré 综合征

一、入院病史和体格检查

48岁美国海军内科医师由于急性而严重的肌肉无力访问了医院基层门诊。他在医学院毕业后即参加海军。在服役期间，他有机会继续从事他的爱好——竞技性跳台滑水。多年来他在众多比赛中获得冠军，包括每年举行的全国比赛。25年来，他经过各个年龄组，常为头号种子选手，总是获得最高头衔。

该名男子身体素质超群。他是一个跑步健将和举重运动员，淡季时他经常去气候温暖的地方去练习跳台滑水。他从不吸烟，从未住过院。偶有感冒。2年前，他逐渐将注意力集中到他19岁的儿子，后者快速追逐其父的步伐，刚刚获得大学冰球男子部I的冠军。

该男子诉直至入院前3周，他感觉良好，期间经历了3d类流感综合征。回去工作后10d，在早查房时他感到足部刺痛和烧灼感。同一天的晚餐时，刺痛和灼烧感从足部放射到膝水平。他以为走了一整天累了，那天晚上他很早就睡了。然而第二天早上，他的腿完全麻木了，尽管仍能移动。他有点惊慌了，让他的儿子开车送他去诊所。他的医师（私人朋友）检查他后将他收入院进行诊断性病情检查和观察。

接下来的3d，实验室结果显示患者的脑脊液蛋白浓度升高，细胞数正常。电生理检查结果显示患者四肢的进行性上升性麻痹。他开始出现吃东西和咀嚼困难。监测患者的肺活量、吸气负压、脉搏血氧测定和动脉血气值（ABGs）的呼吸护理医师报告了所有指标的进行性恶化。Guillain–Barré 综合征的诊断在患者的病历上被记录下来。

当患者的ABGs为pH 7.29，$PaCO_2$ 53mmHg，HCO_3^- 23mmol/L，PaO_2 86 mmHg（2 L/min鼻导管吸氧时），呼吸治疗师呼叫主治医师，报告了他的急性通气衰竭评估结果。医师将患者转到重症监护病房，气管插管，并应用机械呼吸机。最初的通气设置如下：间断机械通气（IMV）模式，呼吸12/min，潮气量0.75 L，F_{IO_2} 0.40。

患者应用呼吸机后15min，似乎比较舒适。在12/min间断指令通气之间未观察到自主呼吸。其生命体征如下：血压126/82 mmHg，心率68/min。无发热。便携式胸部X线检查显示气管内插管位置良好，肺充盈良好。双肺野听诊呼吸音正常。其ABGs结果如下：pH 7.51，$PaCO_2$ 29mmHg，HCO_3^- 22mmol/L，PaO_2 204mmHg。脉搏血氧测定的血氧饱和度为（SpO_2）为98%。基于这些临床资料，记录了以下的SOAP。

二、呼吸评估与治疗计划 I

S：N/A（呼吸机下气管插管）。

O：生命体征：血压126/82mmHg，心率68/min，呼吸12/min（IMV）；无发热；无自主呼吸；胸部X线片：正常；呼吸音正常；ABGs（F_{IO_2}=0.40

时）：pH 7.51，$PaCO_2$ 29mmHg，HCO_3^- 22mmol/L，PaO_2 204mmHg；SpO_2 98%。

A：急性肺泡通气过度伴氧合过度（血气分析）。

肺泡通气量过度（pH增高和$PaCO_2$降低）。

F_{IO_2}过高（血气分析）。

P：根据机械通气方案和氧疗方案调整机械通气设置（降低潮气量和F_{IO_2}）。密切监护和再评估。

三、入院3d后

患者的心肺状态无显著变化。肌肉瘫痪无改善。之前48h的通气设置未被改变。皮肤颜色良好。胸部触诊和叩诊无显著特征。然而，双肺野听诊可闻及干、湿啰音。

定期从患者的气管内可抽出中等量的黏白色澄清分泌物。生命体征如下：血压124/83mmHg，心率74/min，肛温37.7 ℃（99.8 °F）。近期的便携式胸部X线检查未见明显病理学改变。F_{IO_2}为0.40时ABGs如下：pH 7.44，$PaCO_2$ 35mmHg，HCO_3^- 24mmol/L，PaO_2 98mmHg。SpO_2为97%。基于这些临床资料，记录如下SOAP。

四、呼吸评估与治疗计划 II

S：N/A。

O：皮肤颜色良好；双肺野干、湿啰音；定期吸出中等量白色澄清分泌物；生命体征：血压124/83mmHg，心率74/min，肛温37.7 ℃（99.8 °F）；胸部X线片：无显著变化；ABGs（F_{IO_2}=0.40）：pH 7.44，$PaCO_2$ 35mmHg，HCO_3^- 24mmol/L，PaO_2 98mmHg。SpO_2为97%。

A：目前通气设置下酸碱比率和氧合状态正常（血气分析）。

痰液过度聚积；可能进展为黏液栓和肺不张（湿啰音，干啰音，白色澄清分泌物）。

P：开始支气管肺卫生治疗方案（积极气管内吸痰术、取得痰液进行培养）。开始肺膨胀治疗方案（10 cmH_2O呼气末正压通气以防止任何早期肺不张的形成）。监测和再评估（每班4次）。

五、入院5d后

患者保持警觉和舒适，除了气管内插管。肌肉瘫痪无改变。皮肤颜色良好，触诊和叩诊无显著特征。尽管双肺野仍可闻及干、湿啰音，已不如48h以前明显。气管插管内可吸出少量澄清分泌物。生命体征如下：血压118/79mmHg，心率68/min，体温正常。近期便携式胸部X线片检查正常。F_{IO_2}为0.40时ABGs如下：pH 7.42，$PaCO_2$ 37mmHg，HCO_3^- 24mmol/L，PaO_2 97mmHg。SpO_2为97%。痰培养无明显异常。基于这些临床资料，下述SOAP被记录。

六、呼吸评估与治疗计划Ⅲ

S：N/A。

O：皮肤颜色良好；双肺野干、湿啰音改善；可吸出少量澄清分泌物；生命体征：血压118/79mmHg，心率68/min，体温正常；无自主呼吸；胸部X线片：正常；ABGs（F_{IO_2}=0.40）：pH 7.42，$PaCO_2$ 37mmHg，HCO_3^- 24mmol/L，PaO_2 97mmHg。SpO_2为97%。

A：目前通气设置下酸碱比率和氧合状态正常。

呼吸功能不全（无自主呼吸）。

分泌物减少（湿啰音，干啰音，澄清分泌物）。

P：持续通气管理方案。持续支气管肺卫生治疗方案。持续肺膨胀治疗方案。监测与再评估（第一秒用力呼气量，吸气负压，每班2次）

七、讨论

Guillain-Barré 综合征是嗜神经病毒感染后所致的神经肌肉麻痹。该患有上升性麻痹和感觉异常的典型病史，以及脑脊液蛋白浓度增高的有诊断意义的结果。在这种情况下，需连续检测和记录患者的肺活量（VC）、吸气负压（NIF）、血压、氧饱和度和动脉血气。一旦并发呼吸衰竭，需气管内插管和呼吸机进行呼吸支持。正如本章所讨论，急性通气衰竭的充分的临床指标包括：VC<20 ml/kg，NIF<−25 cmH_2O，pH<7.35和$PaCO_2$> 45 mmHg。正如呼吸管理者所记录的，3d内所有这些被监测的临床指标进行性恶化。

正如第一次评估所见，当发生急性通气衰竭，患者被转送到ICU，气管内插管，应用机械呼吸机。患者应用呼吸机后不久，其动脉血气值显示高氧血症和急性肺泡通气过度，此均由呼吸机设置所致。恰当的反应是立即调整呼吸机设置，包括降低潮气量或呼吸频率（或两者同时）和F_{IO_2}。评估时，患者无气道阻塞或分泌物的证据。因此不需要支气管肺卫生治疗方案（方案3-2）。实际上，那时候所有需要做的是通过呼吸机保证足够的通气和氧合。

然而，3d后，在第二次评估时，所有肺野可闻及湿啰音和干啰音。显然到了开始实施支气管卫生治疗方案的时候了，用吸痰术，甚至可能应用黏膜溶解剂治疗。由于存在肺不张的风险，需要在呼吸机上以PEEP的形式开始肺膨胀治疗方案（方案3-3）。此时需培养痰液看是否存在感染性微生物。

在最后一次评估时（2d后），气道分泌物的临床指征减少——肺野的干啰音消失，吸出少量澄清痰液。此时需要下调支气管卫生治疗方案。

需连续进行VC或NIF检测直至患者已准备拔管并持续到其后至少数天。事实上，拔管在开始机械通气后的3周左右。患者在一年内顺利地康复并返回至他的积极的生活方式中。

[自我测试与评估]

所有的习题答案都可以在Evolve站点上找到，如何您想获得更多的相关病例及资料请访问 http://evolve.elsevier.com/DesJardins/respiratory。

1. 在 Guillain-Barré 综合征中，周围神经有下述哪些病理改变？

（1）炎症

（2）传导神经冲动的能力增加

（3）脱髓鞘

（4）水肿

a.（2）和（3）

b.（3）和（4）

c.（2）、（3）和（4）

d.（1）、（3）和（4）

2. 下列哪些与 Guillain-Barré 综合征有关？

（1）肺泡实变

（2）黏液蓄积

（3）肺泡过度充气

（4）肺不张

a.（1）和（2）

b.（3）和（4）

c.（1）、（2）和（4）

d.（2）、（3）和（4）

3. Guillain-Barré 综合征更常见于？

（1）45 岁以上人群

（2）黑种人多于白种人

（3）男性多于女性

（4）儿童早期

a.（1）

b.（4）

c.（1）和（3）

d.（3）和（4）

4. 下列哪项是 Guillain-Barré 综合征可能的前驱感染？

（1）流行性腮腺炎

（2）猪流感疫苗

（3）传染性单核细胞增多症

（4）麻疹

a.（2）和（4）

b.（3）和（4）

c.（2）、（3）、（4）

d.（1）、（2）、（3）和（4）

5. 预计约有百分之多少的 Guillain-Barré 综合征患者完全康复？

a. 30%

b. 40%

c. 50%

d. 90%

6. 下列哪项是 Guillain-Barré 综合征患者气管插管和机械通气的指征？

（1）pH <7.40

（2）$PaCO_2$ >45

（3）FVC< 20 ml/kg

（4）NIF <−25 cm H_2O

a.（1）和（2）

b.（3）和（4）

c.（2）、（3）和（4）

d.（1）、（2）和（3）

第 22 章

重症肌无力

学习目标

阅读本章后你需要掌握以下内容：

1. 列举重症肌无力相关的肺部解剖学改变。

2. 叙述重症肌无力的病因。

3. 列举重症肌无力相关的心肺临床表现。

4. 叙述重症肌无力的一般治疗。

5. 叙述病例分析中的 SOAPs 的临床策略和理论基础。

6. 理解关键词，并完成本章自我评估与测试。

关键词

乙酰胆碱

抗胆碱脂酶药

胃内容物吸入

硫唑嘌呤

环孢菌素

复视

测力计

依酚氯铵试验

肌电图

冰袋试验

IgG 抗体

免疫抑制药

吗替麦考酚酯

新斯的明（溴新斯的明）

神经肌肉接头

血浆交换

泼尼松

上睑下垂

吡啶斯的明（溴吡斯的明）

睡眠试验

胸腺切除术

胸腺瘤

章节纲要

一、与重症肌无力相关的肺的解剖学改变

二、病因学和流行病学

三、筛查和诊断

（一）临床表现

（二）神经系统检查

（三）肌电图

（四）血液分析

（五）依酚氯铵试验

（六）冰袋试验

（七）睡眠试验

（八）CT 或 MRI

四、与重症肌无力相关的心肺临床表现

临床资料

五、重症肌无力的一般治疗

（一）胆碱酯酶抑制药

（二）免疫抑制药

（三）胸腺切除术

（四）血浆交换

（五）呼吸护理治疗方案

病例分析：重症肌无力

自我测试与评估

一、与重症肌无力相关的肺的解剖学改变

重症肌无力是一种慢性的神经肌肉接头疾病，干扰了乙酰胆碱在轴突末梢与随意肌受体位点之间的化学传递（图 22-1）。患者表现为疲劳和无力，休息后缓解。由于本病只累及神经肌肉（运动）接头，所以无感觉功能障碍。

肌肉无力可局限于某一孤立肌群（如一侧或双侧眼睑下垂），也可表现为全身性的无力，严重病例可累及膈肌。当膈肌受累时可出现通气衰竭。如通气衰竭未被恰当处理，可出现黏液蓄积，伴气道阻塞、肺泡实变和肺不张。

伴发于重症肌无力的通气衰竭相关的肺部主要病理学或结构性改变如下：

1. 黏液蓄积。
2. 气道阻塞。
3. 肺泡实变。
4. 肺不张。

二、病因学和流行病学

重症肌无力的病因似乎与乙酰胆碱受体抗体（IgG 抗体）在神经肌肉接头处阻断神经冲动传导有关。据认为，IgG 抗体在神经肌肉接头处干扰乙酰胆碱的化学传递，通过：①在肌细胞的受体位点阻断乙酰胆碱；②加快乙酰胆碱的降解；③破坏受体位点（图 22-1）。85% ～ 90% 的重症

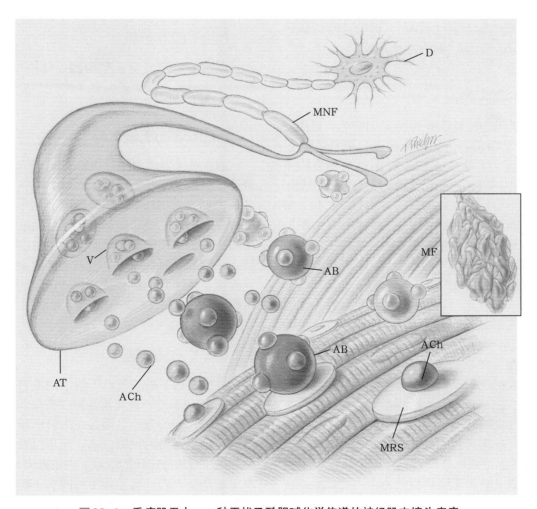

图 22-1　重症肌无力，一种干扰乙酰胆碱化学传递的神经肌肉接头疾病
AB. 抗体；ACh. 乙酰胆碱；AT. 轴突末梢；D. 树突；MF. 肌纤维；MNF. 有髓神经纤维；MRS. 肌肉受体位点；V. 囊泡。注意抗体的物理结构与 ACh 类似，使其得以结合（并阻断 ACh 结合）肌肉受体位点。插图示肺不张，肺部常见的继发性解剖学改变

肌无力患者存在受体结合抗体。尽管激活抗体形成的特定原因尚不清楚,但胸腺几乎总是存在异常;一般认为抗体产生于胸腺或相关组织。

在美国约30 000人患重症肌无力。常见于年轻女性和老年男性。通常本病女性发病高峰年龄为15～35岁,男性40～70岁。重症肌无力伴发的临床表现常被情绪失常、生理应激、暴露于剧烈温度变化、发热性疾病和妊娠所诱发。重症肌无力可导致死亡,尤其是发病后的最初几年内。然而,本病进展到10年后,极少导致死亡。

三、筛查和诊断

用于诊断重症肌无力的筛查方法和试验包括:①临床表现;②神经系统检查;③肌电图;④血液分析;⑤依酚氯铵(Enlon)试验;⑥冰袋试验;⑦睡眠试验;⑧胸腺CT或MRI。

(一)临床表现

重症肌无力的特征是慢性肌肉疲劳。肌肉在活动后进行性无力,休息后改善。症状和体征包括面肌无力,上睑下垂(单侧或双侧眼睑下垂),复视(双影),呼吸、说话、咀嚼、吞咽困难,步态不稳,重复运动后上肢、手、手指、腿和颈部无力。支配眼球、眼睑、面部和咽喉的肌肉尤易受累,且常首先受累。膈肌和胸壁呼吸肌也可无力而使患者通气功能受累。深呼吸和咳嗽受累导致患者出现支气管分泌物过多、肺不张和肺炎。

重症肌无力早期的症状和体征常难以明确。起病可为隐袭性、间断性或突然快速起病。患者可以:①在连续数周或数月内表现为健康正常;②仅在白天稍晚或晚上出现无力的体征;③或突然出现一过性全身无力包括膈肌。鉴于最后一个特点,通气衰竭常是一个潜在的风险。多数情况下,首个可被注意到的症状是眼肌无力(眼睑下垂)和患者面部表情的改变。随着疾病更为泛化,无力发展到上肢和下肢。肌无力常在肢体近端更为明显。患者爬楼梯、抬举物体、保持平衡和走路困难。严重病例上肢无力导致手不能举到嘴边。肌萎缩或疼痛罕见。腱反射通常正常。

(二)神经系统检查

神经系统检查包括腱反射、肌力、肌张力、触觉和视觉、步态、姿势、共济、平衡和智能检查。

(三)肌电图

肌电图通常用于明确重症肌无力的诊断,确定受累肌肉,确定易疲劳性的程度。肌电图给予神经重复刺激,如尺神经,同时记录肌肉反应。临床上,易疲劳的程度常通过让患者持续一定时间使用特定的肌肉来评估。例如,让患者长时间向上凝视;持续眨眼;保持双臂伸直,时间越长越好;或一口气大声数数,时间越长越好(正常50单位)。有时应用测力计来检查肌肉重复收缩后的肌力。

(四)血液分析

血液分析可发现乙酰胆碱受体抗体的存在。85%～90%的重症肌无力患者此类抗体水平升高。

(五)依酚氯铵试验

重症肌无力常用注射依酚氯铵(Enlon)进行确诊。依酚氯铵是一种短效药物,阻止胆碱酯酶降解由轴突末梢释放的乙酰胆碱。这一作用增加了神经肌肉的乙酰胆碱浓度,这将会抵消神经肌肉接头的抗体内流。如肌肉无力由重症肌无力所致,注射依酚氯铵后可见肌肉功能戏剧性地一过性改善(持续10min)。依酚氯铵试验的缺点是其可有胆碱能不良反应,包括心肺骤停。

(六)冰袋试验

对于上睑下垂(眼睑下垂)的患者,冰袋试验(图22-2)是一种非常简单、安全、可靠的诊断重症肌无力的方法。而且,冰袋试验并不需要特殊用药或昂贵的仪器设备,无不良反应。该试验为在患者的有症状的眼球上应用冰袋3～5min。对于重症肌无力,当上睑下垂改善(检查前后眼裂增大至少2mm)被视为试验阳性。

冰袋试验的主要缺点是仅当存在上睑下垂时有用。尽管复视(双影)的症状用冰袋试验亦可

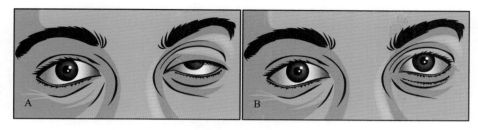

图22-2 冰袋试验
A.有上睑下垂（左眼睑下垂）的重症肌无力患者。B.同一患者，应用冰袋5min后。注意患者的左眼睑不再下垂

改善，但冰袋试验在不伴上睑下垂的复视患者中的可靠性常受到质疑，因为患者对复视的个人感觉是主观的。因此，对仅有复视而无上睑下垂的患者需谨慎操作。在因心脏状态或年龄而禁忌进行依酚氯铵试验的患者，冰袋试验尤为有用。

（七）睡眠试验

由于重症肌无力伴发的症状和体征在疲劳后加重、休息后减轻，睡眠试验安全、相对敏感且有特异性。当20～30min的睡眠后上睑下垂缓解提示重症肌无力。上睑下垂在5min后再次出现进一步支持重症肌无力的诊断。睡眠试验对于忙碌的内科医师常不太现实，因为需要一个暗室和安静的地方来促进睡眠，而且耗时。

（八）CT或MRI

CT或MRI扫描可被用于发现胸腺异常或胸腺瘤（通常是胸腺可伴发于重症肌无力的一种良性肿瘤）。胸腺切除术缓解了＞70%的重症肌无力患者的症状。事实上，甚至在没有肿瘤时亦可推荐胸腺切除术。胸腺切除似乎改善了很多患者的状况。

四、与重症肌无力相关的心肺临床表现

重症肌无力伴发的肺部主要解剖学改变（当通气衰竭未被恰当处理）（图22-1）肺不张（图3-8）、肺泡实变（图3-9）和支气管分泌物过多（图3-12），引起（或激活）的病理机制导致以下临床表现。

---

*这些数值进行性恶化是预示通气衰竭发作的关键

临床资料

1.体格检查
（1）呼吸频率
①因呼吸肌麻痹的程度而异。
②呼吸暂停（严重病例）。
（2）发绀（严重病例）
（3）胸部检查结果
①呼吸音减弱。
②湿啰音和干啰音。
2.实验室及专科检查
（1）肺功能检查结果[*1]
（限制性肺病变）。

用力呼气流速结果

FVC	FEV$_T$	FEV$_1$/FVC 比值	FEF$_{25\%～75\%}$
↓	N 或 ↓	N 或 ↑	N 或 ↓
FEF$_{50\%}$	FEF$_{200～1200}$	PEFR	MVV
N 或 ↓	N 或 ↓	N 或 ↓	N 或 ↓

肺容量和肺容积结果

V$_T$	IRV	ERV	RV	
↓	↓	↓	↓	
VC	IC	FRC	TLC	RV/TLC 比值
↓	↓	↓	↓	N

负的吸气压（NIF）↓

（2）动脉血气分析
中到重度重症肌无力
急性通气衰竭伴低氧血症（急性呼吸性酸中毒）。

pH[*]	PaCO$_2$	HCO$_3^-$[*]	PaO$_2$
↓	↑	↑（轻度）	↓

*当组织严重缺氧产生乳酸，pH值和HCO$_3^-$值将低于预期特定的PaCO$_2$水平

（3）氧合指数[*]

$\dot{Q}_s/\dot{Q}_T$	DO_2[†]	$\dot{V}O_2$	C(a-$\overline{V}$)O$_2$	O_2ER	$S\overline{V}O_2$
↑	↓	N	N	↑	↓

[†]患者在乏氧状态得到以下补偿时总氧输送量可以正常：①心排血量增加；②血红蛋白升高；③两者兼有。当氧总运输量是正常的，氧气提取率通常也是正常的

3.影像学表现　胸部X线片。
①早期正常。
②透过度减低（当存在肺不张或实变）。

五、重症肌无力的一般治疗

过去许多重症肌无力的患者在确诊后的最初几年内死亡。现在，众多的治疗措施使得大多数患者症状明显改善而正常生活。需频繁检测患者的肺活量、吸气负压、血压、氧饱和度和动脉血气。当临床资料显示情况紧急或急性通气衰竭需开始机械通气。

充分的急性通气衰竭的临床指征包括：
1.VC< 20 ml/kg。
2.NIF <-25 cmH$_2$O，即患者不能产生25 cmH$_2$O以上的吸气负压。如，只有-15的NIF可确定严重肌肉无力，重要的是可能出现了急性通气衰竭。
· pH < 7.35或PaCO$_2$> 45 mmHg。
需开始支气管肺卫生方案和肺膨张治疗方案以预防黏液蓄积、气道阻塞、肺泡实变和肺不张。在重症肌无力危象期，同样可以应用下述的治疗方法。

（一）胆碱酯酶抑制药

胆碱酯酶抑制药可增强乙酰胆碱的作用，被用于治疗重症肌无力。吡啶斯的明（溴吡斯的明）通常是重症肌无力的一线治疗药物。新斯的明（溴新斯的明）同样有效但不常用。这些药物抑制胆碱酯酶功能。这一作用增加了与循环中抗乙酰胆碱抗体竞争的乙酰胆碱的浓度，这些抗体干扰了乙酰胆碱兴奋肌肉受体的能力。尽管抗胆碱酯酶药物在轻度重症肌无力患者中有效，但是在严重病例中并非完全有效。

（二）免疫抑制药

皮质类固醇和类似药物，如泼尼松（去氢可的松）、环孢菌素（环孢灵）、吗替麦考酚酯（骁悉）、和硫唑嘌呤（Azathine）被用于抑制免疫系统。这些药物（免疫抑制药）常被用于较严重病例。应用类固醇后患者的肌力常明显改善。然而，接受长期类固醇治疗的患者可有严重的合并症如糖尿病、白内障、类固醇疾病、胃肠道出血、感染、骨无菌性坏死、骨质疏松症和精神病。

（三）胸腺切除术

尽管有争议，胸腺切除术使许多重症肌无力患者获益，尤其是年轻女性患者。重症肌无力患者的胸腺常是抗乙酰胆碱受体抗体的来源。有一些患者，肌力在手术后迅速改善，而另一些可能需要数月或数年。

（四）血浆交换

血浆交换是一种血浆置换术，通过用供者的血浆置换患者的血浆而"过滤"血中乙酰胆碱受体抗体。血浆交换在治疗重症肌无力时是一种救命的措施。然而，它比较耗时并可带来许多不良反应，如低血压、感染和血栓。

（五）呼吸护理治疗方案

1.氧疗方案　氧疗被用于治疗低氧血症，减少呼吸及心肌做功。由于重症肌无力可出现低氧血症，需辅助给氧。然而，由于重症肌无力伴发的肺泡实变和肺不张，可存在毛细血管分流。氧疗对毛细血管分流所致的低氧血症疗效不佳（见氧疗方案，方案3-1）。

2.支气管肺卫生治疗方案　由于重症肌无力伴发的黏液过度产生和蓄积，许多支气管卫生治疗方法可被用于增加支气管分泌物的流动（见支气管肺卫生治疗方案，方案3-2）。

3.肺膨胀治疗方案　肺膨胀措施常用于预防或消除重症肌无力伴发的肺泡实变和肺不张（见肺膨张治疗方案，方案3-3）。

4.机械通气方案　机械通气可被用于提供和

支持肺泡气体交换，最终使患者恢复自主呼吸。由于急性通气衰竭常见于严重重症肌无力患者，可能需要持续性机械通气。如认为急性通气衰竭可被逆转，应进行持续性机械通气（见机械通气方案，方案3-5，方案3-6和方案3-7）。

［病例分析］

重症肌无力

一、入院史

35岁西班牙裔美籍女性患者，学校教师，有一个3岁的儿子和一个无业的丈夫（"仍正在寻找生活中他真正合适的位置"）。该女性是一个事业高度成功的人。她刚刚获得教育学博士学位，但她继续在小学里给心爱的学生上课。她被她所在的大城市评选为"年度教师"。她学校的同事认为她是个工作狂。她从不吸烟。

在家里，她通常总是在"改动"中。她刚改装完厨房和2个浴室。周末她也给自己的后院做了美化，她尤其喜爱这个工作。只要都有时间她就陪儿子读书和玩耍。尽管她喜欢烹饪（她跟妈妈学的技能），她并不喜欢购买杂货。幸运的是，她丈夫爱干这个活。

在这次入院的前3周，该女患感觉眼睛疲惫。她开始有轻微复视。考虑到她工作太努力，她稍微放松了一点，早睡了1周。然而，她进行性地感觉到无力。她的下肢很快就感到疲惫，并出现咀嚼食物困难。因为担心，她最终去看了她的医师。在回顾了她的近期病史和进行了仔细的内科检查后，医师将她收入院进一步检查和治疗。

在接下来的48h内，她的身体状况进行性下降。在患者床边进行的重症肌无力的冰袋试验阳性，上睑下垂改善了5mm。她亦称复视在试验后改善了约10mm。应用依酚氯铵后，她的肌力显著增强了10min。电生理检查显示广泛肌肉受累及所有受累肌肉的高度易疲劳性。患者的病例上记录了重症肌无力的诊断。

该女患者开始出现进食时呛咳和食物误吸，被置入鼻饲管。她的言语越来越含混。她的双侧上睑下垂，不能按指令将头抬离枕头。呼吸治疗师监测了她的肺活量、吸气负压、脉搏血氧测定值和动脉血气，报告了所有指标的进行性恶化。

当患者的血气分析值为：pH 7.32，$PaCO_2$ 51mmHg，HCO_3^- 23mmol/L，和PaO_2 59mmHg（室内空气下），呼吸治疗师呼叫内科医师，报告了急性通气衰竭。医师将患者转至重症监护病房，插管（7号气管内插管，口唇处标记管长23cm），并应用机械呼吸机。最初的通气设置为：间断机械通气（IMV）模式，呼吸10/min，潮气量0.6 L，FIO_2 0.5，终末呼气压（PEEP）7cmH_2O。

患者机械通气25min后，出现情绪激动。无自主通气。生命体征如下：血压132/86 mmHg，心率90/min，肛温38℃（100.5°F）。便携式胸部X线片已拍摄，但图像正在处理中。听诊右肺可闻及正常肺泡呼吸音，左肺呼吸音减弱至消失。在FIO_2 0.5时，血气分析值如下：pH 7.28，$PaCO_2$ 64mmHg，HCO_3^- 26mmol/L，PaO_2 52mmHg。通过脉搏血氧饱和度检测其血氧饱和度为80%。基于这些临床资料，下述SOAP被记录。

二、呼吸评估与治疗计划 I

S：N/A（患者气管插管）。

O：无自主通气；生命体征：血压132/86 mmHg，心率90/min，呼吸10/min，体温38℃（100.5°F）；右肺正常呼吸音；左肺呼吸音减弱至消失；血气分析值（FIO_2 0.5时）：pH 7.28，$PaCO_2$ 64mmHg，HCO_3^- 26mmol/L，PaO_2 52mmHg；SPO_2 80%。

A：气管内插管可能位于右主支气管（左肺呼

吸音减弱至消失，血气分析值）。

急性通气衰竭并中度低氧血症（血气分析值）。可能是气管内插管位置错误导致的情况。

P：通知内科医师。检查胸部X线片。回拉气管内插管直至可闻及双肺呼吸音。

当可获取X线片时确定气管内插管的最初位置。机械通气方案（增加潮气量和FIO_2）。立即监测和再评估。

三、45min后

当患者的气管内插管被回拉3cm至唇部20cm处后，双肺可闻及正常肺泡呼吸音。首次胸部X线检查确认气管内插管被放置过深至患者的右主支气管。复查胸部X线片确认气管内插管现在隆突上约2cm的正常位置处。生命体征为：血压123/75 mmHg，心率74/min，体温正常。通气设置被重新调整，复查血气分析值如下：pH 7.53，$PaCO_2$ 27mmHg，HCO_3^- 22mmol/L，和PaO_2 176mmHg。她的SpO_2为98%。基于这些临床资料，下述SOAP被记载。

四、呼吸评估与治疗计划 Ⅱ

S：N/A（患者气管插管后应用呼吸机）。

O：生命体征：血压123/75 mmHg，心率74/min，体温正常；双肺野可闻及正常支气管肺泡呼吸音；胸部X线片：7号气管内插管位置良好（20cm@ lip）；肺通气充足；血气分析值：pH 7.53，$PaCO_2$ 27mmHg，HCO_3^- 22mmol/L，PaO_2 176mmHg；SPO_2 98%。

A：急性呼吸机所致肺泡过度通气（呼吸性碱中毒）伴低氧血症矫枉过正（血气分析值）。

P：根据机械通气方案调整目前设置（降低潮气量）。根据方案下调氧疗（降低FIO_2至0.21）。监测和再评估。

五、入院3d后

在过去的48h内无需改变患者的呼吸机设置。肌肉瘫痪未见改善。患者出现苍白，生命体征如下：血压146/88 mmHg，心率92/min，体温37.9℃（100.2°F）。大约每30min从气管插管内吸出大量黏稠黄痰。双肺听诊可闻及干啰音。取痰标本送至实验室进行痰培养。便携式胸部X线检查发现右肺下叶新的侵润病灶，符合肺炎或肺不张。血气分析如下：pH 7.28，$PaCO_2$ 36mmHg，HCO_3^- 17mmol/L，PaO_2 41mmHg。她的SpO_2为69%。基于这些临床资料，下述SOAP被记录。

六、呼吸评估与治疗计划 Ⅲ

S：N/A。

O：肌肉瘫痪未见改善；皮肤：苍白；生命体征：血压146/88 mmHg，心率92/min，体温37.9℃（100.2°F）；大量黏稠黄痰；双肺干啰音；胸部X线片：右肺下叶肺炎和肺不张；血气分析：pH 7.28，$PaCO_2$ 36mmHg，HCO_3^- 17mmol/L，PaO_2 41mmHg；SpO_2为69%。

A：支气管分泌物过多（干啰音，痰）。

感染可能性（黄痰，发热，胸部X线片：肺炎）。

代谢性酸中毒伴中到重度低氧血症（血气分析）。

可能由乳酸所致的酸中毒（血气分析）。

P：上调支气管肺卫生治疗方案（0.5ml沙丁胺醇加入2ml 10% 乙酰半胱氨酸中雾化治疗，1/4h；经常吸痰；24h和48h内痰培养）。启动肺膨胀治疗方案（呼吸机设置加入10cmH_2O呼气末正压）。上调氧疗方案（FIO_2增加到0.6）。密切监测和再评估（30min内检测血气分析）。

七、讨论

正如Guillain-Barré 综合征的患者，本例重症肌无力患者提供了另一个讨论继发于神经肌肉疾病的通气衰竭的机会。患者临床表现出的复视、吞咽困难和进行性肌无力是该病典型的特点。病史中的依酚氯铵试验阳性对最终确诊是必要的。同样需要注意的是在这类病例中误吸胃内容物并不少见。

在第一次评估时，治疗师需认识到该患并不仅是单纯呼吸衰竭。看到患者被插管，左肺呼吸音消失（插管误入右主支气管）。治疗师迅速正确反应，回拉气管内插管，直至双肺可听到呼吸音。

插管的位置不正确在45min后的胸部X线片中被确认。如果治疗师在将插管拔到隆突上之前等待45min，患者的呼吸状态会被严重损害。这一事件进一步证实了良好的床边评估技能的重要性。而且，由于此时可能存在乳酸性酸中毒，给氧尤为重要。在这种情况下将FIO$_2$调高到0.8～1.0是合适的。在这个早期节点上不应该有任何使患者脱机的企图。

第二次评估反映了患者正在好转，在目前的呼吸机设置下存在过度通气和给氧量过大。治疗师相应地调节呼吸机治疗，并开始纵向评估在这种状态下如果能够成功脱机患者合适的用力肺活量、1s用力呼气量和吸气负压。

最后一次评估提示患者正经历另外一次恶化。此时痰液呈脓性，双肺可闻及干啰音，右肺下叶出现肺炎或肺不张。患者存在需评估的失代偿性代谢性酸血症。患者的PaO$_2$只有41单位，这是一个重要的临床指征，表明代谢性酸中毒的原因是低氧下组织产生的乳酸所致。呼吸护理医师关注患者的氧合状态显然是合适的。这通过上调氧疗方案（方案3-1）（增加FIO$_2$到0.6）和启动肺膨胀治疗方案（方案3-3）（呼吸机设置增加10cmH$_2$O的呼气末正压）实施。

治疗师需参与这一过程，获取适当的痰培养，如以前未做过，预防性启动支气管肺卫生治疗方案（方案3-2）和药物雾化治疗方案（方案3-4）——经常吸痰，叩背，体位引流，并可能需要黏膜溶解剂。除了需理解乳酸性酸中毒，读者可能希望分析此时的代谢性酸血症的其他可能的原因（如代谢性酮症酸中毒、肾衰竭）。

不幸的是患者的肺脏状态进行性恶化，3周后死亡。

[自我测试与评估]

1.重症肌无力的症状和体征发病：
（1）缓慢隐袭
（2）突然快速
（3）间歇性
（4）常为无规律的
a.（1）
b.（2）
c.（2）和（4）
d.（1）、（2）、（3）和（4）

2.重症肌无力：
（1）更常见于年轻男患
（2）女性发病高峰年龄为15～35岁
（3）常由情绪失常和生理应激所诱发
（4）常有受体结合抗体
a.（1）
b.（2）和（4）
c.（2）、（3）和（4）
d.（1）、（2）、（3）和（4）

3.重症肌无力伴发下列哪项?
（1）支气管痉挛
（2）黏液蓄积
（3）肺泡过度膨胀
（4）肺不张
a.（1）和（2）
b.（2）和（4）
c.（1）、（2）和（4）
d.（2）、（3）和（4）

4.监测重症肌无力患者时，下列哪项是急性通气衰竭的指征?
（1）VC: 22 ml/kg
（2）pH: 7.31
（3）PaCO$_2$: 55 mmHg
（4）NIF: −15 cmH$_2$O
a.（1）和（3）
b.（2）和（4）
c.（2）、（3）和（4）
d.（1）、（2）、（3）和（4）

5.下列哪种抗体被认为阻断了重症肌无力神经肌肉接头处的神经冲动传导?
a. IgG
b. IgE
c. IgA
d. IgM

第 23 章

睡眠呼吸暂停综合征

学习目标

阅读本章后你需要掌握以下内容：

1.列举睡眠呼吸暂停综合征伴发的肺部解剖学改变。

2.描述睡眠呼吸暂停综合征的病因。

3.描述如何进行睡眠分析。

4.列举睡眠呼吸暂停综合征伴发的心肺临床表现。

5.描述睡眠呼吸暂停综合征-低通气指数和氧减饱和度指数。

6.描述睡眠呼吸暂停综合征的一般处理。

7.描述病例分析中的SOAPs的临床策略和理论基础。

8.解释关键词并完成本章后的自测题和新进展。

关键词

活跃或有梦睡眠

α 节律

呼吸暂停综合征-低通气指数（AHI）

自动调节CPAP机（AutoPap）

基础代谢指数（BMI）

双水平气道正压通气（BiPAP）

心动过缓-心动过速综合征

睡眠呼吸暂停综合征的心肺并发症

中枢性睡眠呼吸暂停综合征（CSA）

意识模糊性觉醒

持续气道正压通气（CPAP）

CPAP依从性

CPAP滴定多导睡眠图

δ 波

脑电图（EEG）

肌电图（EMG）

眼动电图（EOG）

帧

K复合波

激光辅助悬雍垂腭咽成形术（LAUP）

代谢综合征

混合性睡眠呼吸暂停综合征

睡眠呼吸暂停综合征的神经精神并发症

夜间低流量氧疗

非快速眼动（Non-REM）睡眠

阻塞性睡眠呼吸暂停综合征（OSA）

氧减饱和度指数（ODI）

Pickwickian综合征

多导睡眠图（PSG）

慢波睡眠

快速眼动（REM）睡眠

血氧饱和度监测

锯齿状波

睡眠密度

睡眠纺锤

睡眠分期

慢波睡眠（SWS）

分夜多导睡眠图

θ 波

悬雍垂腭咽成形术（UPPP）

可调气道正压通气（VPAP）

顶尖波

睡眠起始后清醒（WASO）指数

章节纲要

一、正常睡眠分期
（一）非快速眼动睡眠
（二）快速眼动睡眠

二、睡眠呼吸暂停综合征类型
（一）阻塞性睡眠呼吸暂停综合征
（二）中枢性睡眠呼吸暂停综合征
（三）混合性睡眠呼吸暂停综合征

三、诊断

四、与睡眠呼吸暂停综合征相关的心肺临床表现
临床资料

五、睡眠呼吸暂停综合征的一般治疗
（一）阻塞性睡眠呼吸暂停综合征的处理
（二）中枢性睡眠呼吸暂停综合征的处理

病例分析：阻塞性睡眠呼吸暂停综合征
自我测试与评估

尽管睡眠呼吸暂停综合征的临床特点已经在文献中被描述了数百年，直至1965年本病才被医学界广泛认可。在此之前，认为清醒时呼吸正常的人睡眠时也是正常的。同样，肺部疾病患者亦被认定睡眠时与觉醒时相比不可能出现更为严重的呼吸问题。几十年来，"休养"是一个公认的结核病的治疗方法。这些假设现在已经认为是不正确的。现在，呼吸治疗师（经过额外培训）常被睡眠障碍中心雇佣。睡眠呼吸暂停综合征是一种常见疾病，影响了超过1200万美国人。

一、正常睡眠分期

在正常睡眠中，人在两种主要睡眠期：非快速眼动（non-REM）睡眠（亦称安静或慢波睡眠）和快速眼动（REM）睡眠（亦称活跃或有梦睡眠）之间穿梭。每一期有相应的特征性的脑电图、行为和呼吸模式。

现在下列术语被推荐用于定义睡眠分期：

1. W期（觉醒状态）。
2. N1期（非快速眼动1期）。
3. N2期（非快速眼动2期）。
4. N3期（非快速眼动3期）——代表慢波睡眠；代替旧的3期和4期睡眠。
5. R期（快速眼动期）。

（一）非快速眼动睡眠

非快速眼动睡眠通常在人打瞌睡之后立即开始。这一期包括四期，各自进入更深的睡眠。在N1和N2期，呼吸频率和潮气量持续增加和降低，可见短期的呼吸暂停。脑电图显示慢波活动增加（慢波睡眠）和α节律消失。α节律被定义为包含8～13Hz的脑电信号。陈-施氏呼吸同样常见于非快速眼动期睡眠的老年男性，尤其在高海拔区。

在N3期，呼吸变得缓慢而规律。每分通气量常为1～2L/min，低于安静清醒状态。在N3期出现典型的变化，$PaCO_2$水平升高（4～8 mmHg），PaO_2降低（3～10 mmHg），pH降低（0.03～0.05单位）。正常情况下，非快速眼动睡眠持续60～90min。尽管个体可在非快速眼动睡眠的四期中移动，但是多数时间是在N2期。虽然浅睡眠期（N1和N2）通常是快速眼动睡眠之前的睡眠水平，但在任何时候人都可以从三个非快速眼动睡眠中的任一时期直接进入快速眼动睡眠。

（二）快速眼动睡眠

在快速眼动睡眠期脑电图描记可见快α节律爆发。在此期间呼吸频率变得浅快。在本期可出现频繁的睡眠相关的换气不足和呼吸暂停。正常成人呼吸暂停发作可频繁到5/h。这些呼吸暂停可持续15～20s，没有任何可觉察的影响。在正常婴儿，即使较短暂的呼吸暂停（10s）也可能引起关注。在快速眼动睡眠期低氧性通气反应和高碳酸性通气反应均明显降低，心率亦变得不规则，眼球快速运动。梦主要出现在快速眼动睡眠期，出现明显的运动张力降低（瘫痪）。骨骼肌瘫痪主

要累及上肢、下肢、肋间肌和上呼吸道肌肉。在快速眼动睡眠期膈肌活动保留。

出现在快速眼动睡眠期的肌肉瘫痪可通过两种主要方式影响人的通气。第一，由于在此期间肋间肌张力低下，膈肌产生的胸腔内负压常导致胸廓的矛盾运动。即吸气时肋骨间的组织内移，呼气时组织向外凸出。这种胸廓的矛盾运动导致功能残气量降低。在觉醒期，肋间肌张力使得肋骨间组织僵硬。

第二，上气道肌肉张力的消失使每次吸气时正常收缩而维持上气道开放的肌肉受累。这些肌肉包括咽后部肌肉，颏舌肌（正常时使舌前伸）和环杓后肌（声带的主要外展肌）。上气道肌肉张力的丧失可导致气道阻塞。吸气时膈肌收缩产生的咽部负压使声带闭合，咽壁塌陷，将舌后吸入口咽腔。

快速眼动睡眠期持续5～40min，每60～90min再次出现。接近夜晚睡眠末期快速眼动睡眠期延长并变得更为频繁。快速眼动睡眠占全部睡眠时间的20%～50%。多数研究显示在快速眼动睡眠期很难将受试者唤醒。表23-1总结了睡眠各期的脑电图结果。

二、睡眠呼吸暂停综合征类型

呼吸暂停综合征被定义为10s或更长的呼吸停止。在6h的睡眠中，非快速眼动和快速眼动睡眠中任一期或两期出现超过5/h呼吸暂停的患者，可被诊断睡眠呼吸暂停综合征。通常，快速

表23-1 睡眠分期

分期	脑电图	特点
睁眼清醒（W期）		脑电图显示β波和高频低波幅活动。EOG与REM睡眠波形相似——低波幅、混合频率和锯齿状波。EMG活动相对高波幅
闭眼清醒（思睡期）		EEG特征为显著α波（>50%）。EOG显示眼球缓慢转动，EMG活动相对高波幅
NREM睡眠		
N1期（浅睡眠）	顶尖波	EEG显示低波幅α波（8～13 Hz），可被混合频率活动和θ波（4～7 Hz）代替。常见顶尖波。顶尖波是尖的向上偏转的脑电波。许多顶尖波的波幅超过20μV。顶尖波常见于N1期末期。EOG显示眼球缓慢转动。EMG示活动减少和肌肉松弛。呼吸变得规则，心率和血压轻度下降。可打鼾。如觉醒，会说自己并未睡着
N2期（浅睡眠）	K复合波	EEG变得更为规律，主要由θ波（4～7 Hz）组成，混有突然爆发的睡眠纺锤（12～18 Hz），及一个或数个K复合波。睡眠纺锤是突然爆发的脑电活动，频率为12～14 Hz（6个或6个以上的波）。此期亦可见到顶尖波。EOG显示可有或无缓慢眼球活动。EMG可有低电压活动。心率、血压、呼吸频率和体温轻度下降。可打鼾。如觉醒，可诉其正在思考或做白日梦
N3期（慢波睡眠）	中度睡眠	0.5～2.0Hz的慢波活动，峰-峰波幅>75μV。EOG显示极少或无眼球活动，EMG低波幅活动。心率、血压、呼吸频率、体温和耗氧量持续降低。睡眠者可做梦，较难被唤醒

（续 表）

分期	脑电图	特点
（深睡眠）	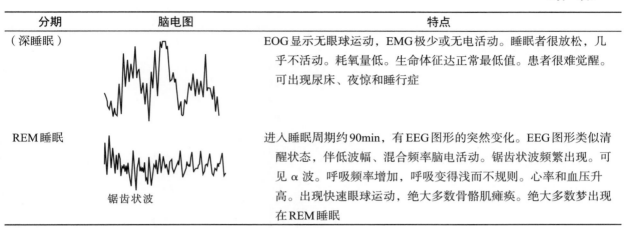	EOG显示无眼球运动，EMG极少或无电活动。睡眠者很放松，几乎不活动。耗氧量低。生命体征达正常最低值。患者很难觉醒。可出现尿床、夜惊和睡行症
REM睡眠	锯齿状波	进入睡眠周期约90min，有EEG图形的突然变化。EEG图形类似清醒状态，伴低波幅、混合频率脑电活动。锯齿状波频繁出现。可见α波。呼吸频率增加，呼吸变得浅而不规则。心率和血压升高。出现快速眼球运动，绝大多数骨骼肌瘫痪。绝大多数梦出现在REM睡眠

眼动睡眠期、仰卧位时每小时呼吸暂停综合征的发作更为频繁和严重。发作时间持续10s以上，偶尔＞100s。有严重睡眠呼吸暂停综合征的患者常每晚有500次以上的呼吸暂停发作。睡眠呼吸暂停综合征可见于所有年龄组；它在婴儿猝死综合征（sudden infant death syndrome，SIDS）中起到了重要的作用。主要有三种类型的睡眠呼吸暂停综合征：阻塞性睡眠呼吸暂停综合征（obstructive sleep apnea，OSA），中枢性睡眠呼吸暂停综合征（central sleep apnea，CSA）和混合性睡眠呼吸暂停综合征。最常见的类型是阻塞性睡眠呼吸暂停。

（一）阻塞性睡眠呼吸暂停综合征

据估计美国有超过1200万例阻塞性睡眠呼吸暂停综合征患者。

阻塞性睡眠呼吸暂停综合征由上气道解剖性阻塞所致，但存在持续的通气动作（图23-1）。在阻塞期，患者通常表现为安静不动，好像在屏住呼吸，而后逐渐拼命努力地吸气。通常呼吸暂停综合征发作只有在一次激烈的挣扎后才停止。在呼吸暂停综合征期末可听到一声被称为"摩擦性呼吸"的鼾音。在严重病例，患者可能突然觉醒，在床上坐起，大口喘气。这些发作被称为意识模糊性觉醒。阻塞性睡眠呼吸暂停综合征的患者通常在觉醒期表现出非常正常而规律的呼吸模式。

事实上，许多阻塞性睡眠呼吸暂停综合征的患者有常被称为Pickwickian综合征（以查尔斯·狄更斯的1837年出版的《匹克威克外传》中

的一个人物而命名）的表现。狄更斯对于Joe这个打鼾和白天过度嗜睡的"胖男孩"的描述，包含了现在被认为是睡眠呼吸暂停综合征的很多典型特点。表23-2显示了阻塞性睡眠呼吸暂停综合征伴发的常见症状和体征。然而，许多睡眠呼吸暂停的患者并不肥胖，因此临床疑诊并不应该局限于此类人群。表23-3提供了阻塞性睡眠呼吸暂停相关的较常见的危险因素。

阻塞性睡眠呼吸暂停综合征伴发的心肺疾病和其他疾病 阻塞性睡眠呼吸暂停综合征相关的疾病发病率因下列心血管疾病发病率的增高而增高：夜间型心绞痛和心脏病发作，房颤和其他心律失常，高血压和充血性心力衰竭。阻塞性睡眠呼吸暂停综合征伴发的代谢综合征包括高血压、高脂血症和向心性（躯干性）肥胖。睡眠呼吸暂停综

表23-2 阻塞性睡眠呼吸暂停综合征相关的症状和体征

· 响亮鼾声
· 睡眠期可见呼吸停止发作
· 突然觉醒伴气喘
· 睡眠维持困难（失眠）
· 觉醒伴口干或喉痛
· 晨起头痛
· 恶心
· 白天过度嗜睡（睡眠过度）
· 智力和人格改变
· 抑郁
· 夜间遗尿
· 阳萎

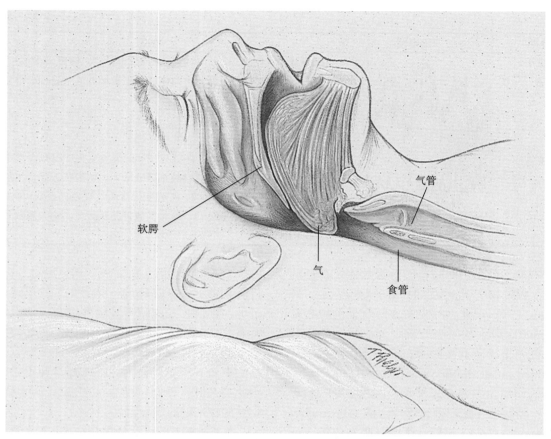

图 23-1 阻塞性睡眠呼吸暂停综合征。颏舌肌不能对抗吸气时关闭气道的力量，舌向口咽区内移动并阻塞气道

表 23-3　阻塞性睡眠呼吸暂停综合征相关的危险因素

超重	50%以上的阻塞性睡眠呼吸暂停综合征的患者超重。这提示上气道周围沉积的脂肪可阻塞呼吸
颈部尺寸	阻塞性睡眠呼吸暂停综合征常见于颈部尺寸大的患者。颈围超过17in增加了阻塞性睡眠呼吸暂停综合征的危险
高血压	阻塞性睡眠呼吸暂停综合征常见于高血压患者
上气道解剖性狭窄	上气道解剖性狭窄的常见原因包括咽部组织过多，扁桃体或腺样体肥大，鼻中隔偏曲，喉狭窄和声带功能障碍
慢性鼻塞	任何原因所致的慢性鼻塞患者发生阻塞性睡眠呼吸暂停综合征是正常者的2倍
糖尿病	糖尿病患者患阻塞性睡眠呼吸暂停综合征的可能性是正常人的3倍
男性	男性患阻塞性睡眠呼吸暂停综合征的可能性是女性的2倍
年龄＞65岁	阻塞性睡眠呼吸暂停综合征在65岁以上人群要多2~3倍
年龄＜35岁和黑人、西班牙人或太平洋岛民遗传性	在年龄＜35岁的人群中，黑种人、西班牙人和太平洋岛民阻塞性睡眠呼吸暂停综合征的发病率增高
绝经	阻塞性睡眠呼吸暂停综合征的风险在绝经后增高
睡眠呼吸暂停综合征的家族史	家族成员中有一个或多个患有阻塞性睡眠呼吸暂停综合征者出现阻塞性睡眠呼吸暂停综合征的风险增高
酒精、镇静药或安定药	抗抑郁药使上气道肌肉松弛
吸烟	吸烟者患阻塞性睡眠呼吸暂停综合征的可能性高3倍

合征的神经精神并发症包括晨起头痛、脑血管事件、夜间癫痫发作、抑郁和短期记忆丧失。

（二）中枢性睡眠呼吸暂停综合征

当延髓呼吸中枢不能向呼吸肌传递信号时出现中枢性睡眠呼吸暂停。特征为口鼻气流停止，同时吸气动作停止（膈肌移动消失），与其相反，阻塞性睡眠呼吸暂停的特征是呼吸暂停期存在吸气动作增强。

中枢性睡眠呼吸暂停伴发于心血管、代谢性和中枢神经系统疾病。正常时在睡眠起始或快速眼动睡眠起始可出现数次短暂的中枢性睡眠呼吸暂停。然而，当呼吸暂停或低通气发作的频率过多时（6h期间超过30次）可诊断中枢性睡眠呼吸暂停。表23-4列举了中枢性睡眠呼吸暂停有关的临床疾病。

表23-4　中枢性睡眠呼吸暂停伴发的临床疾病

·充血性心力衰竭（陈-施氏呼吸）
·代谢性碱中毒
·特发性低通气综合征
·脑炎
·脑干肿瘤
·脑干梗死
·延髓型脊髓灰质炎
·颈脊髓切断术
·脊髓手术
·甲状腺功能减退

（三）混合性睡眠呼吸暂停综合征

混合性睡眠呼吸暂停综合征结合了阻塞性和中枢性睡眠呼吸暂停。通常始于中枢性呼吸暂停，继之开始呼吸动作但无气流（阻塞性呼吸暂停）。临床上，大部分混合性呼吸暂停综合征的患者被以阻塞性睡眠呼吸暂停综合征进行分类（并治疗）。

图23-2显示了中枢性、阻塞性和混合性呼吸暂停中气流的模式、呼吸动作（通过食管压力反映）和动脉血氧饱和度。

三、诊断

睡眠呼吸暂停综合征的诊断始于患者和（或）患者的床伴的详细病史，尤其是注意打鼾、睡眠障碍和持续性白天嗜睡的出现。接着仔细检查上气道，并可能进行肺功能检查以确定是否存在上气道阻塞。

检测患者的血液看是否存在红细胞增多症、甲状腺功能低下和碳酸氢盐潴留。检测动脉血气值以确定休息、觉醒时血氧和酸/碱比率状态。如有可能，需检查碳氧血红蛋白水平。

需注意，脉搏血氧仪是假定患者有正常的血红蛋白、PaO_2和SpO_2关系情况下使用。如果存在碳氧血红蛋白，需从脉搏氧饱和度测定值中去除。如果脉搏氧饱和度测定值为90%，患者含有7%的碳氧血红蛋白，真正的氧饱和度应为83%（90%-7%=83%）。

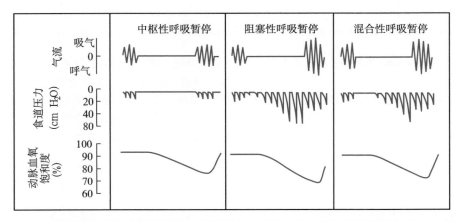

图23-2　中枢性、阻塞性和混合性呼吸暂停中气流的模式、呼吸动作（通过食管压力反映）和动脉血氧饱和度

胸部X线检查、心电图（ECG）和超声心动有助于评价是否存在肺动脉高压、右和左心室代偿状态及是否存在任何其他心肺疾病。

睡眠呼吸暂停综合征的诊断和分型通过多通道多导睡眠图睡眠研究进行确认，包括：①脑电图：检测脑的电生理学改变；②眼动电图：监测眼球运动，明确睡眠分期；③肌电图：监测肌肉活动；④有或无打鼾；⑤口鼻气流；⑥胸和（或）腹运动；⑦氧饱和度；⑧心电图。图23-3提供了一个快速眼动睡眠的多导睡眠图睡眠分析（PSG）中的代表性片段（称为一帧）。

在许多睡眠研究中心，OSA的诊断常基于睡眠呼吸暂停-低通气指数（apnea-hypopnea index，AHI）。睡眠呼吸暂停综合征被定义为气流停止——完全阻塞至少10s——同时患者SaO_2降低2% ~ 4%。低通气被定义为气流减少30% ~ 50%，同时患者SaO_2下降。正常的AHI 5/h。AHI评分提供了下述睡眠呼吸暂停综合征的3种严重性分类：

· 轻度——5 ~ 15/h呼吸暂停-低通气发作。
· 中度——15 ~ 30/h呼吸暂停-低通气发作。
· 重度——>30/h呼吸暂停-低通气发作[1]。

其他影响睡眠呼吸暂停综合征严重性的因素包括氧饱和度下降的程度，心律失常、心动过速、心动过缓的存在，生活质量，白天嗜睡的程度。氧减饱和度指数是检测SpO_2<90%时的睡眠时间百分比。诊断为OSA的患者亦可检查CT扫描或X线检查上气道以明确咽部狭窄的部位和严重性。诊断为睡眠呼吸暂停综合征主要是CSA的患者需仔细评估是否存在心脏疾病和累及大脑皮质和脑干的病变。睡眠密度来自于睡眠呼吸暂停综合征伴发的觉醒。用睡眠起始后清醒（WASO）

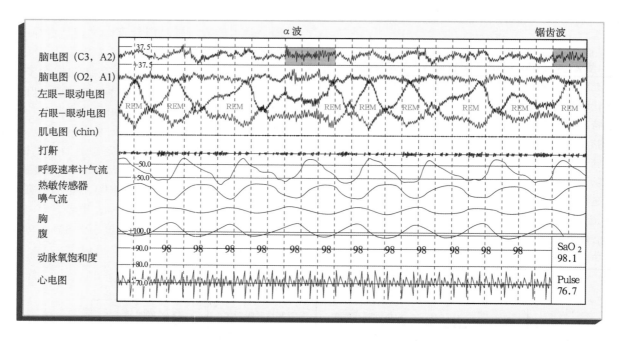

图23-3　30s一帧的快速眼动期睡眠（每一竖线等于1s），类似睁眼清醒帧。脑电图记录到低电压、混合脑电活动和频繁的锯齿状波（棕色条带）。可有α波（紫色条带）。眼动电图（EOG）记录到快速眼球运动（REM）。肌电图（EMG）记录到低电压活动和绝大多数骨骼肌的一过性瘫痪（如胳膊、腿）。呼吸频率不规则增快和减慢。在快速眼动睡眠，心率不规则，出现发作性心率增快和减慢。可有或无打鼾。快速眼动期并不象非快速眼动期睡眠一样令人放松。快速眼动期亦被称为异相睡眠。绝大多数梦境出现在快速眼动睡眠。PTAF：呼吸速率计气流；TNOAF，热敏传感器口鼻气流

---

① 在一次多导睡眠图睡眠分析中，患者睡眠中出现100~150/h呼吸暂停和低通气发作并不常见。在严重睡眠呼吸暂停的患者多导睡眠图中偶见一过性夜间SpO_2下降到30%水平以下。幸运的是，这些发作是自限性的，在呼吸暂停末患者觉醒。

指数检测。睡眠片段导致睡眠不解乏和白天困倦。

四、与睡眠呼吸暂停综合征相关的心肺临床表现

临床资料

1.体格检查（表23-2和表23-1）

（1）呼吸暂停综合征或低通气。

（2）发绀。

2.实验室及专科检查

（1）肺功能检查结果

下述结果预期出现于肥胖或充血性心力衰竭患者，即限制性病理生理学。

肺容量和肺容积结果			
V_T	IRV	ERV*	RV
N 或 ↓	↓	↓	↓
VC	IC	FRC	TLC	RV/TLC 比值
↓	↓	↓	↓	N

*ERV降低是向心性肥胖的标志

很明显，睡眠中检查肺功能并非易事。然而，阻塞性睡眠呼吸暂停综合征的患者在最大吸入和呼出流量曲线中可出现锯齿状波形。同样，阻塞性睡眠呼吸暂停综合征的特征是在无阻塞性肺疾病存在情况下，呼出50%的肺活量时呼出与吸入流率的比率（$FEF_{50\%}/FIF_{50\%}$）超过1.0。

而且，在快速眼动期相关的呼吸暂停发作时，由于肋间肌张力低，膈肌所致的胸内压大幅波动常导致胸廓明显的矛盾运动，即呼气时肋间组织内移，而呼气时组织向外凸出。这种胸廓的矛盾运动可导致肺活量（VC）、储备容积（RV）、功能残气量（FRC）和肺总量（TLC）进一步降低。这进一步加重了睡眠呼吸暂停综合征患者的夜间低氧血症。

（2）动脉血气分析

重度阻塞性睡眠呼吸暂停

慢性呼吸衰竭伴低氧血症（代偿性呼吸性酸中毒）。

pH	$PaCO_2$	HCO_3^-	PaO_2
N	↑	↑（显著）	↓

慢性通气衰竭基础上发生急性通气改变

由于急性通气改变常见于慢性通气衰竭的患者，呼吸治疗师需对下述情况熟悉并有所警觉：

·慢性通气衰竭并发急性肺泡过度通气，和（或）

·慢性通气衰竭并发急性通气衰竭（急性换气不足）

（3）氧合指数[①]

重度阻塞性睡眠呼吸暂停综合征

$\dot{Q}_s/\dot{Q}_T$	DO_2[†]	$\dot{V}O_2$	$C(a-\bar{v})O_2$	O_2ER	$S\bar{V}O_2$
↑	↓	N	↑	↑	↓

[†]异常氧和指数可作为换气不足和（或）肺不张的结果出现

[‡]患者在乏氧状态得到以下补偿时总氧输送量可以正常：①心排血量增加；②血红蛋白升高；③两者兼有。当氧总运输量是正常的，氧气提取率通常也是正常的

（4）血流动力学指标[②]

重度阻塞性睡眠呼吸暂停综合征

CVP	RAP	$\bar{PA}$	PCWP	CO	SV
↑	↑	↑	N 或 ↑	N 或 ↓	N 或 ↓
SVI	CI	RVSWI	LVSWI	PVR	SVR
↓	↓	↑	↓	↑	↑

[†]在呼吸暂停期存在上气道阻塞常伴心动过缓和CO一过性下降。这是矛盾的，因为低氧血症常导致心动过速。在睡眠呼吸暂停，氧输送（$QT \times CaO_2 \times 10$）下降，导致心电图出现"心动过缓-心动过速综合征"发作，及继于在试图代偿组织缺氧时肾上腺素剧增的血压波动

在呼吸暂停期心率下降，在呼吸暂停结束后增快。这一现象被称为心动过缓-心动过速综合征。认为颈动脉体外周化学感受器导致了这种反应，即当通气保持恒定或缺失（如在呼吸暂停发

---

① $C(a-\bar{v})O_2$.动静脉血氧分压差；DO_2.总氧输送量；O_2ER.氧气提取率；$\dot{Q}_s/\dot{Q}_T$.肺分流比率；$S\bar{V}O_2$.混合静脉血氧饱和度；$\dot{V}O_2$.氧消耗。

② CO.心排血量；CVP.中心静脉压；LVSWI.左心室做功指数；$\bar{PA}$.平均肺动脉压；PCWP.肺毛细血管楔压；PVR.肺血管阻力；RAP.右心房压；RVSWI.右心室做功指数；SV.每搏输出量；SVI.心搏出量指数；SVR.全身血管阻力。

作期），低氧刺激颈动脉体外周化学感受器使心率渐慢。因此，当肺不能扩张（如在阻塞性呼吸暂停期）时，颈动脉体对心率的抑制作用占优势。当肺牵张感受器兴奋后使通气恢复时，出现心率增快。

尽管心排血量在呼吸暂停期的改变存在困难，但是一些研究已经报道在呼吸暂停综合征期心排血量下降（30%），随之在呼吸暂停综合征期结束后增高（超过对照10%～15%）。对于睡眠呼吸暂停期间出现的夜间血氧饱和度下降，肺循环和体循环动脉血压反应性增高。肺动脉高压的程度与肺泡缺氧和血碳酸过多性酸中毒的严重程度相关。多年的每晚多次反复短暂发作的肺动脉高压可导致这些患者出现右心室肥大、肺源性心脏病和最终的心脏失代偿。

继发于交感肾上腺素能神经活动的阵发性全身血管收缩被认为导致了全身血压升高，后者常见于呼吸暂停期。睡眠呼吸暂停综合征现在被认为是全身性高血压最常见的和可纠正的原因之一。

3. 放射学检查

（1）胸部X线片

· 通常正常。

· 右心衰竭或左心衰竭。

由于肺动脉高压和红细胞增多症与呼吸暂停持续时期相关，可出现右心和（或）左心衰竭。这可以通过胸部X线片确认并有助于诊断。

（2）心律失常

①窦性心律失常。

②窦性心动过缓。

③窦性停搏。

④房室传导阻滞（二度）。

⑤室性期前收缩。

⑥室性心动过速。

⑦心房颤动。

在严重睡眠呼吸暂停综合征病例中常可能出现突然心律失常相关的死亡。呼吸暂停期可伴发窦性心律失常，窦性心动过缓和窦性停搏（超过2s）。窦性心动过缓的程度与氧饱和度下降的严重程度直接相关。阻塞性呼吸暂停常与心搏变慢的最大程度相关。房室传导阻滞（二度）、室性期前收缩和室性心动过速稍少见。呼吸暂停相关的室性心动过速被视为威胁生命的事件。

五、睡眠呼吸暂停综合征的一般治疗

（一）阻塞性睡眠呼吸暂停综合征的处理

持续气道正压通气　最常用的，并可以说是最有效的阻塞性睡眠呼吸暂停综合征的治疗方法是应用持续气道正压通气（CPAP）机。如前所述，许多阻塞性睡眠呼吸暂停综合征的原因与下述有关：①咽部的解剖学结构；②在快速眼动睡眠期正常出现的咽部肌肉张力下降。当阻塞性睡眠呼吸暂停患者吸气时，因膈肌收缩产生的气道负压导致咽部肌肉（及周围组织）被向内吸入。夜间持续气道正压通气治疗有助于预防低张力和阻塞的气道塌陷，是多数阻塞性睡眠呼吸暂停综合征病例的标准治疗（图23-4）。持续气道正压通气不是单纯中枢性睡眠呼吸暂停的

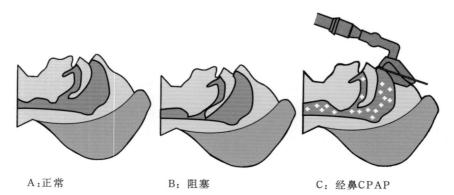

A：正常　　　　　　B：阻塞　　　　　　C：经鼻CPAP

图23-4　A.正常气道；B.睡眠时阻塞的气道；C.经鼻持续气道正压通气（CPAP）产生正压，保持气道在睡眠期开放

指征。

常在睡眠疾病实验室获得CPAP滴定下的多导睡眠图，以确定需要开放和维持患者气道的准确CPAP压力。如果自滴定研究后患者体重明显减轻或增加，关键的CPAP压力可能不正确。在住院患者，另一种选择是应用自动调节CPAP机（AutoPap），直到患者的状态稳定，可再次进行研究。

持续气道正压通气依从性。尽管事实上CPAP的有效性由CPAP滴定的多导睡眠图决定，长期（即在患者家里）的效果尚存在问题。美国睡眠医学协会建议理想的CPAP依从性为每晚仅5h。患者应用仪器既危险又存在问题。对于患者来说，适应CPAP机当然有一个"学习"曲线，但一旦这一关键的适应期过去，呼吸治疗师必须确认机器的确被按医嘱应用。目前，许多CPAP机有可下载的依从性特性，能够提供患者依从性的定期更新。如需支付CPAP机的费用，第三者责任保险机构越来越需要关于患者的CPAP依从性的客观文件。

（二）中枢性睡眠呼吸暂停综合征的处理

1.VPAP Adapt SV和自适应伺服通气[①] 随着自适应伺服通气法和可调气道正压通气（VPAP）的进展，ResMed VPAP Adapt SV给所有类型的CSA、混合性呼吸暂停和周期性呼吸（Cheyne-Stokes呼吸）提供通气支持。VPAP Adapt SV通过增加压力支持治疗呼吸暂停。为了确定保持患者上气道开放的压力支持的程度，适应VPAP 的SV算法连续计算目标通气。该计算方法利用以下三点达到所需压力支持和患者的呼吸模式之间的同步：

（1）患者近期的平均呼吸频率，包括吸-呼比（I:E）和呼气停顿的时间。

（2）每次呼吸过程中特定时间点测量的气流的瞬时方向、幅度和气流变化的频率。

（3）辅助呼吸频率15/min。

VPAP Adapt SV通过上述第1项和第2项保证通气支持与患者的通气动作同步。当患者经历一次中枢性呼吸暂停或低通气发作，压力支持首先工作以反映患者近期的通气模式。然而，如果呼吸暂停或低通气持续存在，VPAP Adapt SV逐渐利用辅助呼吸频率（上述第3项），见图23-5。

VPAP Adapt SV已被广泛认可作为CSA患者的一线治疗方法。许多CSA患者并不能耐受传统的双水平气道正压（BiPAP）通气支持治疗。这是由于压力必须被调整到一个恒定的高压以保证在呼吸暂停和低通气期时足够支持患者。结果，患者在正常呼吸或过度呼吸时通气过度。这可导致觉醒和不适，甚至可导致更多的CSA事件。VPAP Adapt SV：①在呼吸暂停和低通气时保持患者适度通气；②当过度通气或正常呼吸时降低通气支持。这些特点使BiPAP通气支持伴发的不适和觉醒降到最低。

2.用于治疗睡眠呼吸暂停综合征的治疗策略
过去几十年来，越来越明显的是许多病理状态与睡眠呼吸暂停相关，包括低氧血症、睡眠间断、心律失常、神经和精神疾病。通常，阻塞性和混合性呼吸暂停比CSA预后好。（表23-5）概述了睡眠呼吸暂停的各种治疗方法。（表23-6）总结了本章所述的关于阻塞性和中枢性呼吸暂停的主要治疗方法及其有效性。

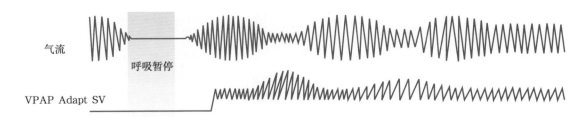

图23-5　VPAP Adapt SV通过增加压力支持对呼吸暂停反应。注意持续应用VPAP进行性抑制陈-施氏周期

表23-5　睡眠呼吸暂停综合征的治疗方法

减肥	许多阻塞性睡眠呼吸暂停的患者超重，尽管仅有超重并不是呼吸暂停的病因，减肥可明显减轻呼吸暂停的严重程度。确切的原因不明。减肥作为一个单独的治疗方法常以失败告终
睡眠姿势	一般认为多数阻塞性呼吸暂停在仰卧位更严重，事实上，可能仅在仰卧位时出现（姿势性睡眠呼吸暂停）。当患者被指导侧卧位而避免仰卧位睡眠时，呼吸暂停和白天嗜睡明显改善。另一些患者可能从头高位睡眠（如在躺椅上）中获益。这种睡眠习惯改变的作用可被患者仰卧位和侧卧位的血氧饱和度监测证明
氧疗	由于呼吸暂停中低氧血症相关的心肺合并症（心律失常和肺动脉高压），夜间低流量氧疗常用于抵消或减少氧饱和度下降，尤其是在中枢性睡眠呼吸暂停（见氧疗方案，方案3-1）。应用经鼻氧疗的有效性的原因是气道持续充满氧气，在非呼吸暂停期将被吸入。事实上，在预计呼吸暂停事件发生之前给患者"预给氧"。通常，给氧后睡眠片段化或嗜睡无改善
药物治疗	药物偶尔用于治疗中枢性睡眠呼吸暂停，包括快速眼动（REM）抑制药如普罗替林（Vivactil）。乙酰唑胺（Diamox）是碳酸酐酶抑制药，导致碳酸氢盐性利尿和轻度代谢性酸中毒，后者反过来刺激呼吸。亦对中枢性睡眠呼吸暂停病例偶有帮助。由于可调气道正压（VPAP）治疗在治疗中枢性睡眠呼吸暂停中如此成功，很少应用这些药物
手术	一些非肥胖性的阻塞性睡眠呼吸暂停患者可受益于导致呼吸暂停发作的解剖缺损或阻塞的手术矫正或旁路术
悬雍垂腭咽成形术	悬雍垂腭咽成形术（UPPP）是最长用于治疗鼾症和睡眠呼吸暂停的手术方法。在这个手术中，通过切除包括悬雍垂的软腭组织的后1/3使软腭组织变短。腭舌弓和腭咽弓的支柱被连在一起，如扁桃体仍存在则被切除。尽可能地切除过多的后侧壁组织。这种手术的成功率为30%~50%
激光辅助悬雍垂腭成形术	激光辅助悬雍垂腭成形术（LAUP）用以消除打鼾。这一手术方法应用激光切除喉后部的组织
鼻部手术	鼻部手术可用于切除鼻息肉或纠正鼻中隔偏曲
气管切开术	伴或不伴气管切开术的气管插管常为急症和对药物治疗或其他治疗措施反应不满意时的治疗选择
下颌前移术	约6%的阻塞性睡眠呼吸暂停的患者有下颌畸形。如由于颌后缩或小下颌畸形而患阻塞性睡眠呼吸暂停的患者可受益于下颌前移术。这一手术并不常实施且有相当大的风险
机械通气	
持续机械通气	当中枢性或阻塞性睡眠呼吸暂停出现急性通气衰竭时，插管和持续机械通气可用于其短期治疗
负压通气	对于中枢性睡眠呼吸暂停的患者，无气管内插管的负压通气可能有用。如应用于患者胸部和上腹部的负压胸甲可有效控制整晚的通气。负压胸甲在家应用方便。禁用于阻塞性睡眠呼吸暂停
膈神经起搏器	外用膈神经起搏器对于因中枢神经系统通过膈神经到膈肌的信号缺失所致的中枢性睡眠呼吸暂停可有效
医疗器械	口腔用具可理想地定位舌和下颚，是最成功的替代手术和经面罩或"鼻枕"持续气道正压通气（CPAP）的方法。这些用具对轻到中度阻塞性睡眠呼吸暂停的患者应用最佳。下颌覆、咬牙或磨牙（磨牙症）、颞下颌关节（TMJ）功能障碍的患者亦可受益于这些用具
颈托	少数患者应用颈托（类似于那些用于稳定颈椎骨折的）以减小气道的直径并减少呼吸暂停。这一方法的治疗的成功性尚有争议
其他治疗方法	患者需被建议避免应用酒精和抑制中枢神经系统的药物。酒精和镇静剂已被证实可增加睡眠呼吸暂停的严重性和频率。所有肥胖的睡眠呼吸暂停患者需被鼓励减肥

表23-6 阻塞性睡眠呼吸暂停综合征和中枢性睡眠呼吸暂停综合征的治疗方法及其效果

治疗	呼吸暂停的类型	
	阻塞性睡眠呼吸暂停（OSA）	中枢性睡眠呼吸暂停（CSA）
氧疗	罕有疗效，但在严重病例可在 CPAP基础上应用	有时有效
碳酸酐酶抑制剂 药物：乙酰唑胺	禁忌	可能推荐
外科		
气管切开术	有效（100%）	单独不推荐
腭咽成形术	偶有效	不推荐
下颌前移术	偶有效	不推荐
机械通气		
持续气道正压通（CPAP）	有效	不推荐
机械通气	短期	短期
负压通气	禁忌	
自适应伺服通气（可调气道正压通气）	不推荐	有效
膈神经起搏器	不推荐	实验性
医疗器械（如下颌前移矫正器）	可能推荐	不推荐

[病例分析]

阻塞性睡眠呼吸暂停综合征

一、入院病史

一位55岁白种人男性，曾在美国海军陆战队服役超过25年，46岁时以军士军衔退休。他完成了越南、格林纳达和贝鲁特的旅行。他最后的任务是在伊拉克和科威特的沙漠风暴行动。在他的军旅生涯中，他获得了一些奖章，包括一枚紫心勋章，因在越南他把一名海军同伴拖到安全地带时腿部受伤。在服役的最后三年内，他被分配到办公室与新兵一起工作，陪他们经历海军新兵训练营的不同阶段。

尽管并没有被强制退休，他觉得"是时候了"。他这些年来体重长了不少，达到海军体能上的挑战越来越困难。而且，当他在办公室进行文书工作时注意到自己常打瞌睡。他意识到如果他发现海军同事也这样做，他将立即给予严

厉的谴责。鉴于这些事态发展，他很遗憾地退役了。

在退休后的头几年，他作为志愿者在地方新兵募集办公室继续为海军工作。最初，他非常享受这份工作。他常发现自己的军事经验用在和新兵谈话时非常实用。然而，过去几年来，工作对他来说变得越来越困难，他的出勤率逐渐降低。他工作常拖拉。他告诉其他募集新兵的志愿者他总是疲惫，晨起头痛越来越严重。他的同事常发现他易激惹，并很容易动怒。

该男患者在家亦有麻烦。在入院的前几个月，他的妻子开始睡在他们女儿空出的房间内。他妻子说她不能再和丈夫住在一起了，因为他大声打鼾，并不停在床上不停地翻身。大约这时候，这个男患者临床上表现抑郁和性无能。尽管和妻子深入讨论，妻子也给予鼓励，但他并没有选择就医。直到入院的前几个小时他出现极度的呼吸

急促。

二、体格检查

在急诊室观察，该男患者表现出严重呼吸窘迫。他身高5英尺11英寸。体型肥胖，体重超过160kg（355磅），伴有大汗。基础代谢指数［BMI，BMI＝体重（kg）/身高（m^2）］为50。他皮肤发绀，颈静脉怒张。足部和下肢水肿（++++），蔓延至小腿中部。血压为164/100mmHg，心率78/min，呼吸频率22/min，体温正常。尽管他有明显不适，他说他的呼吸"还好"。他的妻子迅速大声说："那个该死的海军性格又来了！"

他的呼吸音正常但减弱。呼吸音减弱被认为主要源于患者的肥胖。胸部触诊无显著特征，因为肥胖叩诊不确切。胸部X线片显示心脏扩大，肺部无显著改变。为了治疗既定的肺源性心脏病，治疗医师立即给予患者利尿药。吸入室内空气下清醒状态的动脉血气分析结果如下：pH 7.54，$PaCO_2$ 58mmHg，HCO_3^- 48mmol/L，PaO_2 52mmHg。脉搏血氧测定的血样饱和度（SpO_2）为86%。

根据患者病史和目前临床表现，值班的呼吸治疗师疑诊患者为阻塞性睡眠呼吸暂停综合征。治疗师将这种可能性告知急诊室医师，要求进行多导睡眠图分析。医师要求呼吸治疗师记录他的评估。下述SOAP被制定。

三、呼吸评估与治疗计划 I

S："我呼吸得还好。"

O：体重160kg（355磅）；皮肤：潮红和发绀；颈静脉怒张，足和下肢至小腿中部（++++）水肿；生命体征：血压164/100mmHg，心率78/min，呼吸频率22/min，体温正常；口咽部检查为典型的阻塞性睡眠呼吸暂停综合征；呼吸音减弱，可能缘于肥胖；CXR：肺源性心脏病；肺正常；ABGs（室内空气下）：pH 7.54，$PaCO_2$ 58mmHg，HCO_3^- 48mmol/L，PaO_2 52mmHg。

A：阻塞性睡眠呼吸暂停可能（病史，肺源性心脏病，ABGs，外貌特征）。

慢性通气衰竭基础上的急性肺泡过度通气合并伴中度低氧血症（ABGs和病史）。

即将出现通气衰竭。

P：将为患者配置可报警的血氧计，设定在85%时报警。启动氧疗方案（文丘里型给氧面罩，FIO_2=0.28）。如果阻塞性睡眠呼吸暂停综合征被确认，开始持续气道正压通气（通过CPAP面罩）。监控和再评估（每4h的生命体征、心电图、ABGs和SpO_2）。

四、随后的72h

迅速被临床确诊为严重阻塞性睡眠呼吸暂停综合征。除了患者的阻塞性睡眠呼吸暂停的典型病史外，多导睡眠图在研究当晚记录了超过325次阻塞性呼吸暂停或低通气发作。连续气道正压通气（CPAP）滴定研究表明需12 cmH_2O的CPAP以有效治疗呼吸暂停综合征。除了患者的颈短、颈部肌肉发达和极度肥胖，口咽检查发现相对于他的身材显得口腔小和舌头大。软腭的游离缘在口咽部低垂，几乎看不到后面。悬雍垂增宽（++++）、变长；扁桃弓增宽（+++）。双侧经鼻吸入的空气减少。患者红细胞压积为51%，血红素值为17g/dl。

完整的肺功能检查（PFT）显示该男性有严重限制性障碍。而且，最大吸气-呼气流量曲线可见锯齿样波形。患者入院后第二天的胸部X线片显示心脏变小，肺野清晰。正在进行快速利尿。患者说他呼吸得好多了。

检查时患者不再呼吸急促。尽管他仍有潮红，但不像入院时看起来发绀。他的颈静脉不再怒张，下肢和足的周围性水肿已改善。他的呼吸音清晰但减弱。他在室内空气下的ABGs如下：pH 7.38，$PaCO_2$ 82mmHg，HCO_3^- 48mmol/L，PaO_2 66mmHg。SpO_2为91%。内科医师再次要求呼吸护理评估。基于这些临床资料，下述SOAP被记录。

五、呼吸评估与治疗计划 II

S："我呼吸得好多了。"

O：近期诊断：阻塞性睡眠呼吸暂停——在睡眠分析中记录到超过325次阻塞性呼吸暂停或低通气；颈短、颈部肌肉发达；上气道狭窄；肥胖；Hct 51%；Hb 17g/dl；PFTs：严重限制性障碍；最大吸气–呼气流量曲线可见锯齿样波形；发绀外观改善；呼吸音清晰但减弱；ABGs（室内空气下）：pH 7.38，$PaCO_2$ 82mmHg，HCO_3^- 48mmol/L，PaO_2 66mmHg；SpO_2 为91%。

A：严重阻塞性睡眠呼吸暂停被确认（病史，多导睡眠图分析，ABGs）。

慢性通气衰竭伴轻度低氧血症。

P：持续氧疗方案。开始持续气道正压通气（12 cmH_2O，通过面罩）。确保患者头高位睡眠并避免仰卧位。监控并再评估。

六、讨论

尽管阻塞性睡眠呼吸暂停综合征常在门诊确诊，经验表明在急性入院过程中它也常被确诊。在这个讨论的病例中，尽管患者首先出现在急诊室，他病得足以入院这一事实很快即明确，他的病情检查即从此开始。

在最初评估中治疗师需要对患者的鼻咽、口咽部和胸部进行仔细的检查。可发现典型的阻塞性睡眠呼吸暂停的上气道解剖学结构。当患者的多导睡眠图和CPAP滴定研究正在进行的时候，治疗师恰当地确保患者的氧合作用（FIO_2=0.28，文丘里型给氧面罩）而试图预防肺泡低通气。对类似这样典型的病例应用分夜监测（半标准多导睡眠图，半CPAP滴定）合乎程序。在这种情况下应用自动调节CPAP可有帮助。自动调节CPAP机感知患者的气道阻力，上调或下调CPAP压力以优化呼吸暂停发作期的气流。

患者的颈静脉怒张、红细胞增多症、心脏扩大和周围性水肿都提示肺源性心脏病。一旦患者所有的低通气和氧合作用被治疗，这种状态将会改善。许多医师会毫不迟疑给予患者碳酸氢盐丢失性利尿药，当这样处理时需注意代谢性酸中毒。当存在潜在的危险时治疗师（首次评估时）正确地分析形势，评估包括即将出现的通气衰竭，这真有可能发生。

在第二次评估后确定诊断。肺功能检查显示上气道阻塞和限制性障碍。基于pH为7.38，患者的$PaCO_2$显示在正常基线水平。严重阻塞性睡眠呼吸暂停的患者出现慢性通气衰竭（代偿性呼吸性酸中毒）并不罕见。治疗师需使患者避免仰卧位睡眠，而采取头高位睡眠。而且，由于患者需要开始一个强大的减肥项目，医师此时可能会要求营养学会诊。

在病例最后，患者的状况仍未明显改善，他期待着CPAP治疗的益处。事实上，CPAP治疗最终有效。在应用的第一周患者排尿9kg（20磅），在10cmH_2O的CPAP压力下获得了令人满意的氧合作用。

阻塞性睡眠呼吸暂停综合征的诊断常并发其他原发性呼吸疾病，如慢性阻塞性肺病（COPD）、肺炎、肺不张或胸壁畸形。治疗在这些情况下更加复杂，如有不同的话，更应依据数据处理，仔细检查所有主观和客观数据。

阻塞性睡眠呼吸暂停综合征是心血管和中枢神经系统疾病的发病率和死亡率（心肌梗死、心律失常、高血压和脑血管意外）的一个显著风险。亦可见到精神病学后果，包括抑郁、睡眠相关的工作状态不佳和白天汽车事故。目前的证据表明如果有效地治疗了睡眠障碍相关的呼吸问题，这些患者可能不出现这些后果。CPAP治疗的依从性很重要但难以达到。如果想达到持续的好的疗效，密切的临床监控很重要。

[自我测试与评估]

在Evolve可以找到问题的答案。要访问其他学者评估问题和病例分析，为现实案例寻找文本资料可以访问http://evolve.elsevier.com/DesJardins/respiratory。

1.非快速眼动（non-REM）睡眠的其他称呼是什么？

（1）慢波睡眠

（2）活跃睡眠

（3）有梦睡眠

（4）安静睡眠

a.（1）

b.（3）

c.（4）

d.（1）和（4）

2.在非快速眼动睡眠期，在哪期呼吸变得慢而规则？

（1）1期

（2）2期

（3）3期

（4）4期

a.（3）

b.（1）和（2）

c.（2）和（3）

d.（3）和（4）

3.当呼吸暂停-低通气指数（AHI）为下述哪项时，被认为存在中度睡眠呼吸暂停？

a. 3 ~ 5/h

b. 3 ~ 10/h

c.15 ~ 30/h

d.30 ~ 60/h

4.在呼吸暂停发作期，患者常表现为下述哪项？

（1）系统性低血压

（2）心流出量降低

（3）心率增快

（4）肺动脉高压

a.（1）和（3）

b.（2）和（4）

c.（3）和（4）

d.（1）、（2）和（3）

5.严重呼吸暂停发作期常伴有下述哪项？

（1）室性心动过速

（2）窦性心动过缓

（3）室性期前收缩

（4）窦性心律失常

a.（2）和（3）

b.（3）和（4）

c.（2）、（3）和（4）

d.（1）、（2）、（3）和（4）

6.在REM睡眠期，瘫痪位于：

（1）上肢肌肉

（2）上气道肌肉

（3）下肢肌肉

（4）肋间肌

（5）膈肌

a.（4）

b.（5）

c.（4）和（5）

d.（1）、（2）、（3）和（4）

7.正常情况下，REM睡眠占总睡眠时间的百分比是多少？

a. 5% ~ 10%

b. 10% ~ 20%

c. 20% ~ 25%

d. 25% ~ 30%

8.下列哪项是阻塞性呼吸暂停的治疗方法？

（1）膈肌起搏器

（2）CPAP

（3）茶碱

（4）负压通气

a.（1）

b.（2）

c.（3）和（4）

d.（1）和（4）

9.下列哪项是中枢性睡眠呼吸暂停的治疗方法？

（1）负压通气

（2）CPAP

（3）气管切开术

（4）VPAP

a.（1）

b.（3）

c.（1）和（4）

d.（2）和（3）

10.REM睡眠期正常的呼吸暂停期持续多久？

a. 0 ～ 5s

b. 5 ～ 10 s

c. 10 ～ 15 s

d. 15 ～ 20 s

11.当睡眠呼吸暂停的确切分型已通过常规多导睡眠图确诊（如阻塞性、中枢性或混合性睡眠呼吸），下述哪项呼吸治疗措施可被安全使用？

a. VPAP

b.低流量经鼻给氧治疗

c. CPAP

d. AutoPap

第十一篇

新生儿及婴幼儿呼吸系统疾病

第24章

婴幼儿呼吸系统疾病

学习目标

阅读本章后，你需要掌握以下内容：

1.列举婴幼儿呼吸系统疾病的临床表现，包括

（1）与吸气过程中胸腔负压增加相关的临床表现。

（2）鼻翼扇动。

（3）呼气性呻吟。

2.描述早产儿呼吸暂停的意义。

3.列举导致新生儿呼吸暂停的因素。

4.描述新生儿持续性肺动脉高压（PPHN）。

5.描述新生儿呼吸系统疾病的动脉血气变化，描述新生儿肺疾病导致动脉血氧分压降低的三个主要机制。

6.描述新生儿呼吸系统疾病的客观实验室结果，评估病情严重程度及一般治疗方案。

7.描述阿普伽评分的主要内容。

8.理解关键词并完成本章自我评估与测试。

关键词

阿普伽评分
早产儿呼吸暂停
缓激肽
胸腹部皮肤发绀
动脉导管
内皮细胞舒血管因子
呼气性呻吟
鼻翼扇动
卵圆孔
肋间软组织凹陷
新生儿持续肺动脉高压
前列腺素
胸骨下及肋间软组织凹陷和腹部膨隆（跷跷板运动）

章节纲要

一、婴幼儿呼吸系统疾病的临床表现

（一）与吸气过程中胸腔负压增加相关的临床表现

（二）鼻翼扇动

（三）呼气性呻吟

（四）早产儿呼吸暂停

（五）持续性肺动脉高压（PPHN）

（六）动脉血气

二、新生儿评估

阿普伽评分

自我测试与评估

一、婴幼儿呼吸系统疾病的临床表现

呼吸系统疾病是NICU（新生儿重症监护病房）收治患者的主要病症之一，而引起婴幼儿呼吸系统疾病的主要原因就是缺氧。疾病早期的临床表现包括嗜睡，发绀，呼吸频率增快，鼻翼扇动，呼气性呻吟，胸骨下凹陷，心动过速，高血压，急性肺换气过度及低氧血症。而晚期的临床表现包括呼吸频率减慢，喘息，呼吸暂停，心动过缓，血压下降，急性呼吸衰竭伴二氧化碳潴留和低氧血症。

婴幼儿呼吸系统疾病的病理生理机制和临床表现与年长儿甚至和成人相似，但是也有一些是婴幼儿所特有的。本章节概述了呼吸系统疾病的重要临床表现和相关的病理生理机制。

（一）与吸气过程中胸腔负压增加相关的临床表现

婴幼儿胸廓骨骼结构中有大量的软骨，使胸廓富有弹性，所以胸廓的顺应性很高。相对于胸廓的高顺应性，呼吸系统疾病患儿的肺部顺应性却很低。为了代偿肺部较低的顺应性，患儿在吸气时必须产生更多的胸腔内压。这导致以下表现（图24-1）。

1.吸气时肋间软组织凹陷。

2.吸气时胸骨下区域软组织凹陷，腹部区域膨隆呈跷跷板样表现。胸骨下区域软组织收缩是因为吸气时高胸腔负压所导致的，腹部膨隆是因为吸气时膈肌收缩导致的。

3.胸腹区域发绀。

（二）鼻翼扇动

鼻翼扇动是婴幼儿呼吸系统疾病常见的临床表现之一，这可能是人体为了促使空气进入气道的一种面部反射。表现为吸气时鼻孔肌肉扩张向侧面牵拉鼻翼，使鼻孔扩大，增加了空气进入气道的横截面积（图24-2）。

（三）呼气性呻吟

婴儿呼吸系统疾病常出现呼气性呻吟，它经常

是听诊时可发现的第一个体征。当患儿呼气时，其会厌会盖住声门，导致肺内压力增高。当会厌突然张开，大量气体通过声带呼出，从而产生了呻吟，所以有些人认为呼气性呻吟的声音与叫声很相似。呼气性呻吟是一种自然的生理机制，增加了肺泡内压力，一定程度上缓解了呼吸系统疾病时所导致的肺换气不足（如新生儿呼吸窘迫综合征）。当肺泡内压力增高时，患儿的动脉血氧分压也相应增高。

（四）早产儿呼吸暂停

新生儿期时常出现周期性呼吸，表现为呼吸停止随即呼吸频率增高，并循环出现。早产儿呼吸暂停也很常见，它指的是＜37周的早产儿呼吸停止＞20s，或停止时间足够长以引起心动过缓、发绀或两者同时出现。75%的早产儿（体重

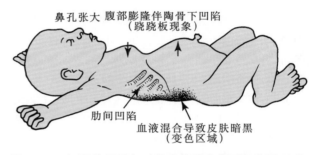

图24-1 与婴幼儿吸气过程中胸腔负压增加相关的临床表现。 一般特点包括：鼻翼扇动，胸腹区域发绀，胸骨下及肋间软组织凹陷，腹部膨隆，跷跷板运动

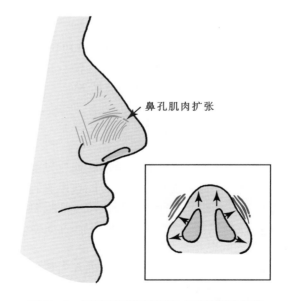

图24-2 深吸气时鼻翼部肌肉导致鼻孔扩张

＜1250g）会出现严重的呼吸暂停。25%的新生儿（体重＞1500g）也会出现严重呼吸暂停。一般来说新生儿胎龄越小，呼吸暂停的发生率越高。

早产儿因其中枢神经系统、免疫系统、呼吸系统、化学感受器等发育不完善，故很容易出现呼吸暂停发作，需要注意的是快速动眼睡眠阶段在睡眠呼吸暂停发作中也起了重要的作用。（表24-1）中所列举的几种因素也可导致呼吸暂停的发作。

（五）持续性肺动脉高压（PPHN）

新生儿持续性肺动脉高压是肺炎、胎粪吸入综合征及新生儿呼吸窘迫综合征等疾病的常见并发症。表24-2列举了新生儿持续性肺动脉高压的相关因素。

PPHN的确切机制尚未完全清楚，可能是因为缺氧和高碳酸血症，pH下降等多种原因导致的反射性肺血管收缩引起的。这种情况使肺血管阻力增高，右心压力升高，当右心房压力超过左心房时，即发生卵圆孔水平及动脉导管水平的右向左分流。（胎儿循环系统路径 图 24-3）。

婴儿的肺血管阻力在出生后24h内会降低近80%，原因是①动脉血氧分压及pH上升；②肺膨胀；③舒血管物质的释放，包括前列腺素、缓激肽、内皮细胞舒血管因子（ERF）。但是PPHN患儿肺血管阻力仍然很高，这是因为肺血管对血液灌流的高敏感性导致的。临床表明，PPHN通常发生于婴儿生后12h内，伴有发绀、呼吸急促、肋间软组织凹陷、鼻翼扇动、呻吟等。动脉血气分析明确显示通过氧疗也很难纠正PPHN引起的动脉血氧降低。肺血管阻力增高会使右心室后负荷压力增高，这可能会导致心脏扩张。

（六）动脉血气

婴幼儿呼吸系统疾病中急性肺通气过度和急性呼吸衰竭伴低氧血症很常见，而在患有胎粪吸入综合征、新生儿暂时性呼吸困难、呼吸窘迫综合征、肺漏气综合征、呼吸道合胞病毒感染和（或）膈疝的患儿尤为明显。

患有呼吸系统疾病时，引起患儿血氧分压降低的机制主要有3个：①肺内分流及静脉混流；②新生儿持续性肺动脉高压；③新生儿疲劳。发

表24-1　引起早产儿呼吸暂停发作的因素

通气控制
　快速眼动睡眠阶段
　低氧血症和高碳酸血症
　翁丹呼吸困扰症（原发性肺泡换气不足）
刺激反射
　经鼻咽气管吸痰
　喉反射
　肠蠕动
　呃逆（打嗝）
环境条件
　室温变化
神经系统疾病
　癫痫
　颅内出血
　脑膜炎
药物应用
　镇静类药物
　镇痛类药物
　前列腺素类药物
呼吸系统疾病
　呼吸窘迫综合征（RDS）
　肺炎
　新生儿暂时性呼吸困难（TTN）
　胎粪吸入综合征（MAS）
　支气管肺发育良（BPD）
　膈疝
循环系统疾病
　动脉导管未闭
　充血性心力衰竭
　右向左心内分流
全身性表现
　低体温
　低血糖
　低钠血症
　低钙血症
　败血症（B族链球菌）
体位
　俯屈位
先天畸形
　小颌畸形
　鼻后孔闭锁
　巨舌

表24-2 新生儿持续性肺动脉高压的相关因素
母体因素
糖尿病
剖宫产
缺氧
循环系统因素
低血压
先天性心脏病
休克
血液系统因素
血细胞比容增高
败血症
母胎失血
胎盘早剥
前置胎盘
急性失血
呼吸系统疾病
胎粪吸入综合征
新生儿呼吸窘迫综合征
肺炎
胎儿因素
宫内压力
缺氧
pH下降
胎盘血管畸形
其他因素
中枢神经系统疾病
低血
低钙血症
神经肌肉性疾病

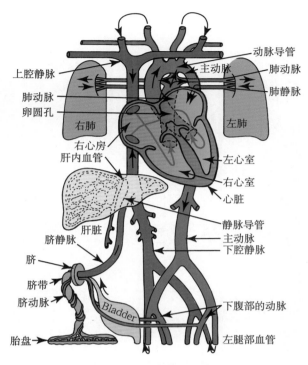

图24-3 胎儿血液循环

红色=动脉血 蓝色=静脉血

病早期患儿常出现过度通气，使$PaCO_2$降低而pH升高，如病情恶化发展至中晚期，就会导致急性呼吸衰竭，$PaCO_2$持续增高，进而HCO_3^-增高，pH下降。当组织缺氧严重到产生乳酸时，pH和HCO_3^-水平将会低于预期$PaCO_2$的特定水平。

二、新生儿评估

学习完第3章后我们应该知道，一个完整的评估体系包括①系统收集临床数据；②数据评估；③选择合适的治疗方案。新生儿呼吸系统疾病的评估与年长儿和成人一样要时常进行。为了加强理解，图24-4中显示了新生儿呼吸系统疾病的客观数据，评估方法及治疗方案。另一种评估方法就是阿普伽评分。

阿普伽评分

Apgar评分是在临床中可快速判断新生儿是否需要抢救或者转入NICU。评分包括生后1min评分和5min评分。主要包含5项胎儿娩出后对外界环境的反应。图24-5所描述的，分别为皮肤颜色、心率、对刺激的反应、肌张力和呼吸。每项0～2分，共计10分。例如，Apgar评分为8/10就表示1min评分为8分、5min评分为10分。

0～3分为重度窒息、4～7分为轻度窒息、8～10分为正常。通常情况下5min评分高于1min评分。如果1min评分较低则患儿需立即抢救。包括清理呼吸道、吸氧。如果患儿5min评分仍低则需特殊处理，如转入NICU，持续气道正压（CAPA），机械通气等。

婴儿出生后如果出现反应差，皮肤苍白或皮肤发绀，呼吸暂停，心动过缓等症状则需立即进行复苏，判断复苏是否直接有效需要根据以下方面：①心率恢复正常，随后皮肤颜色改善，有自主呼吸；②患儿的呼吸音及反应。

A

NEONATAL RESPRATOR YCARE POCKETCARO

病史	客观资料（呼吸系统疾病的临床表现）				评估	治疗方案
	视诊	听诊	血气分析	X线	病因	
早产儿，剖宫产妊娠糖尿病，多胞胎，同胞患有RDS	· 软组织凹陷 · 鼻翼扇动 · 矛盾呼吸（跷跷板运动） · 发绀或苍白	· 呼气性呻吟 · 呼吸音弱 · 可能闻及湿啰音	FIO_2↑，PO_2↓/SPO_2（注意早产儿PO_2维持在60%~80%）避免>95%	颗粒状影和磨玻璃影	RDS： · 肺表面活性物质缺乏 · 肺不张	· 氧疗 · 过度通气治疗（CPAP/PEEP） · 机械通气 · 应用肺表面活性物质
早产，RDS病史，机械通气	· 胸廓运动减弱	· 心音低钝或心音遥远	FIO_2↑，导致PO_2/SPO_2↓	小囊泡影（可能有液平）	肺间质气肿（PE） · 气体陷闭	· 氧疗 · 降低通气压力 · 允许性高碳酸血症 · 可能应用高频通气，主气管插管 · 气压伤监测
低体重初生儿，RDS，长时间吸氧，生长缓慢	· 不吸氧就发绀 · 桶状胸	· 喘鸣音 · 干啰音 · 湿啰音	PCO_2↑，pH正常，PO_2/SPO_2↓	囊泡影	BPD： · 气体陷闭 · 支气管痉挛症	· 氧疗 · 支气管扩张治疗 · 支气管肺卫生治疗 · 允许高碳酸血症 · 肺内液体治疗 · 增加患儿卡路里摄入
通常为足月产，可能剖宫产，围生期并发症	· 呼吸急促 · 软组织凹陷	· 湿啰音	PCO_2↓ PO_2/SPO_2↓	肺门纹理增强，心影扩大	TIN： · 气道积液	· 氧疗
宫内窒息和（或）受压，羊水浑浊，足月产或过期产	· 呼吸困难 · 胎粪－脐带或指甲发黑	· 干啰音 · 湿啰音	PCO_2↓（患儿呼吸疲劳时可升高），PO_2/SPO_2↓	通气过度	MAS： · 气道分泌物 · 气体陷闭	· 娩出前清理口咽气管分泌物 · 氧疗 · 支气管肺卫生治疗 · 如出现高血压，可能出现过度换气（为使PCO_2↓，pH↑） · 可能需要ECMO，HFV等 · 气压伤监测
可能有胎粪吸入，先天性心脏病，围生期窒息，100%氧浓度吸氧PO_2轻度↑	· 持续发绀（与X线胸片严重程度不符） · 呼吸急促	· 相应的心肺并发症	PO_2/SPO_2波动不定	轻中度肺疾病	PPHN： · 肺血管收缩 · 胎儿循环通路再通	· 氧疗 · 机械通气 · 预防并发症 · 可能需要ECMO，HFV，NO等
可能正常妊娠和分娩（足月产），可能有发绀，100%氧浓度吸氧PO_2轻度↑	· 左向右分流时正常 · 右向左分流时发绀	· 可能闻及心脏杂音	PO_2取决于心脏损伤程度病变：低时，右向左分流；正常时，左向右分流	心脏形状不规则（例：靴形蛋形）取决于心脏损伤程度	先天性心脏病： · 肺内分流	· 评估病情 · 心脏导管插入 · 手术治疗（术前术后支持治疗）
呼吸问题，喂养和呼吸困难，异常呼吸	· 多重复合损伤 · 呼吸紊乱，流涎，胃扩张	· 多重复合损伤	通常PCO_2↓，PO_2↓，程度取决于损伤程度	正常－严重不规则（取决于损伤程度）	先天性呼吸系统异常。 · 气道梗阻	· 评估病情 · X线下，诊断与治疗 · 治疗前后支持治疗

图24-4　常见新生儿临床表现（客观数据），数据评估，治疗方案

PEDKTRIC RESPIRATORYCARE POCKETCARD

B 病史	客观资料（呼吸系统疾病的临床表现）				评估	治疗方案
	视诊	听诊	血气分析	X线	病因	
新生儿或年幼儿（通常出生至3岁）上呼吸道感染，犬吠样咳	·呼吸急促 ·软组织凹陷 ·鼻翼扇动 ·可能出现发绀	·犬吠样咳 ·喘鸣	PCO_2↓，PO_2/SPO_2↓	颈部X线：声门下水肿	喉气管支气管炎（哮吼）（典型流感病毒，细菌少见） ·喉头水肿	·氧疗 ·冷气雾剂雾化 ·消旋酸肾上腺素 ·甾体类药物
幼儿或学龄儿童（2岁以上），急性发热和呼吸系统疾病	·喘鸣 ·呼吸困难 ·多涎 ·可能出现发绀	·喘鸣	PCO_2↓，PO_2/SPO_2↓	颈部X线：会厌增大呈球形软组织密度影－拇指征	会厌炎（B型流感病毒疫苗接种） ·水肿	·严密观察病情 ·氧疗 ·气管插管或气管切开 ·抗生素
上呼吸道感染，呼吸暂停（新生儿至2岁或慢性心肺疾病患儿）	·呼吸急促，软组织凹陷，鼻翼扇动，鼻腔分泌物 ·重度－发绀	·哮鸣音 ·干啰音	PO_2/SPO_2↓	X线：表现不同，正常－浸润影或过度透气	毛细支气管炎（典型RSV） ·气道分泌物 ·支气管痉挛症	·支持治疗 ·氧疗 ·面罩雾化 ·支气管肺卫生治疗 ·实验性应用支气管扩张药 ·机械通气（极少应用） ·危急经SPAG应用利巴韦林
上呼吸道感染，后出现发热，可能出现耳痛	·呼吸急促，软组织凹陷，鼻翼扇动，鼻腔分泌物 ·重度－发绀	·湿啰音 ·哮鸣音 ·支气管呼吸音	PO_2/SPO_2↓	X线：浸润影和（或）实变影	肺炎 ·肺实变 ·气道分泌物	·支持治疗（如病毒感染） ·抗生素，如细菌感染
哮鸣，亲属哮喘病史/过敏史，反复呼吸道感染，慢性不明原因咳嗽	·辅助呼吸肌症状 ·胸廓运动区域减少 ·噘唇呼吸	·哮鸣音 ·呼气相延长 ·湿啰音	PCO_2↓（PCO_2升高是恶化标志），PO_2/SPO_2↓	X线：正常或者过度通气	哮喘（儿童最常见慢性疾病，见专家指导） ·炎症 ·可逆的气道阻塞/支气管痉挛	见专家指导 ·根据病情制定方案 ·吸入β_2受体激动药，类固醇药物，抗胆碱类药物，肥大细胞稳定药，白三烯受体拮抗药，PEF或FEV_1评估，氧疗，可能应用机械通气 ·药物应用教育，最大呼吸流量自我检测，学校管理
生后胎粪梗阻，过多浓厚呼吸道分泌物，反复呼吸道感染，体重不增	·辅助呼吸肌症状 ·桶状胸 ·杵状指	·干啰音 ·哮鸣音 ·湿啰音	可能有PO_2/SPO_2↓	X线：过度通气，支气管周致密影，支气管扩张，AP直径增高	囊性纤维化（最常见的遗传性疾病之一） ·分泌物过多 ·气体陷闭	·支气管肺卫生治疗（体位和叩背，PEP面罩治疗·机械通气，黏液排出） ·支气管扩张药 ·抗生素（如有指征） ·氧疗 ·营养支持 ·可能需要肺移植
健康儿童，急性阻塞咳嗽，偶见慢性不明原因咳嗽	·多涎 ·喘鸣 ·可能出现发绀	·吸呼音不对称 ·哮鸣音	可能正常，可能PO_2/SPO_2↓	X线：呼气相胸廓不对称扩大	外源性气道梗阻 ·气道梗阻	支气管肺卫生治疗和支气管扩张药应用后，给予麻醉，紧急支气管镜检查
正遭受疾病，如休克败血症，近乎淹溺，误吸	·呼吸困难 ·呼吸急促－进展发绀 ·易激惹	·湿啰音 ·干啰音 ·支气管呼吸音	PCO_2↓（PCO_2升高代表疾病发展），PO_2/SPO_2↓治疗也会持续恶化	X线：早期正常，发展为散在浸润影斑块影，结节影	成人呼吸窘迫综合征（ARDS） ·毛细血管膜增厚 ·肺不张 ·肺实变	·氧疗 ·过度通气治疗（CPAP） ·机械通气 ·可能需要HPV，ECMO ·气压伤监测

图24-4 常见新生儿临床表现（客观数据），数据评估，治疗方案（续）

	0	1	2	1min	5min
心率	无	缓慢，不规则	>100/min		
呼吸	呼吸暂停	不规则，浅慢，喘息	哭声有力		
肌张力	迟缓/柔软	四肢部分屈曲	屈曲良好		
对刺激的反射	无反射	仅面部反射	大哭		
皮肤颜色	苍白发绀（休克）	指（趾）端发绀，躯干粉红	周身粉红		

图24-5 Apgar评分（1min评分、5min评分）0～3分=重度窒息、4～7分=轻度窒息、8～10分=正常

［自我测试与评估］

1.下列哪项可导致呼吸暂停发作?

（1）低血糖

（2）俯屈位

（3）吸痰

（4）MAS

a.（4）

b.（2）和（3）

c.（2）、（3）和（4）

d.（1）、（2）、（3）和（4）

2.临床上PPHN通常发生于出生后几小时?

a.3h

b.6h

c.12h

d.24h

3.如果新生儿复苏有效，下列哪一项应首先恢复?

a.呼吸音

b.心率

c.反应

d.自主呼吸

4.下列哪一项与PPHN有关?

（1）低血糖

（2）pH下降

（3）低血钙

（4）低血压

a.（1）

b.（3）

c.（2）和（4）

d.（1）、（2）和（4）

5.Apgar评分，第一次评分在出生后1min，第二次评分在出生后几分钟?

a.3min

b.5min

c.10min

d.15min

第25章

胎粪吸入综合征

学习目标

阅读本章后，你需要掌握以下内容：

1.列举胎粪吸入所致的肺部解剖学改变。

2.描述胎粪吸入的病因。

3.列举与胎粪吸入综合征相关的心肺临床表现。

4.描述胎粪吸入的一般治疗。

5.描述病例分析中提出的SOAP的临床策略和依据。

6.理解关键词，并完成本章自我评估与测试。

关键词

"球阀"机制

化学性肺炎

高频振荡通气

喷射通气

胎粪

胎粪吸入综合征（MAS）

胎粪污染

新生儿持续肺动脉高压（PPHN）

纵隔气肿

气胸

章节纲要

一、肺的解剖学改变

二、病因学和流行病学

三、与胎粪吸入综合征相关的心肺临床表现

　　临床资料

四、胎粪吸入综合征的一般治疗

病例分析：胎粪吸入综合征

自我测试与评估

一、肺的解剖学改变

胎儿在宫内发育过程中，会定期进行浅、快的胸部呼吸运动，这种正常的运动使肺内胎液在声门关闭的时候进出口咽。然而在胎儿出现低氧血症的时候，胎儿会进行非常深的、喘息样吸气运动，这将迫使鼻咽部的内容物通过声门进入气道。吸入微量清洁羊水通常并不至于出现肺严重的解剖学和功能上的变化。但当胎儿出现低氧血症时（meconium aspiration syndrome，MAS），吸入物可有胎粪和羊水，即为胎粪吸入综合征。

MAS主要见于足月儿或过期产儿，这些胎儿产前或出生过程中都会有一定程度的低氧血症。当胎儿经受宫内缺氧时，肠道的反应是血管收缩，胃肠蠕动增加，肛门括约肌松弛，胎粪排入羊水中。胎粪是一种收集胎儿小肠内容的物质，然后形成了新生儿的首次大便。胎粪是一种无味、质稠且黏、墨绿色的物质，由肠道分泌物、羊水、胎儿肺液及宫内碎屑如上皮细胞、黏液、胎毛、血和胎脂组成的不均匀混合物。吸入胎粪会导致以下一种或多种并发症。

第一，胎粪物理性的存在将由于其高度黏性导致上呼吸道阻塞。出生后短期内（1h内），尤其是在伴有喘息样吸气时，块状胎粪快速穿过声门移行到小气道（图25-1）。假如有宫内严重的低氧血症，在出生时远端气道可能已经有胎粪了。

当吸气时黏性的胎粪微粒进入小气道，胎粪可以部分或完全阻塞气道。部分被阻塞的气道受到"球阀"机制的影响，球阀机制是指空气可以进入远端气道和肺泡但是不容易排出。这种情况接下来将导致气体陷闭和肺泡通气过度。严重的通气过度易导致肺泡破裂和漏气综合征（第28章），例如纵隔气肿和气胸。完全阻塞的气道导致肺泡收缩和肺不张。肺泡过度膨胀的区域紧邻与肺不张区域，两者共同导致功能残气量（FRC）的增加和呼气时气流的减少。

第二，MAS发生时可并发化学性肺炎，其特征是急性的炎症反应以及支气管黏膜和肺泡上皮细胞的水肿。这个反应通常导致支气管的过度分

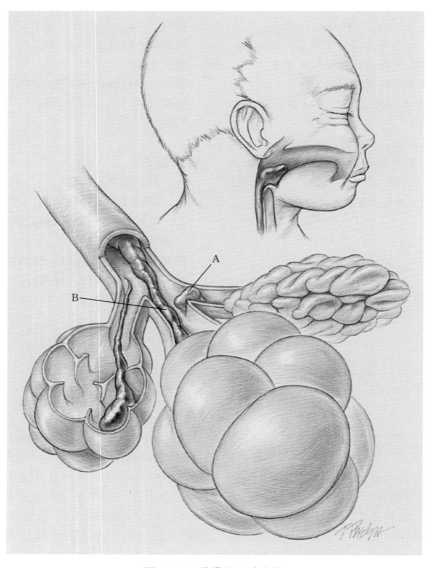

图 25-1　胎粪吸入综合征

胎粪引起（A）气道完全阻塞——肺不张，B. 气道不完全阻塞——气体陷闭和肺通气过度

泌和肺泡实变。胎粪同样促使细菌的生长，后者可引起肺炎和肺实变。其同样可以干扰肺泡肺表面活性物质的产生。此时，MAS也可并发肺透明膜病（RDS）。

第三，MAS婴儿经常出现低氧血症，引起的肺血管收缩和痉挛，这导致了肺动脉高压的状态，使血液通过动脉导管和卵圆孔时从右向左分流；偶尔也可以看到肺内血的分流。结果引起血流转而远离肺（肺灌注不足），加重低氧血症。临床上，这种情况被称为新生儿持续性肺动脉高压（PPHN），以前也叫作持续胎儿循环。

MAS主要的病理和结构改变如下。

1. 胎粪的物理性存在导致

① 气道不完全阻塞，气体陷闭和肺泡通气过度。

② 肺漏气综合征（纵隔气肿或气胸）。

③ 气道完全阻塞及获得性肺不张。

2. 支气管黏膜和肺泡上皮细胞的水肿。

3. 支气管分泌物过多。

4. 肺实变。

5. 肺表面活性物质减少。

6. 低氧诱发的肺血管收缩和痉挛。

① 肺动脉高压。

② 右向左分流。

③ 低氧加重。

④ 肺灌注不足。

二、病因学和流行病学

每年有10 000 ~ 15 000名婴儿诊断为MAS，约30%MAS患儿需要机械通气，10% ~ 15%的MAS患儿将发展为气胸，总体死亡率约为4%。如前面所讨论的，胎儿排出胎粪是由于胎儿低氧血症和宫内压力所致。胎儿缺氧引起迷走神经兴奋，使肛门括约肌松弛，胎粪被排入羊水中。

早产儿（胎龄＜36周）很少发生MAS，主要是由于排出胎粪需要肠道强烈的蠕动和括约肌张力，而这些在早产儿中并不存在。因此，过期产儿（胎龄＞42周）尤其有发生MAS的高风险，原因在于此胎龄的婴儿可以同时有肠道的强烈蠕动和括约肌张力。其他具有发生MAS高风险的婴儿是小于胎龄儿、臀位产儿及孕母有毒血症、高血

压及肥胖症的婴儿。

三、与胎粪吸入综合征相关的心肺临床表现

胎粪吸入综合征主要的肺部解剖学改变（图25-1）有肺不张（图3-8）、肺泡实变（图3-9）、支气管分泌过多（图3-12）和气道阻塞，所引起的临床表现如下。

临床资料

1. 体格检查

（1）生命体征。

① 呼吸频率增快（呼吸急促），正常情况下，新生儿的呼吸频率是40 ~ 60/min。发生MAS时，呼吸频率总体上明显，超过60/min。导致呼吸频率增快的原因有很多，包括如下。

· 外周化学感受器受刺激（低氧血症）。

· 肺顺应性下降－呼吸频率增快。

· 中枢化学感受器受刺激。

② 心率（脉搏）加快及血压升高。

（2）与吸气过程中胸腔负压增加相关的临床表现

① 肋间软组织凹陷。

② 胸骨下软组织凹陷和腹部膨隆（跷跷板运动）。

③ 胸腹部皮肤发绀。

④ 鼻翼扇动。

（3）胸部查体

① 喘鸣音。

② 干啰音。

③ 湿啰音。

（4）呼气性呻吟。

（5）发绀。

（6）常见临床表现（外观）。

① 胎粪染色于（棕黄色）。

· 皮肤。

· 指甲。

· 脐带。

· 皱纹和皮肤皱褶。

② 桶状胸（气道不完全阻塞）。

2.实验室及专科检查

（1）肺功能检查结果（推断数据用于教学目的）。

（限制性肺疾病的病理生理）

用力呼气流速结果

FVC	FEV$_T$	FEV$_1$/FVC	FEF$_{25\% \sim 75\%}$
↓	N 或 ↓	N 或 ↑	N 或 ↓

FEF$_{50\%}$	FEF$_{200 \sim 1200}$	PEFR	MVV
N 或 ↓	N 或 ↓	N 或 ↓	N 或 ↓

肺容量和肺容积结果

V$_T$	IRV	ERV	RV*
N 或 ↓	N 或 ↓	N 或 ↓	↓

VC	IC	FRC*	TLC	RV/TLC 比值
↓	↓	↓	↓	N

* ↑当气道存在部分阻塞

（2）动脉血气分析

轻中度胎粪吸入综合征

急性肺泡过度通气伴低氧血症（急性呼吸性碱中毒）

pH	PaCO$_2$	HCO$_3^-$	PaO$_2$
↑	↓	↓（轻度）	↓

重度胎粪吸入综合征

急性呼吸衰竭伴低氧血症（急性呼吸性酸中毒）

pH*	PaCO$_2$	HCO$_3^{-*}$	PaO$_2$
↓	↑	↑（轻度）	↓

*当组织严重缺氧产生乳酸，pH和HCO$_3^-$值将低于预期特定的PaCO$_2$水平。

（3）氧合指数[①]

$\dot{Q}_s/\dot{Q}_T$	DO$_2$[†]	$\dot{V}$O$_2$	C（a-$\overline{V}$）O$_2$	O$_2$ER	S$\overline{V}$O$_2$
↑	↓	N	N	↑	↓

[†]患者在缺氧状态得到以下补偿时总氧输送量可以正常：①心排血量增加；②血红蛋白升高；③两者都有。当氧总运输量是正常的，氧气提取率通常也是正常的

3.影像学表现　胸部X线片：当发生肺泡不张和实变时，胸部X线片显示为遍布满肺的不规则密度影。尽管MAS胸部X线表现与呼吸窘迫综合征明显不同，但是通过胸部X线区别MAS和肺炎是非常困难的（图25-2）。

胸部X线显示病变组织可能局部或广泛的。当重要气道存在部分受阻塞、空气滞留及肺泡过度充气时，胸部X线表现为透过度增加及膈肌降低。所以医师要警惕MAS患儿可能突然并发气胸或纵隔气肿（图25-3）。

四、胎粪吸入综合征的一般治疗

呼吸治疗专业人员应该对有发生胎粪吸入高风险患儿提高警惕。当发现羊水被胎粪污染，而婴儿在出生后没有主动呼吸或啼哭，该婴儿应进行气管插管并且对上气道进行抽吸直到所有胎粪被清理干净。这个措施应当对所有出生时接触胎粪颗粒的婴儿常规进行，即使在新生儿口咽部没有看到胎粪。气道正压通气在上气道没有被完全清理之前不能进行，原因是任何残留在上气道的胎粪颗粒可能由于正压通气被强力推入下气道。

当患儿情况稳定转入NICU后，应该对气道

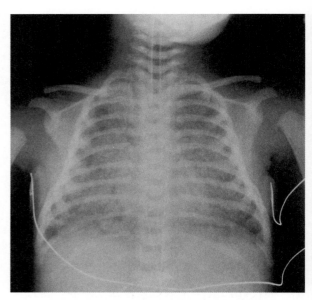

图25-2　MAS患儿的X线胸片。双肺不规则密度增高影

[①]　C(a-v)O$_2$.动静脉血氧分压差；DO$_2$.总氧输送量；O$_2$ER.氧气提取率；$\dot{Q}_s/\dot{Q}_T$.肺分流比率；S$\overline{V}$O$_2$.混合静脉血氧饱和度；$\dot{V}$O$_2$.氧消耗。

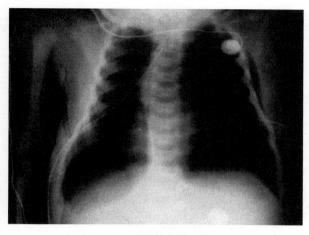

图25-3 胎粪吸入伴双肺气胸

进行有效的支气管卫生治疗方案（如体位引流、拍击、吸痰），并适当给予氧疗；对于病情严重的患儿可能需要进行机械通气。然而，如前面已经提到的，机械通气应当避免或谨慎应用以防止移动看不到的胎粪颗粒并将其推入更远气道的可能性。另外，MAS有较高的气胸发生率。如果必须使用机械通气，设定的吸呼比应当给予较长的呼气时间（以使呼出气体有足够的时间流过部分阻塞的气道）。最终，应当给予患儿密切监护以发现可能发生的继发感染。有些患儿需要给予抗生素治疗并且需要给予类固醇以减轻化学性肺炎的炎症反应。由于MAS时肺表面活性物质产生减少，患儿有可能需要使用外源性肺表面活性物质治疗。

[病例分析]

胎粪吸入综合征

一、入院病史与体格检查

由于母亲突发阴道出血，一名胎龄38周的新生儿经由急诊剖宫产娩出。该母亲为一名19岁高加索人，首次妊娠并且没有产前保健的记录。她是一名严重的吸烟者，并且在妊娠期间有不定期为娱乐而使用精神类药物的记录。我们认为在生产前18h胎膜已经破裂。

在分娩时，婴儿的脐带绕颈一周，全身布满胎粪。当新生儿专家发现患儿全身松软、皮肤发绀并且没有任何努力自主动作和自主呼吸的倾向，该新生儿专家领导着复苏小组给予患儿治疗，后者还包括一名注册护士和一名注册呼吸治疗方面的专家。复苏小组清理并擦干患儿，保温同时给予100%氧气口鼻部吸氧。在喉镜下，从患儿口咽部吸出一些团块状的胎粪。在声带下方的气管交叉未见也未吸出胎粪。

尽管已经给予了相应处置，该婴儿仍然没有自主呼吸，并且心率低于60/min。所以，人工通气再无法避免。这时，呼吸治疗专家开始用面罩复苏囊给患儿进行通气，FIO_2 1.0，RR 30/min，同时护士开始给予90/min的胸外按压，并且每按压一次给予一次人工呼吸。听诊可以闻及双相湿啰音和干啰音。

1min Apgar评分仅心率得到1分，3min时患儿HR 80/min，开始偶尔喘息并且皮肤出现粉红色。尽管停止了胸外按压，复苏囊仍保持40/min的呼吸频率，5min Apgar评分为6分（心率2分，呼吸1分，肌张力1分，对刺激的反应0分，皮肤颜色2分）。新生儿专家决定应给予气管插管术（内径3.5mm）。呼吸治疗师通过以下方法确定气管插管的正确位置：①认真听诊；②CO_2探测仪上显示为"黄"色（如CO_2探测仪显示"黄色"确认为CO_2，紫色提示没有CO_2）。呼吸治疗师在新生儿嘴唇8.5cm处的导管用带子做标记，接着患儿被转入NICU并且给予呼吸机辅助呼吸。一开始的通气设置为呼吸频率（RR）40，吸气时间（T_1）0.35s，$FIO_2$100%，PIP +25，PEEP +5，流量为8L/min。给予胸部X线检查。同时呼吸治疗师给予患儿评估如下：

二、呼吸评估与治疗计划 Ⅰ

S：N/A。

O：出生时窒息，张力减退，发绀，布满胎粪，1min Apgar评分1分，5min 6分。双相湿啰音和干啰音。从口咽部吸出胎粪。

A：可能为 MAS（气道内胎粪）。

气道分泌物（胎粪？）（湿啰音和干啰音）

可能有窒息；可能合并有呼吸性和代谢性酸中毒（病史，发绀）。

P：机械通气方案同时兼顾氧疗和充足通气方案（RR40，FIO_2 100%，PIP+25，流量为8L/min，PEEP+5）。支气管卫生治疗方案（必要时吸引以及一日四次的体位引流）。表面活性物质辅助治疗。密切监测（血氧、生命体征、警惕急性肺漏气、肺出血）。

在接下来的1h，医师给予患儿脐动脉导管置管；血气分析结果为pH 7.19，$PaCO_2$ 37mmHg，HCO_3^- 14mmol/L，PaO_2 87mmHg，SpO_2 94%。尽管目前患儿的皮肤完全为粉红色，但是仍然存在双相湿啰音及干啰音，胸部X线片显示在双侧肺都存在过度充气，但是在右上肺叶和中间肺叶完全发白，极有可能是由于肺不张造成的。其余肺野布满斑片肺不张的团块影（像小的爆米花）。气管内导管的尖端在锁骨水平，脐动脉导管尖端在胸8水平。呼吸治疗师给予患儿第二次评估如下。

三、呼吸评估与治疗计划 Ⅱ

S：N/A。

O：皮肤粉红；有双肺湿啰音及干啰音、右上肺和中叶肺不张；右下肺叶和左下肺叶气体陷闭。

A：气道分泌物（湿啰音和干啰音）。

肺不张（CXR）。

失代偿性代谢性酸中毒（ABG）。

P：继续机械通气方案和氧疗及充足通气治疗（RR 40/min，FIO_2 100%，PIP+30 cmH_2O，PEEP+5 cmH_2O）相结合。继续支气管卫生治疗方案（必要时吸引和体位引流4/d）。密切监测（生命体征、警惕急性肺漏气、肺出血）。

由于患儿的机械通气是充足的（$PaCO_2$ 37），所以使用了碳酸氢钠来纠正该婴儿的代谢性酸中毒。患儿的情况在接下来的4d内逐渐得到改善。在第5天，该婴儿脱离7号呼吸机；随后，患儿出院。其母亲被安排每周一次复查。

四、讨论

评价过程的第一步是视诊，它是此病例中最重要的。该婴儿脐带缠绕颈部一周、存在胎粪、皮肤颜色青紫，并且没有自主呼吸，这些重要的临床指征都提示患儿病情严重。该病例中最重要的事实是，尽管该婴儿没有自主呼吸，但是在块状胎粪没有从患儿口咽部吸出之前，并没有进行人工通气，要加倍谨慎不要把任何胎粪、血、羊水吹入气管支气管树的更深处。新生儿治疗小组要一直小心出现球瓣胎粪梗阻以及气胸的可能。该病例中胸部X线片有肺泡过度通气证明存在球瓣梗阻。幸运的是，没有发展为气胸。

对于成人患者，在这个病例中的一些临床表现可以通过与肺不张（图3-8）和支气管过度分泌（图3-12）相关的"临床场景"进行追朔。如，胸部X线片上显示的肺密度增加是由肺不张所引起的，而湿啰音和干啰音是由于气道过多分泌物所产生的，这些在第二部分SOAP中有记录。

在这样的患儿中通常使用高频振荡通气和喷射通气。尽管在这个病例中没有用到，这两种通气治疗方法似乎同样对这些患儿有效。这些通气技术是使进入肺的气流通过气道中心一直向下流，而离开肺的空气沿气道壁周边移动，这样把胎粪和分泌物移出肺达到治疗目的。

这些婴儿对外界刺激非常敏感。要非常小心不要给予过度刺激。只有在需要时才能给他们吸痰。当必须要吸痰时，呼吸治疗师不应该延长吸痰的时间，而是尽可能快进入和退出婴儿的气管。给予患儿眼罩和耳塞以减少外界的感官刺激。偶尔给予患儿肌肉松弛药，使患儿对刺激的反应及通气的抵抗减到最小。

[自我测试与评估]

1.当胎儿有宫内缺氧时，以下哪些会发生?
（1）血管收缩
（2）吸气性喘息
（3）括约肌收缩
（4）肠蠕动增加
a.（1）
b.（2）
c.（1）、（2）和（4）
d.（1）、（2）、（3）和（4）

2.吸入胎粪可能导致以下哪些情况?
（1）"球阀"机制
（2）肺不张
（3）完全气道梗阻
（4）肺泡过度通气
（5）化学性肺炎
a.（2）
b.（1）、（2）和（4）
c.（2）、（3）和（4）
d.（1）、（2）、（3）、（4）和（5）

3.羊水胎粪污染是在约多少比例的所有新生儿中可以看到?

a. 1
b. 3
c. 10
d. 15

4.以下哪些临床症状出现在胎粪吸入综合征中?
（1）窒息
（2）肋间软组织凹陷
（3）桶状胸
（4）呼气性呻吟
a.（2）
b.（1）、（2）和（4）
c.（2）、（3）和（4）
d.（1）、（2）、（3）和（4）

5.有多少比例的需要机械通气的MAS患儿将可能出现气胸?
a. 1% ～ 5%
b. 5% ～ 10%
c. 10% ～ 15%
d. 15% ～ 20%

第26章

新生儿暂时性呼吸急促

学习目标

阅读本章后，你需要掌握以下内容：

1. 列举新生儿暂时性呼吸急促所致的肺部解剖学改变。

2. 描述新生儿暂时性呼吸急促的病因。

3. 列举与新生儿暂时性呼吸急促相关的心肺临床表现。

4. 描述新生儿暂时性呼吸急促的一般治疗。

5. 描述病例分析中提出的SOAP的临床策略和依据。

6. 理解关键词，并完成本章自我评估与测试。

关键词

间质水肿

巨大儿

肺门纹理增强

肺毛细血管充血

浅快呼吸（临床标志）

Ⅱ型呼吸窘迫综合征

湿肺综合征

章节纲要

一、肺的解剖学改变

二、病因学和流行病学

三、与新生儿暂时性呼吸急促（TTN）相关的心肺临床表现

临床资料

四、新生儿暂时性呼吸急促的一般治疗

呼吸治疗方案

病例分析：新生儿暂时性呼吸急促

自我测试与评估

一、肺的解剖学改变

新生儿暂时性呼吸急促（Transient Tachypnea of the Newborn，TTN）（也称Ⅱ型呼吸窘迫综合征或湿肺综合征），这一概念于1965年被首次提出。TTN一般发生于婴儿生后4 ～ 6h，其临床表现与肺透明膜病早期相似（第27章），但两者的肺部解剖学改变有很大不同。

（图26-1）TTN患儿会出现肺淋巴系统及肺毛细血管对肺液吸收延迟。这种情况在某种程度上是由低氧血症和呼吸功能不全引起的，因为低氧血症和呼吸功能不全会导致肺液清除率下降，导致肺液吸收延迟。如果病情加重就会出现肺毛细血管充血、间质水肿、肺顺应性下降、肺潮气量下降、无效腔增加。因为TTN患儿咳嗽与吞咽功能受抑制，所以肺内液体的清除率也相应下降。这种情况会导致气体陷闭和肺泡过度通气。

重症TTN患儿肺泡-毛细血管会出现大量组

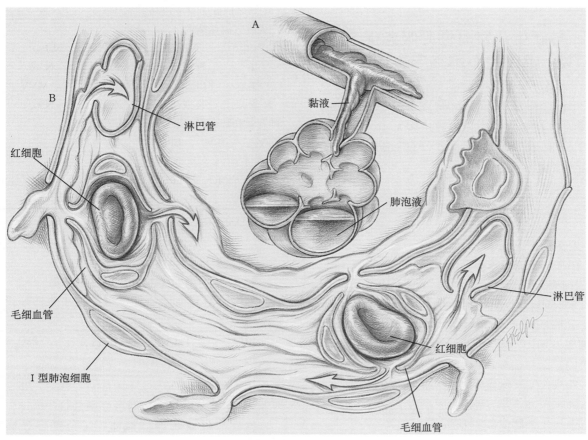

图 26-1　新生儿暂时性呼吸急促（TTN）
A. 支气管分泌物过多和肺毛细血管充血；B. 肺泡间质水肿横断面

织间液，挤压支气管，导致气道狭窄。医师应在患儿出生后 48 ~ 72h 恢复这种异常的肺部解剖学改变。

TTN 的主要病理和结构改变如下。

1. 支气管分泌物过多和肺液吸收不全。

2. 气体陷闭和肺泡过度通气。

3. 肺毛细血管充血。

4. 间质水肿。

5. 气道受压（由肺泡-毛细血管过多的组织间液引起）。

二、病因学和流行病学

TTN 发病率在 1% ~ 2%，常见于足月儿。发病的危险因素包括剖宫产、产妇分娩过程中补液过多、男婴、巨大儿。分娩时应用镇痛药或麻醉药及宫内缺氧病史的婴儿应注意。母孕期间贫血、糖尿病、脐带脱垂是 TTN 常见病因。TTN 偶尔可见于很小的婴儿。

TTN 的发病机制并不明确，一般认为是各种原因导致的中心静脉压增高，引起肺内淋巴系统对肺液的清除率降低，造成胎儿肺液吸收延迟，最终导致 TTN 的发生。TTN 患儿出生后通常会出现嗜睡，降低了患儿咳嗽反射能力，使气道分泌物和黏液在气管内堆积。这些患儿出生后 Apgar 评分一般为正常，但出生后数小时内会逐渐出现呼吸窘迫症状。早期的临床症状包括呼吸急促、鼻翼煽动、呻吟、发绀等。患儿的呼吸频率可达 80 ~ 120/min，常伴有桶状胸、呼吸音粗糙等特征，其中浅快呼吸模式是 TTN 的标志性临床表现。通常情况下这些呼吸窘迫症状会在 24 ~ 48h

消失。

三、与新生儿暂时性呼吸急促 (TTN)相关的心肺临床表现

TTN患儿主要的肺部解剖学改变（图26-1）包括肺泡毛细血管内膜增厚（图3-10）、支气管内过多的分泌物（图3-12）、气道堵塞，其引起的临床表现如下。

临床资料

1.体格检查

（1）生命体征。

①呼吸频率增快（呼吸急促）：TTN患儿特征性的呼吸模式为浅快呼吸。通常情况下正常的新生儿呼吸频率为40～60/min，而TTN患儿呼吸频率就可以达到60～100/min，导致呼吸频率增快的原因有很多，包括如下。

外周化学感受器受刺激（低氧血症）。

肺顺应性下降–呼吸频率增快的关系。

中枢化学感受器受刺激。

②心率（脉搏）增快和血压增高。

（2）与吸气过程中胸腔负压增加相关的临床表现

①肋间软组织凹陷。

②胸骨下及肋间软组织凹陷和腹部膨隆（跷跷板运动）。

③胸腹部皮肤发绀。

④鼻翼扇动。

（3）胸部查体。

①喘鸣音。

②干啰音。

③湿啰音。

（4）呼气性呻吟。

（5）发绀。

2.实验室及专科检查

（1）肺功能检查结果（推断数据用于教学目的）。

（限制性肺疾病的病理生理）

用力呼气流速结果

FVC	FEV_T	FEV_1/FVC	$FEF_{25\%～75\%}$
↓	N或↓	N或↑	N或↓
$FEF_{50\%}$	$FEF_{200～1200}$	PEFR	MVV
N或↓	N或↓	N或↓	N或↓

肺容量和肺容积结果

V_T	IRV	ERV	RV^*	
N或↓	↓	↓	↓	
VC	IC	FRC^*	TLC	RV/TLC*比值
↓	↓	↓	↓	N

*↑气道不完全阻塞

（2）动脉血气分析

轻中度新生儿暂时性呼吸急促

急性肺泡过度通气伴低氧血症（急性呼吸性碱中毒）

pH	$PaCO_2$	HCO_3^-	PaO_2
↑	↓	↓（轻度）	↓

重度新生儿暂时性呼吸急促*

急性呼吸衰竭伴低氧血症（急性呼吸性酸中毒）

pH^*	$PaCO_2$	$HCO_3^-{}^*$	PaO_2
↓	↑	↑（轻度）	↓

* TTN相关临床症状一般于出生后24～48h缓解消失。重度TTN较少见。当组织严重缺氧产生乳酸，pH和HCO_3^-值将低于预期特定的$PaCO_2$水平

（3）氧合指数 *

$\dot{Q}_s/\dot{Q}_T$	$DO_2^\dagger$	$\dot{V}O_2$	C（a-$\bar{v}$）O_2	O_2ER	$S\bar{V}O_2$
↑	↓	N	N	↑	↓

†患者在乏氧状态得到以下补偿时总氧输送量可以正常：①心排血量增加；②血红蛋白升高；③两者都有。当氧总运输量是正常的，氧气提取率通常也是正常的

3.影像学表现 胸部X线片。

TTN早期胸部X线片通常为正常，4～6h后

---

① C(a-$\bar{v}$)O_2.动静脉血氧分压差；DO_2.总氧输送量；O_2ER.氧气提取率；$\dot{Q}_s/\dot{Q}_T$.肺分流比率；$S\bar{V}O_2$.混合静脉血氧饱和度；$\dot{V}O_2$.氧消耗。

因肺血管充血加重，胸部X线片会出现显著的肺门纹理增强、支气管充气征、肺小叶间积液等。气体陷闭和充气过度发生时，可表现为肺门透过率增高，横膈扁平，肋间隙增宽。一些患儿会表现为斑片影或局部浸润影，也有一些会表现为轻度心脏扩大和胸腔积液（图26-2）。

四、新生儿暂时性呼吸急促的一般治疗

TTN的病程相对较短，一般治疗方法包括：适当镇静、密切监护和多次全面的评估，以减少严重并发症的发生。氧疗可提供足够的氧气以维持氧合作用，支气管卫生治疗方案可保持气道对气管内的分泌物的清除。膨肺治疗一般做为预防性治疗，而机械通气则只在病情危重时应用。TTN治疗过程中应限制患儿的入液量，直至相关临床症状缓解。如果患儿状态良好，应尽早开奶。利尿药对于肺液吸收延迟没有明显改善，所以利尿药对TTN的治疗效果不佳。当考虑患儿有肺感染可能时，应预防性使用抗生素。

呼吸治疗方案

1.氧疗方案　氧疗用于治疗低氧血症，减少呼吸做功，并减少心肌做功。TTN患儿的低氧血症表现明显，所以应给予氧气治疗（见氧疗方案，方案3-1）。

2.支气管卫生治疗方案　TTN患儿的呼吸道分泌物过多，并在气道内蓄积，所以支气管肺卫生治疗方案用于加强支气管内分泌物的流动和清除（见支气管肺卫生治疗方案，方案3-2）。

3.膨肺治疗方案　膨肺措施目的是治疗TTN患儿出现的肺毛细血管充血和间质水肿（见膨肺治疗方案，方案3-3）。

4.机械通气治疗方案　机械通气治疗并不常用于治疗TTN，其应用目的是加强肺换气，最终使患儿能进行自主呼吸。TTN患儿较少需要机械通气治疗（见机械通气治疗方案，方案3-5，方案3-6，方案3-7）。

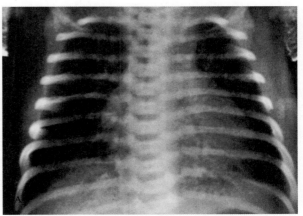
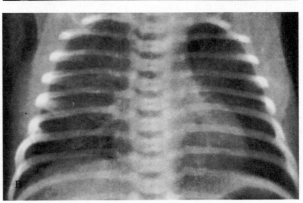

图26-2　出生后2h X线表现为心影扩大，支气管充气征，肺纹理增强（A），出生后24h为正常（B）。典型的TTN表现

[病例分析]

新生儿暂时性呼吸急促

一、病史与体格检查

孕妇年龄27岁，母孕35周，第2次怀孕，于凌晨2点出现下腹痛及出血，当时没有宫缩，她叫醒丈夫并让他将这一情况通知产科医师。医师得知情况后建议他携妻子立即到医院诊治。当2人到达医院时，医师立即将产妇送入待产室。值班护士立即给予产妇吸氧，并建立了静脉通道，生命体征监护，下腹部疼痛区域多普勒超声检查，胎心监测等。20min后孕妇仍有出血（已使用两块卫生垫并有大量血凝块），同时出现血压下降、心率上升。胎心从155/min上升至170/min。

产科医师立即将孕妇送入手术室行紧急剖宫产手术，并通知新生儿复苏小组（新生儿医师，护士，呼吸治疗师）随台。剖宫产很成功，产下7磅女婴。新生儿医师给予1min Apgar评分为8分（心率2分、呼吸频率2分、反应1分、肌张力1分、皮肤颜色2分），但是患儿有明显的呼吸急促表现，双肺可闻及干、湿啰音，遂将患儿送入NICU。

在NICU内，患儿被放入暖箱里，进行脐动脉导管置管，建立静脉通道，胃管置管。给予鼻导管高湿度吸氧（HFNC）4L/min，FIO_2 0.5。10min后患儿生命体征：HR：155/min，BP：75/40mmHg，RR：75/min，新生儿医师认为患儿呼吸模式为浅-快呼吸模式，但未出现呼吸急促，而且也没有肋间软组织凹陷和鼻翼扇动。动脉血气分析：pH：7.33，$PaCO_2$：31mmHg，HCO_3^-：21mmol/L，SpO_2：75%。所以未给予特殊治疗。

但是2h后患儿病情加重，生命体征如下：HR：170/min，BP：75/45mmHg，RR：110/min，同时出现腹式呼吸和鼻翼扇动，皮肤苍白、发绀，双肺可闻及中重度干、湿啰音。在同样的HFNC设置下（4L/min，FIO_2 0.5）SpO_2 58%。动脉血气分析：pH 7.52，$PaCO_2$ 28mmHg，HCO_3^- 22mmol/L，PaO_2 35mmHg。

X线片显示双肺浸润影和局部肺不张，白色肺间隙线显著（提示肺间隙液体），肺门可见纹理增强（提示淋巴液增多），气体陷闭和充气过度（提示呼吸道分泌物），膈肌扁平。新生儿医师诊断为TTN。医师尽管不想但仍给予了患儿机械通气治疗。呼吸治疗师给予患儿评估。

二、呼吸评估与治疗计划

S：N/A。

O：体征：HR 170/min，BP 75/45mmHg，RR 110/min。胸廓收缩，鼻翼扇动，皮肤苍白、发绀，中重度的双肺干、湿啰音，X线：双肺浸润影和局部肺不张，双肺过度充气，HFNC模式（4L/min，FIO_2 0.5）下动脉血气分析：pH 7.52，$PaCO_2$ 28mmHg，HCO_3^- 22mmol/L，PaO_2 35mmHg，SpO_2 58%。

A：·TTN（医师分析，X线，病史）
·肺浸润影与肺不张（X线胸片）。
·气体陷闭（X线胸片）。
·过多的支气管分泌物（干湿啰音）。
·急性肺换气过度伴低氧血症（动脉血气分析）。

P：膨肺治疗方案（经鼻CPAP +2cm H_2O）。强化氧气治疗方案（FIO_2 0.60，CPAP +2cm H_2O）。支气管肺卫生治疗方案（胸部物理治疗，q2h）。持续监护。

约48h后患儿症状逐渐好转，不再需要鼻导管吸氧，呼吸音也恢复正常，在室内氧气供氧的条件下动脉血气分析为pH 7.38，$PaCO_2$ 39mmHg，HCO_3^- 24mmol/L，PaO_2 73mmHg，SaO_2 94%。X线片也为正常。于次日出院。

三、讨论

这个病例凸显了评估过程中体格检查的重要性。呼吸治疗医师对于TTN患儿应加强看护，经常进行检查和评估病情。如这个患儿，孕周35周，可能患有RDS（第27章），但根据其临床症状可除外该诊断。如RDS患儿常有肺泡塌陷和肺实变，TTN患儿是气体陷闭和充气过度。RDS患儿通常有呼吸急促，呼吸模式为深快呼吸，TTN患儿通常为浅快呼吸，而这种浅快呼吸模式是TTN的标志性呼吸模式。该患儿表现出的浅快呼吸在某种程度上是由TTN患儿的肺毛细血管壁增厚和肺顺应性下降共同引起的。

尽管有些TTN患儿可出现呼吸暂停，但这种情况并不常见。通常HFNC模式下鼻导管吸氧治疗TTN就相当有效了，所以经鼻持续气道正压通气并不常应用。当患儿需要CPAP治疗时要注意不要给予过大的压力，因为患儿肺泡已经过度充气，如果压力过大会导致患儿张力性气胸。CPAP +3 ～ +4cm H_2O 通常是安全的。但是机械通气极少用于治疗TTN。

[自我测试与评估]

1. 下列哪一项与TTN有关？
（1）浅快呼吸模式
（2）PPHN
（3）与NRDS相似的临床症状
（4）DO_2 下降
a.（1）和（3）
b.（2）和（4）
c.（2）、（3）和（4）
d.（1）、（2）、（3）和（4）

2. TTN患儿的临床症状通常多长时间消失？
a. 出生后10 ～ 24h
b. 出生后24 ～ 48h
c. 出生后48 ～ 72h
d. 出生后2周

3. 下列哪一项是TTN患儿标志性临床症状？
a. PPHN
b. 浅快呼吸模式
c. 跷跷板运动
d. 呼气性呻吟

4. 下列哪一项肺功检查结果符合TTN患儿？

（1）FEV_T 正常或下降
（2）FEV_1/FVC 正常或增高
（3）$FEF_{25\%～75\%}$ 正常或下降
（4）PEFR正常或增高
a.（1）和（3）
b.（2）和（4）
c.（1）、（2）和（3）
d.（1）、（2）、（3）和（4）

5. 下列哪一项是TTN患儿的肺部解剖学改变？
（1）肺实变
（2）支气管痉挛
（3）肺毛细血管壁增厚
（4）肺不张
（5）过多的支气管分泌物
a.（3）和（5）
b.（2）和（4）
c.（3）、（4）和（5）
d.（1）、（3）、（4）和（5）

第27章

肺透明膜病

学习目标

阅读本章后，你需要掌握以下内容：

1. 列举肺透明膜病所致的肺部解剖学改变。

2. 描述肺透明膜病的原因。

3. 列举与肺透明膜病相关的心肺临床表现。

4. 描述肺透明膜病的一般治疗。

5. 描述病例分析中提出的SOAP的临床策略和依据。

6. 理解关键词并完成本章自我评估与测试。

关键词

肺泡 II 型细胞（肺颗粒状细胞）

贝拉康坦（Survanta）

卡尔法坦（Infasurf）

持续气道正压

磨玻璃样外观（胸片）

费力、深、快的呼吸模式

透明膜病

特发性肺透明膜病

婴儿肺透明膜病

卵磷脂/鞘磷脂比率（L:S比）

新生儿肺透明膜病

磷脂酰甘油

猪肺表面活性物质（固尔苏）

肺过度灌注

肺低灌注

新生儿肺透明膜病

表面活性剂/白蛋白比率（S:A比）

暂时性肺动脉高压

容量伤

章节纲要

一、肺的解剖学改变

二、病因学和流行病学

三、诊断

四、与肺透明膜病相关的心肺临床表现

　　临床资料

五、肺透明膜病的一般治疗

　　呼吸治疗方案

病例分析：肺透明膜病

自我测试与评估

　　肺透明膜病（Respiratory Distress Syndrome，RDS）是引起早产儿呼吸衰竭最常见的病因。在过去的几十年中，用于定义患RDS的患儿有许多名称（表27-1）。贯穿大多数名称共同的线索是术语"呼吸窘迫"，这是早产儿不成熟肺功能紊乱的特点，其原因是肺表面活性物质缺乏。RDS是胎龄不足37周出生的早产儿一个主要的发病和死亡的原因。采用外源性表面活性物质治疗已经很大改善了该病的临床进程并且减少了发病率和死亡率。

表 27-1　曾用来描述肺透明膜病的名字

・婴儿肺透明膜病
・特发性肺透明膜病
・新生儿肺透明膜病
・新生儿的肺透明膜病
・透明膜病

一、肺的解剖学改变

RDS 患儿的肺在肉眼检查下为深红色，像肝一样。在显微镜下，肺外观像固体，原因是无数区域肺泡塌陷。肺毛细血管充血，淋巴管膨胀。

还有广泛的间质改变以及明显的肺泡水肿和出血。

为了代偿肺泡塌陷，呼吸性细支气管、肺泡管和一些肺泡出现扩张。随着疾病的加重，肺泡壁开始覆盖一层黏厚的有皱褶的透明膜，此处的透明膜与成人患者急性肺透明膜病（ARDS）所形成的透明膜是相同的（第20章）。该膜由纤维蛋白和细胞碎片组成。

在该病的晚期阶段，淋巴细胞出现并且透明膜常破裂，部分被巨噬细胞吞噬。Ⅱ 型细胞开始出现，分泌物开始聚集在气管支气管树。RDS 的解剖学变化导致一种限制类型的肺疾病（图27-1）。

RDS 相关解剖学改变的结果就是患该病的婴儿发展为低氧诱发的肺动脉收缩和痉挛，引起暂时

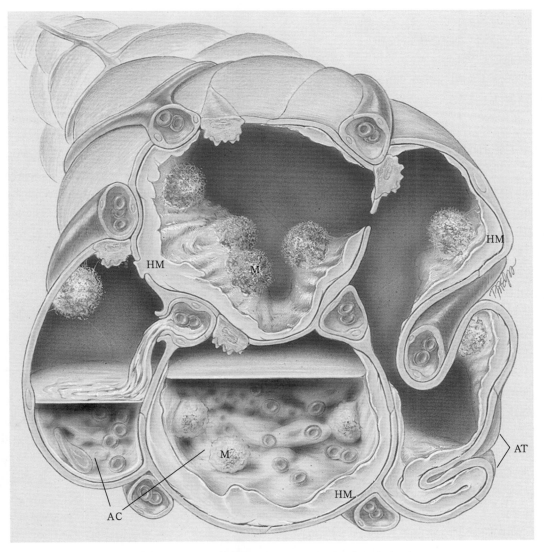

图 27-1　肺透明膜病。新生儿肺透明膜病肺泡横断面
AC.肺实变；AT.肺不张；HM.透明膜；M.巨噬细胞

性肺动脉高压。这将导致血流通过动脉导管和卵圆孔从右向左分流，偶尔也会出现肺内分流。血流从肺内转移（肺灌注不足）的结果是加重低氧血症。我们应当注意如果这种情况没有在24h内解决，分流将通过未关闭的动脉导管开始由左向右分流。这种情况将导致肺液过多，肺过度灌注以及肺水肿。

RDS主要的病理和结构改变如下。

1.间质或肺泡水肿和出血。

2.肺实变。

3.肺泡内透明膜。

4.肺表面活性物质缺乏或质的异常。

5.肺不张。

6.低氧血症诱发的血管痉挛和收缩。

①暂时性肺动脉高压。

②右向左分流。

③左向右分流（如果持续＞24h）。

④低氧血症加重。

7.过度灌注（如果持续＞24h，导致肺内液体过多和肺水肿）。

二、病因学和流行病学

RDS的确切病因仍有争议，最近的理论提出，早期RDS是以下情况造成的①肺表面活性物质异常或减少；②由低血氧引起的肺灌注不足。由低血氧诱发的肺灌注不足可能是肺表面活性物质异常的次要原因。在RDS的发展中可能依次出现的步骤如下。

1.由于肺表面活性物质异常，肺泡顺应性下降，导致肺泡塌陷。

2.肺不张导致婴儿的呼吸功能减弱。

3.由于肺顺应性下降以及患儿疲惫，致使肺泡通气量下降，最终导致肺泡内氧分压下降。

4.氧分压下降（肺泡内低血氧）刺激反射性肺血管收缩。

5.由于肺血管收缩，血流通过胎儿通道——动脉导管未闭和卵圆孔绕过肺脏。

6.肺灌注不足接下来引起肺缺血和肺代谢的减少。

7.由于肺代谢减少，肺表面活性物质的生成减少更加严重并且发展为恶性循环（图27-2）。

据统计美国每年有近30 000个RDS病例。

RDS是早产儿死亡的主要原因。 胎龄26～28周出生的新生儿有50%会发生RSD。胎龄30～31周出生的新生儿有25%会发生RSD。RDS更经常发生于男婴，并且通常比女婴病情严重。男婴RDS发病率较高且更严重的原因可以解释为男性雄性激素较多，这将延缓婴儿肺的成熟。肺成熟延缓的结果是肺泡Ⅱ型细胞不成熟（肺颗粒状细胞）以及肺表面活性物质生成减少。

RDS通常在糖尿病母亲生的婴儿中更多见（胎儿较高的胰岛素水平减少了肺表面活性物质以及其结构成熟），白种人早产儿比黑种人早产儿更多见，并且剖宫产儿多见。RDS同样与低出生体重、多胎产、围生期窒息、产程延长、母亲出血以及双胎第二产有关。

三、诊断

有三个主要的测验可于测定胎儿的肺是否成熟：卵磷脂/鞘磷脂比率、磷脂酰甘油的存在及更常用的表面活性剂/白蛋白比率。

卵磷脂/鞘磷脂比率（L：S比）通常用来检测肺的成熟度。卵磷脂也被称作二棕榈酰磷脂酰胆碱，是肺表面活性物质里最丰富的磷脂。当卵磷脂的浓度是鞘磷脂的2倍（即L：S比为2：1）时，代表婴儿的肺足够成熟，可以在出生时产生充足的肺表面活性物质。大多数L：S比低于1：1的婴儿都会发展为RDS。L：S比在有妊娠期糖尿病以及Rh同种免疫时并不可靠。磷脂酰甘油是表面活性物质里含量第二多的磷脂。由于磷脂酰甘油水平随着胎龄而增加，所以磷脂酰甘

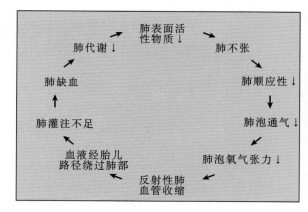

图27-2　呼吸窘迫早期

油在羊水中出现表明患RDS的风险很低。当羊水提示L∶S比低于2∶1并且缺乏磷脂酰甘油，那么该婴儿患RDS的风险超过80%。然而，当羊水提示L∶S>2∶1并且出现PG，患病的风险几乎降到了零。

表面活性剂/白蛋白比（S∶A比）是指每克蛋白中的表面活性物质的毫克数。S∶A比<35表明肺不成熟。S∶A比为35～55表明肺成熟并不确定。当S∶A比为55，表明当时肺已经成熟。

四、与肺透明膜病相关的心肺临床表现

肺透明膜病患儿主要的肺部解剖学改变（图27-1）为肺不张（图1-111）、肺实变（图1-112）和肺泡-毛细血管内膜增厚（1-113），其引起的临床表现如下：

临床资料

1.体格检查

（1）生命体征

①呼吸频率增快（呼吸急促）。

正常情况下，一名新生儿的呼吸频率是40～60/min。在RDS早期，呼吸频率通常超过60/min。RDS患儿的呼吸模式通常被描述为"费力、快及深的呼吸"。导致呼吸频率增快的原因有很多，包括：

·外周化学感受器受刺激（低氧血症）。

·肺顺应性下降与呼吸频率增快的关系。

·中枢化学感受器受刺激。

②心率（脉搏）增快和血压增高。

（2）呼吸暂停。

（3）与吸气时胸膜内负压增加有关的临床表现

①肋间软组织凹陷。

②胸骨下软组织凹陷和腹部膨隆（跷跷板运动）。

③胸腹部皮肤发绀。

④鼻翼扇动。

（4）胸部查体

①支气管的（或粗糙的）呼吸音。

②细湿啰音。

（5）呼气性呻吟。

（6）发绀。

2.实验室及专科检查

（1）肺功能检查结果（推断数据用于教学目的）。

（限制性肺疾病的病理生理）。

用力呼气流速结果

FVC	FEV$_T$	FEV$_1$/FVC	FEF$_{25\%-75\%}$
↓	N或↓	N或↑	N或↓
FEF$_{50\%}$	FEF$_{200-1200}$	PEFR	MVV
N或↓	N或↓	N或↓	N或↓

肺容量和肺容积结果

V$_T$	IRV	ERV	RV	
N或↓	↓	↓	↓	
VC	IC	FRC	TLC	RV/TLC 比值
↓	↓	↓	↓	N

（2）动脉血气分析

轻中度肺透明膜病

急性肺泡过度通气伴低氧血症（急性呼吸性碱中毒）。

pH	PaCO$_2$	HCO$_3^-$	PaO$_2$
↑	↓	↓（轻度）	↓

重度肺透明膜病

急性呼吸衰竭伴低氧血症（急性呼吸性酸中毒）

pH*	PaCO$_2$	HCO$_3^-$*	PaO$_2$
↓	↑	↑（轻度）	↓

*当组织严重缺氧产生乳酸，pH和HCO$_3^-$值将低于预期特定的PaCO$_2$水平

（3）氧合指数[①]

$\dot{Q}_s/\dot{Q}_T$	DO$_2$[†]	$\dot{V}o_2$	C（a-$\bar{V}$）O$_2$	O$_2$ER	S$\bar{V}$O$_2$
↑	N	N	↑	↑	↓

[†]患者在缺氧状态得到以下补偿时总氧输送量可以正常：①心排血量增加；②血红蛋白升高；③两者都有。当氧总运输量是正常的，氧气提取率通常也是正常的。

[①] C(a-$\bar{v}$)O$_2$.动静脉血氧分压差；DO$_2$.总氧输送量；O$_2$ER.氧气提取率；$\dot{Q}_s/\dot{Q}_T$.肺分流比率；S$\bar{V}$O$_2$.混合静脉血氧饱和度；$\dot{V}$O$_2$.氧消耗。

3.影像学表现

胸部X线片

·透过度减低（磨玻璃样改变）。

在RDS患儿的胸部X线片上，充满空气的气管支气管树在稠密的不透光（白）肺上特别突出。这样的白色密度通常描述为贯穿肺野的细微的磨玻璃样外观。由于病理变化导致肺的密度增加。增加的肺密度抵抗X线的穿透，所以在X线片上显示不透明度增加。因此RDS越严重，X射线图像颜色越白（图27-3）。

五、肺透明膜病的一般治疗

在RDS的早期，持续气道正压（CPAP）是可选择的治疗方法，要尽力避免机械通气。CPAP对这些患儿普遍有效，原因是①增加功能残气量；②降低了呼吸做功；③当婴儿接受吸入低浓度氧时通过使肺泡复原从而增加PaO_2。使婴儿的PaO_2值为40～70 mmHg即可，没必要一定要将PaO_2达到成人正常范围（80～100 mmHg）。应该特殊注意需给予RDS患儿温热的环境，原因是如果婴儿体温高于或低于正常，患儿对氧的耐受更差。最终，由于RDS时肺表面活性物质减少，外源性表面活性物质如贝拉康坦（Survanta）、卡尔法坦（Infasurf）以及固尔苏的使用非常有效。外源性表面活性物质源自于其他人、动物或实验合成。这些代替品取代了早产的或肺发育不全的RDS患儿所缺失的肺表面活性物质，直到其肺脏足够成熟可以提供丰富的肺表面活性物质。图27-4提供了一个患儿未用外源性表面活性物质和该患儿接受治疗45min后胸部X线片的对比。

呼吸治疗方案

1 氧疗方案　氧疗被用来治疗低氧血症，减少呼吸做功，并减少心肌做功。由于RDS常产生低氧血症，所以经常需要补充氧气（见氧疗方案，方案3-1）。

2.膨肺治疗方案　膨肺治疗方案通常用来治疗RDS时肺毛细血管充血、间质水肿和肺不张（见膨肺治疗方案，方案3-3）。

3.机械通气方案　机械通气治疗方案对于提供和支持肺泡换气非常有必要并且可以最终使患者恢复自主呼吸（见机械通气治疗方案，方案3-5，方案3-6，方案3-7）。

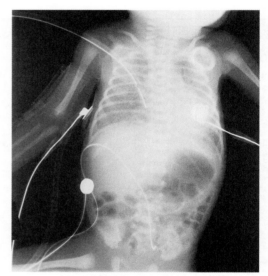

图 27-3　肺透明膜病患儿全身X线片。注意"发白的部分"，尤其是左肺下部和右肺上部

外源性肺表面活性物质的作用

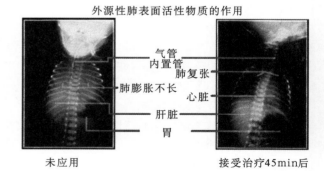

气管
内置管
肺复张
肺膨胀不长
心脏
肝脏
胃

未应用　　　　接受治疗45min后

图 27-4　一名肺透明膜病患儿接受外源性肺表面活性物质前、后胸部X线片

肺透明膜病

[病例分析]

一、病史与体格检查

一名早产男婴在其母亲妊娠30周后被娩出。他的母亲年龄为19岁，为未婚初孕，她自称在入院的6h前一直处于良好的健康状态。当时，她发现有无痛的阴道出血。她打电话给她的产科医师，医师告诉她将和她在医疗中心的急诊科碰面。

检查后发现她是一名健康的年轻女性，正在分娩早期，阴道有轻微出血。她的生命体征平稳并且处于正常范围内。诊断为胎盘早剥。由于流血少，并且孕母和胎儿状态良好，所以决定采取阴道分娩。她接受了密切的监测，产程顺利进展了8h后，在硬膜外麻醉下她娩出了该婴儿并且没有出现任何产科并发症。这名新生儿重2100g。Apgar评分1min为7分，5min为9分。体格检查发现相比同胎龄儿该新生儿完全正常。

出生30min后发现该新生儿有轻度肺透明膜病遂入住新生儿科。患儿的RR为40/min，并且有鼻翼扇动。此时的胸部X线片提示有左上肺叶不张，但是没有发现其他肺部异常。

在接下来的5h，该患儿病情迅速恶化，并且呼吸窘迫变得非常明显。患儿有发绀、肋间肌收缩以及应用辅助呼吸肌，RR 64/min，他的呼吸被描述为"呻吟"，BR 165/min。可以听到有双向湿啰音。此时的胸部X线片提示广泛的模糊影，放射科医师称之为"磨玻璃"。在FIO_2为0.3条件下，pH 7.25，$PaCO_2$ 52mmHg，HCO_3^-21mmol/L，PaO_2 35mmHg，SpO_2 60%。此时，呼吸治疗师给予患儿评估如下：

二、呼吸评估与治疗计划

S：N/A（新生儿）。

O：呼吸困难和发绀。肋间肌凹陷和应用辅助呼吸肌。鼻翼扇动。RR 64/min，伴有"呻吟"。HR 165/min。双肺湿啰音。CXR：双肺

"磨玻璃"样模糊。30%氧浓度下动脉血气分析为：pH7.25，$PaCO_2$ 52mmHg，HCO_3^-21mmol/L，PaO_2 35mmHg，SpO_2 60%。

A：肺透明膜病（病史）。

肺泡肺透明膜，肺不张（CXR）。

急性呼吸衰竭伴有重度低氧血症（动脉血气分析）。

乳酸中毒（pH和HCO_3^-低于预期值）。

P：机械通气方案：按照NICU方案进行气管插管，机械通气及呼气末正压通气。氧疗方案：持续经皮监测血氧。按照方案给予外源性肺表面活性物质。

患儿由治疗师给予气管插管，并且接受监测。最初呼吸机的设置为RR 40/min，T_1 0.35s，FIO_2 0.40，PIP +25cm H_2O，PEEP +5cm H_2O，氧气流量8L/min。使用固尔苏治疗。维持液体和电解质在正常范围。在这样的设置下，患儿在72h脱离了PEEP，96h内脱离了人工通气。第7天时的胸部X线片未见明显异常。该婴儿在第15天出院并且至今仍然非常健康。

三、讨论

肺透明膜病是一种严重的疾病，给予患儿细致的呼吸管理非常重要。许多呼吸治疗专业的学生非常期待以及享受他们的NICU的轮转。在这里，呼吸治疗师的专业知识对于科室的运作非常重要。确实，许多治疗方案的首次报道都是来自于他们。

这个病历中的很多临床表现与肺不张（图3-8）及肺泡-毛细血管膜厚度增加（图3-10）有关。例如，应用辅助呼吸肌吸气更像是一种代偿机制，它是为了抵消肺不张和肺泡透明膜导致的肺顺应性下降。肺不张和肺泡透明膜可以通过胸部X线片得到证实。此外，这个病历中解剖学改变和临床表现非常严重，动脉血气分析提示急性通气衰竭伴有重度低氧血症可以客观证实以上

情况。

积极进行机械通气及人工肺表面活性物质的应用非常有意义。新生儿重症监护室通常配备一名新生儿医师，该医师可以自始至终指导并调节治疗方案中复杂的呼吸治疗。患儿在使用人工肺表面活性物质后病情已经明显得到改善，但在应用肺表面活性物质后短时间内可能出现肺顺应性变化，所以呼吸治疗师应该时刻注意。如果婴儿接受压力循环机械通气，时刻注意病情变化对避免容积伤非常重要。对于成人ARDS，其病理非常相似，要持续关注发生院内感染、液体超负荷及心血管紊乱的可能。另外，肺保护机制，如PEEP、允许性高碳酸血症及应用小容量潮气量都可应用于RDS。

[自我测试与评估]

1.当RDS有暂时性肺动脉高压时，血流通过以下哪些结构经过肺脏?
（1）静脉导管
（2）脐静脉
（3）动脉导管
（4）卵圆孔
a.（1）和（2）
b.（1）和（3）
c.（2）和（3）
d.（3）和（4）

2.据报道，以下那些会导致发生RDS？
（1）胎脂膜
（2）肺低灌注
（3）肺表面活性物质异常
（4）先天性肺泡发育异常
a.（1）和（3）
b.（2）和（3）
c.（1）和（4）
d.（2）、（3）和（4）

3.当RDS患儿导致吸气时胸膜内负压增加时，会出现以下哪种情况?
（1）肋间的软组织向外膨出
（2）胸骨下的区域膨出
（3）腹部收缩

（4）皮肤发绀
a.（2）
b.（4）
c.（2）和（3）
d.（1）、（3）和（4）

4.重度RDS患儿常有以下哪种情况?
（1）呼吸音减弱
（2）支气管呼吸音
（3）叩诊鼓音
（4）细湿啰音
a.（1）和（4）
b.（3）和（4）
c.（2）和（3）
d.（2）和（4）

5.持续气道正压（CPAP）常用于RDS患儿是为了以下哪些方面?
（1）增加患儿的FRC
（2）减轻患儿的呼吸做功
（3）增加患儿的PaO_2
（4）降低氧疗患儿必需的FIO_2
a.（1）和（3）
b.（2）和（4）
c.（2）、（3）和（4）
d.（1）、（2）、（3）和（4）

第28章

肺漏气综合征

学习目标

阅读本章后，你需要掌握以下内容：

1. 列举肺漏气综合征所致的肺部解剖学改变。

2. 描述肺漏气综合征的病因。

3. 列举与肺漏气综合征相关的心肺临床表现。

4. 描述肺漏气综合征的一般治疗。

5. 描述病例分析中提出的SOAP的临床策略和依据。

6. 理解关键词，并完成本章自我评估与测试。

关键词

空气栓塞

气泡（肺气肿样）

支气管肺发育不良

高频通气

高水平呼气末正压

医源性气胸

吸气峰压

纵隔积气

心包气肿

气腹

气胸

心脏搏动最强点（PMI）

吸气时间延长（ITS）

肺漏气综合征

间质性肺气肿

皮下气肿

抗利尿激素分泌异常综合征

胸透

章节纲要

一、肺的解剖学改变

　　肺间质性肺气肿

二、病因学和流行病学

三、与肺漏气综合征相关的心肺临床表现

　　临床资料

四、肺漏气综合征的一般治疗

　　呼吸治疗方案

病例分析：肺漏气综合征

自我测试与评估

　　婴儿肺漏气综合征（也被称作空气栓塞综合征）包括一大部分临床实例，包括肺间质性肺气肿，严重病例有纵隔气肿、气胸、心包积气、气腹及偶发病例血管内空气栓塞。肺漏气综合征通常并发于机械通气的早产儿，尤其是用很高压力时。也见于治疗肺透明膜病的患儿（第27章）。

一、肺的解剖学改变

肺间质性肺气肿

　　事实上所有的肺漏气综合征开始于一定程

度上的肺间质性肺气肿（pulmonany interstitial emphysema，PIE）。当高的气道压力应用于一名婴儿的肺时（如在机械通气时），末梢气道和肺泡经常变得过度膨胀（也就是说它们发展为气泡或气肿样组织）并且破裂（见图28-1）。另外，呼气时间不足所致的残存气体同样可以导致肺泡过度膨胀并且破裂。一旦气体逸出，就会强行进入气道周围毗邻的疏松组织和肺毛细血管及包含肺静脉的小叶间隔。严重病例中，气体沿着气管和血管周围间隙继续向周边蔓延到肺门，产生典型的PIE影像学表现，即在间质可见大量气泡（图28-2和图28-3）。

肺间质性肺气肿导致肺过度膨胀迫使肺进入一个完全膨胀的状态，因此降低了肺的顺应性（静止状态肺的顺应性在肺容积极低和极高时都会下降）。此外，因积聚在间质囊中的空气会压迫气道并且增加气道的阻力，并且在间质区域积聚的空气减弱了淋巴功能，结果是液体积聚在间质囊和肺泡内。一旦间质内气体到达肺门，它就合并为大的肺门气泡或沿着肺胸膜下形成大的胸膜下气体袋。在这两种情况下，气体大量积聚，从而压迫肺和纵隔。

当出现肺间质性肺气肿时，过多的气体继续沿着血管周围和气管周围的间隙移动和聚集，导致气体进入肺门区域且破裂进入纵隔，此时会发生纵隔气肿。当发生纵隔气肿时，高气体压力同样可以分割进入胸膜腔和颈部筋膜和皮肤之间，造成了皮下气肿。

由于肺间质性肺气肿时常有肺泡过度膨胀以及随后发生的破裂，都可导致气胸（图28-4）。间质内气体直接循经大静脉进入心包腔可以导致心包积气（图28-5）。心包内气体的压力限制了

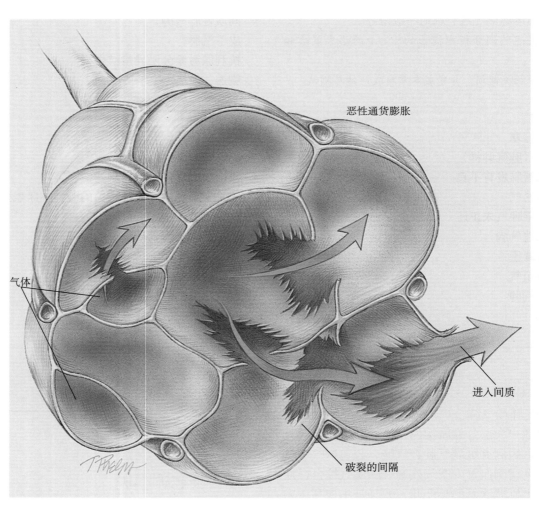

恶性通货膨胀

气体

进入间质

破裂的间隔

图28-1　肺漏气综合征

动脉和静脉的充盈，导致心搏量减少，并且最终引起心排血量减少和全身性低血压。在后期，气道炎症性改变导致了毛细血管漏出增加及支气管分泌物过多。

气腹可能是由于气体循经主动脉和下腔静脉鞘并且最终破入腹腔而发生。临床上，气腹的婴儿表现为突然出现腹胀。当气腹严重时，可以阻碍膈肌的下降，过多气体甚至可以积聚到阴囊或阴唇。

极少数的病例可能发生血管内空气栓塞。假设气体在高压力下通过肺淋巴管进入体循环。血管内空气导致突发的心血管性崩溃，当为了确定其原因而进行胸部放射线检查发现静脉内有空气时，常可以得到诊断。

肺漏气综合征主要的病理改变如下。

1.肺不张，由以下原因所导致。

（1）肺泡毗邻于过度膨胀的肺泡（气泡或气肿样组织）。

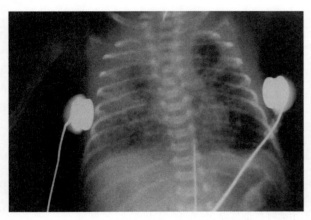

图28-2 肺间质性气肿（PIE）。新生儿重度肺透明膜病（RDS）中肺内可见细小气泡。（摘自Taussig LM, Landau LI: Pediatric respiratory medicine, ed 2, St Louis, 2008, Elsevier.）

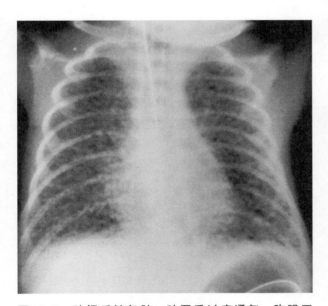

图28-3 肺间质性气肿。肺严重过度通气，胸膜至肺门广泛粗糙影，表示支气管周围和血管周围间质内有气泡。（摘自Taeusch WH, Ballard RA, Gleason CA: Avery's diseases of the newborn, ed 8, Philadelphia, 2005, Saunders.）

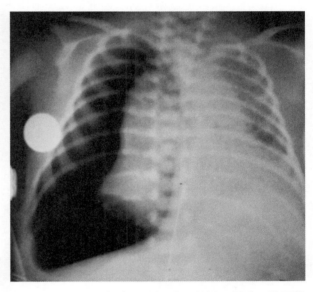

图28-4 张力性气胸。患侧肺（右侧）塌陷，纵隔移向对侧，胸膜膨入肋间隙

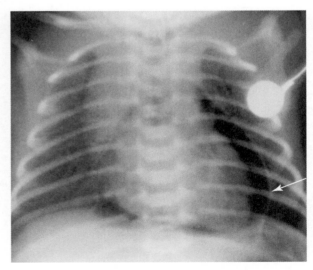

图28-5 心包积气 一条清晰纤薄心包膜边界，边界与心脏间可见空气囊

（2）气胸。

（3）纵隔气肿。

（4）气腹。

2.气道压缩（产生于间质气体聚集）。

3.支气管分泌物过多（晚期）。

二、病因学和流行病学

体重低于1000g的早产儿，在出生后早期（出生后24h～48h）发生肺漏气综合征的风险较高，因为这些患儿的远端气道为无力的非软骨样结构。导致早产儿肺漏气综合征最常见的诱发因素是机械通气的使用。肺漏气综合征通常是因为高水平呼气末正压（PEEP）、高的吸气峰压及延长的吸气时间（IT_s）。足月儿则很少出现自发性张力性气胸。

三、与肺漏气综合征相关的心肺临床表现

肺漏气综合征（图28-1）主要的肺部解剖改变为肺不张（图3-8），其引起的临床表现如下。

临床资料

1.体格检查

（1）生命体征。

①呼吸频率增快（呼吸急促）。

通常新生儿的呼吸频率为40～60/min。在肺漏气综合征的早期，呼吸频率普遍地高于60/min。导致呼吸频率增快的原因有很多。

·外周化学感受器受刺激（低氧血症）。

·肺顺应性下降－呼吸频率增快的关系。

·中枢化学感受器受刺激。

②心率（脉搏）增快和血压增高。

③呼吸暂停。

（2）与吸气过程中胸腔负压增加相关的临床表现

①肋间软组织凹陷。

②胸骨下软组织收缩和腹部膨隆（跷跷板

运动）。

③胸腹部皮肤发绀。

④鼻翼扇动。

（3）胸部查体

①喘鸣音。

②干啰音。

③湿啰音。

④心搏最强点改变（PMI）。

PMI被定义为可以感受到的左心室搏动最强烈的点（正常是在第五肋间隙上）*。当空气在胸腔聚集，心脏被推向未受影响一侧，导致PMI的位置发生改变。通常是否有气胸可以由PMI改变而得，其远早于胸部X线检查结果。

（4）呼气性呻吟。

（5）发绀。

2.实验室及专科检查

（1）肺功能检查结果（推断数据用于教学目的）。

（限制性肺疾病的病理生理）。

用力呼气流速结果

FVC	FEV_T	FEV_1/FVC	$FEF_{25\%～75\%}$
↓	N或↓	N或↑	N或↓
$FEF_{50\%}$	$FEF_{200～1200}$	PEFR	MVV
N或↓	N或↓	N或↓	N或↓

肺容量和肺容积结果

V_T	IRV	ERV	RV*	
N或↓	↓	↓	↓	
VC	IC	FRC*	TLC	RV/TLC*比值
↓	↓	↓	↓	N

* ↑气道不完全阻塞

（2）动脉血气分析

轻中度肺漏气综合征

急性肺泡过度通气伴低氧血症（急性呼吸性碱中毒）。

pH	$PaCO_2$	HCO_3^-	PaO_2
↑	↓	↓（轻度）	↓

重度肺漏气综合征

急性呼吸衰竭伴低氧血症（急性呼吸性酸中毒）

---

* 有些医师使用听诊器来确定声音来自的点

pH[*]	PaCO$_2$	HCO$_3^-$[*]	PaO$_2$
↓	↑	↑（轻度）	↓

[*]当组织严重缺氧产生乳酸，pH和HCO$_3^-$值将低于预期特定的PaCO$_2$水平

（3）氧合指数[*]

$\dot{Q}_s/\dot{Q}_T$	DO$_2$[†]	$\dot{V}$O$_2$	C(a-$\overline{v}$)O$_2$	O$_2$ER	S$\overline{V}$O$_2$
↑	↓	N	↑	N	↓

[†]患者在乏氧状态得到以下补偿时总氧输送量可以正常：①心排血量增加；②血红蛋白升高；③两者都有。当氧总运输量是正常的，氧气提取率通常也是正常的

（4）透过度增加：胸部的透过度是通过在暗室用高强度的纤维光源照射婴儿胸部来完成的。当胸腔有空气时，患侧透过度增强。

3.影像学表现　胸部X线片：胸部X线片显示局限或广泛存在的病变组织。当重要部分存在气道阻塞、气体陷闭及肺泡过度通气，胸部X线片看上去过度透亮并且横膈下降。通常当X线片提示肺过度膨胀并且有一个看起来完全泡沫样组织（气肿样气泡）从肺门延伸到胸膜时可以确定肺间质性肺气肿的诊断（图28-2和图28-3）。

呼吸治疗师应该特别警惕，肺漏气综合征的患儿会突然发展为纵隔积气或气胸。当PIE发生时，过多的气体循经血管周围以及支气管旁组织移动并积聚，它可以导致肺门处的空气破裂进入纵隔，导致纵隔气肿。气胸则可能由于PIE时肺泡过度膨胀以及后续的破裂而发生（图28-4）。图28-5显示一名婴儿其源自于肺间质的气体沿着心包周围大血管而形成的心包积气。

四、肺漏气综合征的一般治疗

预防是肺漏气综合征最好的措施。可以通过应用低的机械通气压力以及维持良好的通气和氧合来预防相关并发症。选择性的对未受损及较少受损伤的肺进行插管可以使受创肺有时间愈合。高频通气已经成功用于治疗肺漏气综合征。经历肺漏气综合征存活的患儿常会因机械通气发展为支气管肺发育不良（第30章）。呼吸治疗师应该时刻注意患儿发生皮下气肿、气胸、心包积气、气腹以及血管内空气栓塞的征象和症状。有时需去除胸腔内、心包内以及纵隔内的游离空气，尤其当存在血管塌陷时。

呼吸治疗方案

1.氧疗方案　氧疗用来治疗低氧血症、减轻呼吸做功并且减轻心脏做功。由于肺漏气综合征时常发生低氧血症，所以需要供给氧气（见氧疗方案，方案3-1）。

2.支气管卫生治疗方案　由于肺漏气综合征时气道过多分泌物以及黏液聚集，一些支气管卫生治疗方式应当用于加强支气管分泌物的清除（见支气管卫生治疗方案，方案3-2）。

3.膨肺治疗方案　膨肺治疗措方案（谨慎应用）多用于治疗肺漏气综合征时的肺毛细血管充血以及间质水肿和肺不张（见膨肺治疗方案，方案3-3）。

4.机械通气方案　机械通气对于提供并支持肺泡气体交换和最终使患者恢复自主呼吸是非常必要的。如前所述，预防对于肺漏气综合征是最好的措施。选择性对未受损及较少受损伤的肺进行插管可以允许受创肺有时间愈合。高频通气已经成功用于治疗肺漏气综合征（见机械通气方案，方案3-5，方案3-6，方案3-7）。

---

[*]　C(a-$\overline{v}$)O$_2$，动静脉血氧分压差；DO$_2$，总氧输送量；O$_2$ER，氧气提取率；$\dot{Q}_s/\dot{Q}_T$，肺分流比率；S$\overline{V}$O$_2$，混合静脉血氧饱和度；$\dot{V}$O$_2$，氧消耗。

[病例分析]

肺漏气综合征

一、病史与体格检查

一名25岁的健康母亲，经由急诊剖宫产出一名32周胎龄的早产女婴。婴儿体重为2750g。其母亲的入院病史显示她是初孕妇，有产前保健记录，并且没有妊娠期疾病病史。进行剖宫产是由于胎儿反复出现持续时间很长的胎心减速，并且经孕母改变体位以及用氧管理得不到改善。分娩时，发现患儿有脐带紧紧缠绕颈部2周。她肌无力、外观苍白发绀，没有呼吸。对于触觉刺激没有反应，HR 65/min。其1min Apgar评分为1分（皮肤颜色0分，脉搏1分，皱眉0分，反射0分，肌张力0分，呼吸0分）。

新生儿医师、护士和呼吸治疗医师马上开始心肺复苏程序，包括袋瓣面罩式通气，FIO_2 1.0，同时给予有力的胸外按压。5min的Apgar评分为5（皮肤颜色1分，脉搏2分，皱眉0分，反射0分，肌张力1分，呼吸1分）。尽管事实上患儿的情况开始好转，但她突然开始变得更严重。她的心率开始下降；重新变得发绀，并且肌张力减低。

这时，呼吸治疗医师注意到该婴儿听诊右肺没有呼吸音，并且左肺上叶和中叶呼吸音严重减弱。她的心音听起来低沉且微弱，而且PMI左移。透照法检查显示右侧大量气胸。在稍后进行的胸部X线检查确诊为右侧张力性气胸。新生儿医师立即气管插管，连接呼吸机，设置如下：间歇性强制通气（IMV）30，FIO_2 1.0，PIP+25cm H_2O，PEEP +5cm H_2O，T_I0.35s，氧气流量6L/min。

脐动脉置管后，动脉血气为：pH 7.19，$PaCO_2$ 77mmHg，HCO_3^-19mmol/L，PaO_2 31mmHg，SaO_2 47%。呼吸治疗师立即将机械通气的频率降到了40/min。20min后动脉血气为：pH 7.33，$PaCO_2$ 43mmHg，HCO_3^- 21mmol/L，PaO_2 47mmHg，$SaO_2$83%。

1h后胸部X线检查结果显示右肺已经重新膨胀，但仍有部分肺不张。这时，婴儿外观粉红并且生命体征平稳，HR 155/min，BP 68/35mmHg。呼吸音听起来显示双相湿啰音和干啰音。动脉血气如下：pH 7.34，Pa $CO_2$42mmHg，HCO_3^- 22mmol/L，PaO_2 53mmHg，SaO_2 89%。呼吸治疗医师给予患儿评估如下。

二、呼吸评估与治疗计划

S：N/A。

O：皮肤：粉红。HR：155/min，BP 68/35mmHg。广泛的湿啰音和干啰音。动脉血气：pH 7.34，$PaCO_2$42mmHg，HCO_3^- 22mmol/L，$PaO_2$53mmHg，$SaO_2$89%。胸部X线片：右肺重新扩张伴有部分肺不张。

A：早产儿，有严重的呼吸窘迫。

右肺张力性气胸，已处置。

目前呼吸机设置通气和氧合适当（动脉血气分析）。

气道分泌物过多（湿啰音和干啰音）。

P：继续机械通气方案。按照氧疗方案尽力降低FIO_2。继续膨肺方案（PEEP+5cmH_2O）。开始支气管卫生方案（胸部物理治疗，隔日1次）。密切监测（生命体征、肤色、动脉血气和放射线检查）。

三、讨论

在对新生儿进行复苏时出现医源性张力性气胸并不多见。当医师经验不足，在实施复苏时由于焦虑和情况紧急而过于用力就可能导致出现医源性气胸。呼吸治疗师必须准备好参加分娩、管理气道并且在其他健康保健小组成员要求时提供通气支持。这些呼吸保健机构的成员经常被称为特定的新生儿复苏成员。

由于有发生脑室内出血（IVH）的风险，许多机构对患儿不进行胸部物理治疗。为了进行胸部物理治疗而采取的特定的体位（头朝下）可能增加IVH的风险。自从开始使用表面活性物质治疗，新生儿重症监护室机械通气的患儿发生的气胸已经减少。张力性气胸是一种潜在危及生命的急症，呼吸治疗医师应该一直保持警惕发生这种状况的征象和症状。

在这一病例中，当呼吸治疗医师通过指出婴儿右肺没有呼吸音并且左侧上叶和中叶呼吸音严重减弱，故而注意到可能存在气胸。此时很快辨别出肺不张的临床表现。透照法进一步确定存在气胸，胸部放射线确认右肺气胸。为了帮助监测和识别可能存在的气胸，呼吸治疗师应该经常在有发生气胸风险的婴儿胸部PMI处用圆珠笔做记号。PMI是我们能感受到左心室搏动最强的点。如果PMI从标记处移走，医师就有一个很好的及时的临床征象表明该婴儿已经发展为气胸—甚至是在胸部X线片所能确定之前。

最后，在肺漏气综合征患儿的气胸改善（如胸导管内再从婴儿胸内吸不出任何空气）后的短时间内，患儿的肺内液体增长并不少见。当这个情况发生时，婴儿体重增加、表现有湿啰音和干啰音并且需要更高的FIO_2才能维持期望的PaO_2水平。这是因为医源性张力性气胸的患儿常发生所谓的暂时性抗利尿激素分泌过多综合征（SIADH）。换句话说，气胸导致抗利尿激素分泌，后者则限制利尿。一些潴留的液体积聚于患儿肺部。通常可以使用一些利尿药（如呋塞米）、增加一点气道压力、提升一些FIO_2，或者增加通气频率解决这个暂时的问题。这样的状态通常只会持续24h。呼吸治疗医师应该可以预计这种情况并且不必过度担心。

[自我测试与评估]

1.导致早产儿出现肺漏气综合征最多见的病因是：

a.出生体重低于1000g的婴儿

b.机械通气

c.支气管分泌物过多

d.呼气呻吟增加

2.在肺漏气综合征的晚期，患儿表现为：

（1）$PaCO_2$增加

（2）HCO_3^-降低

（3）pH升高

（4）PaO_2降低

a.（1）和（4）

b.（2）和（3）

c.（1）、（3）和（4）

d.（1）、（2）、（3）和（4）

3.肺漏气综合征的婴儿通常有：

（1）排尿减少

（2）透过度增加

（3）低氧血症诱发的肺动脉收缩

（4）PMI改变

a.（1）和（3）

b.（2）和（4）

c.（2）、（3）和（4）

d.（1）、（2）、（3）和（4）

4.以下哪些是肺漏气综合征时的主要病理改变？

（1）气道阻塞

（2）实变

（3）肺泡–毛细血管膜厚度增加

（4）肺不张

（5）支气管分泌物过多

a.（3）和（5）

b.（1）、（4）和（5）

c.（3）、（4）和（5）

d.（1）、（3）、（4）和（5）

5.在肺漏气综合征时，如果肺间质高压持续存在，气体将？

（1）继续向周围蔓延

（2）在局部滞留并且限制了气道官腔

（3）导致纵隔气肿或心包积气

（4）破入脏胸膜

a.（1）和（3）

b.（2）和（4）

c.（2）、（3）和（4）

d.（1）、（2）、（3）和（4）

第29章

呼吸道合胞病毒感染（毛细支气管炎和肺炎）

学习目标

阅读本章后，你需要掌握以下内容：

1.列举呼吸道合胞病毒感染所致的肺部解剖学改变。

2.描述呼吸道合胞病毒感染的病因。

3.列举与呼吸道合胞病毒感染相关的心肺临床表现。

4.描述呼吸道合胞病毒感染的一般治疗。

5.描述病例分析中提出的SOAP的临床策略和依据。

6.理解关键词并完成本章自我评估与测试。

关键词

抗原测定
球阀机制
支气管炎
咽拭子
帕利珠单抗
肺炎

反转录酶-聚合酶链反应（RT-PCR）测定
利巴韦林（病毒唑）
痰培养
合胞体

章节纲要

一、肺的解剖学改变

二、病因学和流行病学

  RSV的实验室检查

三、与呼吸道合胞病毒感染相关的心肺临床表现

  临床资料

四、呼吸道合胞病毒感染（毛细支气管炎、肺炎）的一般治疗

  （一）呼吸治疗方案

  （二）抗病毒气雾剂

病例分析：呼吸道合胞病毒（RSV）感染

自我测试与评估

一、肺的解剖学改变

合胞体是指含有由一层细胞膜包绕的多个核的一团细胞质。毛细支气管中的病毒导致相邻细胞融合成一个合胞体，形成呼吸道合胞病毒。上呼吸道合胞病毒感染后所产生的分泌物可随呼吸运动下行感染至下呼吸道。呼吸道合胞病毒经呼吸道下行感染，可导致儿童毛细支气管炎、肺不张、肺炎。

呼吸道合胞病毒感染可导致细支气管周围单核细胞渗出，小气道上皮细胞坏死。这种病理性改变可导致小气道水肿，分泌物增多，严重时会导致小气道上皮细胞坏死后在气道腔内增殖。炎

性坏死组织、小气道水肿、分泌物蓄积可导致①气道管腔狭窄；②气道不完全阻塞；③气道完全阻塞。气道不完全阻塞会引起肺泡过度充气，如球阀机制（图29-1）。气道完全阻塞会导致肺泡塌陷或者肺不张。除了肺实变外，呼吸道合胞病毒通常会引起毛细支气管炎和肺炎。

呼吸道合胞病毒感染的主要病理和结构改变如下：

1.外周气道的细胞炎症与肿胀。

2.气道分泌物过多。

3.气道上皮细胞坏死脱落。

4.气道不完全阻塞和过度充气。

5.气道完全阻塞和肺不张。

6.肺实变。

二、病因学和流行病学

呼吸道合胞病毒（Respiratory Syncytial Virus，RSV）是婴幼儿呼吸道感染中最常见的病原体。RSV感染可发生于任何年龄，但最常见的是年幼儿。几乎所有的儿童在2岁前都感染过RSV。早

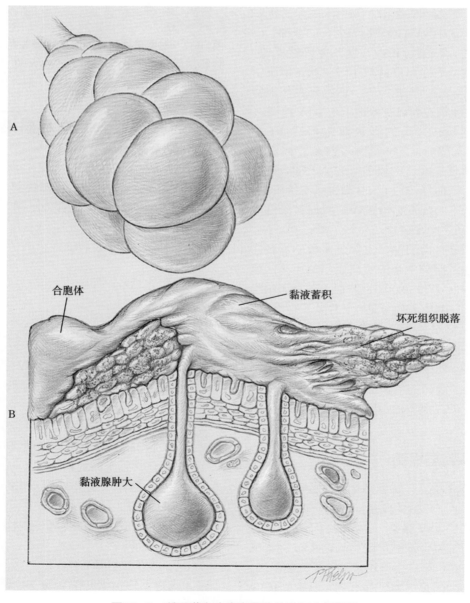

图29-1　呼吸道合胞病毒导致的毛细支气管炎
A.气道不完全阻塞和肺泡充气过度　B.气道炎性改变的横断面

产儿、婴儿和由药物治疗后所导致的免疫力低下的儿童感染 RSV 后，罹患重度 RDS 的风险最高，在成年人群中，免疫力低下者和65岁以上者患重度 RDS 的风险也很高。

RSV 感染的临床表现为上呼吸道感染或感冒症状，如咳嗽、打喷嚏、流鼻涕、食欲缺乏、烦躁、乏力、呼吸窘迫等。已感染RSV的儿童通常是传染源，RSV的传播途径一般为飞沫传播。当含有RSV的飞沫接触未感染者的口、鼻等部位，就会立即感染 RSV。RSV 也可通过直接或间接接触口腔、鼻腔分泌物传播。如一个流鼻涕的 RSV 感染者亲吻未感染者的脸颊或手背，RSV 就会传染给未感染者，这是直接感染。如果未感染者接触到了 RSV 感染者接触过的硬物表面，如扶梯、门把手等物品后，感染了RSV，这叫作间接感染。RSV附着于硬物表面可存活数小时。通常情况下易感地区包括学校、托儿所等。所以经常用消毒液洗手、擦洗硬物表面可有效地阻止 RSV 传播。

婴幼儿感染RSV后的潜伏期为4 ~ 6d（平均2 ~ 8d）。大部分1 ~ 2周后可自愈。儿童感染RSV后具有传染性，一般可持续3 ~ 8d，部分情况下患儿在病情好转后1 ~ 3周也具有传染性，而免疫功能低下的儿童感染RSV后具有传染性的时间更长，甚至可达到4周。

RSV感染具有自限性，大部分儿童不需要住院治疗。但通过疾控中心的资料显示每年美国境内大概有75 000 ~ 125 000名1岁以下儿童因感染RSV住院治疗，其中大部分是6个月以下的儿童。

虽然RSV每年暴发于特定的时间，比如初春、秋天、冬天，但是对于一些地方RSV暴发的原因仍不明确，可能与温度，湿度，气候有关。（图29-2）美国疾病控制中心资料显示美国福罗里达州各地区RSV高发的季节。

RSV的实验室检查

如果在暴发地区、处于每年高发的时间、有过感染病史、适当年龄的儿童出现相应临床症状，则应高度怀疑是RSV感染。通常情况下通过口咽部、鼻咽部的抗原含量测定就可测得RSV病毒感染，咽拭子培养也可应用。相对于年长儿和成人，但这两种方法对幼儿更加可靠有效。高敏的RT-PCR检测技术也可应用，但常用于成年人。

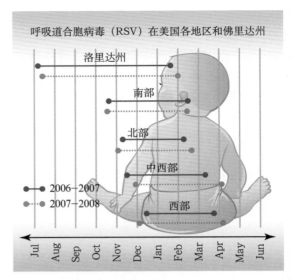

图29-2 福罗里达州各地区RSV暴发的季节（疾病控制和预防中心的图像和数据：www.cdc.gov/Features/dsRSV/.）

三、与呼吸道合胞病毒感染相关的心肺临床表现

RSV感染患儿主要的肺部解剖学改变：①肺不张；②肺实变；③支气管分泌物过多，引起的临床表现如下。

临床资料

1.体格检查

（1）生命体征。

①呼吸频率增加（呼吸急促）：正常新生儿的呼吸频率为40 ~ 60/min，RSV感染早期呼吸频率就可达到60/min。导致呼吸频率增快的原因有很多，包括：

· 外周化学感受器受刺激（低氧血症）。

· 肺顺应性下降 – 呼吸频率增快的关系。

· 中枢化学感受器受刺激。

②心率（脉搏）增快和血压增高。

③呼吸暂停。

（2）与吸气过程中胸腔负压增加相关的临床表现

①肋间软组织凹陷。

②胸骨下软组织凹陷和腹部膨隆（跷跷板运动、矛盾呼吸）。

③胸腹部皮肤发绀。

④鼻翼扇动。

（3）胸部查体。

①喘鸣音。

②干啰音。

③湿啰音。

（4）气道分泌物（大量）。

（5）呼气性呻吟。

（6）发绀。

2.实验室及专科检查

（1）肺功能检查结果（推断数据用于教学目的）。

（限制性肺疾病的病理生理）。

用力呼气流速结果

FVC	FEV$_T$	FEV$_1$/FVC	FEF$_{25\% \sim 75\%}$
↓	N或↓	N或↑	N或↓
FEF$_{50\%}$	FEF$_{200 \sim 1200}$	PEFR	MVV
N或↓	N或↓	N或↓	N或↓

肺容量和肺容积结果

V$_T$	IRV	ERV	RV*	
N或↓	↓	↓	↓	
VC	IC	FRC*	TLC	RV/TLC比值
↓	↓	↓	↓	N

* ↑当气道存在部分阻塞

（2）动脉血气分析

轻中度 RSV 感染

急性肺泡过度通气伴低氧血症（急性呼吸性碱中毒）。

pH	PaCO$_2$	HCO$_3^-$	PaO$_2$
↑	↓	↓（轻度）	↓

重度 RSV 感染

急性呼吸衰竭伴低氧血症（急性呼吸性酸中毒）

pH*	PaCO$_2$	HCO$_3^-$*	PaO$_2$
↓	↑	↑（轻度）	↓

*当组织严重缺氧产生乳酸，pH和HCO$_3^-$值将低于预期特定的PaCO$_2$水平

（3）氧合指数[①]

$\dot{Q}_s/\dot{Q}_T$	DO$_2$[†]	$\dot{V}O_2$	C（a-$\bar{V}$）O$_2$	O$_2$ER	S$\bar{V}$O$_2$
↑	↓	N	N	↑	↓

[†]患者在缺氧状态得到以下补偿时总氧输送量可以正常：①心排血量增加；②血红蛋白升高；③两者都有。当氧总运输量是正常的，氧气提取率通常也是正常的

3.影像学表现 胸部X线片：婴幼儿 RSV 感染的临床表现同毛细支气管炎和支气管肺炎相同。胸部X线片则以气体陷闭和通气过度表现出的肺纹理增强，支气管周围模糊影最常见。肺不张、肺实变也很常见（图29-3）。

四、呼吸道合胞病毒感染（毛细支气管炎、肺炎）的一般治疗

（一）呼吸治疗方案

1.氧疗方案 氧疗用于治疗低氧血症，减轻呼吸做功并且减轻心脏做功。RSV 感染可引起的

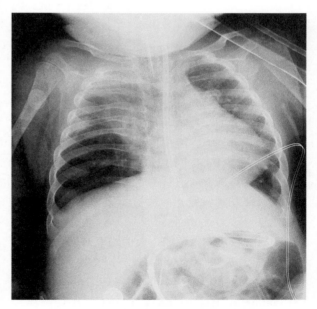

图29-3 6个月婴儿RSV感染X线表现

---

① C(a-$\bar{v}$)O$_2$.动静脉血氧分压差；DO$_2$.总氧输送量；O$_2$ER.氧气提取率；$\dot{Q}_s/\dot{Q}_T$.肺分流比率；S$\bar{V}$O$_2$.混合静脉血氧饱和度；$\dot{V}O_2$.氧消耗

低氧血症通常是由呼吸道分泌物过多、肺不张和肺实变引起的。需要注意的是氧疗对于毛细血管内分流所导致的低氧血症效果不佳（见氧疗方案，方案3-1）。

2.支气管肺卫生治疗方案　RSV感染患儿的呼吸道分泌物过多，所以支气管肺卫生治疗方案用于加强支气管内分泌物的流动和清除（见支气管肺卫生治疗方案，方案3-2）。

3.雾化方案　类交感神经药物和副交感神经阻断药都有舒张支气管平滑肌作用（见雾化方案，方案3-4）。

（二）抗病毒气雾剂

1.利巴韦林　利巴韦林是公认的治疗RSV感染的首选药物，但不推荐对婴幼儿常规应用雾化吸入利巴韦林（病毒唑），因为利巴韦林对于该阶段人群的有效性未被证实。利巴韦林的主要缺点在于应用该药物时必须要基于其他临床数据的用药指征，如先天性心脏病、肺相关疾病、免疫功能低下和需要机械通气的患者。而且利巴韦林价格昂贵，需要专用设备，需要专业人员应用。常用机器为小粒子雾化器（SPAG）。

2.帕利珠单抗　该药物可以用于预防RSV感染，卫生保健指南建议对于高风险儿童（如早产儿，长期应用呼吸机的新生儿）建议应用帕利珠单抗（西那吉斯冻晶注射剂），这是一种免疫球蛋白制剂，一个月一次，共5个月*。

3.皮质醇激素　一些医师对于治疗RSV感染的患儿习惯性应用皮质醇，但是皮质醇激素并不是治疗RSV感染的常规药物。

[病例分析]

呼吸道合胞病毒（RSV）感染

一、病史与体格检查

男婴，早产儿，母孕31周，出生月份为11月中旬，体重1300g。出生后即出现呼吸窘迫症状，并迅速发展为RDS（第27章）。出生后1h内给予患儿气管插管，呼吸机治疗，应用肺表面活性物质1次。脐动脉置管，应用抗生素数日。10d后患儿拔管并开奶，脐动脉置管和静脉通道都逐步停用。1周后患儿体重增加，反应逐渐好转。

2d后，患儿出现周期性呼吸暂停和呼吸窘迫症状，生命体征为：HR 165/min，BP 88/55mmHg，RR 65/min，T 37℃。出现鼻翼扇动和肋间软组织凹陷症状。双肺可闻及喘鸣音和干啰音，皮肤出现发绀，SaO₂从90%下降至83%。X线显示双肺纹理增强及浸润影和局灶肺不张。

结合患儿病史、季节、社区流感人员数量增多等数据，新生儿医师怀疑患儿为RSV感染。给予患儿FIO₂ 0.50吸氧，并采集咽拭子送检，结果为RSV阳性。因患儿感染RSV后时有发生呼吸暂停，所以患儿仍需呼吸机治疗。呼吸机设定如下：间歇通气模式（IMV）15，正吸气压（PIP）+20cm H₂O，呼气末正压（PEEP）+4cm H₂O，流量6L/min，FIO₂ 0.4。SaO₂ 88%，呼吸机治疗师给予患儿评估如下。

二、呼吸评估与治疗计划

S:N/A。

O:呼吸暂停，RSV阳性，生命体征：HR 165/min，BP 88/55mmHg，RR 65/min，T

---

* 过去几年的研究表明，应用帕利珠单抗的RSV感染高风险患儿的入院率和住院时间都明显减少。

37℃。鼻翼扇动，肋间软组织凹陷，发绀。喘鸣音和干啰音。胸部X线片：肺不张。FIO$_2$ 0.40，SaO$_2$ 88%。呼吸机设置：IMV 15，PIP +20，PEEP +4，流量 6L/min。

　　A:·肺不张（胸部X线片）。

　　·支气管痉挛（喘鸣音）。

　　·呼吸道分泌物过多（干啰音）。

　　·低氧血症（发绀）。

　　P:持续机械通气治疗。执行支气管卫生治疗方案（CPT，随时吸痰）。雾化吸入治疗（沙丁胺醇 0.25mg/kg+2ml生理盐水，q3h雾化吸入）。氧疗。生命体征监测，足跟动脉血气分析，病情再评估。

　　新生儿医师认同呼吸治疗师的评估，他认为应用利巴韦林只是最后的选择（因为患儿咽拭子标本有潜在污染可能）。7d后，患儿逐渐好转，逐步脱离支气管肺卫生治疗方案、支气管扩张药、氧疗及机械通气等。接下来的一周密切监测患儿生命体征，好转出院。

三、讨论

　　对于治疗RSV是否常规应用支气管扩张药仍需进一步讨论，一般情况下会实验性应用支气管扩张药后再进行病情评估，而呼吸治疗师必须判断出是否有RSV感染的可能性。任何被感染的医师和家庭成员都可很容易的通过咳嗽、喷嚏产生的飞沫传染，甚至眼部黏膜的分泌物都可以传染病毒（当用手擦拭眼睛后，病毒就会通过手传播给婴儿）。因此对于RSV感染的治疗主要是预防。

　　如果医师认为婴儿有RSV感染的风险（如早产儿、长时间机械通气的婴儿、吸氧的婴儿及肺发育不良的婴儿），在处理患儿时应给予额外的预防措施，如勤洗手、戴手套、穿隔离衣和戴口罩等。给予患儿帕利珠单抗（一种免疫球蛋白制剂）一个月一次。

　　大多数情况下，给予有效的呼吸治疗（如适当氧疗，支气管肺卫生治疗方案，支气管扩张药治疗）后可明显改善感染者肺部解剖学改变和相关临床症状。因为支气管肺卫生治疗方案所应用的仪器可用于治疗气道分泌物过多（图3-12），雾化治疗方案可用于治疗支气管痉挛，这两点从该病例得到明确的验证。

[自我测试与评估]

　　1.下列哪项与RSV感染有关?

　　（1）肺泡过度充气

　　（2）肺不张

　　（3）过多的气道分泌物

　　（4）肺实变

　　a.（2）和（4）

　　b.（3）和（4）

　　c.（2）、（3）和（4）

　　d.（1）、（2）、（3）和（4）

　　2.RSV感染暴发有很多原因，其中在哪个季节RSV感染病例数量会显著增高?

　　（1）夏季

　　（2）秋季

　　（3）冬季

　　（4）初春

　　a.（1）

　　b.（3）

　　c.（2）、（3）和（4）

　　d.（1）、（2）、（3）和（4）

　　3.一般情况下RSV的传染性可持续多久?

　　a.1 ~ 2d

　　b.3 ~ 8d

　　c.2周

　　d.1个月

　　4.RSV感染可发生于任何年龄，小于几岁的儿童易发生重症感染?

　　a.＜1岁

　　b.＜2岁

c. ＜3岁

d. ＜4岁

5.下列哪种药物用于高危儿童来预防RSV感染?

（1）病毒唑

（2）帕利珠单抗

（3）链霉素

（4）利巴韦林

a.（1）

b.（2）

c.（3）

d.（4）

第30章

支气管肺发育不良

学习目标

阅读本章后，你需要掌握以下内容：

1.列举支气管肺发育不良所致的肺部解剖学改变。

2.描述支气管肺发育不良的病因。

3.列举与支气管肺发育不良的心肺临床表现。

4.描述支气管肺发育不良的一般治疗。

5.描述病例分析中提出的SOAP的临床策略和依据。

6.理解关键词并完成本章自我评估与测试。

关键词

肺泡发育不全

支气管肺发育不良（BPD）

早产儿慢性肺疾病

温和通气

透明膜病

"新" BPD

第Ⅰ期BPD

第Ⅱ期BPD

第Ⅲ期BPD

第Ⅳ期BPD

章节纲要

一、肺的解剖学改变

（一）早期BPD的病理和结构改变

（二）"新"支气管肺发育不良－肺的解剖学改变

二、与支气管肺发育不良相关的心肺临床表现

临床资料

三、病因学和流行病学

四、支气管肺发育不良的一般治疗

病例分析：支气管肺发育不良

自我测试与评估

一、肺的解剖学改变

支气管肺发育不良（Bronchopulmonary Dysplasia，BPD），同样也指早产儿慢性肺疾病，是早产儿最常见的慢性肺疾病。历史上，BPD最早是由Northway和他的同事在1967年提出，是早产儿一种严重的慢性肺损伤。这些早产儿患有透明膜病［例如，呼吸窘迫综合征（RDS）］，经过较长时期高水平的机械通气和高浓度氧气治疗而存活。当时Northway将BPD的发展分为以下4种期病理阶段：

1.第Ⅰ期BPD　发生在出生后2～3d。此期的BPD和RDS很难区别。在这个期间，可以看到肺泡透明膜、斑状肺不张和淋巴细胞浸润。另外，这个期间出现支气管黏膜坏死的早期迹象（图30-1，A）。胸部放射线影像结果显示双肺磨玻璃颗粒状影以及肺容量减少（图30-2，A）。

2.第Ⅱ期BPD 发生在出生后4～10d。在这个期间肺不张的范围变得更加广泛。除此之外，正常肺组织细胞的化生引起支气管坏死、细胞的破裂、局部气道阻塞、气体陷闭和肺泡过度充气。第Ⅱ期的病理结果一般描述为肺不张的区域和肺气肿的区域交替存在（图30-1，B）。这些变化在胸部X线则表现为片状不透明的区域伴有支气管充气征（肺不张的区域）紧邻于黑色透光区（过度充气的区域）（图30-2，B）。

有意思的是在1967年描述这些的时候，并没有提及持续气道正压通气（CPAP）或呼气末正压通气（PEEP），尽管我们现在已经知道它们对治疗有效。在这个期间，患儿并没有接受CPAP或PEEP通气治疗，这些可能导致严重的肺不张。

3.第Ⅲ期BPD 发生在出生后11～30d。病理改变包括大范围的支气管和细支气管化生以及

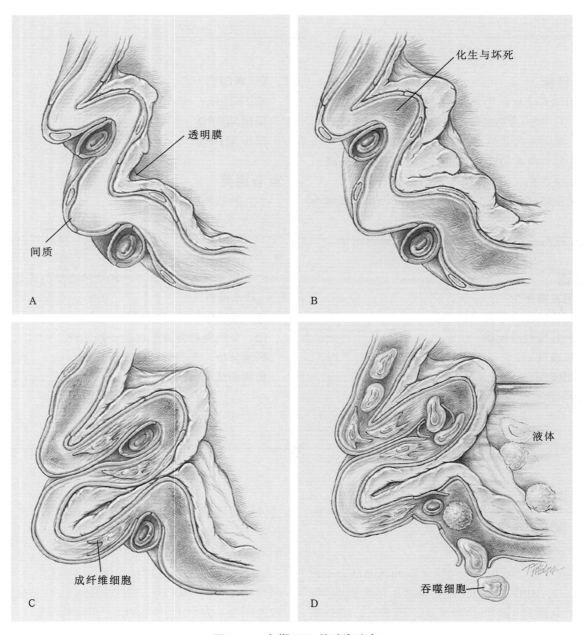

图30-1 各期BPD的肺泡改变

A.第Ⅰ期，透明膜形成；B.第Ⅱ期，化生与坏死；C.第Ⅲ期，广泛化生、增生、间质纤维化；D.第Ⅳ期，肺泡和气道进一步破坏

增生（一种细胞数目的增加）、间质纤维化和支气管气道过度分泌。另外，肺泡充气过度继续发展导致形成环状结构，即气肿的肺大疱围绕片状的肺不张组织（图30-1，C）。在胸部X线片上，表现为环状或囊状的肺组织周围被片状不规则的高密度影包围（图30-2，C）。

4. 第Ⅳ期BPD 生后30d后发生。在此期间，发生肺组织大片的纤维化及气道、肺泡和肺毛细血管的破坏。气肿区域或囊泡样区域在范围和数量上继续增加。细的条索状的肺不张和正常的肺泡散布在出现气肿的肺组织周围。此外，常出现肺动脉高压，淋巴腺和支气管黏膜腺体发生变形，支气管内过度分泌成为接下来的一个问题（图

30-1，D）。胸部放射线图揭示纤维化和气肿组织伴有肺实变紧邻于过度通气组织（见图30-2，D）。表30-1概述了起初对BPD的分期及病理和放射线的联系。

（一）早期BPD的病理和结构改变

1. 透明膜形成。
2. 肺不张。
3. 支气管黏膜坏死。
4. 支气管分泌物过多。
5. 慢性肺泡纤维化和支气管平滑肌增生。
6. 支气管黏膜的化生和增生。

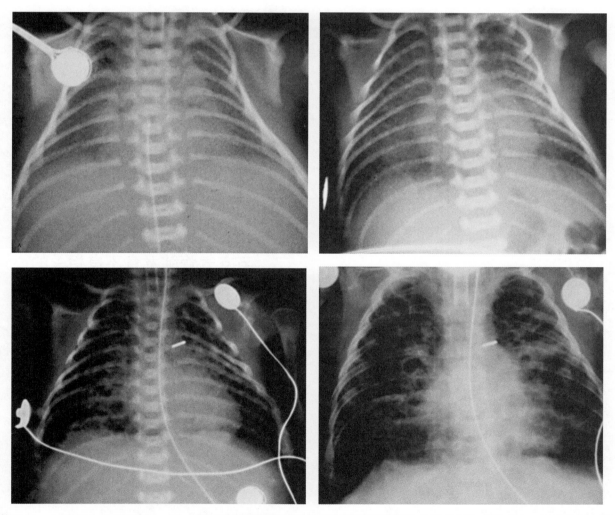

图30-2 A. 第Ⅰ期：出生后2～3d。胸部放射线影像结果显示双肺磨玻璃颗粒状影以及肺容量减少。B. 第Ⅱ期：出生后4～10d。胸部X线则表现为片状不透明的区域伴有支气管充气征（肺不张的区域）紧邻于黑色透光区（过度充气的区域）。C. 第Ⅲ期：出生后11～30d时。在胸部X线片上，表现为环状或囊状的肺组织周围被片状不规则低密度包围。D. 第Ⅳ期：出生后30d以后。胸部放射线图揭示纤维化和气肿组织伴有肺实变紧邻于过度通气组织。

表 30-1　支气管肺发育不良的分期（Northway）

期	出生后天数	放射线结果	病理结果
I	2 ~ 3	磨玻璃颗粒状影；肺容量减少	肺不张 透明膜 淋巴细胞浸润
II	4 ~ 10	片状不透明的区域伴有支气管充气征（肺不张的区域）紧邻于黑色透光区（过度充气的区域）	肺泡上皮细胞广泛坏死 持续性肺泡透明膜和肺不张 细支气管平滑肌化生 支气管坏死 肺泡气肿性融合
III	11 ~ 20	环状或囊状的肺组织周围被片状不规则的高密度影包围	肺泡持续性损伤 间质水肿和小叶间隔增厚 支气管黏膜化生和增生 肺气肿区域被肺不张所包围 过度的气道分泌
IV	30	囊泡样透过度增加区域数量和面积上增加，周围为薄条状透过度减低组织	气肿组织的数量和面积增加，紧邻于崩塌的肺泡和正常肺泡 间隔纤维化 肺动脉高压，淋巴腺及支气管黏膜腺变形 过度的气道分泌

7.肺泡过度通气。

8.肺不张和正常肺组织包围气肿的肺组织。

（二）"新"支气管肺发育不良-肺的解剖学改变

自从1967年BPD被第一次提出，已经对其进行了很多研究。在十九世纪六十年代末期，BPD主要发生在一大批胎龄30 ~ 34周的早产婴儿，这些患儿都有由于严重的呼吸困难，需接受较长时间通气支持以及高浓度氧疗的经历。如今，BPD正如它一开始被提出时那样少见，甚至几乎已经消失了。如今那些更容易发展为BPD的婴儿主要是那些极低出生体重儿和胎龄＜26周的婴儿。这些婴儿现在通常接受严格的新的经改良的治疗技术——包括出生前母亲应用类固醇、出生后应用外源性肺表面活性物质、温和的通气技术、低氧浓度治疗，经鼻CPAP、限制液体、气管卫生学治疗、出生后应用皮质类固醇以及吸入一氧化氮治疗。

在"新"BPD肺的病理学发现可描述为"伴随有小气道损伤和纤维化的更均匀的通气"。主要的解剖病理学是肺泡数量的减少，称之为"肺泡发育不全"。那些"新"BPD患儿的肺正完全处于出生时所处的小管发育期，小管期的破坏非常严重的打破了肺泡的发育并且似乎导致了"新"BPD。

二、与支气管肺发育不良相关的心肺临床表现

支气管肺发育不良（图30-1）主要的肺部解剖学改变包括肺不张（图3-8）、肺泡-毛细血管膜厚度增加（图3-10）以及过度气道分泌（图3-12），所引起的临床表现如下：

临床资料

1.体格检查

（1）生命体征。

①呼吸频率增快（呼吸急促）　正常情况下新生儿的呼吸频率为40 ~ 60/min，在BPD的早期，呼吸频率＞60/min，导致呼吸频率增快的原因有很多，包括：

・外周化学感受器受刺激（低氧血症）。

・肺顺应性降低和通气频率增加的关系。

・中枢化学感受器的刺激。

②心率（脉搏）增加及血压升高。

（2）与吸气时胸膜内负压增加有关的临床表现。

①肋间凹陷。

②胸骨下凹陷以及腹胀（跷跷板运动）。

③胸腹部皮肤发绀。

④鼻翼扇动。

（3）胸部查体

①喘鸣音。

②干啰音。

③湿啰音。

（4）呼气性呻吟。

（5）发绀。

2.实验室及专科检查

（1）肺功能检查结果（推断数据用于教学目的）。

（限制性肺疾病的病理生理）。

用力呼气流速结果

FVC	FEV_T	FEV_1/FVC	$FEF_{25\% \sim 75\%}$
↓	N 或 ↓	N 或 ↑	N 或 ↓
$FEF_{50\%}$	$FEF_{200 \sim 1200}$	PEFR	MVV
N 或 ↓	N 或 ↓	N 或 ↓	N 或 ↓

肺容量和肺容积结果

V_T	IRV	ERV	RV^*
N 或 ↓	↓	↓	↓
VC	IC	FRC^*	TLC^*	RV/TLC^* 比值
↓	↓	↓	↓	N

*↑当气道不完全阻塞和（或）肺大疱和（或）肺气肿的改变持续存在时（例如，Ⅳ期 BPD）

（2）动脉血气分析

轻中度支气管肺发育不良

急性肺泡过度通气伴低氧血症（急性呼吸性碱中毒）。

pH	$PaCO_2$	HCO_3^-	PaO_2
↑	↓	↓（轻度）	↓

重度支气管肺发育不良

慢性呼吸衰竭伴低氧血症（代偿性呼吸性酸中毒）。

pH^*	$PaCO_2$	HCO_3^{-*}	PaO_2
↓	↑	↑（轻度）	↓

在慢性呼吸衰竭基础上的急性通气改变。

由于在慢性呼吸衰竭患者身上常可以看到急性通气改变，呼吸道护理医师必须熟悉并且对以下情况警觉：

・在慢性呼吸衰竭上出现急性肺泡过度通气，和（或）

・在慢性呼吸衰竭上出现急性呼吸衰竭（急性通气不足）。

（3）氧合指数①

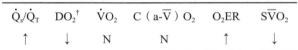

$\dot{Q}_s/\dot{Q}_T$	$DO_2^\dagger$	$\dot{V}O_2$	$C(a-\bar{V})O_2$	O_2ER	$S\bar{V}O_2$
↑	↓	N	N	↑	↓

†患者在缺氧状态得到以下补偿时总氧输送量可以正常：①心排血量增加；②血红蛋白升高；③两者共同出现。当氧总运输量是正常的，氧气提取率通常也是正常的

3.影像学表现　胸部 X 线片：在第Ⅰ期，放射线结果与重度呼吸窘迫综合征（RDS）是相似的，表现为双肺磨玻璃颗粒状影及肺容量减少（图 30-2，A）。在第Ⅱ期，为片状不透明的区域伴有支气管充气征（肺不张的区域）紧邻于黑色透光区（过度充气的区域）出现。要辨别胸部 X 线片的确切原因是肺水肿、肺泡实变还是肺不张通常非常困难（图 30-2，B）。

放射线结果在第Ⅲ期对于 BPD 更加特异。环状或囊状的透过度增加的区域开始出现，周围被肺不张所引起的片状不规则密度区域包围。这种状况导致在胸部 X 线片上肺野呈现为蜂窝样（图 30-2，C）。第Ⅳ期显示囊样高透过度区域（气肿性肺大疱）在大小和数量上增加，周围包以薄的条状低透过性区域（肺不张和间质纤维化）。肺大疱和周围的间质纤维化在胸部 X 线上表现为蜂窝样。在 BPD 的后期，可以看到肺心病表现（图

---

① $C(a-\bar{V})O_2$. 动静脉血氧分压差；DO_2. 总氧输送量；O_2ER. 氧气提取率；$\dot{Q}_s/\dot{Q}_T$. 肺分流比率；$S\bar{V}O_2$. 混合静脉血氧饱和度；$\dot{V}O_2$. 氧消耗

30-2，D）。

为了响应对"新"BPD的提议，世界卫生组织针对BPD发起了一次研讨会，对BPD做了新的定义。新的定义概述了特定的诊断标准，包括对氧的需求、正压通气和（或）CPAP。新的定义同样包括更好评估BPD严重性的出生后的日龄。表30-2为对"新"BPD诊断标准的概述。

三、病因学和流行病学

BPD是儿童慢性肺疾病最常见的形式。据统计美国每年有10 000 ~ 12 000名婴儿诊断为BPD。目前对BPD的认识表明和BPD有关的致病因素有很多种。表30-3概括了BPD的主要致病因素。

四、支气管肺发育不良的一般治疗

目前已经采取了许多预防措施来防止或治疗BPD。这些措施包括产前母亲类固醇的应用、产后使用外源性表面活性物质、温和的机械通气技术、低浓度氧疗、经鼻CPAP、限制液体、维生

表 30-2　支气管肺发育不全的诊断标准

胎龄	<32 周	≥32 周
评价时间	矫正胎龄为（PMA）36周或出院回家时，以先到者为准	产后胎龄＞28d但是＜56d或者出院时，以先到者为准
	使用＞21%氧气至少28d，加上以下项目	
轻度BPD	在PMA36周或者出院时呼吸室内空气，以先到者为准	产后胎龄56d或者出院时可以呼吸室内空气，以先到者为准
中度BPD	*在PMA36周或者出院时需吸<30%氧气，以先到者为准	*产后胎龄56d或者出院时需吸<30%氧气，以先到者为准
重度BPD	*在PMA36周或者出院时需呼吸≥30%氧气或者需要PPV or NCPAP，以先到者为准	*产后胎龄56d或者出院时需呼吸≥30%氧气或者需要PPV or NCPAP，以先到者为准

BPD.支气管肺发育不良；NCPCP.经鼻持续气道正压；PMA.矫正胎龄；PPV.正压通气

*用来确认评估时对氧需要的生理实验还没有确定。这个评估包括脉搏血氧饱和度范围

表 30-3　支气管肺发育不良的致病因素

人群易感性和遗传易感性	与BPD发生发展最重要的单一致病因素是早产。此外，宫内发育迟滞或受限以及RDS和哮喘家族史也导致这样的婴儿有发生BPD的高风险
氧毒性	即使是Northway和其同事在1967年报道的首例BPD，也已经明确，暴露于高浓度的氧气是导致BPD的一个因素。接下来的报道继续揭示持续暴露于高水平的辅助用氧导致这些婴儿对BPD有高风险
炎症	严重的炎症反应对BPD的发展也是一个主要原因
新生儿感染	出生后发生细菌性脓毒症使婴儿发生BPD具有高风险。即使微生物仅仅在气道定值而没有引起脓毒症，也可以增加发生BPD的风险
机械通气	BPD的发生与机械通气有极大的关系。与机械通气有关的主要致病因素有①高吸气峰压；②高气道平均压；③肺的过度伸张。肺的过度伸张导致毛细血管内皮细胞、上皮细胞以及基底膜应力性损伤。这样的机械性损伤接下来导致液体漏到肺泡内，导致另外的炎症反应
肺水肿和动脉导管未闭	肺内不正常的液体量和BPD的发生有关。一些研究表明，动脉导管未闭与BPD的发生率高度相关
营养不良	所有以上因素的致病作用都会由于伴有营养不良而得到加强

素A、利尿药、支气管扩张药、支气管卫生学治疗、出生后应用皮质类固醇及吸入一氧化氮。总之，对于发生BPD有高风险的婴儿或已经发生BPD的婴儿的治疗主要指导①将对通气支持的需求降到最低；②用低的吸入压；③避免高气道平均压（MAPs）；④最小化高浓度氧的应用；⑤应用PEEP或CPAP时维持并保留充足的功能残气量。表30-4提供了保护和处理BPD患儿治疗措施的概括。

表30-4　保护和管理BPD患儿治疗措施

产前类固醇	一种单一的对有早产高风险的妇女给予产前糖皮质激素可以明显降低早产儿的死亡率和发病率
温和机械通气	尽管为新生儿进行的为数众多的先进的机械通气得到了发展，但仍然没有任何一种方法有明确的优势。一般的方法是这样一种通气模式，它可以阻止肺不张、维持或保持功能残气量、应用最小的潮气量并且尽可能允许婴儿触发自主的通气。应尽一切办法将吸气峰压降到最低、减少高气道平均压（MAPs）及防止肺过度伸张。例如，通常应用高的通气频率和低的潮气量（目标是维持动脉血二氧化碳分压＞55mmHg）
吸入低浓度氧	任何一种仅仅可以使氧浓度降到最低的方法都有必要应用
经鼻持续气道正压通气（CPAP）	在出生后有发生呼吸窘迫综合征和BPD高风险的患儿管理中，高度推荐早期应用经鼻持续气道正压通气
限制液量	由于液量过多是与BPD相关的一个致病因素，限制液体量可能是有帮助的。然而，要注意切勿过度严格限制液体，因为营养不良同样与BPD的发生有关
维生素A	维生素A是维护气管支气管树上皮细胞的一个重要的营养素
利尿药	重度BPD的患儿，肺水肿是其功能紊乱的一个主要因素。已经有明确的证据表明无论是一日一次还是隔日一次速尿治疗可以改善已经明确诊断为BPD患儿肺脏功能和气体交换
支气管扩张药治疗	气道阻力增加和BPD高度相关。短期吸入或静脉注射β肾上腺受体激动药是治疗BPD患儿常用的方法。吸入沙丁胺醇已经成为一种广泛应用的治疗
支气管卫生治疗	由于黏液阻塞气道和气管导管的发生率很高，适当加湿吸入气体很重要。体位引流、叩击、有力吸引也非常有益
产后皮质类固醇	早产儿产后应用皮质类固醇治疗已经证实可以减少肺炎和BPD的发生率。产后应用皮质类固醇同样被证实可以增加表面活性物质的合成、加强β肾上腺素能活性、增加抗氧化剂的产生、稳定细胞和溶酶体膜及抑制前列腺素和白三烯的合成
吸入一氧化氮	吸入一氧化氮可以阻止BPD的发生或使正进展为BPD的患儿受益。据报道，早产儿处于早期BPD时，内源性NO缺乏。猜测吸入一氧化氮治疗可以同时扩张肺血管和支气管并且因此减少对氧和通气支持的需要

［病例分析］

支气管肺发育不良

一、病史和体格检查

一名1100g男婴，胎龄28周，母亲未接受产前保健。母亲曾用过可卡因和大麻，并且妊娠期患有阴道感染。由于该患儿的病史和状况，出生后就立即开始机械通气。给予肺表面活性物质治疗。在24h内，该患儿发展为呼吸窘迫综合征，需要许多管道建立血管通路（如喂养管、静脉输液通路以及脐动脉导管），以及需要高浓度氧、呼气末正压通气（PEEP）和持续气道正压（CPAP）。过了4周半，他发展成了肺炎，并且因为有肺不张和支气管过度分泌受到更积极的治疗。那时该患儿已经被认为患有了慢性支气管肺发育不良。

在5周时，该婴儿仍然接受压力循环机械通气，参数设置如下：吸气峰压（PIP）+25cmH$_2$O，呼吸频率（RR）35/min，吸入时间（T$_I$）0.5s，FIO$_2$0.60，PEEP+7cmH$_2$O。他的肺功能显示气道阻力增加以及肺顺应性下降。可以闻及双相粗糙干啰音以及一些喘鸣音。其胸部放射线片为典型的第Ⅲ期BPD的表现，双侧肺有斑片状肺大疱以及肺不张区域。胸部X线片同样显示有间质性肺气肿以及肺纤维化区域。动脉血气分析在FIO$_2$为0.4时，pH 7.36，PaCO$_2$ 55mmHg，HCO$_3^-$ 30mmol/L，PaO$_2$ 50mmHg，SaO$_2$ 84%。医师建议"呼吸治疗评估患儿并且开始脱离机械通气"，接着呼吸护治疗师做出了以下评估。

二、呼吸评估与治疗计划

S：N/A。

O：边际肺力学—肺顺应性下降以及气道阻力增加。粗糙的干啰音以及喘鸣音。CXR：BPD—间质肺气肿和纤维化。机械通气吸入40%氧时动脉血气为pH 7.36，PaCO$_2$ 55mmHg，HCO$_3^-$30mmol/L，PaO$_2$ 50mmHg，SaO$_2$ 84%。

A：肺组织僵化伴有气道梗阻（肺功能）。

慢性通气衰竭伴有轻度低氧血症（动脉血气）。

支气管分泌物过多（干啰音和吸入的结果）。

可能有支气管痉挛（喘鸣音—可能由于支气管分泌引起）。

开始准备缓慢尝试脱机。

P：逐渐脱离机械通气的协助（缓慢降低设定的呼吸频率—减少对压力和频率的需求）。继续氧疗（不要试图在设定呼吸频率降低到5/min之前撤除氧疗）。继续按支气管肺卫生治疗方案的规定积极进行支气管肺卫生治疗（CPT，q2h以及当需要时进行抽吸）。继续支气管扩张治疗方案

（0.15ml沙丁胺醇加入2ml生理盐水，1/4h雾化）。继续密切监测及多次评估。

在接下来的10周，该婴儿慢慢好转。在出院前5d，其母亲接受了呼吸和护理程序方面的培训以便家庭护理。在接下来的4年，尽管该儿童经常患肺炎，前6个月病情非常不平稳，但是他的肺逐渐好转。有一次，他不得不重新住院一周进行治疗。但是他恢复得良好，现在有同龄儿正常的体重和身高，能和其他小朋友正常的跑、玩，并且准备入幼儿园。

三、讨论

就新生儿这种引人深思的肺疾病，我们应做出一些评价。首先，患有BPD的婴儿其肺功能储备是有限的。他们的肺被严重损坏、瘢痕化、纤维化。他们的气道阻力增加，肺顺应性降低。由于他们的肺组织不断受到炎症刺激的攻击，使得其心脏和肺从外界的压力中恢复的能力很有限。这些婴儿可能需要数小时才能从以下这些过程中恢复，如经气管或鼻吸痰、胸部物理治疗或肺表面活性物质应用。所以卫生保健人员应尽快有效地操作这些治疗措施。

其次，每一次措施都应致力于使患儿从机械通气撤离，因为通气压力、频率以及高浓度氧是导致肺损伤的主要原因。患儿经通气治疗时间越长，肺受到的损伤越严重。同样，由于慢性通气衰竭伴有低氧血症通常发生在慢性BPD婴儿身上，呼吸治疗不应该急于把患儿的PaCO$_2$降到35～45mmHg的正常范围。处于BPD急性期或慢性期的患儿常表现为高PaCO$_2$和正常的pH（代偿后）。PaCO$_2$处于60～70mmHg也可以很好耐受。因此治疗时应该有准备接受长期的高水平的PaCO$_2$。随着患儿的肺功能恶化，血流很容易流经肺组织后逐渐下降。随着情况恶化，右心做功增加。如果BPD不能解决，将会进展为肺源性心脏病。

在BPD患儿出院时需要对其父母亲进行大量的宣教和支持。不管是在医院还是在家，呼吸治疗师应当与家庭成员共同进行仪器操作，以确保父母准备好了在患儿需要呼吸护理时给予支持。如父母必须懂得在家经气管或鼻吸痰、胸部物理

治疗以及雾化药物应用。患有BPD的患儿从出院后通常因急性呼吸窘迫综合征在1年内再次入院1～2次。所以必须向家庭成员强调积极、长期呼吸护理的重要性。如家庭中良好的支气管肺卫生治疗可以抵消由于过度支气管分泌引起的相关临床表现，那么这一价值再怎么强调都不为过。

[自我测试与评估]

1.以下哪项或哪些项与支气管肺发育不良有关系？

（1）RDS的病史

（2）低机械通气正压

（3）高浓度氧

（4）婴儿体重＞2000g

a.（2）和（4）

b.（1）和（3）

c.（2）、（3）和（4）

d.（1）、（3）和（4）

2.与支气管肺发育不良有关的肺解剖学变化有哪些？

（1）肺泡—毛细血管膜厚度增加

（2）肺不张

（3）支气管过度分泌

（4）实变

a.（2）和（4）

b.（3）和（4）

c.（1）、（2）和（3）

d.（1）、（2）、（3）和（4）

3.第Ⅳ期支气管肺发育不良通常指出生后

a. 10d

b. 20d

c. 30d

d. 40d

4.以下哪些动脉血气的价值与重度支气管肺发育不良有关？

（1）pH下降

（2）$PaCO_2$升高

（3）pH正常

（4）HCO_3^-下降

a.（2）和（3）

b.（1）和（4）

c.（2）、（3）和（4）

d.（1）、（2）和（4）

5.以下哪些临床表现与支气管肺发育有关？

（1）干啰音

（2）肋间凹陷

（3）FEV_T正常或下降

（4）$C(a-\bar{v})O_2$增加

a.（1）和（4）

b.（2）和（3）

c.（1）、（2）和（3）

d.（1）、（2）、（3）和（4）

第31章

先天性膈疝

学习目标

阅读本章后，你需要掌握以下内容：

1. 列举先天性膈疝所致的肺部解剖学改变。

2. 描述先天性膈疝的病因。

3. 列举与先天性膈疝相关的心肺临床表现。

4. 描述先天性膈疝的一般治疗。

5. 描述病例分析中提出的SOAP的临床策略和依据。

6. 理解关键词并完成本章自我评估与测试。

关键词

肺不张

胸腹裂孔

胸腹膜裂孔疝

先天性膈膨出

先 天 性 膈 疝（Congenital Diaphragmatic Hernia，CDH）

右位心

体 外 膜 肺 氧 合（Extracorporeal Membrane Oxygenation，ECMO）

血胸

一氧化氮吸入（iNO）

莫尔加尼疝（先天性胸骨后膈疝）

气胸

后侧位膈疝

肺动脉高压

肺发育不全

舟状腹

章节纲要

一、肺的解剖学改变

二、病因学和流行病学

三、与先天性膈疝相关的心肺临床表现

临床资料

四、先天性膈疝的一般治疗

病例分析：横膈疝

自我测试与评估

一、肺的解剖学改变

在胚胎发育阶段，横膈膜首先出现在心脏和肝之间并逐渐发育。正常情况下，在母孕8～10周，位于左横膈膜后外侧的胸腹裂孔应该已经完全闭合。在母孕10周（与胸腹裂孔封闭同时），肠胃从卵黄囊中发育出来。但是如果原肠在胸腹裂孔封闭之前发育到该部位，就会形成疝，即先天性膈疝（CDH，也称为胸腹膜裂孔疝或后侧位膈疝）。也就是说胸腹膜裂孔疝是肠道（有时包括胃）通过左横膈膜后外侧的异常裂孔直接进入胸腔并压迫正在发育的肺[①]。

（图31-1）横膈疝的影响与气胸或血胸对肺部的影响相似，都是对肺部产生压迫。如果病情加重就会引起肺不张、完全性肺塌陷，迫使心脏和纵隔右移，导致右位心。如果胎儿在宫内发育过程中肺部持续受压迫，则会导致肺发育不全（患侧肺部影响较严重，对侧也可发生）。

上述病理学发展过程使支气管数量和单个肺泡内的囊泡数量显著降低，同时相伴行的肺小动脉肌肉发育使肺血管阻力增加，所以这些患儿通常患有肺动脉高压，出生后就会出现呼吸窘迫。患儿用力吸气时胸腔负压增高，形成吸力，每次吸气时使腹腔部分脏器被吸入胸腔。所以当新生儿哭闹和吞咽空气时，可使心脏受压增高，同时也会导致胃肠道过度膨胀。

横膈疝最终会导致低氧血症，低氧会引起肺动脉血管收缩和痉挛，引起肺动脉高压。一般来说，只有横膈疝得到修复后，这种肺动脉高压才会缓解，而这与PPHN机制不同（见第31章）。

横膈疝的主要病理和结构改变如下：

1.胸腹裂孔未闭。

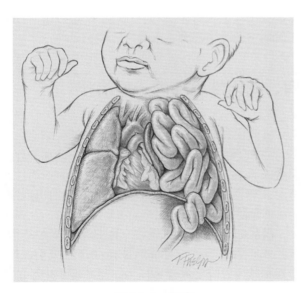

图31-1　膈疝

2.腹腔脏器进入胸腔。

①肺不张。

②完全性肺塌陷。

③纵隔向健侧移位。

④支气管数量和单个肺泡内的囊泡数量显著降低。

⑤肺发育不全。

⑥肺动脉高压。

二、病因学和流行病学

CDH患儿大多发育成熟，其新生儿发病率在1/2000～1/4000，其中2/3为男婴。95%的CDH患儿为左横膈的胸腹膜裂孔疝，其死亡率为40%。预后取决于①疝孔大小；②发育不全的程度；③健侧肺的情况；④手术治疗成功与否。

三、与先天性膈疝相关的心肺临床表现

膈疝患儿（图31-1）主要的肺部解剖学改变为肺不张（图3-8），其引起的临床表现如下：

临床资料

1.体格检查

（1）生命体征。

（2）呼吸频率增快（呼吸急促）：正常情况下新生儿的呼吸频率为40～60/min，而横膈疝患儿的呼吸频率一般高于60/min，导致呼吸频率增快的原因有很多，包括：

①外周化学感受器受刺激（低氧血症）。

②肺顺应性下降与呼吸频率增快的关系。

③中枢化学感受器受刺激。

（3）心率（脉搏）增快和血压增高。

（4）与吸气过程中胸腔负压增加相关的临床

[①]　大多数先天性膈疝为胸腹膜裂孔疝（95%），较少见的是先天性胸骨后膈疝（Morgagni's hernia）和先天性膈膨出。先天性胸骨后膈疝是指腹腔内部分脏器从紧邻剑突后的Morgagni孔中进入胸腔形成疝。先天性胸骨后膈疝多发生于右侧而且无症状。先天性膈膨出是指横膈膜部分或者全部高于正常膈平面并进入胸腔。这类型的先天性膈疝较少见，通常是因为横膈膜部分区域较薄（肌肉发育不全），使腹腔内脏向上膨出至胸腔内。

表现。

①肋间软组织凹陷。

②胸骨下软组织凹陷。

③胸腹部皮肤发绀。

④鼻翼扇动。

（5）胸部查体。

①患侧呼吸音减弱或消失。

②患侧可闻及肠鸣音。

③健侧可闻及心尖搏动（通常为右侧）。

（6）呼气性呻吟。

（7）发绀。

（8）桶状胸：当肠管进入胸腔并出现肠胀气时，患儿则表现为桶状胸。

（9）舟状腹：当肠管移入胸腔，婴儿常会出现腹部扁平或凹陷。

2.实验室及专科检查

（1）肺功能检查结果（推断数据用于教学目的）。

（限制性肺疾病的病理生理）。

用力呼气流速结果

FVC	FEV$_T$	FEV$_1$/FVC	FEF$_{25\%～75\%}$
↓	N 或 ↓	N 或 ↑	N 或 ↓
FEF$_{50\%}$	FEF$_{200～1200}$	PEFR	MVV
N 或 ↓	N 或 ↓	N 或 ↓	N 或 ↓

肺容量和肺容积结果

V$_T$	IRV	ERV	RV	
N 或 ↓	↓	↓	↓	
VC	IC	FRC	TLC	RV/TLC 比值
↓	↓	↓	↓	N

*↑当气道不完全阻塞和（或）肺大疱和（或）肺气肿的改变持续存在时（例如，Ⅳ期 BPD）

（2）动脉血气分析

轻中度膈疝

急性肺泡过度通气伴低氧血症（急性呼吸性碱中毒）。

pH	PaCO$_2$	HCO$_3^-$	PaO$_2$
↑	↓	↓（轻度）	↓

重度膈疝

急性呼吸衰竭伴低氧血症（急性呼吸性酸中毒）。

pH*	PaCO$_2$	HCO$_3^-$*	PaO$_2$
↓	↑	↑（轻度）	↓

* 当组织严重缺氧产生乳酸，pH和HCO$_3^-$值将低于预期特定的PaCO$_2$水平

（3）氧合指数[①]

$\dot{Q}_s/\dot{Q}_T$	DO$_2$[†]	$\dot{V}O_2$	C（a-$\overline{V}$）O$_2$	O$_2$ER	S$\overline{V}$O$_2$
↑	↓	N	N	↑	↓

[†]患者在缺氧状态得到以下补偿时总氧输送量可以正常：①心排血量增加；②血红蛋白升高；③两者都有。当氧总运输量是正常的，氧气提取率通常也是正常的

3.影像学表现　胸部X线片：透过度减低（受压肺部呈磨玻璃影）。

胸部X线片典型表现为胸腔内可见肠管液气平面，心脏和纵隔向健侧移位。肺不张和完全性肺塌陷可能存在。肺可能出现发育不全而没有延伸达到胸壁。胸部X线片可见用于胃肠减压的经鼻胃管（在患儿胃里）。通过胸部X线片确诊为膈疝后通常情况下需要手术治疗（图31-2）。

四、先天性膈疝的一般治疗

重度横膈疝是需要紧急手术治疗的疾病之一。尽管重度横膈疝一经确诊就需要紧急手术治疗，但现在许多治疗方案还是倾向于先非手术治疗，待患儿病情稳定再行手术。因而手术之前可能需非手术治疗数日。

横膈疝一经确诊首先应立即吸氧，同时给予患儿双腔胃管置管，并间断或持续负压吸引，用于胃肠减压以降低肺受迫压力。患儿取半坐卧位，患侧卧位，这样可以降低胸腔内压，有利于腹腔脏器复位及健侧肺部膨胀。不能用人工复苏囊进

① C（a-$\overline{V}$）O$_2$.动静脉血氧分压差；DO$_2$.总氧输送量；O$_2$ER.氧气提取率；$\dot{Q}_s/\dot{Q}_T$.肺分流比率；S$\overline{V}$O$_2$.混合静脉血氧饱和度；$\dot{V}O_2$.氧消耗

行正压通气，因为有吞气症的风险。

随即患儿应给予气管插管进行机械通气，机械通气的设置应为较低气道压峰值（30 cm H_2O）和较快的呼吸频率。比较典型的设置为：PIP+18 ~ 20cm H_2O，RR 40/min，FIO_2 100%，PEEP +2 ~ 3cmH_2O，TI 0.4。高频振荡通气和喷射通气也有效，婴儿的肺组织很脆弱，易发生气胸，因此，医师给予婴儿机械通气期间可能会应用多个气管插管。泮库溴铵和吗啡镇静对治疗

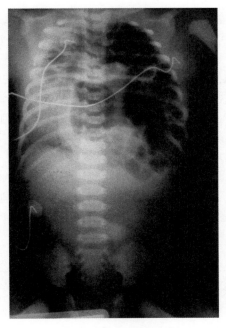

图31-2 左侧横膈疝

也有帮助，这些药物品可以使患儿避免吞咽空气，降低肠道压力。通常情况下，婴儿确诊为膈疝后也可给予体外膜肺氧合（ECMO），这种方法的好处是每分钟只需通气3 ~ 4次以确保肺部膨胀即可。

手术治疗包括腹腔脏器复位和膈疝修复。但小儿外科医师做这些手术时发现，有些婴儿的腹腔容量过小，不能完全接纳进入胸腔内的腹腔脏器，这种情况下术者关腹时只能缝合皮肤而不缝合筋膜，这通常会导致婴儿术后数月内出现腹疝。患儿在术后应给予机械通气，机械通气的PEEP值和CPAP相关数值应设定在可以抵抗膈疝引起的肺不张和肺发育不良即可。通常情况下患侧肺部都有不同程度的肺发育不良，使肺部完全膨胀需要数天或数周的治疗。

一些特殊情况下需要应用药物以治疗患儿并发的肺动脉高压，包括：妥拉唑林、洋地黄、利尿药、硝酸甘油和一氧化氮吸入（iNO）。iNO的生理学效应与血管活性物质（血管内皮舒血管因子 ERF）相似，iNO的应用可以明显减少ECMO治疗的必要性。

ECMO 用于治疗膈疝患儿术后出现的不能用常规药物治疗的心肺并发症。因婴儿的肺部发育并不完全，也可应用肺表面活性物质。肺表面活性物质不仅可以治疗因婴儿肺表面活性物质缺乏引起的并发症，增加肺的顺应性，也可以降低肺血管阻力，促进肺动脉血流。

[病例分析]

横 膈 疝

一、病史与体格检查

足月男婴，凌晨2:25出生，出生时无明显异常，其母在妊娠期未做产检。出生后患儿出现一过性哭泣，随即出现发绀，反应差，心动过缓和呼吸暂停，1min Apgar 评分为3分（心率1分，呼

吸0分，皮肤颜色0分，对刺激的反应1分，肌张力1分）。护士将患儿交于一名实习医师，该名医师立即给患儿予复苏囊正压通气。这时呼吸治疗师和护士都注意到患儿出现了舟状腹，考虑患儿可能患有先天性膈疝，应马上停止复苏囊正压通气。数分钟后新生儿医师进入病房，确认患儿为舟状腹，并发现患儿肺部并没有因正压通气而膨

胀，立即给予3.5mm气管插管置管，并做胸部X线片检查。

随后患儿转入NICU治疗，胸部X线片确诊患儿患有左横膈疝和左肺发育不良。同时新生儿医师给予患儿经鼻胃管置管、胃肠减压、镇静、呼吸机治疗、建立静脉通道及脐动脉置管等处置。呼吸机参数设定如下：RR 30/min，TI 0.6，PEEP +4，PIP + 25，FIO₂ 1.0。首次血气分析：pH 7.19，PaCO₂ 63mmHg，HCO₃⁻21mmol/L，PaO₂ 24mmHg，SaO₂ 38%。患儿左肺听诊未闻及呼吸音，结合其他临床症状和实验室检查，新生儿医师诊断患儿出现肺动脉高压。呼吸治疗师随即调整了呼吸机参数为：RR 35/min，TI 0.6s，PEEP +5，PIP +28 cm H₂O，FIO₂ 1.0。15min后，第2次血气分析为：pH 7.29，PaCO₂ 49mmHg，HCO₃⁻ 23mmol/L，PaO₂ 44mmHg，SaO₂ 74%。

患儿被给予体外膜肺氧合（ECMO）治疗，呼吸机参数设定为最小数值，尽管患儿在应用ECMO过程中持续吸氧，但肺部扩张设定为4/min，4d后患儿的肺动脉压已经下降到可以耐受手术的程度。遂给予患儿手术治疗，术后患儿膈疝得到修补，转回NICU后给予患侧肺部气管插管置管，并使用呼吸机治疗。

接下来的3d呼吸机参数为：RR 8/min，TI 0.6s，PIP +20，PEEP +4，CPAP +4，FIO₂ 0.45。患儿生命体征为：HR 145/min，BP 70/45mmHg，RR 65/min（包括呼吸机辅助呼吸次数），T 37℃。患儿皮肤颜色红润，健侧肺部呼吸音正常，患侧肺部可闻及干、湿啰音。

第4天患儿血气分析为：pH 7.36，PaCO₂ 44mmHg，HCO₃⁻ 23mmol/L，PaO₂ 73mmHg，SaO₂ 94%。患儿的胸部X线片显示右侧肺部扩张良好，患儿左上肺扩张尚佳，而左下肺部可见肺不张和肺发育不良。患侧肺部气管插管内不再出现泡沫样分泌物，只是3~4/h可从患儿气管插管内吸出少量稀薄而清亮的分泌物。呼吸治疗师给予患儿评估如下：

二、呼吸评估与治疗计划

S：N/A。

O：生命体征：ECMO治疗下HR 145/min，

BP 70/45mmHg，RR 65/min（包括呼吸机8次），T 37℃。皮肤颜色红润，右肺呼吸音正常，左肺可闻及干湿啰音。极少量气管插管内分泌物，动脉血气分析：PaCO₂ 44mmHg，HCO₃⁻ 23mmol/L，PaO₂ 73mmHg，SaO₂ 94%。胸部X线片：右肺正常，左下肺肺不张，肺发育不良。

A：·ECMO治疗，依赖于呼吸机，症状有改善（生命体征，皮肤颜色，动脉血气）。

·中度气管、支气管、细支气管分泌物（干啰音，湿啰音）。

·左下肺肺不张及肺发育不良（胸部X线片）。

·可以准备脱离ECMO治疗—由医师决定。

P：机械通气治疗方案（准备脱机，先降压力，后降FIO₂）。膨肺治疗方案（持续PEEP或CPAP经机械通气）。支气管肺卫生治疗方案（持续CPT和吸痰）。氧疗方案（在维持SpO₂在97%以上的条件下降低FIO₂，每小时FIO₂减少不应超过10%）。

根据评估，患儿病情平稳可以停止ECMO治疗，接下来的5d患儿病情好转，第6天患儿脱机，1周后患儿出院。患儿4岁前表现良好，生命体征平稳，现患儿已入幼儿园上学。

三、讨论

这个病例充分说明了正确评估的重要性。大多数先天性膈疝可在产前检查中经腹部超声发现并诊断，而上述产妇并未做产前检查，所以医师及护士对患儿未给予该方面的准备。幸运的是呼吸治疗师及护士注意到患儿有舟状腹想到了膈疝的可能。实习医师给予患儿人工复苏囊正压通气，大量的气体进入患儿胃肠道，挤压患儿肺部，使肺部进一步受压。通过胸部X线片可以明确看到肺不张（图3-8）是由扩张的肠管压迫所导致的。膨肺治疗方案应用于膈疝修补术后防治肺不张。

同时这个病例说明了膈疝患儿出生后首先需治疗的是一过性肺动脉高压。通常情况下，如这个病例，患儿术前3~4d首先应给予ECMO治疗方案，当肺动脉高压得到控制后，再考虑手术治疗。术后应给予患儿机械通气（PEEP，CPAP），防治膈疝引起的肺不张和肺发育不良。

脱机时应在监护下逐渐降低FIO_2，理想情况下，呼吸机应先降低压力，然后是呼吸频率。经常采用目标$PaCO_2$为40mmHg或者更低。当呼吸机通气频率为12/min，最大吸气压为+15 cm H_2O或者更低，PEEP 为 +3 cm H_2O或者更低时，患儿通常可以尝试脱机。

[自我测试与评估]

1.胸腹裂孔通常在何时关闭?

a. 母妊娠4 ~ 6周

b. 母妊娠6 ~ 8周

c. 母妊娠8 ~ 10周

d. 母妊娠10 ~ 12周

2.下列哪一项与先天性膈疝有关?

（1）女婴较男婴多

（2）以左侧为主（90%）

（3）出生后出现舟状腹

（4）患侧可闻及肠鸣音

a.（1）和（3）

b.（2）和（4）

c.（2）、（3）和（4）

d.（1）、（2）、（3）和（4）

3.下列哪一项动脉血气分析是轻中度先天性膈疝表现?

（1）pH 增高

（2）$PaCO_2$ 增高

（3）PaO_2 增高

（4）HCO_3^- 增高

a.（1）

b.（1）和（4）

c.（2）、（3）和（4）

d.（1）、（2）和（4）

4.下列哪项临床表现于先天性膈疝有关?

（1）呼吸音减弱

（2）肋间凹陷

（3）FEV_T 正常或下降

（4）C（a-$\bar{v}$）O_2 增高

a.（3）和（4）

b.（1）和（2）

c.（1）、（2）和（3）

d.（1）、（2）、（3）和（4）

5.下列哪项与先天性膈疝有关?

（1）肺泡毛细血管膜增厚

（2）肺不张

（3）支气管分泌物过多

（4）肺实变

a.（2）

b.（3）

c.（1）、（2）和（3）

d.（1）、（2）、（3）和（4）

第32章

哮吼综合征：喉气管支气管炎及急性会厌炎

学习目标

阅读本章后，你需要掌握以下内容：

1. 列举哮吼综合征所致的肺部解剖学改变。

2. 描述哮吼综合征的病因。

3. 列举与哮吼综合征相关的心肺临床表现。

4. 描述哮吼综合征的一般治疗。

5. 描述病例分析中提出的SOAP的临床策略和依据。

6. 理解关键词并完成本章自我评估与测试。

关键词

急性会厌炎

冷气雾剂雾化

哮吼

B族流感嗜血杆菌

吸气性喘鸣

喉气管支气管炎（LTB）

副流感病毒

消旋肾上腺素（MicroNefrin，肾上腺素制剂）

尖顶点或尖头（颈部侧位X线片—LTB）

声门下气道梗阻

声门下哮吼

声门上气道梗阻

声门上哮吼

"拇指征"（颈部侧位X线片—会厌炎）

章节纲要

一、上呼吸道的解剖学改变

（一）喉气管支气管炎

（二）急性会厌炎

二、病因学和流行病学

（一）喉气管支气管炎

（二）急性会厌炎

三、与喉气管支气管炎和急性会厌炎相关的心肺临床表现

临床资料

四、喉气管支气管炎和会厌炎的一般治疗

（一）补充氧气

（二）冷气雾剂雾化

（三）消旋肾上腺素（MicroNefrin，肾上腺素制剂）

（四）皮质类固醇

（五）抗生素治疗

（六）气管插管术或气管造口术

病例分析1：喉气管支气管炎

病例分析2：急性会厌炎

自我测试与评估

哮吼描述的是局部上气道阻塞时吸入性、犬吠样或刺耳的呼吸声。换句话说，哮吼实际上是一个临床征象（客观资料）或临床表现，也就是说"犬吠样或刺耳呼吸声"是和局部上气道阻塞有关系的。临床上，一名有局部上气道梗阻的患者出现的吸入性犬吠样声被称为吸气性喘鸣。

许多专家把声门下气道梗阻的喉气管支气管炎（laryngotracheobronchitis,LBT）与术语"哮吼"互换，而和声门上梗阻的急性会厌炎看做两个完全独立的疾病（图32-1）。LTB患者的吸入性喘鸣（如哮吼）通常是一种响亮的、高调的、粗糙声音，然而急性会厌炎患者的吸入性喘鸣相对声调低一些或者更低沉，甚至消失。

另外，一些资料把LTB称作声门下哮吼，把急性会厌炎称作声门上哮吼。实质上，这些词（声门上哮吼及声门下哮吼）只是简单意味着吸入性哮鸣音是来源于声门下（如LTB）还是声门上（如急性会厌炎）。

因此，考虑到术语哮吼和两种类型的气道疾病容易混淆，吸入性喘鸣将在本章用来代替哮吼这个词以加强主题的清晰度。

一、上呼吸道的解剖学改变

（一）喉气管支气管炎

由于喉气管支气管炎常侵犯喉以下组织，包括气管，偶尔会侵犯支气管，所以喉气管支气管

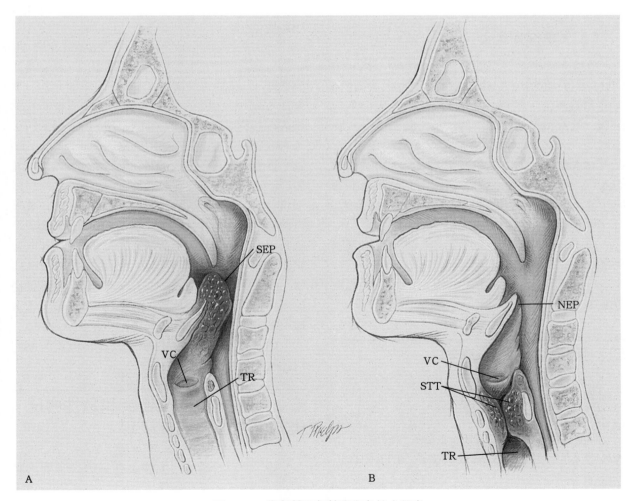

图32-1　喉气管支气管炎和急性会厌炎
A.急性会厌炎；B.喉气管支气管炎；NEP.正常会厌；SEP.肿胀的会厌；STT.肿胀的气管组织；TR.气管、VC.声带

炎通常作为"典型"声门下哮吼的同义词。病理学上，LTB是这样一个炎症性进程，它导致黏膜的水肿和肿胀。尽管喉黏膜和黏膜下组织有血管分布，但是毛细淋巴管在这个区域的分布是不均匀甚至缺如的。所以，当上气道发生水肿时，液体很快蔓延并且聚集在邻近组织，这将导致黏膜肿胀及气道变窄。炎症同样导致黏液腺增加黏液的产生以及导致纤毛降低它们的黏膜纤毛清除转运功能。

由于声门下是婴儿和幼童喉部最狭窄的区域，所以即使很轻微程度的水肿也可以导致该气道横截面面积的明显减少。这个部位的水肿因坚硬的环状软骨进一步加重，环状软骨被覆黏膜，当液体蔓延到喉部组织时防止表面水肿。吸气时，在声门下区域的水肿和肿胀限制了声带外展。这进一步减小了这个区域气道的横截面面积。

（二）急性会厌炎

急性会厌炎是一个威胁生命的急症。相对于LTB，会厌炎是声门上区域（包括会厌、杓状会厌襞和假声带）的炎症（图32-1）。会厌炎不包括咽，气管和其他声门下的结构。随着会厌水肿的增加，会厌外侧缘弯曲，尖端向后向下突出。吸气时水肿的会厌收到牵拉（或吸允）超过喉部的入口。在严重的病例中，这可能完全阻塞喉部的开放。临床上典型的表现是水肿和红色的会厌。

哮吼主要的病理和结构改变如下：

1.LTB——由声带下的组织水肿导致的气道阻塞。

2.会厌炎——由声带上的组织水肿导致的气道阻塞。

二、病因学和流行病学

（一）喉气管支气管炎

副流感病毒是导致LTB最主要的致病原，1型为最常见的，其次是3型，2型少见。LTB同样也

可以由流感病毒A和B、呼吸道合胞病毒、单纯疱疹病毒、肺炎支原体、鼻病毒以及腺病毒所引起。LTB主要见于6个月至5岁的儿童，发病高峰是出生后第2年。男童受感染较女童轻。LTB的起病缓慢（如在24~48h逐渐加重），并且在秋、冬季更多见。刺耳或犬吠样咳嗽多见。患儿的声音嘶哑，并且吸气性喘鸣通常声音响亮且音调很高。患儿常没有发热、流涎、吞咽困难及中毒面容。

（二）急性会厌炎[①]

急性会厌炎几乎都是由流感嗜血杆菌B引起的细菌性感染。它通常是由气溶微粒所导致的。自从1985年流感嗜血杆菌B疫苗接种的广泛进行，会厌炎病例报道的数目减少了95%。然而，流感嗜血杆菌B仍然是75%的会厌炎的致病原。其他致病因素包括吸入热的液体及反复尝试插管引起的创伤。

会厌炎没有明确的地理和季节发病率的差别。尽管急性会厌炎可能发生于所有年龄段（从新生儿到成年），但是它最常发生于2~6岁的儿童。男童比女童更易感。会厌炎起病急骤。尽管病初临床表现轻微，但是在2~4h很快进展。通常病程为咽喉痛或轻微上呼吸道感染迅速进展为高热、嗜睡、吞咽困难及分泌物增加。患儿常面容苍白。随着声门上组织肿胀，呼吸变得粗糙、舌头在吸气时被推向前并且患儿可能流涎。与LTB相比，其吸气性喘鸣常柔和并且音调较低。咳嗽和急性会厌炎关系不大。声音及哭声通常低沉而不嘶哑。年长儿常叙述在吞咽时有咽喉痛。会厌炎常没有咳嗽症状。成人急性会厌炎通常见于以下病例，颈部创伤的患者（如颈部钝的外力损伤或吸入热的液体）、被反复气管插管者及滥用药物者（可卡因）。

LTB和会厌炎在综合病史及体格检查方面的对比和比较结果见表32-1。

三、与喉气管支气管炎和急性会厌炎相关的心肺临床表现

喉气管支气管炎（LTB）和会厌炎主要的肺

---

① 有趣的是，美国第一任总统乔治.华盛顿，于1799年冬天死于流行性感冒所导致的会厌炎。他患病的细节被他的秘书Tobias Lear详细记录了下来。而其中所写出的治疗方案引起了医生的批评。

表32-1　喉气管支气管炎（LTB）及急性会厌炎的综合病史及体格检查

	喉气管支气管炎	会厌炎
年龄	6个月至5岁（第2年为发病高峰）	2～6岁
发病	通常缓慢，逐渐加重	急骤（2～4h）
发热	无	有
多涎	无	有
颈部侧位片结果	声门下朦胧	声门上朦胧
吸气性喘鸣	高调、粗糙、响亮	低调、低沉或者没有
咳嗽	有（犬吠样、刺耳）	无
声嘶	有	无
吞咽困难	无	有
血白细胞计数	正常（病毒——副流感病毒1、2、3，流感病毒A、B，呼吸道合胞病毒）	升高（细菌——流感嗜血杆菌B）

解剖学变化为上呼吸道阻塞（图32-1），其引起的临床症状如下（上呼吸道阻塞不是本章主要讨论的临床部分）：

临床资料

1. 体格检查

（1）生命体征。

（2）呼吸频率增快（呼吸急促）：导致呼吸频率增快的原因有很多，包括：

①外周化学感受器受刺激。

②焦虑。

（3）心率（脉搏）增快和血压增高。

（4）胸部查体：呼吸音减弱。

（5）吸气性喘鸣：在正常情况下，吸气时上气道（胸腔外）的自然性轻微狭窄并不要紧。然而，由于婴儿和儿童的上气道相对小，即使很轻程度的水肿也会变得非常严重。因此，当由于水肿导致上气道的横断面减小时，患儿就会在吸气时出现喘鸣，此时上气道自然变得更窄。值得注意的是，当水肿变得非常严重时，患儿可以产生吸气性和呼气性喘鸣。

（6）发绀。

（7）吸气时需辅助呼吸机。

（8）胸骨下和肋间软组织凹陷。

2. 实验室及专科检查

（1）动脉血气分析

轻中度喉气管支气管炎或会厌炎

急性肺泡过度通气伴低氧血症（急性呼吸性碱中毒）。

pH	PaCO$_2$	HCO$_3^-$	PaO$_2$
↑	↓	↓（轻度）	↓

重度喉气管支气管炎或会厌炎

急性呼吸衰竭伴低氧血症（急性呼吸性酸中毒）。

pH*	PaCO$_2$	HCO$_3^-$*	PaO$_2$
↓	↑	↑（轻度）	↓

*当组织严重缺氧产生乳酸，pH和HCO$_3^-$值将低于预期特定的PaCO$_2$水平

（2）氧合指数[①]

$\dot{Q}_s/\dot{Q}_T$	DO$_2$†	$\dot{V}O_2$	C（a-$\overline{V}$）O$_2$	O$_2$ER	S$\overline{V}$O$_2$
↑	↓	N	N	↑	↓

†患者在缺氧状态得到以下补偿时总氧输送量可以正常：①心排血量增加；②血红蛋白升高；③两者共同出现。当氧总运输量是正常的，氧气提取率通常也是正常的

（3）颈部侧位X线片

①声门下区域模糊影（LTB）。

②上气道"塔尖"或"笔尖"状狭窄（LTB）。

③声门上区域模糊影（会厌炎）。

④典型的"拇指征"（会厌炎）。

---

① C（a-$\overline{V}$）O$_2$. 动静脉血氧分压差；DO$_2$. 总氧输送量；O$_2$ER. 氧气提取率；$\dot{Q}_s/\dot{Q}_T$. 肺分流比率；S$\overline{V}$O$_2$. 混合静脉血氧饱和度；$\dot{V}O_2$. 氧消耗

尽管会厌炎或喉气管支气管炎可以基于患者的临床病史做出诊断，一个颈部侧位X线检查可以用来确定诊断。当患者患有LTB时，则显示在声门下区域有模糊影。当患者患有会厌炎时，声门上区域有明显白色模糊影。另外，会厌炎常在颈部侧位X线片上有典型的"拇指征"。会厌肿胀、丰满，外观表现为像拇指末端（图32-2）。图32-3显示一名27岁中年男患者的颈部侧位X线片，他有可卡因滥用后骤停引起的重度会厌炎以及摩托车车祸引起的颈部及头部外伤。

四、喉气管支气管炎和会厌炎的一般治疗

轻度LTB的治疗主要是支持治疗。护理包括体温控制、吸入空气足够的水化和加湿。患者的生命体征、肋间软组织凹陷的程度、精神状态、呼吸和氧合状态要得到密切监测。早期发现会厌炎可以拯救一名患者的生命。上气道梗阻的病史需要尽快进行综合检查。只有在人员和设备准备好可以对患者进行迅速气管插管或气管切开，才可以进行口及喉部检查。

对于疑似会厌炎的病例，除非在手术室有完全训练有素的团队，否则对咽及喉的检查或诊查是完全禁忌的。这是因为对喉部的直接检查（即使压舌可以显现会厌颜色鲜红并且可以确诊）通

常导致上气道突发的、完全的关闭。颈部侧位X线片对于把LTB从会厌炎及其他上气道阻塞区别开来非常必要。确诊为急性会厌炎的患者即刻需要进行气管插管。确诊后，LTB和急性会厌炎的一般治疗如下。

（一）补充氧气

由于LTB和会厌炎时都有低氧血症，所以需要补充氧气（见氧气治疗方案，方案3-1）。

（二）冷气雾剂雾化

用面罩冷气雾剂雾化治疗同时用氧是LTB时主要的治疗模式。它溶解浓稠的分泌物，并且冷却和减轻声门下水肿。一代又一代的母亲学会了这个朴素的治疗方法，该方法通常有效（尽管不是总那么有效）。温暖的气雾剂也同样有效。

（三）消旋肾上腺素（MicroNefrin，肾上腺素制剂）

对于LTB患儿，通常给予雾化吸入消旋肾上腺素。这一肾上腺素类制剂由于其收缩黏膜血管的作用被公认为是一个有效且安全的减轻血管充血的雾化药物（见雾化治疗方案，方案3-4）。

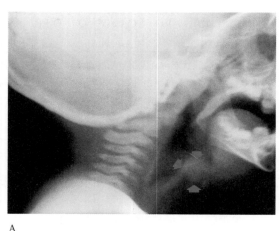
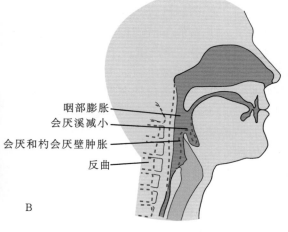

咽部膨胀
会厌溪减小
会厌和杓会厌壁肿胀
反曲

图32-2　在这个颈部侧位X线片上可见明显的水肿的会厌，表现为典型的"拇指征"（A图的狭窄）。 原理图阐述了一名疑似会厌炎侧位X线片的结果（B）。对于有明确病史、征象以及会厌炎症状的患儿，这样的放射线片并不是必需的；然而，对于诊断轻度会厌炎或者对于有争议的病例，以及向家长交代侵入性治疗的必要性时这项检查是有帮助的

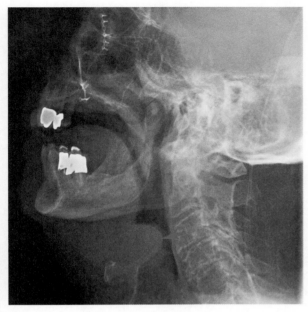

图32-3 重度会厌炎（红色箭头）27岁中年男人，滥用可卡因，突然骤停后车祸，头颈外伤引起的会厌炎

（四）皮质类固醇

皮质类固醇已经证明可以减轻LTB的严重性并且缩短LTB的持续时间。通常当患者对气雾冷却和消旋肾上腺素治疗无反应时，采用这些药物（见附录B）。

（五）抗生素治疗

由于急性会厌炎常是流感嗜血杆菌B引起的，多以适当的抗生素治疗应该是治疗计划的一部分。使用阿莫西林和氯霉素通常可以覆盖导致急性会厌炎最常见的病原体。

（六）气管插管术或气管造口术

怀疑有急性会厌炎的患者，咽和喉部的诊查和检查除非有训练有素的外科团队及在手术室，否则不能进行。这是因为在检查时会厌即使受到最轻微的触碰，也会完全阻塞气道。在气管插管安置好之前，医师、护士、呼吸护理人员都应该陪在患者床旁。如果患者出现焦虑、烦躁不安或不合作，应该应用抑制药或镇静药以防止气管插管意外被拔出。在气管插管后，患者应该转运到重症监护室（ICU）并且给予持续气道正压通气（CPAP）。

[病例分析1]

喉气管支气管炎

一、病史与体格检查

一名3岁的男孩，患有轻度病毒性上呼吸道感染并有声音嘶哑。在发病第3天的晚上10点，他很快出现有刺耳的咳嗽和高调的吸气性喘鸣，伴有轻度呼吸困难。患儿躁动不安并且出现惊恐貌。直肠温度为37℃。其母声称患儿在发病过程中有2次"发绀"，她打算带孩子去看急诊，但是孩子的祖母建议她应该首先试一下蒸气吸入。于是，患儿被带到浴室，淋浴的热水开到最大以产生蒸气。患儿受到祖母的安抚，并且被鼓励进行缓慢的深呼吸。当浴室变得充满蒸气时，呼吸困难开始减轻，并且在几分钟内，患儿不再有喘鸣，呼吸也基本正常。第2天又出现了同样的症状，患儿被带到了急诊室。

医师注意到有咳嗽和吸入性喘鸣。生命体征是：BP 90/60mmHg，HR 160/min，RR 50/min，SaO_2 92%。胸部X线片和颈部软组织横断面X线检查提示喉气管支气管炎（LTB）。胸部X线检查结果显示其他方面是正常的。呼吸治疗师给予患儿评估如下。

二、呼吸评估与治疗计划

S：其母亲报告说患儿有咳嗽以及吸入性喘鸣。

O：证实以上情况。除了有喘鸣及遍布的气管呼吸音，肺听诊为清音。生命体征：BP 90/60mmHg，HR 160/min，RR 55/min。面色苍白。吸室内空气SaO$_2$ 92%。胸部X线片以及颈部软组织X线片提示喉气管支气管炎。

A：LTB，轻度（病史以及吸气性喘鸣）。

P：通知医师。开始吸入冷却气雾治疗及雾化药物方案（肾上腺素雾化治疗方案）。医师在时取喉部分泌物培养。

在接下来的8h，患者逐步改善。在第2天他出院时，患儿的母亲已经被指导在家治疗LTB，按需雾化吸入消旋肾上腺素。

三、讨论

家庭治疗有时很有效。任何父母如果其子女有LTB将会发觉这个方案很熟悉。没有得到广泛公认的是有时是温暖的雾化有时是冷却的雾化都可以改善症状。当这一方法不起作用时，家长明智的选择是带他们的孩子去急诊室以快速给予血管收缩治疗及同时给予冷却气雾治疗。这将使症状及时得到改善，在大多数儿科，减轻充血的药物雾化治疗及冷却气雾吸入都是药物雾化吸入的组成部分（见方案3-4）。注意家庭教育的重要性，包括每晚对未入院门诊患儿应用消旋肾上腺素雾化吸入。这些措施可能使患儿免于重复返回急诊室接受以上治疗程序。

[病例分析2]

急性会厌炎

一、病史与体格检查

一名2岁的女童在晚上状态良好，并按日常时间上床休息。她在2h后醒来，她的父母立即发现她正处于严重的呼吸困难中。她正坐在床上，流着口水，不能说话或者哭，并且呼吸很粗。她的父母用温暖的毯子将她包好，开车把她送入了最近医院的急诊室。

观察发现，患儿面部水肿，流着口水，有吸气性喘鸣，并且甲床发绀。给予患儿4 L/min的鼻导管吸氧。急诊科医师对患儿进行了视诊，听诊了她的胸部，但是没有检查她的口腔。生命体征：RR 42/min，BP 80/50mmHg，HR 140/min。直肠温度为100.6°F。医师给她进行了颈部软组织X线检查，但是在等着做X线检查的时候，患儿呼吸困难突然变得更重，并且发绀更明显，SaO$_2$ 70%。此时，呼吸治疗师给予患儿评估

如下。

二、呼吸评估与治疗计划

S：其母亲说患儿严重呼吸困难。

O：RR 42/min，BP 80/50mmHg，HR 140/min，节律规则。体温为100.6°F。患儿面部肿胀，流着口水，吸气性喘鸣（更重）。甲床发绀。鼻导管吸氧4L/min下SaO$_2$ 70%。颈部软组织 X线检查急待进行。

A：可能使急性会厌炎。没有吸入异物的病史（常规病史）。

即将发生呼吸衰竭（病史、流涎，吸气性喘鸣及发绀）。

P：麻醉医师会诊，耳鼻喉科医师手术。在他们到达之前，上调氧疗方案并且加入雾化药物方案（用100% 氧气进行冷却气雾治疗，同管道应

用消旋肾上腺素）。

当麻醉医师和耳鼻喉医师到达前，呼吸治疗师将非重复吸入式氧气面罩放在患儿脸上。医师一到达（10min之后），患儿立即被带入了手术室。耳鼻喉医师在旁准备施行环状软骨切开术，而麻醉师则准备给患儿气管插管。

幸运的是，麻醉师成功发现一个肿大的、鲜红的会厌部分性阻塞了喉口。气管内插管一放置好，患儿立即放松下来随即睡着并收入重症监护室（ICU），给予镇静并且接受压力为+5cmH₂O 的持续正压通气，第2天患儿拔除气管插管，并且在住院第3天出院。ICU喉部分泌物培养为流感嗜血杆菌B阳性。给予她口服阿莫西林。

三、讨论

急性会厌炎是一种可威胁生命的危症。需要记住的重要一点是要在附近具备儿科气管插管资质的团队到达之前，切勿进行喉部检查。在配备有适当的团队时，适宜选择的设备是非重复吸入氧气面罩。该病的特征是发病急，但是如果处理得当会很快减轻。

[自我测试与评估]

1. LTB 的发病通常为

a. 2 ~ 4h

b. 5 ~ 10h

c. 12 ~ 24h

d. 24 ~ 48h

2. 以下哪项或哪些项和会厌炎有关？

（1）副流感病毒

（2）流感嗜血杆菌B

（3）RSV

（4）流感病毒A和B

a.（1）

b.（2）

c.（3）和（4）

d.（1）、（3）和（4）

3. 以下哪项或哪些项是LTB的临床表现？

（1）X线片上声门上模糊区域

（2）高调响亮的吸气性喘鸣

（3）吞咽困难

（4）流涎

a.（2）

b.（3）

c.（1）和（3）

d.（1）、（3）和（4）

4. 急性会厌炎相关的征象和症状在多长时间内发展？

a. 1 ~ 2h

b. 2 ~ 4h

c. 8 ~ 12h

d. 12 ~ 24h

5. 以下哪个或哪些血气分析是轻到中度LTB或会厌炎时出现的症状？

（1）pH下降

（2）PaCO₂下降

（3）HCO₃⁻上升

（4）pH上升

a.（1）

b.（4）

c.（2）和（4）

d.（1）和（3）

第十二篇

其他重要疾病

第33章

临界淹溺

学习目标

阅读本章后，你需要掌握以下内容：

1.列举临界淹溺所致肺的解剖学改变。

2.描述临界淹溺的病因。

3.列举与临界淹溺相关的心肺临床表现。

4.描述临界淹溺的一般治疗。

5.描述病例分析中提出的SOAP的临床策略和依据。

6.理解关键词并完成本章自我评估与测试。

关键词

干性淹溺

第一急救者

喉头痉挛

临界淹溺

非心源性肺水肿

湿性淹溺

章节概要

一、肺的解剖学改变

二、病因学和流行病学

三、与湿性临界淹溺相关的心肺临床表现

　　临床资料

四、一般治疗

　　（一）第一急救者

　　（二）转运过程中的治疗

　　（三）入院治疗

病例分析：临界淹溺

自我测试与评估

一、肺的解剖学改变

淹溺是因呼吸道和肺泡吸入大量液体所导致的窒息和死亡。分为：临界淹溺、湿性淹溺、干性淹溺。临界淹溺指的是从液体中救出后能存活（至少是暂时性）。干性淹溺是指喉头痉挛，阻止了液体进入肺部，所以干性淹溺患者的肺部通常是正常的。

湿性淹溺喉头松弛，大量的水进入气管支气管和肺泡中。在液体开始进入气管的时候，副交感神经反射性引起支气管收缩。当液体进入肺泡，就会引起非心源性肺水肿的病理生理改变，包括液体从肺毛细血管移向血管周围间隙、支气管周围间隙、肺泡、细支气管和支气管。这个改变导致肺泡壁和细胞间隙水肿，肺表面活性物质减少，肺泡表面张力增高。

如果这种改变加重，就会引起肺泡萎缩甚至肺不张。细胞间隙内有大量的液体会引起淋巴管肿胀，淋巴流速增加。重症患者中，大量液体在气管支气管内蓄积，随着呼吸运动（一般是机械通气）形成白色泡沫样痰液（有时是淡色的血液）。

　　如果患者吸入的是污染的水源（如沼泽、池塘、污水、泥浆），就会导致细菌（如假单胞菌属）和杂质进入肺部引起肺炎，重症患者中也会引起ARDS。过去对于洁净水中淹溺和污染水中淹溺的病理改变有争议，现在认为两者大致相同，都会导致肺表面活性物质降低、肺泡受损、肺不张和肺水肿（图33-1）。

　　湿性淹溺的主要病理和结构改变如下：

　　1.喉头痉挛。

　　2.间质水肿，包括血管周围间隙、支气管周围间隙、肺泡壁和细胞间隙等。

　　3.肺表面活性物质减少，肺泡表面张力增高。

　　4.支气管内白色和粉红色泡沫样分泌物。

　　5.肺泡萎缩，肺不张。

　　6.肺实变。

　　7.支气管痉挛症。

二、病因学和流行病学

　　美国境内平均每年有6000～8000人淹溺，在意外事故死亡中排名第三，而在5～44岁人群中意外事故死亡中排名第二。约有15%的中学生

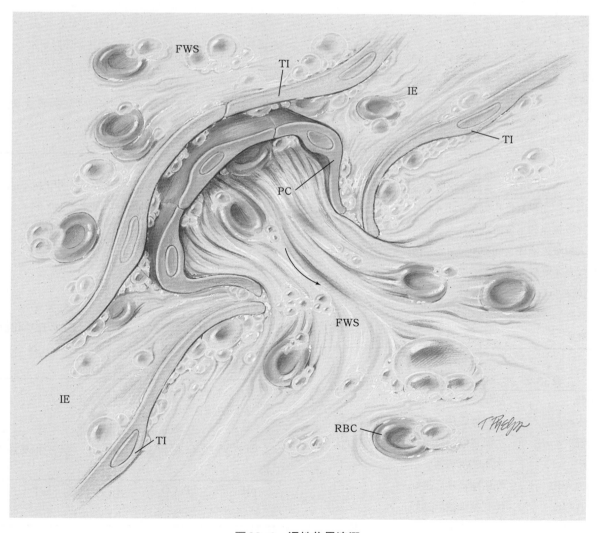

图33-1　湿性临界淹溺

镜下肺泡毛细血管单位的横断面，图片显示了液体从肺毛细血管进入肺泡。FWS.白色泡沫样分泌物；IE.间质水肿；PC.肺毛细血管；RBC.红细胞；TI.I型肺泡上皮细胞

发生过淹溺，淹溺是4岁以下儿童和青少年最常见的意外事故之一，其中4岁以下儿童占40%以上。通常是儿童在泳池游泳过程中家长监管不佳导致的。33%以上的成年人也有淹溺经历，其中50%是由酗酒导致的。美洲患儿的淹溺发生率为45/1 000 000，且多在干净的湖水或池塘中。高加索儿童的淹溺发生率为25/1 000 000，通常在自家的泳池中。

　　表33-1概述了淹溺或临界淹溺常见的事件发生顺序。通常的受害者沉在寒冷的水肿比沉在温暖的水中有更高的存活率。表33-2列举了在冷水中几乎淹溺的一些有利因素。

三、与湿性临界淹溺相关的心肺临床表现

　　湿性临界淹溺（图33-1）主要的肺部解剖学改变包括肺不张（图3-8）、肺实变（图3-9）、肺泡毛细血管膜增厚（图3-10）、支气管痉挛（图3-11）和支气管分泌物过多（图3-12）。其引起的临床症状如下。

表33-1　淹溺或临界淹溺的顺序

1. 因惊恐而强烈挣扎想要浮出水面
2. 呼吸暂停和平静阶段
3. 大量吸入液体，随即呕吐
4. 喘息（吸气和呼气）
5. 惊厥
6. 昏迷
7. 死亡

表33-2　冷水临界淹溺预后的有利因素

年龄	越年轻预后越好
入水时间	时间越短预后越好（60min是上限）
水温	水温越低预后越好（27～70°F）
水质	水质越清洁预后越好
其他外伤	外伤越轻预后越好
挣扎程度	挣扎越少预后越好
心肺复苏质量	良好的心肺复苏可提高生存率
自杀意图	有意自杀者的生存率低

临床资料

　　1.体格检查
　　（1）呼吸暂停：呼吸暂停与在水中淹溺的时间有直接关系。一般来说时间越长，受害者自主呼吸的可能就越小。当自主呼吸恢复后，呼吸频率通常会增加。
　　（2）生命体征。
　　①呼吸频率增快（呼吸急促），导致呼吸频率增快的原因有很多，包括：
　　·外周化学感受器受刺激（低氧血症）。
　　·肺顺应性下降－呼吸频率增快的关系。
　　·近肺毛细血管感受器（J受体）兴奋。
　　·焦虑（有意识的病人）。
　　②心率（脉搏）增快和血压增高。
　　③发绀。
　　④咳嗽、咳痰（白色、粉色泡沫样痰）。
　　（3）胸部查体：干、湿啰音。
　　2.实验室及专科检查
　　（1）肺功能检查结果（推断数据用于教学目的）。
　　（限制性肺疾病的病理生理）。

用力呼气流速结果

FVC	FEV$_T$	FEV$_1$/FVC	FEF$_{25\%～75\%}$
↓	N或↓	N或↑	N或↓
FEF$_{50\%}$	FEF$_{200～1200}$	PEFR	MVV
N或↓	N或↓	N或↓	N或↓

肺容量和肺容积结果

V$_T$	IRV	ERV	RV	
N或↓	↓	↓	↓	
VC	IC	FRC	TLC	RV/TLC 比值
↓	↓	↓	↓	N

肺弥散量下降（肺一氧化碳弥散量Dlco）

　　（2）动脉血气分析
近乎淹溺早期及中期
　　急性呼吸衰竭伴低氧血症（急性呼吸性酸中毒）。

pH[*]	PaCO$_2$	HCO$_3^-$[*]	PaO$_2$
↓	↑	↑（轻度）	↓

*当组织严重缺氧产生乳酸，pH和HCO$_3^-$值将低于预期特定的PaCO$_2$水平

（3）氧合指数[①]

$\dot{Q}_s/\dot{Q}_T$	DO_2[†]	$\dot{V}O_2$	$C(a-\overline{V})O_2$	O_2ER	$S\overline{V}O_2$
↑	↓	N	N	↑	↓

[†]患者在乏氧状态得到以下补偿时总氧输送量可以正常：①心排血量增加；②血红蛋白升高；③两者共同出现。当氧总运输量是正常的，氧气提取率通常也是正常的

3.影像学表现

胸部X线片。

· 局部浸润影：胸部X线片的早期表现差异较大，可能为正常，也可能表现为不同程度的肺水肿和肺不张（图33-2）。需要强调的是虽然有些淹溺者有明显的低氧血症、高碳酸血症及酸中毒表现，但胸部X线片也可表现为正常。胸部X线片的改变通常出现在发病的48～72h。

四、一般治疗

（一）第一急救者

对于第一急救者来说，首要任务是先将淹溺

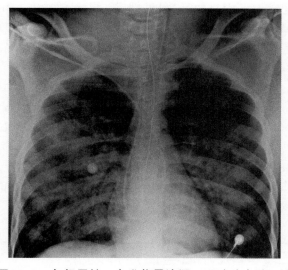

图33-2　年轻男性，突发临界淹溺，双肺肺水肿，肺不张

者从水中拖至陆地。如果淹溺者没有自主呼吸和脉搏就应立即呼叫帮助同时给予心肺复苏术（CPR）。淹溺者在冷水中淹溺＜60min时出现瞳孔固定散大并不意味着预后差。因为水能显著降低体温（同等温度下水降低体温的能力是空气的25倍），而且蒸发也能够降低体温，所以应立即除掉溺水者的湿衣服，换上干燥温暖的衣服。

（二）转运过程中的治疗

临界淹溺的患者在转运过程中最主要的处置是在吸纯氧的条件下进行高质量的心肺复苏。应将患者的湿衣服除去，将干燥温暖的衣服覆盖住高散热的部位，比如头颈、腋窝、腹股沟等。转运至医院的过程中应监测患者的生命体征，如肛温。在转运的过程中患者的体温会频繁的下降，所以保暖工作就显得尤为重要。如果有条件的话，有自主呼吸的患者，在转运过程中也应尽可能监测血氧饱和度。

（三）入院治疗

入院治疗是院前处理的延伸。事实上几乎每个近乎淹溺的患者都有不同程度的低氧血症、高碳酸血症和酸中毒（急性呼吸衰竭）。液体进入气道后会造成肺泡毛细血管损伤和持续性肺内分流，引起持续性低氧血症。低氧血症严重程度与肺泡毛细血管损伤程度呈正相关。胸部X线片有助于判断肺泡毛细血管损伤程度。需要注意的是，当患者在淹溺后24h内的胸部X线片显示为正常时，不能代表该患者肺泡毛细血管不会继续损伤。

任何淹溺者如果没有自主呼吸或是虽然有自主呼吸，但是在FIO_2 0.5的吸氧条件下血氧饱和度不能维持在60%甚至更低，就应立即给予气管插管置管和机械通气。绝大多数湿性淹溺的患者都有肺泡毛细血管的损伤，机械通气应给予PEEP和CAPA模式。应注意的是，气压伤是这些患者的常见并发症。由呼吸机导致的低潮气量和允许性高碳酸血症也可以出现，使用正性肌力药物和

---

① C(a-$\overline{V}$)O_2.动静脉血氧分压差；DO_2.总氧输送量；O_2ER.氧气提取率；$\dot{Q}_s/\dot{Q}_T$.肺分流比率；$S\overline{V}O_2$.混合静脉血氧饱和度；$\dot{V}O_2$.氧消耗

利尿药通常也有效。

最后，在所有治疗过程中应始终维持患者体温。几乎所有的近乎淹溺患者都有不同程度的低体温。根据患者低体温的程度和外部条件，选择各种保温方式。可以应用体内保温方式，如静脉注射温溶液，可加热胃部、胸腔、心包、腹膜等间隙。体外保温方式包括加热患者呼吸的气体、加热毯、温水浴、泡哈伯德浴。有极少的病例应用体外循环，通过心肺旁路加热血液也是有效的。

[病例分析]

临界淹溺

一、病史与体格检查

12岁男孩，有癫痫病史，停药近1年。早晨这个孩子正在学校游泳池上游泳课，教练接到患儿同伴的报告，称患儿是在水底的时间似乎太长了，而就在此30s前，当值教练刚刚完成泳池的检查并未发现异常情况。

当男孩被救出水底时，已经没有意识并出现"发绀"。学校工作人员立即给予男孩人工呼吸，紧急医疗救治小组20min左右到达。此时男孩的口唇和手指仍发绀，呼吸频率为10/min，仍处于昏迷状态。急救人员立即将男孩送往最近的医院。

入院后，测得BP 100/60mmHg，HR140/min，肺部听诊可闻及细小湿啰音，经口可吸出清亮的分泌物。X线显示双肺弥漫性密度增高影，提示肺水肿，不除外肺出血。吸氧（氧流量5L/min）血氧饱和度为72%。医师认为男孩应送往最近的三级治疗中心救治。在转运前，呼吸治疗师给予男孩评估如下。

二、呼吸评估与治疗计划 I

S：N/A（昏迷状态）临界淹溺病史。

O：昏迷，自主呼吸10/min，BP 100/60mmHg，HR 140/min，双肺湿啰音，鼻腔可吸出清凉液体，发绀，鼻导管吸氧下（氧流量5L/min），SaO$_2$72%。

A：临界淹溺。癫痫（病史）。
气道分泌物增多（可吸出清亮液体）。
氧合作用差（发绀，血氧饱和度）。
肺水肿（胸部X线片）。

P：100%氧气下测动脉血气分析一次，并在转运过程中随时监测，备气管插管、氧气袋和吸痰器，持续脉搏血氧饱和度监测，鼻导管吸痰。

密切观察患儿病情变化转入三级治疗中心后，这个发育良好，稍稍肥胖的青少年出现明显的呼吸窘迫。现男孩已经清醒，有意识，但极度恐慌。生命体征如下：温度（肛温，华氏）100.8℉，BP 112/70 mmHg，HR 140/min，RR 60/min。 口唇指尖发绀，矛盾呼吸，胸骨下软组织明显凹陷，双侧呼吸音减弱，双肺可闻及大水泡音。

实验室检查显示，尿常规：白细胞21 000/mm³，PRO 2+，其余（−）。无溶血表现，氧气袋吸氧，FIO$_2$ 0.8，测得动脉血气分析为：pH 7.29，PaCO$_2$ 52mmHg，HCO$_3^-$25mmol/L，PaO$_2$ 38mmHg。男孩病情迅速恶化，肺部严重湿啰音，自发咳出大量泡沫样痰液，X线片显示双肺重度水肿，呼吸治疗师给予男孩再次评估如下。

三、呼吸评估与治疗计划 II

S：焦虑，呼吸困难，叫喊着"我不能呼吸了！这是哪？我是不是要死了？"

O：低体温，BP 112/70 mmHg，P 140/min，RR 60/min，发绀，胸腹矛盾呼吸，胸骨凹陷，

双肺湿啰音，自发咳出大量泡沫样痰液，尿白细胞21 000/mm³，80%氧浓度吸氧下动脉血气分析：pH 7.29，$PaCO_2$ 52mmHg，HCO_3^- 25mmol/L，PaO_2 38mmHg。X线片：双肺浸润影（白肺）。

A：临界淹溺继发水肿（泡沫样痰）。

急性呼吸衰竭伴代谢性酸中毒（可能是乳酸堆积引起）及重度低氧血症（动脉血气分析）。

P：面罩吸100%浓度氧气。内科医师记录，气管插管置管，准备机械通气，血氧测定，准备辅助应用Swan-Ganz导管。

成功置管后，给予患儿琥珀酰胆碱麻醉。气管插管内可吸出大量粉红色泡沫样痰。医师给予男孩人工呼吸机下吸痰通气交替进行。并给予了7mg吗啡镇静及持续性气道通气（CMV）模式机械通气，设定为：呼吸频率10/min。在FIO_2 0.6，PEEP 10cmH₂O下患儿动脉血气分析：pH 7.44，$PaCO_2$ 43mmHg，HCO_3^-24mmol/L，PaO_2 109mmHg。因患儿仍有呼吸机抵抗，给予泮库溴铵（潘可龙）。

数小时后，气管插管内已经没有分泌物吸出，在FIO_2 0.5，PEEP 10cmH₂O条件下动脉血气分析达到正常（pH 7.42，$PaCO_2$ 42mmHg，HCO_3^- 24mmol/L，PaO_2 98mmHg）。血液循环正常，X线：轻度双肺浸润影。下面是第三次评估。

四、呼吸评估与治疗计划 Ⅲ

S：N/A（镇静状态）。

O：气道无分泌物，50%氧浓度，PEEP 10cmH₂O条件下动脉血气分析：pH 7.42，$PaCO_2$ 42mmHg，HCO_3^-24mmol/L，PaO_2 98mmHg。X线片：双肺浸润影（较前缓解）。

A：·CMV呼吸模式和PEEP下生命体征明显好转。

·当前的通气设置较合适（根据动脉血气分析）。

·气道分泌物消失（肺部无分泌物）。

P：建议内科医师停用肌松药物，准备拔管，逐步脱离机器呼吸，降低FIO_2和PEEP。改变呼吸机模式为间歇同步强制通气（SIMV）。

次日晨起（拔管并脱机6h）在28% HAFOE面罩吸氧条件下，动脉血气分析：pH 7.37，$PaCO_2$ 35mmHg，HCO_3^- 23mmol/L，PaO_2 158mmHg。X线片：肺部未见异常。男孩逐步停止吸氧，并于2d后出院。

五、讨论

这个病例显示了临界淹溺患者虽然在早期就给予加强呼吸系统治疗，但也迅速恶化。最初的动脉血气分析显示重度低氧血症（由肺泡毛细血管壁增厚导致）和肺泡积水（图3-10，图33-1），初期之外还有急性呼吸衰竭和代谢性酸中毒（可能由乳酸堆积导致）。此病例未出现支气管痉挛，由于积极的呼吸护理措施阻止了肺不张和吸入性肺炎的发生。

患儿经呼吸道清理、高浓度氧气吸入和面罩正压通气后病情未得到缓解，遂给予气管插管置管，呼气末正压机械通气。尽管在这样的模式下，患儿仍有焦虑，为了使患儿呼吸与呼吸机同步和减少气压伤发生，给予患儿麻醉。吗啡有镇静、减轻后负荷的作用。给予短效镇静药琥珀酰胆碱后，患儿仍时有呼吸抵抗，遂医师应用半衰期较长的镇静药泮库溴铵。而一旦这种肺部病理学改变得到改善，患者的心肺状态便会快速恢复正常，呼吸治疗师也可以短时间内使患者脱机。

这个病例也再次证实了快速及频繁的评估，并根据每次评估调整治疗方案的重要性。

[自我测试与评估]

1.在美国境内，淹溺是：
a.意外死亡的第一位
b.意外死亡的第二位
c.意外死亡的第三位
d.意外死亡的第四位

2.淹溺常发生于青少年和多少年龄以下的

儿童?

    a. 18岁

    b. 12岁

    c. 8岁

    d. 4岁

  3.临界淹溺患者主要的肺的解剖学改变是

  （1）肺实变

  （2）支气管痉挛症

  （3）肺泡毛细血管壁增厚

  （4）肺不张

  （5）气道分泌物过多

    a.（3）和（5）

    b.（2）和（4）

    c.（3）、（4）和（5）

    d.（1）、（2）、（3）、（4）和（5）

  4.下列哪项是近乎淹溺患者的临床表现?

  （1）粉红色泡沫样痰

  （2）湿啰音

  （3）pH增加

  （4）$S\bar{V}O_2$增加

    a.（1）和（2）

    b.（3）和（4）

    c.（2）、（3）和（4）

    d.（1）、（2）、（3）和（4）

  5.下列哪项与近乎淹溺患者的实验室检查相同?

  （1）FEV_T正常或下降.

  （2）FVC下降

  （3）RV下降

  （4）FEV_1/FVC正常或下降

    a.（1）和（2）

    b.（3）和（4）

    c.（2）、（3）和（4）

    d.（1）、（2）、（3）和（4）

第34章

烟雾吸入和热损伤

学习目标

阅读本章后你需要掌握以下内容：

1. 列出烟雾吸入及热损伤后肺的解剖学改变。

2. 描述烟雾吸入及热损伤的病因。

3. 列出烟雾吸入及热损伤的心肺临床表现。

4. 描述烟雾吸入及热损伤的一般治疗。

5. 描述案例分析中的急救临床策略及原理。

6. 理解关键词并完成本章自我评估与测试。

关键词

急性呼吸窘迫综合征

体表烧伤

支气管痉挛

烧伤阶段

一氧化碳中毒

碳痰

碳氧血红蛋白

氰化物中毒

隐源性机化性肺炎（COP）

一度烧伤

高压氧（HBO）疗法

非心源性肺水肿

Parkland公式（液体复苏）

二度烧伤

烟雾吸入损伤

蒸气吸入

热损伤

三度烧伤

章节纲要

一、肺的解剖学改变

（一）热损伤

（二）烟雾吸入损伤

二、病因学和流行病学

体表烧伤

三、烟雾吸入和热损伤的心肺临床表现概述

（一）临床资料

（二）一氧化碳中毒

（三）氰化物中毒

四、烟雾吸入和热损伤的一般治疗

（一）一般紧急处理

（二）呼吸道处理

（三）呼吸监护治疗方案

病例分析：烟雾吸入和热损伤

自我测试与评估

一、肺的解剖学改变

烟雾、热气体的吸入和体表热损伤都是引起火灾遇难者和消防队员死亡及致残的重要原因。在一般情况下，燃烧相关的肺损伤分为热损伤及烟雾（有毒气体）损伤。

（一）热损伤

热损伤是指由于热气体的吸入而引起的损伤。热损伤通常局限于上呼吸道—鼻腔、口腔、鼻咽部、口咽部和喉部。末端气道及肺泡通常不会受到严重的损伤，主要由于：①上呼吸道能够有效地冷却气体；②反射性喉痉挛；③声门关闭。上呼吸道是非常有效的"吸热设备"。事实上，在1945年，莫里慈及其同事就证明了单独的热气体吸入不会造成肺的严重损伤。该试验使用麻醉下的狗，通过绝缘气管插管吸入500℃的热气体，结果显示，当气体到达气管隆突时，气体温度下降至50℃，在下气道及肺中均没有观察到组织学的损伤。

尽管热损伤可能伴有或不伴有体表烧伤，但面部的烧伤往往预示着热损伤。上呼吸道的热损伤会导致水疱、黏膜水肿、血管充血、上皮脱落和黏稠分泌物堆积。急性上呼吸道梗阻（UAO）在热损伤就诊患者中的发生率为20%～30%，通常在声门上结构处最明显。当体表烧伤需要快速液体复苏时，急性上呼吸道梗阻可能会进展迅速（图34-1）。

当吸入的蒸气高达100℃或更高时，通常会导致各级呼吸道的严重损坏。损坏发生是因为在相同温度下蒸气的热能含量约是干燥气体的500倍。热损伤导致远端气道黏膜水肿、血管充血、上皮脱落、隐源性机化性肺炎（COP，也被称为闭塞性细支气管炎机化性肺炎，BOOP）、肺不张、肺水肿。

因此，除了在极少数蒸气吸入情况下，直接热损伤通常不会发生在喉以下。远端气道的损伤主要是由于烟雾中发现的各种有害物质。

（二）烟雾吸入损伤

远端气道和肺泡的病理变化，主要是由于刺激性和有毒气体、悬浮烟尘颗粒、与不完全燃烧和烟雾相关的蒸气。烟雾中发现的许多物质对气管支气管树有非常严重的腐蚀作用，并且对机体有毒害作用。烟雾吸入和烧伤导致的伤害进展分为早期阶段，中期阶段和后期阶段。

1.早期（吸入后0～24h） 即使在明显大面积体表烧伤的情况下，烟雾吸入导致的损伤并不总是立即出现。在第一个24h—早期阶段（烟气吸入后0～24h）—患者肺部的状态常发生明显改变。最初，气管支气管树变得更加红肿，导致支气管痉挛。此过程会导致支气管分泌物过多的进入呼吸道，进一步的阻塞气道，此外，烟雾的毒性作用常减慢黏膜纤毛输送系统的活性，造成进一步的黏液滞留。

烟雾吸入还可能引起急性呼吸窘迫综合征（ARDS）、高渗透性的非心源性肺水肿，通常被称为"肺泡渗漏"。非心源性肺水肿也可能由液体复苏过度导致的体内水分过多造成（图34-1中的插入表）。在严重的情况下，急性呼吸窘迫综合征的病理过程也可能发生在早期。

2.中期（吸入后2～5d） 上呼吸道热损伤通常在中级阶段（烟雾吸入后2～5d）开始改善，反之，烟雾吸入造成的肺部深处的病理变化达到高峰期。黏液产生不断增加，而黏膜纤毛转运活性继续降低，气管支气管树黏膜坏死、脱落（通常在3～4d），坏死碎片、过量产生的黏液及黏液滞留导致黏液堵塞和肺不张。此外，黏液的积存会导致细菌定植，支气管炎及肺炎。此时的肺组织会成为多种病原体的培养基，包括革兰阳性的金黄色葡萄球菌和革兰阴性的克雷伯菌，肠杆菌属，大肠埃希菌，假单胞菌。ARDS可能在此期间的任何时间均可发生发展。

当胸壁（胸部）烧伤出现，由于①疼痛；②麻醉剂的使用；③活动受限；④气道阻力增加；⑤肺胸顺应性降低，导致患者不能深呼吸和咳嗽，可进一步加重病情。

3.晚期（吸入后5d或以上）

（1）体表烧伤创面感染是主要的后期关注点（烟雾吸入后5d或以上）。感染可能会引起败血症和多器官功能衰竭。在此阶段，脓毒血症致多器官功能衰竭是严重烧伤患者死亡的主要原因。

（2）肺炎仍然是一个重大的问题。体表严重烧伤后2周内，肺栓塞也有可能出现。高凝状态

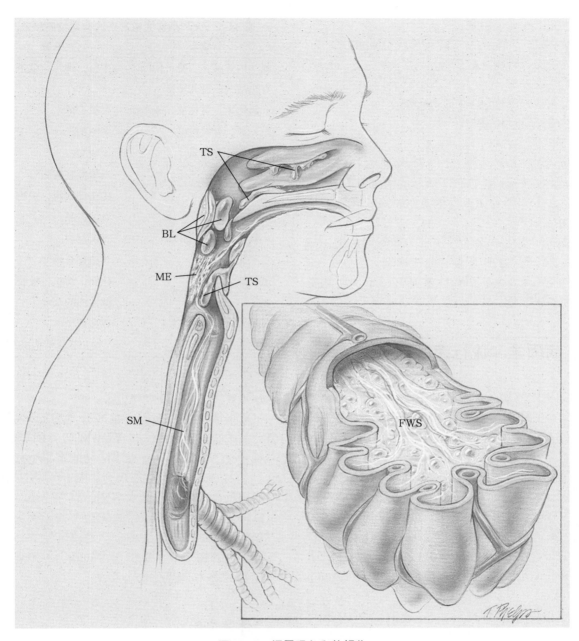

图34-1 烟雾吸入和热损伤
BL.气道水疱；FWS.泡沫状白色分泌物（肺水肿）；ME.黏膜水肿；SM.烟雾（有毒气体）；TS.黏稠分泌物

和长期卧床导致继发性深静脉血栓形成，可引发肺栓塞。

（3）烟雾吸入的长期影响可能导致限制性和阻塞性肺疾病。一般情况下，肺泡纤维化和慢性肺不张可发展成限制性肺疾病。阻塞性肺部疾病一般是由增多的和长期存在的支气管分泌物、支气管狭窄、支气管息肉、支气管扩张、细支气管炎引起。

由热或烟雾吸入损伤引起的呼吸系统的主要病理和结构变化如下。

热损伤（上气道，鼻腔，口腔，咽）：
水疱。
黏膜水肿。
血管充血。
上皮脱落。
黏稠分泌物。

急性上呼吸道阻塞。

烟雾吸入性损伤（气管支气管和肺泡）：

气管支气管树炎症反应。

支气管痉挛。

支气管分泌物过多和黏液栓塞。

黏膜纤毛运输减少。

肺不张。

肺泡水肿和泡沫分泌物（肺水肿）。

急性呼吸窘迫综合征（严重的情况下）。

COP［也称为闭塞性细支气管炎机化性肺炎（BOOP）］。

肺泡纤维化，支气管狭窄，支气管息肉，细支气管炎，支气管扩张症（重症病例）。

肺炎（第8章）和肺栓塞（第13章）使烟雾吸入损伤复杂化。

二、病因学和流行病学

根据国家防火协会（NFPA），公共消防部门回应在2007年美国约有1 557 500起火灾。共有约530 500起结构火灾（85%是住宅火灾），258 000起车辆火灾，769 000起室外和其他火灾。这意味着，在全国范围每20s就有一个消防部门对某地的火灾做出反应。每59s发生一次建筑物火灾，特别是，每76s发生一次住宅火灾。每122s发生一次车辆火灾，每41s发生一次室外财产火灾。此外，根据在2007年的NFPA，有3 430人在火灾中丧生（每153min丧生1人）和17 675人受伤（每30min丧生1人）。

火灾受害者的预后通常是由以下因素决定：①暴露在烟雾中的时间和范围；②烟雾的化学成分；③体表烧伤的面积和深度；④吸入气体温度；⑤年龄（对非常年轻或年老的预判加重）；⑥先前的健康状况。当烟雾吸入性损伤伴随着全层皮肤或三度皮肤烧伤，死亡率几乎增加一倍。

烟雾由热分解（低氧环境慢燃）或燃烧（燃烧，与可见的火焰，在足够的氧气环境下）产生。烟雾由复杂混合物组成的颗粒物、有毒气体和蒸气组成。烟雾的成分根据不同的燃烧材料的化学成分和燃烧所消耗的氧量而变化。表34-1列出的一些比较常见的燃烧产生的有毒物质，经常出现

表34-1　火和烟雾通常产生的有毒物质和来源

物质	来源
醛（丙烯醛，乙醛，甲醛）	木材，棉花，纸张
有机酸（乙酸和甲酸）	
一氧化碳，氯化氢，碳酰氯	聚氯乙烯
氰化氢，异氰酸酯	聚氨酯
氟化氢，溴化氢	氟树脂
氨	三聚氰胺树脂
氮氧化物	硝化纤维膜，织物
苯	石油产品
一氧化碳，二氧化碳	有机材料
二氧化硫	含硫化合物
氯化氢	化肥，纺织，橡胶
氯	游泳池的水
臭氧	焊接烟尘
硫化氢	五金厂，化学品制造业

在办公室、工业和住宅楼火灾。

某些情况下，烟的有毒成分是显而易见的，但大多数情况下是不能够精确识别吸入的毒素的。一般情况下，吸入具有高水溶性的有毒物质（如氨，二氧化硫，和氟化氢）会影响上呼吸道结构，与此相反，吸入具有低水溶性的有毒物质（如氯化氢，氯气，光气和氮的氧化物）会影响远端气道和肺泡。烟雾中的许多物质是腐蚀性的，可对气管支气管树造成严重损伤［如醛类（尤其是丙烯醛）、盐酸和硫氧化物］。

体表烧伤

由于体表烧伤的面积和严重程度对患者的死亡率和致残率起主要作用，因此正确估计烧伤的体表面积百分比尤为重要。表34-2列出对成人和婴儿的各个部分表面积的百分比估值。烧伤的严重程度和深度通常定义如下。

1.一度（皮肤的最小深度）　浅表烧伤，损伤局限于表皮外层。烧伤的特点是：皮肤发红，压痛，疼痛，无水疱。愈合时间是6~10d，愈合后为正常皮肤，不留瘢痕。

2.二度（皮肤的表层到深层）　损坏达真皮层，但不足以干扰表皮的再生。如果继发感染，二度

表34-2　成人和婴儿的身体各个位置的体表面积（BSA）的百分比估值

解剖部位	成人体表面积百分比	婴儿体表面积百分比
整个头部和颈部	9	18
每个手臂	9	9
躯干前部	18	18
躯干后部	18	18
生殖器	1	1
每条腿	18	13.5

注："九分法"是用来估计损伤的百分比，每个列出的面积约占体表面积的9%或18%。此规则并不适用于婴儿

烧伤的损害可能等同于三度烧伤。存在水疱。愈合时间为7～21d。愈合后，可能为正常皮肤，可能出现凹痕、平坦或光亮的皮肤，伴有无毛和脱色素表现。

　　3.三度（全层皮肤包括皮肤下方组织）　表皮层和真皮层均被破坏，损毁延伸到底层的组织。组织可能被烧焦或凝固。愈合可能在出现21d后，如果烧伤面积过大，不植皮可能无法愈合。损害愈合后产生增生性瘢痕（瘢痕疙瘩）和慢性肉芽。

三、烟雾吸入和热损伤的心肺临床表现概述

　　如下临床表现由以下病理机制引起（或激活）：肺不张（图3-8），肺泡合并（图3-9），肺泡-毛细血管膜的厚度增加（图3-10），支气管痉挛（图3-11），支气管分泌物过多（图3-12），肺部烟雾吸入和热损伤相关的主要解剖改变（图34-1）。

（一）临床资料

　　1.体格检查
　　（1）生命体征。
　　（2）呼吸频率增加（呼吸急促）：几个病理生理机制同时运行可能会导致通气率增加：
　　①刺激外周化学感受器（低氧血症）。
　　②降低肺的顺应性——增加通气率。

　　③刺激J受体。
　　④疼痛，焦虑。
　　（3）心率（脉搏）增快和血压增高。
　　（4）评估急性上呼吸道阻塞（热损伤）
　　①明显的咽部水肿。
　　②吸气性喘鸣。
　　③嘶哑。
　　④声音改变。
　　⑤吞咽疼痛。
　　吸入的热气体往往会导致严重的上呼吸道水肿，即使患者在入院时没有显示出明显的上呼吸道问题或上身烧伤，医疗监护者也应该时刻警惕任何急性上呼吸道梗阻的临床表现。
　　（5）黄萎病。
　　（6）咳嗽，咳痰生产。
　　当患者出现上呼吸道热损伤，通常存在过量的黏稠分泌物。在烟雾吸入恢复的早期阶段，患者一般咳有少量黑色或灰色的痰（碳痰）。中期，患者可能会产生中到大量的泡沫样痰。后期阶段，常见脓性黏液。
　　（7）胸部评估结果
　　①正常呼吸音（早期）。
　　②喘息。
　　③爆裂声。
　　④干啰音。
　　2.实验室及专科检查
　　（1）肺功能测试结果（推算数据用于教学目的）。
　　（限制性肺疾病的病理生理学）。

用力呼气流速结果

FVC	FEV_T	FEV_1/FVC	$FEF_{25\%～75\%}$
↓	N 或 ↓	N 或 ↑	N 或 ↓
$FEF_{50\%}$	$FEF_{200～1200}$	PEFR	MVV
N 或 ↓	N 或 ↓	N 或 ↓	N 或 ↓

肺容量和肺容积结果

VT	IRV	ERV	RV*
N 或 ↓	↓	↓	↓
VC	IC	FRC*	TLC	RV/TLC 比值
↓	↓	↓	↓	N

弥散能力下降

　*↑当气道存在部分阻塞

　　（2）动脉血气分析

烟气吸入的早期阶段

急性肺泡过度通气与低氧血症（急性呼吸性碱中毒）。

pH	$PaCO_2$	HCO_3^-	PaO_2
↑	↓	↓（轻度）	↓或N

伴有代谢性酸中毒的严重烟雾吸入和烧伤

$COHb^†$	pH^*	$PaCO_2$	HCO_3^-	PaO_2
↑	↓（乳酸血症）	↓	↓	↓或N（但组织供氧不足）

*当组织严重缺氧产生乳酸，pH和HCO_3^-值将低于预期特定的$PaCO_2$水平

†碳氧血红蛋白

当出现一氧化碳或氰化物中毒，pH可能会在烟雾吸入的早期阶段降低。即使PaO_2正常，严重的一氧化碳或氰化物中毒的患者通常有组织缺氧造成的乳酸酸中毒，引起pH下降。因此，当存在一氧化碳或氰化物中毒，患者可能会表现出以下的动脉血气值。

（3）伴有代谢性酸中毒的严重烟雾吸入和烧伤。

低氧血症伴急性通气衰竭（急性呼吸性酸中毒）。

pH^*	$PaCO_2$	HCO_3^{-*}	PaO_2
↓	↑	↑（轻度）	↓

*当组织严重缺氧产生乳酸，pH和HCO_3^-值将低于预期特定的$PaCO_2$水平

（4）氧合指数：烟雾吸入和烧伤。

烟雾吸入和烧伤		
	早期和中期	后期
DO_2	↓	↓
$\dot{V}O_2$	↑	↓
$C(a-\overline{V})O_2$	↑	↓
O_2ER	↑	↓
$S\overline{V}O_2$	↓	↓

当出现一氧化碳或氰化物中毒时，氧合指数是不可靠的。一氧化碳中毒时PaO_2往往是正常的，氰化物中毒时，组织细胞不能消耗氧气，这两种情况都可导致虚假的血氧饱和度读数。例如，当一氧化碳中毒时，实际情况是患者的氧运输状态是非常低，而计算的DO_2却是正常值。氰化物中毒时，当组织细胞实际上是极度缺氧时，患者的$\dot{V}O_2$可能出现正常或增加。通常情况下，如果治疗得当，中期和晚期不会出现这些问题。

（5）血流动力学指数*：心源性肺水肿。

心源性肺水肿			
	早期	中期	晚期
CVP	↓	正常	↓
RAP	↓	正常	↓
$\overline{PA}$	↓	正常	↓
PCWP	↓	正常	↓
CO	↓	正常	↓
SV	↓	正常	↓
SVI	↓	正常	↓
CL	↓	正常	↓
RVSWI	↓	正常	↓
LVSWI	↓	正常	↓
PVR	正常	正常	↑
SVR	↑	正常	↑

*CO.心排血量；CVP.中心静脉压；LVSWI.左心室做功指数；$\overline{PA}$.平均肺动脉压；PCWP.肺毛细血管楔压；PVR.肺血管阻力；RAP.右心房压；RVSWI.（右心室做功指数）；SV.每搏输出量；SVI.心搏出量指数；SVR.全身血管阻力。

一般情况下，体表烧伤患者的血流动力学状态与血容量减少的量相关。例如，在早期，CVP，RAP，$\overline{PA}$，CWP，CO，SV，SVI，CI，RVSWI和LVSWI反映出降低肺血管和心脏充盈容积下降。低血容量导致广义的外周血管收缩，反映在升高的SVR。在适当的时候给予液体复苏，患者血流动力学指标通常在中期是正常的。

（二）一氧化碳中毒

当患者暴露于烟雾，必须考虑其为一氧化碳（CO）中毒。虽然CO没有直接对肺造成损害，但可以大大降低患者的氧的运输。CO对血红蛋白的结合力大约是氧气的210倍，CO结合血红蛋白被称为碳氧血红蛋白（COHb）。吸入的CO分压＜2mmHg可能会导致碳氧血红蛋白达到40%或更多，换而言之，40%或以上的氧运输系统失灵。

此外，高浓度COHb导致氧合血红蛋白分离

曲线的明显向左移动，这使氧在组织中难以与血红蛋白解离。本质上，组织细胞在缺少40%的血红蛋白（贫血）比存在40%碳氧血红蛋白时可以更好的氧化。因此，碳氧血红蛋白存在时，PaO_2和SpO_2的测量会存在误差并且不可靠。动脉血气分析对低氧血症的存在、肺泡—动脉氧梯度和酸碱状态提供了重要的信息。

A型碳氧血红蛋白水平超过20%通常被认为是一氧化碳中毒，碳氧血红蛋白为40%或更高被认为是重度一氧化碳中毒。A型碳氧血红蛋白水平超过50%，可对中枢神经系统（CNS）造成不可逆的损伤。条件允许情况下，通常在碳氧血红蛋白 > 10%时使用高压氧（HBO）治疗。

表34-3列出了与一氧化碳中毒相关的临床表现。

（三）氰化物中毒

当烟雾中含有氰化物，氧的运输可能会进一步受损。氰化物中毒应怀疑昏迷患者吸入燃烧塑料（聚氨酯）或其他合成材料产生的烟。被吸入的氰化物很容易在血液中输送至组织细胞，与线粒体的细胞色素氧化酶结合，抑制氧代谢并导致组织细胞变成一个低效率的厌氧代谢形式，无氧代谢的最终产物是乳酸。由组织供氧不足，氰化物中毒可导致乳酸血症，PaO_2可能正常或高于正常。临床上，市售试剂盒可较容易测量氰化物浓度。氰化物血中浓度超过1mg/L通常具有致命性。

影像学表现　胸部X线片

①正常（早期）。

②肺水肿，急性呼吸窘迫综合征（ARDS）（中期）。

③斑片状或节段性浸润（后期）。

早期，胸部X线片一般是正常的。在中期和后期可能表现出肺水肿和急性呼吸窘迫综合征的迹象，胸部X线片表现出密集的，蓬松浑浊，斑片状或节段性浸润（图34-2）。

表34-3　血中碳氧血红蛋白（COHb）水平及临床表现

COHb（%）	临床表现
0 ~ 10	通常没有症状
10 ~ 20	轻度头痛，皮肤血管扩张 樱红色皮肤——但并不总出现
20 ~ 30	搏动性头痛，恶心，呕吐，判断力受损
30 ~ 50	搏动性头痛，可能晕厥，呼吸和脉搏率增加
50 ~ 60	晕厥，呼吸和脉搏率增加，昏迷，抽搐，潮式呼吸
60 ~ 70	昏迷，抽搐，心血管和呼吸抑制，可能死亡
70 ~ 80	心肺功能衰竭和死亡

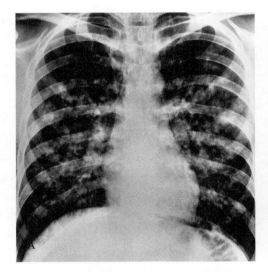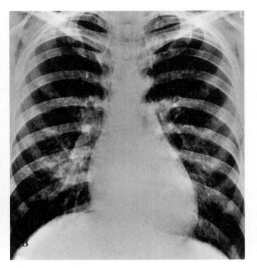

图34-2　A.醉酒意外使厨房着火的年轻男子的胸部X线片。B.72h后迅速复苏。（来自Hansell DM，Armstrong P，Lynch DA，McAdams HP，eds:胸部疾病成像，第四版，费城，2005年，Elsevier.）

四、烟雾吸入和热损伤的一般治疗

（一）一般紧急处理

烟雾吸入损伤和烧伤患者初始处理的主要目标包括：立即评估患者的气道，呼吸状态，心血管状态，身体烧伤面积百分比，烧伤深度。立即开放静脉通道，进行药物和液体的输注。容易分离的衣物应清除，任何剩余的衣物在消除前应完全浸湿。烧伤创面应有遮盖物，防止休克、液体损失、热量损失和疼痛。感染控制包括隔离，室温增压，空气过滤及伤口覆盖。

Ringer's乳酸盐溶液的液体复苏通常根据Parkland公式，每个百分比体表烧伤面积24h补液量为4ml/kg（表34-2）。患者的血流动力学状态在此补液速率通常会保持稳定，平均尿量目标为30 ～ 50ml/h，中心静脉压（CVP）目标为2 ～ 6mmHg。补液过程往往导致水容量过多，易并发急性上呼吸道阻塞和肺水肿，必须严密监测患者的体液和电解质状态（重量、出入量和实验室值）。

最后，了解与火相关事故的暴露特性可能对评估潜在的临床并发症很有帮助。如事故是否涉及了一个封闭的空间环境或被困住？在这些条件下的烟雾的量和浓度通常更大。什么类型的材料在火灾中燃烧？被吸入的毒素种类？燃烧的物质是否产生一氧化碳（CO）或氰化物？入院前患者是否昏迷？

（二）呼吸道处理

紧急情况下，早期应对吸入热气体和有迹象表明可能发生上呼吸道阻塞的患者执行选择性气管插管（如，上呼吸道水肿、水疱、吸气性喘鸣、厚厚的分泌物）。即使急性上呼吸道阻塞被认为是一个可治疗的烟雾吸入并发症，但仍会造成死亡（因此临床指南指出"当有疑问时，插管"）。

有面部烧伤时（通常是湿的伤口），气管内插管的安全性难以保证。胶带可能会进一步造成烧伤创面创伤。可能需要呼吸医护人员的敏锐性和决断力，通过使用各种头盔，牵引装置和魔术贴绑带，保证气管插管不会对患者造成创伤。

由于体表烧伤和烟气吸入伴随的感染，只有在呼吸道无法重建或患者需要长期机械通气的情况下保留气管造口。

1.支气管镜检查　支气管镜治疗经常用于清除呼吸道黏液栓和焦痂。此外，早期支气管镜往往用来做上呼吸道的检查和评价。远端喉黏膜变化可以较好地预测随后可能发生的呼吸系统问题。

2.高压氧治疗　高压氧（HBO）治疗可迅速消除CO，提高皮肤移植物存活率。虽然＞1500mmHg的PaO_2可以在高压氧舱中实现，但在高压氧治疗中是达不到的。高压氧舱可能无法立即使用。患者能否安全运输？中断治疗是否是有害的？

3.氰化物中毒治疗　氰化物中毒的治疗包括吸入亚硝酸异戊酯，静脉注射硫代硫酸钠。

（1）抗生素制剂：抗生素可用于治疗烧伤创面和肺部感染（见附录C）。

（2）祛痰：祛痰药可用于促进排痰（见附录E）。

（3）镇痛药：当有体表烧伤时通常使用镇痛药。

（4）预防性抗凝血药：肝素等抗凝药往往被用于严重的、长期或相关损伤的患者，以减少肺动脉栓塞风险。长期卧床的患者也可接受这种疗法。

（三）呼吸监护治疗方案

1.氧疗原则　氧疗用于治疗缺氧，减少呼吸做功，减少心肌做功。由于烟雾吸入引起的缺氧和CO中毒，需要立即吸入高浓度的氧气。在呼吸环境为1个大气压室内空气时，碳氧血红蛋白（COHb）半衰期为5h，也就是说，在第一个5h COHb由40%降低至20%，第二个5h降低至10%。而呼吸环境为1个大气压100%的纯氧气时，COHb的半衰期＜1h。条件允许情况下，HBO疗法为首选，尤其在COHb水平>10%昏迷的烟雾吸入受害者（氧疗原则，方案3-1）。

2.支气管肺卫生保健原则　由于烟雾吸入损伤中期、晚期的过量黏膜分泌物产生和聚集，多种呼吸疗法模式应用于清除支气管分泌物。尽管胸部物理疗法对于清除呼吸道分泌物有很好的疗效，但伴有胸部严重烧伤或皮肤移植的患者不能耐受胸部叩击和震动（支气管肺卫生保健原则，方案3-2）。

　　3.肺复张治疗原则　肺复张技术通常用于烟雾吸入损伤引起的肺泡性肺不张和肺泡合并。通过气管插管或面罩（当患者无面部或颈部烧伤时）持续正压气道通气（CPAP）能够最大程度的降低肺水肿的发生、发展。同时CPAP也能够支持水肿气道，维持或增加患者的功能残气量（见肺复张疗法原则，方案3-3）。

　　4.雾化药物原则　拟交感神经药及副交感神经阻断药通常用于收缩黏膜血管、舒张支气管平滑肌。温和的（盐溶液）气雾剂可能有效。黏液溶解药和抗炎药也是雾化药物治疗的重要部分（方案3-4）。

　　5.机械通气原则　正压力机械通气（PEEP）通常用于肺水肿、ARDS和肺炎患者。急性或者即刻进展为急性的通气衰竭需要实行机械通气（机械通气原则，方案3-5，方案3-6，方案3-7）。

[病例分析]

烟雾吸入和热损伤

一、入院病史和体格检查

　　21岁，男性，吸入大麻后入睡，引起床铺着火，造成面部、胸部和腹部二至三度烧伤。二至三度烧伤面积为体表面积的6% ~ 8%。既往健康。

　　入院后患者立即出现呼吸困难、肺水肿。血压110/60mmHg，脉搏100/min，呼吸30/min，口温98.8°F。双肺水泡音，干啰音，偶有喘息。咳嗽伴有大量黏稠灰白色痰。胸部放射性示双侧多发斑片状渗出影和实性病变。吸氧4L/min，动脉血气分析示pH 7.51，PaCO$_2$ 28mmHg，HCO$_3^-$ 21mmol/L，PaO$_2$ 45mmHg。COHb水平未测出。

　　采取非手术治疗。面罩吸氧，随后的48h肺水肿缓解。给予60%氧浓度高流量富氧（HAFOE）面罩，呼吸困难和低氧血症仍然存在。入院后3d，患者情况出现恶化，情绪激动，主诉咳嗽多痰，气短加重，深呼吸和咳嗽时出现胸骨后疼痛。浓稠灰白色痰明显。听诊可闻及双侧水泡音，干啰音，喘息音。生命体征：体温98.6°F（直肠），血压120/65mmHg，脉搏119/min（窦性心律，律齐），呼吸35/min。吸氧浓度60%，动脉血气分析：pH 7.54，PaCO$_2$ 25mmHg，HCO$_3^-$ 20mmol/L，PaO$_2$ 38mmHg。胸部X线片示双肺

多发斑片状渗出，节段性实变。支气管镜检查示大面积热损伤，大支气管、气管焦痂。对该患者进行如下呼吸评估。

二、呼吸评估与治疗计划 I

　　S：主诉咳嗽，痰多，咳嗽伴胸骨后疼痛，呼吸困难。

　　O：无发热，BP 120/65mmHg，P 119/min，律规则，RR 35/min。双肺水泡音，啰音，呼气相干啰音。HAFOE面罩吸氧浓度60%，动脉血气分析：pH 7.54，PaCO$_2$ 25mmHg，HCO$_3^-$ 20mmol/L，PaO$_2$ 38mmHg。CXR：双肺多发斑片状渗出，实变。无心肌肥大。支气管镜：口咽部黑色焦痂；咽喉、支气管、大气道炎症红肿。可见浓稠、灰白色分泌物。

　　A：烟雾吸入导致口咽部、喉、大气道的热损伤（既往史、支气管镜检查）。

　　　肺泡渗出，实变（CXR）。

　　　急性肺泡过度换气伴严重缺氧（ABGs）。

　　　即将发生通气衰竭（综合病史、临床倾向）。

　　　呼吸道产生过量浓稠的分泌物（痰）。

　　P：依照机械通气原则，与主治医师商定进

行气管插管行机械通气。氧疗原则：通过非重复吸氧面罩，FiO_2 达 1.0。化痰药物及支气管肺卫生保健原则：沙丁胺醇预混剂 2.0ml 每 2h 喷雾给药（与肾上腺素 6 滴加入 2.0ml 生理盐水交替）。药物喷雾治疗后，必要时经鼻口温和吸痰。监测出入量，每天测量体重。如果患者使用呼吸机，可考虑行超声雾化治疗，30min，1/4h。

患者气管插管，静脉应用类固醇激素。通气设定为 FiO_2 0.60，比率 12，呼气末正压 +10 cm H_2O。由于上半身烧伤，不能使用胸部物理疗法和体位引流。通过超声雾化吸入设备和频繁气管内抽吸进行支气管分泌物引流。此时给予雾化吸入类固醇。

上述治疗后，患者生命体征和血气分析结果改善。呼吸系统护理 12d 后，患者拔除气管插管，停止吸氧，活动时仍主诉劳力性呼吸困难，静息时无呼吸困难。水泡音减少，深呼吸时仍能闻及全肺水泡音。偶可闻及呼气相干啰音。

拔管后 3d，HAFOE 面罩给氧 FiO_2 0.35，血气分析值 pH 7.46，$PaCO_2$ 38mmHg，HCO_3^- 24mmol/L，PaO_2 63mmHg。活动时，SpO_2 降至 85%。呼气流量峰值（PEFR）为预计值的 40%。胸部放射线显示渗出影明显吸收。同时，呼吸治疗专家记录一下评估表。

三、呼吸评估与治疗计划 II

S：任何活动后主诉气短。

O：生命体征平稳。双肺底可闻及水泡音。呼气延长。ABGs（自然呼吸）（FiO_2=0.35，HAFOE）：pH 7.46，$PaCO_2$ 38mmHg，HCO_3^- 24mmol/L，PaO_2 63mmHg。运动时 SpO_2 降至 85%。PEFR 为预计值的 40%。CXR：渗出明显改善。

A：继发于肺热损伤的轻度至中度低氧血症（ABGs，病史）。

中度阻塞性肺疾病（PEFR）。

P：完整的肺功能测试。上调氧治疗原则（通过 HAFOE 增加 FiO_2 至 0.40）。如果证实阻塞性肺疾病，启用支气管卫生协议和雾化吸入药物协议。

肺功能研究表明，呼气流量和弥散能力严重下降。此后开始采取定期胸部 X 线片检查，显示肺气肿改变。膈受损，双肺粗网状浸润明显。在未来 6 周尽管加大治疗力度，患者的心肺状况继续恶化。患者死亡于热吸入性损伤后第 59 天。尸检诊断为隐源性机化性肺炎（COP），也被称为闭塞性细支气管炎机化性肺炎（BOOP）。

四、讨论

首次评估时，患者肺主要显示烟雾吸入和热损伤病理生理改变。呼吸困难反映呼吸功能下降，由多种原因引起，支气管痉挛（图3-11），肺泡毛细血管膜厚度增加（图3-10），过多的支气管分泌物（图3-12）。治疗支气管痉挛大量的使用支气管扩张（沙丁胺醇）和抑制充血（肾上腺素）气雾剂。超声雾化吸入和吸痰治疗用于处理支气管分泌物过多。针对肺泡毛细血管膜的病理性变化，没有具体的治疗措施。

这个有趣的案例是具有指导性的。第一，胸部、颈部或面部烧伤患者应该有一个细致的口咽检查，以确定是否确实发生上呼吸道烧伤。在口咽部的煤烟或焦痂的存在能够诊断上呼吸道烧伤；如果存在口咽部的煤烟或焦痂，虽然不会马上发生，但呼吸窘迫会随之发生。发生烧伤至临床气道阻塞症状的出现，可能会有 24 ~ 72h 的滞后。第二，吸入烟雾和热量，COP 是严重的并发症，会在患者病情中不断进展，最终造成死亡。

如今，这种患者可能被认为是肺移植候选者。本案例研究应该提醒呼吸系统医护人员，诊断支气管镜检查后，立即进行气管插管可能是必要的，应该做好相应的准备。

*

[自我测试与评估]

在 Evolve 可以找到问题的答案。要访问其他学者评估问题和病例分析，为现实案例寻找文本资料可以访问：http://evolve.elsevier.com/DesJardins/respiratory。

1. 热损伤住院患者发生急性上呼吸道阻塞（UAO）比例是多少？

a. 0% ～ 10%

b. 10% ～ 20%

c. 20% ～ 30%

d. 30% ～ 40%

2. 除罕见的蒸气吸入实例，直接热损伤通常不发生于以下何结构？

a. 口咽部

b. 喉

c. 隆凸

d. 支气管

3. 当胸壁烧伤时，患者的肺部状况恶化可能是下列哪些原因？

（1）肺和胸廓顺应性降低

（2）气道阻力增加

（3）使用麻醉药

（4）卧床

a.（2）和（3）

b.（1）和（3）

c.（2）和（4）

d.（1）、（2）、（3）和（4）

4. 下列哪项是烟雾吸入后肺的病理改变？

（1）肺泡过度充气

（2）支气管痉挛

（3）肺水肿

（4）肺栓塞

a.（1）

b.（2）

c.（3）和（4）

d.（2）、（3）和（4）

5. 下列何种物质燃烧时产生一氧化碳？

（1）聚氨酯

（2）木材，棉花，纸张

（3）有机材料

（4）聚氯乙烯（PVC）

a.（1）

b.（2）

c.（3）和（4）

d.（1）、（2）和（3）

6. 烟雾吸入及烧伤初、中级期，伴有以下哪个氧合指数改变？

（1）$\dot{V}O_2$ 升高

（2）$C（a-\bar{v}）O_2$ 降低

（3）DO_2 升高

（4）$S\dot{V}O_2$ 降低

a .（2）

b.（4）

c.（2）和（3）

d.（1）和（4）

7. 体表烧伤早期，会伴随哪种血流动力学指数改变？

（1）CO 降低

（2）SVR 升高

（3）$P\bar{A}$ 降低

（4）PCWP 升高

a.（1）

b.（3）

c.（2）和（4）

d.（1）、（2）和（3）

8. 如果一个成年人整个右手臂、右腿和躯干前侧烧伤，大概体表烧伤面积百分比是多少？

a. 15%

b. 25%

c. 35%

d. 45%

9. 二度烧伤的愈合时间：

a. 1 ～ 7d

b. 7 ～ 21d

c. 21 ～ 31d

d. 1 ～ 2 月

10. 吸入一个大气压下 100% 纯氧气能够使碳氧血红蛋白半衰期减至：

a. 1h

b. 2h

c. 3h

d. 4h

第35章

术后肺不张

学习目标

1.列出与术后肺不张相关的肺部解剖学改变。

2.阐述术后肺不张的原因。

3.列出与术后肺不张相关的心肺临床表现。

4.描述术后肺不张的一般治疗。

5.理解关键词并在本章结束完成自我的评估和测试。

关键词

支气管充气征

肺泡脱气

初级肺小叶

治疗性支气管镜

章节纲要

一、肺的解剖学变化

二、病因学和流行病学

（一）肺膨胀受限

（二）气道分泌物和黏液栓引起气道堵塞

三、与术后肺不张相关的心肺临床表现

临床资料

四、术后肺不张的一般治疗

（一）总的原则

（二）呼吸治疗方案

病例分析：术后肺不张

自我测试与评估

一、肺的解剖学变化

严格意义上，肺不张的定义是指新生儿在出生时肺仍未膨胀开（空气少）的状态。但是，在临床上，所有年龄组的肺不张的含义都广义定义为以前扩张的肺部分或全部萎陷。肺不张可能局限在最小肺单位（如肺泡或初级肺小叶①，见图35-1），也可能发生于一个肺段，或一个肺叶，或涉及整个肺脏本章节。以术后肺不张为肺不张的一个典型病例讲解。

术后肺不张常发生在上腹部和胸部外科手术后。

术后肺不张主要的病理和解剖改变包含以下结构的部分或全部的萎陷：

1.初级肺小叶的肺泡（微型肺不张或亚段叶肺不张）——很普遍。

2.肺段——相当普遍。

3.肺叶——少见。

4.全肺——罕见。

---

① 初级肺小叶指起源于单个终末细支气管的一簇肺泡。每个初级肺小叶直径大约3.5mm，约包含2000个肺泡。每个肺约包含150 000个初级肺小叶。初级肺小叶也被称作腺泡，终末呼吸单位或者功能性肺单位。肺实质由终末呼吸单位构成。

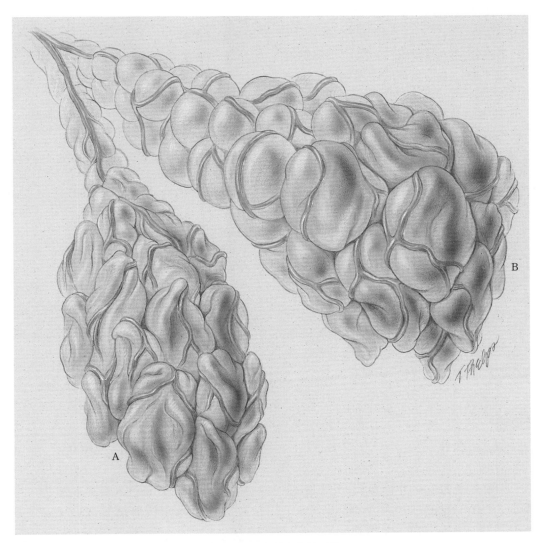

图35-1　肺不张中的肺泡
A. 整个肺泡萎陷。 B. 部分肺泡萎陷

二、病因学和流行病学

术后肺不张发生于肺膨胀受限，或者过多的气道分泌物引起黏液栓阻塞气道，从而使远端肺单位气体被吸收。

（一）肺膨胀受限

肺部良好的膨胀依赖于患者完整的胸廓和自身产生适当的胸膜腔负压。胸部和上腹部手术经常导致患者形成肺部良好膨胀的能力下降，因此被认为是导致术后肺不张后续进展的高危因素。

导致患者产生适当胸膜腔负压的能力下降的其他诱发因素包括：①麻醉；②术后疼痛；③仰卧位；④肥胖；⑤高龄；⑥机械通气中不恰当的潮气量；⑦营养不良；⑧腹腔游离液体（腹水）；⑨膈肌失用症（如心脏手术中经常发生左侧膈神经局部冷却，这可能导致不充分的膈肌运动和左肺下叶不张）；⑩限制性肺疾病存在（如胸膜积液、气胸性呼吸窘迫综合征、肺水肿、慢性阻塞性肺疾病和胸膜肿物）。

（二）气道分泌物和黏液栓引起气道堵塞

术后肺不张通常与滞留的气道分泌物和黏液栓相关。引起气道分泌物滞留的因素包括：①黏膜纤毛转运能力下降；②过多的分泌；③不充足的水化；④咳嗽缺乏或减弱；⑤全身麻醉；⑥吸烟史；⑦胃内容物误吸；⑧既往确诊的疾病（如支气管扩张、慢性支气管炎、囊性纤维化、哮喘）。当气道完全阻塞时，肺泡内的氧气被吸收进入肺循环，肺泡脱气随之产生。高浓度吸氧对此病理过程有利。

三、与术后肺不张相关的心肺临床表现

与术后肺不张（图35-1）相关的主要肺部解剖学改变是肺不张（图9-8），由肺不张导致（或激发）的病理机制引起以下临床表现。

临床资料

1.体格检查
（1）生命指征。

（2）呼吸频率增加（呼吸急促）：几个病理生理机制同时发生可能导致通气频率增加：

①外周化学感受器受刺激（低氧血症）。

②肺顺应性减少与通气频率增加的关系。

③J受体受刺激。

④疼痛，焦虑，发热。

（3）心率（脉搏）加快，血压增高。

（4）发绀。

（5）胸部查体表现

①触觉震颤和语音共振增强。

②叩诊呈浊音。

③支气管呼吸音。

④呼吸音减弱（常发生在由黏液栓引起的肺不张）。

⑤湿啰音（通常在相关肺区域和吸气末期可闻及）。

⑥耳语音。

2.实验室及专科检查
（1）肺功能检查结果

（以教学为目的的推测数据）

（原发限制性肺疾病的病理生理学）

用力呼气流速结果

FVC	FEV_T	FEV_1/FVC	$FEF_{25\%\sim75\%}$
↓	N 或 ↓	N 或 ↑	N 或 ↓
$FEF_{50\%}$	$FEF_{200\sim1200}$	PEFR	MVV
N 或 ↓	N 或 ↓	N 或 ↓	N 或 ↓

肺容量和肺容积结果

VT	IRV	ERV	RV	
N 或 ↓				
VC	IC	FRC	TLC	RV/TLC 比值
↓	↓	↓	↓	N

弥散功能减低（DIco）

（2）动脉血气分析

小的或局限性术后肺不张

急性肺泡过度通气伴低氧血症（急性呼吸性碱中毒）

pH	$PaCO_2$	HCO_3^-	PaO_2
↑	↓	↓（轻度）	↓

广泛性术后肺不张

急性呼吸衰竭伴低氧血症（急性呼吸性酸中毒）

pH[*]	$PaCO_2$	HCO_3^-[*]	PaO_2
↓	↑	↑（轻度）	↓

[*] 当组织严重缺氧产生乳酸，pH 和 HCO_3^- 值将低于预期特定的 $PaCO_2$ 水平

（3）氧合指数[①]

$\dot{Q}_s/\dot{Q}_T$	DO_2[†]	$\dot{V}O_2$	$C(a-\bar{V})O_2$	O_2ER	$S\bar{V}O_2$
↑	↓	N	N	↑	↓

[†] 患者在缺氧状态得到以下补偿时总氧输送量可以正常：①心排血量增加；②血红蛋白升高；③两者共同出现。当氧总运输量是正常的，氧气提取率通常也是正常的

[①]　$C(a-\bar{V})O_2$.动静脉血氧分压差；DO_2.总氧输送量；O_2ER.氧气提取率；$\dot{Q}_s/\dot{Q}_T$.肺分流比率；$S\bar{V}O_2$.混合静脉血氧饱和度；$\dot{V}O_2$.氧消耗

3.影像学表现 胸部X线片。

①肺不张区域密度增加。

②支气管充气征。

③患病的半侧膈肌抬高。

④纵隔移向患侧。

密度增高一般最先出现在相关的肺区域，例如，肺下叶或必需卧床的患者背部。当肺不张面积较大时，可以看到支气管空气征，通常也可以发现患侧膈肌升高和纵隔向患侧移位。图35-2，A显示由于气管插管误插入右主支气管所致的左肺不张。图35-2，B是同一患者在气管插管被拽回隆凸以上20min后的X线。

四、术后肺不张的一般治疗

术后肺不张的诱发因素应在术前和术后的评估中予以认清（见上述流行病学）。高风险的患者应严密监测。如床旁肺量测定法（肺活量、深吸气量）有助于肺不张的早期发现。对高危患者采取预防措施。例如，经常使用诱发性肺量测定法刺激肺膨胀。胸部的物理治疗也可用于术前或术后有轻到中度的支气管分泌物的患者，从而阻止黏液栓和肺不张的进展。术前合并有阻塞性和限制性肺疾病的患者一般认为发生肺不张的风险非常高。当术后肺不张的诊断确立时，应该给予以下呼吸管理治疗。

（一）总的原则

无论何时对导致术后肺不张潜在的病因都应该立即处理（如镇痛药，机械通气时校正不足的潮气量，复位误插入右主支气管的气管插管或抽取胸膜腔的液体或气体）。

（二）呼吸治疗方案

1.氧疗方案 氧疗适用于低氧血症，减少呼吸及心肌做功。因为肺不张会引起低氧血症，可能需要补充供氧。但是，术后肺不张导致的低氧血症是由毛细血管分流引起的，因此氧疗常是难以纠正的（见氧疗方案，方案3-1）。

2.支气管肺卫生治疗方案 当肺不张是由黏液蓄积和黏液栓引起时，一些支气管治疗方法可用于加快气道分泌物的排出（见肺支气管治疗方案，方案3-2）。

3.肺膨胀治疗方案 肺膨胀治疗措施通常用于抵消肺不张，使萎陷的肺再度膨胀（详见肺膨胀治疗方案，方案3-3）。

4.机械通气方案 大手术后通常给予短时间的机械通气，特别是如果患者存在一个或多个术后肺不张的高危因素。如，进行心脏手术的患者机械通气一直用到心肺功能参数平稳后才停止（见机械通气方案，方案3-5，方案3-6，方案3-7）。

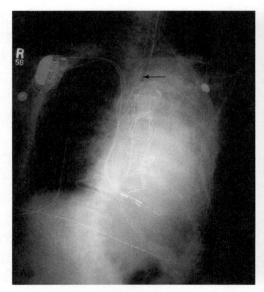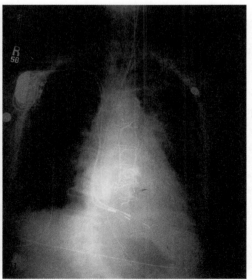

图35-2 A.气管插管顶端误插在右主支气管中（箭头）。注意左肺完全萎陷（左肺野出现白色阴影）。B.显示同一患者在气管插管被拽回隆凸以上20min后（箭头）。注意左肺通气流通良好（更黑）

[病例分析]

术后肺不张

一、病史和体格检查

一位有35年吸烟史的62岁男性患者，因小细胞肺癌切除了左肺上叶。麻醉时使用了右侧双腔管插管。在麻醉后期，患者呼吸状态良好遂拔除双腔管。

在到达手术恢复室30min后，他的呼吸频率从22/min增加到34/min，脉搏也由70/min增加到130/min，心律齐。血压由115/85mmHg降至100/60mmHg。在2 L/min的鼻导管吸氧下，外周血氧饱和度由97%降低到85%。左下前胸部呼吸音减弱，胸部X线片示左下肺肺不张，动脉血气值为（2L/min鼻导管吸氧）pH 7.29，$PaCO_2$ 63mmHg，HCO_3^- 25mmol/L，PaO_2 55mmHg。在这些临床资料的基础上，SOAP评估记录如下。

二、呼吸评估与治疗计划

S：N/A。患者仍处于麻醉镇静状态。

O：呼吸频率：34/min；脉搏：130/min，规律；血压：100/60mmHg。左下前胸部呼吸音减弱。胸部X线片：左下肺不张，2L/min鼻导管吸氧下血气：pH 7.29，$PaCO_2$ 63mmHg，HCO_3^- 25mmol/L，PaO_2 55mmHg。

A：左肺下叶肺不张，排除黏液栓（胸片和呼吸音减弱）。

急性呼衰伴随中度低氧血症（动脉血气）。

P：联系医师插管和机械通气方案（SIMV，同步间歇通气模式）。氧疗方案（$FIO_2$0.5）。支气管肺卫生治疗方案（鼓励咳嗽和深呼吸，频繁吸痰，和临床医师讨论呼吸治疗师用支气管镜治疗的可能性）。肺膨胀治疗方案（基于滴定法研究呼气末正压）。药物雾化治疗方案（沙丁胺醇0.5ml

加入到20%乙酰半胱氨酸2 ml中，1/2h雾化，根据重新评估进行增量或减量）。30min后复查动脉血气，再次评估。72h内监测血氧饱和度。

根据治疗方案予以患者重新插管、机械通气及氧疗。化痰药（乙酰半胱氨酸）雾化也可直接灌注到患者的气管插管内。积极进行气管内吸痰。因只排出少量的分泌物，患者几乎没有从中获益。

因此，给予患者通过气管插管内插入纤维支气管镜，在左下肺叶支气管开口发现大量的黏液栓。在直视下清除黏液栓。支气管镜吸痰后，患者迅速恢复，约60min后即可拔管。在拔管前胸部X线片检查示左下肺叶完全复张。患者术后第6天出院。

三、讨论

对术后肺不张患者（图3-8）的治疗是一个呼吸科医师的日常职责。因此，呼吸科医师必须要对此类患者的评估和管理非常娴熟。术后肺不张的快速进展通常涉及到过多的支气管分泌物（图3-12），这个病例是由大量黏液栓堵塞左肺下叶导致。因为这类患者（手术后即刻）通常不能用力咳嗽，特别是在开胸手术后，应立即实施治疗性支气管镜检查而不是依赖于物理治疗和化痰药物治疗。

接受腹部手术或稍晚发生术后肺不张的患者，简易的方法理所应当首先应用。肺不张有复发的趋势，所以这类患者在术后的72h内必须密切观察，以确保肺不张不再发生。因此，建议治疗医师接下来进行血氧饱和度监测是非常恰当的。

预防比治疗更加重要，因此，支气管肺卫生治疗方案和肺膨胀治疗方案是十分重要的。事实上，这些简单方案的应用可以阻止术后患者肺不张的发生。

[自我测试与评估]

所有的习题答案都可以在 Evolve 站点上找到，如何您想获得更多的相关病例及资料请访问 http://evolve.elsevier.com/DesJardins/respiratory。

1.下列哪一项是与术后肺不张相关的临床表现?
（1）粉红色泡沫痰
（2）湿啰音
（3）支气管充气征
（4）静脉氧饱和度增加
a.（1）和（2）
b.（2）和（3）
c.（3）和（4）
d.（2）、（3）和（4）

2.下列哪一项是术后肺不张相关的肺功能测定结果?
（1）FEV_T 增加或不变
（2）FVC 增加
（3）RV 下降
（4）FEV_1/FVC 增加或不变
a.（1）和（2）
b.（3）和（4）
c.（2）、（3）和（4）
d.（1）、（2）、（3）和（4）

3.初级肺小叶是由一簇肺泡构成。初级肺小叶含有多少肺泡?
a.500肺泡

b.1000肺泡
c.1500肺泡
d.2000肺泡

4.下列哪项是术后肺不张的诱发因素?
（1）肥胖
（2）麻醉
（3）术后疼痛
（4）腹水
a.（1）和（3）
b.（2）和（4）
c.（2）、（3）和（4）
d.（1）、（2）、（3）和（4）

5.下列哪项是与小或局限性术后肺不张相关的动脉血气值?
（1）PaO_2 升高
（2）$PaCO_2$ 降低
（3）pH 增高
（4）HCO_3^- 降低（轻微）
a.（1）和（3）
b.（2）和（4）
c.（2）、（3）和（4）
d.（1）、（2）、（3）和（4）

附录A

在呼吸生理学中常用的符号和缩写

主要符号			
气体符号		**血液符号**	
P 压力		Q 血量	
V 气体量		$\dot{Q}$ 血流量	
$\dot{V}$ 单位时间内气体量或流量		C 血中含量	
F 气体浓度分数		S 饱和度	

次要符号			
气体符号		**血液符号**	
I 吸气的		a 动脉	
E 呼气的		c 毛细血管	
A 肺泡		v 静脉	
T 潮气		$\bar{v}$ 混合静脉的	
D 无效腔			

缩写

肺容量

VC	肺活量
IC	吸气量
IRV	补吸气量
ERV	补呼气量
FRC	功能残气量
RV	残气量
TLC	肺总量
RV/TLC（%）	残气量与肺总量比率，以百分率表示
VT	潮气量
VA	肺泡容量
VD	无效腔量
VL	实际肺容量

呼吸气体流量和流速

$\dot{V}_A$	肺泡通气
$\dot{V}_D$	无效腔通气量
f	频率（如呼吸速率）

肺量测定法

FVC	最大限度用力呼气的用力肺活量
FEV_T	用力呼气量，时间
$FEF_{50\%}$	用力呼出50%肺活量时呼气流速
FEV_1	第一秒用力呼气量
FEV_2	第二秒用力呼气量
FEV_3	第三秒用力呼气量
FEV_1/FVC	第一秒用力呼气与用力肺活量的比
$FEV_{1\%}$	第一秒用力呼气量（百分比）
$FEF_{200 \sim 1200}$	在200～1200mlFVC的平均气流流速
$FEF_{25\% \sim 75\%}$	最大呼气中期用力呼气流速[先前被称作最大呼气中期流速（MMF）]
PEFR	峰值呼气流速
$\dot{V}_{max}$	用于以下标"X"标注实际肺容量相关的用力呼吸气量，该标注表示当测量时，剩余的肺容量的量（如，$\dot{V}_{50} = $ 50%FVC时的流量）
MVV	特定时间间隔呼气气量的最大通气量

力学

Cl	肺顺应性，单位压力变化的容量变化
CL_{dyn}	动态肺顺应性（气流时肺顺应性）
CL_{stat}	静态肺顺应性（无气流时肺顺应性）
R_{aw}	气道阻力，单位流速压力

扩散

D_{LCO}	一氧化碳弥散量

血气	
PAO_2	肺泡氧张力
PcO_2	肺毛细血管氧张力
PaO_2	动脉氧张力
$P\overline{V}O_2$	静脉氧张力
$PAcO_2$	肺泡二氧化碳张力
$PcCO_2$	肺毛细血管二氧化碳张力
$PacO_2$	动脉二氧化碳张力
SaO_2	动脉氧饱和度
$S\overline{V}O_2$	混合静脉氧饱和度
pH	氢离子浓度负对数，以正数表示

（续　表）

血气	
HCO_3^-	血浆碳酸氢盐浓度
mEq/L	1ml常规溶液中含有溶质的克数
CaO_2	动脉血氧含量
CcO_2	毛细血管血氧含量
$C\overline{V}O_2$	混合静脉血氧含量
$\dot{V}/\dot{Q}$	通气-血流比
$\dot{Q}_s/\dot{Q}_T$	分流分数
$\dot{Q}_T$ 或 CO	心总排血量

附录B

用于治疗支气管痉挛及气道炎症的药物

用于治疗支气管痉挛及气道炎症的药物——控制治疗药物

数据来源于全球哮喘防治的创议（Global Initiative for Asthma，GINA）：全球哮喘处理和预防策略，2008年。GINA的报告可以在www.ginasthma.org获得；Gardenshire数据库：Rau's repiratory care pharmacology，第7版，St. Louis，2008年，Elsevier

通用名	商品名	用法用量
吸入用皮质激素（ICSs）		
二丙酸倍他米松	QVAR	MDI：2揿，40 μg/吸 或 80 μg/吸，bid
曲安奈德	Azmacort	MDI：2揿，100 μg/吸，tid, qid
氟尼缩松	Aerobid, Aerobid-M	MDI：2揿，250 μg/吸，bid
半水合氟尼缩松	Aerospan	MDI：2揿，80 μg/吸，bid
丙酸氟替卡松	辅舒酮 氢氟烷气雾剂	MDI：2揿，44 μg/吸，110 μg/吸，220 μg/吸，bid
	辅舒酮 干粉揿入剂	DPI：50 μg，100 μg，250 μg，100 ~ 1000 μg，bid
环索奈德	Alvesco	MDI：1 ~ 2吸，80 μg/吸 abd 160 μg/吸，每日
布地奈德	普米克都保	DPI：200 μg/吸，200 ~ 800 μg，bid
	普米克令舒	SVN：0.25 mg/2 ml，0.5 mg/2 ml，1/d或2/d
糠酸莫米松	Asmanex Twisthaler	DPI：220 μg/吸，220 ~ 880 μg，qd
全身用糖皮质激素		
泼尼松	Deltasone	片剂及糖浆剂：急性发作期，成人每天40 ~ 60mg，分1 ~ 2次给药；儿童每天1 ~ 2 mg/kg
甲泼尼龙	美卓乐	
	甲强龙	
氢化可的松	Solu-Cortef	
泼尼松龙	Orapred	
长效 β_2 受体激动药（LABAs）		
沙美特罗	施立稳	DPI：50 μg/吸，bid
福莫特罗	Foradil	DPI：12 μg/吸，bid
阿福特罗	Brovana	SVN：15 μg/2 ml，bid
吸入用激素与长效 β_2 受体激动药复方制剂		

（续　表）

通用名	商品名	用法用量
丙酸氟替卡松-沙美特罗	Advair Diskus Advair HFA	DPI：100 μg，250 μg 或 500 μg 氟替卡松 联合 50 μg 沙美特罗，1 吸 bid MDI：45 g，115 μg，或 230 μg，1 ~ 2 吸 bid
布地奈德-富马酸福莫特罗	Symbicort	MDI：80 μg 及 160 g 布地奈德 联合 4.5 μg 福莫特罗，1 ~ 2 吸 bid
肥大细胞稳定剂		
色甘酸钠	Intal	SVN：1 安瓿，20 mg/2 ml，qid MDI：2 吸，800 μg/吸，qid
奈多罗米钠	Tilade	MDI：2 吸，1.75 mg/吸，qid
白三烯抑制药（抗白三烯药）		
扎鲁司特	安可来	片剂：10 mg，20 mg 成人及儿童（≥ 12 岁）：20 mg 2/d，不与食物同服 儿童（5 ~ 11 岁）：10 mg 2/d
孟鲁司特	顺尔宁	普通片：10 mg，咀嚼片：4 或 5mg，颗粒剂：每包4mg 成人及儿童（≥ 15 岁）：片剂，一片 10mg，每天 儿童（6 ~ 14 岁）：咀嚼片，一片 5mg，每天 儿童（2 ~ 5 岁）：咀嚼片，一片 4mg；或颗粒剂，一包4mg，每天 6 ~ 24 个月：颗粒剂，一包4mg，每天
齐留通	Zyflo	片剂：600 mg 成人及儿童（≥ 12 岁）：一片 600mg，4/d
单克隆抗免疫球蛋白E抗体		
奥马佐单抗	柯耐尔	成人及儿童（≥ 12 岁）：每 4 周皮下注射；给药剂量根据体重和血清IgE水平
黄嘌呤二磷酸盐		
茶碱	Slo-phyllin, Theolair, Quibron-T/SR Dividose, Bronkodyl, Elixophyllin, Theo-Dur, Uniphyl	依据个体代谢制定个体化给药方案 片剂，胶囊，糖浆剂，酏剂，缓释片，缓释胶囊，注射剂
胆茶碱	Choledyl SA	依据个体代谢制订个体化给药方案 片剂，糖浆剂，酏剂，缓释片
氨茶碱	氨茶碱	依据个体代谢制订个体化给药方案 片剂，口服液，注射剂，栓剂
多索茶碱	Dylix, Lufyllin	依据个体代谢制订个体化给药方案 片剂，酏剂

DPI.干粉揿入器；MDI.定量雾化揿入器；SVN.小容量雾化器

支气管痉挛常用缓解症状药物（抢救药物）

数据来源于全球哮喘防治的创议（Global Initiative for Asthma，GINA）：全球哮喘处理和预防策略，2008年。GINA的报告可以在www.ginasthma.org获得；Gardenshire数据库：Rau's repiratory care pharmacology，第7版，St. Louis，2008年，Elsevier

通用名	商品名	用法用量
超短效支气管扩张药		
肾上腺素	Adrenaline CL,	SVN：1%溶液（1∶100），0.25～0.5 ml（2.5～5.0 mg）qid
	Epinephrine Mist,	MDI：0.22 mg/吸，1揿，遵医嘱或按需
	Primatene Mist	
消旋肾上腺素	MicroNefrin, Nephron, S2	SVN：2.25%溶液，0.25～0.5 ml（5.63～11.25 mg）qid
异他林	异他林（盐酸溶液）	SVN：1%溶液，0.5 ml（5.0 mg）q4h
短效肾上腺素能支气管扩张药（短效 β_2 受体激动药）（SABAs）		
奥西那林	Alupent	SVN：0.4%，0.6%，5%溶液，0.3 ml（15 mg）tid，qid
		MDI：650 μg/吸，2 or 3吸 tid，qid
		片剂：10 mg及20 mg，tid，qid
		糖浆剂：10 mg/5 ml
沙丁胺醇	舒喘灵	SVN：0.5%溶液，0.5 ml（2.5 mg），0.63 mg，1.25 mg，及2.5 mg单支剂量，tid，qid
	万托林	MDI：90 μg/吸，2吸 tid，qid
	AccuNeb	片剂：2 mg，4 mg，and 8 μg，bid，tid，qid
	ProAir	糖浆剂：2 mg/5 ml，1～2茶匙 tid，qid
吡布特罗	Maxair Autohaler	MDI：200 μg/吸，2吸 q4～6h
左旋沙丁胺醇	Xopenex,	SVN：0.31 mg/3 ml tid，0.63 mg/3 ml tid，或1.25 mg/3 ml tid；浓缩液1.25 mg/0.5 ml，tid
	Xopenex HFA	MDI：45 μg/吸，2吸 q4～6h
抗胆碱药[慢性阻塞性肺疾病（COPD）]		
异丙托溴铵	爱全乐	MDI：18 μg/吸，2吸 qid
	Atrovent HFA	HFA MDI：17 μg/吸，2吸 qid
		SVN：0.02%溶液（0.2 mg/ml）500 g tid，qid
噻托溴铵	思力华	DPI：18 g/吸，1吸每天（1粒胶囊）
短效 β_2 受体激动药与抗胆碱药复方制药		
异丙托溴铵-沙丁胺醇	可必特	MDI：异丙托溴铵 18 μg/吸 联合 沙丁胺醇 90 μg/吸，2吸 qid
	DuoNeb	SVN：异丙托溴铵 0.5 mg 联合 沙丁胺醇 2.5 mg

附录C

抗 生 素

    抗生素用来治疗引起细菌性肺炎的感染源。   治疗性药物。
下列表格列举了导致肺炎的常见微生物及现有的

常见引起肺炎的微生物及其治疗药物

引起肺炎的微生物	一般治疗选择
革兰-阳性 微生物	
金黄色葡萄球菌	甲氧西林-敏感菌株：萘夫西林或苯唑西林联合或不联合利福平
	甲氧西林-耐药菌株：万古霉素联合或不联合利福平
	替代选择：头孢菌素类，克林霉素
链球菌属	青霉素类：普鲁卡因青霉素G或水制青霉素G，阿莫西林
	替代选择：大环内酯类，头孢菌素类，多西环素，喹诺酮类，头孢噻肟或头孢曲松；抗假单胞菌的氟喹诺酮类（左氧氟沙星，加替沙星，莫西沙星）
革兰-阴性微生物	
流感嗜血杆菌	氨苄西林，三代或四代头孢菌素类，大环内酯类（阿奇霉素，克拉霉素），氟喹诺酮类
肺炎克雷伯菌	三代和（或）四代头孢菌素类（头孢噻肟，头孢曲松）加氨基糖苷类
铜绿假单胞菌	妥布霉素（TOBI），氨基糖苷类和抗假单胞菌药物（替卡西林，哌拉西林，美洛西林，头孢他啶）
非典型微生物	
肺炎与支原体	多西环素，大环内酯类或氟喹诺酮类
嗜肺军团菌	红霉素、利福平（用于严重免疫缺陷患者）或克拉霉素，或大环内酯类（阿奇霉素），或氟喹诺酮类（氧氟沙星，左氧氟沙星，司帕沙星）
肺炎衣原体	四环素，红霉素，大环内酯，喹诺酮
厌氧细菌感染	
消化道链球菌属 产黑色素拟杆菌 坏死梭杆菌	这些微生物的多数会引起口腔感染。治疗厌氧菌感染使用使用甲硝唑（Flagyl）或克林霉素；或甲硝唑+头孢曲松；或青霉素+阿莫西林。治疗反应慢。通常推荐4～6周的治疗
非解糖拟杆菌 牙髓卟啉单胞菌 龈紫单胞菌	吸入性肺炎的大多数问题是来源于胃内的酸性物质引起的化学性肺炎。用喹诺酮类，青霉素类药物治疗也有疗效
	误吸液体应立即培养（甚至用支气管镜和特殊的培养方式），在等待培养结果的同时，患者开始服用药物治疗。若培养结果阴性，停止使用抗菌药物。如果胸部X线的检查结果或患者病情恶化时再重新培养。严密监测如念珠菌属，其他酵母菌发生的重叠感染。可以加用万古霉素和大扶康来预防医院重叠感染

引起肺炎的微生物	一般治疗选择
病毒原因	
流感病毒	A 型：金刚烷胺和金刚乙胺
	A/B 型：扎那米韦，磷酸奥司他韦
呼吸道合胞病毒	利巴韦林（病毒唑），帕利珠单抗（Synagis）
其他常见病因	
卡氏肺囊虫	喷他脒
	甲氧苄啶-磺胺甲异噁唑（TMP-SMZ），氨苯砜-甲氧苄啶，伯氨喹加克林霉素
真菌感染	两性霉素 B，伊曲康唑，氟康唑，酮康唑
结核（结核分枝杆菌）	异烟肼（INH），利福平，吡嗪酰胺，乙胺丁醇，链霉素，乙硫异烟肼

抗真菌药

抗真菌药是用于真菌性肺感染的一线治疗药物。对大多数真菌感染一般选择静脉给予多烯类的两性霉素B治疗。虽然酮康唑也曾是治疗真菌感染的一线用药，但目前已被三唑类的氟康唑及伊曲康唑所取代。另外棘白菌素类作为新型的抗真菌药物在临床上也较为有效。

药物	适应证（抗菌谱）
多烯类	
两性霉素B（锋克松）	新型隐球菌，组织胞浆菌，皮炎芽生菌，孢子菌，酵母菌属，曲霉菌
两性霉素B胶体分散剂（安浮特克）	酵母菌属，曲霉菌，毛霉菌，新型隐球菌
唑类	
酮康唑（尼唑拉）	酵母菌属，新型隐球菌，组织胞浆菌，皮炎芽生菌
氟康唑（大扶康）	酵母菌属，新型隐球菌
伊曲康唑（斯皮仁诺）	酵母菌属，曲霉菌，新型隐球菌，组织胞浆菌，皮炎芽生菌，孢子菌，申克孢子丝菌
棘白菌素类	
卡泊芬净（科赛斯）	曲霉菌，酵母菌属
米卡芬净（米开民）	
阿尼芬净（Eraxis）	
其他抗真菌药	
氟胞嘧啶（安确治）	曲霉菌，酵母菌属，新型隐球菌
灰黄霉素（Fulvicin）	体癣，股癣，颜面癣
特比萘芬（兰美抒）	体癣，足癣，手癣

内容摘自 Rau's respiratory care pharmacology 第7版，作者 St Louis，2008，并加以修订

附录 E

黏痰溶解药和祛痰药

黏痰溶解药

黏痰溶解药是用于增加呼吸道分泌和痰液稀释的药物。

药物	商品名	成人剂量
N-乙酰半胱氨酸	10% 乙酰半胱氨酸气雾剂 20% 乙酰半胱氨酸气雾剂	小容量雾化吸入装置：3 ~ 5 ml
阿法链道酶	阿法链道酶	小容量雾化吸入装置：2.5 mg/安瓿，每日 1 安瓿
湿气溶胶：水，盐	无	小容量雾化吸入装置：3 ~ 5 ml，按要求 超声雾化吸入装置：3 ~ 5 ml，按要求

祛痰药

祛痰药可增加支气管黏膜下腺体的分泌，同时降低黏液黏度，从而易于支气管分泌物的咳出。

药物

含碘化物药物。

2% 碳酸氢钠。

愈创木酚甘油醚（愈甘醚，惠菲宁）。

溶解剂（尿素）。

低聚糖类（右旋糖酐，甘露醇，乳糖）。

附录F

正性肌力药物和血管升压药物

正性肌力药物是能增加心肌收缩力的药物。 药物。
血管升压药物是能引起毛细血管和动脉收缩的

药　物	α 兴奋（毛细血管收缩）	β-1 兴奋（心脏收缩力）
多巴胺（Inotropin）	+ 至 +++*	+++*
多巴酚丁胺（Dobutrex）	0 至 +*	0 +*
肾上腺素（Adrenalin）	+++*	+++
异丙肾上腺素（Isuprel）	0	+++
去甲肾上腺素（Levophed）	+++	++
去氧肾上腺素（Neo-Synephrine）	+++	0

* 在较高剂量下：0 无作用；+ 轻微作用；++ 中等作用；+++ 显著作用

改编自 Gardenhire DS: Rau's respiratory care pharmacology, ed 7, St Louis, 2008, Elsevier

附录 G

利尿药

利尿药的主要目的是通过减少细胞外液容量来降低血压和（或）清除体内过多的间隙液。

药物

渗透性利尿药

- 甘油
- 异山梨醇
- 甘露醇
- 尿素

噻嗪类利尿药

- 苄氟噻嗪
- 苄噻嗪
- 氯噻嗪
- 氯噻酮
- 氢氯噻嗪
- 氢氟噻嗪
- 吲达帕胺
- 甲氯噻嗪
- 美托拉宗
- 泊利噻嗪
- 喹乙宗
- 三氯噻嗪

髓襻利尿药

- 布美他尼
- 依他尼酸
- 呋塞米
- 托拉塞米

保钾利尿药

- 阿米洛利
- 螺内酯
- 氨苯蝶啶

理想肺泡气体方程式

临床应用中，肺泡气氧张力可以用理想肺泡气体方程式来计算。与临床数据最为接近的常用的理想肺泡气体方程式如下：

$$PaO_2 = [PB - PH_2O] FiO_2 - PaCO_2 (1.25)$$

其中，PB 是大气压，PaO_2 是肺泡气的氧分压，PH_2O 是气道水蒸气分压（正常体温下和海拔下，肺泡 PH_2O 为 47mgHg），FiO_2 是吸入氧浓度分数，$PaCO_2$ 是动脉血二氧化碳分压。系数 1.25 是用于调整因呼吸交换比例改变而引起的氧张力的变化。呼吸换气率表明二氧化碳转运进入肺泡的量（约 200cc/min）比氧气转运进肺毛细血管的量（约 250ml/min）小，其正常值约为 0.8。

因此，假设给予患者一天的 FiO_2 是 40%，当天气压是 755 mmHg，$PaCO_2$ 是 55 mmHg，那么可以计算该患者的肺泡气氧张力（PaO_2）为：

$$\begin{aligned} PaO_2 &= [PB - PH_2O] FiO_2 - PaCO_2 (1.25) \\ &= (755 - 47) 0.40 - 55 (1.25) \\ &= (708) 0.40 - 68.75 \\ &= (283.2) - 68.75 \\ &= 214.45 \end{aligned}$$

理想肺泡气体方程式是临床计算肺内分流水平的方法之一（见第 4 章）。

生理无效腔

计算生理无效腔（V_D）占在潮气量（V_T）的多少可以用生理无效腔比潮气量（V_D/V_T）公式进行估算。公式表述如下：

$$V_D/V_T = \frac{PaCO_2 - P_{\bar{E}}CO_2}{PaCO_2}$$

举个例子，某患者$PaCO_2$为40mm Hg，且$P_{\bar{E}}CO_2$为28mm Hg：

$$
\begin{aligned}
V_D/V_T &= \frac{40 - 28}{40} \\
&= \frac{12}{40} \\
&= 0.3
\end{aligned}
$$

这种情况下，患者约30%的通气为无效腔通气。该值在正常范围内。

计量单位

公制重量 度量单位

克	厘克	毫克	微克	纳克
1	100	1000	1 000 000	1 000 000 000
0.01	1	10	10 000	10 000 000
0.001	0.1	1	1000	1 000 000
0.000 001	0.0001	0.001	1	1000
0.000 000 001	0.000 000 1	0.000 001	0.001	1

重量单位

度量标准	药衡制度量当量近似值
克	格令
0.000 2	1/300
0.000 3	1/200
0.000 4	1/150
0.000 5	1/120
0.000 6	1/100
0.001	1/60
0.002	1/30
0.005	1/12
0.010	1/6
0.015	1/4
0.025	3/8
0.030	1/2
0.050	3/4
0.060	1
0.100	$1\frac{1}{2}$
0.120	2
0.200	3
0.300	5
0.500	$7\frac{1}{2}$
0.600	10
1	15
2	30
4	60

液体测量单位

度量标准	药衡制度量当量近似值
毫升	
1000	1 夸脱
750	1 $\frac{1}{2}$ 品脱
500	1 品脱
250	8 液盎司
200	7 液盎司
100	3 $\frac{1}{2}$ 液盎司
50	1 $\frac{3}{4}$ 液盎司
30	1 液盎司
15	4 液量打兰
10	2 $\frac{1}{2}$ 液量打兰
8	2 液量打兰
5	1 $\frac{1}{4}$ 液量打兰
4	1 液量打兰
3	45 量滴
2	30 量滴
1	15 量滴
0.75	12 量滴
0.6	10 量滴
0.5	8 量滴
0.3	5 量滴
0.25	4 量滴
0.2	3 量滴
0.1	1 $\frac{1}{2}$ 量滴
0.06	1 量滴
0.05	$\frac{3}{4}$ 量滴
0.03	$\frac{1}{2}$ 量滴

公制液体量度量单位

升	厘升	毫升	微升	纳升
1	100	1000	1 000 000	1 000 000 000
0.01	1	10	10 000	10 000 000
0.001	0.1	1	1000	1 000 000
0.000 001	0.000 1	0.001	1	1000
0.000 000 001	0.000 000 1	0.000 001	0.001	1

公制长度度量单位

米	厘米	毫米	微米	纳米
1	100	1000	1 000 000	1 000 000 000
0.01	1	10	10 000	10 000 000
0.001	0.1	1	1000	1 000 000
0.000 001	0.000 1	0.001	1	1000
0.000 000 001	0.000 000 1	0.000 001	0.001	1

重量度量单位转换（公制度量单位与常衡制度量单位）

克	千克	盎司	英镑
1	0.001	0.035 3	0.002 2
1000	1	35.3	2.2
28.35	0.028 35	1	$\frac{1}{16}$
454.5	0.4545	16	1

重量度量单位转换（公制度量单位与药衡制度量单位）

克	毫克	格令	打兰	盎司	英镑
1	1000	15.4	0.257 7	0.032 2	0.002 68
0.001	1	0.015 4	0.000 26	0.000 032 2	0.000 002 68
0.064 8	64.8	1	$\frac{1}{60}$	$\frac{1}{480}$	$\frac{1}{5760}$
3.888	3888	60	1	$\frac{1}{8}$	$\frac{1}{96}$
31.1	311 04	480	8	1	$\frac{1}{12}$
363.25	373 248	5760	96	12	1

日常量度当量近似转换（体积）

					1茶匙 =	5 毫升
				1汤匙 =	3茶匙 =	15 毫升
			1液盎司 =	2汤匙 =	6茶匙 =	30 毫升
		1杯 =	8液盎司 =			240 毫升
	1品脱 =	2杯 =	16液盎司 =			480 毫升
1夸脱 =	2品脱 =	4杯 =	32液盎司 =			960 毫升
1加仑 = 4夸脱 =	8品脱 =	16杯 =	128液盎司 =			3840 毫升

体积度量单位转换（公制度量单位与药衡制度量单位）

毫升	量滴	液打兰	液量盎司	品脱	公升	加仑	湿量夸脱	盎司	品脱
1	16.2	0.27	0.0333	0.0021	1	0.2642	1.057	33.824	2.114
0.0616	1	$\frac{1}{60}$	$\frac{1}{480}$	$\frac{1}{7680}$	3.785	1	4	128	8
3.697	60	1	$\frac{1}{8}$	$\frac{1}{128}$	0.946	$\frac{1}{4}$	1	32	2
29.58	480	8	1	$\frac{1}{16}$	0.473	$\frac{1}{8}$	$\frac{1}{2}$	16	1
473.2	7680	128	16	1	0.029 6	$\frac{1}{128}$	$\frac{1}{32}$	1	$\frac{1}{16}$

长度度量单位转换（公制度量单位与英制度量单位）

	毫米	厘米	英寸	英尺	码	米
1Å	$\frac{1}{10\,000\,000}$	$\frac{1}{100\,000\,000}$	$\frac{1}{254\,000\,000}$	$\frac{1}{3\,050\,000\,000}$	$\frac{1}{9\,140\,000\,000}$	$\frac{1}{10\,000\,000\,000}$
1nm	$\frac{1}{1\,000\,000}$	$\frac{1}{10\,000\,000}$	$\frac{1}{25\,400\,000}$	$\frac{1}{305\,000\,000}$	$\frac{1}{914\,000\,000}$	$\frac{1}{1\,000\,000\,000}$
1 m	$\frac{1}{1000}$	$\frac{1}{10\,000}$	$\frac{1}{25\,400}$	$\frac{1}{305\,000}$	$\frac{1}{914\,000}$	$\frac{1}{1\,000\,000}$
1mm	=1	0.1	0.039 37	0.003 28	0.001 1	0.001
1cm	=10	1	0.393 7	0.032 81	0.010 9	0.01
1in	=25.4	2.54	1	0.083 3	0.027 8	0.025 4
1ft	=304.8	30.48	12	1	0.333	0.304 8
1yd	=914.40	91.44	36	3	1	0.914 4
1m	=1000	100	39.37	3.280 8	1.093 6	1

附录 K

泊肃叶定律

泊肃叶定律可以用于以固定比例变化时的流速计算。流速计算公式为：

$\dot{V} = \Delta P r^4$，也可以写作：$\dfrac{\dot{V}}{r^4} = \Delta P$

当 ΔP 保持不变时，则：

$$\frac{\dot{V}}{r_1^4} \simeq \frac{\dot{V}}{r_2^4}$$

例1—如果半径（r_1）减小到原来的一半（$r_2 = \frac{1}{2} r_1$），那么：

$$\frac{\dot{V}}{r_1^4} \simeq \frac{\dot{V}}{(\frac{1}{2} r_1)^4}$$

$$\frac{\dot{V}_1}{r_1^4} \simeq \frac{\dot{V}_2}{(\frac{1}{16}) r_1^4}$$

$$(r_1^4) \frac{\dot{V}_1}{r_1^4} \simeq (r_1^4) \frac{\dot{V}_2}{(\frac{1}{16}) r_1^4}$$

$$\dot{V}_1 \simeq \frac{\dot{V}_2}{\frac{1}{16}}$$

$$(\frac{1}{16}) \dot{V}_1 \simeq (\frac{1}{16}) \frac{\dot{V}_2}{\frac{1}{16}}$$

$$(\frac{1}{16}) \dot{V}_1 \simeq \dot{V}_2$$

由此推导出，气体流速（$\dot{V}_2$）减少为原来的 1/16，即 $[\dot{V}_2 = (1/16) \dot{V}_1]$。

例2—如果半径减小16%（$r_2 = r_1 - 0.16 r_1 = 0.84 r_1$），那么：

$$\frac{\dot{V}_1}{r_1^4} \simeq \frac{\dot{V}_2}{r_2^4}$$

$$\frac{\dot{V}_1}{r_1^4} \simeq \frac{\dot{V}_2}{(0.84 r_1)^4}$$

$$\dot{V}_2 \simeq \frac{(0.84 r_1)^4 \dot{V}_1}{r_1^4}$$

$$\dot{V}_2 \simeq \frac{0.4979 \, r_1^4 \, \dot{V}_1}{r_1^4}$$

$$\dot{V}_2 \simeq \frac{1}{2} \dot{V}_1$$

由此推导出，流速（$\dot{V}_2$）降低为原来的一半（$\dot{V}_2 = 1/2 \dot{V}_1$）。

泊肃叶定律可以用于以固定比例变化时的压力计算

$P = \dfrac{\dot{V}}{r^4}$，也可以写成 $P \cdot r^4 = \dot{V}$

当 $\dot{V}$ 恒定不变，那么

$$P_1 \cdot r_1^4 \simeq P_2 \cdot r_2^4$$

例1—假设半径（r_1）减少为原来的一半 $[r_2 = (1/2) r_1]$，那么

$$P_1 \cdot r_1^4 \simeq P_2 \cdot r_2^4$$

$$P_1 \cdot r_1^4 \simeq P_2 [(\frac{1}{2}) r_1]^4$$

$$P_1 \cdot r_1^4 \simeq P_2 \cdot (\frac{1}{16}) r_1^4$$

$$\frac{P_1 \cdot r_1^4}{r_1^4} \simeq \frac{P_2 \cdot (\frac{1}{16}) r_1^4}{r_1^4}$$

$$P_1 \simeq P_2 \cdot (\frac{1}{16})$$

$$16 P_1 \simeq 16 \cdot P_2 \cdot (\frac{1}{16})$$

$$16 P_1 \simeq P_2$$

由此推导出，压力（P_1）增加为原来的16倍（$P_2 \cong 16 \cdot P_1$）。

例2—假设半径（r_1）减少为原来的16%（$r_2 = r_1 - 0.16 r_1 = 0.84 r_1$），那么

$$P_1 \cdot r_1^4 \simeq P_2 \cdot r_2^4$$

$$P_1 \cdot r_1^4 \simeq P_2 (0.4979) \cdot r_1^4$$

$$\frac{P_1 \, r_1^4}{(0.4979 \, r_1^4)} = P_2$$

$$2 \cdot P_1 = P_2$$

也就是说，压力（P_1）增加为原来的2倍（$P_2 = 2 \cdot P_1$）。

附录L

PCO$_2$/HCO$_3^-$/pH 线图

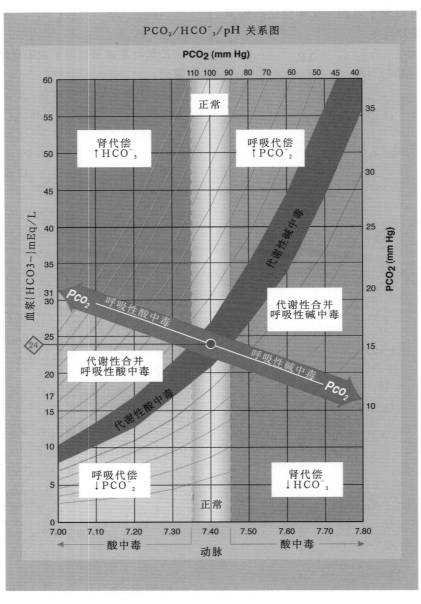

经作者许可 Terry DesJardins，WindMist LLC.

pH、pCO_2、HCO_3的关系

$PaCO_2$		pH	HCO_3
100	$\approx$	7.10	30
80	$\approx$	7.20	28
60	$\approx$	7.30	26
40	$\approx$	7.40	24
30	$\approx$	7.50	22
20	$\approx$	7.60	20
10	$\approx$	7.70	18

特例：CVF的急性改变

AVF on CVF	CVF Baseline	AAH on CVF
	pH	
7.21 ←	7.39	→ 7.53
	$PaCO_2$	
110 ←	76	→ 51
	HCO_3	
43 ←	41	→ 37
	PaO_2	
34 ←	61	→ 46

CVF：慢性呼吸衰竭
AVF：急性呼吸衰竭
AAH：急性通气换气过度

PaO_2 和 SaO_2的关系

	PaO_2	SaO_2
正常值	97	97
范围	>80~100	>95
低氧血症	<80	<95
轻度	60~80	90~95
中度	40~60	75~90
重度	<40	<75

PaO_2 和 SaO_2的关系

PO_2 30 $\approx$ 饱和度60%

PO_2 40 $\approx$ 饱和度75%

PO_2 50 $\approx$ 饱和度85%

PO_2 60 $\approx$ 饱和度90%

FIO_2 & PaO_2的关系

FIO_2		PaO_2
0.30	$\approx$	150
0.40	$\approx$	200
0.50	$\approx$	250
0.80	$\approx$	400
1.00	$\approx$	500

O_2 代谢

		正常值
DO_2		1000ml O_2/min
$\dot{V}O_2$		250ml O_2/min
$C(a-\bar{v})O_2$		5vol%
O_2ER		25%
$S\bar{v}O_2$		75%

此图应用已获得作者许可，图作者：Terry DesJardins，WindMist LLC.

将上面两个图片剪下，做成双面的 $PCO_2/HCO_3^-/pH$ 诺模图，方便随时参考。诺模图的使用方法详细信息见第4章。

附录M

计算血流动力学

表2-25列出了直接血流动力学测量结果，以下是可以通过表中数值计算的主要血流动力学指标。血流动力学的计算值可以很容易地通过一个编程的计算器或使用特定的血流动力学公式和计算器来算出。由于计算得出的血流动力学测量值因个人的体型大小而异，某些血流动力学值是按体表面积（BSA）计算的。在临床上，BSA是从身高-体重诺模图获得的（见附录N）。正常的成年人，BSA范围是 $1.5 \sim 2m^2$。

每搏量

每搏量（SV）是心室每次收缩所射出的血液体积。前负荷、后负荷和心肌收缩力是SV的主要决定因素。SV可以由心排血量（CO）除以心率（HR）得出：

$$SV = \frac{CO}{HR}$$

例如，如果一个人的心排血量为4L/min（4000ml/min），心率为80/min，SV计算如下：

$$SV = \frac{CO}{HR}$$
$$= \frac{4000\ ml/min}{80\ beats/min}$$
$$= 50\ ml/beat$$

每搏量指数

每搏量指数（SVI），又称为每搏指数，由SV除以BSA得出：

$$SVI = \frac{SV}{BSA}$$

例如，如果一个患者的SV为50ml，BSA为 $2m^2$，则SVI计算如下：

$$SVI = \frac{SV}{BSA}$$
$$= \frac{50\ ml/beat}{2\ m^2}$$
$$= 25\ ml/beat/m^2$$

假设HR保持不变，随着SVI增加或减少，心指数也增加或减少。SVI反映①心脏收缩力；②机体血容量状态；③静脉回流量。

心指数

心指数（CI）由心排血量（CO）除以BSA计算：

$$CI = \frac{CO}{BSA}$$

例如，如果一个患者的CO为6L/min，BSA为 $2m^2$，则CI的计算公式如下：

$$CI = \frac{CO}{BSA}$$
$$= \frac{6\ L/min}{2\ m^2}$$
$$= 3\ L/min/m^2$$

右心室心搏做功指数

右心室心搏做功指数（RVSWI）测量右心室泵血所做的工作量。RVSWI反映右心室的收缩。在右心室收缩正常情况下，后负荷的增加（如肺血管收缩引起）会导致RVSWI增加，直到达到一个平台。然而当右心室的收缩由于疾病状态而减少，RVSWI不会相应地增加。RVSWI是从下面的公式得出的：

$$RVSWI = SVI \times (\overline{PA} - CVP) \times 0.0136\ g/ml$$

公式中SVI是每搏输出量指数，$\overline{PA}$ 是平均肺动脉压，CVP是中心静脉压。汞密度0.0136g/ml用来转换方程到正确的测量单位的，即克 米/平方米（g m/m²）。

如，如果患者的 SVI 为 40ml，$\overline{\text{PA}}$ 为 20mmHg，CVP 为 5 mmHg，RVSWI 计算如下：

$$
\begin{aligned}
\text{RVSWI} &= \text{SVI}(\overline{\text{PA}} - \text{CVP}) \times 0.013\,6\,\text{g/ml} \\
&= 40\,\text{ml/beat/m}^2 = (15\,\text{mm Hg} - 5\,\text{mm Hg}) \times 0.013\,6\,\text{g/ml} \\
&= 40\,\text{ml/beat/m}^2 \times 10\,\text{mm Hg} \times 0.0136\,\text{g/ml} \\
&= 5.44\,\text{g m/m}^2
\end{aligned}
$$

左心室心搏做功指数

左心室心搏做功指数（LVSWI）测量左心室泵血所做的工作量，反映左心室的收缩。在左心室收缩正常情况下，后负荷增加（如全身血管收缩引起）引起 LVSWI 增加，直到达到一个平台。然而，当左心室的收缩由于疾病状态而减少，LVSWI 不会相应地增加。下面的公式可用于确定这个血流动力学变量：

$$
\text{LVSWI} = \text{SVI} \times (\text{MAP} - \text{PCWP}) \times 0.013\,6\,\text{g/ml}
$$

公式中 SVI 是每搏输出量指数，MAP 是平均动脉压，PCWP 是肺毛细血管楔压。汞密度因子 0.013 6g/ml 用来转换方程到正确的测量单位，即克米/平方米（g m/m²）。

如，如果一个患者的 SVI 为 40ml，MAP 为 110 mmHg，PCWP 为 5 mmHg，患者的 LVSWI 计算如下：

$$
\begin{aligned}
\text{LVSWI} &= \text{SVI} \times (\text{MAP} - \text{PCWP}) \times 0.013\,6\,\text{g/ml} \\
&= 40\,\text{ml/beat/m}^2 \times (110\,\text{mm Hg} - 5\,\text{mm Hg}) \times 0.013\,6\,\text{g/ml} \\
&= 40\,\text{ml/beat/m}^2 \times (105\,\text{mm Hg}) \times 0.013\,6\,\text{g/ml} \\
&= 59.84\,\text{g m/m}^2
\end{aligned}
$$

血管阻力

当血液流经肺和全身血管系统时会产生血流阻力。肺血管系统是一个低阻力的系统，而全身血管系统是一个高阻力系统。

肺血管阻力（PVR）

PVR 测量反映右心室后负荷。计算公式如下：

$$
\text{PVR} = \frac{\overline{\text{PA}} - \text{PCWP}}{\text{CO}} \times 80
$$

公式中 $\overline{\text{PA}}$ 是平均肺动脉压，PCWP 是肺毛细血管楔压，CO 是心排血量，而 80 是一个转换系数，用于调整到正确的测量单位（dyne sec cm⁻⁵）。

如，如果一个患者的 $\overline{\text{PA}}$ 为 20 mmHg，PCWP 为 5 mmHg，CO 为 6L/min，则患者的 PVR 计算如下：

$$
\begin{aligned}
\text{PVR} &= \frac{\overline{\text{PA}} - \text{PCWP}}{\text{CO}} \times 80 \\
&= \frac{20\,\text{mm Hg} - 5\,\text{mm Hg}}{6\,\text{L/min}} \times 80 \\
&= \frac{15\,\text{mm Hg}}{6\,\text{L/min}} \times 80 \\
&= 200\,\text{dynes} \times \text{sec} \times \text{cm}^{-5}
\end{aligned}
$$

全身或周围血管阻力（SVR）

SVR 反映了左心室的后负荷。计算公式如下：

$$
\text{SVR} = \frac{\text{MAP} - \text{CVP}}{\text{CO}} \times 80
$$

其中 MAP 是平均动脉压，CVP 是中心静脉压，CO 是心排血量，而 80 是一个转换系数，用于调整到正确的测量单位（dyne sec cm⁻⁵）。[注：右心房压力（RAP）可以用在这里以替换 CVP 值。]

如，如果一个患者的 MAP 为 90 mmHg，CVP 为 5 mmHg，CO 为 4L/min，患者的 SVR 计算如下：

$$
\begin{aligned}
\text{SVR} &= \frac{\text{MAP} - \text{CVP}}{\text{CO}} \times 80 \\
&= \frac{90\,\text{mm Hg} - 5\,\text{mm Hg}}{4\,\text{L/min}} \times 80 \\
&= \frac{85\,\text{mm Hg}}{4\,\text{L/min}} \times 80 \\
&= 1700\,\text{dynes} \times \text{sec} \times \text{cm}^{-5}
\end{aligned}
$$

注：对于所有血流动力学正常测量值，请参阅第 6 章及附录 O。

附录N

杜波依斯（DuBois）体表面积图

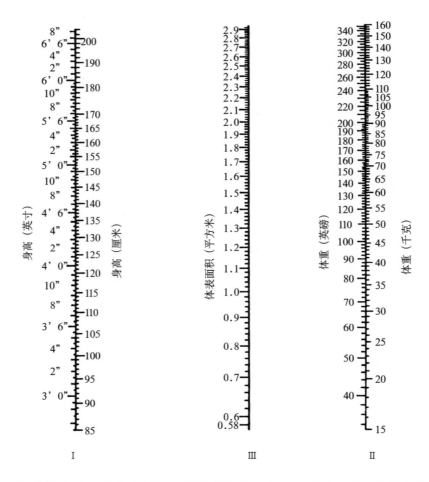

患者的体表面积查找方法：首先在标尺 I 中找到患者身高（以英寸或厘米为单位）所在的点，在标尺 II 中找到患者体重（以磅或千克为单位）所在的点，之后再两点间放置直尺，直尺与标尺 III 交叉点所示数值即为该患者的体表面积

附录 O

心肺概况

用于监测重病患者心肺概况图表的典型实例

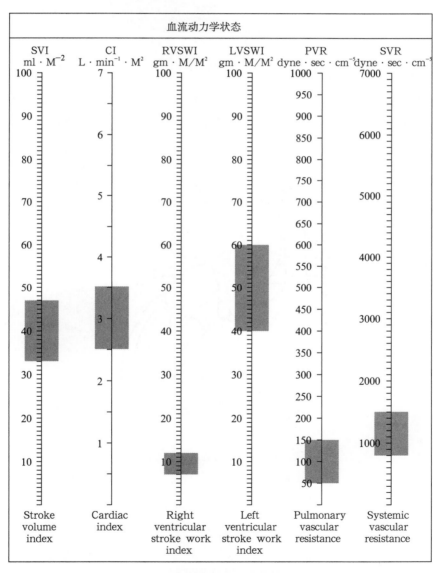

阴影区域代表正常范围

Stroke volume index（SVI）.心搏出量指数；Cardiac index（CI）.心脏指数；Right ventricular stroke work index（RVSWI）.右心室每搏做功指数；Left ventricular stroke work index（LVSWI）.左心室每搏

做功指数；Pulmonary vascular resistance（PVR）.肺血管阻力；Systemic vascular resistance（SVR）.体循环血管阻力；

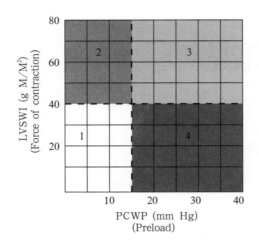

LVSWI. 左心室每搏做功指数（用力收缩）；PCWP.收缩力肺毛细血管楔压（前负荷）
象限1.血容量不足；象限2.最佳功能；象限3.血容量过多；象限4.心力衰竭

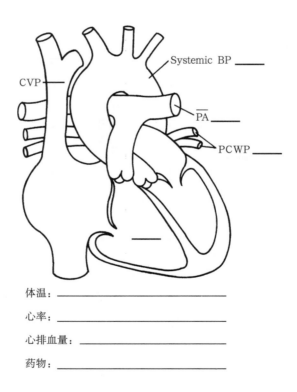

Cvp.中心静脉压；Systemic BP.体循环血压；PA.肺动脉；PCWP.肺毛细血管楔压

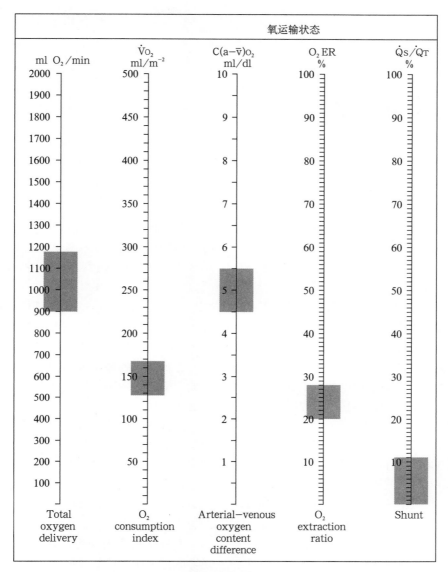

阴影区域代表正常范围

Total oxygen delivery：总氧运输；O_2 consumption index：氧气消耗指数；Arterial-venous oxygen content difference：动静脉氧含量差；O_2 extraction ratio：氧气提取率；Shunt：分裂

血气值   通气模式

pH_____   支持：_____

$PaCO_2$_____   _____

HCO^-_3_____

PaO_2_____ $P_{\bar{v}O_2}$_____   _____

SaO_2_____% $S_{\bar{v}O_2}$_____%   _____

FiO_2_____ Hb_____

患者姓名_____

日期_____

时间_____

词汇表

脓肿　机体任何部位的组织分解或移位而导致的脓液的局部积聚。

呼气辅助肌　气道阻力显著增加时启用的辅助肌肉。当这些肌肉收缩，胸内压增加并抵消了增加的呼吸道阻力。主要的呼气辅助肌有：腹直肌，腹外斜肌，腹内斜肌，腹横肌。

吸气辅助肌　在慢性阻塞性肺病晚期，残气量和功能残气量的增加使横膈明显压低时可激活吸气辅助肌。吸气时，胸膜腔中的这些辅肌协助或很大程度上替代横膈产生负压。主要的吸气辅助肌有：斜角肌，胸锁乳突肌，胸大肌，斜方肌。

乙酰胆碱　广泛分布于体内可直接作用于胆碱能神经递质的物质，主要介导神经系统和骨骼肌的突触活性。由于可被乙酰胆碱酯酶迅速破坏，半衰期和活性持续时间较短。其活性也能在腺体和平滑肌组织中的神经连接处被阿托品阻断；并可刺激迷走神经和副交感神经系统，因此可用作血管扩张药和心源性的抑制药。

酸血症　血液中pH降低或氢离子浓度升高。

酸中毒　机体中酸的蓄积或碱丢失的一种病理状态。

腺泡　腺体最小的划分单元，由一群围绕腔隙的分泌细胞组成；是一个器官的功能部分（呼吸系统的腺泡包括终末（呼吸性）细小气管。肺泡管、肺泡和其他在那里的结构）。

获得性支气管扩张症　大气道的损坏和变宽。如出生时就存在，称之为先天性支气管扩张症。如果是在以后生活中发生的，称之为获得性支气管扩张症。

急性肺泡通气过度　由于呼吸过度导致的血中的二氧化碳水平较低，pH较高的一种状态。也称之为急性呼吸性碱中毒。

急性肺泡通气过度伴部分肾代偿　由于换气过度导致的血中的二氧化碳水平较低，pH较高的一种状态，部分可通过肾脏系统排泄碳酸氢根离子得以矫正。

急性会厌炎　迅速的进行性感染，引起会厌部（覆盖气管瓣）和会厌周围组织炎症，可以导致上呼吸道的突然阻塞和死亡。

急性呼吸性酸中毒　由于换气不足导致的血中的二氧化碳水平较高，pH较低的一种状态。也称之为急性呼吸衰竭。

急性呼吸性碱中毒　由于换气过度导致的血中的二氧化碳水平较低，pH较高的一种状态。也称之为急性肺泡通气过度。

急性呼吸衰竭　由于换气不足导致的血中的二氧化碳水平较高，pH较低的一种状态。也称之为急性呼吸衰竭。

急性呼吸衰竭伴随部分肾代偿　由于换气不足导致的血中的二氧化碳水平较高，pH较低的一种状态。部分可通过肾脏系统储留碳酸氢根离子或补充碳酸氢根离子得以矫正。

急性的　严重的，起始迅速，以症状严重病程短为特征，非慢性的。

腺癌　腺组织的恶性上皮细胞肿瘤一大类中任意一种。通过对受累组织的细胞学鉴别而进行特定肿瘤的诊断和命名。例如，宫颈腺癌的特点是肿瘤细胞类似于子宫颈的腺上皮细胞。–腺癌性的，形容词。

腺病毒　指49个中等大小的腺病毒家族中的某一种病毒，对人有致病性，可以引起结膜炎，上呼吸道感染，膀胱炎或胃肠道感染。疾病症状消失后，病毒可以在扁桃体，增殖腺或其他的淋巴组织中持续潜伏。

粘连　指纤维性条带把正常情况下分离的部分连在了一起。

青春期的　人在青春期阶段的；一个 13 ～ 19 岁之间的人。

肾上腺素能　指神经纤维受到刺激后其末端可释放肾上腺素。包括几乎所有的交感神经节后神经纤维，但除外支配的汗腺神经纤维。

促肾上腺皮质素　由垂体前叶分泌的激素。可以被下丘脑促皮质激素释放因子所调节，对生长，发育和肾上腺皮质的功能持续发挥至关重要的作用。

异常呼吸音　额外的或异常的在胸部某一特定区域正常无法闻及的呼吸者。

气雾剂　微细固体或液体微粒的气体悬浮物。

无热度　不发热。

输入的　使冲动传向中心。

传入神经　将周围神经冲动传向中枢神经系统的神经。

后负荷减少　左心室收缩期射血时产生的负荷或阻力。阻力主要是由脉管系统内的已有的容量和血管壁的收缩产生。

支气管充气　当空气可在更外周肺内支气管可见时，即称为支气管充气征。这种异常突变现象通常由支气管周围炎性浸润或支气管合并所引起。

空气囊肿　非特异术语通常用来描述肺内存在的薄壁、清晰及界线清楚的病变，直径＞ 1cm。囊肿内可包含空气或液体，但通常用于描述仅包含空气的病变，或被空气填充的囊肿。

空气滞留　呼气过程中肺泡中气的潴留。

呼吸道阻力　对气流经过支气管肺系统阻抗的测量。为气道传导的倒数。

碱血症　血中 pH 率升高或氢离子浓度下降。

变应原　引起过敏反应的任何物质。变应原可以是或不是蛋白质。

过敏　获得性超敏反应，是由正常情况下不会引起反应的物质（变应原）而引起的。过敏反应实质上是抗体－抗原反应，但在某些情况下无抗体出现。此反应是由受损细胞释放组胺或组胺样物质而引起的。

α1-抗胰蛋白酶　胰蛋白酶抑制药缺乏可见于肺气肿患者。

α 受体　自主神经通路中的位点，当肾上腺素能药物如去甲肾上腺素和肾上腺素作用此位点时，可产生兴奋性反应。

α 波　四种脑电波之一，其特征在于有一个相对高的电压或者振幅并且频率为 8 ～ 13Hz。α 波常被称为脑中的"放松波"。当个体清醒时常可以记录到此波，但在昏睡状态和闭眼时不能。α 波常出现于 N1 睡眠阶段。在睡眠至清醒时相的清醒阶段也可以看见 α 波的突然出现。在 REM 阶段时也可见。

α1-抗胰蛋白酶缺乏　对有肺气肿家族史的患者进行血液检查是必要的，因为 α1-抗胰蛋白酶抗酶缺乏具有家族遗传倾向。儿童肝病患者中也存在类似酶的缺乏。

阿替普酶　组织型纤溶酶原激活物。

肺泡发育不全　肺泡组织发育低下。

厌氧有机体　指空气或氧气的缺乏。

厌氧的　代谢途径不需要氧气，通常会产生乳酸。

过敏性反应　机体对异种蛋白或药物产生的超敏反应。

贫血　每立方毫米循环的红细胞数量、每 100ml 血红蛋白量或每 100ml 血液红细胞压积减少。

血缺氧症　指动脉血氧分压正常，但血红蛋白携氧能力不足的症状。

动脉瘤　动脉血管局限性扩张。

血管造影　将不透射线的物质注射到血管后进行的一系列快速连续的 X 射线照相。

血管造影术　不透射线的物质到注射血管中的 X 线摄影术。

阴离子间隙　血浆中酸碱之间的平衡。正常情况下，相比于氢离子的它会导致弱碱性状态并伴有过量的氢氧根离子。其平衡是通过对酸性和碱性物质的摄取及产生抵消了对其的代谢及排泄而达到的。

缺氧症　氧气缺乏。

腋前线　通过腋窝前皱襞，沿前侧胸壁向下的假想垂直线。

前外侧的　位于前方并偏向于一侧。

正位 X 线片　从机体的正面到背面的胸部 X 线检查。

抗体　能与抗原反应并与其相互作用的蛋白质。抗原－抗体反应是免疫力的基础。抗体由淋巴组织中的浆细胞产生。下列情况可产生抗体，先前的感染，疫苗接种，或子宫内母体的抗体转移至胎儿，或由未知抗原刺激产生。

抗心律失常药 用来治疗心率不规整或缺失的药物。

抗原检测试验 实验室对多分子成分中抗原抗体复合物含量的检测。含量测定用于各种不同疾病的诊断检测，如胶原－血管病，肾小球肾炎，脉管炎，肝炎和肿瘤。

抗原 可以诱导抗体产生的物质，并与之特异性结合。抗原可以是从外界进入机体的或在体内形成的。

主动脉瓣 位于左心室和升主动脉之间的瓣膜，可以阻止进入左心室的血液反流。

口径 开口或孔口。

顶点 顶端，末端或组织的尖端。

心尖搏动 听诊器放在靠近心尖处的胸壁上听到的心脏跳动。

呼吸暂停 自主通气完全丧失。

睡眠呼吸暂停低通气指数（AHI） 对OSA的诊断许多睡眠研究中心通常依据睡眠呼吸暂停低通气指数（AHI）。呼吸暂停是指气流停止－至少持续10s的完全性梗阻－同时患者的血氧饱和度有2%～4%的减少。呼吸减弱是指气流有30%～50%的减少，同时伴有患者血氧饱和度降低。睡眠时患者每小时呼吸暂停和呼吸减弱的平均数即为AHI。

腱膜 平滑的、纤维性的结缔组织，可连接肌肉到骨骼或其他组织。常称为筋膜。

心律失常 心脏节律不规整或缺失。

动脉导管 管状器械，可插入动脉进行抽血或直接测量血压。

微动脉 微小动脉，末端为毛细血管。

关节痛 累及关节的任何疼痛。

上行性麻痹 是连续性的过程，先是腿部的弛缓性瘫痪，然后是躯干和胳膊，最后是呼吸肌。病因包括脊髓灰质炎，格林－巴利综合征，或接触了有毒的化学试剂，如肉毒杆菌毒素。

无菌术 没有病菌，无菌的操作。

窒息 由氧气摄入不足引起状态。

误吸 将咽内容物吸入肺中。

不对称的 在中线两侧的形状，大小和部件相对位置不相等。

心搏停止 心脏无收缩。

肺不张 肺塌陷或肺无气。可能是由异物，黏液栓或分泌物过多引起的气道阻塞或者是由于外部挤压引起的，如肿瘤，微动脉瘤，或淋巴结肿大。

大气压强 地球上的空气压力平均海平面约14.7磅每平方英寸。

遗传性过敏症 具有遗传倾向，由于皮肤或血流中抗体的出现可发展成为急性过敏反应。

心房颤动 不依赖于心室，随机出现的不规律心房快速收缩。

心房扑动 心房的快速收缩（200～400/min）。纯扑动是指有规律的持续扑动，非纯扑动的节律是不规则的。

萎缩 器官或组织大小的减少。

阿托品 来源于颠茄制剂的一种生物碱。它是一种抗副交感神经剂。

听诊 通过听取机体内的声音以此评估心脏，血管，肺，胸膜，肠道或其他器官的情况或检测胎儿心音。听诊可直接用裸耳，但最常见的是用听诊器来测定声音的频率，强度，持续时间和特性。

自身免疫疾病 患者表现出一组疾病的2种及以上症状，这些疾病包括Addison's病，自身免疫性甲状腺病，黏膜皮肤念珠菌病，副甲状腺炎和胰岛素依赖性糖尿病。

常染色体隐性遗传征 一种遗传模式，通常情况下，如果个体是杂合子，隐性基因的遗传导致个体的携带状态；如果个体是纯合子，将会是受累状态。常染色体隐性遗传特性无性别差异。

芽孢杆菌 任何一种杆状细菌。

细菌 单细胞卵形体或棒状的有机体，存在自由生活或寄生形式。它们表现出广泛的生物化学和致病特性。

脆弱拟杆菌 多形性革兰阴性杆菌和肠道中的专性厌氧菌。

产生黑素类杆菌 存在上呼吸道的正常菌群。

球瓣效应 球形物作为活瓣，通过浮力使孔口间断性的打开和关闭。某些物质可以通过这种方式活动如肾结石、胆结石和血块。

气压损伤 由于组织内或侧腔与周围液体的压力差而引起的物理损伤。

嗜碱粒细胞 含量最少的一种粒细胞，占循环白细胞的0.01%～0.3%。

良性肿瘤　非癌性的，因此不会即刻构成威胁，由于影响健康和美观而需要治疗。

β-波　称之为脑内的"忙碌波"。当患者醒着并睁开眼睛时可以记录此波。在N_1期睡眠过程中可以看到此波。

β-受体　当肾上腺素能药物例如去甲肾上腺素和肾上腺素释放时可以对自主神经通路中的位点产生抑制反应。

碳酸氢盐　包括含有碳酸氢根阴离子的所有盐类。

分岔　分成2个分支；分叉点。

双相气道正压通气（BiPAP）　BiPAP是由Respironics公司生产的一款机器的商标名称（Pittsburgh，Pa.），1980年作为治疗睡眠呼吸暂停的家庭护理仪器而逐渐流行。患者可以用BiPAP进行气道正压吸气（IPAP）和气道正压呼气（EPAP）。给患者应用BiPAP时，IPAP要高于EPAP。BiPAP术语现已被广泛应用，常指可以提供双相压力控制的机器。BiPAP的其他称谓还有：双相气道压，双相正压，双相气道正压通气，双相CPAP（连续气道正压通气），双相PEEP（呼气末正压通气），双相压力辅助和双相压力支持等。

双肺叶切除术　切除2个肺叶的手术。

活组织检查　切除一小块活组织用于镜检；通常用来进行诊断。

Biot's　间停呼吸，是一种异常的呼吸模式，其特点是急促的短呼吸，均匀深吸气及10～30s的呼吸暂停。脑膜炎或颅内压增高会出现Biot's呼吸症状。

疱疹　水疱或大疱。形成的不同大小的豆状肿块，可能含有浆液，浆液脓性或血性液体。

血压　压力通过循环血液作用于血管壁上而形成，是主要生命体征之一。随着每一次心跳，血压在最大（收缩压）和最小（舒张压）压力之间变化。平均血压随着循环血液离开心脏进入动脉而降低，在小动脉和微动脉处下降最大，血液通过毛细血管并通过静脉回流到心脏时血压继续下降。

血尿素氮　测量血液中以尿素形式形成氮的含量，从而检测肾的功能。尿素是由肝分泌的一种物质，通过肾排泄。

胸腹裂孔　位于胎儿膈膜处的后外侧开口。如不能正常关闭会导致先天性后外侧缺损，此部位会发展成为先天性膈疝。也被称为胸腹裂孔。

人体体积描记法　一种非常敏感的检测肺组织病理的方法，能检测常规肺功能检查可能会漏诊的病例。这种方法可以检测个人肺部气体的绝对体积，适用于需重复检测或无法进行多次呼吸测试的患者。该技术的操作人员需要接受辅导及对受试者的指导。在美国，通常由全国呼吸护理委员会（NBRC）认证或注册的肺功能技术人员（CPFT或RPFT）来操作此项技术。

体表烧伤　皮肤烧伤的评估措施。在成人中"九个规则"用来测定机体每个主要部分烧伤面积的总百分比。在某些情况下，烧伤面可能涉及不止机体的一个部位或某部位仅部分烧伤，在这些情况下，烧伤评估是利用烧伤伤员的手掌占机体的1%作为一个参考点进行测量。

体温　也称为正常体温或温度适中，此概念取决于对机体的哪个部位进行测量，测量的时间段及机体的活动水平。普遍接受的机体核心体温是37℃（98.6°F），口腔的平均温度（舌下）是（36.8±0.7）℃或（98.2±1.3）°F。对直肠，或体内直接测量的温度通常稍高些。

肱动脉脉搏　指可触及的位于肘关节前方及内侧肱二头肌肌腱的肱动脉搏动，经常通过血压听诊器和血压计（血压袖带）来测量血压。

近距离放射疗法　放射性物质直接或靠近目标进行照射的方法，经常用于肿瘤治疗。

心动过缓　心率慢，界定范围是＜60/min。心动过缓来源于2个希腊词根：bradys，慢的+cardia，心脏=心动缓慢。

呼吸过慢　异常慢呼吸。呼吸频率很低。正常的呼吸频率依赖很多因素，包括个体的年龄和呼吸用力的程度。

（心动）过缓-（心动）过速综合征　呼吸暂停期间的心率减慢，而在呼吸暂停末期心率增加。

支气管　指的是支气管和细支气管。

支气管呼吸音　肺的主气道，尤其是气管，用听诊器可以听到正常的声音。发生肺炎时异常的呼吸音可以通过实变肺组织传导，这些声音与大支气管呼吸音相似，比肺泡呼吸音大且刺耳。

毛细支气管炎　呼吸道延伸至支气管以外终止于肺泡处。细支气管的炎症，毛细支气管炎通常是由病毒感染引起的，例如副流感病毒、流感病毒、腺病毒，尤其是呼吸道合胞病毒。

支气管收缩　指支气管的收缩。

支气管扩张　支气管膨胀。

支气管原癌　属于90％的肺部恶性肿瘤的一种，来源于支气管。

支气管造影片　将不透射线的物质注射到气道后进行拍片检测。

支气管造影术　服用不透X线的物质后通过X射线检查支气管的技术。

支气管肺发育不良　慢性肺疾病，最常见的出生过早的儿童，出生时体重低并应用较长时间的机械通气来治疗呼吸窘迫综合征。

支气管镜检　用支气管镜对支气管分支进行可视检查。

支气管痉挛　支气管不自主的突然运动或肌肉的痉挛收缩。

支气管肺泡的　与支气管，细支气管和肺泡有关的。

肺大疱　水疱，洞，或小囊泡中充满气体或液体；大疱。

钙化　由于组织中钙盐的沉积，使组织器官变硬。

套管插入术　将软管或包绕套管针的套管安置体内，当套管针从机体撤出时液体可逸出。

毛细血管瘀血　正常流动的液体或血液在毛细管中停滞。

二氧化碳　呼吸和燃烧时产生的一种无色无味的不可燃气体；空气中正常含量仅为0.03％。吸入的空气中CO_2浓度在5%以上会刺激呼吸作用。CO_2潴留发生在肺病的终末期阶段。

一氧化碳　矿物燃料不完全燃烧后的产物。也存在于烟草烟雾中，浓度高时有剧毒。也用于肺功能检查来检测肺的弥散异常。

一氧化碳中毒　一种中毒状态，吸入的一氧化碳与血红蛋白结合，并置换出与红细胞结合的氧气，从而减少体内细胞的携氧能力。

癌　发生于上皮组织的恶性肿瘤，具有浸润性和转移倾向。

心舒张期　指心房或心室收缩期至血液从体循环和肺进入心房的时相。心室舒张期开始于第二心音，结束于第一心音。

心排血量　指心室每次搏动排出的血量（每搏排血量）乘以心率。心排血量一般是用热稀释技术进行测量的。正常静息状态下成年人的心排血量为4～8L/min。

心脏收缩　心脏收缩使血液进入主动脉和肺动脉。听诊时第一心音，心尖搏动及外周血管搏动表明心脏收缩。

心源性　来源于心脏本身的。

强心药　指能够加强心肌收缩力（收缩强度）的药物。

颈动脉搏动　在颈部咽喉和胸锁乳突肌之间用手轻轻按压即可触诊到。

颈动脉窦压力感受器　指可通过压力变化刺激位于颈动脉窦的感觉神经末梢。

软骨　坚固，致密的结缔组织，能够承受相当大的压力和张力，其分布于全身关节、外耳、支气管及肋骨的可动部分。

干酪样结节　指机体组织坏死部位出现的由脂肪和蛋白质构成的块状干酪样混合物，或称为结节或小突起。例如，由结核分枝杆菌感染产生一个小的圆形结节通常被描述成被结缔组织细胞所包绕的灰色半透明小球形的细胞团块。

儿茶酚胺　是一种具有生物活性的胺，通常是指肾上腺素和去甲肾上腺素。儿茶酚胺类物质可广泛作用于神经系统和心血管系统，影响代谢率，体温和平滑肌收缩。

无效腔形成　机体内形成的空腔或空洞，如由肺结核在肺中形成的空洞或空腔。

无效腔　指在较大实质性组织或器官中存在的的空球样结构，如腹腔或口腔。

中枢型睡眠呼吸暂停综合征　由于呼吸中枢的输出减少导致的睡眠呼吸暂停。其可能是由于后颅窝肿瘤，脊髓灰质炎或特发性中心浆液脉络膜视网膜病引发的原发性脑干延髓受压引起。

中心静脉压　指上腔静脉内的压力，即血液返回右心房处的压力。

腺泡中央型肺气肿　肺气肿的一种，以腺泡近心端部分空气层扩大为特点，主要位于呼吸性细支气管。又称小叶中央型肺气肿，局灶性肺气肿。

小叶中央型肺气肿　肺气肿的一种，以腺泡近心端部分空气层扩大为特点，主要位于呼吸性细支气管。又称腺泡中央型肺气肿，局灶性肺气肿。

脑脊液　液体垫，可保护大脑和脊髓免受

震荡。

化学感受器 能被刺激并对化学刺激做出反应感觉器官或感觉神经末梢，位于中枢神经系统以外。化学感受器存在于胸部和颈部大动脉（颈动脉体和主动脉体）及味蕾和鼻子的嗅觉细胞中。

化学疗法 通过化学药剂来治疗癌症、感染或其他疾病，例如癌症治疗中的化学药物。这个方法在数百年间已被沿用于对各种疾病的治疗中，包括用草药治疗疟疾和使用汞治疗梅毒。在现代疗法中，化疗通常需要选择性的使用化学药品摧毁癌细胞。

潮式呼吸 一种异常的呼吸模式，其特点是呼吸暂停和深快速呼吸的交替出现。以浅慢呼吸开始并逐渐变为异常的快速深呼吸。在呼吸周期循环重复之前呼吸逐渐变得浅慢，紧随其后的是 10～20s 的呼吸暂停。每次发作可能会持续 45s 至 3min。

衣原体 引起人类和鸟类疾病的一种病毒微生物。一些鸟类的衣原体感染可以传染给人类（如鸟疫，鹦鹉病）。致病性和细菌相似但和大小类似病毒，是专性寄生。

慢性的 指一个变化小、持续时间长、进展速度慢的过程。

变时性的药物 增加心率的药剂。

乳糜胸 乳糜液从胸导管漏至胸膜腔所致的一种状态。通常由颈部损伤和肿瘤侵袭胸导管所致。可对损坏的导管进行修复治疗。

纤毛 在上皮细胞表面的小绒毛。在细支气管，它们把黏液和异物以挥鞭式运动推向喉。

临床表现 患者的症状或体征；可能是主观的或客观的。

血凝固 凝血过程。凝固需要几种物质的存在，最重要的是凝血酶原、凝血酶、促凝血酶原激酶、离子形式的钙和纤维蛋白原。

合并 融合、运行或共同成长。

球杆菌 短、厚呈椭圆形或瘦长的球菌。

球菌 一种球形状的细菌。

胶原蛋白 纤维状不溶性蛋白质存在于结缔组织，包括皮肤、骨头、韧带和软骨。胶原蛋白约占机体蛋白质总量的30%。

胶体 液态，一种胶水样的物质如蛋白质或淀粉的粒子（分子或分子的聚集）等，当其分散于一种溶剂中达最大程度时，仍保持均匀分布状态而不形成真正的溶液。

中间物 两个不同物质特性的混合状态；一种不利的改变。

先天的 通常在出生之前或出生时就存在的，指不论何种原因，出生时即存在的状况。

充血 一个器官或组织中存在过量的血液、组织或液体。

凝固 成为固体的过程；一个已经固体化的块儿。

连续气道正压通气 应用高于环境的压力在自主呼吸的患者改进氧合作用的方法。

挫伤 皮肤不破损的损伤。症状是疼痛，肿胀、变色。

凸面 含有圆形的、升高的表面，类似于一个球状体外表面的一段区域。

肺（源）性心脏病 肺部，肺血管，或胸壁功能紊乱所引起的右心室的肥大或者衰竭。

核心体温 机体深层结构的温度，如肝，相对于外周组织。

皮质激素 经肾上腺皮质分泌的激素类固醇物质。

肋膈角 肋架和膈膜的交界处。

护胸甲 一个胸部覆盖物；胸甲，作为护胸甲通气器。

氰化物中毒 摄入或吸入氰化物等物质，例如，苦杏仁油、野樱桃糖浆、氢氰酸、氢氰酸、或钾或氰化物等所引起的中毒。特点是心动过速、困倦、癫痫、头痛、呼吸暂停、心脏骤停，在 1～15min 内可致人死亡。

环磷酸腺苷（cAMP） 与众多激素活性相关的环状核苷酸。激素包括儿茶酚胺，促肾上腺皮质激素，抗利尿激素等。cAMP是在腺苷酸环化酶催化下由三磷酸腺苷合成。

胞囊 封闭的袋或明确壁包裹内含有液体、半流体或固体物质的囊。

细胞质 一个细胞中除外细胞核的原生质。

D-二聚体血试验 鉴定弥散性血管内凝血一个简单的试验，还可以鉴定经血栓溶解疗法溶解的血块。D-二聚体的碎片能够评价凝血酶和纤溶酶活性。

深静脉血栓（DVT） 涉及机体某支深部静脉血栓的功能紊乱，最常见的是髂或股静脉血栓。症状包括皮肤的压痛、疼痛、肿胀、暖和与变色。

深静脉血栓潜在威胁生命。治疗包括卧床休息和使用溶栓和抗凝药物的等以预防血栓向肺部运动。

δ 波　振幅（>75μV）的宽波。尽管 EEG 活性通常定义为 <4Hz，在人类睡眠评分中，通常用于分期的慢波活性通常被规定为 EEG<2Hz（>0.5s 持续时间）和波峰间幅度 >75μV。δ 波被称为"深度睡眠波"，为一个不容易被唤醒、无梦的睡眠状态。δ 波主要存在于 N3 阶段。

标定　设置或标记边界或界线。

脱髓鞘　一个神经或神经纤维髓鞘的破坏或移除。

密度　单位体积物质的质量，基于一种参考标准某种物质的相对重量。

脱氧核糖核酸（DNA）　含有脱氧核糖作为糖成分的核酸类型。主要存在于动物和植物的细胞核中，通常松散的附着于蛋白质（因此也称为脱氧核糖核蛋白）。

除极　减少到非极化的状态。减少正负电极之间的电荷量。

脱敏　预防过敏反应。

右位心　存在于右侧半胸位置的心脏。由于疾病造成位移或先天性缺陷所引起。

糖尿病　胰腺来源的慢性疾病。特征为胰岛素缺乏或功能异常从而使机体处理糖类无力。这种情况导致过量的糖在血液和尿液蓄积，表现为过度口渴、饥饿、排尿、虚弱和憔悴和脂肪的不完全燃烧。如果不治疗，糖尿病可致酸中毒、昏迷和死亡。

诊断　使用的科学方法确立疾病的原因和性质。

舒张期　肌肉纤维伸长，心脏扩大，腔体充满血液的心搏周期时相。

舒张压　血压的最低水平，在心脏收缩间期测得。它可能随年龄、性别、体重、情感状态和其他因素而变化。

洋地黄　强心苷的普通术语。

膨胀　一个器官、孔或血管的扩张。

双态现象　存在两个不同形态的现象。

复视　双视野，因眼外肌的缺陷或神经肌刺激活动的紊乱所引起。它发生在固定的目标落在仅一只眼睛的视网膜凹点，或对象的固定落点存在于两个不对应的位置上。

散布　在相当大的区域内播散或分布；指病原体在某器官或机体内分散分布。

远侧的　远离中心，中心线或者主干的。

双侧肺炎　影响双肺的急性大叶性肺炎。

驱动压　两个区域之间的压力差。

动脉导管　肺动脉和主动脉之间的血管。在胎儿时期它绕过肺部。

复式超声检查法　实时和多普勒超声的结合。

测力计　测量肌肉收缩力量的装置。例如，挤压式测力计是一种测量手的握力的仪器。

吞咽困难　吞咽困难，通常存在于阻塞性或运动障碍的食管。阻塞性疾病患者如食管肿瘤或降低食管环无法吞咽固体但能允许液体通过。具有运动障碍的患者，如弛缓性失调，无法吞咽固体或液体。诊断基于钡检测，临床指征和症状等。

发育不良　组织或细胞的不正常发育。

呼吸困难　空气缺乏而产生呼吸困难，有时伴有疼痛。症状包括可听见的呼吸费力，表情焦虑，鼻孔扩张，带有胸部扩张的腹部突出和喘息。

水肿　含有过量液体的局部或全身状态。

低酚氯铵　胆碱酯酶抑制药，作为箭毒的解毒剂和其他非去极化神经肌肉的阻滞药。可用于辅助诊断重症肌无力。

传出神经　传递神经冲动的神经，产生下述效应：运动，引起肌肉的收缩；分泌，导致腺体分泌；和抑制，引起某些器官静止。

传出的　远离中央器官或部分的。传出神经传递的神经冲动从大脑或脊髓到达外围。

渗出液　渗出或浆液性渗出，脓性或含血的液体流入一个空腔，渗漏的结果。

弹性蛋白酶　溶解弹性蛋白的酶。

心电图（ECG）　心脏电活动的记录。

电诊断的　以电子或电子设备进行诊断。

脑电图（EEG）　大脑电活动的记录。

电解质　在溶液中导电或在熔融状态导电的物质。酸、碱、盐都是电解质。

肌电图（EMG）　电刺激下肌肉收缩的记录图。

肌电图描记法（EMG）　肌肉动作电位的电记录。

电泳　带电的胶体颗粒在电场作用下做定性运动的现象。

栓子　可由血液或淋巴流动带入的、存在于血液或淋巴血管中大量的不溶解物质。栓子可能是固体，液体或者气体。

移情　一种认知和在某种程度上分享情感和另一个意识状态并且明白他人行为意义和重要性的能力。它是进行有效心理治疗的一个重要方法。

脓胸　脓在体腔内，特别是在胸膜腔；通常是肺部原发感染的结果。

被囊的　附着在一个纤维或膜质鞘外面的。

脑炎　大脑的炎症。

地方病　一种持续发生于某些特定人群但具有低死亡率的疾病，如麻疹。

心内膜炎　心内膜的炎症。可能仅仅涉及覆盖心脏的瓣膜，或可能涉及心脏内心房的内层。

内皮　划分心脏，血管和淋巴管的，和机体深层腔体的上皮细胞层，它来源于中胚层。

遗尿　非自主排尿，通常指在晚上睡觉时非自主的排尿或超出膀胱控制的年龄的尿床。

酶　能够诱导其他物质化学变化而本身性质不改变的复杂蛋白质。酶能够加速化学反应。

嗜酸性粒细胞　易被酸性染料染色的细胞或细胞结构。特指颗粒白细胞。

流行病学　研究确定疾病频率和分布各因素相互关系的学科。

肾上腺素　内脏刺激下肾上腺髓质分泌的激素。

上皮　覆盖在机体的内部和外部器官上，包括血管内层，包括结缔组织连结的细胞和不同层数和类型的细胞。

时代　一个显著特征标记的或从固定的点或事件开始的时期。

多形性红斑　在皮肤和黏膜的表面以多形性丘疹为特征的超敏反应综合征。

红细胞生成　形成红细胞。

病因学　疾病的病因。

外分泌腺　直接或通过一个管道的分泌物到上皮表面的腺体。

咳痰　通过咳嗽和吐出物质的方式清除胸部和肺部的过程。

呼气储备量（ERV）　静息呼气后可以再次呼出最大体积气体的呼气量。

体外膜氧合器（ECMO）　在体外可使患者血液充氧并返回血液循环的装置。这项技术可能会被用来维持受到损伤的呼吸系统。

血管外的　血管外面的。

渗出物　在腔道内液体的累积；透过血管壁进入相邻组织的物质。

促进作用　任何作用或功能的增强或提高，以便更容易地发挥作用。

筋膜　覆盖，支持和分隔肌肉的纤维膜。

发热的　发热的。

股动脉搏动　腹股沟触诊测得的股动脉脉搏。

纤维蛋白　凝血酶原作用于纤维蛋白原而产生的白色的，丝状蛋白质。纤维蛋白原转化成纤维蛋白是血液凝结的基础。纤维蛋白呈细丝状物沉积于红细胞、白细胞和血小板交错汇集区，整体形成凝块或肿块。

溶纤维蛋白的　分解纤维蛋白原的。

纤维弹性组织的　由纤维和弹性组织组成的。

纤维化　在肺部结缔组织框架中瘢痕组织的形成。

第一急救者　第一个紧急到达创伤或医疗状况现场的人。这个人受过由美国运输部设置国家标准培训课程的培训。

裂缝　器官表面的裂口或凹槽，通常标记器官划分成不同的部分，如肺的叶片。

瘘　内脏之间的异常贯通或内脏漏出至体外，依据发生的内脏或部分而命名。

弛缓性麻痹　麻痹涉及肌力减退、腱反射丧失或减少、肌肉萎缩和退化。

耀斑　光线穿过皮肤形成铺展的红色的环状线。这是皮肤损伤的三重反应中引起小动脉扩张的第二个反应。

光辐射灼伤　由于暴露于极其强辐射能量或热量而引起的损伤。闪光烧伤常发生在角膜处。

流速-容量曲线　描述最大吸气后立即呼气时呼气流量与肺容积关系的曲线。曲线呈环状，可用于评估肺功能。

荧光抗体显微镜　用于诊断感染检测荧光材料标记抗体的显微镜。

荧光检查　机体的部分或器官的功能用荧光仪器进行可视检查。该技术提供了内部结构动态成像和直接连续的图像。在许多的临床操作上是非常重要的，如宫内胎儿输血和心导管术。

局灶性肺气肿　小叶中央性肺气肿，与环境粉尘吸入有关，导致终末端和呼吸细支气管膨胀。

卵圆孔　在胎儿心脏的心房之间的开口。这个开口通常在出生之后很快闭合。

用力呼气流量（FEF） 在进行强制终止肺活量测试时，任意所确定的流量间隔期间平均体积流量率。它通常表示为肺活量的一个百分比。

用力呼气流量200～1200（FEF200～1200） 用力肺活量测量在200～1200ml的平均流量。

用力呼气流量25%～75%（FEF25%～75%） 用力肺活量测量在50%中间所产生的平均流量。

用力呼气流量50%（FEF50%） 一直呼出用力肺活量在50%点产生的流量。

一秒用力呼气量（FEV$_1$） 1s中可以呼出最大体积的气体量。

一秒钟用力呼气量百分比（FEV$_1$%） 1s呼出的占用力肺活量呼出量的百分比。也称为用力呼气量时间（FEV$_1$）。

用力呼气量时间（FEVT） 一定时间可以呼出用力呼气量的最大体积是用力呼气量时间。

1秒用力呼气量/用力肺活量比值（FEV$_1$/FVC比率） 1s空气呼出量的占用力肺活量的比值。也称为1s用力呼气量百分比（FEV$_1$%）。

最大肺活量（FVC） 经过一个充分的吸气后强行和快速呼出气体的最大体积。

窝 穴或凹窝，尤其出现于骨末端的表面。

功能残气量（FRC） 在正常潮气量呼气末端肺内的气体体积。功能残气量等于剩余体积加上呼气储备容积。

真菌感染 任何由真菌引起的炎症状态。大多数真菌感染趋于表面而轻微，但持久难以根除。一些人，尤其是老年人、劳累过度的、免疫抑制或免疫缺陷的人，可能发展为全身性的甚至威胁生命。

胃液（或胃分泌物） 胃腺产生的液体。含有胃蛋白酶、盐酸、黏蛋白、少量的无机盐和内源性抗贫血物质。胃液呈强酸性，pH在0.9～1.5。

胃食管反流疾病（GERD） 胃部的内容物反流进入食管，通常为食管括约肌无能松弛的结果。胃液是酸性的，因而在食管产生灼痛。反复发作的回流可能导致管道炎、消化性食管狭窄或食管溃疡。在单纯情况下，治疗包括床头提高，避免有酸刺激性食物和常规的制酸剂等。在复杂情况下，手术修复可提供帮助。

属 区分家族、部落或物种的自然历史分类法。一群种属在组织机构及其他相关特性上是相似的，但在细节上是不同的。

球蛋白 不溶于纯水但溶于中性强酸盐溶液的一组简单蛋白质中的一种。抗体存在于血清中。

舌咽神经 第九脑对神经。功能：特殊的感觉（味觉）、内脏感觉，和运动感觉。分布：咽、耳、脑脊膜、后1/3的舌头和腮腺。

糖酵解 在酶作用下糖的分解，发生于厌氧条件下。

糖蛋白 属于一类结合蛋白质，含有糖类的蛋白质复合物。

革兰阴性菌 指在使用革兰方法染色时复染色呈粉红色的微生物。在微生物学中该特性是描述微生物属性的主要方法。最常见的革兰阴性致病菌有脆弱拟杆菌、流产布鲁氏菌、大肠埃希菌、流感嗜血杆菌、肺炎克雷伯菌、淋球菌、变形杆菌、铜绿假单胞杆菌寻常，伤寒沙门菌、志贺痢疾杆菌、鼠疫耶尔森菌。

革兰阳性细菌 指在使用革兰方法染色时复染色呈紫罗兰色的微生物。在微生物学中该特性是描述微生物属性的主要方法。最常见类型的革兰阳性致病菌有炭疽杆菌、梭状芽胞杆菌。麻风杆菌、结核杆菌、金黄色葡萄球菌、肺炎链球菌、化脓链球菌。

肉芽肿 慢性炎症病变最常见于组织胞浆菌病，由真菌感染引起。它的特点是巨噬细胞累积；上皮样巨噬细胞，含有或没有淋巴细胞；巨大细胞进入一个离散颗粒中。肉芽肿最常见于肺部感染。可以自行消退、保持静态、成为坏疽、播散或局灶性感染。治疗取决于病因和特定肉芽肿的病程。

哈林顿柱 经外科手术插入的刚性，波状轮廓的金属棒及牵引钩，以在脊柱后路提供牵引和加压治疗脊柱侧弯和其他畸形。

红细胞压积 一定体积的血液经离心后获得的红细胞的体积。血细胞比容表示为总血容量的一个百分比，包括红细胞或通过离心方式分离血液在立方厘米的红细胞的体积。

血细胞比容（Hct） 所测量的压积红细胞的体积，以占全血总量的百分比来表示。正常范围：男性在43%～49%，女性在37%～43%。

血液学 研究血液和血液组织形成的学科。

造血的 血细胞的生成和发育的。

血红蛋白（Hb） 复杂的蛋白质−铁离子化合物，在血液中携带氧气从肺部到达细胞，使二氧化碳远离细胞到达肺部。每个红细胞含有200～300的血红蛋白分子，每分子血红蛋白包含四个亚铁血红素基团，每个基团可携带一分子氧。

咯血　血被咳出的现象。

出血　机体内部或外部异常流出的血，可能来自于动脉、静脉或毛细血管。

血胸　血液和体液在胸膜腔的累积，通常在顶叶和脏层胸膜之间，由创伤所引起。由于肺血管的破坏，水泡的破裂或肉芽肿可致血液积聚于胸腔。血胸也可由小血管破裂造成的炎症引起的肺炎，肺结核，或肿瘤等所引起。如不紧急处理，可发生由于出血、疼痛和呼吸衰竭等所导致的休克。也称血胸。

肝素　从肝、肺和其他组织中分离的多糖。由肝的肥大细胞和嗜碱性白细胞产生。其通过阻止凝血酶原转化为凝血酶和血小板凝血活素的释放从而抑制血液凝固。

肝脾大　肝和脾均增大。

赫-布二反射：迷走神经反射　一种终止吸气和开始呼气的神经机制。当气管的膨胀，气管内的压力增加，或肺部膨胀时，该反射被冲动触发，起源于支气管和细支气管的伸展受体。冲动通过迷走神经的传入纤维到达延髓呼吸中枢。赫-布二反射是在出生时或在限制性通气不足的条件下活跃。

杂合子　针对于某项特征含不同等位基因的个体。

高频通风（HFV）　对呼吸速率在60/min以上并伴发小潮气量的病患提供通气支持的技术。HFV的类型包括高频喷射通气（HFJV）和高频振荡通气两类（HFO）。使用高压气体可以产生短期、快速的喷射气流通过小口径套管侵入降突上方的呼吸道，频率为100～400/min。HFO以400～4000/min的频率将少量的脉冲气体吹入或吸出呼吸道。

门　位于第四和第五背椎水平的肺根部。

组胺　存在于机体内的正常物质；当细胞受伤时释放并发挥药理学作用。灼伤的潮红是由组胺局部产生所引起的。组胺是由组氨酸生成的。

霍曼斯征　在脚踝背屈时产生小腿腓肠肌的疼痛，由血栓性静脉炎或血栓形成而引起。

纯合子　同一基因位点上的两个等位基因相同的基因型个体，因此针对于某遗传特征具有相同的基因对。

右肺水平裂　标志分隔右肺上叶和中叶的裂口。

激素　由器官或腺体产生，通过血液可输送到机体的另一部分，通过化学作用，能刺激功能活动增加和分泌增加的物质。

体液的　属于体液或包含在其中的物质。

透明膜　婴儿期肺泡膜上覆盖的呈纤维状的膜，由于早产和低体重分娩使肺表面活性物质缺乏而产生。

肼苯哒嗪　用于治疗高血压的血管扩张药。

静压　特指液体平衡状态下的压力或处于其他力作用下的液态压。

水疗法　使用水治疗各种疾病的方法。水疗可以包括连续浴缸、湿板包或淋浴喷洒等。

含水的　含有水的，通常指通过化学结合的。

高压氧合作用（HBO）　以高于正常大气压的压力给予氧治疗。也称为高压氧疗法。

高碳酸血，呼吸过度　血液中存在过量的二氧化碳；以高动脉血二氧化碳张力表示。

高凝状态　高于正常凝血状态。

充气过度　空气、气体或液体的部分潴留。

增生　在器官的正常组织排列上出现的正常细胞过度增殖。

呼吸过度　在增加或不增加呼吸频率的情况下呼吸的深度（体积）的显著增加。

高热　非常极端的高温，有时发生于急性传染性疾病，特别是在儿童。

分泌过多　腺体或细胞的分泌物。

过敏症　对刺激的异常敏感性。

高血压　高于正常血压；大于正常张力。

过高热　由于治疗或医源性原因所引起的远高于正常体温的高热现象。

肥大　不包括肿瘤形成的器官或结构的异常增大。

换气过度　呼吸的速率和（或）深度增加，进而引起肺泡通气增加并使动脉血二氧化碳张力降低。

低色小红细胞性贫血　以红血细胞中血红蛋白浓度降低为特征的一组贫血；贫血的一种形式，其特征包括血红蛋白相对于红细胞大小而降低或单一红细胞含有更多的血红蛋白等，如缺铁性贫血。

血流灌注不足　流过循环系统血管的血液缺乏。

低蛋白血症　血液中蛋白质含量减少。

低血压　不适合组织正常灌注和氧合的不正常血压状态。可以由血管内腔扩大，血容量减少或心排血量减少而引起。

肺换气不足　降低呼吸的比率和（或）深度，进而导致肺泡通气减少和动脉血二氧化碳张力增加。

低氧血症　指一种异常低动脉氧张力，通常与组织器官不适当氧水平，即乏氧相关。

缺氧　指在有氧细胞新陈代谢过程中氧气低或不充分的现象。

医源性气胸　由于机械通气而引起的空气或气体潴留于胸膜腔的状态，如气管切开插管或其它治疗措施等。

医源性　因治疗引起身心疾病。

特发性肺纤维化　原因不明的以肺纤维化为特征的疾病。可伴随早期炎症或疾病，如肺结核或肺尘病。

特发性　疾病或状况无认可的病因。

IgG 抗体　细菌、病毒或其他抗原物质刺激淋巴细胞产生的一种免疫球蛋白。抗体具有抗原特异性。每类抗体依据其作用而命名。抗体包括凝集素、溶菌素、调理素和沉淀素等。

免疫球蛋白 E　一种由呼吸道和肠道细胞产生的 α - 球蛋白，IgE 在形成反应性抗体中是重要的。

免疫球蛋白　一个与可充当抗体的蛋白质密切相关而又不全相同的蛋白家族。在成人体内通常存在五种主要的免疫球蛋白亚型：IgG、IgA、IgM、IgD、和 IgE。

免疫球蛋白 M　机体产生的五种抗体中的一种，并且分子量最大。在循环体液中存在并且是机体遇到抗原刺激时最早产生的免疫球蛋白。IgM 触发有效免疫应答所需的大量 IgG 和结合补体。它是 ABO 血型不符的主导抗体、血清中 IgM 的正常浓度为 40 ~ 120 mg/dl。

免疫机制　机体对外来或视为外来物质的反应机制。

免疫治疗　促进免疫力形成或提高的治疗方法。

潜伏期　从感染侵入器官至首次出现症状的发展时期。

梗死　血液供应停止后的组织坏死。

下腔静脉　引流下肢，骨盆和腹腔内脏的静脉干。

渗透　【动词】渗入组织或物质小间隙的过程；【名词】物质或溶液的渗入沉积。

炎症　由刺激，受伤或感染引发的局部的发热、发红、隆起和疼痛。

变力性（正性）　增加心肌收缩力。

插入式　肌肉附着骨的方式或位置。

吸气量（IC）　从一个静息呼气结束起能被吸入的最大气体体积，等于潮气量和补吸气量的和，可以用肺活量计检测。

吸呼时比　吸气持续时间与呼气持续时间的比值。成人吸呼时比在 1：1.5 ~ 1：2 可接受机械通气。比例为 1：1 或者更高可引起血流动力学并发症，而比值低于 1：2 提示较低的平均气道压力和伴随危险。

补吸气量　在一个正常的静息吸气之外所能吸入的最大气体体积。

肋间凹陷　胸廓的收缩，胸廓的软组织下沉，可见周围包绕的软骨和肋骨。

间歇热　发作和缓解循环出现的发热，例如疟疾。

腹内斜肌　在腹壁侧面和横向的腹外斜肌之下，下腹部的一对前外侧肌。腹内斜肌比腹外斜肌小且薄，功能是压缩腹部内容物，帮助排尿、排便、呕吐、分娩和用力呼气。双腹内斜肌共同作用有助于脊柱弯曲，连接肋软骨至耻骨。单腹内斜肌运动可助脊柱侧弯和旋转，使对侧肩膀向下。

间质水肿　在组织间质间隙的异常液体累积，例如在心包囊，胸膜内间隙，腹腔或关节腔中。

间质　位于器官或组织中小间隙或空格的物质。

胸膜内压　胸膜腔内的压力。

碘　属于卤素家族的非金属元素。

离子　通过获得或损失电子而获得静电荷的原子，一组原子或分子。

缺血　由循环部分梗塞导致的血供不足。

异山梨醇　一种抗心绞痛药物，原型是硝酸甘油。

核素　具有几乎相同的化学性质而不同原子量和电荷的一系列化学元素。很多核素都具有放射性。

K复合波　标志N₂睡眠起始的间歇性大波幅，并持续时间至少0.5s的双向波。一个K复合波包括一个尖锐负向波（向上偏移），紧随一个0.5s的较慢的正相波（向下偏移）。K复合波通常在N₂睡眠期出现，有时也出现在N₃期，睡眠梭状波通常重叠在K复合波上。

卡特金纳综合征　以支气管扩张，慢性副鼻窦炎和内脏移位（通常是右心位）为特征的遗传病。

克利A、B线　在胸部X线造影中可见的小叶间隔增厚，可由肺静脉高压相关的细胞浸润和水肿引发。

酮康唑　一种抗真菌药。

动态的　属于或者包含变化的。

克雷伯菌属　一个小的，有圆形末端的圆杆状双球菌属。克雷伯菌属细菌感染可引起包括支气管炎、窦炎和一些种类肺炎的多种呼吸系统疾病。

Kulchitsky细胞　一种含分泌型嗜银嗜铬颗粒的细胞，也称为argentaffin细胞。

库斯曼呼吸　异常深的，非常快速的叹气式呼吸，是糖尿病酮症酸中毒的特征。

乳酸　肌肉在运动时，无氧酵解糖所产生的酸。

乳酸中毒　一种以血液中乳酸聚积为特征的紊乱，导致肌肉和血清中pH下降。通常在组织缺氧的情况下发生，肝损伤、呼吸衰竭、烧伤、肿瘤和心血管疾病可能出现这种情况。

喉痉挛　一种喉的痉挛性闭塞。

潜伏期　隐藏的、隐秘的、不活动的或隐性的时期。

卵磷脂与神经鞘髓磷脂比率　羊水两种成分的比率，用来预测胎儿肺成熟度。羊水中的正常比率为2∶1，在胎儿肺成熟后更高。

嗜肺军团菌　一种小的革兰阴性棒状杆菌，是军团菌病的致病因子。

损害　机体组织的创伤、损伤或病理改变。

倦怠　淡漠的、无情感的或缓慢呆滞的状态或特征；木僵。

白细胞　血白细胞，包括胞质中含或不含颗粒的细胞。

白细胞减少症　一种异常的白细胞数量下降，低于5000细胞/mm³。

白线　从胸骨至耻骨的下腹中间一条由结缔组织构成的白线。

脂质　一些不溶于水的脂肪类物质，是构成细胞的主要结构物质。

肺叶切除术　一个或更多肺叶的外科切除。它可用于移除恶性肿瘤或大的良性肿瘤，同时由于治疗失控的支气管扩张症、出血性外伤、先天异常或顽固的肺结核。

纵向度　平行于机体或部分的长轴。

润滑剂　介质，通常是一种液体油，可以减少部件移动时引起的相互摩擦。关节通过滑液润滑。

内腔　管状器官的内部空间，例如血管或肠管。

胸肺区　肺和胸在位置上的解剖学描述。

肺活检　获得用于组织学检查的肺组织的一种方法，用于诊断肺器质性疾病，包括癌、肉芽肿和中毒、结节或感染引起的肺疾病。

肺容量　四种基本的、非重叠的肺容积中两项或两项以上的和。肺容量包括功能残气量，深吸气量，肺总量和肺活量。

肺顺应性　由肺体积和弹性决定的，衡量肺和胸腔弹性阻力的指标。高顺应性提示肺的弹性缺失，例如老年人或肺气肿。低顺应性表示需要较大的压力改变来改变体积，如肺不张，水肿，纤维化，肺炎或表面活性物质丧失。运动性呼吸困难是肺顺应性降低的主要症状。

淋巴结　由淋巴组织聚积组成的圆形小体。存在在淋巴管间隔中。

癌性淋巴管炎　在淋巴隙和淋巴管中癌的广泛播散的情况。

淋巴管　从组织中运输淋巴液的薄壁淋巴管。与静脉类似，它们具有确保单向运输的瓣膜并最终在颈内静脉和上腔静脉的连接处汇入静脉系统。

大细胞性贫血　一种以红细胞生成受损和循环中出现巨红细胞为特征的血液疾病。大细胞性贫血通常是由叶酸或维生素B₁₂缺乏导致。

巨噬细胞　以吞噬外来物质为主要功能的细胞。

不适感　一种身体虚弱，疲劳或不舒服的模糊感觉，通常预示疾病的发生。

恶性肿瘤　一种以侵入外周组织，远处转移和包含间变细胞为特征的新生物。如果不给予治疗，恶性肿瘤可致死亡。

踝 踝关节两侧的突起，腓骨下端是外踝，胫骨下端是内踝。

甘露醇 一种作为渗透性利尿药和在肾功能试验中应用的不被代谢的糖。

肥大细胞 颗粒中含有肝素和组胺的结缔组织细胞；在细胞防御机制中很重要，如血凝，参与损伤和感染。

最大呼气量 一个人每分钟尽可能快速深呼吸时能吸入和呼出的最大气体量。在肺功能试验中测量。

机械感受器 可接受例如声音或触觉压力的机械刺激的感受器。

胎粪 在胎儿肠中收集或新生儿首次排泄的物质。通常是黏厚的，绿色或黑色，由肠腺分泌物，一些羊水和子宫内碎片组成，如胆色素、脂肪酸、上皮细胞、黏液、胎毛和血。随着母乳喂养或GI管发挥功能，其颜色、组分和排便频率在开始喂养3～4d后改变。分娩过程中羊水中出现胎粪可提示胎儿窘迫，导致缺氧和智力发育延迟。

胎粪吸入综合征 胎儿或新生儿吸入胎粪，可阻断气道，引起肺扩张或其他肺损伤，如肺炎或肺气肿。

胎粪性肠梗阻 新生儿由于厚、干、黏的胎粪嵌入导致的小肠阻塞，通常发生在回盲瓣或近回盲瓣处。此情况通常由胰酶缺乏导致，且以囊性纤维化为最早特征。

纵隔镜检查术 通过在胸骨上切口应用光学透镜检查纵隔的方法。

Mendelson综合征 由酸性胃内容物入肺导致的误吸综合征。通常在人醉酒呕吐，麻醉木僵或失觉时发生。以支气管扩张和气管黏膜损伤为特征，可进展为类似急性呼吸窘迫综合征的症状。

脑脊膜炎 覆盖在脑和脊髓上膜的任何感染或炎症。

间皮瘤 胸膜或腹膜间皮的一种罕见的恶性肿瘤，与早期暴露于石棉有关。

代谢性酸中毒 体液中加入过量酸或碳酸氢盐缺失导致的酸中毒。酸中毒以血 pH < 7.4 为标志。在饥饿和失控糖尿病，糖缺乏或不能被氧化供给细胞营养。

代谢性碱中毒 以机体显著的酸缺失或碱碳酸氢盐水平升高为特征的异常情况。酸缺失可由严重呕吐，电解质替换不足，肾上腺皮质功能亢进或库欣病导致。

新陈代谢 有机体中发生的所有物理和化学变化的总和。发生在活细胞中的所有能量和物质转换。

化生 一种组织转变为这种组织的非正常形式。

微绒毛 在细胞表面的微小圆柱状结构，特别是在肾近曲小管和肠上皮细胞上，它们增加了细胞的表面积。

有丝分裂 体细胞分裂的一种形式，每一个子细胞都含有与亲本细胞相同数目的染色体。

二尖瓣 左心房和左心室间的二尖瓣。

混合性睡眠呼吸暂停 以中枢性睡眠呼吸暂停和阻塞性睡眠呼吸暂停为标志性症状和体征的情况。通常以睡眠呼吸暂停为起始，进展为梗阻型。混合性睡眠呼吸暂停也可由阻塞性睡眠呼吸暂停导致，高碳酸血症引起中枢性体征和症状。

单核细胞增多症 血液中存在异常高数量的单核白细胞。

能动的 有自发运动能力的。

黏液样的 属于或类似黏液，腺分泌型黏液。

黏液 黏膜的游离黏液层。由腺体分泌连同各种无机盐，脱屑细胞和白细胞组成。

髓磷脂 覆盖在多数神经元轴突表面的绝缘物质，增加神经冲动延轴突的传导速度。

骨髓瘤 骨髓造血干细胞部分的细胞形成的肿瘤。

心肌梗死 由冠状动脉阻塞后的心肌缺血引起的心肌细胞死亡。

心肌炎 心肌的炎症。

心肌 心脏壁的中层，由心脏肌肉构成。

肌病 以肌无力，消瘦和肌组织的组织学改变为特征的骨骼肌异常情况。

坏死 组织的大面积死亡。

新生物 新的发育异常的组织，如肿瘤。它没有有用的功能，消耗健康组织为代价进行生长。

肾炎 肾的炎症。肾小球，肾小管和间质组织都可能受累。

肾病综合征 以显著蛋白尿，低蛋白血症和水肿为特征的肾的异常情况。

神经内分泌 属于神经和内分泌系统，组成

一个整体的功能系统。

神经肌肉接头　大的有髓神经纤维和骨骼肌纤维末端间的接触面。

氧化氮类　汽车的空气污染物。这些气体浓缩后可引起呼吸兴奋，支气管炎和肺炎。浓度高于100ppm通常引起肺水肿进而导致死亡。

夜间的　属于或发生在晚上的。

结节　细胞的小聚集，小结点。

线图　由三条有刻度的代表不同变量的直线或曲线组成的图，以一条直线切割三条线的方式获得三种变量间的相关值。

非小细胞肺癌　除小细胞肺癌外的所有肺癌的统称，包括肺腺癌，大细胞癌和鳞状细胞癌。

去甲肾上腺素　由肾上腺髓质产生的激素，在化学和药理学性质方面类似肾上腺素。

正常菌群　在机体特定位置存在的天然菌群。正常菌群没有有害作用。

斜裂　标记右肺下叶和中叶的凹槽；标记左肺上叶和下叶的凹槽。

咬合　靠近，阻隔或连接在一起。

嗅觉的　属于嗅感觉的。

胶体渗透压　在溶液中由于胶体的存在所导致的渗透压。

不透明性　不透明的点或面，不透光的情况。

不透明的　光线，X射线其他的电磁减震不能透过，不是透明的也不是半透明的。

开放性气胸　由胸壁的开放性损伤导致的胸廓内存在空气或气体。

眼轮匝肌　眼睑的肌肉体，由眼睑、眼眶和泪部组成。

起点　肌肉的固着依附部分。

端坐呼吸　不适的直坐或站立位呼吸。

渗透压　两种不等渗溶液由半透膜分离时产生的压力。

骨质疏松　通常在老年人出现的脆骨症。

臭氧　由日光作用于氧产生，三原子形式的O_3分子，是呼吸道的刺激物。

P波　心动周期的构成元件，在心电图上显示为T波之后的倒立U形波，在QRS复合波前，表示心房除极化。

腭弓　在口腔和鼻咽之间形成软腭的穹窿形肌肉结构。

触诊　在体检中应用的技巧，检查者用手感觉某一机体部分的纹理，大小，一致性和位置。

全叶肺气肿　肺气肿的一个主要类型，以全部终末细支气管和腺泡的空气体积一致增大为特征，是一种遗传情况，也称为全肺泡性气肿。

胰腺　鱼形的淡灰红色腺体，直横跨在机体上腹部后腹壁，分泌多种物质，如消化酶类，胰岛素和胰高血糖素。

胰液　胰腺分泌的澄清碱性液体，包含至少三种不同的酶（胰蛋白酶，胰淀粉酶和脂肪酶）。它流出至十二指肠，在那里与胆汁和肠液混合，有助于消化食物。

全叶肺气肿　肺气肿的一个主要类型，以全部终末细支气管和腺泡的空气体积一致增大为特征，是一种遗传情况，也称为全肺泡性气肿。

穿刺　使腹腔内液体流出的操作。

反常的　与正常规则不一致的。

副黏病毒属　包括副流感病毒、麻疹病毒、腮腺炎病毒、风疹病毒和呼吸道合胞病毒在内的病毒亚群。

寄生虫　被其他有机体庇护或在其他有机体中生长，而对宿主生长没有任何贡献的有机体。

实质　与器官功能有关的器官基础部分。

阵发性夜间呼吸困难　以使人醒来的暴发性呼吸窘迫为特征的疾病，通常在肺水肿患者睡眠几小时后出现。因卧位中央循环液流量增加所致。通常由充血性心力衰竭所致的肺水肿引起。通常伴随咳嗽，窒息感，冷汗和奔马律性心动过速。用枕头垫高头部睡眠可预防阵发性夜间呼吸困难，但要根治必须防止液体在肺的聚集。

阵发的　疾病症状的突然，周期性发作或复发。

微粒　由颗粒物构成。

导管未闭　开放的狭窄管道。

病原体　任何可引起疾病的介质，特别是微生物。

峰值呼气流速　在用力呼气是气流所能达到的最大速度，由肺完全膨胀起始。也称为呼气峰值流速。

胸大肌　胸壁上的一块大肌肉，作用于肩关节。厚，呈扇形，起始于锁骨、胸骨、第2软骨至第6肋和腹外斜肌腱膜。在肩关节手臂的屈，伸和内旋中发挥作用。

摆动呼吸　气体从一肺至另一肺的分流。

叩诊　体检时的一种操作，用拳头或指尖叩击机体来评估一些内脏器官的大小，边界和浓度，发现和衡量体腔内存在的液体量。直接叩诊是通过指尖直接叩击在机体表面完成的叩诊。间接叩诊或指诊是一只手的指尖扣在放在器官上的另一只手的手指上（通常是中指的第二指骨）。

穿孔　穿过物质或部分的孔。

支气管周　位于支气管周围。

外周气道　肺外部的小支气管，大部分的气体交换在此发生。

腹膜透析　通过在腹腔内灌注特殊的温热无菌化学溶液将有毒物质清出体外。

血管周　位于脉管的周围，特别是血管。

渗透性　可渗透的特性。

可渗透的　允许溶液中的液体或物质通过的能力。

许可性高碳酸血症　允许动脉血二氧化碳分压随时间缓慢上升至pH变为正常的通气。目的是恢复潮气量和防止机械通气过程中的容量伤。在此过程中患者需被麻醉。

酸碱度　氢离子浓度指数。

吞噬　细胞包裹并消化细菌或其他外来物质。

指骨/趾骨　手指或足趾的骨。

表型　一个个体机体结构的一些显型，例如血型，完全由遗传决定，而其他例如身高，易随环境因素改变。

苯丙酮尿　在尿液中异常存在苯酮。

股白肿　急性水肿，特指腿的，由通常是血栓引起的淋巴管或静脉阻塞引起。

光气　二氯化碳酰，一种引起恶心和窒息的有毒气体。

磷酸二酯酶　催化第二信使环磷酸腺苷降解为一磷酸腺苷的酶。

匹克威客综合征　一种以肥胖，肺功能降低，嗜睡和真性红细胞增多症为特征的异常情况。

斑块　一种扁平的，统称隆起于皮肤黏膜表面或集体任何器官的斑。动脉粥样硬化的斑块。通常在牙上的薄膜也称牙菌斑。

血浆去除术　通过离心去除血液中的血浆，在等渗溶液中重组细胞，将这种溶液再输入供体或其他需要红细胞而不需要全血的患者体内。

血小板　血液中最小的细胞。在红骨髓中形成，有一些储存在脾中。血小板是盘状的，不含血红蛋白，是血液凝固和维持止血的基础。在1 ml中血液中通常有200 000 ~ 300 000个的血小板。

多形的　各式各样的，以超出一种的形状存在的。

胸膜摩擦音　在吸气末呼气出听诊肺时的一种异常摩擦音。当内脏与胸膜侧壁表面互相摩擦时发生。声音不是由咳嗽引起的。胸膜心包摩擦提示早期炎症，新生物，创伤性肋膜病，二次感染或新生物引起的炎症。

胸膜炎　胸膜的炎症。

纵隔积气　在纵隔的组织聚积空气或气体。在婴儿，特别是患有呼吸窘迫综合征或吸入性肺炎的婴儿体内，它可导致气胸或心包积气。在大龄儿童，这种情况可能由支气管炎，急性哮喘，百日咳，囊性纤维化或咳嗽或创伤引起的支气管破裂引发。

肺切除术　移除全部或部分肺的手术。

肺炎　肺的炎症。肺炎可能由病毒或对化学药品或有机粉尘的超敏反应引发，例如细菌，鸟滴下物或霉菌。肺炎通常是肺间质的，肉芽肿的，纤维化的炎症，尤其是支气管或肺泡。干咳是一个常见症状。治疗依赖于病因，不仅包括去除任何的触犯物，还可给予皮质类固醇缓解炎症。

心包积气　心包囊内聚积空气或气体。

气腹　在腹部腹腔内存在空气或气体。可能是自发的，例如中空含气器官的破裂，也可由诊断或治疗目的诱发。

气胸　在胸膜空间内聚积空气或气体，引起肺崩溃。气胸可能是允许空气进入的开放性胸廓外伤，肺表面气泡破裂或严重阵咳的结果。也可能在没有任何明显原因时自发发生。

最强心尖搏动点　触诊最强的心尖搏动的位置，通常在胸第5肋间，左锁骨中线中间。

结节性多发性动脉炎　小动脉或中动脉的坏死和炎症，累及这些动脉的供血组织。

红细胞增多症　血红细胞过量。

多形核白细胞　白细胞亚类，包括中性粒细胞，嗜酸性粒细胞和嗜碱性粒细胞。

多神经炎　两个或更多神经组织同时出现炎症。

多神经病　适用于任何外周神经病的术语，尤其用于描述那些非炎性自然病。

多神经根炎　神经根的炎症，特别是在格林

巴利综合征中发现的那些脊神经。

多发性神经根神经病　格林-巴利综合征。

腘动脉搏动　腘动脉的搏动，在膝盖后，患者俯卧屈膝时触诊最好。

正性肌力药　一种影响肌肉收缩力的物质。一种增加心脏肌肉收缩力的介质。

正电子成像术（PET）　一种计算机放射线照相术，应用放射性物质检测不同机体结构的新陈代谢活动。患者吸入或注射代谢必须的物质，例如糖，这些物质携带放射性元素，散发正电荷带电粒子或正电子。当正电子与机体细胞中正常存在的电子结合时，发射伽马射线。电子电路学和带有正电子成像术的计算机检测伽马射线并构建颜色编码的图像，指示遍及涉及器官各处的新陈代谢活动的强度。在正电子成像术中应用的放射性核素是非常短命的，因此患者在PET扫描中暴露于非常小量的辐射中。正电子成像术检查心血管的血流和代谢，研究和诊断肿瘤，观察脑的生物化学活动等。

产后　分娩生产之后。

体位引流　通过固定患者体位引流支气管或肺腔中的分泌物，因此重力将被允许参与肺特殊叶或多肺叶的引流。

首次妊娠　妇女第一次怀孕。

预测　关于预见疾病的结果。

增殖　快速的增长或扩散，快速复制的过程或结果。

预防药　预防感染或疾病的介质或食物疗法。

虚脱　极度衰竭的情况。

蛋白水解药　一种产生蛋白质水解的酶。

协议　执行工作的一种标准化方法。通常由涉及诊断和治疗的部分组成（如机械通气协议）。

近端的　最近的附着点，机体的中心或参考点。

铜绿假单胞菌　一种革兰阴性，非孢子形式，能运动的细菌种类，可能引起多种人类疾病，从化脓性脑膜炎至院内伤口感染。

上睑下垂　一侧或两侧上睑下垂的异常情况，由先天或后天的提肌虚弱或第三脑神经麻痹引起的眼睑下垂。这种情况可通过手术缩短眼提肌治疗。

肺泡蛋白沉着症　一种肺气囊被蛋白质和脂类充满的情况，可进展为呼吸衰竭。原因不清。

肺血管造影　在肺循环中注射辐射透不过的对比介质后，肺血管的X线片检查。用于检查肺栓子。

肺动脉导管　测量肺动脉压力的各种心导管，通过大静脉插入静脉系统并通过血流引导至上腔静脉，右心房心室和肺动脉。

肺血管　运输血液，使血液从心脏流到肺部，再由肺部回流到心脏的血管。

肺循环　血液从心脏到肺部再回到心脏的血液运输，以进行气体交换。血液自右心室流入肺部，在肺内被氧化并去除二氧化碳，携氧血液回流入左心房。

肺动脉取栓术　一种经肺动脉切口将栓子或血块去除的外科手术，是对动脉栓塞进行紧急治疗的方法。在操作完成后可检测到灌注减少。在手术前，可用肝素抗凝，可经血管造影，确定受影响动脉的情况。切口为纵向，使动脉栓子易于清除。手术后的血液压力维持接近术前基线水平，若降低则可能会诱发新的凝块形成。

肺的　与肺有关或累及肺部的。

脉冲　由于左心室在收缩期射血产生的，使动脉定期、重复的扩张及收缩而产生的压力波。脉冲在浅表的动脉易于检测，如桡动脉和颈总动脉，并与心脏的每个节拍对应。

脉搏血氧仪　测量组织中毛细血管内饱和血红蛋白量的装置。为一种非侵入性方法，是一种有效的测量饱和血红蛋白的筛选工具，用于确定基本的呼吸功能。可以在耳垂或指尖使用。因透射光的波长随饱和血红蛋白的量而改变，可通过分析接收光而换算出血液氧饱和度（SO_2）的百分比。也称为（非正式）脉搏氧饱和度。

脉冲交替　脉率不变，弱强节拍交替的脉冲。

奇脉　伴随呼吸出现的一种夸张的脉搏变化。发生时脉博在吸气时变得较弱而呼气时显著增强。奇脉是缩窄性心包炎和心包积液的特征表现；是一种独立于脉率变化之外的改变。

脓性的　包含或形成脓液的。

发热　正常生理范围内的体温升高，机体温度的增加。

桡动脉脉搏　触诊手腕桡动脉的脉搏。桡动脉脉搏是最经常采取检测脉搏的方式。

放射治疗　通过使用X射线或γ射线破坏恶性细胞有丝分裂或损害其DNA的合成，用于播散性肿瘤的治疗方法。

辐射穿透性　终止或削弱X射线穿透的能力。骨具有相对的辐射不透性，可以在X-射线曝光胶片上显示为白色。铅具有显著的辐射不透性，被广泛应用于屏蔽X-射线设备和原子力源。

辐射透过的　某些原子序数相对较低的材料允许大部分X射线通过，在X射线胶片上形成暗的图像。

辐射不透的　X-射线或其他形式的辐射不可穿透的。

快速眼动睡眠（REM）　可被置于眼周围皮肤的电极检测到的睡眠阶段。在此阶段眼部肌肉收缩产生的微小电流改变能够传输到记录设备上。快速眼动睡眠持续时间从几分钟到半小时，与非快速眼动睡眠（NREM）期交替。睡梦多发生在REM期。个人的睡眠模式通常会发生改变，如婴儿期每天需20h睡眠，而年老者可能每天仅需6h睡眠。婴儿的睡眠从REM开始，而成人则要经过四个NREM后再进入REM期。

腹直肌　腹部前外侧肌群中的一对，在腹侧面的腹部延伸。由白线分开。每个直肌产生的横向肌腱波峰起于耻骨，由内侧与对侧的肌肉相连。腹直肌插入第5、第6、第7肋骨。它的功能包括弯曲脊柱、使腹前壁紧张，以及辅助压缩腹部内容物。

卧位　躺着或向后倾斜的姿势。

红细胞计数　通常电子计数装置测量全血样品中的红细胞数。正常男性全血红细胞浓度$(4.6 \sim 6.2) \times 10^6/mm^3$。在女性中的浓度是$(4.2 \sim 5.4) \times 10^6/mm^3$。

红细胞指数　常规的记录全血中红血细胞的大小，重量，及血红蛋白浓度的测试。

耐受的　对常规治疗抵抗的，难治的，顽固的。

缓解　症状的严重程度减弱或消除，症状减轻期。

弛张热　一种高热，体温每日出现加重和缓解，但温度未恢复至正常范围。

残气量　最大呼气结束时肺内残留的空气量。

残气量/总肺活量　最大呼气结束时肺内气体的体积/最大吸气结束时肺内气体的体积。它等于肺活量加残气量。

呼吸　机体组织内氧气和二氧化碳的分子交换。

瑞替普酶　重组组织型纤溶酶原激活药。作为静脉注射溶栓剂治疗心肌梗死。

网状结构　位于脑干，从感觉器官向有意识的大脑传导信息的过滤器。它能够分析传入信息的重要性和影响力，并影响机体的警觉性，活动，睡眠及一些反射功能。

类风湿关节炎　一种慢性的、炎性、破坏性的自身免疫性疾病，常累及胶原。特点是滑膜对称性发炎，滑膜渗出增加，导致膜的厚度增加，关节肿胀。该病多女性受累，一般36～50岁发病。疾病过程呈多变性，但缓解和加重交替出现最为常见。

核糖核酸　参与细胞核及细胞质内蛋白质合成的核酸。由单链核苷酸组成。

X射线照片　X线照相术产生的胶片。也称为X-射线。

X线照相术　使用X射线过程中获得的X射线照片。

锯齿波　频率在θ波范围内（3～7Hz）的缺口-锯齿状波。多见于REM期。锯齿波虽然不属于REM期的标志，但它的出现提示睡眠进入REM期。

斜角肌　与斜角相关的一种肌肉。

舟状腹　腹部前壁下沉形成的。

闪烁照相机　使用相机记录注射入体内的放射性物质的排放量。

段切除　去除一个或多个肺段。

半月瓣　分离左心室和主动脉，右心室和肺动脉的阀门。也称为主动脉瓣和肺动脉瓣。

半通透性　允许液体或扩散颗粒或流体通过，但阻止其他成分通过，通常在跨膜传输中使用。

败血症　病原微生物或血液中的毒素引起的化脓性感染而导致的全身性疾病。

膈膜　分割成两腔的膜。

5-羟色胺　存在于血小板，肠道黏膜细胞，肥大细胞，类癌细胞上的化学物质。是一种强有力的血管收缩药。

血清　①清澈的水样液体，尤其在浆膜表面较多；②膜的炎性渗出液；③血液的流体部分，除去后为纤维蛋白凝块和血细胞；④有时被用来作为抗血清的代名词。

唑唑声　嘶嘶或吹口哨声；在一定的频率能

听到的声音。

体征 机体发生疾病或功能紊乱的任何客观的证据或表现。病征多是确定的，明显的，不包括患者的主观印象的。而症状是主观的。

沉默 无噪声或无体征或症状的状态。

硅石 二氧化硅，如玛瑙、砂、紫水晶、燧石、石英和其他的石头等，存在于自然界中的无机化合物。主要成分是树脂基复合材料，是烤瓷牙的共同的填充材料。以颗粒形式存在，可作为磨料和抛光剂在牙科使用。

硅酸盐 硅酸产物盐。

窦性心律失常 心律不规则的心率，通常在吸气期增加而在呼气期减少。常见于儿童和青壮年，在老年患者出现无临床意义。

窦性心动过缓 窦房结跳动的速度低于60/min。

窦性心动过速 单纯性心动过速，窦性心律速度超过100/min。

睡眠纺锤波 睡眠纺锤波是一种突发的EEG活性波（6个或更多个不同的波），频率在12～14Hz，持续时间为0.5～1.5s。睡眠纺锤波标记N_2期的发生。在N_3阶段也可看到，但通常不会发生在REM期。

小细胞（或燕麦细胞癌） 一种恶性的，通常是支气管上皮性的肿瘤，细胞染色可见上皮细胞呈小而排列紧密的圆形，椭圆形或梭形，神经分泌颗粒和胞质很少或没有。形成肿瘤的细胞数量并不多，但通常沿黏膜下淋巴管转移。许多肺的恶性肿瘤都属于这种类型。通常手术切除是不可能的，化疗和放射治疗也不能有效治疗，因此长期预后较差。

小细胞肺癌（SCLC） 一种恶性的，通常是支气管上皮性的肿瘤，细胞染色可见上皮细胞呈小而排列紧密的圆形，椭圆形或梭形，含神经分泌颗粒，胞质很少或没有。产生肿瘤的细胞数量并不多，但通常沿黏膜下淋巴管转移。许多肺的恶性肿瘤都属于这种类型。通常手术切除是不可能的，化疗和放射治疗不能有效地治疗，因此长期预后较差。

平滑肌 肌纤维中缺乏交叉条纹的肌肉组织；肌肉的运动是不自主的，主要存在于内脏器官。

SOAP 以问题为基础的医院记录模式，是主观的，客观的，评估性的，计划性的缩写。包含对健康问题进行文字记录的四个部分。通过了解患者病史及体格检查，针对每一个综合征，症状，问题或诊断，应用SOAP模式进行分析。通过这种方法制表即称为"SOAP化"，使用所产生的图表称为"SOAP图表"。

躯体神经 支配躯体结构的神经（即躯干和四肢）。

痉挛 不自主运动或突然抽搐产生的肌肉收缩。痉挛可分为阵挛或强直。

血压计 间接确定动脉血压的仪器。

脊柱融合术 固定脊柱不稳定的部分。通常通过骨牵引术或将患者固定成一定体位，但大部分需通过外科手术完成。手术性强直可能在脊柱骨折的治疗过程中或腰椎间盘切除术和椎板切除术术后用来矫正椎骨的突出。手术融合主要是在腰部后切口引入骨移植物或人造装置来固定脊柱的侧面。在不常发生的颈部的切口可以在腹侧或背侧。

自发性气胸 胸膜腔内有空气或气体积聚时，机体出现无明显原因的肺实质和脏层胸膜破裂。

痰培养 呼吸道感染患者的痰液中致病菌的检测。

痰 通过咳嗽或清喉咙排出的物质。可能含有细胞碎片、黏液、血液、脓液、干酪样物质和微生物。

鳞状细胞癌 一种生长缓慢的恶性肿瘤，通常发生在肺和皮肤的鳞状上皮细胞，也发生在肛门、宫颈口、喉、鼻、和膀胱。该肿瘤的特点是类似棘细胞和形成角化珠。

分期 疾病或其他病理过程的阶段，数量或期间，如在肿瘤发展各个阶段的分配数值TMN临床方法的分类。

淤滞 正常流动的液体如血液、尿液或肠道活动停滞。

哮喘持续状态 持久性和顽固性的哮喘发生状态。

胸锁乳突肌 起于胸骨柄前面和锁骨的胸骨端，止于颞骨乳突的肌肉。作用是弯曲头部。

喘鸣 气管或喉梗阻造成的一种不正常的，高亢的音乐声。通常在吸气时可听到。喘鸣可能提示一些肿瘤或炎性疾病，包括声门水肿、哮喘、白喉、喉乳头状瘤。

每搏量 心室每次搏动喷出的血液量。

蛛网膜下腔　脑和脊髓蛛网膜脑脊液周围的空间。

皮下气肿　皮下组织内积聚的空气或气体形成。空气或气体可能起源于气道或破裂的肺泡，并通过胸膜下空腔迁移至纵隔及颈部。面部、颈部、胸部可能会出现膨胀。皮肤组织疼痛，并可能产生噼里啪啦的爆裂声。如果漏气严重患者可能会出现呼吸困难，并出现发绀。治疗时需切口以释放空气。

皮下　指皮肤下层。

二氧化硫　通用工业空气污染物，可导致支气管痉挛和细胞破坏。

浅表层　局限于表面的部分。

上腔静脉综合征　血栓或原发性肺肿瘤引起上腔静脉阻塞导致上半身水肿和静脉怒张等症状。症状包括干咳、呼吸困难、发绀、中枢神经系统紊乱、结膜水肿等。

上腔静脉　从头部、颈部、上肢和胸部回流血液的静脉主干。它开始于两个头臂静脉，直接向下进入心脏右心房。

表面张力　是液体表面层由于分子引力不均衡而产生的沿表面作用于任一界线上的张力。通常情况下，处于液体表面层的分子较为稀薄，其分子间距较大，液体分子之间的引力大于斥力，合力表现为平行与液体界面的引力。表面张力是物质的特性，其大小与温度和界面间物质的性质有关。

表面活性剂　是指具有固定的亲水、亲油基团，在溶液的表面能定向排列，并能使表面张力显著下降的物质。

对称　机体的形状、大小和相对位置对应的部位均相等。

拟交感神经作用　刺激交感神经后产生的效应，如注射肾上腺素后产生的效应。

症状　机体或其功能出现的任何指示疾病或疾病阶段的可察觉的变化。一种分类可将其分为客观的，主观的，基本的或连续的症状。另一种分类方法认为所有症状均是主观的，客观的指征被称为病征。

晕厥　大脑供血不足导致瞬态意识丧失的状态。

合胞　一组细胞中一个细胞与相邻细胞的细胞质相连。

合胞体　一组细胞中，一个细胞与相邻细胞的细胞质是连续的，从而形成的多核单元。

全身反应　整个机体对刺激的反应。

系统　有关于全身的，而不是其组成部分之一。

收缩期　心脏周期中，心脏处于收缩的部分。

收缩压　最高血压；心室收缩期间发生。

T波　心电图上ST段后很短的，倒U形的曲线所示的心脏周期的部分。它代表膜心肌动作电位复极的第3阶段。

心动过速　心脏搏动异常迅速，通常频率＞100/min。

呼吸急促　急促的呼吸率。

触觉语颤　体检时出现的明显的胸壁颤抖振动。在慢性阻塞性肺疾病，阻塞，胸腔积液，气胸或从喉部到胸部表面的振动受阻碍时触觉语颤减弱或缺失。发生肺炎时出现频率增加。

滑石　初级的，含水硅酸镁，有时含有硅酸铝的一小部分，用来作为粉剂和澄清液体吸附剂的物质。

颞侧脉冲　在颞浅动脉耳前的脉冲。

顽固性　附着的；黏附的；保持的特性。

气张力　以毫米汞柱测量气体压力。

张力性气胸　胸膜腔中有空气积聚时，通过胸壁或肺实质与瓣膜开口破裂引起的胸膜腔压力超过肺泡内压的病变。空气流经破口时咳嗽，但无法呼气。长时间气胸可导致呼吸骤停。

θ波　脑电波的一种，其特征为由相对较低的频率（4～7Hz）和低振幅（10μV）的波构成。θ波是大脑颞叶的的"昏昏欲睡波"，在个体清醒时出现，而放松和昏昏欲睡时则无。

Ⅲ度　三度烧伤，表皮和真皮均被破坏。

胸腔穿刺术　外科用针穿孔吸出液体用于诊断或治疗，或获取胸壁和胸膜腔的活检标本的方法。过程中患者直立位置，通常使用局部麻醉。可用于胸腔吸液治疗胸腔积液或收集流体样品的培养和检测。

胸腔穿刺　穿刺胸壁去除液体。

血小板减少　血液中的血小板数量异常降低。

血栓　引起血液流经血管受阻的血液凝块。

血栓性静脉炎　静脉血栓形成的炎症，通常发生在下肢，多集中于同一条腿。

栓子　阻塞心脏血管或腔的血块。

胸腺切除术　切除胸腺的手术。

胸腺瘤　一种常见的胸腺良性肿瘤，可伴发重症肌无力或免疫缺陷征。

胸腺　位于前纵隔腔的无管腺体，在幼年早期发展达到最大，然后逐渐萎缩。它通常具有两个纵向叶。是一种内分泌腺，现在被认为是一种淋巴组织。为淋巴系统网络的重要组分，对维持机体免疫能力具重要作用。

潮气量　在正常通风下吸入和呼出的空气量。吸气量，补呼气量及潮气量，一起构成肺活量。

滴度　物质在溶液中的浓度。

张力　机体或器官以及各部位功能健康和正常的状态。从更严格意义上说，是肌肉被动伸长或伸展时的阻力；对刺激有反应或正常张力阻力的反应。

肺总容量　最大吸气结束时肺内气体的体积。它等于肺活量加剩余容量。

毒血症　细菌产物经血液传播引起的病变；毒血症可导致代谢紊乱。

毒素　来源于动物或植物的有毒物质。

气管　最大的气道；在第六颈椎第五胸椎水平的纤维性管道；使空气进入肺部。在隆突部位分为两条支气管，伸入每个肺中。内衬气管黏膜，其内表面衬有纤毛上皮。

气管清除　通过呼吸道的纤毛运动，咳嗽，或巨噬细胞清除呼吸道异物的过程。

气管切开术　通过颈部切割气管的手术，通常为插管以治疗上气道阻塞。

气管切开　切开皮肤，肌肉及气管。

输注　注射血液或血液组分至血流中。把一个人的血液转移到另一个人血管中。

透射法　以光源透过机体组织来检测其结构的方法。光镜探头可伸入机体空腔中进行检测及诊断。

半透明　能透光但由于扩散使对象不清晰的状态。

传播　疾病或感染的播散。

肺压　口腔和胸腔之间的压力差。

漏出　液体通过挤压穿过组织或膜而进入组织细胞间隙的过程。呈水样并含有少量的血细胞或其他较大的蛋白。

横向的　描述某物体横跨或与其他物体成直角的状态。与机体的长轴成直角。

创伤　由外力引起的损伤或伤口。

三尖瓣　右心房室瓣，分割右心房与右心室。

胰蛋白酶　胰腺产生的蛋白水解酶。

肺结核　由结核分枝杆菌引起的肺部感染性疾病，伴有炎性细胞浸润，结核结节形成，干酪样坏死，坏死，脓肿，肝纤维化和钙化。以呼吸系统感染多见。

溃烂　皮肤的开放性溃疡或病变。

肺换气不足　降低速率和深度的呼吸。

尿毒症　由肾排出的含氮物质在血液中滞留的中毒状态，并伴有肾功能不全。

牛痘　一种牛传染病人类接种的牛痘疫苗，从而使人类获得对传染性疾病天花的免疫力。

迷走神经　肺神经和胃神经或第十对脑神经。它是一种混合神经，具有运动和感觉功能，比其它脑神经的分布更广泛。

水痘　痘疱。

血管活性物质　引起血管扩张或血管收缩的物质。

血管收缩　血管的收缩。

血管舒张　血管平滑肌放松致血管直径增加的过程。

静脉淤滞　静脉淤血引起的血液流动停滞。

通气　空气以循环方式机械的流入和流出肺部的过程。该活动自动和自发产生，并有两个组分，空气向内流动，称为吸入或吸入，向外流动，称为呼气或呼出。

通气率　每分钟进出肺部的空气量。

心室　心脏下方的两个腔，右心室搏动血液入肺动脉，左心室血液进入主动脉。

心室颤动　心脏心律失常引起心室肌快速除极状态。特点是完全缺乏有组织的电活动和心室射血。血压下降到零，导致神志不清。可能在4min内出现死亡。必须立即进行心肺复苏，可根据高级心脏生命支持协议进行除颤和复苏药物使用。

心室扑动　心室非常迅速的一次收缩过程。心电图显示定义不清的QRS波，频率在250/min或更高。心排血量严重损害或缺失。如果不及时治疗可致命。

室性心动过速　至少3次连续性心室率＞100/min的状态。它通常起源于房室束分支远端的焦点。

维拉帕米　一种钙离子通道阻滞药。

胎脂　包被胎儿的保护性脂肪沉积。

顶点波　尖锐的负向（向上偏转）的脑电波，经常合并高振幅和短频（2～7Hz）的活性。许多顶点尖波的振幅大于$20\mu V$，有时，他们可能高达$200\mu V$。顶点波通常于N_1期结束时出现。

水泡呼吸音　听诊器听到的肺周边正常的沙沙声或嗖嗖声。特点是音调较高并迅速消失。

脏层胸膜　包绕肺部并进入肺叶间裂的胸膜。

黏性　黏性或胶黏性；由液体或分子形式的吸引力引起的粒子彼此的相对位置改变而产生的电阻。

黏性的　黏稠的，橡皮糖样的，凝胶状的。

内脏　胸部或腹部空腔的内部器官。

肺活量　指在不限时间的情况下，一次最大吸气后再尽最大能力所呼出的最大空气量。

语音震颤　听诊器听诊时听到的胸部由于说话或唱歌引起的胸壁振动的声音。

容量百分比　某种物质在另外一种100ml物质中的立方厘米数。

轻度肺炎　无临床表现，常用于描述一种较轻的肺炎。例如，感染肺炎支原体的患者，虽有严重的临床症状，但却未住院治疗，被称为能行走的肺炎。

楔形切除术　切除部分器官，如卵巢囊肿的一部分的手术。切下的段是楔形的。

丘疹　高于皮肤表面的一个或多个圆形的白色中心，红色外周的疱。伴随瘙痒，常在荨麻疹、虫咬、过敏性休克、血管神经性水肿中出现。

哮鸣音　鼾声的一种形式，特点是高调或低调的音调。由于高流速的空气通过狭窄的气道形成，可在吸气和呼气时听到。可能由支气管痉挛，炎症，肿瘤或异物阻塞气道引起。哮鸣音，伴有哮喘和慢性支气管炎。单纯哮鸣音，是支气管癌，异物和炎性病变的特征。哮喘，呼气哮鸣音较为多见，吸气和呼气时哮鸣音均可听到。

耳语胸语音　通过听诊器获得的患者异常清晰的耳语音。

白细胞计数　检查血涂片中白细胞数量的方法。不同类别白细胞按其所占全部细胞百分比计数。不同的白细胞数量提示不同的感染与疾病。也称为差别的白细胞计数。

氙133　一种放射性核素氙，用于肺扫描成像。